Eberhard Ehlers

Analytik II – Prüfungsfragen

Analytik II
Prüfungsfragen

Kommentierte Originalfragen bis Herbst 2020
Quantitative und instrumentelle
pharmazeutische Analytik

Eberhard Ehlers, Hofheim/Taunus

Deutscher
Apotheker Verlag

Der Autor

Professor Dr. Eberhard Ehlers
Lorsbacher Str. 54B
65719 Hofheim/Taunus

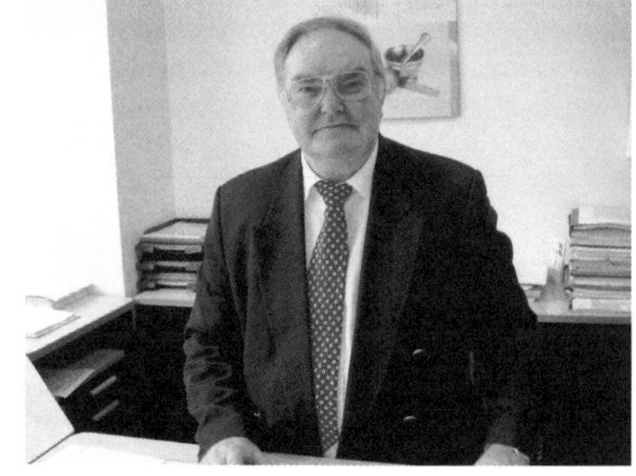

Studium der Chemie in Frankfurt/Main, 1970 Diplomarbeit in Organischer Chemie, 1974 Promotion in Pharmazeutischer Chemie. 1976 Lehrauftrag für Pharmazeutische Chemie an der Universität Frankfurt/Main, 1987 Habilitation und Venia legendi im Fach Pharmazeutische Chemie ebendort. 1975 bis 2006 Tätigkeiten in Forschung und Management in der Pharmazeutischen Industrie.

Autor mehrerer Kurzlehrbücher für qualitative und quantitative Analytik sowie anorganische und organische Chemie beim Deutschen Apotheker Verlag.

Bibliographische Information der Deutschen Bibliothek
Die Deutsche Bibliothek verzeichnet diese Publikation in der Deutschen Nationalbibliographie; detaillierte bibliographische Daten sind im Internet unter http://dnb.d-nb.de abrufbar.

ISBN 978-3-7692-7731-9

Birkenwaldstr. 44, 70191 Stuttgart
www.deutscher-apotheker-verlag.de
Printed in Poland
Satz: primustype R. Hurler GmbH, Notzingen
Druck und Bindung: Drukarnia Dimograf Sp. z o.o., 43-300 Bielsko-Biała
Umschlaggestaltung: Atelier Schäfer, Esslingen

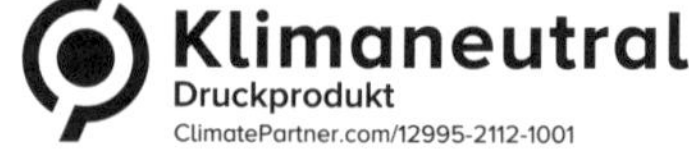

Vorwort

Für das Fach „Analytik" des 1. Abschnitts der Pharmazeutischen Prüfung verlangt die Prüfungsstoffliste Kenntnisse zu folgenden Themen:

- Qualitative Analyse (behandelt im Band Ehlers, **Analytik I** als Kapitel 1–3),
- Klassische quantitative Analyse (behandelt im Band Ehlers, **Analytik II** als Kapitel 4–9),
- Instrumentelle Analyse (behandelt im Band Ehlers, **Analytik II**, als Kapitel 10–13).

Unter Beibehaltung des bewährten Konzeptes mit getrennten Bänden für die Prüfungsfragen und das Kurzlehrbuch liegt jetzt die neue Auflage der **Analytik II Prüfungsfragen 1979–2020** vor. Einige Fragen aus der Physik-Prüfung zu instrumentellen analytischen Themen wurden mit aufgenommen. Die Fragen aus der Analytik-Prüfung (4. Tag) zu Radioisotopen und deren Anwendung werden in Ehlers, Chemie I im Kapitel Atombau mit behandelt.

Der vorliegende Fragenband enthält **1868 Multiple-Choice-Fragen** der **klassischen quantitativen** und **instrumentellen Analytik** bis einschließlich **Herbst 2020**. Wiederholt gestellte Fragen sind mit einem Stern (*) gekennzeichnet.

Die Fragen sind thematisch in 13 Kapiteln nach den Prüfungsanforderungen (Anlage 13 der AAppO vom 19. Juli 1989 in der Fassung vom 14. Dezember 2000) geordnet. Diese Gliederung lehnt sich an den Gegenstandskatalog des IMPP (Institut für medizinische und pharmazeutische Prüfungsfragen) für das Fach Analytik an. Themenübergreifende Fragen zur Analytik von Wirkstoffen sind in einem eigenständigen Kapitel zusammengefasst worden.

Der neue Fragenband enthält nur noch Fragen zu den aktuell gültigen Aufgabentypen. Die aufgelisteten Fragen werden nachfolgend in einen gesonderten Abschnitt kommentiert. Obwohl die Themen der Originalfragen im Kurzlehrbuch Analytik II direkt oder in allgemeiner Form angesprochen werden, hat sich gezeigt, dass manche Lösungsangebote für die gestellten Fragen von den Prüfungskandidaten nicht rasch und eindeutig nachzuvollziehen sind. Es bestand seitens der Pharmaziestudenten der dringende Wunsch nach einer direkten Kommentierung der gestellten Aufgaben und somit nach einer höheren Transparenz für die Richtigkeit der vorgegebenen Lösungen. Die Kommentierung der Prüfungsfragen lehnt sich in Text und Abbildungen daher eng an die gestellten Aufgaben an.

MC-Fragenband mit Kommentar sowie das Kurzlehrbuch Analytik II bilden eine Lerneinheit!

Ich hoffe, dass die Kommentierung von Prüfungsfragen den Studenten der Pharmazie beim Erarbeiten des Lehrstoffes sowie bei ihren Prüfungsvorbereitungen nützliche Dienste leisten kann. Ich wünsche allen Studierenden der Pharmazie viel Erfolg im 1. Abschnitt des Staatsexamens bzw. bei ihren jeweiligen Semesterabschlussprüfungen.

Mein Dank gilt vielen Pharmaziestudenten für wertvolle Hinweise und Anregungen zur Verbesserung ihrer Prüfungssituation durch entsprechendes Lehr- und Lernmaterial. Dem Lektorat Pharmazie des Deutschen Apotheker Verlages danke ich für die Unterstützung und tatkräftige Mithilfe bei der Realisierung des neuen Lernkonzeptes.

Hofheim am Taunus, im Herbst 2021 Eberhard Ehlers

Inhaltsverzeichnis

Vorwort V

Prüfungsfragen

Klassische quantitative Analytik

4 Grundlagen und allgemeine Arbeitsweisen der quantitativen pharmazeutischen Analyse 3
4.1 Größen und Einheiten 3
4.2 Stöchiometrische Grundlagen quantitativer Analysen 8
4.3 Chemisches Gleichgewicht, Aktivität 8
4.4 Statistische Auswertung von Analysendaten 10
4.5 Validierung von Verfahren 13
4.6 Kalibrierung quantitativer Analysenverfahren 18
4.7 Maßanalyse 20
4.8 Standardadditionsverfahren 21

5 Gravimetrie 22
5.1 Grundlagen 22
5.2 Pharmazeutisch relevante gravimetrische Bestimmungen 26

6 Säure-Base-Titrationen 29
6.1 Grundlagen 29
6.2 Titrationen von Säuren und Basen in wässrigen Lösungen, insbesondere nach Arzneibuch 58

6.3 Titrationen von Säuren und Basen in nichtwässrigen Lösungen, insbesondere nach Arzneibuch ... 76

7 Redoxtitrationen ... 87
7.1 Grundlagen ... 87
7.2 Methoden, pharmazeutische Anwendungen, insbesondere nach Arzneibuch ... 100

8 Fällungstitrationen ... 116
8.1 Grundlagen ... 116
8.2 Methoden, pharmazeutische Anwendungen, insbesondere nach Arzneibuch ... 118

9 Komplexometrische Titrationen ... 127
9.1 Grundlagen ... 127
9.2 Methoden, pharmazeutische Anwendungen, insbesondere nach Arzneibuch ... 136

Instrumentelle Analytik

10 Elektrochemische Analysenverfahren ... 143
10.1 Grundlagen der Elektrochemie ... 143
10.2 Potentiometrie ... 153
10.3 Elektrogravimetrie ... 161
10.4 Coulometrie ... 162
10.5 Voltammetrie (Polarographie) ... 166
10.6 Amperometrie/Voltametrie ... 174
10.7 Konduktometrie ... 180
10.8 Elektrophorese ... 183

11 Optische und spektroskopische Verfahren ... 196
11.1 Grundlagen ... 196
11.2 Grundlagen der Refraktometrie ... 198
11.3 Grundlagen der Polarimetrie ... 204
11.4 Grundlagen der Atomemissionsspektroskopie (AES) ... 214
11.5 Grundlagen der Atomabsorptionsspektroskopie (AAS) ... 219
11.6 Grundlagen der Molekülspektroskopie im ultravioletten (UV) und sichtbaren (Vis) Bereich ... 224
11.7 Grundlagen der Fluorimetrie ... 248
11.8 Grundlagen der Absorptionsspektroskopie im infraroten Spektralbereich (IR-Spektroskopie) ... 260

11.9 Raman-Spektroskopie 281
11.10 Kernresonanzspektroskopie (NMR) 284
11.11 Massenspektrometrie (MS) 311
11.12 Themenübergreifende Fragen zu optischen und spektroskopischen Analysenverfahren 323

12 Chromatographische Analysenverfahren 331
12.1 Grundlagen 331
12.2 Dünnschichtchromatographie (DC) 336
12.3 Papierchromatographie (PC) 341
12.4 Gaschromatographie (GC) 342
12.5 Flüssigchromatographie (LC) 355
12.6 Ausschlusschromatographie (SEC) 375
12.7 Ionenchromatographie (IC) 376
12.8 Superkritische Flüssigchromatographie (SFC) 376

13 Thermische Analysenverfahren (TA) 377

14 Themenübergreifende Fragen 380
14.1 Anorganische Substanzen 380
14.2 Organische Substanzen 382

Kommentare

4 Grundlagen und allgemeine Arbeitsweisen der quantitativen pharmazeutischen Analytik 401
4.1 Größen und Einheiten 401
4.2 Stöchiometrische Grundlagen quantitativer Analysen 406
4.3 Chemisches Gleichgewicht, Aktivität 406
4.4 Statistische Auswertung von Analysendaten 408
4.5 Validierung von Verfahren 411
4.6 Kalibrierung quantitativer Analysenverfahren 414
4.7 Maßanalyse 415
4.8 Standardadditionsverfahren 418

5 Gravimetrie ... 419
5.1 Grundlagen ... 419
5.2 Pharmazeutisch relevante gravimetrische Bestimmungen ... 424

6 Säure-Base-Titrationen ... 426
6.1 Grundlagen ... 426
6.2 Titrationen von Säuren und Basen in wässrigen Lösungen, insbesondere nach Arzneibuch ... 450
6.3 Titrationen von Säuren und Basen in nichtwässrigen Lösungen, insbesondere nach Arzneibuch ... 464

7 Redoxtitrationen ... 470
7.1 Grundlagen ... 470
7.2 Methoden, pharmazeutische Anwendungen, insbesondere nach Arzneibuch ... 482

8 Fällungstitrationen ... 493
8.1 Physikalisch-chemische Grundlagen (Löse- und Fällungsvorgänge) ... 493
8.2 Methoden, pharmazeutische Anwendungen, insbesondere nach Arzneibuch ... 495

9 Komplexometrische Titrationen ... 500
9.1 Grundlagen ... 500

10 Elektrochemische Analysenverfahren ... 511
10.1 Grundlagen der Elektrochemie ... 511
10.2 Potentiometrie ... 520
10.3 Elektrogravimetrie ... 526
10.4 Coulometrie ... 528
10.5 Voltammetrie (Polarographie) ... 532
10.6 Amperometrie/Voltametrie ... 540
10.7 Konduktometrie ... 544
10.8 Elektrophorese ... 547

11 Optische und spektroskopische Verfahren ... 556
11.1 Grundlagen ... 556
11.2 Grundlagen der Refraktometrie ... 558
11.3 Grundlagen der Polarimetrie ... 562
11.4 Grundlagen der Atomemissionsspektroskopie (AES) ... 570
11.5 Grundlagen der Atomabsorptionsspektroskopie (AAS) ... 574

11.6 Grundlagen der Molekülspektroskopie im ultravioletten (UV) und sichtbaren (Vis) Bereich ... 577

11.7 Grundlagen der Fluorimetrie ... 593

11.8 Grundlagen der Absorptionsspektroskopie im infraroten Spektralbereich (IR-Spektroskopie) ... 604

11.9 Raman-Spektroskopie ... 614

11.10 Kernresonanzspektroskopie (NMR) ... 616

11.11 Massenspektrometrie (MS) ... 627

11.12 Themenübergreifende Fragen zu optischen und spektroskopischen Analysenverfahren ... 637

12 Chromatographische Analysenverfahren ... 642

12.1 Grundlagen ... 642

12.2 Dünnschichtchromatographie (DC) ... 646

12.3 Papierchromatographie (PC) ... 649

12.4 Gaschromatographie (GC) ... 649

12.5 Flüssigchromatographie (LC) ... 658

13 Thermische Analysenverfahren (TA) ... 672

14 Themenübergreifende Fragen ... 674

14.1 Anorganische Substanzen ... 674

14.2 Organische Substanzen ... 676

Anhang ... 691

Erklärung der Aufgabentypen ... 692

Grundsätzliche Hinweise ... 692

Lösungen der MC-Fragen ... 693

Rechenhilfen ... 705

Klassische quantitative Analytik

4 Grundlagen und allgemeine Arbeitsweisen der quantitativen pharmazeutischen Analyse

4.1 Größen und Einheiten

4.1.1 Stoffmengen

1* Welche Aussagen über die Stoffmenge treffen zu?

(1) Der Name der Basiseinheit ist „Mol".
(2) Das Einheitenzeichen der Basiseinheit ist „mol".
(3) Das Symbol der Basisgröße ist „n".

(A) nur 1 ist richtig
(B) nur 2 ist richtig
(C) nur 1 und 3 sind richtig
(D) nur 2 und 3 sind richtig
(E) 1 bis 3 = alle sind richtig

2 Welche Aussagen über die Stoffmenge treffen zu?

(1) Basiseinheit der Stoffmenge ist 1 Gramm.
(2) Die Stoffmenge ist eine Basisgröße des SI-Systems.
(3) Die Basiseinheit der Stoffmenge ist mittels einer bestimmten Teilchenzahl definiert.
(4) Die Stoffmenge von Feststoffen und Flüssigkeiten ist eine volumenbezogene Größe.

(A) nur 3 ist richtig
(B) nur 1 und 2 sind richtig
(C) nur 2 und 3 sind richtig
(D) nur 3 und 4 sind richtig
(E) nur 1, 2 und 4 sind richtig

3 Welche der folgenden Größen sind der Stoffmenge einer flüssigen reinen Stoffportion unter sonst konstanten Bedingungen proportional?

(1) Masse
(2) Volumen
(3) Oberfläche
(4) Teilchenzahl

(A) nur 1 ist richtig
(B) nur 3 ist richtig
(C) nur 3 und 4 sind richtig
(D) nur 1, 2 und 3 sind richtig
(E) nur 1, 2 und 4 sind richtig

4 Welche der genannten Größen ist **nicht** temperaturabhängig?

(A) die Stoffmenge n einer definierten Menge eines Arzneistoffs
(B) das Volumen V, das eine gegebene Stoffmenge einer Flüssigkeit einnimmt
(C) die elektrische Spannung U zwischen den Elektroden einer galvanischen Zelle
(D) die Absorption A von Licht einer gegebenen Wellenlänge durch eine Arzneistofflösung
(E) der Nernstsche Verteilungskoeffizient K eines Arzneistoffs bei der Verteilung zwischen den Phasen Octanol und Wasser

4.1.2 Zusammensetzung von Mischphasen

Gehalts- und Konzentrationsangaben

5 Welcher der folgenden Quotienten definiert die Stoffmengenkonzentration?

(A) Stoffmenge eines bestimmten Stoffes/Gesamtvolumen
(B) Stoffmenge eines bestimmten Stoffes/Gesamtmasse
(C) Stoffmenge eines bestimmten Stoffes/Gesamtstoffmenge
(D) Masse eines bestimmten Stoffes/Gesamtvolumen
(E) Masse eines bestimmten Stoffes/Gesamtmasse

6* Welche Aussagen über die Stoffmengenkonzentration einer Lösung treffen zu?

(1) Sie ist der Quotient aus der Masse des gelösten Stoffes und dem Produkt aus seiner molaren Masse und dem Volumen der Lösung.
(2) Sie ist ein Maß für die Anzahl der Teilchen des gelösten Stoffes in einem bestimmten Volumen.
(3) Sie ist das Verhältnis der Masse des gelösten Stoffes zur Summe der Massen aller Stoffe der Lösung.

(A) nur 1 ist richtig
(B) nur 3 ist richtig
(C) nur 1 und 2 sind richtig
(D) nur 2 und 3 sind richtig
(E) 1 bis 3 = alle sind richtig

7* Welche Aussage über Konzentrationen trifft **nicht** zu?

(A) Eine Blei(II)-nitrat-Lösung ($c = 0{,}1\ mol \cdot L^{-1}$) enthält pro Liter ebenso viele Nitrat-Ionen wie eine Natriumnitrit-Lösung ($c = 0{,}1\ mol \cdot L^{-1}$) Nitrit-Ionen.
(B) Zahlenangaben in $mol \cdot L^{-1}$ erfordern die Spezifizierung der Teilchenart, auf die sich die Angaben beziehen.
(C) Gleiche Molarität verschiedener Teilchenarten bedeutet gleiche Zahl der Teilchen im gleichen Volumen.
(D) Die Molarität einer Maßlösung wird in $mol \cdot L^{-1}$ angegeben.
(E) Die Äquivalentkonzentration einer Maßlösung wird in $mol \cdot L^{-1}$ angegeben.

8* Etwa welchen Wert besitzt die Stoffmengenkonzentration reinen Wassers bei 20 °C?

(A) 0
(B) $1\ mol \cdot L^{-1}$
(C) 18 g/mol
(D) 55 mol/L
(E) 100 %

9 Welche Aussagen treffen zu?
Zur Umrechnung der Stoffmengenkonzentration einer verdünnten Lösung in den Massengehalt dieser Lösung werden benötigt:

(1) die relative Molmasse des gelösten Stoffes
(2) die Dichte des gelösten Stoffes
(3) die Dichte des Lösungsmittels

(A) nur 1 ist richtig
(B) nur 1 und 2 sind richtig
(C) nur 1 und 3 sind richtig
(D) nur 2 und 3 sind richtig
(E) 1 bis 3 = alle sind richtig

10* Welche der folgenden Angaben zur quantitativen Zusammensetzung von Mischphasen sind dimensionslos und können in Prozent gemacht werden?
(1) Volumenkonzentration
(2) Volumenanteil
(3) Massenkonzentration
(4) Massenanteil
(5) Stoffmengenkonzentration

(A) nur 1 ist richtig
(B) nur 4 ist richtig
(C) nur 1 und 3 sind richtig
(D) nur 1, 2 und 4 sind richtig
(E) 1 bis 5 = alle sind richtig

11 In welchen der folgenden Maßeinheiten kann nach DIN/IUPAC der **Gehalt** einer Probe angegeben werden?

(1) Volumen pro Volumen
(2) Stoffmenge pro Stoffmenge
(3) ppb
(4) Masse pro Masse

(A) nur in 4
(B) nur in 2 und 3
(C) nur in 3 und 4
(D) nur in 1, 2 und 4
(E) in 1 bis 4 (in allen)

12 Welche Aussagen treffen zu?
Der **Gehalt** einer Probe kann nach DIN/IUPAC folgendermaßen angegeben werden:

(1) Masse pro Masse
(2) %
(3) Stoffmenge pro Volumen
(4) Masse pro Volumen
(5) ppm

(A) nur 1 ist richtig
(B) nur 2 ist richtig
(C) nur 1, 2 und 5 sind richtig
(D) nur 1, 3 und 5 sind richtig
(E) 1 bis 5 = alle sind richtig

Berechnungen

13 Eine bei 20 °C hergestellte Salzsäure-Maßlösung habe den Massenanteil $w_{HCL} = 0{,}05$. Welche Aussage über diese Salzsäure-Maßlösung trifft bei 20 °C **nicht** zu?

(A) Ihr Massenanteil w_{HCL} beträgt 5 %.
(B) Ihr Massenanteil w_{HCL} beträgt 50 ‰.
(C) Ihre Massenkonzentration β_{HCL} beträgt 50,0 g/L.
(D) Ihr Massenanteil w_{HCL} beträgt 50 mg/g.
(E) Ihr Massenanteil w_{HCL} beträgt 0,05 g/g.

14 Der mittels Atomabsorptionsspektrometrie (AAS) bestimmte Bleigehalt einer Substanzprobe beträgt 1000 ppb.
Wie viel Blei ist in 2 g dieser Substanzprobe enthalten?

(A) 2 µg
(B) 1 mg
(C) 2 mg
(D) 1 ng
(E) 2 ng

15 Zur Herstellung einer Referenzlösung werden 2 mL einer Phosphat-Stammlösung (Massenanteil: 5 ppm) mit 98 mL Wasser verdünnt.
Wieviel Phosphat enthält die Referenzlösung

(A) 0,01 mg
(B) 0,02 mg
(C) 0,05 mg
(D) 0,1 mg
(E) 0,5 mg

16* Zink-Insulin enthält im Mittel 0,5 % Zink-Ionen. Der mittlere Wert des Arbeitsbereichs einer Bestimmungsmethode liegt bei einer Zink-Ionen-Konzentration von 50 $\mu g \cdot mL^{-1}$
In welchem Volumen sollte eine Probenmenge von 100 mg gelöst werden?

(A) 1 mL
(B) 5 mL
(C) 10 mL
(D) 50 mL
(E) 100 mL

17* Das Zink in Zink-Insulin mit einem deklarierten Zn-Gehalt von 0,5 % soll mit einem Verfahren bestimmt werden, dessen optimaler Arbeitsbereich bei 25 $\mu g \cdot mL^{-1}$ liegt.
In welchem Volumen müssen 50 mg der Probe gelöst werden?

(A) 1 mL
(B) 2 mL
(C) 5 mL
(D) 10 mL
(E) 25 mL

18 Das Zink in Zink-Insulin mit einem deklarierten Zn-Gehalt von 0,5 % soll mit einem Verfahren bestimmt werden, dessen optimaler Arbeitsbereich bei 10 $\mu g \cdot mL^{-1}$ liegt.
In welchem Volumen müssen 50 mg der Probe gelöst werden?

(A) 1 mL
(B) 2 mL
(C) 5 mL
(D) 10 mL
(E) 25 mL

19 Aus zwei Schwefelsäure-Lösungen mit den Konzentrationen $c_1 = 0{,}1\ g \cdot mL^{-1}$ und $c_2 = 0{,}5\ g \cdot mL^{-1}$ sollen 100 mL einer Schwefelsäure-Lösung der Konzentration $c = 0{,}2\ g \cdot mL^{-1}$ hergestellt werden.
Welche der folgenden Mischungen liefert das gewünschte Ergebnis?

(A) 10 mL Lösung mit c_1 und 90 mL Lösung mit c_2
(B) 25 mL Lösung mit c_1 und 75 mL Lösung mit c_2
(C) 50 mL Lösung mit c_1 und 50 mL Lösung mit c_2
(D) 75 mL Lösung mit c_1 und 25 mL Lösung mit c_2
(E) 90 mL Lösung mit c_1 und 10 mL Lösung mit c_2

Maßlösungen

20 Welche Aussagen treffen zu?

(1) Das Arzneibuch gibt die Konzentration von Maßlösungen als Stoffmengenkonzentration an.
(2) Die Konzentration von Maßlösungen wird **immer** als Äquivalentkonzentration angegeben.
(3) Bei der Herstellung von Maßlösungen nach dem Arzneibuch muss genau die der Molmasse eines Stoffes entsprechende Menge eingewogen werden.
(4) Zur Herstellung von Maßlösungen dürfen nur nichtflüchtige Substanzen verwendet werden.
(5) Die Wiederholpräzision der Einstellung von Maßlösungen darf nach dem Arzneibuch maximal 0,2 % betragen.

(A) nur 1 und 5 sind richtig
(B) nur 2 und 5 sind richtig
(C) nur 1, 3 und 4 sind richtig
(D) nur 1, 3 und 5 sind richtig
(E) nur 2, 4 und 5 sind richtig

21 Welche Aussage zum Faktor *f* von Maßlösungen trifft **nicht** zu?

(A) Er ist ein Maß für die Abweichung der tatsächlichen Stoffmengenkonzentration von der nominalen Stoffmengenkonzentration.
(B) Er kann mittels einer Lösung eines primären Standards (Urtiter) bekannter Stoffmengenkonzentration ermittelt werden.
(C) Besitzt eine Maßlösung einen Faktor $f > 1$, so ist die tatsächliche Stoffmengenkonzentration höher als die nominale Stoffmengenkonzentration.
(D) Zur Berechnung der tatsächlichen Stoffmengenkonzentration einer Maßlösung wird die nominale Stoffmengenkonzentration mit dem Wert *f* des Faktors multipliziert.
(E) Der Faktor *f* von Maßlösungen für Bestimmungen mit elektrochemischer Endpunktsanzeige muss nicht ermittelt werden, da er aus dem Elektrodenpotential am Äquivalenzpunkt der Bestimmung hervorgeht.

Berechnungen

22* Wie viel Natriumhydroxid (M_r 40,0) enthalten 100 mL einer Maßlösung der Konzentration c = 0,1 mol/L und dem Faktor f = 0,95?

(A) 0,38 g
(B) 0,42 g
(C) 1,14 g
(D) 3,80 g
(E) 4,26 g

23* Eine NaOH-Maßlösung ($c = 0{,}2\ mol \cdot L^{-1}$) wird gegen eine Vorlage von 20,0 mL einer HCl-Maßlösung ($c = 0{,}1\ mol \cdot L^{-1}$; $f_{HCl} = 0{,}98$) eingestellt. Dabei beträgt der Verbrauch 9,80 mL NaOH-Maßlösung.
Welcher Faktor ergibt sich daraus für die NaOH-Maßlösung?

(A) 0,98
(B) 1,00
(C) 1,01
(D) 1,02
(E) 2,00

24* Eine NaOH-Maßlösung (c = 0,2 mol/L) wird gegen eine Vorlage von 20,0 mL einer HCl-Maßlösung (c = 0,1 mol/L; $f_{HCl} = 1{,}000$) eingestellt. Dabei beträgt der Verbrauch 9,80 mL NaOH-Maßlösung?
Welcher Faktor ergibt sich daraus für die NaOH-Maßlösung?

(A) 0,980
(B) 1,000
(C) 1,010
(D) 1,020
(E) 2,000

25 Wie viel Kaliumpermanganat (M_r 158,03) enthält 1 Liter einer Maßlösung der Konzentration c = 0,1 mol/L und dem Faktor f = 0,95?

(A) 3,00 g
(B) 5,00 g
(C) 15,01 g
(D) 30,02 g
(E) 75,05 g

26 Eine Oxalsäure-Maßlösung der Konzentration c = 0,5 mol/L wird gegen eine Vorlage von 25,00 mL einer Kaliumpermanganat-Maßlösung der Konzentration c = 0,2 mol/L (f = 0,90) in schwefelsaurer Lösung eingestellt. Dabei werden 25,0 mL der Oxalsäure-Maßlösung verbraucht.
Wie groß ist der Faktor der Oxalsäure-Maßlösung?

(A) 0,45
(B) 0,90
(C) 1,00
(D) 1,80
(E) 2,00

27 Bei der Bestimmung des Titers (Faktor) einer Natriumthiosulfat-Maßlösung der Nominalkonzentration c = 0,1 mol/L wurden zur Titration von 10,0 mL dieser Maßlösung 0,2538 g Iod (A_r (I): 126,9) verbraucht.
Welchen Wert hat der Titer (Faktor) der Natriumthiosulfat-Maßlösung?

(A) 0,500
(B) 1,000
(C) 2,000
(D) 0,800
(E) 0,950

28 Zur Titerstellung von 40,0 mL einer Natriumthiosulfat-Maßlösung der Nominalkonzentration c = 0,1 mol/L wurden 0,2538 g Iod (A_r (I): 126,9) verbraucht.
Welchen Wert hat der Faktor der Natriumthiosulfat-Maßlösung?

(A) 0,500
(B) 1,000
(C) 2,000
(D) 0,800
(E) 0,950

29 Wie viel Silbernitrat (M_r = 169,87) enthält 1 Liter einer Maßlösung der Konzentration c = 0,1 mol · L^{-1} und dem Faktor f = 0,92?

(A) 1,85 g
(B) 3,69 g
(C) 5,54 g
(D) 15,63 g
(E) 31,24 g

30 Eine Natriumchlorid-Maßlösung der Konzentration c = 0,1 mol · L^{-1} wird gegen eine Vorlage von 20,0 mL einer Silbernitrat-Maßlösung der Konzentration c = 0,1 mol · L^{-1} (f = 0,95) eingestellt, wobei 20,0 mL verbraucht werden.
Welchen Faktor besitzt die Natriumchlorid-Maßlösung?

(A) 0,95
(B) 1,00
(C) 1,02
(D) 2,00
(E) 2,02

Äquivalentstoffmengen

31* Welche Aussage trifft zu?
Kaliumdichromat (M_r 294,2) werde bei einer Redoxtitration in saurer Lösung eingesetzt. Wie hoch ist dabei annähernd seine relative Äquivalentmasse?

(A) 98
(B) 58
(C) 49
(D) 35
(E) 29

32 Welche Aussage trifft zu?
Eine Kaliumbromat-Maßlösung, von der 1 mL mit einem Überschuss an Br^- in saurer Lösung 0,5 mmol Br_2 bilden, ist:

(A) 1/1 molar (mol · L^{-1})
(B) 1/2 molar (mol · L^{-1})
(C) 1/3 molar (mol · L^{-1})
(D) 1/5 molar (mol · L^{-1})
(E) 1/6 molar (mol · L^{-1})

33 Welche Aussage trifft **nicht** zu?
In den folgenden Maßlösungen beträgt die **äquivalente** Stoffmengenkonzentration für Redoxtitrationen 0,1 mol · L^{-1}:

(A) 1/60 mol · L^{-1} Kaliumdichromat
(B) 0,05 mol · L^{-1} Natriumarsenit
(C) 0,02 mol · L^{-1} Kaliumbromat (zur Titration von I^- in saurem Milieu)
(D) 0,02 mol · L^{-1} Kaliumpermanganat (für Titrationen in saurem Milieu)
(E) 0,1 mol · L^{-1} Ammoniumcer(IV)-sulfat

34 Welche Aussage trifft **nicht** zu?
In den folgenden Maßlösungen beträgt die **äquivalente** Stoffmengenkonzentration $0{,}1\ mol \cdot L^{-1}$:

(A) $0{,}05\ mol \cdot L^{-1}$ Schwefelsäure (Säure/Base-Titration)
(B) $0{,}1\ mol \cdot L^{-1}$ Natriumthiosulfat
(C) $0{,}1\ mol \cdot L^{-1}$ Iod (I_2)
(D) $0{,}1\ mol \cdot L^{-1}$ Silbernitrat
(E) $1/60\ mol \cdot L^{-1}$ Kaliumdichromat (Redoxtitration in saurer Lösung)

35 Bei welcher der nachstehend genannten maßanalytischen Bestimmungen besitzt der Analyt **keine** Äquivalentzahl (Wertigkeit, z) von 2?

(A) Titration von $Na_2B_4O_7 \cdot 10\,H_2O$ mit HCl gegen Methylrot
(B) Titration von $Na_2B_4O_7 \cdot 10\,H_2O$ nach Zusatz von Mannitol mit Natronlauge gegen Phenolphthalein
(C) Titration von Natriumthiosulfat mit Iodlösung gegen Stärkeindikator
(D) Titration von Natriumcarbonat mit Salzsäure gegen Methylorange
(E) Titration von Dinatriumoxalat mit Permanganat im Sauren

4.2 Stöchiometrische Grundlagen quantitativer Analysen

Siehe hierzu MC-Fragen Nr. 8, 13–18, 22–34, 37, 38, 192, 202, 311–313, 323, 324, 331, 334, 353, 376, 378, 383, 408, 422–424, 428, 496, 504, 509, 525, 541, 542, 551–553, 568, 570, 571, 578, 579, 594–600, 630–632, 678, 687.

4.3 Chemisches Gleichgewicht, Aktivität

4.3.1 Massenwirkungsgesetz

36* Welche Aussage trifft zu?
Bei der Reaktion $AB \rightleftharpoons A + B$ bewirkt eine Verdopplung der Konzentration c(AB) bei Konstanz der übrigen Reaktionsbedingungen eine Erhöhung der Gleichgewichtskonzentration c(A) um den Faktor:

(A) 1/2
(B) 1
(C) 2
(D) $\sqrt{2}$
(E) 4

37 Zwei Substanzen A und B reagieren miteinander in einer Gleichgewichtsreaktion im stöchiometrischen Verhältnis 1:1 unter Bildung der Verbindung AB, wobei die Gleichgewichtskonstante einen Zahlenwert von 10^{-4} aufweist.
Wie groß ist die Konzentration von A im Gleichgewicht, wenn die Konzentration von AB $10^{-6}\ mol \cdot L^{-1}$ beträgt? (Die Aktivitätskoeffizienten sollen mit 1 angenommen werden.)

(A) $0{,}01\ mol \cdot L^{-1}$
(B) $0{,}1\ mol \cdot L^{-1}$
(C) $0{,}5\ mol \cdot L^{-1}$
(D) $1\ mol \cdot L^{-1}$
(E) $10\ mol \cdot L^{-1}$

38 Welche Aussage trifft zu?
Eine Substanz zerfalle gemäß der Gleichung $AB \rightleftharpoons A + B$.

Die zugehörige Gleichgewichtskonstante sei 10^{-6} (Konzentrationen in $mol \cdot L^{-1}$). Bei einer Gleichgewichtskonzentration $c(AB) = 10^{-2}\ mol \cdot L^{-1}$ ergibt sich nach dem Massenwirkungsgesetz für die Konzentrationen c(A) und c(B):

(A) $10^{-6}\ mol \cdot L^{-1}$
(B) $10^{-4}\ mol \cdot L^{-1}$
(C) $10^{-3}\ mol \cdot L^{-1}$
(D) $2 \cdot 10^{-3}\ mol \cdot L^{-1}$
(E) $10^{-2}\ mol \cdot L^{-1}$

4.3.2 Ionenstärke, Aktivitätskoeffizienten

39* Welche Aussagen über Aktivitätskoeffizienten treffen zu?

(1) Sie geben den Anteil an, zu dem schwache Säuren oder Basen gemäß dem Massenwirkungsgesetz dissoziiert sind.
(2) Sie sind Korrekturgrößen, die den Einfluss von Wechselwirkungen zwischen Teilchenarten eines Systems berücksichtigen.
(3) Sie geben den maximal möglichen Titrationsgrad von Säure-Base-Reaktionen an.
(4) Sie werden von der Ionenstärke einer Lösung beeinflusst.

(A) nur 1 ist richtig
(B) nur 2 ist richtig
(C) nur 2 und 3 sind richtig
(D) nur 2 und 4 sind richtig
(E) nur 3 und 4 sind richtig

40 Welche Aussage über den mittleren Aktivitätskoeffizienten trifft **nicht** zu?

(A) Er ist für zweiwertige Ionen halb so groß wie für einwertige Ionen.
(B) Er liegt in der Regel im Bereich zwischen 0 und 1.
(C) Er ist für Essigsäure in sehr verdünnter Lösung gleich 1.
(D) Er hängt von der Ionenstärke ab.
(E) Er hängt vom Lösungsmittel ab.

41 Welche Aussagen über die Ionenstärke treffen zu?

(1) Sie ist abhängig von der Ladung der vorliegenden Anionen.
(2) Eine NaCl-Lösung ($c = 0{,}1\ mol \cdot L^{-1}$) hat praktisch die gleiche Ionenstärke wie eine KNO_3-Lösung ($c = 0{,}1\ mol \cdot L^{-1}$).
(3) In einer verdünnten Lösung eines starken Elektrolyten wie KCl bestimmt sie weitgehend den mittleren Aktivitätskoeffizienten.

(A) nur 2 ist richtig
(B) nur 3 ist richtig
(C) nur 1 und 2 sind richtig
(D) nur 1 und 3 sind richtig
(E) 1 bis 3 = alle sind richtig

42* Welche Aussagen treffen zu?
Die Ionenstärke einer Lösung hängt ab von der

(1) Konzentration aller Ionen
(2) Temperatur
(3) Ionenbeweglichkeit
(4) Ladung der Ionen
(5) Elektronegativität der Ionen

(A) nur 1 ist richtig
(B) nur 2 ist richtig
(C) nur 1 und 4 sind richtig
(D) nur 3 und 4 sind richtig
(E) 1 bis 5 = alle sind richtig

43 Welche Aussage trifft zu?
Die größte Ionenstärke hat eine Lösung ($c = 0{,}02\ mol \cdot L^{-1}$) von:

(A) NaCl
(B) LiBr
(C) $NaHCO_3$
(D) K_2HPO_4
(E) $HClO_4$

4.3.3 Verteilungsgleichgewichte

44 Je 100 mL der wässrigen Lösung eines Stoffes X mit dem Verteilungskoeffizienten K = 3 (*n*-Octanol/Wasser) werden in einem Versuch A einmal mit 300 mL *n*-Octanol ausgeschüttelt und in einem zweiten, unabhängigen Versuch B dreimal mit jeweils 100 mL *n*-Octanol ausgeschüttelt.
Welche Aussagen treffen zu?

(1) Nach Versuch A befinden sich 90 % des Stoffes X in der *n*-Octanol-Phase.
(2) Bei Versuch B befinden sich nach der ersten Extraktion mit 100 mL *n*-Octanol 75 % des Stoffes X in der *n*-Octanol-Phase.
(3) Nach Versuch B befinden sich 90 % des Stoffes X in den vereinigten *n*-Octanol-Phasen.

(A) nur 1 ist richtig
(B) nur 3 ist richtig
(C) nur 1 und 2 sind richtig
(D) nur 2 und 3 sind richtig
(E) 1 bis 3 = alle sind richtig

45 Je 100 mL einer wässrigen Lösung des Stoffes X mit dem Verteilungskoeffizienten K = 3 (*n*-Octanol/Wasser) werden in einem Versuch A einmal mit 300 mL *n*-Octanol ausgeschüttelt und in einem zweiten, unabhängigen Versuch B dreimal mit jeweils 100 mL *n*-Octanol ausgeschüttelt.
Welche Aussagen treffen zu?

(1) Nach Versuch A befinden sich 75 % des Stoffes X in der *n*-Octanol-Phase.
(2) Bei Versuch B befinden sich nach der ersten Extraktion mit 100 mL *n*-Octanol 75 % des Stoffes X in der *n*-Octanol-Phase.
(3) Nach Versuch B befinden sich ca. 98,4 % des Stoffes X in den vereinigten *n*-Octanol-Phasen.

(A) nur 1 ist richtig
(B) nur 1 und 2 sind richtig
(C) nur 1 und 3 sind richtig
(D) nur 2 und 3 sind richtig
(E) 1 bis 3 = alle sind richtig

4.4 Statistische Auswertung von Analysendaten

46 Welche der folgenden Parameter sind bei der Auswahl eines Analysenverfahrens zu berücksichtigen?

(1) Probenmatrix
(2) Bestimmungsbereich des Verfahrens
(3) Art der Analyten
(4) Konzentration des Analyten in der Probe
(5) Empfindlichkeit des Verfahrens

(A) nur 1 und 3 sind richtig
(B) nur 2, 3 und 4 sind richtig
(C) nur 1, 2, 4 und 5 sind richtig
(D) nur 2, 3, 4 und 5 sind richtig
(E) 1 bis 5 = alle sind richtig

47 Welche Aussage trifft zu?

(A) Je richtiger das Ergebnis einer Analysenmethode ist, desto reproduzierbarer ist diese.
(B) Je reproduzierbarer ein Messwert ist, desto richtiger ist das Analysenergebnis.
(C) Zufällige Fehler bei der Probenahme beeinflussen das Analysenergebnis **nicht**.
(D) Unzureichende Selektivität einer Analysenmethode führt zu systematischen Fehlern.
(E) Die Robustheit einer Analysenmethode ist lediglich von der Umgebungstemperatur abhängig.

48 Welche Aussage über ein Analysenverfahren trifft **nicht** zu?

(A) Je richtiger das Analysenergebnis, desto reproduzierbarer ist es.
(B) Die Nachweisgrenze ist immer niedriger als die Bestimmungsgrenze.
(C) Die Empfindlichkeit beeinflusst die Präzision des Analysenergebnisses.
(D) Die Robustheit kann in einem Ringversuch bestimmt werden.
(E) Die Selektivität nimmt Einfluss auf die Richtigkeit.

Fehler, Unsicherheiten

49* Welche Aussage zur relativen Unsicherheit eines Messwerts trifft zu?
Die relative Unsicherheit

(A) kann nur für instrumentell-analytisch erhaltene Messwerte angegeben werden
(B) ist die Differenz der Mittelwerte zweier mit gleichem Verfahren durchgeführter Messreihen
(C) ist die tolerierbare Abweichung des Messwerts um ± 5 Einheiten in der letzten signifikanten Ziffer
(D) ist der Quotient aus absoluter Unsicherheit und Messwert
(E) ist unabhängig von der absoluten Größe des Messwerts

Messwerte, signifikante Stellen

50 Welche Aussagen zu signifikanten Stellen in den Zahlenwerten der folgenden Messergebnisse treffen zu?
Ein Messergebnis mit dem Zahlenwert

(1) 1005 besitzt vier signifikante Stellen
(2) 0,02 besitzt eine signifikante Stelle
(3) 3,0 besitzt zwei signifikante Stellen
(4) 0,0200 besitzt drei signifikante Stellen
(5) $1{,}020 \cdot 10^4$ besitzt fünf signifikante Stellen

(A) nur 1 ist richtig
(B) nur 4 ist richtig
(C) nur 2 und 3 sind richtig
(D) nur 1, 3 und 5 sind richtig
(E) nur 1, 2, 3 und 4 sind richtig

51 Welche Aussagen zu signifikanten Stellen in den Zahlenwerten der folgenden Messergebnisse treffen zu?
Ein Messergebnis mit dem Zahlenwert

(1) 1005 besitzt vier signifikante Stellen
(2) 0,02 besitzt eine signifikante Stelle
(3) 3,0 besitzt zwei signifikante Stellen
(4) 0,0200 besitzt drei signifikante Stellen
(5) $1{,}020 \cdot 10^4$ besitzt fünf signifikante Stellen

(A) nur 1 ist richtig
(B) nur 4 ist richtig
(C) nur 2 und 3 sind richtig
(D) nur 1, 3 und 4 sind richtig
(E) nur 1, 2, 3 und 4 sind richtig

Ermittlung des Messergebnisses

52* Zur abschließenden Berechnung eines Messergebnisses müssen die folgenden drei Messwerte addiert werden:

42,5 9,17 0,439

Welcher der folgenden Werte gibt die Summe korrekt wieder?

(A) 52,1090
(B) 52,109
(C) 52,11
(D) 52,1
(E) 52

53 Zur Berechnung eines Messergebnisses müssen folgende Messwerte multipliziert werden:

0,0130 1,71 9,12345

Wie ist das Produkt – unter Berücksichtigung der signifikanten Ziffern – mathematisch korrekt anzugeben?

(A) 0,2
(B) 0,20
(C) 0,203
(D) 0,2028
(E) 0,20281

54 Zur Berechnung eines Messergebnisses müssen folgende Messwerte multipliziert werden:

0,0130 1,7 9,12345

Wie ist das Produkt – unter Berücksichtigung der signifikanten Ziffern – mathematisch korrekt anzugeben?

(A) 0,2
(B) 0,20
(C) 0,202
(D) 0,2016
(E) 0,20163

55 Zur Berechnung eines Messergebnisses müssen folgende Messwerte multipliziert werden:

0,0130 1,70 9,12345

Wie ist das Produkt – unter Berücksichtigung der signifikanten Ziffern – mathematisch korrekt anzugeben?

(A) 0,2
(B) 0,20
(C) 0,202
(D) 0,2016
(E) 0,20163

56 Zur Berechnung eines Messergebnisses müssen die folgenden Messwerte multipliziert werden:

0,0120 1,6 8,49026

Wie ist das Produkt – unter Berücksichtigung der signifikanten Ziffern – korrekt anzugeben?

(A) 0,163
(B) 0,163012992
(C) 0,160
(D) 0,16
(E) 0,2

Messwertverteilung

57 Welche Aussagen über die Häufigkeitsverteilung analytischer Messwerte, die keinen systematischen Fehler aufweisen, treffen zu?

(1) Sie wird bei unendlich vielen Messwerten meistens durch das Normalverteilungsgesetz nach Gauß (Gauß-Kurve) beschrieben.
(2) Mit steigender Zahl der Messwerte wird die Verteilungskurve breiter und flacher.
(3) Die Zahl der Messwerte, die bei Normalverteilung im Intervall $\pm\sigma$ liegt, ist größer 65 % und kleiner 70 %.

(A) nur 1 ist richtig
(B) nur 2 ist richtig
(C) nur 3 ist richtig
(D) nur 1 und 3 sind richtig
(E) nur 2 und 3 sind richtig

58 Ein analytisches Verfahren liefert streuende Werte, die offensichtlich **nicht** normalverteilt sind.
Welche der folgenden Auswertungsmöglichkeiten ist die beste?

(A) Bildung des arithmetischen Mittelwerts und Angabe von dessen Standardabweichung
(B) Angabe des Medians und der Spannweite
(C) Elimination nicht passender Daten, bis die Restdaten normal verteilt sind
(D) Elimination des jeweils größten und kleinsten Werts, dann Bildung des arithmetischen Mittelwerts
(E) Elimination der Daten, denen möglicherweise ein systematischer Fehler zugrunde liegt

Standardabweichung

59* Welche Aussage über die Standardabweichung trifft zu?

(A) Die Standardabweichung ist der Quotient aus der Differenz von Mess- und Mittelwert und der Anzahl der Messwerte.
(B) Die Standardabweichung ist ein Maß für die Streuung der Messwerte.
(C) Mittels Standardabweichung werden systematische Fehler erfasst.
(D) Mittels Standardabweichung kann die Empfindlichkeit einer analytischen Methode bestimmt werden.
(E) Die Standardabweichung nimmt Werte zwischen 0 und 1 an.

60 Welche Aussagen über die Standardabweichung s einer Gehaltsbestimmung treffen zu?

(1) s geht mit zunehmender Zahl von Einzelmessungen gegen Null.
(2) s ist die Quadratwurzel aus der Varianz.
(3) Bei einer sehr großen Zahl von Einzelmessungen liegen **alle** Messwerte im Bereich vom Mittelwert ± s.

(A) nur 1 ist richtig
(B) nur 2 ist richtig
(C) nur 3 ist richtig
(D) nur 1 und 3 sind richtig
(E) 1 bis 3 = alle sind richtig

61* Welche Formelgleichung trifft zu?
Die Standardabweichung s von Messdaten x_i gegenüber ihrem Mittelwert $\overline{x}$ ist definiert als (n = Anzahl der Messwerte):

(A) $s = \pm\sqrt{\dfrac{\sum_i (x_i - \overline{x})^2}{n-1}}$

(B) $s = \pm\sqrt{\dfrac{\sum_i (x_i^2 - \overline{x}^2)}{n-1}}$

(C) $s = \pm\sqrt{\sum_i \left(\dfrac{x_i - \overline{x}}{n-1}\right)^2}$

(D) $s = \pm\sqrt{\dfrac{\sum_i x_i^2 - \sum \overline{x}^2}{(n-1)^2}}$

(E) $s = \pm\sqrt{\sum_i \left(\dfrac{x_i - \overline{x}}{n}\right)^2}$

62 Welche Aussage trifft zu?
Bei der Faktoreinstellung einer Maßlösung wurden folgende Einzelwerte ermittelt:

1,00/1,01/1,00/1,01/0,98/1,00/1,00.

Der Mittelwert und die absolute Standardabweichung betragen:

(A) $1{,}00/0{,}93 \cdot 10^{-2}$
(B) $1{,}00/1 \cdot 10^{-2}$
(C) $1{,}00/1{,}73 \cdot 10^{-2}$
(D) $1{,}000/0{,}93 \cdot 10^{-2}$
(E) $1{,}01/1 \cdot 10^{2}$

63 Bei einer photometrischen Analyse wurde nach Mehrfachmessung der Lichtabsorption (Extinktion) die Standardabweichung bestimmt.
Welche Dimension oder Zählgröße hat die Standardabweichung?

(A) Stoffmengenkonzentration
(B) Massenkonzentration
(C) Mol
(D) 1
(E) Candela

Prüfverfahren

64 Welche Aussagen über den t-Test zum Vergleich zweier Messreihen treffen zu?

(1) Er vergleicht die Mittelwerte zweier Messreihen auf signifikante Unterschiede.
(2) Die Durchführung eines F-Testes ist Voraussetzung für den t-Test.
(3) Er kann auch durchgeführt werden, wenn die Standardabweichungen der Messreihen signifikant verschieden sind.

(A) nur 2 ist richtig
(B) nur 3 ist richtig
(C) nur 1 und 2 sind richtig
(D) nur 1 und 3 sind richtig
(E) nur 2 und 3 sind richtig

65 Soll die Streuung zweier unabhängiger Stichproben vom Umfang n_1 und n_2 miteinander verglichen werden, ist folgender Quotient aus den Varianzen s_1^2 und s_2^2 zu bilden:

$$F = \frac{s_1^2}{s_2^2}$$

Welche Aussagen zu diesem Verfahren treffen zu?

(1) Ist der Prüfquotient F kleiner als der theoretisch abgeleitete Tabellenwert, so besteht zwischen beiden Standardabweichungen ein signifikanter Unterschied.
(2) Ist der Prüfquotient F größer als der theoretisch abgeleitete Tabellenwert, so besteht zwischen beiden Standardabweichungen ein signifikanter Unterschied.
(3) Die größere Stichprobenvarianz steht stets im Zähler.
(4) Die größere Stichprobenvarianz steht in der Regel im Nenner.
(5) Bei diesem Vergleich handelt es sich um den so genannten t-Test.

(A) nur 1 ist richtig
(B) nur 1 und 4 sind richtig
(C) nur 2 und 3 sind richtig
(D) nur 1, 3 und 5 sind richtig
(E) nur 2, 4 und 5 sind richtig

4.5 Validierung von Verfahren

66 Welcher Parameter darf bei der Bestimmung der Vergleichspräzision im Rahmen der Validierung eines Analyseverfahrens **nicht** verändert werden?

(A) Analysenlabor
(B) Tag der Durchführung der Analyse
(C) Bearbeiter der Analyse
(D) Geräteausrüstung
(E) Untersuchungsobjekt (Probe)

67 Welche der folgenden Elemente gehören außer der Messmethode zu einem Analysenverfahren?

(1) Auswertung
(2) Probennahme
(3) Probenvorbereitung
(4) Interpretation und abschließende Aussage

(A) nur 1 ist richtig
(B) nur 3 ist richtig
(C) nur 2 und 3 sind richtig
(D) nur 3 und 4 sind richtig
(E) 1 bis 4 = alle sind richtig

Klassische quantitative Analytik

68* Welche der folgenden analytischen Grundbegriffe sind zutreffend definiert?

(1) Richtigkeit: Übereinstimmung des Analysenergebnisses mit dem wahren Wert
(2) Präzision: Übereinstimmung von Messwerten bei einer Mehrfachbestimmung
(3) Selektivität: Unabhängigkeit des Analysenergebnisses von der Anwesenheit von Begleitsubstanzen
(4) Empfindlichkeit: Steigung der Kalibrierfunktion
(5) Bestimmungsgrenze: Kleinste Substanzmenge oder -konzentration, die noch mit der erforderlichen Präzision quantifiziert werden kann

(A) nur 1 und 4 sind richtig
(B) nur 1 und 5 sind richtig
(C) nur 2 und 3 sind richtig
(D) nur 2 und 4 sind richtig
(E) 1 bis 5 = alle sind richtig

69 Welcher der genannten Validierungsparameter bei einer Methodenvalidierung korreliert mit dem systematischen Fehler?

(A) Methodenpräzision
(B) Empfindlichkeit
(C) Nachweisgrenze
(D) Selektivität
(E) Richtigkeit

70 Welche Aussagen zu Validierungsparametern eines analytischen Verfahrens treffen zu?

(1) Die Steigung der Kalibrierfunktion ist ein Maß für die Empfindlichkeit.
(2) Die Richtigkeit kann in Form der relativen Standardabweichung angegeben werden.
(3) Die Präzision beschreibt die Abweichung des Messwerts vom wahren Wert.

(A) nur 1 ist richtig
(B) nur 2 ist richtig
(C) nur 3 ist richtig
(D) nur 2 und 3 sind richtig
(E) 1 bis 3 = alle sind richtig

71 Welche Aussagen zur Robustheit eines Analysenverfahrens treffen zu?

(1) Ein Analysenverfahren kann im Hinblick auf seine Robustheit mittels eines Ringversuchs untersucht werden.
(2) Die Robustheit wird durch gezielte Veränderungen relevanter Parameter untersucht.
(3) Die Robustheit kann im Hinblick auf Veränderungen der Streuung untersucht werden.
(4) Die Robustheit kann im Hinblick auf systematische Fehler untersucht werden.

(A) nur 1 ist richtig
(B) nur 3 ist richtig
(C) nur 1 und 3 sind richtig
(D) nur 1, 3 und 4 sind richtig
(E) 1 bis 4 = alle sind richtig

72 Welche Aussagen zur Robustheit eines Analysenverfahrens treffen zu?

(1) Sie ist umso höher, je höher die Präzision des Ergebnisses ist.
(2) Sie kann mittels eines Ringversuchs überprüft werden.
(3) Sie kann durch gezielte Veränderungen relevanter Parameter untersucht werden.

(A) nur 2 ist richtig
(B) nur 3 ist richtig
(C) nur 1 und 2 sind richtig
(D) nur 2 und 3 sind richtig
(E) 1 bis 3 = alle sind richtig

73 Wie ist der Validierungsparameter „Richtigkeit" zutreffend definiert?

(A) niedrigster Gehalt einer Substanz, bei dem diese noch zuverlässig nachgewiesen werden kann
(B) Übereinstimmung des Mittelwerts der Messergebnisse mit dem wahren Wert
(C) Maß für die Reproduzierbarkeit eines Analysenergebnisses bei wiederholter Durchführung der Analyse
(D) richtige und präzise Ergebnisse für die Analyse einer Substanz in Anwesenheit von Begleitsubstanzen
(E) Maß für die Variabilität einer Analysenmethode, auch bei kleineren Änderungen reproduzierbare Ergebnisse zu liefern

74 Welche Aussage trifft zu?
Die Richtigkeit des Ergebnisses einer volumetrischen Titration, die als Mehrfachbestimmung durchgeführt wurde, soll angegeben werden. Falls der wahre Wert der Analyse bekannt ist, wird die Richtigkeit angegeben durch:

(A) den Mittelwert
(B) die Streuung
(C) die Standardabweichung
(D) die Varianz
(E) den relativen Fehler

75 Welche Aussagen treffen zu?
Die Bestimmungsgrenze ist definiert als

(1) der niedrigste mit akzeptabler Präzision und Richtigkeit bestimmbare Substanzgehalt
(2) das kleinste präzise und richtig bestimmbare Substanzsignal
(3) das kleinste erfassbare Messsignal

(A) nur 1 ist richtig
(B) nur 2 ist richtig
(C) nur 1 und 3 sind richtig
(D) nur 2 und 3 sind richtig
(E) 1 bis 3 = alle sind richtig

76 Welche Aussage über die Richtigkeit eines mit einem analytischen Verfahren erhaltenen Mittelwerts einer Messreihe trifft zu?
Der Mittelwert ist um so richtiger, je

(A) kleiner die Standardabweichung der Messwerte ist
(B) kleiner die Empfindlichkeit des Verfahrens ist
(C) kleiner die Nachweisgrenze des Verfahrens ist
(D) größer der Bereich des Verfahrens ist
(E) kleiner der systematische Fehler ist

77 Welche Aussage trifft zu?
Der Begriff „Empfindlichkeit" beschreibt

(A) wie stark sich ein Messergebnis bei einer Konzentrationsänderung des zu bestimmenden Stoffes verändert
(B) die Abweichung des Mittelwerts der Bestimmungen vom wahren Wert
(C) die größte zulässige Masse einer Begleitsubstanz
(D) den Grad der Reproduzierbarkeit der Analysenergebnisse bei wiederholter Durchführung der Methode unter gleichen Bedingungen
(E) die Widerstandsfähigkeit einer Analysenmethode gegen starke Abänderungen der Analysenbedingungen

78 Welche Aussage trifft zu?
Die Empfindlichkeit einer Analysenmethode ist umso höher,

(A) je niedriger ihre Nachweisgrenze ist
(B) je niedriger ihre Bestimmungsgrenze ist
(C) je höher das Signal-Rausch-Verhältnis ist
(D) je größer die Steigung ihrer Kalibrierfunktion ist
(E) je kleiner der Achsenabschnitt ihrer Kalibrierfunktion ist

79 Zur Gehaltsbestimmung eines Arzneistoffs mittels Photometrie wird zunächst eine Kalibrierung durchgeführt, indem die Absorptionen von Lösungen unterschiedlicher Konzentrationen gemessen werden.
In welcher der genannten Einheiten kann die Empfindlichkeit (Steigung der Kalibrierfunktion) angegeben werden?

(A) mg/mL
(B) mg/L
(C) L/mg
(D) mol/L
(E) nm

80* Bei einer Zweipunktkalibrierung für eine kapillarelektrophoretische Bestimmung wurden in Abhängigkeit von der Massenkonzentration β des Analyten die folgenden Messwerte für die Absorption A erhalten:

Massenkonzentration β	Absorption A
$20\ mg \cdot L^{-1}$	0,1985
$20\ mg \cdot L^{-1}$	0,2000
$20\ mg \cdot L^{-1}$	0,2015
$60\ mg \cdot L^{-1}$	0,5768
$60\ mg \cdot L^{-1}$	0,5800
$60\ mg \cdot L^{-1}$	0,5832

Diese Ergebnisse sind in folgendem Diagramm graphisch wiedergegeben:

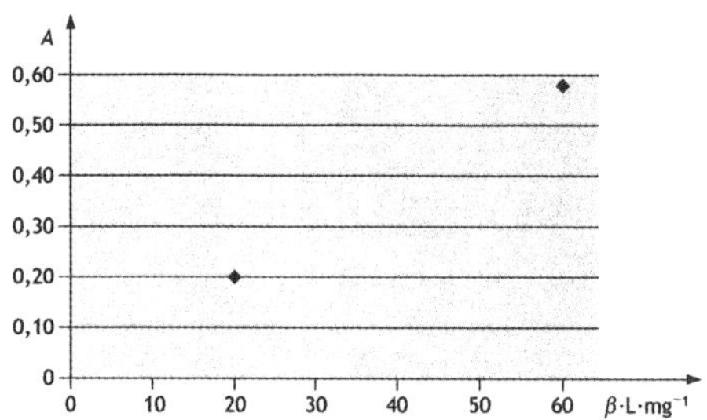

Wie ist (näherungsweise) die Empfindlichkeit der Methode anzugeben?

(A) 0,40 µg
(B) 0,80 μg^{-1}
(C) 9,5 mL · mg^{-1}
(D) 10,0 µg · L^{-1}
(E) 0,0105

81 Im Rahmen eines Ringversuches werden in 4 Labors jeweils 5 von insgesamt 20 identischen Paracetamol-Proben analysiert (s. Abb.). In welchen Fällen ist die **Richtigkeit** bei den 5 Wiederholbestimmungen gut und akzeptabel?

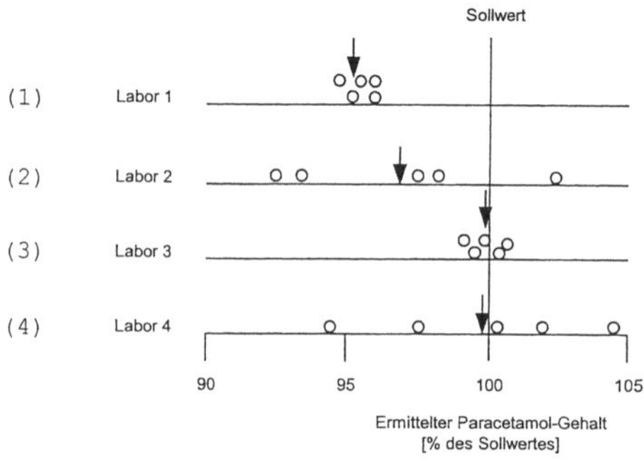

(A) nur bei 1
(B) nur bei 3
(C) nur bei 1 und 2
(D) nur bei 1 und 3
(E) nur bei 3 und 4

82 Im Rahmen eines Ringversuchs werden in 4 Labors jeweils 5 von insgesamt 20 identischen Paracetamol-Proben analysiert (s. Abb.). In welchen Fällen ist die **Präzision** bei den 5 Wiederholbestimmungen gut?

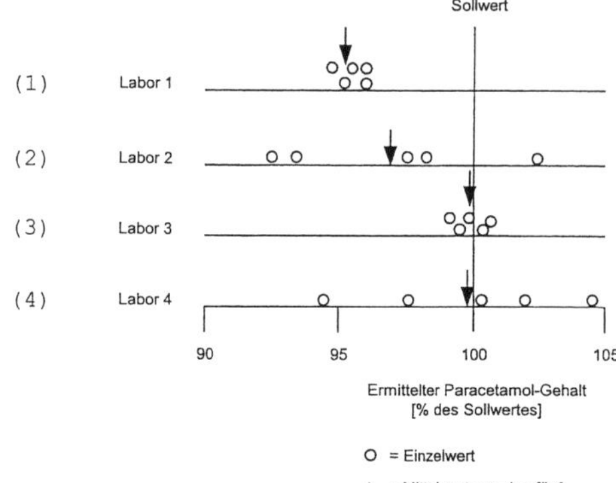

(A) nur bei 1
(B) nur bei 3
(C) nur bei 1 und 3
(D) nur bei 3 und 4
(E) bei 1 bis 4 = bei allen

83 Wie ist der Validierungsparameter „Präzision" zutreffend definiert?

(A) niedrigster Gehalt einer Substanz, bei dem diese noch zuverlässig nachgewiesen werden kann
(B) Übereinstimmung des Mittelwerts der Messergebnisse mit dem wahren Wert
(C) Maß für die Reproduzierbarkeit eines Analysenergebnisses bei wiederholter Durchführung der Analyse
(D) richtige und präzise Ergebnisse für die Analyse einer Substanz in Anwesenheit von Begleitsubstanzen
(E) Maß für die Variabilität einer Analysenmethode, auch bei kleineren Änderungen reproduzierbare Ergebnisse zu liefern

84 Welche Aussagen zur Präzision eines analytischen Verfahrens treffen zu?

(1) Die Präzision beschreibt die Streuung der Einzelwerte.
(2) Die Präzision eines instrumentellen Verfahrens ist generell höher als die Präzision eines titrimetrischen Verfahrens.
(3) Die Präzision beschreibt die prozentuale Abweichung des Messwerts vom Referenzwert.
(4) Die Präzision ist ein Maß für die Empfindlichkeit eines Verfahrens.
(5) Die Präzision kann in der Form der relativen Standardabweichung angegeben werden.

(A) nur 1 ist richtig
(B) nur 1 und 5 sind richtig
(C) nur 3 und 5 sind richtig
(D) nur 1, 2 und 5 sind richtig
(E) nur 1, 3 und 4 sind richtig

85 Welche Aussagen zur Präzision eines Analysenverfahrens treffen zu?

(1) Die Vergleichspräzision ist ein Maß für die Reproduzierbarkeit eines Analysenergebnisses.
(2) Bei einem großen zufälligen Fehler besitzt das Analysenverfahren eine geringe Präzision.
(3) Die Präzision ist ein Maß für die Empfindlichkeit der Bestimmung einer Substanz in Gegenwart verwandter Substanzen.

(A) nur 1 ist richtig
(B) nur 1 und 2 sind richtig
(C) nur 1 und 3 sind richtig
(D) nur 2 und 3 sind richtig
(E) 1 bis 3 = alle sind richtig

86 Welche Aussagen zur Präzision eines Analyseverfahrens treffen zu?

(1) Die Vergleichspräzision ist ein Maß für die Reproduzierbarkeit eines Analysenergebnisses.
(2) Die Präzision spiegelt den systematischen Fehler eines analytischen Verfahrens wider.
(3) Bei einem großen statistischen Fehler besitzt das Analyseverfahren eine niedrige Präzision.

(A) nur 2 ist richtig
(B) nur 1 und 2 sind richtig
(C) nur 1 und 3 sind richtig
(D) nur 2 und 3 sind richtig
(E) 1 bis 3 = alle sind richtig

87 Unter Wiederholpräzision im Zusammenhang mit der Validierung von Analysenverfahren versteht man

(A) die Abweichung des Mittelwerts x mehrerer Bestimmungen vom „wahren" Wert
(B) die niedrigste Masse bzw. den niedrigsten Gehalt, die bzw. der in einem Gemisch noch richtig bestimmt werden kann
(C) die Reproduzierbarkeit des Ergebnisses einer analytischen Methode
(D) die Unbeeinflussbarkeit einer Analysenmethode bei Abänderung der Analysenbedingungen
(E) die Störanfälligkeit einer Analysenmethode durch andere chemisch ähnliche Stoffe

88* Zur Ermittlung des Wirkstoffgehalts einer Tablette werden zu Vergleichszwecken die analytischen Methoden der UV-Spektrophotometrie (Methode 1) sowie der HPLC mit UV-Detektion (Methode 2) jeweils als Mehrfachbestimmung angewendet.
Dabei werden folgende Ergebnisse erhalten (s_{rel}: relative Standardabweichung):

Methode 1 (UV-Spektrophotometrie):
590 mg Arzneistoff (Mittelwert)
$s_{rel}(1)$: 1 %

Methode 2 (HPLC mit UV-Detektion):
495 mg Arzneistoff (Mittelwert)
$s_{rel}(2)$: 1,5 %

Welche Aussagen treffen zu?

(1) Die Präzision der Methode 2 ist höher als die Präzision der Methode 1.
(2) Die Ergebnisse der beiden Methoden sind von gleicher Richtigkeit.
(3) Der mit der Methode 1 ermittelte Wert von 590 mg Arzneistoff kann wegen unzureichender Selektivität dieser Methode zu hoch ausgefallen sein.
(4) Der mit der Methode 2 ermittelte Wert von 495 mg Arzneistoff kann wegen unzureichender Selektivität dieser Methode zu niedrig ausgefallen sein.

(A) nur 2 ist richtig
(B) nur 3 ist richtig
(C) nur 1 und 2 sind richtig
(D) nur 2 und 4 sind richtig
(E) nur 1, 3 und 4 sind richtig

89* Zur Ermittlung des Wirkstoffgehalts einer Tablette werden zu Vergleichszwecken die analytischen Methoden der UV-Spektrophotometrie (Methode 1) sowie der HPLC mit UV-Detektion (Methode 2) jeweils als Mehrfachbestimmung angewendet.
Dabei werden folgende Ergebnisse erhalten (s_{rel}: relative Standardabweichung):

Methode 1 (UV-Spektrophotometrie):
590 mg Arzneistoff (Mittelwert)
$s_{rel}(1)$: 1 %

Methode 2 (HPLC mit UV-Detektion):
495 mg Arzneistoff (Mittelwert)
$s_{rel}(2)$: 1,5 %

Welche Aussagen treffen zu?

(1) Die Präzision der Methode 1 ist höher als die Präzision der Methode 2.
(2) Der mit der Methode 2 ermittelte Wert von 495 mg Arzneistoff kann wegen unzureichender Selektivität dieser Methode zu niedrig ausgefallen sein.
(3) Bei der vergleichenden Beurteilung der Eignung der Methoden ist der Unterschied in der Richtigkeit wichtiger als der Unterschied in der Präzision.

(A) nur 1 ist richtig
(B) nur 2 ist richtig
(C) nur 3 ist richtig
(D) nur 1 und 3 sind richtig
(E) nur 2 und 3 sind richtig

90 Im Europäischen Arzneibuch werden bestimmte Substanzen mit der Zusatzbezeichnung „CRS“ versehen.
Wofür steht „CRS“?

(A) chemische Reinsubstanz
(B) chemische Referenzsubstanz
(C) colorimetrische Referenzsubstanz
(D) chemisches Redoxsystem
(E) *certified radioactive substrate*

4.6 Kalibrierung quantitativer Analysenverfahren

91 Welche Aussage trifft zu?
Die Bestimmung der Absorption in Abhängigkeit von der Konzentration bei einer spektralphotometrischen Messung wird wie folgt bezeichnet:

(A) Eichen
(B) Qualifizieren
(C) Kalibrieren
(D) Validieren
(E) Justieren

92* Welche der folgenden analytischen Methoden setzt eine Kalibrierung mit der zu bestimmenden Substanz voraus?

(A) acidimetrische Titration
(B) Redoxtitration
(C) Elektrogravimetrie
(D) UV-Photometrie
(E) potentiostatische Coulometrie

93 Welche der folgenden zur Gehaltsbestimmung angewendeten analytischen Methoden erfordert eine Kalibrierung mit der zu bestimmenden Substanz?

(A) Redoxtitration
(B) Atomabsorptionsspektroskopie (AAS)
(C) Elektrogravimetrie
(D) Säure-Base-Titration
(E) komplexometrische Titration

94* Bei Anwendung welcher der folgenden analytischen Methoden ist eine Kalibrierung mit der zu bestimmenden Substanz erforderlich?

(A) Fluorimetrie
(B) acidimetrische Titration
(C) Redoxtitration
(D) Elektrogravimetrie
(E) potentiostatische Coulometrie

95 Abgebildet sind zwei Kalibrierkurven für die UV/Vis-spektrometrische Bestimmung von Acetylsalicylsäure bei den Wellenlängen 225 nm bzw. 275 nm. Aufgetragen ist jeweils die Absorption A gegen die Massenkonzentration β.

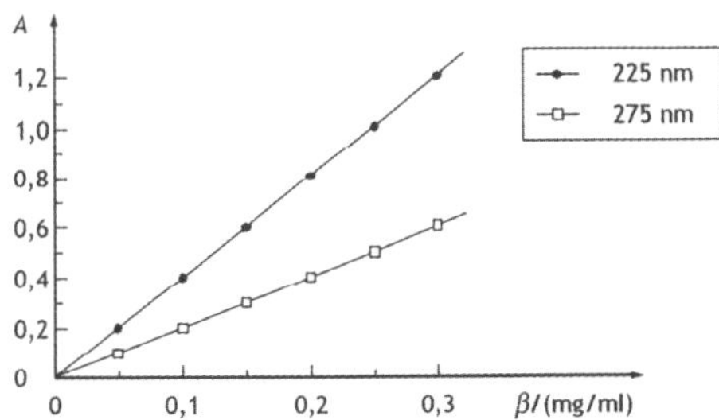

Welche Aussagen treffen zu?

(1) Die Messung bei 225 nm ist die empfindlichere.
(2) Die Messung bei 275 nm ist die empfindlichere.
(3) Ein Vergleich der Empfindlichkeiten bei den unterschiedlichen Wellenlängen ist **nicht** möglich.
(4) Bei 275 nm erhaltene Analysenergebnisse werden mit einer größeren Unsicherheit behaftet sein als solche, die bei 225 nm erhalten werden.
(5) Die Messergebnisse bei 275 nm lassen auf einen systematischen Fehler schließen.

(A) nur 2 ist richtig
(B) nur 3 ist richtig
(C) nur 1 und 4 sind richtig
(D) nur 3 und 5 sind richtig
(E) nur 1, 4 und 5 sind richtig

96* Abgebildet sind zwei Kalibrierkurven für die UV/Vis-spektrometrische Bestimmung einer Arzneistofflösung bei den Wellenlängen 275 nm bzw. 225 nm. Aufgetragen ist jeweils die Absorption A gegen die Massenkonzentration β.

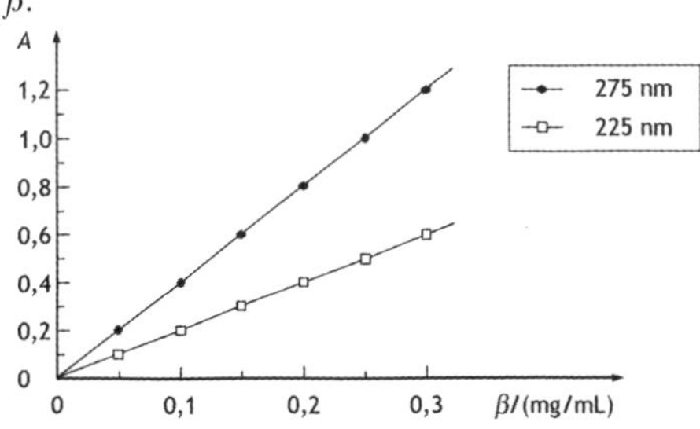

Welche Aussagen treffen zu?

(1) Die Messung bei 225 nm ist die empfindlichere.
(2) Die Messung bei 275 nm ist die empfindlichere.
(3) Ein Vergleich der Empfindlichkeiten bei den unterschiedlichen Wellenlängen ist **nicht** möglich.
(4) Bei 225 nm erhaltene Analysenergebnisse werden mit einer größeren Unsicherheit behaftet sein als solche, die bei 275 nm erhalten werden.
(5) Die Messergebnisse bei 275 nm lassen auf einen systematischen Fehler schließen.

(A) nur 2 ist richtig
(B) nur 3 ist richtig
(C) nur 1 und 5 sind richtig
(D) nur 2 und 4 sind richtig
(E) nur 1, 4 und 5 sind richtig

97 Welche der folgenden Methoden zur Quantifizierung einer Stoffportion kommen **ohne** Kalibrierung mit der zu untersuchenden Substanz aus?

(1) Titration
(2) HPLC mit UV-Detektion
(3) IR-Spektroskopie

(A) nur 1 ist richtig
(B) nur 2 ist richtig
(C) nur 3 ist richtig
(D) nur 1 und 2 sind richtig
(E) nur 1 und 3 sind richtig

98

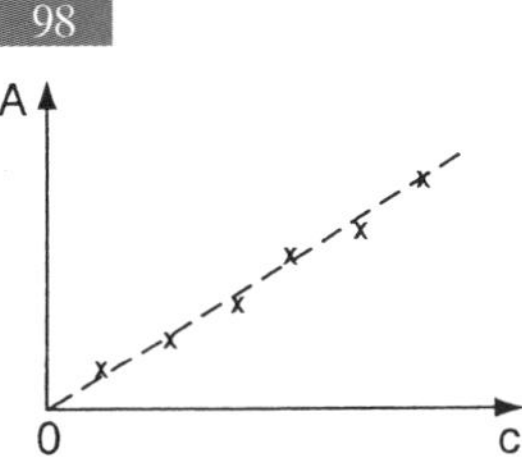

Bei einer photometrischen Gehaltsbestimmung wird obige Kalibrierkurve erhalten (A = Absorption; c = Stoffmengenkonzentration). Welche Aussage trifft **nicht** zu?

(A) Die Steigung der Kurve korreliert mit der Empfindlichkeit der Methode.
(B) Im betrachteten Konzentrationsbereich ist das Lambert-Beersche Gesetz erfüllt.
(C) Die gemessene Absorption ist der Konzentration direkt proportional.
(D) Die Kurve kann durch die allgemeine Geradengleichung $A = a \cdot c + b$ mit $b = 0$ beschrieben werden.
(E) Aus der Streuung der Messpunkte kann auf die Richtigkeit der Bestimmung geschlossen werden.

99 Welche Aussagen über die lineare Regression bei einer Kalibriergeraden treffen zu?

(1) Die lineare Regression ermittelt den Zusammenhang zwischen abhängigen und unabhängigen Variablen.
(2) Zur Überprüfung der Güte der Regression dient der Korrelationskoeffizient.
(3) Die Steigung der Regressionsgeraden ist ein Maß für die Empfindlichkeit eines analytischen Verfahrens.

(A) nur 1 ist richtig
(B) nur 1 und 2 sind richtig
(C) nur 1 und 3 sind richtig
(D) nur 2 und 3 sind richtig
(E) 1 bis 3 = alle sind richtig

4.7 Maßanalyse

4.7.1 Begriffe, Methodik

100 Welches der folgenden Titrationsverfahren ist zur volumetrischen Bestimmung einer Arzneistoffmenge **nicht** gebräuchlich?

(A) Substitutionstitration
(B) Eliminationstitration
(C) Simultantitration
(D) Rücktitration
(E) Inverse Titration

101 Welches der folgenden Titrationsverfahren ist in der Volumetrie **nicht** gebräuchlich?

(A) Indirekte Titration
(B) Inverse Titration
(C) Konjugationstitration
(D) Rücktitration
(E) Simultantitration

102 Welche der folgenden Aussagen beschreibt das Verfahren der Rücktitration?

(A) Ein genau abgemessenes Volumen einer Maßlösung wird mit der Probelösung titriert.
(B) Die Probe wird mit Hilfe eines anderen Verfahrens als dem Referenzverfahren bestimmt.
(C) Der Probelösung wird ein abgemessenes Volumen einer Maßlösung im Überschuss zugesetzt, und der nicht verbrauchte Anteil der Maßlösung wird mit einer zweiten Maßlösung bestimmt.
(D) Durch Umsetzung der Probe mit einem Reagenz entsteht eine der Probenmenge äquivalente Menge eines Analyten, die titrimetrisch bestimmt wird.
(E) Zur Titration der Probe wird eine Maßlösung verwendet, deren Faktor mit Hilfe eines sekundären Standards eingestellt wurde.

103 Der iodometrischen Bestimmung von Wasserstoffperoxid liegen formal folgende Redoxgleichungen zugrunde:

$$H_2O_2 + 2\,I^- + 2\,H_3O^+ \longrightarrow I_2 + 4\,H_2O$$

$$I_2 + 2\,S_2O_3^{2-} \longrightarrow 2\,I^- + S_4O_6^{2-}$$

$$H_2O_2 + 2\,H_3O^+ + 2\,S_2O_3^{2-} \longrightarrow 4\,H_2O + S_4O_6^{2-}$$

Welche Titrationsart kommt hierbei zur Anwendung?

(A) direkte Titration
(B) indirekte Titration
(C) inverse Titration
(D) komplexe Titration
(E) Rücktitration

104 Bei der als Mehrfachbestimmung ausgeführten direkten Titration der wässrigen Lösung eines sauren Arzneistoffs mit NaOH-Maßlösung wird ein Blindwert ermittelt.
Welchem Zweck dient die Bestimmung des Blindwerts?

(A) Die ausreichende Acidität des Arzneistoffs soll sichergestellt werden.
(B) Das Messergebnis soll berichtigt werden.
(C) Der Faktor der Maßlösung soll überprüft werden.
(D) Der stöchiometrische Faktor des Arzneistoffs soll ermittelt werden.
(E) Ausreißer sollen identifiziert werden.

4.7.2 Titrationskurven

105 Welche Aussage trifft **nicht** zu?
Die folgenden schematisierten Kurvenverläufe können bei der Titration einer starken Säure mit Natriumhydroxid-Maßlösung erhalten werden (Skalen linear; U_H = Spannung einer Wasserstoffelektrode gegen Standardwasserstoffelektrode; $a(H^+)$ = Wasserstoffionenaktivität).

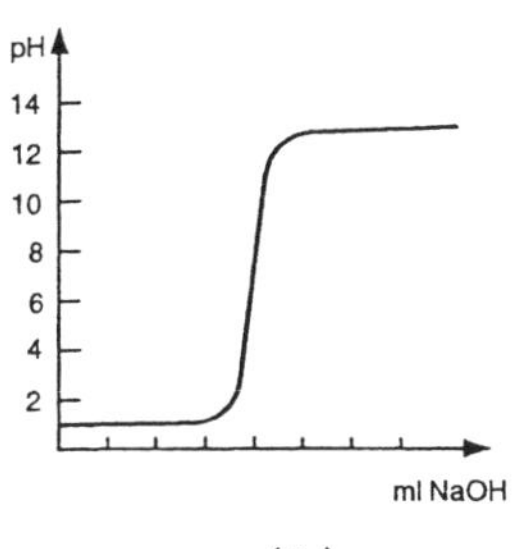

(A)

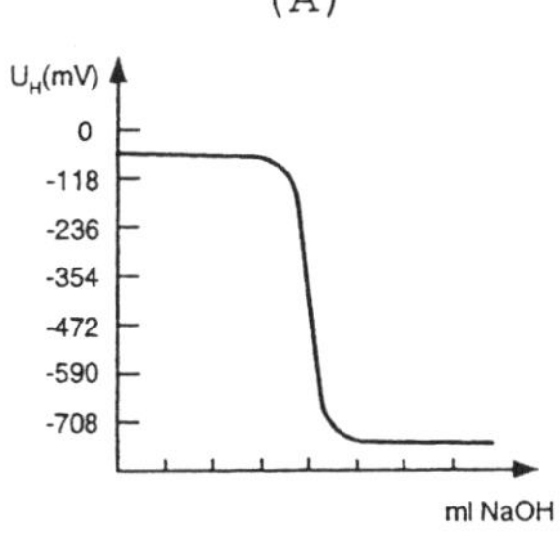

(B)

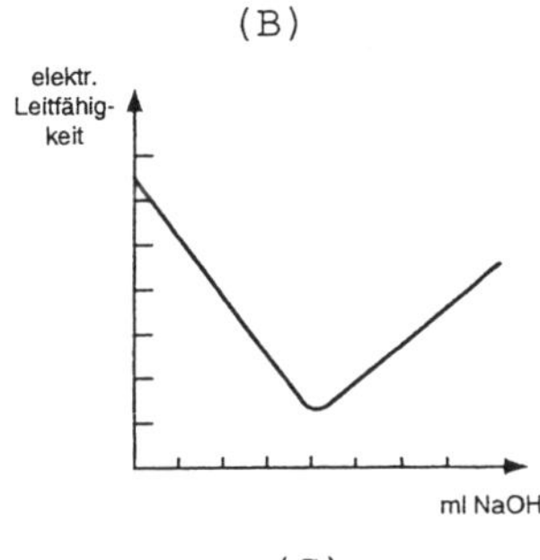

(C)

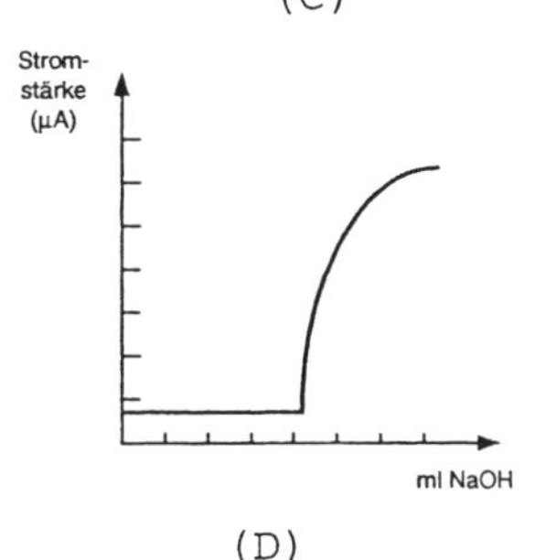

(D)

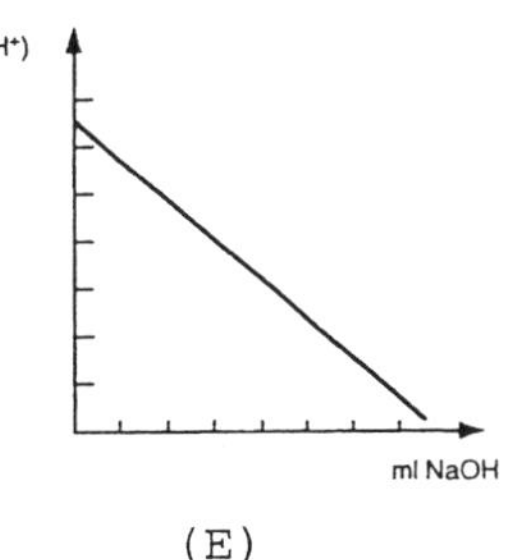

(E)

106 Nach welchen der folgenden Verfahren kann eine potentiometrisch indizierte Titration ausgewertet werden?

(1) Tubbs-Verfahren
(2) Lage des Maximums der 1. Ableitung
(3) Tangenten-Verfahren
(4) Gran-Verfahren

(A) nur 1 ist richtig
(B) nur 3 ist richtig
(C) nur 4 ist richtig
(D) nur 1 und 3 sind richtig
(E) 1 bis 4 = alle sind richtig

4.8 Standardadditionsverfahren

107* Beim Einsatz der Standardzumischmethode (Standardadditionsverfahren) – z. B. im Rahmen einer atomabsorptionsspektroskopischen Untersuchung – wurde folgende Gerade erhalten:
Aus welchem der Parameter (A) bis (E) lässt sich die Analytkonzentration in der unbekannten Probe direkt ablesen?

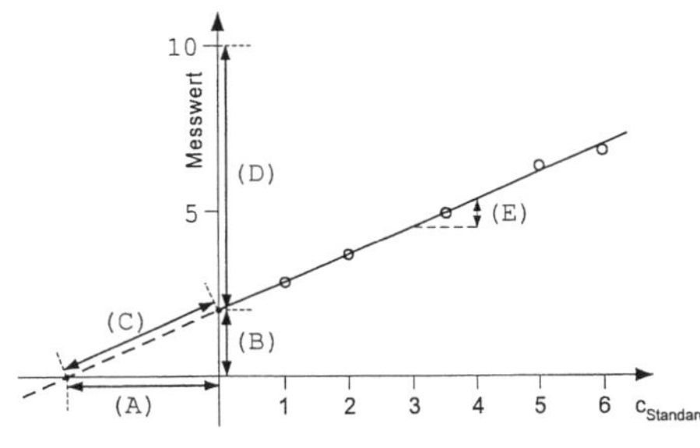

5 Gravimetrie

5.1 Grundlagen

5.1.1 Gravimetrische Grundoperationen

108 Welche Aussage trifft **nicht** zu?
Aus folgenden Gründen ist im Prinzip die gravimetrische Gehaltsbestimmung eines Stoffes bei Verwendung desselben Fällungsreagenzes und unter ähnlichen chemischen Bedingungen genauer als eine fällungstitrimetrische Bestimmung gegen einen Indikator:

(A) Verwendung eines Überschusses an Fällungsreagenz bei der Gravimetrie
(B) kleineres Löslichkeitsprodukt des Niederschlags bei der gravimetrischen Bestimmung
(C) kleinere Konzentration an gelöstem zu bestimmenden Stoff nach beendeter Fällung bei der Gravimetrie
(D) kein Indikatorfehler bei der Gravimetrie
(E) höhere Genauigkeit der Wägung im Vergleich zur volumetrischen Bestimmung

109 Welche der folgenden Produkteigenschaften ist für eine gravimetrische Analyse **nicht** unbedingt erforderlich?

(A) Schwerlöslichkeit in dem verwendeten Lösungsmittel
(B) optimale Teilchengröße für eine gute Filtrierbarkeit
(C) Färbung zur visuellen Verfolgung des Filtrierschritts
(D) chemische Reinheit des Produkts
(E) bekannte Zusammensetzung des Produkts

110* Welche Aussagen zur Bildung von Niederschlägen bei gravimetrischen Analysen treffen zu?

(1) Wägeformen müssen stets in gleicher stöchiometrischer Zusammensetzung herstellbar sein.
(2) Die Fällungsform muss mit der Wägeform übereinstimmen.
(3) Waschflüssigkeiten können einen Teil der Fällungsform lösen.
(4) Das Löslichkeitsprodukt einer Fällungsform ist von dem Volumen abhängig, in dem die Fällung durchgeführt wird.
(5) Umfällungen von Niederschlägen werden gewöhnlich wegen mitgerissener Fremdionen durchgeführt.

(A) nur 1 und 2 sind richtig
(B) nur 2 und 4 sind richtig
(C) nur 1, 3 und 4 sind richtig
(D) nur 1, 3 und 5 sind richtig
(E) 1 bis 5 = alle sind richtig

111 Welche der folgenden Vorgänge können auf das Ergebnis einer gravimetrischen Bestimmung Einfluss nehmen?

(1) Okklusion
(2) Inklusion
(3) Absorption
(4) Alterung

(A) nur 1 ist richtig
(B) nur 2 ist richtig
(C) nur 2 und 3 sind richtig
(D) nur 1, 2 und 4 sind richtig
(E) 1 bis 4 = alle sind richtig

112 Welche Fehlerquelle in der Gravimetrie beschreibt der Begriff Inklusion?

(A) Verwandte Fremdionen können durch Mischkristallbildung mit ausgefällt werden.
(B) Zu kleine Analyt-Kristalle lagern sich in den Poren von Sinterfiltern ab.
(C) Analyt-Kristalle schließen amorphe Analyt-Partikel ein.
(D) Amorphe Fremdteilchen können in Hohlräume der Analyt-Kristalle eingelagert werden.
(E) Analyt-Kristalle können in Hohlräume von Fremdteilchen eingelagert werden.

113* Welche Aussage trifft zu?
Bei der gravimetrischen Bestimmung von SO_4^{2-} als $BaSO_4$ treten oft zu hohe Analysenwerte auf durch:

(A) Einschluss von Wasser
(B) Mitfällung des Fällungsreagenzes
(C) Ausbildung koordinativer Bindungen
(D) Kolloidbildung
(E) teilweise Bildung von BaS_2O_7 beim Glühen von $BaSO_4$ an der Luft

5.1.2 Löslichkeit, Löslichkeitsprodukt

114* Welche Aussage trifft zu?
Das Löslichkeitsprodukt einer Substanz bei einer gravimetrischen Bestimmung ist von folgender Größe abhängig (Abweichungen der Aktivitätskoeffizienten von 1 und Komplexbildung sollen außer Betracht bleiben):

(A) Überschuss des Fällungsmittels
(B) Menge des ausgefallenen Niederschlags
(C) Konzentration der auszufällenden Ionen vor der Fällung
(D) Gesamtvolumen der Lösung nach der Fällung
(E) Gleichgewichtslage der Fällungsreaktion

115 Welche Aussage trifft zu?
Der Zahlenwert des Löslichkeitsproduktes eines Niederschlags ist von folgender Größe abhängig (Abweichungen der Aktivitätskoeffizienten von 1 und Komplexbildung sollen außer Betracht bleiben):

(A) Überschuss des Fällungsmittels
(B) Temperatur
(C) Konzentration der auszufällenden Ionen vor der Fällung
(D) Gesamtvolumen der Lösung nach der Fällung
(E) Menge des ausgefallenen Niederschlags

116* Die Salze Silberchlorid ($pK_L(AgCl) \approx 10$) und Silberthiocyanat ($pK_L(AgSCN) \approx 12$) sind schwer löslich.
Welche Aussagen treffen zu?

(1) Silberthiocyanat ist schwerer löslich als Silberchlorid.
(2) Die Löslichkeitsprodukte beider Salze werden in mol/L angegeben.
(3) Die Löslichkeit von Silberthiocyanat beträgt ca. 10^{-6} mol/L.
(4) Die Löslichkeiten dieser Salze in reinem Wasser sind jeweils höher als in Natriumnitrat-Lösung der Konzentration $c = 0{,}1$ mol/L.

(A) nur 2 ist richtig
(B) nur 3 ist richtig
(C) nur 4 ist richtig
(D) nur 1 und 3 sind richtig
(E) nur 1, 2 und 4 sind richtig

117* Das Löslichkeitsprodukt von Silberiodid beträgt $1 \cdot 10^{-16}$.
Welche Aussagen treffen zu?

(1) Die Einheit dieses Löslichkeitsprodukts ist $mol \cdot L^{-1}$.
(2) Die Löslichkeit des Silberiodids beträgt ca. $1 \cdot 10^{-16}\ mol \cdot L^{-1}$.
(3) Die Löslichkeit des Silberiodids beträgt ca. $1 \cdot 10^{-8}\ mol \cdot L^{-1}$.
(4) Die Löslichkeit des Silberiodids ist in reinem Wasser kleiner als in einer Kaliumnitrat-Lösung der Konzentration $c = 0{,}1\ mol \cdot L^{-1}$.

(A) nur 2 ist richtig
(B) nur 1 und 3 sind richtig
(C) nur 2 und 4 sind richtig
(D) nur 3 und 4 sind richtig
(E) nur 1, 3 und 4 sind richtig

118 Blei(II)-sulfat ist ein schwer lösliches Salz. Eine Literaturangabe zu seinem Löslichkeitsprodukt lautet: $K_L = 1{,}0 \cdot 10^{-8}$.
Welche Aussage trifft **nicht** zu?

(A) Blei(II)-sulfat weist eine Löslichkeit von $1{,}0 \cdot 10^{-8}$ mol/L auf.
(B) Die tabellarische Angabe des Löslichkeitsprodukts ist auf reines Wasser als Lösungsmittel bezogen.
(C) Bei 80 °C ist das Löslichkeitsprodukt von Blei(II)-sulfat größer als der Wert der oben genannten Literaturangabe.
(D) Blei(II)-sulfat löst sich in stark alkalischem Milieu.
(E) Die Konzentration an gelösten Blei(II)-Ionen ist bei gleicher Temperatur in Wasser kleiner als in einer Natriumnitrat-Lösung der Konzentration c = 0,1 mol/L.

119 Eine Literaturangabe zum Löslichkeitsprodukt von Strontiumsulfat lautet: $K_L = 3{,}0 \cdot 10^{-7}$.
Welche Aussagen treffen zu?

(1) Die Löslichkeit von Strontiumsulfat beträgt etwa $3{,}0 \cdot 10^{-7}$ $mol \cdot L^{-1}$.
(2) Die Löslichkeit von Strontiumsulfat beträgt etwa $5{,}5 \cdot 10^{-4}$ $mol \cdot L^{-1}$.
(3) Die Einheit dieses Löslichkeitsprodukts ist $mol \cdot L^{-1}$.

(A) nur 1 ist richtig
(B) nur 2 ist richtig
(C) nur 3 ist richtig
(D) nur 1 und 3 sind richtig
(E) nur 2 und 3 sind richtig

120 Das Löslichkeitsprodukt von Calciumcarbonat beträgt $K_L = 5 \cdot 10^{-9}$.
Welche Aussagen treffen zu?

(1) Die Einheit dieses Löslichkeitsprodukts ist $mol \cdot L^{-1}$.
(2) Die Löslichkeit des Calciumcarbonats beträgt etwa $5 \cdot 10^{-9}$ $mol \cdot L^{-1}$.
(3) Die Löslichkeit des Calciumcarbonats beträgt etwa $7{,}1 \cdot 10^{-5}$ $mol \cdot L^{-1}$.

(A) nur 1 ist richtig
(B) nur 2 ist richtig
(C) nur 3 ist richtig
(D) nur 1 und 2 sind richtig
(E) nur 1 und 3 sind richtig

121 Das Löslichkeitsprodukt von Kupfer(I)-bromid beträgt $K_L = 4 \cdot 10^{-8}$.
Wie groß ist die Löslichkeit dieses Salzes in Wasser?

(A) $8 \cdot 10^{-8}$ mol/L
(B) $4 \cdot 10^{-8}$ mol/L
(C) $2 \cdot 10^{-8}$ mol/L
(D) $4 \cdot 10^{-4}$ mol/L
(E) $2 \cdot 10^{-4}$ mol/L

122* Welche Aussage trifft zu?
Die Löslichkeiten der angegebenen Sulfide in Wasser nehmen in folgender Reihe (von links nach rechts) zu:

(A) Ag_2S CdS ZnS MnS CaS
(B) ZnS MnS CdS CaS Ag_2S
(C) CdS MnS Ag_2S ZnS CaS
(D) CdS ZnS MnS Ag_2S CaS
(E) CaS ZnS MnS CdS Ag_2S

123 Welche Aussage trifft zu?
AgCl ($pK_L = 10$), AgBr ($pK_L = 12{,}4$), MgF_2 ($pK_L = 8{,}2$) und $PbSO_4$ ($pK_L = 8$) sollen nach steigender Löslichkeit L (gelöste Stoffmenge/Volumen) sortiert werden (K_L: Löslichkeitsprodukt).

(A) $L(AgBr) < L(AgCl) < L(MgF_2) < L(PbSO_4)$
(B) $L(AgBr) < L(AgCl) < L(PbSO_4) < L(MgF_2)$
(C) $L(PbSO_4) < L(MgF_2) < L(AgCl) < L(AgBr)$
(D) $L(MgF_2) < L(PbSO_4) < L(AgBr) < L(AgCl)$
(E) $L(MgF_2) < L(PbSO_4) < L(AgCl) < L(AgBr)$

124 In welcher der folgenden Reihen sind die aufgeführten Erdalkalisulfate (von links nach rechts) nach fallender Löslichkeit in Wasser ($mol \cdot L^{-1}$ bei Raumtemperatur) geordnet?

(A) $MgSO_4$; $BaSO_4$; $CaSO_4$; $SrSO_4$
(B) $BaSO_4$; $SrSO_4$; $MgSO_4$; $CaSO_4$
(C) $CaSO_4$; $BaSO_4$; $SrSO_4$; $MgSO_4$
(D) $MgSO_4$; $CaSO_4$; $SrSO_4$; $BaSO_4$
(E) $SrSO_4$; $MgSO_4$; $BaSO_4$; $CaSO_4$

125 Die Angabe „praktisch unlöslich" bedeutet nach Arzneibuch, dass zur Lösung von 1 g Substanz **mehr** als 10000 Volumenteile Lösungsmittel erforderlich sind.
Mit welcher Aussage zur Löslichkeit L ist dieser Sachverhalt zutreffend wiedergegeben?

(A) $L = \frac{1\,mg\ Substanz}{10000\,g\ Lösungsmittel}$

(B) $L \leq \frac{1\,g\ Substanz}{10000\,mL\ Lösungsmittel}$

(C) $L > \frac{1\,g\ Substanz}{10000\,mL\ Lösungsmittel}$

(D) $L \leq \frac{1\,mg\ Substanz}{10000\,mL\ Lösungsmittel}$

(E) $L > \frac{1\,mg\ Substanz}{10000\,mL\ Lösungsmittel}$

126* Zu 0,001 mol Bariumchlorid, in wenig Wasser gelöst, wird eine wässrige Lösung von Natriumsulfat ($c = 0{,}0001\ mol \cdot L^{-1}$) hinzugefügt und die Mischung zu 1 L aufgefüllt.
Wie viel Natriumsulfat-Lösung muss zugefügt werden, damit die erhaltene Lösung an Bariumsulfat gesättigt ist, aber sich noch kein Niederschlag gebildet hat (Aktivitätskoeffizient und Komplexbildungsreaktionen bleiben unberücksichtigt; $L_{BaSO4} = 10^{-10}\ mol^2 \cdot L^{-2}$)?

(A) 0,5 mL
(B) 1 mL
(C) 2 mL
(D) 5 mL
(E) 10 mL

Löslichkeitsbeeinflussung

127 Welche Aussage zur Beeinflussung der Löslichkeit eines schwer löslichen Salzes bei einer Fällungsreaktion trifft zu?
Die Zugabe von Fremdelektrolyten zu dem schwer löslichen Salz

(A) nimmt keinen Einfluss auf die Löslichkeit des Salzes
(B) senkt die Ionenstärke der Lösung
(C) beeinflusst die Aktivitätskoeffizienten der Ionen **nicht**
(D) senkt die Aktivitätskoeffizienten der Ionen
(E) senkt die Löslichkeit des Salzes

128* Welche der folgenden Fällungsvorgänge werden aufgrund gekoppelter Gleichgewichtsreaktionen durch den pH-Wert der Lösung wesentlich beeinflusst?

(1) $Zn^{2+} + S^{2-} \longrightarrow ZnS$
(2) $Ba^{2+} + CO_3^{2-} \longrightarrow BaCO_3$
(3) $K^{+} + ClO_4^{-} \longrightarrow KClO_4$
(4) $Mg^{2+} + NH_4^{+} + PO_4^{3-} \longrightarrow MgNH_4PO_4$
(5) $Mg^{2+} + 2\ Ox^{-} \longrightarrow Mg(Ox)_2$
(Ox^{-} = 8-Hydroxychinolinat)

(A) nur 1 und 2 sind richtig
(B) nur 3 und 4 sind richtig
(C) nur 1, 2 und 5 sind richtig
(D) nur 1, 2, 4 und 5 sind richtig
(E) nur 2, 3, 4 und 5 sind richtig

129* In welchem der nachstehend genannten Medien ist die Löslichkeit von AgCl am größten?

(A) H_2O
(B) Na_2SO_4-Lösung (c = 0,1 mol/L)
(C) $LiNO_3$-Lösung (c = 0,1 mol/L)
(D) KNO_3-Lösung (c = 0,1 mol/L)
(E) HNO_3-Lösung (c = 0,1 mol/L)

130* In welchem der nachstehend genannten Medien ist die Löslichkeit von AgCl am größten?

(A) H_2O
(B) $LiNO_3$-Lösung (c = 0,1 mol/L)
(C) KNO_3-Lösung (c = 0,1 mol/L)
(D) HNO_3-Lösung (c = 0,1 mol/L)
(E) $Ca(NO_3)_2$-Lösung (c = 0,1 mol/L)

131 Welche Aussagen treffen zu?
Auf Zusatz von Natriumcarbonat zu einer Natriumchlorid-Lösung

(1) steigt die Konzentration an Natrium-Ionen in der Lösung
(2) sinkt die Aktivität der Chlorid-Ionen in der Lösung
(3) steigt die Aktivität der H_3O^+-Ionen in der Lösung
(4) bildet sich $COCl_2$ (Phosgen), das Dichlorid der Kohlensäure

(A) nur 2 ist richtig
(B) nur 1 und 2 sind richtig
(C) nur 1 und 3 sind richtig
(D) nur 3 und 4 sind richtig
(E) nur 2, 3 und 4 sind richtig

5.1.3 Berechnung der Analyse

Fällungsform, Wägeform

132 Welche Aussagen treffen zu?
Für eine gravimetrische Bestimmung gilt:

(1) Das Löslichkeitsprodukt des gefällten Niederschlags muss möglichst klein sein.
(2) Die Fällungsform wird ggf. durch Trocknen oder Glühen in eine stöchiometrisch eindeutige Wägeform übergeführt.
(3) Die Molmasse der Wägeform sollte möglichst groß sein.
(4) Das Fällungsreagenz darf nur in äquivalenter Menge verwendet werden.

(A) nur 1 und 3 sind richtig
(B) nur 2 und 4 sind richtig
(C) nur 3 und 4 sind richtig
(D) nur 1, 2 und 3 sind richtig
(E) nur 1, 3 und 4 sind richtig

133 Welche der genannten in Wasser schwer löslichen Verbindungen eignet sich **nicht** als Wägeform bei der Gravimetrie?

(A) Aluminiumhydroxid
(B) Bariumsulfat
(C) Diacetyldioximatonickel(II)
(D) Blei(H)-sulfat
(E) Kaliumtetraphenylborat

134 Welche Aussage trifft **nicht** zu?
Folgende Ionen können zur gravimetrischen Bestimmung als schwer lösliche Verbindungen – wie angegeben – aus einer wässrigen Lösung ausgefällt und in dieser Form auch ausgewogen werden:

(A) Chlorid als Silberchlorid
(B) Magnesium(II) als Magnesiumdiphosphat
(C) Sulfat als Barium(II)-sulfat
(D) Blei(II) als Blei(II)-sulfat
(E) Kalium als Kaliumtetraphenylborat

Gravimetrischer und empirischer Faktor

135* Wie groß ist der (gravimetrische) Faktor bei der gravimetrischen Bestimmung von Sulfat bei Fällung als Bariumsulfat?
Als relative Molekülmassen sollen eingesetzt werden: $BaSO_4$: 240; SO_4^{2-} : 96

(A) 0,25
(B) 0,4
(C) 2,5
(D) 4,0
(E) 25

136* Bei der gravimetrischen Bestimmung eines Wirkstoffs in einer Arzneizubereitung (Einwaage 1000 mg) beträgt die Auswaage 500 mg.
Wie viel Prozent Wirkstoff sind in der Arzneizubereitung enthalten, wenn der gravimetrische Faktor 0,2 beträgt?

(A) 10 %
(B) 20 %
(C) 30 %
(D) 40 %
(E) 50 %

5.2 Pharmazeutisch relevante gravimetrische Bestimmungen

5.2.1 Bestimmung von Kationen und Anionen

137* Welches der folgenden Fällungsreagenzien eignet sich **nicht** für die Fällung und gravimetrische Bestimmung von Barium-Ionen?

(A) CO_3^{2-}
(B) $C_2O_4^{2-}$
(C) CrO_4^{2-}
(D) SO_4^{2-}
(E) H_3C–C(=N-OH)–C(=N-OH)–CH_3

138 Zur gravimetrischen Gehaltsbestimmung einer Ni(II)-haltigen Analysenlösung wird diese zunächst ammoniakalisch gemacht. Nach Zugabe einer Lösung des Dinatriumsalzes von Dimethylglyoxim bildet sich ein Präzipitat.
Welche Struktur besitzt diese schwer lösliche Verbindung?

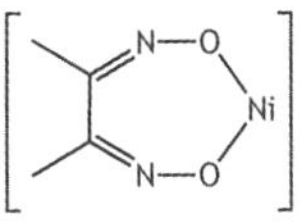

(A) 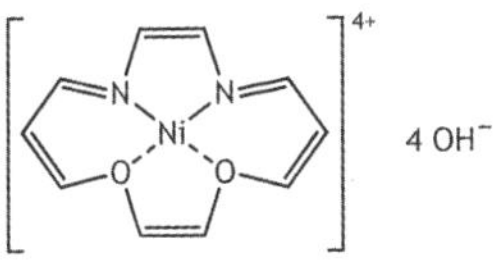 (B) $4\,OH^-$

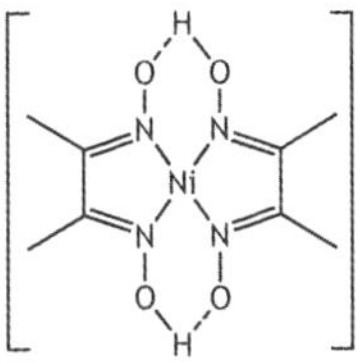

(C) 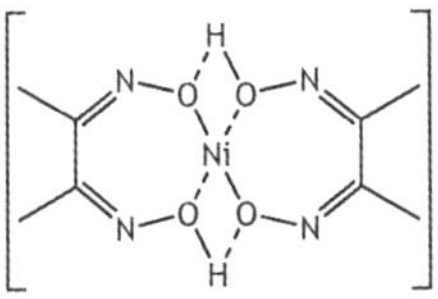 (D)

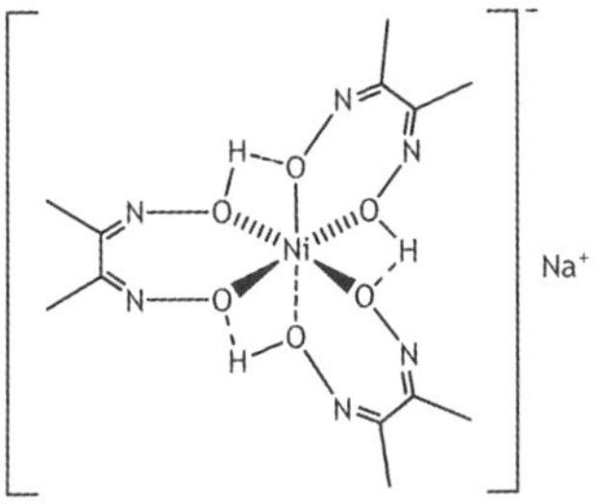

(E) Na^+

139 Zur gravimetrischen Gehaltsbestimmung von Ni(II) wird die wässrige Analysenlösung zunächst ammoniakalisch gemacht. Nach Zugabe einer Lösung des Dinatriumsalzes von Diacetyldioxim (Na_2DMG) bildet sich ein Präzipitat.
In welchen der folgenden Komplexe liegt Ni(II) im Laufe dieser Reaktionsfolge vor?

(1) $[Ni(H_2O)_6]^{2+}$
(2) $[Ni(NH_3)_6]^{2+}$
(3) $[NaNi(DMG)_3]$
(4) $[Ni(CO)_4]$
(5) $[Ni(DMG)_2]$

(A) nur 3 ist richtig
(B) nur 5 ist richtig
(C) nur 4 und 5 sind richtig
(D) nur 1, 2 und 5 sind richtig
(E) nur 1, 2, 4 und 5 sind richtig

140* Welche der folgenden Kationen lassen sich mit 8-Hydroxychinolin (Oxin) als Fällungsreagenz unter geeigneten Bedingungen als Oxinate fällen und auswiegen?

(1) Fe^{3+}
(2) Mg^{2+}
(3) Li^+
(4) Na^+

(A) nur 1 ist richtig
(B) nur 1 und 2 sind richtig
(C) nur 3 und 4 sind richtig
(D) nur 2, 3 und 4 sind richtig
(E) 1 bis 4 = alle sind richtig

141 Welche Aussage trifft **nicht** zu?
8-Hydroxychinolin eignet sich zur gravimetrischen Bestimmung von:

(A) Cd^{2+}
(B) Sb^{3+}
(C) NH_4^+
(D) Fe^{3+}
(E) Zn^{2+}

142 Welche Aussage trifft **nicht** zu?
8-Hydroxychinolin eignet sich zur gravimetrischen Bestimmung von:

(A) Al^{3+}
(B) Cu^{2+}
(C) Fe^{3+}
(D) K^+
(E) Zn^{2+}

5.2.2 Bestimmungen nach dem Arzneibuch

Asche, Sulfatasche

143* Zur Bestimmung der „Asche“ (Gesamtasche) einer Substanz wird bei 100 °C bis 105 °C getrocknet und anschließend bei 600 °C bis zur Massekonstanz geglüht. Zur Bestimmung der „Sulfatasche“ wird mit verdünnter Schwefelsäure versetzt, die Temperatur langsam gesteigert, nach Erkalten mit Ammoniumcarbonat-Lösung versetzt und zur Massekonstanz geglüht.
Welche Aussagen über die „Sulfatasche“ treffen zu?

(1) **Im Gegensatz** zur Veraschung ohne Schwefelsäure werden Beschwerungsmittel wie $BaSO_4$ erkannt.
(2) Nach dem Glühen werden die Rückstände als Pyrosulfate gewogen.
(3) Im Vergleich zur Bestimmung der „Asche“ wird die Verflüchtigung von Alkalihalogeniden vermieden.
(4) Bei Anwesenheit von Erdalkalicarbonaten darf die Sulfatasche-Bestimmung nicht angewandt werden.

(A) nur 2 ist richtig
(B) nur 3 ist richtig
(C) nur 1 und 3 sind richtig
(D) nur 2 und 4 sind richtig
(E) nur 1, 2 und 4 sind richtig

144 Welche Aussagen zur Grenzprüfung auf Sulfatasche nach dem Europäischen Arzneibuch treffen zu?

(1) Die Prüfung dient zur Begrenzung anorganischer Verunreinigungen in organischen Arzneistoffen.
(2) Die Prüfung beruht auf der Bildung schwer löslicher Sulfate aus anorganischen Verunreinigungen.
(3) Schwefelsäuredämpfe sind korrosiv.
(4) Die Bildung von Pyrosulfaten im Veraschungsprozess kann bei der ersten Wägung des Rückstands zur Überschreitung des vorgesehenen Grenzwerts führen.
(5) Durch Glühen bei ca. 600 °C werden Pyrosulfate oxidativ zersetzt.

(A) nur 1 und 4 sind richtig
(B) nur 2 und 3 sind richtig
(C) nur 1, 3 und 4 sind richtig
(D) nur 2, 3 und 5 sind richtig
(E) nur 1, 2, 3 und 4 sind richtig

Unverseifbare Anteile

145* Eine Mischung von Estern des Glycerols mit längerkettigen Carbonsäuren und Paraffinkohlenwasserstoffen wird mit überschüssiger alkoholisch-wässriger Kaliumhydroxid-Lösung 1 Stunde zum Sieden erhitzt. Nach beendeter Reaktion wird viel Wasser hinzugefügt, mit Ether ausgeschüttelt und die Etherphase vom Lösungsmittel befreit. Den erhaltenen Rückstand bezeichnet man als „Unverseifbare Anteile“.
Durch Zusatz welcher/welches Stoffe/s zu der untersuchten Mischung erhöhen sich diese „Unverseifbaren Anteile“?

(A) Kaliumhydroxid
(B) Ethylester von Carbonsäuren
(C) Glycerol
(D) längerkettige Carbonsäuren
(E) Paraffinkohlenwasserstoffe

6 Säure-Base-Titrationen

6.1 Grundlagen

6.1.1 Aciditäts- und Basizitätskonstanten

Saure, basische, amphotere und neutrale Stoffe

146* Welche der folgenden Verbindungen bzw. welches Ion stellt die korrespondierende Base zu HPO_4^{2-} dar?

(A) H_2O
(B) H_3O^+
(C) OH^-
(D) $H_2PO_4^-$
(E) PO_4^{3-}

147* Welche Aussage trifft **nicht** zu?
Gegenüber Wasser verhalten sich:

(A) Dimethylammonium-Ionen wie eine zweisäurige Base
(B) Acetat-Ionen wie eine einsäurige Base
(C) Acetacidium-Ionen wie eine zweibasige Säure
(D) Pyridin wie eine einsäurige Base
(E) Pyridinium-Ionen (protoniertes Pyridin) wie eine einbasige Säure

148 Welche der folgenden Ionen bzw. welche Verbindungen verhalten sich in verdünnter wässriger Lösung amphoter?

(1) $H_2PO_4^-$
(2) $Al(OH)_3$
(3) $Fe(OH)_3$
(4) HSO_4^-

(A) nur 1 ist richtig
(B) nur 2 ist richtig
(C) nur 1 und 3 sind richtig
(D) nur 1, 2 und 4 sind richtig
(E) 1 bis 4 = alle sind richtig

149* Welche der folgenden Verbindungen verhält sich in wässriger Lösung **nicht** amphoter?

(A) HO—C(=O)—C(=O)—O⊖
(B) $Zn(OH)_2$
(C) $Al(OH)_3$
(D) HSO_4^-
(E) PO_4^{3-}

pK_a-Werte

150 Welche Aussagen treffen zu?
Die Aciditätskonstante einer Säure ist

(1) die Gleichgewichtskonstante für die Reaktion mit Wasser
(2) abhängig von der Temperatur
(3) identisch mit der Ionisationskonstanten
(4) ein Maß für das Vermögen, Protonen auf Wasser zu übertragen

(A) nur 1 und 2 sind richtig
(B) nur 1 und 3 sind richtig
(C) nur 2 und 4 sind richtig
(D) nur 1, 2 und 4 sind richtig
(E) 1 bis 4 = alle sind richtig

151 Welche Aussage trifft zu?
Die thermodynamisch exakte Aciditätskonstante (K_a) für H_3O^+ beträgt:

(A) 1,000
(B) –1,7404
(C) –1,7404 mol · L^{-1}
(D) –2
(E) 55,5 mol · L^{-1}

152 Die Basizitätskonstante einer einsäurigen Base sei $1 \cdot 10^{-2}$ mol · L^{-1}.
Wie groß ist der entsprechende pK_a-Wert ihrer korrespondierenden Säure, wenn das Ionenprodukt des Wassers $1 \cdot 10^{-14}$ $mol^2 \cdot L^{-2}$ beträgt?

(A) 4,5
(B) 5
(C) 9
(D) 12
(E) 19

153 Welche Aussage trifft zu?

Obige Formel zeigt den Arzneistoff Morphin.

Ordnen Sie bitte der mit dem Pfeil gekennzeichneten Gruppe den pK_a-Wert zu, der dem tatsächlichen Wert am nächsten kommt!

(A) 1
(B) 5
(C) 8
(D) 12
(E) 14

154 In welcher der Reihen (A) bis (E) sind die Stoffe 1 bis 4 mit zunehmender Säurestärke geordnet?

(A) 1 < 2 < 3 < 4
(B) 2 < 4 < 1 < 3
(C) 3 < 2 < 4 < 1
(D) 3 < 1 < 4 < 2
(E) 4 < 3 < 2 < 1

155 Die Säuren Benzoesäure, Essigsäure, $FeCl_3$ und KH_2PO_4 sollen von links nach rechts nach steigenden pK_a-Werten geordnet werden. Welche Reihung ist richtig?

(A) $FeCl_3$, Benzoesäure, Essigsäure, KH_2PO_4
(B) Benzoesäure, Essigsäure, KH_2PO_4, $FeCl_3$
(C) Essigsäure, Benzoesäure, KH_2PO_4, $FeCl_3$
(D) Essigsäure, $FeCl_3$, Benzoesäure, KH_2PO_4
(E) KH_2PO_4, Benzoesäure, Essigsäure, $FeCl_3$

Säure-Base-Gleichgewichte

156* Welchen Wert besitzt die Gleichgewichtskonstante K der Reaktion von Acetat (pK_b = 9,3) mit Ameisensäure (pK_a = 3,7) in wässriger Lösung?

(A) K = 0,1
(B) K = 1,0
(C) K = 4,6
(D) K = 10,0
(E) K = $10^{4,6}$

157 Etwa welchen Wert hat die Gleichgewichtskonstante K der Reaktion von Ammonium (pK_a = 9,25) mit Pyridin (pK_b = 8,75) unter Standardbedingungen?

(A) 10^{-4}
(B) $3,2 \cdot 10^{-1}$
(C) 4
(D) 18
(E) 10^4

158 Etwa welchen Wert hat die Gleichgewichtskonstante K der Reaktion von Essigsäure (pK_a = 4,75) mit Pyridin (pK_b = 8,75) unter Standardbedingungen?

(A) 10^{-4}
(B) 0,32
(C) 3,2
(D) $4,6 \cdot 10^2$
(E) 10^4

159 Welchen Zahlenwert hat die Gleichgewichtskonstante K der Reaktion von Acetat mit Oxalsäure zu Essigsäure und Hydrogenoxalat?

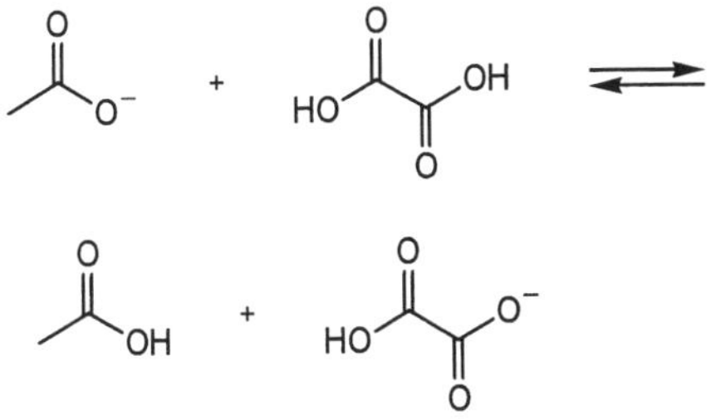

pK_a (Essigsäure) = 4,75;
pK_{a1} (Oxalsäure) = 1,45

(A) –3,3
(B) $10^{-3,3}$
(C) 3,3
(D) $10^{3,3}$
(E) $10^{6,2}$

Mehrwertige Protolyte

160* Welche Aussage über Oxalsäure trifft zu?

(A) pK_{a1} ist aus statistischen Gründen doppelt so groß wie pK_{a2}.
(B) pK_{a2} ist größer als pK_{a1}.
(C) Infolge der Symmetrie des Oxalsäure-Moleküls ist $pK_{a1} = pK_{a2}$.
(D) $pK_{a1} + pK_{a2} = pK_w$ (K_w= Ionenprodukt des Wassers).
(E) pK_{a1} der Oxalsäure ist größer als der pK_a-Wert von Essigsäure.

161* Welche Aussagen über Salicylsäure treffen zu?

(1) Der pK_a-Wert der Carboxylgruppe ist kleiner als der pK_a-Wert von Benzoesäure.
(2) Sie gibt mit Fe(III) einen gefärbten Komplex.
(3) Der pK_a-Wert der OH-Gruppe ist größer als der pK_a-Wert von Phenol.

(A) nur 1 ist richtig
(B) nur 2 ist richtig
(C) nur 3 ist richtig
(D) nur 1 und 3 sind richtig
(E) 1 bis 3 = alle sind richtig

162 Welche Aussagen treffen zu?
Bei folgenden Säure-Base-Paaren beträgt die Differenz der pK_a-Werte etwa 5:

(1) H_2SO_4/HSO_4^- und HSO_4^-/SO_4^{2-}
(2) $H_3PO_4/H_2PO_4^-$ und $H_2PO_4^-/HPO_4^{2-}$
(3) $HOOC(CH_2)_2COOH/$
$HOOC(CH_2)_2COO^-$ und
$HOOC(CH_2)_2COO^-/^-OOC(CH_2)_2COO^-$

(A) nur bei 1
(B) nur bei 3
(C) nur bei 1 und 2
(D) nur bei 2 und 3
(E) bei 1 bis 3 = bei allen

Ionenprodukt von Wasser

163* Welche Aussage über das Ionenprodukt des Wassers bei 100 °C trifft zu?

(A) $pK_w = pK_a \cdot pK_b$
(B) $pK_{w,100\,°C} > 14$
(C) $pK_{w,100\,°C} < 14$
(D) $pK_{w,100\,°C} = 14$
(E) $pK_w \; \frac{pK_a + pK_b}{2}$

Nivellierung

164* Die Acidität welcher der folgenden Säuren wird **nicht** durch Wasser als Lösungsmittel nivelliert?

(A) Perchlorsäure
(B) Chlorwasserstoff
(C) Salpetersäure
(D) Schwefelsäure
(E) Essigsäure

165* Welche Aussagen treffen zu?
Die Basizität der folgenden Basen wird durch Wasser als Lösungsmittel nivelliert:

(1) Natriumhydrid
(2) Natriumamid
(3) Natriummethanolat
(4) Ammoniak
(5) Pyridin

(A) nur 1 ist richtig
(B) nur 1 und 2 sind richtig
(C) nur 1, 2 und 3 sind richtig
(D) nur 2, 3 und 4 sind richtig
(E) 1 bis 5 = alle sind richtig

6.1.2 pH-Wert

166* Welchen pH-Wert besitzt eine Lösung mit der Wasserstoffionen-Aktivität $3{,}2 \cdot 10^{-6}$ $mol \cdot L^{-1}$ ($\log 3{,}2 \approx 0{,}5$)?

(A) 3,2
(B) 4,0
(C) 4,5
(D) 5,0
(E) 5,5

167 Welchen pOH-Wert besitzt eine Lösung mit der Wasserstoffionen-Aktivität $3{,}2 \cdot 10^{-8}$ $mol \cdot L^{-1}$ ($\log_{10} 3{,}2 \approx 0{,}5$)?

(A) $3{,}2 \cdot 10^{-5}$
(B) $3{,}2 \cdot 10^{-6}$
(C) 6,5
(D) 7,5
(E) 8,5

Berechnungen

168* Welche Aussage trifft zu?
Der pH-Wert von Salzsäure errechnet sich, wenn der Aktivitätskoeffizient mit 1 vorausgesetzt wird, zu:

(A) Der pH-Wert kann aufgrund dieser Angabe **nicht** berechnet werden.
(B) –1
(C) –0,1
(D) 0
(E) +0,1

169* Welche Aussage trifft zu?
Der pH-Wert einer Salzsäure-Lösung der Konzentration $c = 0{,}01$ $mol \cdot L^{-1}$ errechnet sich, wenn der Aktivitätskoeffizient mit 1 vorausgesetzt wird, zu:

(A) –2
(B) –1
(C) 0
(D) +1
(E) +2

170 Etwa welchen pH-Wert hat eine wässrige Lösung von Ammoniumchlorid der Stoffmengenkonzentration $c = 0{,}01$ mol/L (pKa (Ammonium) = 9,21)?

(A) 2,0
(B) 5,6
(C) 6,9
(D) 7,1
(E) 9,1

171* Welche Aussage trifft zu?
Die Dissoziationskonstante von Nicotinsäure beträgt $1 \cdot 10^{-5}$ $mol \cdot L^{-1}$. Eine 0,01-molare Nicotinsäure-Lösung hat einen pH-Wert von etwa:

(A) 3
(B) 3,5
(C) 4
(D) 4,5
(E) 5

172 Welche Aussage trifft zu?
Die Dissoziationskonstante einer einprotonigen Säure betrage $1 \cdot 10^{-6}$ $mol \cdot L^{-1}$. Der pH-Wert ihrer 0,01 molaren wässrigen Lösung beträgt etwa:

(A) 1
(B) 2
(C) 3
(D) 4
(E) 5

173* 10 mL 0,1-molare Salzsäure werden in Wasser gelöst und mit 11 mL 0,1-molarer Natriumhydroxid-Lösung versetzt.
Wie groß ist ungefähr der pH-Wert der auf 100 mL aufgefüllten Lösung?

(A) 5
(B) 7
(C) 9
(D) 11
(E) 13

174* Welchen pH-Wert besitzt eine Lösung mit einer HO^--Ionenaktivität von 10^{-5} $mol \cdot L^{-1}$?

(A) 9
(B) 8
(C) 7
(D) 6
(E) 5

175 Etwa welchen pH-Wert hat die Lösung einer einsäurigen Base (pK_b = 1,75) der Konzentration c = 0,1 mol/L?

(A) 7
(B) 8
(C) 10
(D) 11
(E) 13

Protolyse von Salzen

176* Welches der folgenden Salze reagiert, in Wasser gelöst, am stärksten sauer?

(A) $Fe(NO_3)_3$
(B) $NaClO_4$
(C) NH_4Cl
(D) $BaCl_2$
(E) $H_2N{-}NH_3^+\ Cl^-$

177 Welche Aussage trifft zu?

(A) Der pH-Wert einer HCl-Lösung ($c = 10^{-7}$ mol/L) beträgt exakt 7,00.
(B) Der pH-Wert einer Essigsäure-Lösung ($pK_a = 4{,}75$) mit dem Massenanteil $w = 0{,}5$ beträgt 4,75.
(C) Der pH-Wert einer Dinatriumhydrogenphosphat-Lösung (c = 0,1 mol/L) liegt zwischen 4 und 5.
(D) Der pH-Wert einer Ammoniumchlorid-Lösung ($pK_a = 9{,}25$) mit dem Massenanteil $w(NH_4Cl) = 0{,}1$ beträgt 9,25.
(E) Für eine schwache Säure HA und ihre konjugierte Base A^- gilt die folgende Gleichung:
$pK_a(HA) + pK_b(A^-) = pH + pOH$

Pufferlösungen

178 Welche Aussagen über Pufferlösungen treffen zu?

(1) Sie können aus einer schwachen Säure und ihrer konjugierten Base bestehen.
(2) Die Pufferkapazität ist proportional dem Differentialquotienten der Konzentration einer zugesetzten Base und dem pH-Wert.
(3) Die Pufferkapazität ist begrenzt.
(4) Der pH-Wert hängt von der Dissoziationskonstanten der enthaltenen Säure ab.

(A) nur 1 ist richtig
(B) nur 1 und 2 sind richtig
(C) nur 2 und 4 sind richtig
(D) nur 1, 2 und 3 sind richtig
(E) 1 bis 4 = alle sind richtig

179* Welche Aussage trifft **nicht** zu?
Als Puffersubstanz ist geeignet:

(A) Methenamin (Hexamethylentetramin)
(B) Kaliumdihydrogenphosphat
(C) Natriumchlorid
(D) Natriummonohydrogenphosphat
(E) Natriumtetraborat

180 Welche Aussagen zur Pufferkapazität β einer wässrigen Lösung von Essigsäure (HAc) und Natriumacetat (NaAc) treffen zu (die Aktivitätskoeffizienten werden gleich 1 angenommen)?

(1) Sie hat bei $pH = pK_{a(HAc)}$ ein Maximum.
(2) In äquimolaren Mischungen von HAc und NaAc ist β unabhängig von der Gesamtmolarität.
(3) Bei $pH = pK_{a(HAc)} + 1$ ist β deutlich größer als bei $pH = pK_{a(HAc)} - 1$.

(A) nur 1 ist richtig
(B) nur 2 ist richtig
(C) nur 3 ist richtig
(D) nur 1 und 2 sind richtig
(E) 1 bis 3 = alle sind richtig

Henderson-Hasselbalch-Gleichung

181* Welche der folgenden Gleichungen gilt für den pH-Wert einer Lösung, die $10^{-5}\ mol \cdot L^{-1}$ Natriumacetat, $10^{-5}\ mol \cdot L^{-1}$ Essigsäure und Kaliumchlorid enthält ([Ac⁻] Konzentration an Acetat; [HAc] Konzentration an Essigsäure; γ mittlerer Aktivitätskoeffizient von Essigsäure)?

(A) $pH = pK_a + \log \frac{[Ac^-]}{[HAc]}$

(B) $pH = pK_a + \log \frac{[HAc]}{[Ac^-]}$

(C) $pH = pK_a + \log \frac{[HAc] \cdot \gamma}{[Ac^-]}$

(D) $pH = pK_a + \log \frac{[Ac^-] \cdot \gamma}{[HAc]}$

(E) $pH = pK_a + \log \frac{[Ac^-]}{[HAc]} + \gamma$

Berechnungen

182* Welche Aussage trifft zu?
Der pH-Wert einer Lösung, die 10^{-5} mol·L^{-1} Natriumacetat, 10^{-4} mol·L^{-1} Essigsäure und Kaliumchlorid enthält, (pK_a sei = 5, mittlerer Aktivitätskoeffizient: γ = 0,8; log γ = –0,1) errechnet sich zu:

(A) 3,0
(B) 3,1
(C) 3,9
(D) 4,9
(E) 5,9

183 Eine wässrige Lösung (c = 0,1 mol·L^{-1}) einer einbasigen Säure mit dem pK_a-Wert 6 wird mit konzentrierter Natriumhydroxid-Lösung auf pH = 8 eingestellt.
Wie groß ist das Molverhältnis von korrespondierender Base zu Säure bei diesem pH-Wert ungefähr?

(A) 1:1
(B) 1:2
(C) 2:1
(D) 14:1
(E) 100:1

184 Eine wässrige Lösung enthält gleiche Konzentrationen der schwachen Säure HA und ihrer korrespondierenden Base A^-, ($c_{HA} = c_{A^-}$). Man fügt soviel Säure HA hinzu, bis sich $c_{HA} : c_{A^-}$ wie 10 : 1 verhält.
Wie ändert sich dadurch der pH-Wert der Lösung ungefähr?

(A) praktisch nicht
(B) um ca. 0,1
(C) um ca. 0,5
(D) um ca. 1,0
(E) um ca. 2,0

6.1.3 Titrationsmöglichkeiten

185 Welche Aussagen treffen zu?
Voraussetzungen für die Titrierbarkeit einer Kationsäure (Protolysekonstante K_a) in einem protischen Lösungsmittel (Autoprotolysekonstante K_L) mit einer starken Base unter Verwendung eines Indikators (Säureexponent pK_{Ind}) sind u. a.:

(1) $pK_a < pK_L$
(2) $pK_a > pK_L$
(3) $pK_a > pK_{Ind}$
(4) $pK_a < pK_{Ind}$

(A) nur 2 ist richtig
(B) nur 3 ist richtig
(C) nur 4 ist richtig
(D) nur 1 und 4 sind richtig
(E) nur 2 und 3 sind richtig

186 Zur quantitativen Bestimmung eines sauren Arzneistoffs in wässriger Lösung durch Titration mit NaOH-Maßlösung kann richtigerweise folgende Abschätzung vorgenommen werden:

(A) Je höher der pK_s-Wert des Arzneistoffs, desto mehr Maßlösung wird verbraucht.
(B) Je höher der pK_s-Wert des Arzneistoffs, desto weniger Maßlösung wird verbraucht.
(C) Je niedriger der pK_s-Wert des Arzneistoffs, desto mehr Maßlösung wird verbraucht.
(D) Hat der Arzneistoff einen $pK_s < 1$, so liegt der Äquivalenzpunkt im Neutralen.
(E) Hat der Arzneistoff einen $pK_s > 9$, so liegt der Äquivalenzpunkt im Neutralen.

187 Welche Aussage trifft zu?
Bei der quantitativen Bestimmung eines schwach basischen Analyten in wässriger Lösung durch Titration mit Salzsäure-Maßlösung kann folgende Abschätzung getroffen werden:

(A) Je kleiner der pK_b-Wert des Analyten, desto mehr Maßlösung wird verbraucht.
(B) Je größer der pK_b-Wert des Analyten, desto weniger Maßlösung wird verbraucht.
(C) Je kleiner der pK_b-Wert des Analyten, desto weniger Maßlösung wird verbraucht.
(D) Ist der pK_b-Wert des Analyten kleiner als 6, so liegt der pH-Wert am Äquivalenzpunkt unterhalb von pH 7.
(E) Ist der pK_b-Wert des Analyten kleiner als 6, so liegt der pH-Wert am Äquivalenzpunkt oberhalb von pH 7.

188* Welche Aussagen treffen zu?
In wässriger Lösung können Säuren (Anfangskonzentration ($c = 0{,}1\ mol \cdot L^{-1}$) direkt und ohne Zusätze (wie z. B. Sorbitol, $AgNO_3$, $CaCl_2$) durch Titration mit Natriumhydroxid-Lösung ($c = 0{,}1\ mol \cdot L^{-1}$) gegen Farbindikatoren (ohne Vergleichslösung) bestimmt werden, wenn ihr K_a-Wert beträgt:

(1) 10^{-3} mol L^{-1}
(2) 10^{-6} mol L^{-1}
(3) 10^{-10} mol L^{-1}
(4) 10^{-12} mol L^{-1}

(A) nur 2 ist richtig
(B) nur 1 und 2 sind richtig
(C) nur 2 und 3 sind richtig
(D) nur 3 und 4 sind richtig
(E) 1 bis 4 = alle sind richtig

189* Welche Aussagen treffen zu?
Eine Säure ($c = 0{,}1\ mol \cdot L^{-1}$) mit $pK_a = 8$ kann in wässriger Lösung mit hinreichender Genauigkeit direkt mit Natriumhydroxid-Lösung ($c = 0{,}1$ mol/L) titriert werden:

(1) unter Verwendung von Methylorange als Indikator
(2) unter Verwendung von Methylrot als Indikator
(3) wenn der Endpunkt mit Hilfe der Potentiometrie bestimmt wird

(A) nur 1 ist richtig
(B) nur 2 ist richtig
(C) nur 3 ist richtig
(D) nur 2 und 3 sind richtig
(E) 1 bis 3 = alle sind richtig

190* Welche der folgenden Säuren können in wässriger Lösung ohne weitere Zusätze mit NaOH-Maßlösung ($c = 0{,}1\ mol \cdot L^{-1}$) und Phenolphthalein als Indikator titriert werden?

(1) Essigsäure
(2) Monochloressigsäure
(3) Dichloressigsäure
(4) Trichloressigsäure

(A) nur 1 ist richtig
(B) nur 4 ist richtig
(C) nur 1 und 2 sind richtig
(D) nur 1, 2 und 3 sind richtig
(E) 1 bis 4 = alle sind richtig

191 Phenylbutazon kann, in Aceton gelöst, durch Titration mit Natriumhydroxid-Maßlösung ($c = 0{,}1$ mol/L) gegen Bromthymolblau direkt quantifiziert werden.

Welche der bezeichneten Positionen wird/werden alkalimetrisch erfasst?

(A) 1 wird erfasst
(B) 1 und 2 werden erfasst
(C) 3 wird erfasst
(D) 4 wird erfasst
(E) 5 wird erfasst

192

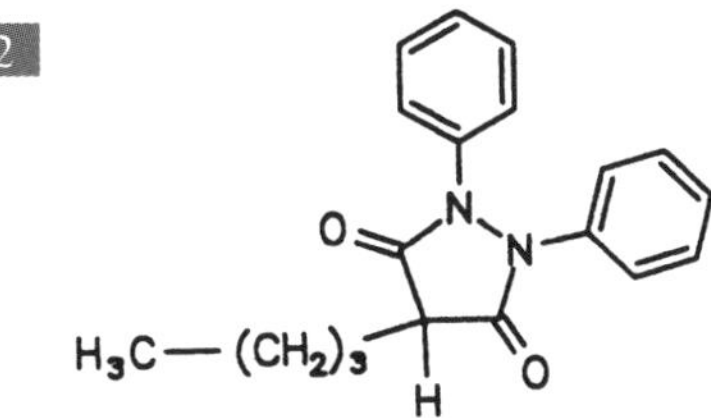

Eine Lösung von Phenylbutazon (siehe obige Abbildung, relative Molekülmasse = 308) wird in Aceton gelöst und mit Natriumhydroxid-Lösung ($c = 0{,}1\ mol \cdot L^{-1}$) gegen einen geeigneten Indikator titriert.
Wie viel mg Phenylbutazon entsprechen dabei 1 ml Natriumhydroxid-Lösung ($c = 0{,}1\ moL \cdot L^{-1}$)?

(A) 3,08 mg
(B) 6,16 mg
(C) 15,4 mg
(D) 30,8 mg
(E) 61,6 mg

193

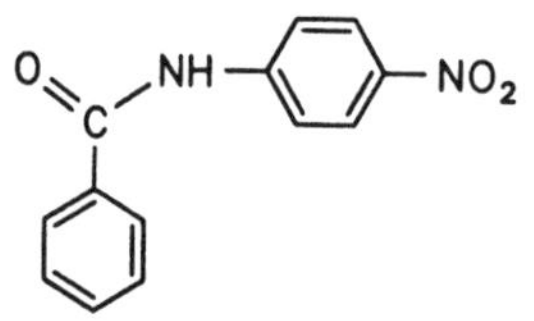

Welche Aussagen über obige Verbindung treffen zu?

(1) Die NH-Gruppe reagiert **stärker** sauer als die von N-Methylbenzamid.
(2) Die NH-Gruppe reagiert **schwächer** sauer als die von N-Methylbenzamid.
(3) Die NH-Gruppe reagiert **schwächer** sauer als die von Acetanilid.

(A) nur 1 ist richtig
(B) nur 2 ist richtig
(C) nur 3 ist richtig
(D) nur 1 und 3 sind richtig
(E) nur 2 und 3 sind richtig

194 Die Gehaltsbestimmung des Arzneistoffs Glibenclamid kann in Ethanol durch Titration mit Natriumhydroxid-Maßlösung (c = 0,1 mol/L) gegen Phenolphthalein bis zur Rotfärbung der Lösung erfolgen.

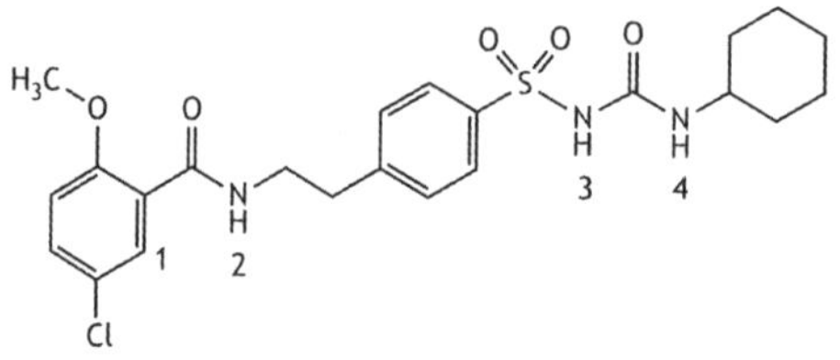

Welche der an den Positionen 1 bis 4 befindlichen Wasserstoffatome werden bei dieser Titration erfasst?

(A) nur 3 wird erfasst
(B) nur 4 wird erfasst
(C) nur 1 und 2 werden erfasst
(D) nur 2 und 4 werden erfasst
(E) nur 2, 3 und 4 werden erfasst

195 Die Gehaltsbestimmung des Arzneistoffs Glipizid (siehe Formel) kann in Ethanol durch Titration mit Natriumhydroxid-Maßlösung (c = 0,1 mol/L) gegen Phenolphthalein bis zur Rotfärbung der Lösung erfolgen.

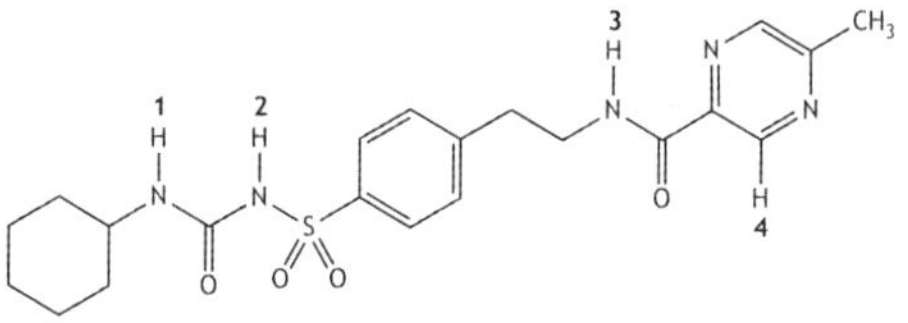

Welches der an den Positionen 1 bis 4 befindlichen Wasserstoffatome werden bei dieser Titration durch Deprotonierung erfasst?

(A) nur 2 wird erfasst
(B) nur 1 und 4 werden erfasst
(C) nur 2 und 3 werden erfasst
(D) nur 1, 2 und 4 werden erfasst
(E) 1 bis 4 = alle werden erfasst

196*

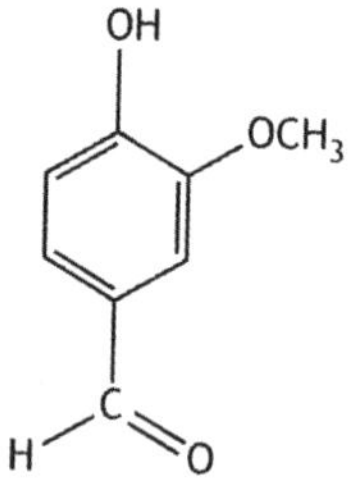

Vanillin (siehe Formel), das man als phenyloge Carbonsäure betrachten kann, ist, verglichen mit Phenol, stärker sauer und kann daher in wässriger Lösung mit Natriumhydroxid-Maßlösung (c = 0,1 mol/L) titriert werden.

Wodurch ist dies bedingt?

(A) –M-Effekt der Formyl-Gruppe
(B) –I-Effekt der CH_3O-Gruppe
(C) Ausbildung einer Wasserstoffbrücke zwischen phenolischer OH-Gruppe und CH_3O-Gruppe
(D) +M-Effekt der CH_3O-Gruppe
(E) Ausbildung einer Wasserstoffbrücke zwischen phenolischer OH-Gruppe und Formyl-Gruppe

197*

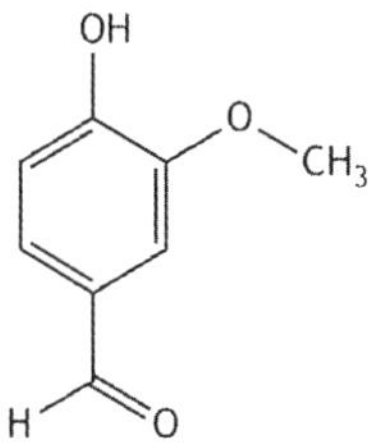

OH, O, CH_3, H, O

Vanillin (M_r 152,1) kann in Ethanol gelöst und nach Verdünnen mit Wasser mit Natriumhydroxid-Maßlösung (c = 0,1 mol/L) unter Verwendung eines Farbindikators oder mit potentiometrischer Indizierung titriert werden.
Welche Aussagen treffen zu?

(1) Vanillin ist stärker sauer als Phenol.
(2) Vanillin kann als eine phenyloge Ameisensäure aufgefasst werden.
(3) 1 mL Natriumhydroxid-Maßlösung (c = 0,1 mol/L) entspricht 15,21 mg Vanillin.

(A) nur 2 ist richtig
(B) nur 3 ist richtig
(C) nur 1 und 2 sind richtig
(D) nur 2 und 3 sind richtig
(E) 1 bis 3 = alle sind richtig

198 Welche der folgenden Substanzen lassen sich in wässriger Lösung mit Salzsäure (c = 0,1 mol/L) gegen Methylrot als Indikator titrieren?

(1) 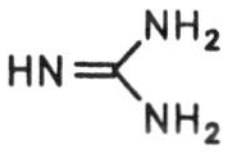 HN= NH_2 / NH_2

(2) HON= CH_3 / CH_3

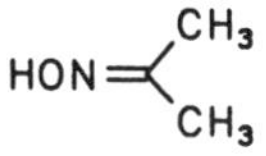

(3) O= NH_2 / NH_2

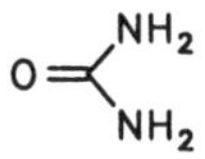

(4) 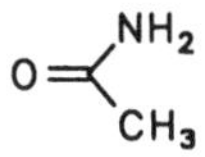 O= NH_2 / CH_3

(A) nur 1 ist richtig
(B) nur 3 ist richtig
(C) nur 1 und 2 sind richtig
(D) nur 2 und 3 sind richtig
(E) 1 bis 3 = alle sind richtig

199 Welche der abgebildeten Arzneistoffe lassen sich direkt in wässriger oder ethanolischer Lösung durch Titration mit wässriger NaOH-Maßlösung quantitativ bestimmen?

(1) 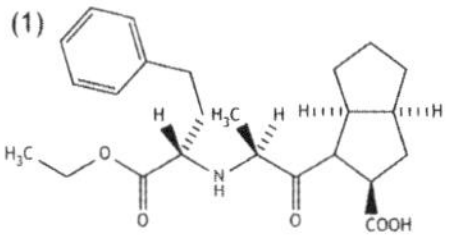 Ramipril

(2) 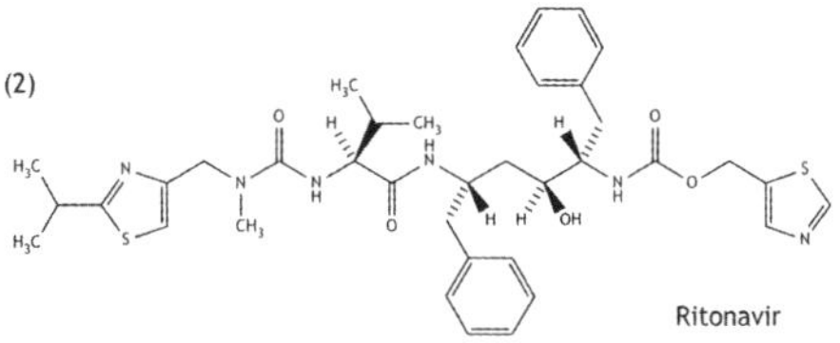 Ritonavir

(3) 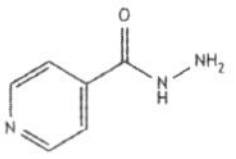 Isoniazid

(4) 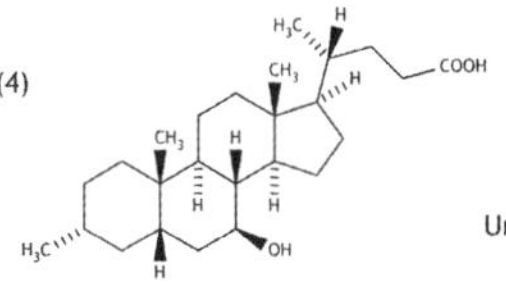 Ursodesoxycholsäure

(A) nur 2 ist richtig
(B) nur 1 und 4 sind richtig
(C) nur 2 und 3 sind richtig
(D) nur 3 und 4 sind richtig
(E) 1 bis 4 = alle sind richtig

200 Welche Aussagen über die Titrierbarkeit wässriger, etwa 10^{-2} molarer Weinsäure-Lösungen ($pK_{a1} \approx 3$ und $pK_{a2} \approx 4$) treffen zu?

(1) Weinsäure ist als einbasige Säure titrierbar.
(2) Weinsäure ist als zweibasige Säure titrierbar.
(3) Das erste Proton ist gegen Methylorange, das zweite gegen Phenolphthalein titrierbar.
(4) Der pH-Wert des Äquivalenzpunktes liegt im Bereich 6,5 bis 7,0.
(5) Der pH-Wert des Äquivalenzpunktes liegt im Bereich 7,5 bis 8,5.

(A) nur 1 und 4 sind richtig
(B) nur 2 und 5 sind richtig
(C) nur 3 und 5 sind richtig
(D) nur 2, 3 und 4 sind richtig
(E) nur 2, 3 und 5 sind richtig

201* Welche der folgenden Aussagen über die alkalimetrische Titration von Citronensäure in wässriger Lösung trifft zu (Dissoziationskonstanten $pK_{a1} = 3{,}13$; $pK_{a2} = 4{,}76$; $pK_{a3} = 6{,}39$)?

(A) Citronensäure ist mit Hilfe eines Farbindikators als einbasige Säure titrierbar.
(B) Citronensäure ist als dreibasige Säure titrierbar.
(C) Der pH-Wert am Äquivalenzpunkt der 3. Stufe liegt im schwach sauren Bereich.
(D) Der pH-Wert am Äquivalenzpunkt der 3. Stufe liegt am Neutralpunkt.
(E) Bei Verwendung von Farbindikatoren sind drei getrennte Äquivalenzpunkte zu erfassen.

202

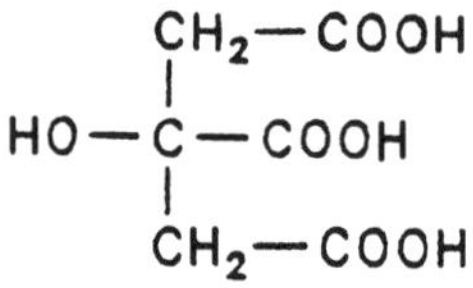

Citronensäure (siehe obige Abbildung, relative Molekülmasse = 192) wird in Wasser mit Natriumhydroxid-Lösung ($c = 0{,}1\ mol \cdot L^{-1}$) gegen Phenolphthalein bis zur Rosafärbung titriert. Wie viel mg Citronensäure entsprechen 1 mL Natriumhydroxid-Lösung ($c = 0{,}1\ mol \cdot L^{-1}$)?

(A) 6,4 mg
(B) 12,8 mg
(C) 19,2 mg
(D) 64 mg
(E) 192 mg

203* Welche Aussagen treffen zu?
Prinzipiell läßt sich Codeinphosphat (siehe Formel) titrieren:

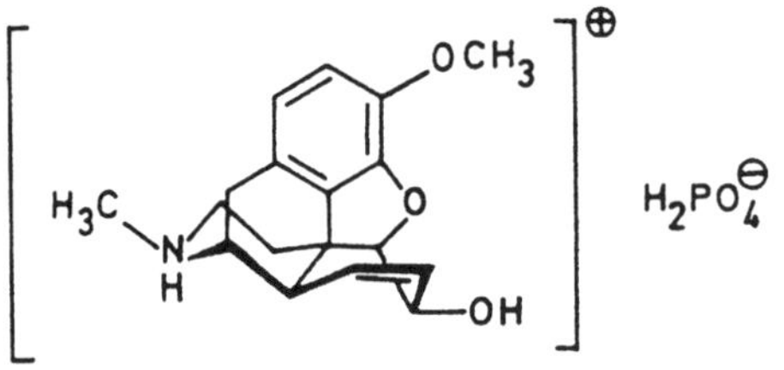

(1) das Kation als Säure
(2) das Kation als Base
(3) das Anion als Säure
(4) das Anion als Base

(A) nur 1 und 2 sind richtig
(B) nur 2 und 4 sind richtig
(C) nur 1, 3 und 4 sind richtig
(D) nur 2, 3 und 4 sind richtig
(E) 1 bis 4 = alle sind richtig

204* Welche der folgenden Substanzen lässt sich im wässrigen Milieu ohne vorherige Umsetzungen direkt über eine Säure-Base-Titration bestimmen?

(A) Coffein

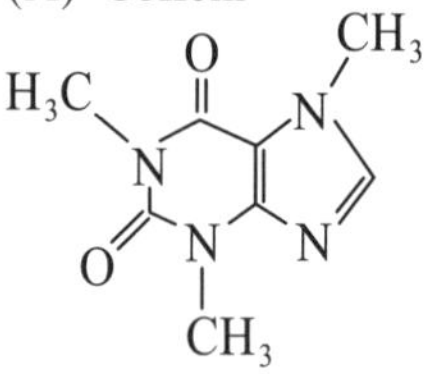

(B) Natriumcitrat
(C) Formaldehyd
(D) Natriumhydrogencarbonat
(E) Wasserstoffperoxid

6.1.4 Titrationskurven

Siehe auch MC-Fragen Nr. 105, 106, 233–235, 240, 241, 319, 320, 351, 463–468, 604, 605, 667, 668, 808, 892–894, 896, 897, 899, 901, 902, 908, 910, 911, 913, 1252, 1253.

205* Welche Aussage trifft zu?

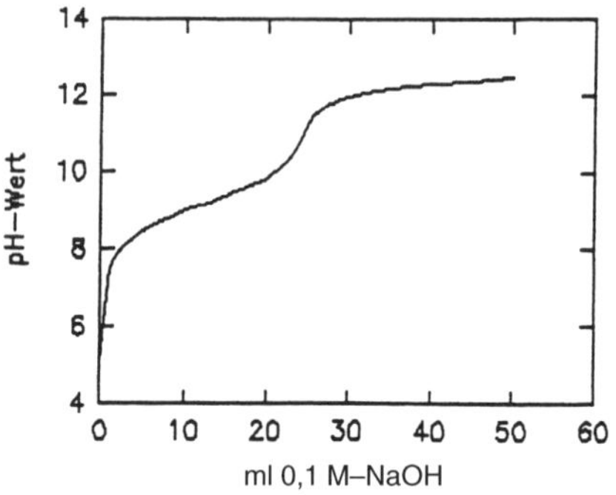

Die oben abgebildete Titrationskurve kann erhalten worden sein bei der Titration einer:

(A) Ameisensäure-Lösung
(B) Dihydrogenphosphat-Lösung
(C) Monohydrogenphosphat-Lösung
(D) Essigsäure ($c = 0{,}1\ mol \cdot L^{-1}$)
(E) Borsäure ($c = 0{,}1\ mol \cdot L^{-1}$)

206* Welche Aussage trifft zu?

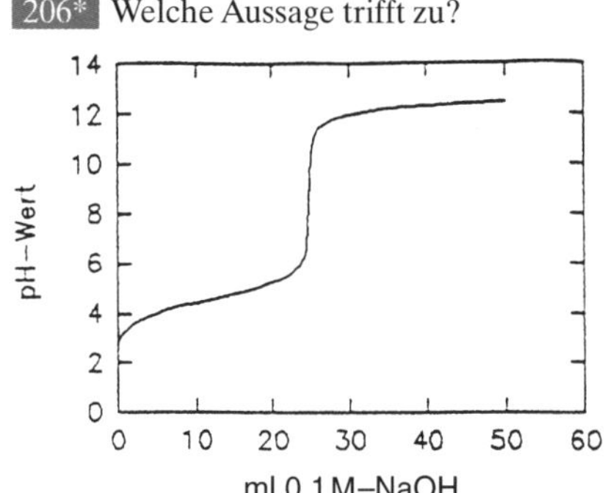

Die oben abgebildete Titrationskurve kann erhalten worden sein bei der Titration einer:

(A) 0,1-molaren Säure mit einem $pK_a \approx 4,7$
(B) 1-molaren Säure mit einem $pK_a \approx 8$
(C) 0,1-molaren Salzsäure
(D) 0,01-molaren Schwefelsäure
(E) 0,1-molaren Natronlauge

207 Welche Aussage trifft zu?

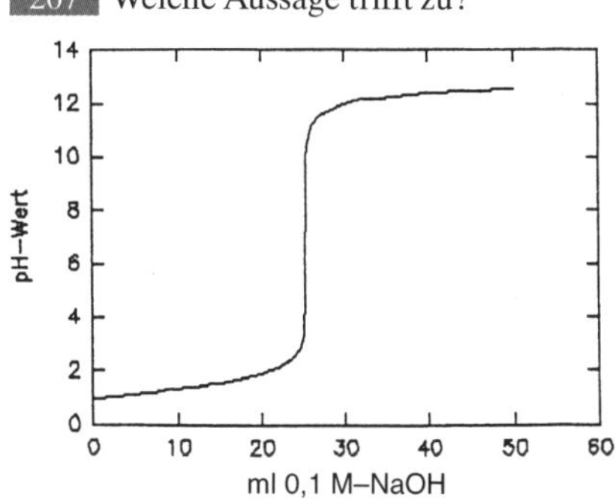

Die oben abgebildete Titrationskurve kann erhalten worden sein bei der Titration einer:

(A) 0,1-molaren Säure mit einem $pK_a = 5$
(B) 0,1-molaren Säure mit einem $pK_a = 7,5$
(C) 0,1-molaren Salzsäure
(D) 0,01-molaren Schwefelsäure
(E) 0,1-molaren Natronlauge

208* Eine Lösung von Salzsäure ($c = 0,01$ $mol \cdot L^{-1}$) wird mit NaOH-Maßlösung ($c = 0,1$ $mol \cdot L^{-1}$) titriert.
Wie groß ist der pH-Wert des Titrationsgemischs ungefähr, wenn 90 % der Säure umgesetzt sind (Titrationsgrad $\tau = 0,9$)? (Die Volumenänderung sei vernachlässigbar.)

(A) 2
(B) 3
(C) 4
(D) 5
(E) 6

209 10,0 mL der Lösung einer einsäurigen Base ($pK_b = 1,75$) der Konzentration c = 0,1 mol/L werden mit Salzsäure-Maßlösung der Konzentration c = 0,1 mol/L (Faktor f = 1,00) titriert.
Etwa welchen pH-Wert weist das Titrationsgemisch nach Zugabe von 10,0 mL der Maßlösung auf?

(A) 7
(B) 8
(C) 10
(D) 11
(E) 13

210* Bei der Titration einer HCl (c = 0,01 mol/L) mit NaOH-Lösung sei 0,1 % übertitriert worden (Titrationsgrad = 1,001).
Wie groß ist ungefähr der pH-Wert des Titrationsgemischs, wenn die Volumenänderung vernachlässigbar ist?

(A) 7
(B) 8
(C) 9
(D) 10
(E) 11

211 Eine Salzsäure-Lösung (c = 0,01 mol/L) wird mit NaOH-Maßlösung (c = 0,1 mol/L) titriert.
Etwa welchen pH-Wert hat die Lösung, wenn um 20 % übertitriert wurde (Titrationsgrad $\tau = 1,2$)?

(A) 5,3
(B) 7,4
(C) 9,7
(D) 11,3
(E) 12,7

212 Eine Lösung von Natriumhydroxid ($c = 0{,}01\ mol \cdot L^{-1}$) wird mit Salzsäure-Maßlösung ($c = 0{,}1\ mol \cdot L^{-1}$) titriert.
Etwa wie groß ist der pH-Wert des Titrationsgemischs, wenn 90 % der Base umgesetzt sind (Titrationsgrad $\tau = 0{,}9$)? (Die Volumenänderung sei vernachlässigbar)

(A) 8
(B) 9
(C) 10
(D) 11
(E) 12

213 Welche Aussagen treffen zu?
Bei der potentiometrischen Titration der folgenden Säuren ($c = 0{,}1$ mol/L in Wasser) mit Natriumhydroxid-Lösung ($c = 0{,}1$ mol/L) werden praktisch die gleichen Titrationskurven erhalten:

(1) $HClO_4$
(2) H_3PO_4
(3) HCl
(4) H_2SO_4
(5) HNO_3

(A) nur bei 1 und 2
(B) nur bei 2 und 3
(C) nur bei 1, 2 und 4
(D) nur bei 1, 3 und 5
(E) bei 1 bis 5 = bei allen

214 Welche Aussage trifft zu?
Für die quantitative Bestimmung eines sauren Arzneistoffs in wässriger Lösung durch Titration mit NaOH-Maßlösung kann richtigerweise folgende Abschätzung vorgenommen werden:

(A) Je höher der pK_s-Wert des Arzneistoffs, desto mehr Maßlösung wird verbraucht.
(B) Je höher der pK_s-Wert des Arzneistoffs, desto weniger Maßlösung wird verbraucht.
(C) Je niedriger der pK_s-Wert des Arzneistoffs, desto mehr Maßlösung wird verbraucht.
(D) Hat der Arzneistoff einen $pK_s < 1$, so liegt der Äquivalenzpunkt im Neutralen.
(E) Hat der Arzneistoff einen $pK_s > 9$, so liegt der Äquivalenzpunkt im Neutralen.

215 Welche Aussagen treffen zu?
Der bei alkalimetrischer Titration einer einbasigen Säure mit potentiometrischer Indizierung erhaltene Potentialsprung
$\Delta E = E(\tau = 1{,}01) - E(\tau = 0{,}99)$
[τ: Umsetzungsgrad] ist abhängig von:

(1) dem pK_a-Wert der Säure
(2) der Anfangskonzentration der Säure
(3) der Autoprotolysekonstanten des Lösungsmittels

(A) nur 1 ist richtig
(B) nur 2 ist richtig
(C) nur 1 und 2 sind richtig
(D) nur 2 und 3 sind richtig
(E) 1 bis 3 = alle sind richtig

216 Welche Aussagen treffen zu?
Eine bestimmte Masse des Hydrochlorids (M_r(HCl) 36,5) einer einwertigen schwachen organischen Base unbekannter Molekülmasse wird in Wasser gelöst und mit Natriumhydroxid-Maßlösung titriert. Die Titrationskurve wird potentiometrisch ermittelt. Aus den vorgegebenen und gemessenen Daten des Versuchs können berechnet werden:

(1) die relative Molekülmasse des Hydrochlorids der Base
(2) die relative Molekülmasse der freien Base
(3) das Standardpotential der freien Base
(4) der pK_a-Wert der protonierten Base

(A) nur 1 und 2 sind richtig
(B) nur 3 und 4 sind richtig
(C) nur 1, 2 und 4 sind richtig
(D) nur 2, 3 und 4 sind richtig
(E) 1 bis 4 = alle sind richtig

217 Die **Stoffmenge** eines sauren Arzneistoffs in einer Vorlage soll durch Titration mit NaOH-Maßlösung ermittelt werden.
Welche Informationen sind für die Berechnung erforderlich?

(1) die Stöchiometrie der ablaufenden Reaktion
(2) der Verbrauch an NaOH-Maßlösung bis zum Äquivalenzpunkt
(3) die Konzentration der NaOH-Maßlösung
(4) das Volumen der Vorlage
(5) die Einwaage des Arzneistoffs

(A) nur 1 und 3 sind richtig
(B) nur 1, 2 und 3 sind richtig
(C) nur 1, 2 und 4 sind richtig
(D) nur 2, 3, 4 und 5 sind richtig
(E) 1 bis 5 = alle sind richtig

218 Welche Aussagen treffen zu?
Bei der Titration von Essigsäure (0,1 mol/L) mit Natriumhydroxid-Maßlösung (0,1 mol/L) in Wasser

(1) liegt der Äquivalenzpunkt im alkalischen Bereich
(2) entspricht der pH-Wert am Halbtitrationspunkt annähernd dem pK_a-Wert der titrierten Säure
(3) ist am Äquivalenzpunkt Acetat weniger protolysiert als Na^+
(4) würde sich der Verbrauch an Natriumhydroxid-Maßlösung bis zum Erreichen des Äquivalenzpunktes vergrößern, wenn anstelle der Essigsäure die gleiche Stoffmenge einer stärkeren Säure gleicher Konzentration titriert würde

(A) nur 1 und 2 sind richtig
(B) nur 1, 2 und 4 sind richtig
(C) nur 1, 3 und 4 sind richtig
(D) nur 2, 3 und 4 sind richtig
(E) 1 bis 4 = alle sind richtig

219 Welche Aussage trifft **nicht** zu?
Beim Titrationsgrad $\tau = 0{,}5$ der Gehaltsbestimmung einer schwachen einbasigen Säure mit einer starken Base in wässrigem Milieu

(A) ist die Pufferkapazität des Reaktionsgemischs am größten
(B) ist der pH-Wert des Reaktionsgemischs annähernd identisch mit dem pK_a-Wert der Säure
(C) liegt etwa die Hälfte der zu titrierenden schwachen Säure als Anion vor
(D) ist der pH-Wert der Lösung halb so groß wie der bei $\tau = 1$
(E) besitzt die Titrationskurve innerhalb des Bereichs von $\tau = 0$ bis $\tau = 1$ die kleinste Steigung

220 Eine Lösung von Natriumacetat (c = 0,01 mol/L) wird mit Salzsäure-Maßlösung (c = 0,1 mol/L) titriert.
In welchem Bereich liegt der pH-Wert des Titrationsgemischs, wenn 50 % der Base umgesetzt sind (Titrationsgrad $\tau = 0{,}5$)?

(pK_a (HOAc) = 4,75; die Volumenveränderung sei vernachlässigbar)

(A) zwischen pH = 4 und pH = 5
(B) zwischen pH = 5 und pH = 6
(C) zwischen pH = 6 und pH = 7
(D) zwischen pH = 7 und pH = 8
(E) zwischen pH = 8 und pH = 9

221 10 mmol einer einbasigen Säure, gelöst in 90 mL Wasser, werden mit NaOH-Maßlösung titriert. Nach Zugabe von 10 mL der Maßlösung wird der Aquivalenzpunkt bei pH = 9 erreicht.
Etwa wie groß ist der pK_a-Wert der einbasigen Säure?

(A) 3
(B) 4
(C) 5
(D) 6
(E) 7

pH-Wert am Äquivalenzpunkt

222* Welche Aussagen treffen zu?
In die näherungsweise Berechnung des pH-Werts am Äquivalenzpunkt der Titration einer schwachen Säure mit einer starken Base gehen folgende Größen ein:

(1) Ionenprodukt des Wassers
(2) pK_a-Wert der schwachen Säure
(3) Ausgangskonzentration der schwachen Säure
(4) pK_a-Wert der starken Base
(5) pK_a-Wert des Indikators

(A) nur 1 und 2 sind richtig
(B) nur 2 und 3 sind richtig
(C) nur 1, 2 und 3 sind richtig
(D) nur 2, 3 und 4 sind richtig
(E) nur 3, 4 und 5 sind richtig

223* Welche Aussagen treffen zu?
Für die Titration einer schwachen Base mit einer starken Säure wird der pH-Wert des Äquivalenzpunktes aus folgenden Größen näherungsweise errechnet, wenn die Volumenänderung vernachlässigt wird:

(1) Ausgangskonzentration der zu titrierenden schwachen Base
(2) pK_a-Wert der schwachen Base
(3) Ionenprodukt pK_w des Wassers
(4) pK_a-Wert der starken Säure
(5) Molarität der Maßlösung (starke Säure)

(A) nur 1 und 5 sind richtig
(B) nur 1, 2 und 3 sind richtig
(C) nur 2, 3 und 4 sind richtig
(D) nur 3, 4 und 5 sind richtig
(E) nur 1, 2, 3 und 4 sind richtig

Berechnungen

224 Welche Aussage trifft zu?
Der pH-Wert des Äquivalenzpunktes bei der Titration einer 0,01-molaren Lösung einer einsäurigen Base ($K_a = 10^{-8}$ mol · L^{-1}) mit Salzsäure (c = 0,1 mol · L^{-1}) beträgt etwa (das Ionenprodukt des Wassers sei 10^{-14} $mol^2 \cdot L^{-2}$):

(A) 1,5
(B) 3
(C) 5
(D) 6,5
(E) 8

225* Wie groß ist der pH-Wert am Äquivalenzpunkt der Titration einer schwachen Base (pK_b = 5) der Konzentration c = 0,1 mol/L mit Salzsäure-Maßlösung (bei vernachlässigbarer Volumenänderung)?

(A) 3
(B) 4
(C) 5
(D) 6
(E) 7

226* Welche Aussage trifft zu?
Der pH-Wert am Äquivalenzpunkt der Titration einer Base (c = 0,01 mol · L^{-1}; K_a des Hydrochlorids der Base sei 10^{-10} mol · L^{-1}) mit Salzsäure (c = 0,1 mol · L^{-1}) beträgt etwa (Volumenänderung vernachlässigt):

(A) 5
(B) 6
(C) 7
(D) 8
(E) 9

227 10^{-2} mol einer schwachen Base (pK_b = 5) werden in Wasser gelöst und mit Salzsäure-Maßlösung titriert.
Etwa welchen pH-Wert besitzt die Titrationslösung am Äquivalenzpunkt, wenn ihr Volumen an diesem Punkt 100 mL beträgt?

(A) pH = 3
(B) pH = 4
(C) pH = 5
(D) pH = 6
(E) pH = 7

228 Der pH-Wert am Äquivalenzpunkt der Titration einer schwachen Base (c = 0,01 mol · L^{-1}) mit Salzsäure liegt bei pH = 6.
Welche der folgenden Angaben kommt dem pK_a-Wert der Base (die Volumenänderung bleibe außer Betracht) am nächsten?

(A) $pK_a = 4$
(B) $pK_a = 6$
(C) $pK_a = 8$
(D) $pK_a = 10$
(E) $pK_a = 12$

229 10 mmol Natriumacetat werden mit Salzsäure-Maßlösung titriert. Das Volumen der Lösung am Äquivalenzpunkt beträgt 100 mL (pK_a (Essigsäure) = 4,75).
Etwa welchen pH-Wert weist die Titrationslösung am Äquivalenzpunkt auf?

(A) 2,75
(B) 2,88
(C) 3,13
(D) 3,75
(E) 3,88

230* Eine 0,1-molare schwache Säure wird mit 1-molarer Natriumhydroxid-Lösung titriert. Beim Titrationsgrad τ = 0,5 (halbtitrierte Lösung) wird der pH-Wert = 5 gemessen. Wo liegt der Äquivalenzpunkt?

(A) bei pH = 7
(B) bei pH = 9
(C) bei pH = 10
(D) im Umschlagsbereich von Methylrot
(E) Der pH-Wert am Äquivalenzpunkt kann mit den angegebenen Daten **nicht** berechnet werden.

231 Welche Aussage über die angenäherte Größe des pH-Wertes bei gegebenem Titrationsgrad (τ) trifft **nicht** zu, wenn 100 mL einer 0,01 molaren Säure, pK_a = 6, mit Natriumhydroxid-Lösung titriert werden und die Verdünnung während der Titration vernachlässigt werden kann?

	τ	pH
(A)	0	1
(B)	0,1	5
(C)	0,5	6
(D)	0,9	7
(E)	1,0	9

232*

$$\left[\begin{array}{c} H_2C - C(=O) - OH \\ | \\ NH_3 \end{array} \right]^{\oplus} \cdot Cl^{\ominus}$$

Welche Aussagen zur Titrationskurve einer wässrigen Lösung von Glycinhydrochlorid (siehe obige Formel) der Konzentration $c = 0{,}01\ mol \cdot L^{-1}$ ($pK_{a1} = 2{,}4$; $pK_{a2} = 9{,}8$) mit Natriumhydroxid-Maßlösung der Konzentration $c = 0{,}1\ mol \cdot L^{-1}$ treffen zu (τ = Titrationsgrad)?

(1) Bei $\tau = 0$ ist pH = 1.
(2) Bei $\tau = 0{,}5$ ist pH = 1,2.
(3) Bei $\tau = 1$ ist pH = 7.
(4) Bei $\tau = 1{,}5$ ist pH = 9,8.

(A) nur 1 ist richtig
(B) nur 3 ist richtig
(C) nur 4 ist richtig
(D) nur 2, 3 und 4 sind richtig
(E) 1 bis 4 = alle sind richtig

Gemische von Protolyten, Simultantitrationen

233 Welche Aussagen treffen zu?

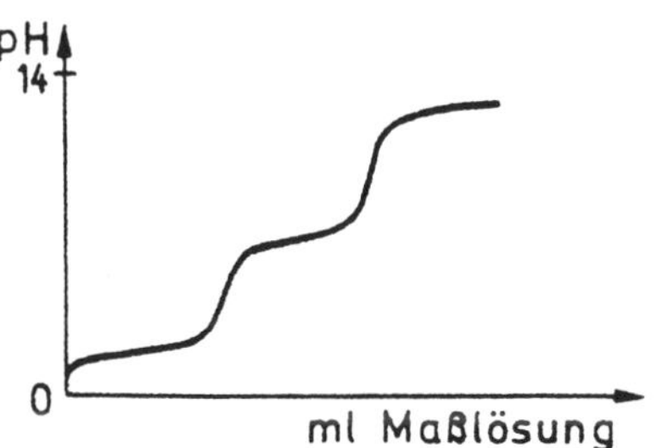

Die abgebildete Titrationskurve kann erhalten werden bei der Titration:

(1) einer zweisäurigen Base
(2) einer zweibasigen Säure
(3) von zwei unterschiedlich starken einbasigen Säuren annähernd gleicher Konzentration
(4) aller Protonen einer dreibasigen Säure
(5) einer Aminosäure (Monoaminomonocarbonsäure)

(A) nur 2 ist richtig
(B) nur 5 ist richtig
(C) nur 1 und 4 sind richtig
(D) nur 2 und 3 sind richtig
(E) nur 2, 3 und 5 sind richtig

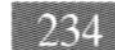
234

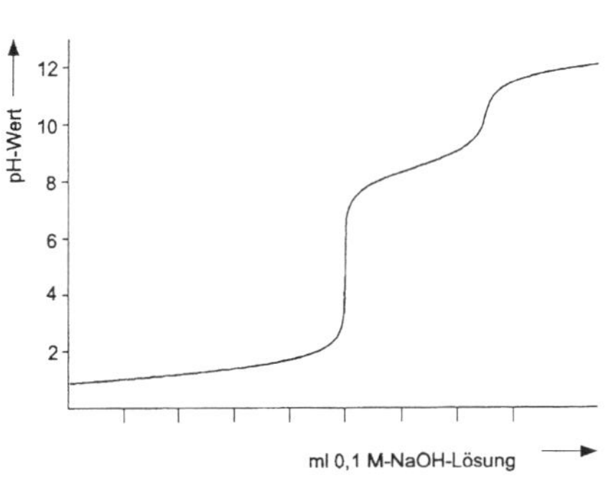

In der Abbildung ist der Verlauf einer potentiometrisch indizierten Säure-Base-Titration schematisch dargestellt.
Welche Aussage trifft **nicht** zu?

(A) Es handelt sich um die Titration eines Säuregemisches.
(B) Der Verbrauch an Maßlösung bis zum ersten Wendepunkt entspricht der Menge an stärkerer Säure.
(C) Es kann sich bis zur ersten Stufe auch um die Titration einer zweibasigen Säure handeln.
(D) Falls zwei einbasige Säuren vorliegen, ist die Konzentration der schwächeren Säure in dem Gemisch kleiner als die der stärkeren Säure.
(E) Die beiden Stufen können von der Titration **einer** zweibasigen Säure herrühren.

235 Eine Mischung aus Salzsäure und der dreifachen molaren Menge Essigsäure wird mit Natriumhydroxid-Maßlösung titriert.
Welche Titrationskurve entspricht dem Titrationsverlauf?

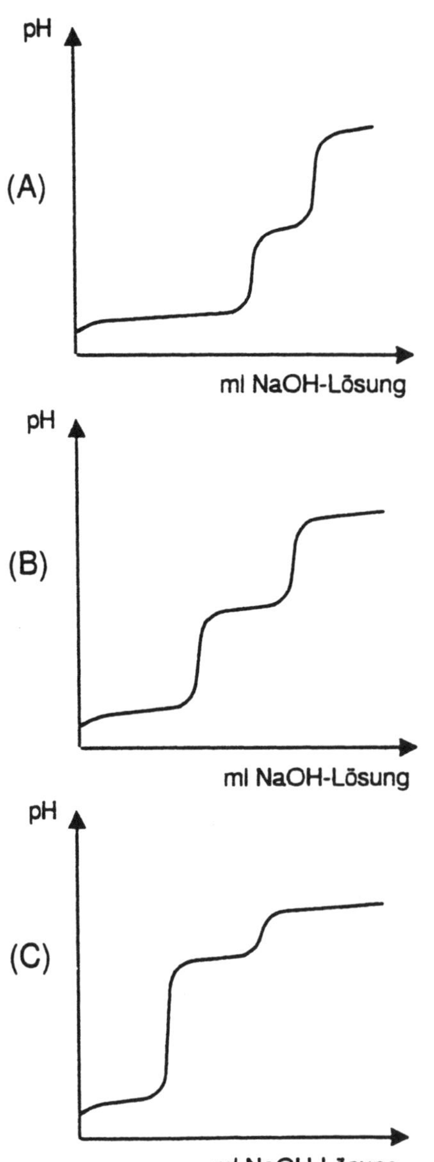

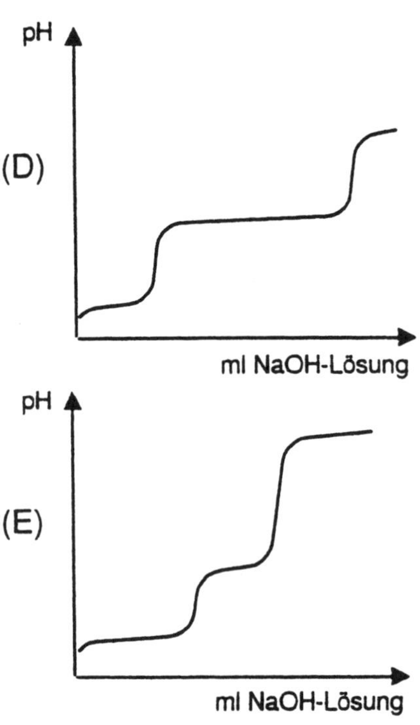

236 Welche Aussagen treffen zu?
In wässriger Lösung lassen sich maßanalytisch jeweils nebeneinander bestimmen:

(1) OH^-/CO_3^{2-}
(2) CO_3^{2-}/HCO_3^-
(3) $H_3PO_4/H_2PO_4^-$

(A) nur 1 ist richtig
(B) nur 2 ist richtig
(C) nur 3 ist richtig
(D) nur 2 und 3 sind richtig
(E) 1 bis 3 = alle sind richtig

237* Bei der Bestimmung des Carbonat-Gehalts in Kaliumhydroxid wird zunächst eine überschüssige Menge Bariumchlorid-Lösung zu einer Lösung einer genau abgemessenen Menge Kaliumhydroxid in Wasser zugegeben. Diese Mischung wird mit Salzsäure-Maßlösung ($c = 1\ mol \cdot L^{-1}$) zuerst gegen Phenolphthalein und darauf nach Zusatz von Bromphenolblau-Lösung bis zu dessen Farbwechsel erneut titriert.
Welche Aussage zu dieser Methode trifft zu?

(A) Entstandenes Bariumcarbonat wird aufgrund seiner Schwerlöslichkeit bei der 2. Titration mit Salzsäure **nicht** erfasst.
(B) Bei der Titration gegen Phenolphthalein werden nur die Hydroxid-Ionen erfasst.
(C) Bei der Titration gegen Bromphenolblau werden überschüssige Barium-Ionen erfasst.
(D) Der Carbonat-Gehalt entspricht der Differenz der Konzentration an eingesetzten und zurücktitrierten Barium-Ionen.
(E) Überschüssige Barium-Ionen werden durch den Bromphenolblau-Zusatz komplexiert.

238 Welche Aussage trifft zu?
Die Gehaltsbestimmung von Kaliumcarbonat in Kaliumhydroxid (nach Arzneibuch) erfolgt nach Zusatz von Bariumchlorid-Lösung:

(A) gravimetrisch durch Glühen des $BaCO_3$ zu BaO
(B) nach Erfassung des Gesamtalkaligehalts durch Rücktitration mit NaOH ($c = 1{,}0\,mol \cdot L^{-1}$) gegen Methylorange-Lösung
(C) mit HCl ($c = 1{,}0\,mol \cdot L^{-1}$) gegen Phenolphthalein-Lösung
(D) nach Erfassung des Gesamtalkaligehalts (gegen Phenolphthalein) durch erneute Titration mit HCl ($c = 1{,}0\,mol \cdot L^{-1}$) gegen Bromphenolblau-Lösung
(E) mit HCl ($c = 1{,}0\,mol \cdot L^{-1}$) gegen Phenolphthalein-Lösung

239* Zur Gehaltsbestimmung nach Arzneibuch wird Natriumcarbonat-Decahydrat (M_r 286,1) in Wasser gelöst und nach Zusatz von Methylorange-Lösung mit Salzsäure-Maßlösung ($c = 1{,}0\,mol \cdot L^{-1}$) titriert.
1 mL Salzsäure-Maßlösung ($c = 1{,}0\,mol \cdot L^{-1}$) entspricht welcher Masse Natriumcarbonat (M_r 106,0)?

(A) 53,0 mg
(B) 106,0 mg
(C) 143,1 mg
(D) 212,0 mg
(E) 286,1 mg

Mehrwertige Protolyte

240 Welche Aussagen treffen zu?
Der Gehalt einer dreibasigen Säure lässt sich prinzipiell berechnen aus der Differenz des Verbrauchs an Maßlösung zwischen den bezifferten Punkten in den steilen Bereichen der Titrationskurve:

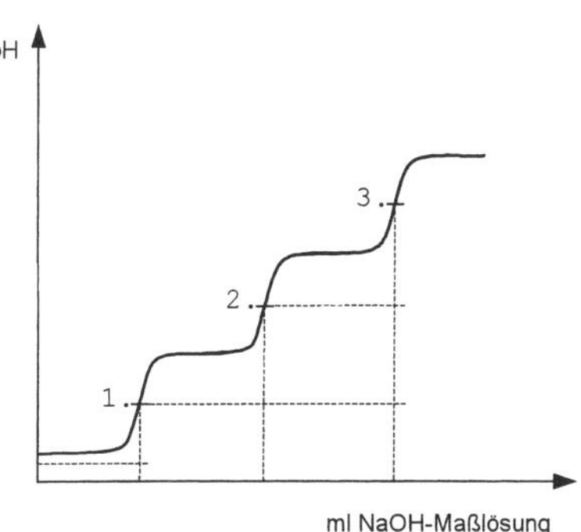

(1) zwischen dem 1. und 2.
(2) zwischen dem 1. und 3.
(3) zwischen dem 2. und 3.
(4) bis zum Erreichen des 1.

(A) nur 1 und 2 sind richtig
(B) nur 2 und 3 sind richtig
(C) nur 3 und 4 sind richtig
(D) nur 1, 2 und 3 sind richtig
(E) 1 bis 4 = alle sind richtig

241 Welche Aussage trifft zu?

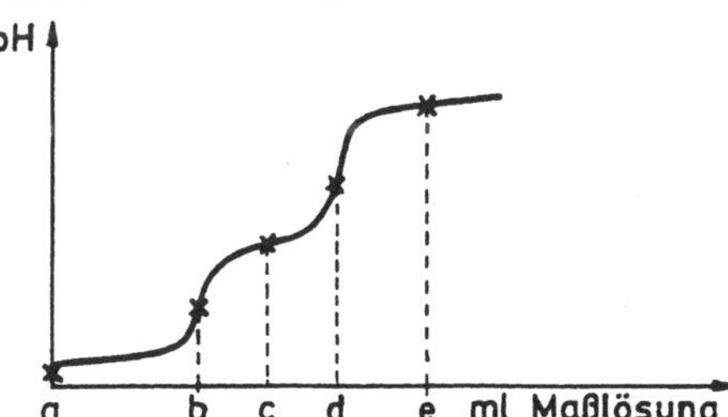

Eine zweibasige Säure wird unter Verbrauch von 2 Äquivalenten Maßlösung (OH^-) titriert. Der Gehalt ergibt sich aus dem Verbrauch an Maßlösung zwischen den auf der Abszisse (s. Abb.) eingezeichneten Punkten:

(A) a und c
(B) a und d
(C) c und d
(D) b und e
(E) c und e

242* Von welchen Größen hängt der pH-Wert des 1. Äquivalenzpunktes bei der Titration einer dreibasigen Säure mit Natriumhydroxid-Lösung ab?

(1) von pK_{a1}
(2) von pK_{a2}
(3) von pK_{a3}

(A) nur 1 ist richtig
(B) nur 2 ist richtig
(C) nur 3 ist richtig
(D) nur 1 und 2 sind richtig
(E) nur 2 und 3 sind richtig

243* Welche Aussage über die Titration einer zweibasigen Säure mit $pK_{a1} = 2$ und $pK_{a2} = 8$ trifft zu?

(A) Der Äquivalenzpunkt der ersten Stufe ist **nicht** zu erfassen, es gibt nur einen im schwach alkalischen Bereich.
(B) Der pH-Wert am ersten Äquivalenzpunkt ergibt sich näherungsweise aus dem arithmetischen Mittel von pK_{a1} und pK_{a2}.
(C) Der pH-Wert am ersten Äquivalenzpunkt ergibt sich näherungsweise aus der Differenz von pK_{a2} und pK_{a1}.
(D) Der pH-Wert am zweiten Äquivalenzpunkt liegt im schwach sauren Bereich.
(E) Zur Ermittlung des 2. Äquivalenzpunktes eignet sich am besten Bromthymolblau.

244 Welche Aussagen zur Titration von Schwefelsäure der Konzentration $c = 0{,}1\ mol \cdot L^{-1}$ mit NaOH-Maßlösung ($c = 1{,}0\ mol \cdot L^{-1}$) treffen zu?

(1) Bei potentiometrischer Indikation erhält man zwei deutlich erkennbare Potentialsprünge.
(2) Bis zum Farbumschlag des Indikators Bromthymolblau verbraucht man 2 Äquivalente der Maßlösung.
(3) Bis zum Farbumschlag des Indikators Methylorange verbraucht man 1 Äquivalent der Maßlösung.

(A) nur 1 ist richtig
(B) nur 2 ist richtig
(C) nur 3 ist richtig
(D) nur 1 und 2 sind richtig
(E) nur 1 und 3 sind richtig

245 Zu 100,0 mL einer Lösung, die 10 mmol Phosphorsäure enthält, werden 21,0 mL einer NaOH-Maßlösung (c = 1 mol/L) gegeben.
Welches der angegebenen Anionen liegt danach überwiegend vor?

(A) $H_2PO_4^-$
(B) HPO_4^{2-}
(C) PO_4^{3-}
(D) OH^-
(E) O^{2-}

246 Mit welcher der nachfolgend wiedergegebenen Gleichungen lässt sich theoretisch der pH-Wert des Äquivalenzpunktes der 3. Protolysestufe von Phosphorsäure näherungsweise berechnen (c_s = Anfangskonzentration)?

(A) $pH_{ÄP3} = \frac{pK_{a1} + pK_{a2} + pK_{a3}}{3}$

(B) $pH_{ÄP3} = \frac{pK_{a2} + pK_{a3}}{2}$

(C) $pH_{ÄP3} = ½\,(pK_w + pK_{a3} + \lg c_s)$

(D) $pH_{ÄP3} = \frac{pK_{a2} - pK_{a3}}{2}$

(E) $pH_{ÄP3} = 1/3\,(pK_w + pK_{a3} + \lg c_s)$

Berechnungen

247 Wie groß ist der pH-Wert am Äquivalenzpunkt der Titration von Natriumdihydrogenphosphat mit NaOH-Lösung? (Für Phosphorsäure gelte: $pK_{a1} = 2$; $pK_{a2} = 7$; $pK_{a3} = 12$)

(A) 4,5
(B) 5
(C) 7
(D) 9,5
(E) 12

248* Welche Aussage trifft zu?
Bei der Titration von Piperazin-Hexahydrat ($pK_{a1} = 5{,}6$; $pK_{a2} = 9{,}8$) mit Salzsäure-Maßlösung ($c = 0{,}1\ mol \cdot L^{-1}$) beträgt der pH-Wert am 1. Äquivalenzpunkt annähernd:

(A) 3,8
(B) 5,6
(C) 5,9
(D) 7,0
(E) 7,7

249* Wie groß ist der pH-Wert am ersten Äquivalenzpunkt bei der Titration des Chinins mit Salzsäure-Lösung, wenn $pK_{b1} = 6$ und $pK_{b2} = 10$ gesetzt werden?

(A) 3
(B) 4
(C) 5
(D) 6
(E) 7

250 Phosphorsäure kann dreifach deprotoniert werden. Die zugehörigen pK_a-Werte sind: $pK_a\ (H_3PO_4) \approx 2$; $pK_a\ (H_2PO_4^-) \approx 7$; $pK_a\ (HPO_4^{2-}) \approx 12$.
Etwa welcher pH-Wert stellt sich ein, wenn bei der Titration einer Lösung, die 10 mmol Phosphorsäure enthält, 25 mL einer NaOH-Maßlösung (c = 1 mol/L) zugegeben werden?

(A) 2
(B) 4,5
(C) 7
(D) 9,5
(E) 12

Themenübergreifende Fragen

251 Welche Aussagen zu Säure-Base-Titrationen treffen zu?

(1) Die Umsetzung stöchiometrischer Mengen einer Säure HA mit einer Base B führt immer zu einem neutral reagierenden Salz $[BH^+A^-]$.
(2) Ampholyte sind Verbindungen, die sowohl Protonen abgeben als auch aufnehmen können.
(3) Amphiprotische Lösungsmittel sind zur Autoprotolyse befähigt.
(4) Farbindikatoren für Säure-Base-Titrationen müssen in wässriger Lösung neutral reagieren, um den Äquivalenzpunkt anzeigen zu können.

(A) nur 1 ist richtig
(B) nur 2 und 3 sind richtig
(C) nur 3 und 4 sind richtig
(D) nur 2, 3 und 4 sind richtig
(E) 1 bis 4 = alle sind richtig

252 Welche Aussagen zu Säure-Base-Titrationen treffen zu?

(1) Citronensäure kann als mehrbasige Säure **nicht** mit Natriumhydroxid-Maßlösung gegen Phenolphthalein titriert werden.
(2) Der Äquivalenzpunkt der Titration einer schwachen Säure mit einer starken Base liegt immer im alkalischen pH-Bereich.
(3) Der Äquivalenzpunkt einer Titration mit NaOH-Maßlösung ist generell unabhängig vom pK_a-Wert der zu bestimmenden Substanz.
(4) Aprotische Lösungsmittel sind zur Titration schwacher Basen ungeeignet.
(5) Zur Einstellung einer Natriumhydroxid-Maßlösung kann Benzoesäure als Urtiter verwendet werden.

(A) nur 1 und 4 sind richtig
(B) nur 2 und 5 sind richtig
(C) nur 1, 2 und 3 sind richtig
(D) nur 2, 3 und 4 sind richtig
(E) nur 2, 3 und 5 sind richtig

253 Welche Aussagen zu Säure-Base-Titrationen treffen zu?

(1) Zum Einsatz in Maßlösungen sind nur Säuren bzw. Basen mit der Äquivalentzahl 1 geeignet.
(2) Der Verlauf der Titrationskurve der Bestimmung einer starken Base mit einer starken Säure hängt von der Ausgangskonzentration der Base ab.
(3) Der pH-Wert am Äquivalenzpunkt der Titration einer Base mit einer Säure ergibt sich aus der Protolysereaktion des am Äquivalenzpunkt vorliegenden Salzes.

(A) nur 1 ist richtig
(B) nur 2 ist richtig
(C) nur 3 ist richtig
(D) nur 2 und 3 sind richtig
(E) 1 bis 3 = alle sind richtig

254 Welche Aussagen zu Säure-Base-Titrationen treffen zu?

(1) Citronensäure kann mit NaOH-Maßlösung gegen Phenolphthalein titriert werden.
(2) Der pH-Wert am Äquivalenzpunkt der Titration einer schwachen Säure mit einer starken Base liegt immer im Alkalischen.
(3) Der pH-Wert am Äquivalenzpunkt einer Titration mit NaOH-Maßlösung ist generell unabhängig vom pK_a-Wert der zu bestimmenden Säure.
(4) Aprotische Lösungsmittel sind zur Titration schwacher Basen ungeeignet.
(5) Zur Einstellung einer NaOH-Maßlösung kann Benzoesäure als Urtiter verwendet werden.

(A) nur 1 und 4 sind richtig
(B) nur 2 und 4 sind richtig
(C) nur 1, 2 und 5 sind richtig
(D) nur 2, 3 und 4 sind richtig
(E) nur 2, 3 und 5 sind richtig

6.1.5 Indizierungsmöglichkeiten

Siehe auch MC-Fragen Nr. 481–486, 601, 602, 670–675.

255* In welcher der genannten Substanzklassen finden sich üblicherweise **keine** Vertreter von Säure-Base-Indikatoren?

(A) Tetrachlordibenzodioxine
(B) Phthaleine
(C) Azobenzenderivate (1,2-Diazenderivate)
(D) Triphenylmethane
(E) Sulfophthaleine

256 Welcher der nachfolgend aufgeführten Indikatoren wird üblicherweise **nicht** zur Indikation von Säure-Base-Titrationen verwendet?

(A) Phenolphthalein
(B) Xylenolorange
(C) Methylrot
(D) Methylorange
(E) Bromthymolblau

257 Bei welchen Indikatoren handelt es sich um Azofarbstoffe?

(1) Dimethylgelb
(2) Bromphenolblau
(3) Methylorange
(4) Methylrot
(5) Phenolphthalein

(A) nur 1 ist richtig
(B) nur 2 und 3 sind richtig
(C) nur 1, 3 und 4 sind richtig
(D) nur 3, 4 und 5 sind richtig
(E) 1 bis 5 = alle sind richtig

258 Welche der folgenden Indikatoren des Arzneibuchs stellen Sulfophthaleinfarbstoffe dar?

(1) Thymolphthalein
(2) Phenolrot
(3) Methylrot
(4) Phenolphthalein
(5) Bromphenolblau

(A) nur 1 und 3 sind richtig
(B) nur 2 und 5 sind richtig
(C) nur 1, 2 und 5 sind richtig
(D) nur 1, 3 und 4 sind richtig
(E) nur 1, 3 und 5 sind richtig

259 Welche der genannten Farbindikatoren enthalten eine Triarylmethan-Partialstruktur?

(1) Bromphenolblau
(2) Bromthymolblau
(3) Methylorange
(4) Methylrot
(5) Phenolphthalein

(A) nur 1 ist richtig
(B) nur 2 und 4 sind richtig
(C) nur 1, 2 und 5 sind richtig
(D) nur 3, 4 und 5 sind richtig
(E) nur 2, 3, 4 und 5 sind richtig

260* Welche der angegebenen Indikatoren sind „einfarbige“ Indikatoren?

(1) Methylrot
(2) Bromcresolgrün
(3) Phenolphthalein
(4) Methylorange
(5) Thymolphthalein

(A) nur 3 ist richtig
(B) nur 3 und 5 sind richtig
(C) nur 1, 2, und 4 sind richtig
(D) nur 2, 3 und 4 sind richtig
(E) 1 bis 5 = alle sind richtig

261 Welche Indikatoren nennt man „zweifarbig“ bezüglich des Umschlagsverhaltens?

(1) Thymolblau
(2) Thymolphthalein
(3) Phenolrot
(4) Phenolphthalein

(A) nur 1 und 2 sind richtig
(B) nur 1 und 3 sind richtig
(C) nur 2 und 4 sind richtig
(D) nur 3 und 4 sind richtig
(E) 1 bis 4 = alle sind richtig

Umschlagsintervall von pH-Indikatoren

262 Welche Aussage trifft zu?
Bei acidimetrischen Titrationen (mit Säure, gem. IUPAC) hängt der Umschlagspunkt eines zweifarbigen Indikators hauptsächlich ab (die Aktivitätskoeffizienten seien gleich 1):

(A) von der Konzentration des Indikators
(B) vom Normalpotential des Indikators
(C) vom pK_a-Wert des Indikators
(D) von der Konzentration der zur Titration verwendeten Säure
(E) von der Konzentration der zu titrierenden Base

263* Welche Aussagen zum Umschlagsbereich eines Säure-Base-Indikators treffen zu? Der Umschlagsbereich

(1) eines einfarbigen Indikators ist unabhängig von dessen Totalkonzentration
(2) eines einfarbigen Indikators hängt von der subjektiv erkennbaren Grenzkonzentration der farbigen Form ab
(3) eines zweifarbigen Indikators ist abhängig von dessen Totalkonzentration
(4) eines zweifarbigen Indikators wird durch den pK_a-Wert der Indikatorsäure bestimmt

(A) nur 1 und 3 sind richtig
(B) nur 2 und 3 sind richtig
(C) nur 2 und 4 sind richtig
(D) nur 3 und 4 sind richtig
(E) 1 bis 4 = alle sind richtig

264 Welche Aussagen treffen zu?

(1) Der Umschlagspunkt eines einfarbigen Säure-Base-Indikators ist definiert als der pH-Wert, bei dem gleiche Aktivitäten der Indikator-Base und der Indikator-Säure vorliegen.
(2) Der Umschlagspunkt eines einfarbigen Säure-Base-Indikators ist abhängig von der Indikator-Totalkonzentration.
(3) Zur alkalimetrischen Bestimmung einer schwachen Säure wie Essigsäure mit Natronlauge eignet sich Methylorange.

(A) nur 1 ist richtig
(B) nur 2 ist richtig
(C) nur 3 ist richtig
(D) nur 1 und 2 sind richtig
(E) nur 1 und 3 sind richtig

265* Welche Aussage trifft zu?
Der Umschlagsbereich eines zweifarbigen pH-Indikators $IndH/Ind^-$ (das sichtbare Konzentrationsgrenzverhältnis beider „Farben“ sei 10:1 bzw. 1:10) beträgt etwa:

(A) 0,1 pH-Einheiten
(B) 0,2 pH-Einheiten
(C) 1 pH-Einheit
(D) 2 pH-Einheiten
(E) 4 pH-Einheiten

266 Welche der angegebenen Indikatoren schlagen im alkalischen pH-Bereich (pH >7) um?

(1) Methylrot
(2) Bromcresolgrün
(3) Phenolphthalein
(4) Methylorange
(5) Thymolphthalein

(A) nur 3 ist richtig
(B) nur 3 und 5 sind richtig
(C) nur 1, 2 und 4 sind richtig
(D) nur 2, 3 und 4 sind richtig
(E) 1 bis 5 = alle sind richtig

267

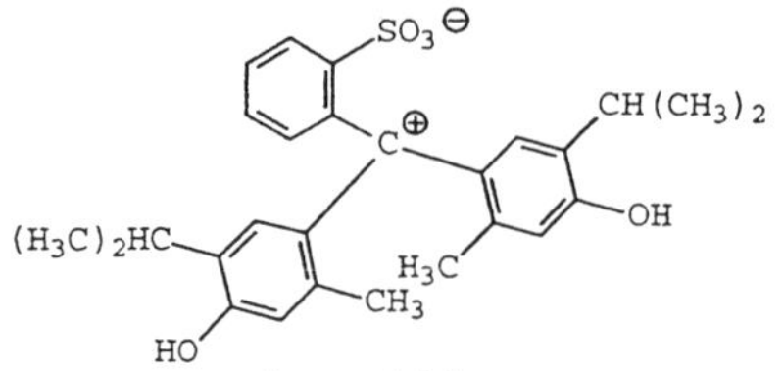

Thymolblau

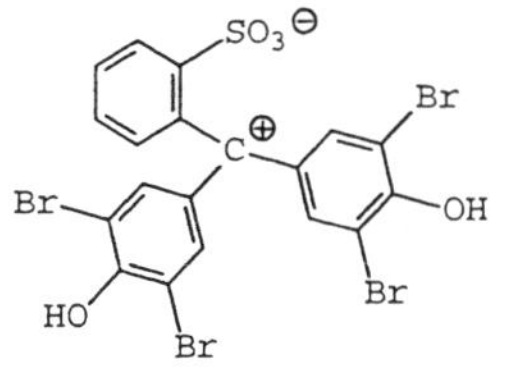

Bromphenolblau

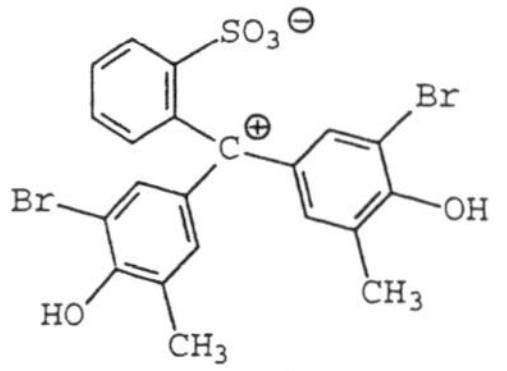

Bromcresolpurpur

Welche Reihenfolge ordnet die Indikatoren (siehe obige Formeln) nach **steigendem** pH-Wert ihres Umschlagsbereichs im pH-Bereich >2,8?

(A) Thymolblau < Bromcresolpurpur < Bromphenolblau
(B) Bromphenolblau < Thymolblau < Bromcresolpurpur
(C) Bromcresolpurpur < Thymolblau < Bromphenolblau
(D) Bromcresolpurpur < Bromphenolblau < Thymolblau
(E) Bromphenolblau < Bromcresolpurpur < Thymolblau

268* In welchem der nachfolgenden Beispiele sind die Indikatoren nach **steigenden** pH-Werten ihres jeweiligen Umschlagsbereichs geordnet (von links nach rechts)?

(A) Bromphenolblau – Bromthymolblau – Thymolphthalein
(B) Phenolrot – Methylrot – Bromphenolblau
(C) Phenolrot – Phenolphthalein – Bromthymolblau
(D) Bromphenolblau – Thymolphthalein – Methylorange
(E) Methylorange – Phenolrot – Bromphenolblau

269 Welche Aussagen zu Säure-Base-Indikatoren treffen zu?

(1) Der Zusatz eines neutral reagierenden Salzes in hoher Konzentration zur Titrationslösung bewirkt eine Verschiebung des Umschlagsbereichs von Phthalein-Indikatoren wie Phenolphthalein (Salzeffekt).
(2) Bei Erhöhung der Konzentration eines einfarbigen Indikators wie Phenolphthalein um den Faktor 10 muss mit einer Verschiebung seines Umschlagsbereichs zu höheren pH-Werten gerechnet werden.
(3) Bei Erhöhung der Konzentration eines zweifarbigen Indikators wie Methylrot um den Faktor 10 muss mit einer Verschiebung seines Umschlagsbereichs zu höheren pH-Werten gerechnet werden.

(A) nur 1 ist richtig
(B) nur 2 ist richtig
(C) nur 1 und 2 sind richtig
(D) nur 1 und 3 sind richtig
(E) nur 2 und 3 sind richtig

270 Welche Aussagen zu Säure-Base-Indikatoren treffen zu?

(1) Bei Erhöhung der Konzentration eines zweifarbigen Indikators wie Methylrot um den Faktor 10 muss mit einer Verschiebung seines Umschlagsbereichs zu höheren pH-Werten gerechnet werden.
(2) Bei Erhöhung der Konzentration eines einfarbigen Indikators wie Phenolphthalein um den Faktor 10 muss mit einer Verschiebung seines Umschlagsbereichs zu niedrigeren pH-Werten gerechnet werden.
(3) Eine Erhöhung der Ionenstärke der Titrationslösung hat auf Phthalein-Indikatoren den Effekt einer Änderung des Aktivitätskoeffizienten der ionischen Form des Indikators (Salzeffekt).

(A) nur 1 ist richtig
(B) nur 3 ist richtig
(C) nur 1 und 2 sind richtig
(D) nur 1 und 3 sind richtig
(E) nur 2 und 3 sind richtig

Azobenzen-Derivate

271 Der Indikator Azoviolett (siehe Formel) wird bei Titrationen schwacher Säuren mit Tetrabutylammoniumhydroxid-Maßlösung in nichtwässrigem Milieu eingesetzt.

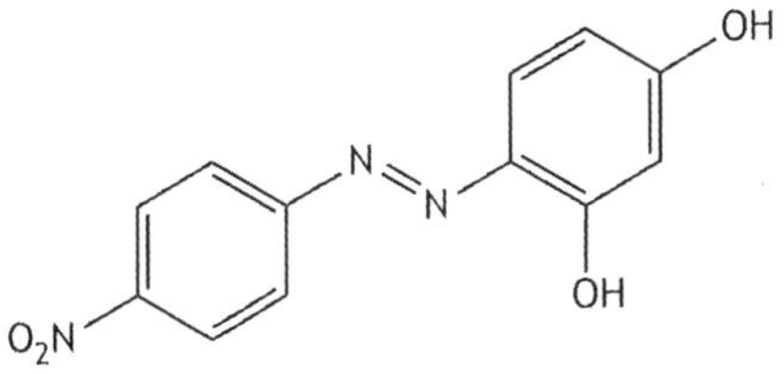

Auf welcher Reaktion beruht der Farbumschlag?

(A) Protonierung der *ortho*-ständigen Hydroxygruppe
(B) Bildung eines Phenolats nach Substitution der Nitrogruppe unter Abspaltung von Nitrit
(C) Addition eines Hydroxid-Ions an die Diazengruppe (früher: Azogruppe)
(D) Einführung einer dritten Hydroxygruppe durch elektrophile Substitution an dem aktivierten Aromaten
(E) Deprotonierung der *para*-ständigen phenolischen Hydroxygruppe

272 Der Indikator Alizaringelb R (siehe Formel) schlägt bei Erhöhung des pH-Werts im Bereich von etwa 10 bis 12 von Gelb nach Rot um.

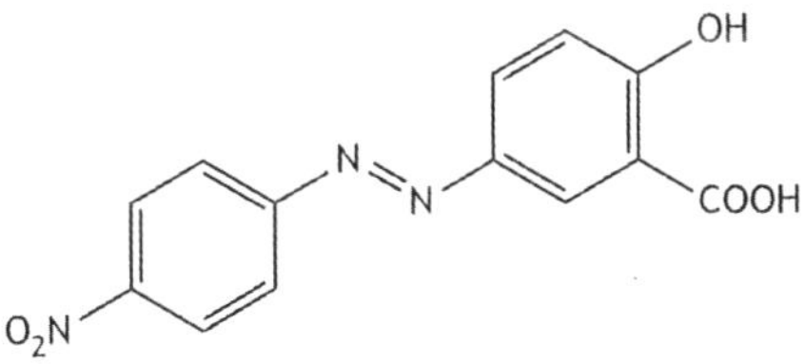

Welche Reaktion liegt diesem Farbumschlag zugrunde?

(A) Deprotonierung der Carboxygruppe
(B) Deprotonierung der phenolischen Hydroxygruppe
(C) Protonierung der Diazengruppe (früher: Azogruppe)
(D) Bildung einer Carbonsäureamid-Bindung zwischen der Carboxygruppe und einem N-Atom der Diazengruppe
(E) Addition eines Hydroxid-Ions an die Diazengruppe

Sulfophthaleine

273 Welche der genannten Indikatoren sind Sulfophthalein-Farbstoffe?

(1) Phenolrot
(2) Methylrot
(3) Phenolphthalein
(4) Bromphenolblau

(A) nur 1 und 4 sind richtig
(B) nur 2 und 3 sind richtig
(C) nur 2 und 4 sind richtig
(D) nur 3 und 4 sind richtig
(E) 1 bis 4 = alle sind richtig

Phthaleine

274 Welche Aussage trifft zu?
Eine wässrige Thymolphthalein-Lösung, welche durch Zugabe von Natronlauge gerade so eben blau gefärbt und anschließend auf ein weißes Filterpapier aufgebracht wurde, verliert diese Färbung an der Luft in kurzer Zeit.
Die Ursache für diese Entfärbung liegt in:

(A) der Reaktion mit Luftsauerstoff
(B) der Verdampfung des Lösungswassers
(C) dem Ausbleichen durch das Umgebungslicht
(D) dem Einwirken von CO_2 aus der Luft
(E) der Reaktion mit dem in belebten Räumen allgegenwärtigen Schwefelwasserstoff

Phenolphthalein

275 Welche Aussage zur Veränderung des farblosen Phenolphthaleins bei Zugabe von Natronlauge trifft **nicht** zu?

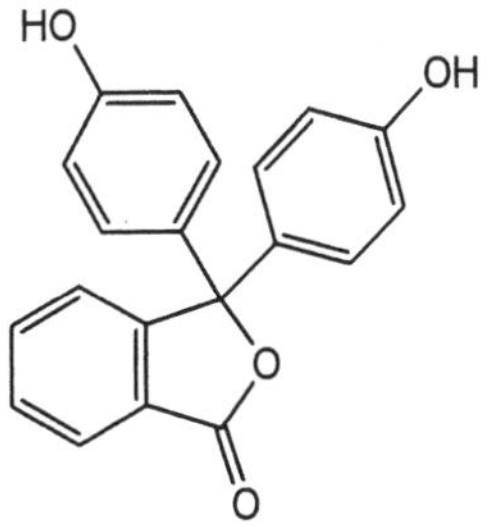

(A) Der Lactonring wird geöffnet.
(B) Es bildet sich ein chinoides System.
(C) Es bildet sich ein System konjugierter Doppelbindungen.
(D) Es bildet sich ein mesomeriestabilisiertes Dianion.
(E) Im Bereich von pH 12–14 tritt ein Farbwechsel nach violett ein.

276 Der Indikator Phenolphthalein (siehe Formel) ist in saurem Milieu farblos.

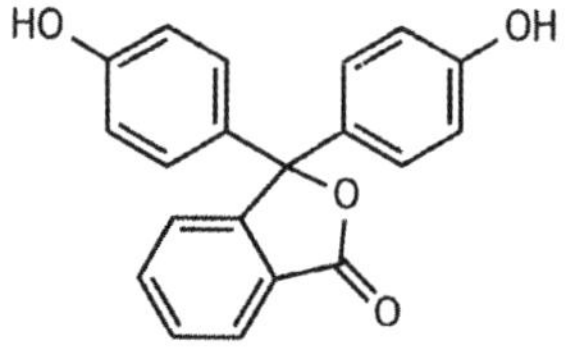

Welche der nachstehend abgebildeten Formeln ist dem Indikator in alkalischer Lösung (pH ca. 10, Farbe: rot) zuzuordnen.

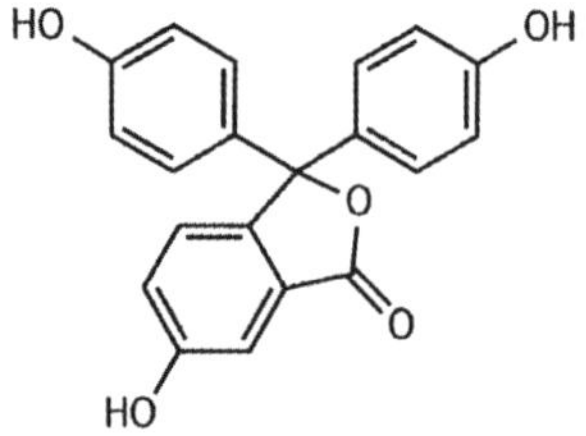

(A)

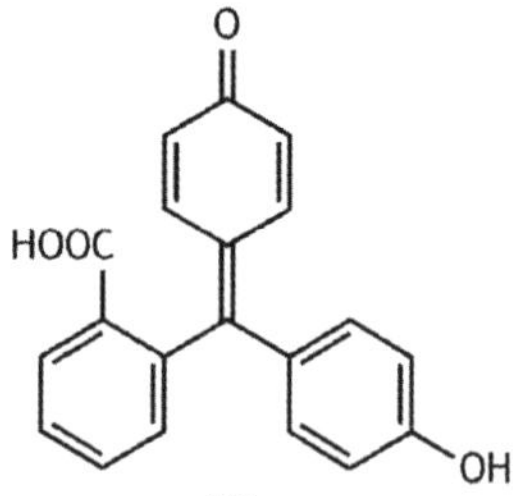

(B)

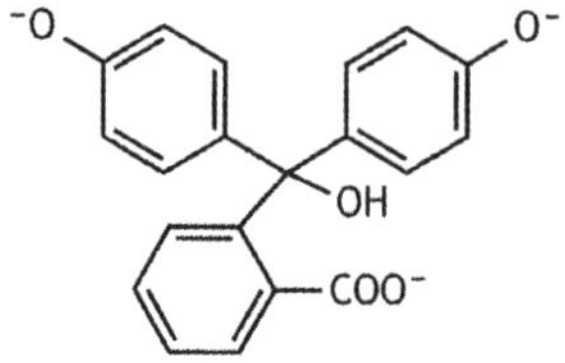

(C)

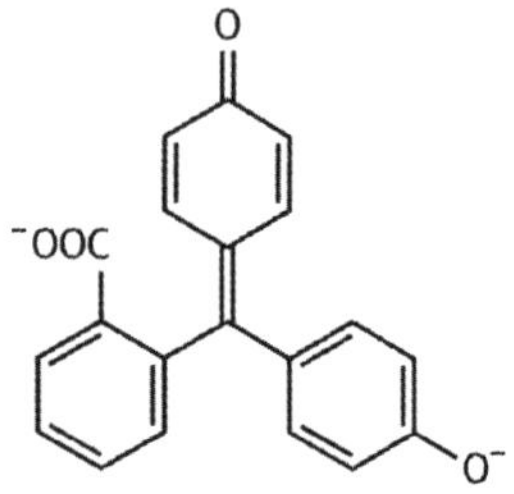

(D)

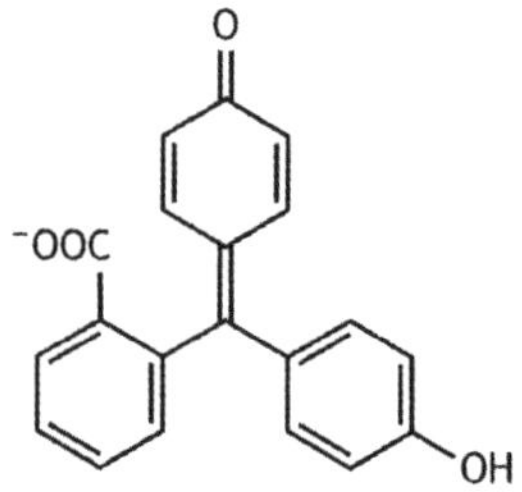

(E)

277 Der in saurem Milieu farblose Indikator Phenolphthalein (siehe Formel) zeigt bei Titrationen mit Hydroxid-Maßlösungen einen Farbumschlag nach Rot. Bei weiterer Alkalisierung tritt Entfärbung ein.

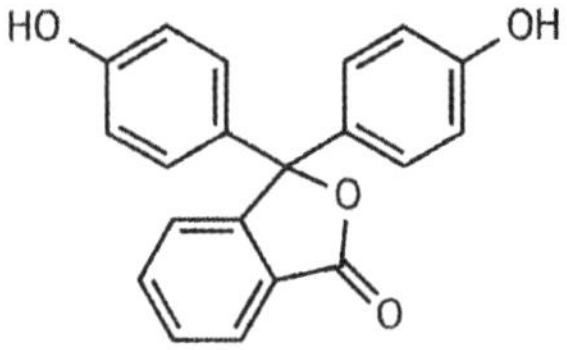

Welche Formel kommt dem Indikator in stark alkalischer Lösung in seiner farblosen Form zu?

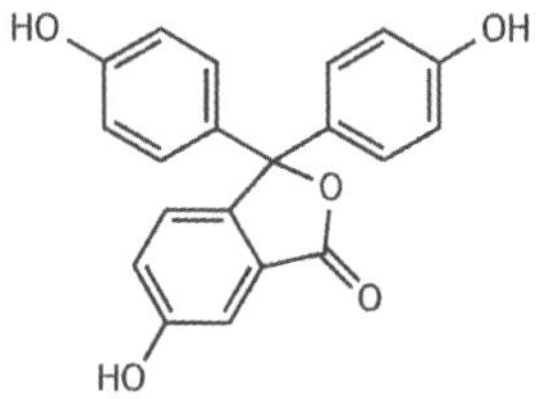

(A)

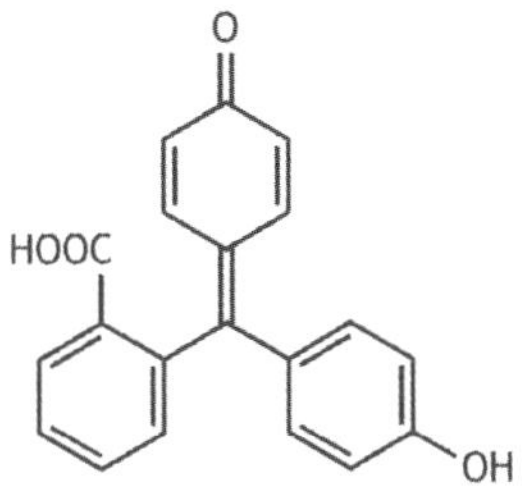

278* Welche Aussage trifft **nicht** zu?
Phenolphthalein

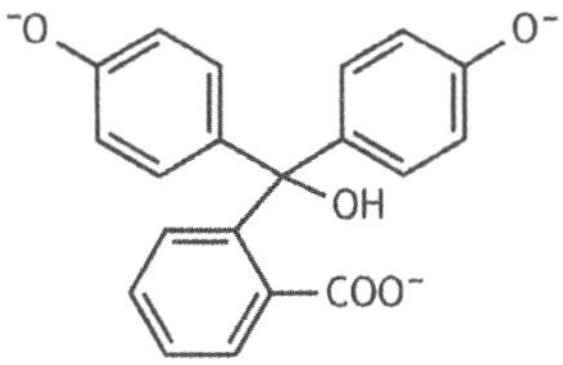

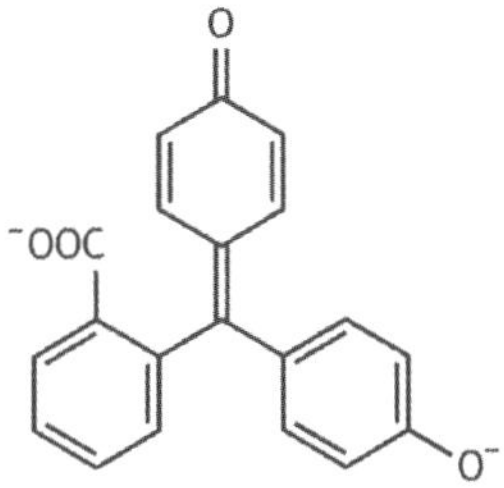

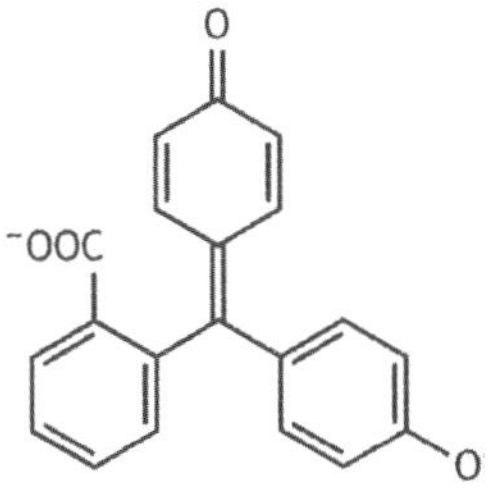

(A) weist ein Triarylmethan-Strukturelement auf
(B) ist ein einfarbiger Indikator
(C) wird durch überschüssiges Sulfit entfärbt
(D) liegt in der farbigen Form als vinyloges Amid (Merocyanin) vor
(E) schlägt um im pH-Bereich von etwa 8,2 bis etwa 10,0

279 Welche Aussagen treffen zu?
Phenolphthalein

(1) gehört zu den Sulfophthaleinen
(2) schlägt um im pH-Bereich von 8,2–10,0
(3) ist ein zweifarbiger Indikator

(A) nur 1 ist richtig
(B) nur 2 ist richtig
(C) nur 1 und 3 sind richtig
(D) nur 2 und 3 sind richtig
(E) 1 bis 3 = alle sind richtig

280 Welche Aussagen treffen zu?
Phenolphthalein

(1) ist ein zweifarbiger Indikator
(2) kann als Indikator zur maßanalytischen Bestimmung von starken Säuren mit starken Basen eingesetzt werden
(3) liegt in saurem Milieu als farbiges Lacton vor
(4) weist bei pH 10 ein farbiges *p*-chinoides System auf
(5) ist auch in stark alkalischem Milieu (pH 14) farbig

(A) nur 3 ist richtig
(B) nur 4 ist richtig
(C) nur 2 und 4 sind richtig
(D) nur 1, 3 und 5 sind richtig
(E) nur 1, 2, 4 und 5 sind richtig

Indikatorauswahl

281 Welche Aussagen über Säure-Base-Indikatoren treffen zu?

(1) Bei der direkten Titration einer Säure ist der Indikator vor seinem Farbumschlag protoniert.
(2) Der Indikator wird in der Regel so gewählt, dass sein pK_a-Wert mit dem pK_a-Wert der titrierten Säure übereinstimmt.
(3) Der Farbumschlag eines Indikators erfolgt ohne Verbrauch von Maßlösung.
(4) Der pK_a-Wert einer Indikatorsäure ist zahlenmäßig identisch mit dem pH-Wert an seinem Umschlagspunkt.

(A) nur 2 ist richtig
(B) nur 3 ist richtig
(C) nur 1 und 4 sind richtig
(D) nur 2 und 3 sind richtig
(E) nur 1, 2 und 3 sind richtig

282 Welche Aussage zu Säure-Base-Indikatoren trifft zu?

(A) Säure-Base-Indikatoren dürfen selbst keine sauren oder basischen Eigenschaften besitzen.
(B) Die Konzentration des zugesetzten Indikators in der Titrationslösung hat prinzipiell keinen Einfluss auf den Verlauf der Titrationskurve einer Säure-Base-Titration.
(C) Als Mischindikatoren werden solche Säure-Base-Indikatoren bezeichnet, die in saurem Milieu eine andere Farbe aufweisen als in alkalischem Milieu.
(D) Bei Säure-Base-Indikatoren wird üblicherweise zwischen einfarbigen und zweifarbigen Indikatoren unterschieden.
(E) Eriochromschwarz T ist ein gebräuchlicher Säure-Base-Indikator.

283 Welche Aussage trifft **nicht** zu?

(A) Bei der Titration einer schwachen Säure mit einer starken Base liegt der pH-Wert des Äquivalenzpunkts im Alkalischen.
(B) Zur Einstellung einer Salzsäure-Maßlösung (c = 0,1 mol/L) mit Natriumhydroxid-Maßlösung ist ein Indikator, der bei pH 6 umschlägt, geeignet.
(C) Zur Einstellung einer Salzsäure-Maßlösung (c = 0,1 mol/L) mit Natriumhydroxid-Maßlösung ist ein Indikator, der bei pH 8 umschlägt, geeignet.
(D) Zur Titration von Essigsäure mit Natriumhydroxid-Maßlösung ist ein Indikator, der nur im sauren pH-Bereich umschlägt, geeignet.
(E) Die Titrationskurve der Bestimmung von Salzsäure-Maßlösung (c = 0,1 mol/L) mit Natriumhydroxid-Maßlösung zeichnet sich durch einen steilen Sprung in der Nähe des Äquivalenzpunkts aus.

284 Welcher der folgenden Indikatoren (angegeben sind die jeweiligen Umschlagsbereiche) ist zur selektiven Bestimmung von Salzsäure neben Hydroxylaminhydrochlorid durch Titration mit NaOH-Maßlösung (c = 0,1 mol/L) am besten geeignet?

pK_b (Hydroxylamin) = 8,2

(A) Methylorange (3,0–4,4)
(B) Bromthymolblau (5,8–7,4)
(C) Phenolrot (6,8–8,4)
(D) Phenolphthalein (8,2–10,0)
(E) Alizaringelb (10,0–12,0)

285 Welcher der folgenden Säure-Base-Indikatoren ist für die maßanalytische Bestimmung einer schwachen Säure mit einer starken Base am besten geeignet?

(A) Phenolphthalein
(B) Bromphenolblau
(C) Dimethylgelb
(D) Methylrot
(E) Bromcresolgrün

286 10,0 mL der Lösung einer einbasigen Säure (pK_a = 6) der Konzentration c = 0,1 mol/L werden mit Natriumhydroxid-Maßlösung der Konzentration c = 0,1 mol/L (Faktor f = 1,00) titriert.
Welche der angegebenen Optionen ist zur Indizierung dieser Bestimmung geeignet?

(A) Farbindikator mit pH-Umschlagsbereich 2–4
(B) Farbindikator mit pH-Umschlagsbereich 4–6
(C) Farbindikator mit pH-Umschlagsbereich 6–8
(D) Farbindikator mit pH-Umschlagsbereich 8–10
(E) Keine der angegebenen Optionen ist geeignet.

Themenübergreifende Fragen

287 Welche Aussagen treffen zu?
Zur Indizierung der alkalimetrischen Titration einer starken Säure eignen sich:

(1) sowohl Methylrot als auch Phenolphthalein
(2) Phenolrot
(3) Biamperometrie mit zwei Pt-Elektroden und einer Spannung von 100 mV
(4) Messung der Leitfähigkeit zwischen zwei platinierten Pt-Blechelektroden

(A) nur 3 ist richtig
(B) nur 4 ist richtig
(C) nur 1 und 2 sind richtig
(D) nur 1, 2 und 4 sind richtig
(E) 1 bis 4 = alle sind richtig

288* Welche Indikatoren bzw. instrumentellen Verfahren eignen sich zur Endpunktserkennung der Titration einer Lösung von Propionsäure (c = 0,1 mol/L) mit NaOH-Maßlösung (c = 0,1 mol/L)?

(1) Methylorange
(2) Phenolphthalein
(3) Potentiometrie
(4) Konduktometrie

(A) nur 1 und 2 sind richtig
(B) nur 1 und 3 sind richtig
(C) nur 1, 3 und 4 sind richtig
(D) nur 2, 3 und 4 sind richtig
(E) 1 bis 4 = alle sind richtig

289* Welches der genannten Verfahren ist zur Indizierung des Endpunkts der alkalimetrischen Titration einer Säure mit $pK_a = 4$ **ungeeignet**?

(A) Verwendung von Phenolphthalein
(B) Verwendung von Thymolphthalein
(C) Potentiometrie mit einer Glas-Elektrode als Indikatorelektrode
(D) Leitfähigkeitsmessung
(E) Biamperometrie unter Verwendung einer Doppel-Pt-Elektrode

290 10,0 mL der Lösung einer einbasischen Säure ($pK_a = 5$) der Konzentration c = 0,1 mol/L werden mit Natriumhydroxid-Maßlösung der Konzentration c = 0,1 mol/L (Faktor f = 1,00) titriert.
Welche der angegebenen Verfahren sind zur Indizierung dieser Bestimmung geeignet?

(1) potentiometrische Indizierung mit Doppelplatinelektrode
(2) Einsatz eines Farbindikators mit pH-Umschlagsbereich 2–4
(3) Einsatz eines Farbindikators mit pH-Umschlagsbereich 4–6

(A) Keines dieser Verfahren ist geeignet.
(B) nur 1 ist richtig
(C) nur 2 ist richtig
(D) nur 1 und 2 sind richtig
(E) nur 2 und 3 sind richtig

291 10,0 mL der Lösung einer einbasigen Säure ($pK_a = 5$) der Konzentration c = 0,1 mol/L werden mit Natriumhydroxid-Maßlösung der Konzentration c = 0,1 mol/L (Faktor f = 1,00) titriert.
Welche der genannten Verfahrensweisen sind zur Indizierung dieser Bestimmung geeignet?

(1) Anwendung der Potentiometrie unter Verwendung einer Glaselektroden-Einstab-Messkette
(2) Einsatz eines Farbindikators mit pH-Umschlagsbereich 2–4
(3) Einsatz eines Farbindikators mit pH-Umschlagsbereich 4–6

(A) Keine der angegebenen Verfahrensweisen ist geeignet.
(B) nur 1 ist richtig
(C) nur 2 ist richtig
(D) nur 3 ist richtig
(E) nur 1 und 3 sind richtig

6.1.6 Maßlösungen, insbesondere nach Arzneibuch

Siehe auch MC-Fragen Nr. 20–35, 253, 409–414, 487–502, 670–679.

292* Welche der folgenden Maßlösungen können durch genaues Einwiegen der Substanzen hergestellt werden (Einstellung gegen Urtiter **nicht** erforderlich)?

(1) $K_2Cr_2O_7$-Maßlösung
(2) $KMnO_4$-Maßlösung
(3) NaOH-Maßlösung
(4) $KBrO_3$-Maßlösung
(5) NaCl-Maßlösung

(A) nur 1 und 2 sind richtig
(B) nur 3 und 4 sind richtig
(C) nur 1, 4 und 5 sind richtig
(D) nur 2, 3 und 4 sind richtig
(E) 1 bis 5 = alle sind richtig

293 Welche der folgenden Kombinationen aus Reagenz und Indikator bzw. Indikationsverfahren sind zur Einstellung einer wässrigen NaOH-Maßlösung geeignet?

(1) Salzsäure/Phenolphthalein
(2) Salzsäure/Methylorange
(3) Oxalsäure/Methylorange
(4) Kaliumhydrogenphthalat/Naphtholbenzein
(5) Benzoesäure/potentiometrische Endpunktsanzeige

(A) nur 1 ist richtig
(B) nur 1 und 2 sind richtig
(C) nur 2 und 3 sind richtig
(D) nur 1,2 und 5 sind richtig
(E) nur 1, 4 und 5 sind richtig

294 Welche Aussagen zu Herstellung und Einstellung wässriger NaOH-Maßlösungen treffen zu?

(1) Bei Verunreinigung der NaOH-Maßlösung mit Carbonat erhält man bei deren Einstellung mit Salzsäure-Maßlösung gegen Phenolphthalein einen kleineren Faktor als unter Verwendung von Methylorange.
(2) Die Einstellung kann mit dem Urtiter Benzoesäure unter potentiometrischer Endpunktsanzeige erfolgen.
(3) Natriumcarbonat ist in 60-prozentiger NaOH-Lösung schwer löslich.
(4) Durch Aufnahme von CO_2 bei der Lagerung der Maßlösung sinkt deren Faktor bei Einsatz von Phenolphthalein als Indikator.

(A) nur 2 ist richtig
(B) nur 1 und 4 sind richtig
(C) nur 1, 2 und 4 sind richtig
(D) nur 2, 3 und 4 sind richtig
(E) 1 bis 4 = alle sind richtig

295 Welche Aussagen zu Titrationen mit NaOH-Maßlösungen und deren Einstellung treffen zu?

(1) Die Einstellung von NaOH-Maßlösungen kann gegen Kaliumhydrogenphthalat erfolgen.
(2) Säure-Base-Reaktionen in Wasser sind immer schnelle Reaktionen.
(3) An Stelle von Wasser kann auch Eisessig als Lösungsmittel verwendet werden.

(A) nur 1 ist richtig
(B) nur 2 ist richtig
(C) nur 1 und 2 sind richtig
(D) nur 2 und 3 sind richtig
(E) 1 bis 3 = alle sind richtig

296 Welche Aussagen zu Titrationen mit KOH-Maßlösungen treffen zu?

(1) Die Einstellung von KOH-Maßlösungen kann gegen Kaliumhydrogenphthalat erfolgen.
(2) Säure-Base-Reaktionen in Wasser sind immer schnelle Reaktionen.
(3) Auch Ethanol ist als Lösungsmittel in KOH-Maßlösungen gebräuchlich.

(A) nur 1 ist richtig
(B) nur 2 ist richtig
(C) nur 1 und 2 sind richtig
(D) nur 2 und 3 sind richtig
(E) 1 bis 3 = alle sind richtig

6.1.7 Urtitersubstanzen, insbesondere nach Arzneibuch

Siehe auch MC-Fragen Nr. 503–516, 603, 680–682.

297 Welche Aussagen zu Urtitersubstanzen treffen zu?

(1) Sie sind notwendigerweise anorganische Verbindungen.
(2) Sie werden auch als interner Standard bezeichnet.
(3) Sie können zur Herstellung von Maßlösungen verwendet werden.

(A) nur 2 ist richtig
(B) nur 3 ist richtig
(C) nur 1 und 2 sind richtig
(D) nur 2 und 3 sind richtig
(E) 1 bis 3 = alle sind richtig

298 Welche der genannten Verbindungen ist als Urtitersubstanz **nicht** geeignet?

(A) Natriumhydroxid
(B) Natriumchlorid
(C) Natriumoxalat
(D) Arsen(III)-oxid
(E) Kaliumbromat

299 Welche der folgenden Substanzen ist **nicht** als Urtiter geeignet?

(A) Kaliumbromat
(B) Arsen(III)-oxid
(C) Natriumchlorid
(D) Kaliumhydroxid
(E) Natriumoxalat

300* Welche der folgenden Substanzen eignet sich **nicht** als Urtitersubstanz?

(A) Arsen(III)-oxid (As_4O_6)
(B) Benzoesäure
(C) Ammoniumcarbonat
(D) Sulfanilsäure
(E) Oxalsäure

301* Welche Aussage trifft **nicht** zu?
Als Urtitersubstanzen eignen sich:

(A) KIO_3
(B) $KHCO_3$
(C) $KBrO_3$
(D) $KClO_4$
(E) NaCl

302 Welche der folgenden Substanzen eignet sich **nicht** als Urtitersubstanz?

(A) KIO_3
(B) $KHCO_3$
(C) $K_2Cr_2O_7$
(D) Kaliumhydrogenphthalat
(E) Natriumtetraphenylborat

303 Welche der genannten Verbindungen sind als Urtitersubstanzen zur Faktoreinstellung einer HCl-Maßlösung (c = 0,1 mol/L) geeignet?

(1) Bariumchlorid
(2) Natriumcarbonat
(3) Kaliumhydroxid
(4) Kaliumhydrogencarbonat

(A) nur 1 und 2 sind richtig
(B) nur 1 und 3 sind richtig
(C) nur 1 und 4 sind richtig
(D) nur 2 und 3 sind richtig
(E) nur 2 und 4 sind richtig

304* Welche der folgenden Substanzen sind als Urtiter zur Faktoreinstellung einer HCl-Maßlösung ($c = 0{,}1\ mol \cdot L^{-1}$) geeignet?

(1) Na_2CO_3
(2) NaCl
(3) NaOH
(4) $KHCO_3$

(A) nur 2 ist richtig
(B) nur 3 ist richtig
(C) nur 1 und 4 sind richtig
(D) nur 1, 3 und 4 sind richtig
(E) 1 bis 4 = alle sind richtig

305 Welche der folgenden Operationen ist im Reinigungsprozess von Natriumcarbonat für dessen Verwendung als Urtitersubstanz am zweckmäßigsten durchzuführen?

(A) Wasserdampfdestillation einer gesättigten wässrigen Lösung
(B) Extraktion der wässrigen Lösung mit Petroläther
(C) Ansäuern der gesättigten wässrigen Lösung mit Salzsäure
(D) Durchleiten von Kohlendioxid durch die gesättigte Lösung in Wasser
(E) Umkristallisieren aus verdünnter wässriger Essigsäure

306* Durch welche Operation kann Benzoesäure für die Verwendung als Urtitersubstanz am zweckmäßigsten gereinigt werden?

(A) Umfällung durch Zugabe von Aceton zu einer gesättigten wässrigen Lösung
(B) Glühen bis zur Massekonstanz
(C) Ansäuern der gesättigten wässrigen Lösung mit Salzsäure
(D) Durchleiten von Kohlendioxid durch die gesättigte Lösung in Wasser
(E) Sublimation

307 Welche Aussagen treffen zu?
Durch Umkristallisieren aus siedendem Wasser können folgende Stoffe zur Verwendung als Urtitersubstanzen gereinigt werden:

(1) Kaliumbromat
(2) Kaliumhydrogenphthalat
(3) Sulfanilsäure
(4) Natriumchlorid

(A) nur 1 und 2 sind richtig
(B) nur 2 und 3 sind richtig
(C) nur 3 und 4 sind richtig
(D) nur 1, 2 und 3 sind richtig
(E) nur 2, 3 und 4 sind richtig

6.2 Titrationen von Säuren und Basen in wässrigen Lösungen, insbesondere nach Arzneibuch

6.2.1 Titration von Säuren

308 Welche Aussage trifft zu?
Dihydrogenphosphate können in Gegenwart geeigneter Indikatoren mit Natriumhydroxid-Lösung titriert werden.
Hierbei reagiert das Dihydrogenphosphat als:

(A) Kationbase
(B) Kationsäure
(C) Anionbase
(D) Anionsäure
(E) Neutralbase

309* Welche Aussage trifft zu?
Hydrogencarbonate können in Gegenwart geeigneter Indikatoren mit Natriumhydroxid-Lösung titriert werden.
Hierbei reagiert das Hydrogencarbonat als:

(A) Kationbase
(B) Kationsäure
(C) Anionbase
(D) Anionsäure
(E) Neutralbase

310 Welche Aussage über Kohlensäure trifft **nicht** zu?

(A) In ihrer wässrigen Lösung ist die Stoffmengenkonzentration an CO_2 größer als die von H_2CO_3.
(B) Der pK-Wert der scheinbaren Dissoziationskonstanten der 1. Stufe ist größer als der der tatsächlichen 1. Dissozationskonstanten von H_2CO_3.
(C) Mit Natriumhydroxid-Lösung kann Kohlensäure potentiometrisch als **ein**basige Säure titriert werden.
(D) Mit Natriumhydroxid-Lösung und Phenolphthalein als Indikator kann Kohlensäure als **zwei**basige Säure titriert werden.
(E) Mit Bariumhydroxid-Lösung und Phenolphthalein als Indikator kann Kohlensäure als **zwei**basige Säure titriert werden.

311 Propionsäure (M_r 74,1; pK_a = 4,87) wird mit potentiometrischer Endpunktsanzeige volumetrisch quantifiziert.
Welcher Verbrauch an NaOH-Maßlösung (c = 0,1 mol/L) ergibt sich bei einer Einwaage von 100 mg Propionsäure?

(A) 13,5 mL
(B) 23,5 mL
(C) 27,0 mL
(D) 40,5 mL
(E) 47,0 mL

312 Zur Gehaltsbestimmung des nachstehend abgebildeten Arzneistoffs Glibenclamid werden 0,4000 g Substanz unter Erwärmen in Ethanol gelöst und mit Natriumhydroxid-Maßlösung (c = 0,1 mol/L) gegen Phenolphthalein bis zum Farbumschlag nach Rot titriert.

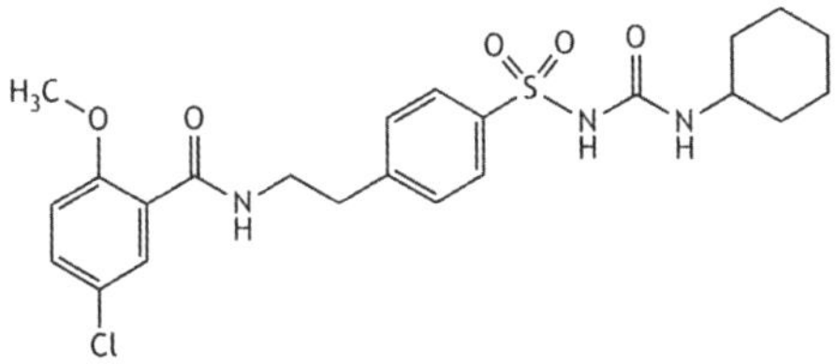

Welcher Menge Glibenclamid (M_r 494,0) entspricht 1 mL Natriumhydroxid-Maßlösung (c = 0,1 mol/L)?

(A) 16,5 mg
(B) 24,7 mg
(C) 49,4 mg
(D) 247,0 mg
(E) 494,0 mg

313 Der Gehalt des abgebildeten Arzneistoffs (*S*)-Omeprazol (M_r 345,4) kann durch eine Säure-Base-Titration bestimmt werden.

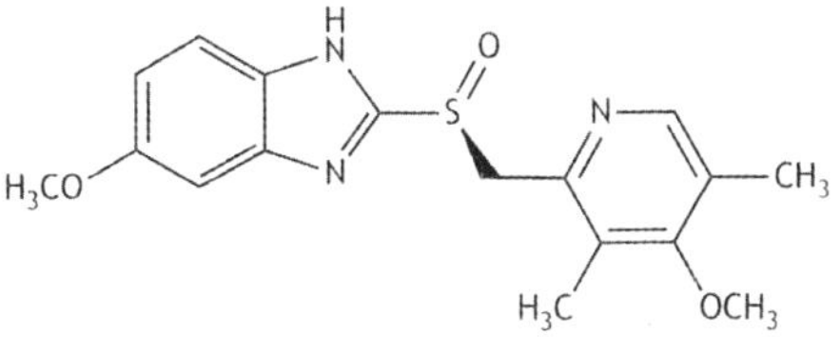

Dazu wird die zu analysierende Substanz in einer Mischung aus Wasser/Ethanol (1:4) gelöst und mit NaOH-Maßlösung (c = 0,5 mol/L) bei potentiometrischer Endpunktsanzeige titriert.

Welcher Menge an (*S*)-Omeprazol entspricht ein Verbrauch von 1 mL dieser NaOH-Maßlösung?

(A) 34,54 mg
(B) 172,7 mg
(C) 345,4 mg
(D) 1,727 g
(E) 3,454 g

314 Die Gehaltsbestimmung des abgebildeten Arzneistoffs Sulindac kann in Methanol durch Titration mit NaOH-Maßlösung unter potentiometrischer Indizierung erfolgen.

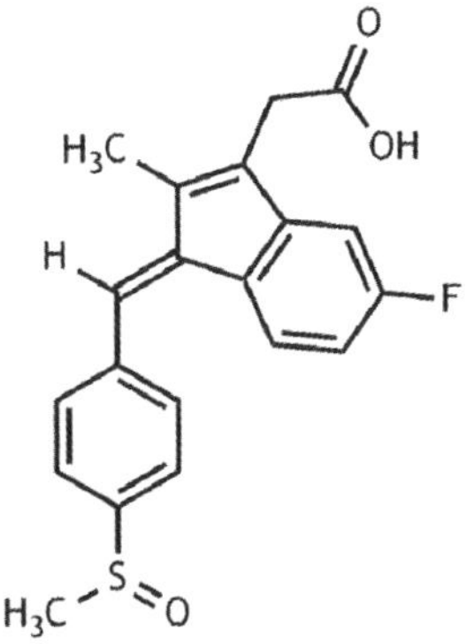

Welche der folgenden Verbindungen bewirken als Verunreinigung dieses Arzneistoffs bei der Titration einen – relativ zur Titration des reinen Arzneistoffs – abweichenden Verbrauch von NaOH-Maßlösung?

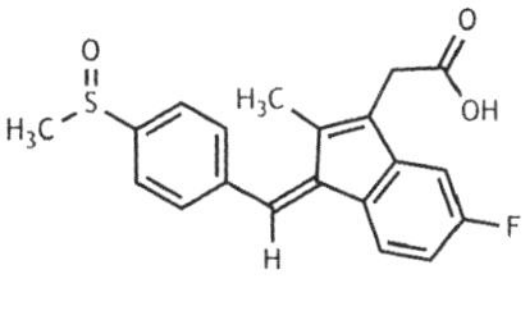

(1)

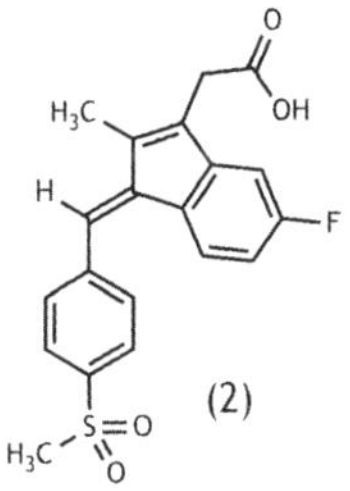

(2)

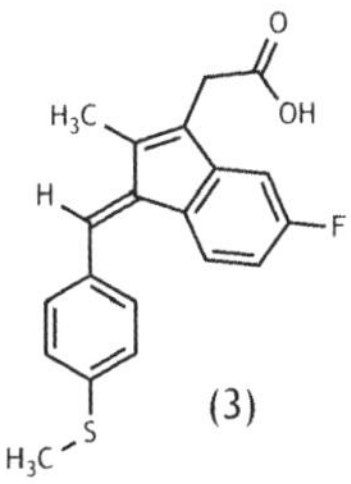

(3)

(A) nur 1 ist richtig
(B) nur 2 ist richtig
(C) nur 1 und 2 sind richtig
(D) nur 1 und 3 sind richtig
(E) nur 2 und 3 sind richtig

Aminosäuren und Derivate

Weitere MC-Fragen zu Aminosäuren siehe Fragen Nr. 232, 416, 548–550, 882, 953–959, 963, 1702, 1812, 1816, 1832, 1840, 1867.

315 Welche Aminosäuren bzw. -hydrochloride verbrauchen bei der Titration in wässriger Lösung mit Natriumhydroxid-Maßlösung (0,1 mol·L^{-1}) zwei Äquivalente Natriumhydroxid (Phenolphthalein als Indikator)?

(1) $H_3C-C(=O)-NH-CH(COOH)-CH_2-C_6H_4-OH$

Acetyltyrosin

(2) $H_2N-CH(COOH)-CH_2-COOH$

Asparaginsäure

(3) $\overset{\oplus}{H_3N}-CH(COOH)-(CH_2)_2-COOH$ $Cl^{\ominus}$

Glutaminsäurehydrochlorid

(4) $H_2N-CH(COOH)-CH_2-$(Imidazolium, $\overset{\oplus}{N}$–H, N–H) $Cl^{\ominus}$

Histidinhydrochlorid

(5) $H_2N-CH(COOH)-(CH_2)_3-\overset{\oplus}{N}H_3\ Cl^{\ominus}$

Ornithinhydrochlorid

(A) nur 3 ist richtig
(B) nur 1 und 2 sind richtig
(C) nur 3, 4 und 5 sind richtig
(D) nur 1, 2, 3 und 4 sind richtig
(E) 1 bis 5 = alle sind richtig

316 Glutaminsäure wird durch Titration mit NaOH-Maßlösung unter potentiometrischer Indikation des Endpunkts titriert.
Welche Aussagen treffen zu?

(1) Es werden 2 Potentialsprünge erhalten.
(2) Es werden 3 Potentialsprünge erhalten.
(3) Der erste Potentialsprung ist größer als der zweite.
(4) Nach Verbrauch von 1 Äquivalent Base liegt ein neutrales Zwitterion vor.

(A) nur 1 ist richtig
(B) nur 2 ist richtig
(C) nur 3 ist richtig
(D) nur 1 und 3 sind richtig
(E) nur 2 und 4 sind richtig

Verdrängungstitrationen

317 Welche Aussagen treffen zu?
Folgende Arzneistoffe verbrauchen, in Ethanol gelöst, bei der Titration mit wässriger NaOH (c = 0,1 mol/L) **ein** Äquivalent NaOH:

(1) Amantadin-HCl

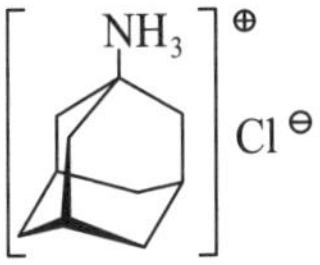

$NH_3^{\oplus}$ $Cl^{\ominus}$

(2) Amitriptylin-HCl

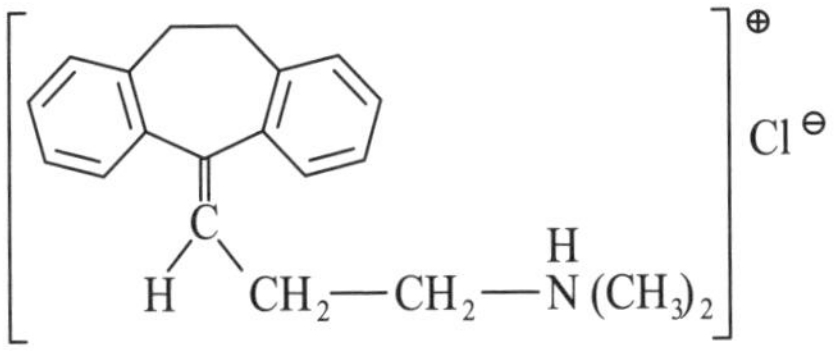

H CH$_2$—CH$_2$—N(CH$_3$)$_2$ H $Cl^{\ominus}$

(3) Clonidin-HCl

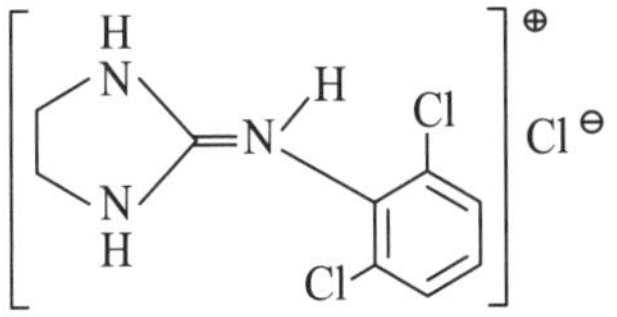

$Cl^{\ominus}$

(A) nur 1 ist richtig
(B) nur 2 ist richtig
(C) nur 3 ist richtig
(D) nur 1 und 3 sind richtig
(E) 1 bis 3 = alle sind richtig

318 Das Europäische Arzneibuch schreibt für den abgebildeten Arzneistoff, das Dihydrat des Chininhydrochlorids, eine Gehaltsbestimmung in Ethanol mit Natriumhydroxid-Maßlösung (c = 0,1 mol · L^{-1}) vor, wobei vor der Titration ein definiertes Volumen Salzsäure (c = 0,01 mol · L^{-1}) zugegeben wird. Der Endpunkt der Titration wird potentiometrisch erfasst. Das Volumen zwischen den beiden Wendepunkten in den steilen Bereichen der Titrationskurve wird für die Berechnung des Gehalts herangezogen.

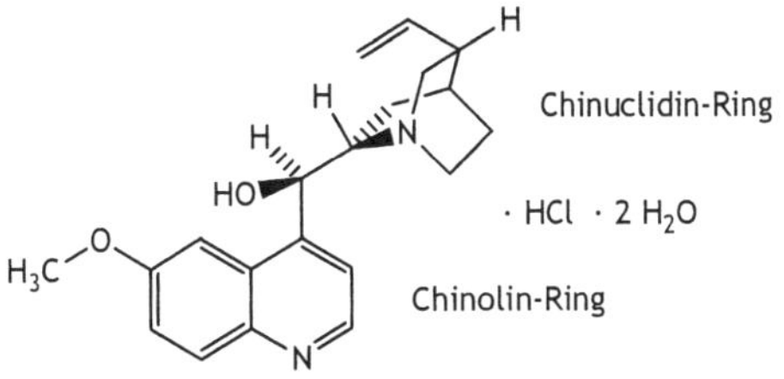

Chinuclidin-Ring
· HCl · 2 H_2O
Chinolin-Ring

Welche Aussagen treffen zu?

(1) Bei der Titration wird das Chlorid-Ion erfasst.
(2) Die Basizität des Chinuclidin-Stickstoffatoms ist größer als die des Chinolin-Stickstoffatoms.
(3) Das Volumen zwischen den Wendepunkten der Titrationskurve entspricht zwei Äquivalenten Natriumhydroxid-Maßlösung.
(4) Der Gehalt an Chininhydrochlorid kann auch durch Titration in wasserfreiem Medium mit Perchlorsäure-Maßlösung bestimmt werden.

(A) nur 2 ist richtig
(B) nur 1 und 4 sind richtig
(C) nur 2 und 4 sind richtig
(D) nur 1, 2 und 3 sind richtig
(E) 1 bis 4 = alle sind richtig

319 Zur Gehaltsbestimmung von Ephedrinhydrochlorid wird eine Probe in ein Becherglas eingewogen und in 50 mL Ethanol gelöst. Nachdem mit einer Vollpipette 5,0 mL Salzsäure (c = 0,01 mol/L) in das Becherglas gegeben wurde, wird mit Natriumhydroxid-Maßlösung (c = 0,1 mol/L) unter potentiometrischer Indizierung titriert. Dabei wird die folgende Titrationskurve erhalten:

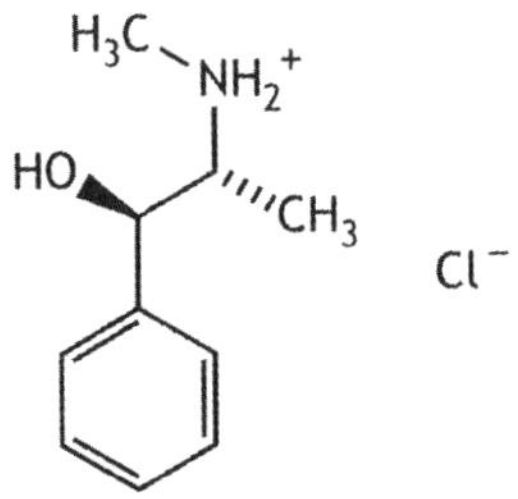

Cl^-

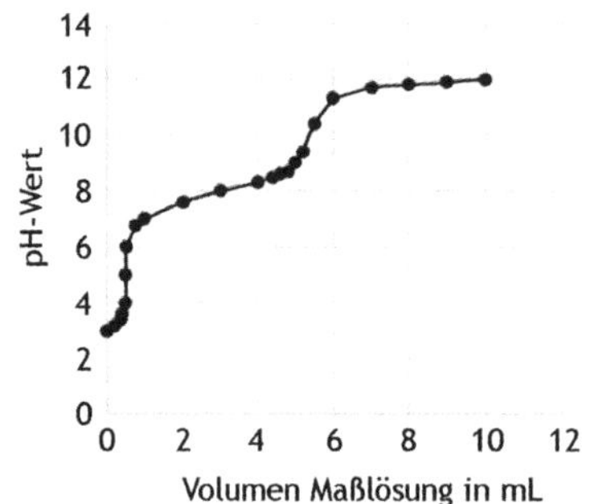

Welche Aussagen treffen zu?

(1) Das verwendete Ethanol muss wasserfrei sein.
(2) Der Probelösung wird Salzsäure zugesetzt, um das zu titrierende basische Ephedrin aus seinem Salz freizusetzen.
(3) Der Gehalt der Probe wird aus dem Gesamtverbrauch an Natriumhydroxid-Maßlösung abzüglich 5,0 mL errechnet.
(4) Ephedrinhydrochlorid ist eine schwache Kationsäure.

(A) nur 1 ist richtig
(B) nur 4 ist richtig
(C) nur 1 und 3 sind richtig
(D) nur 1, 2 und 3 sind richtig
(E) 1 bis 4 = alle sind richtig

320 Zur Gehaltsbestimmung von Ephedrinhydrochlorid wird eine Substanzprobe in 50 mL Ethanol gelöst. Nach Zugabe von 5,0 mL Salzsäure (c = 0,01 mol/L) wird mit NaOH-Maßlösung (c = 0,1 mol/L) unter potentiometrischer Indizierung titriert. Dabei wird die abgebildete Titrationskurve erhalten:

H_3C $\overset{+}{N}H_2$ HO CH_3 Cl^-

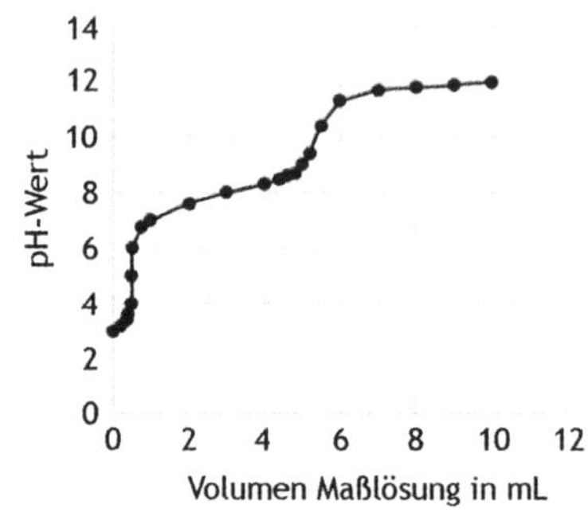

Welche Aussagen treffen zu?

(1) Der erste Potentialsprung rührt von der Titration der insgesamt vorhandenen Salzsäure her (d. h. zugesetzte Salzsäure sowie eventuell als Verunreinigung der Probe vorhandener Chlorwasserstoff).
(2) Der Verbrauch von etwa 5,0 mL NaOH-Maßlösung (vom ersten bis zum zweiten Potentialsprung) entspricht genau der Menge an Base, die zur Neutralisation der zugesetzten Salzsäure erforderlich ist.
(3) Zur Berechnung des Gehalts des Arzneistoffs wird das Volumen der zwischen den Wendepunkten bei den beiden Potentialsprüngen verbrauchten NaOH-Maßlösung herangezogen.

(A) nur 2 ist richtig
(B) nur 1 und 2 sind richtig
(C) nur 1 und 3 sind richtig
(D) nur 2 und 3 sind richtig
(E) 1 bis 3 = alle sind richtig

6.2.2 Titration von Basen

321 Welche Aussagen zu Titrationen von Basen treffen zu?

(1) Säure-Base-Reaktionen in Wasser sind immer schnelle Reaktionen.
(2) Die Reaktionsprodukte reagieren stets neutral.
(3) Das Lösungsmittel kann Eisessig sein.
(4) Die Maßlösungen müssen täglich neu eingestellt werden.

(A) nur 2 ist richtig
(B) nur 4 ist richtig
(C) nur 1 und 2 sind richtig
(D) nur 1 und 3 sind richtig
(E) 1 bis 4 = alle sind richtig

322 Welche Aussage trifft zu?
Natriumhydrogencarbonat reagiert bei der Titration mit Salzsäure als:

(A) Anionsäure
(B) Anionbase
(C) Kationbase
(D) Kationsäure
(E) Neutralbase

323 Zur Gehaltsbestimmung von Natriumcarbonat-Decahydrat (M_r 286,1) wird die Substanz nach Lösen in Wasser mit Salzsäure-Maßlösung (c = 1,0 mol/L) titriert.
Welche Aussage trifft zu?

1 mL Maßlösung entspricht

(A) 26,50 mg Na_2CO_3
(B) 28,61 mg Na_2CO_3
(C) 52,99 mg Na_2CO_3
(D) 57,22 mg Na_2CO_3
(E) 105,98 mg Na_2CO_3

324* Eine wässrige Lösung von Na_2CO_3 (M_r 106,0) wird mit Schwefelsäure-Maßlösung (c = 0,5 mol/L) gegen Methylorange titriert. Nach Farbumschlag wird für 2 Minuten zum Sieden erhitzt und nach Abkühlen bis zum stabilen Farbumschlag zu Ende titriert.

Welcher Menge Natriumcarbonat entspricht ein Verbrauch von insgesamt 10,0 mL der Schwefelsäure-Maßlösung?

(A) 53 mg Na_2CO_3
(B) 106 mg Na_2CO_3
(C) 530 mg Na_2CO_3
(D) 1,06 g Na_2CO_3
(E) 10,6 g Na_2CO_3

325 1,020 g einer Probe von Natriumcarbonat-Decahydrat werden in 25 mL Wasser gelöst und mit Salzsäure-Maßlösung (c = 1 mol/L) gegen Methylorange titriert. Bis zum Erreichen des Äquivalenzpunkts werden 5,0 mL der Salzsäure-Maßlösung verbraucht.

Na_2CO_3 (M_r 106,0)
$Na_2CO_3 \cdot 10\,H_2O$ (M_r 286,1)

Welche Aussagen treffen zu?

(1) Die Probe enthält 265,0 mg Natriumcarbonat.
(2) Der Massenanteil des Natriumcarbonats in der Probe beträgt 26,5 %.
(3) Der Massenanteil des Natriumcarbonat -Decahydrats in der Probe beträgt 99,5 %.

(A) nur 1 ist richtig
(B) nur 2 ist richtig
(C) nur 3 ist richtig
(D) nur 1 und 3 sind richtig
(E) nur 2 und 3 sind richtig

6.2.3 Bestimmung von Carbonsäure-Derivaten, Verseifungstitrationen

326 Welche Aussage trifft **nicht** zu? Alkalimetrische Gehaltsbestimmungen (als Rücktitration vorgelegter Natriumhydroxid-Lösung), in deren Verlauf eine Hydrolyse erfolgt, können mit folgenden Strukturen durchgeführt werden:

(A) $R\text{-}CH(OR')_2$

(B) R-COO-R'

(C) $Cl_3C\text{-}CH(OH)_2$

(D) $(R\text{-}CO)_2O$

(E)

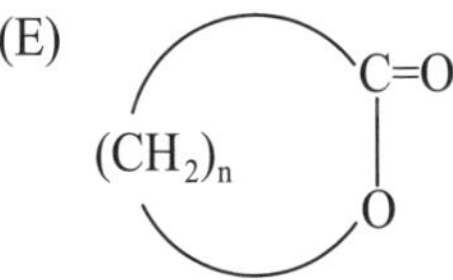

327 Welche Aussage trifft **nicht** zu?
Alkalimetrische Gehaltsbestimmungen (als Rüctitrationen vorgelegter NaOH), in deren Verlauf eine Hydrolyse erfolgt, können durchgeführt werden bei:

(A) Tetraalkylammoniumchloriden
(B) Carbonsäurephenylestern
(C) Lactonen
(D) Carbonsäureanhydriden
(E) Carbonsäurealkylestern

328 Welche Aussage trifft **nicht** zu?
Alkalimetrische Gehaltsbestimmungen, bei denen die Substanz mit überschüssiger NaOH verseift und der NaOH-Überschuss zurück titriert wird, können durchgeführt werden bei:

(A) 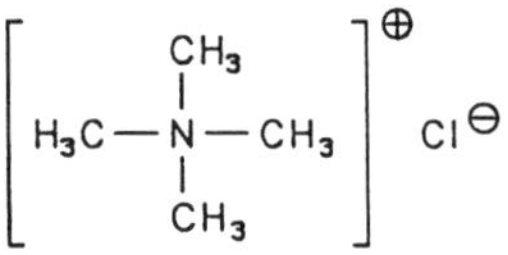 $[(CH_3)_4N]^{\oplus}\ Cl^{\ominus}$

(B) 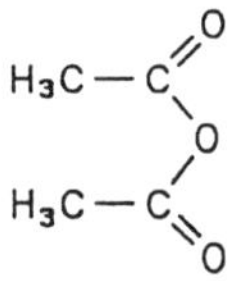 $H_3C-C(=O)-O-C(=O)-CH_3$

(C) H_3C, O, O, O, O, CH_3 (cyclisches Dilacton)

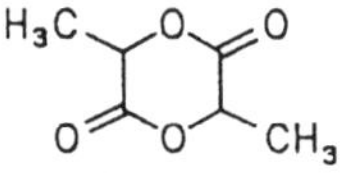

(D) 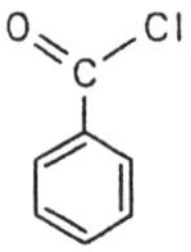 O, Cl, C (Benzoylchlorid)

(E) 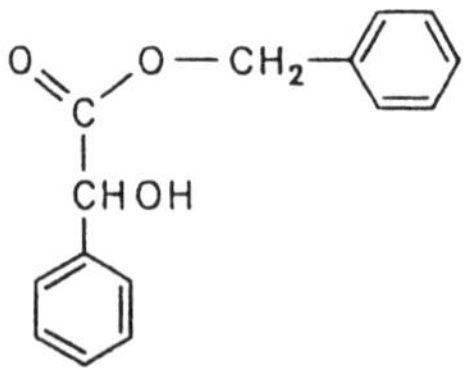 O, C, $O-CH_2$–Phenyl, CHOH–Phenyl

329* Welche Aussagen treffen zu?
Durch Verseifung von Carbonsäure-Derivaten mit einem Alkaliüberschuss unter geeigneten Bedingungen und Rücktitration mit Salzsäure können prinzipiell bestimmt werden:

(1) Acetanhydrid
$H_3C-C(=O)-O-C(=O)-CH_3$

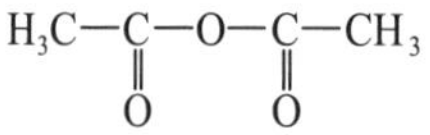

(2) Menthylacetat
$(H_3C)_2CH$, $H_3C-C(=O)-O$, CH_3

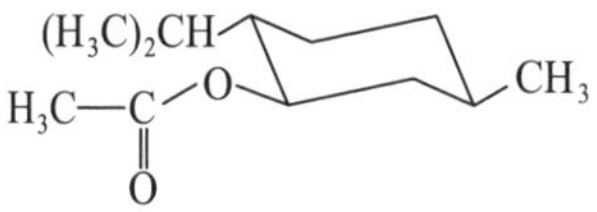

(3) 2,4-Dinitrobenzoylchlorid
O, Cl, C, NO_2, NO_2

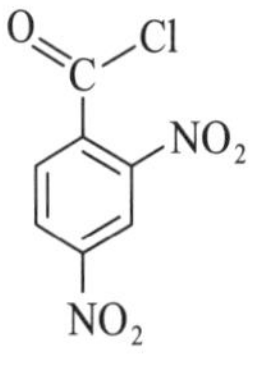

(A) nur 1 ist richtig
(B) nur 2 ist richtig
(C) nur 1 und 2 sind richtig
(D) nur 2 und 3 sind richtig
(E) 1 bis 3 = alle sind richtig

330 4-Hydroxybenzoesäuremethylester (siehe Formel) lässt sich durch Erhitzen mit überschüssiger NaOH-Maßlösung und anschließende Titration mit Schwefelsäure-Maßlösung quantitativ bestimmen.

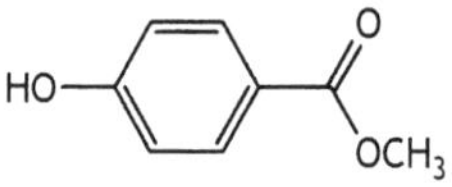

HO–C_6H_4–C(=O)–OCH_3

Welche Aussagen treffen zu?

(1) Das Erhitzen mit Natronlauge bewirkt Hydrolyse.
(2) Nach dem Erhitzen mit der überschüssigen Natronlauge liegt das Phenolat-Anion des 4-Hydroxybenzoesäuremethylesters vor.
(3) Bei der Titration mit Schwefelsäure wird der Überschuss der Natronlauge erfasst und das Phenolat-Anion protoniert.

(A) nur 1 ist richtig
(B) nur 2 ist richtig
(C) nur 1 und 2 sind richtig
(D) nur 1 und 3 sind richtig
(E) nur 2 und 3 sind richtig

331* Zur quantitativen Bestimmung von Dibutylphthalat (M_r 278,34) werden 750 mg Substanz mit 25,0 mL ethanolischer KOH-Maßlösung (c = 0,5 mol/L) im Wasserbad 1 h unter Rückfluss zum Sieden erhitzt. Nach Zusatz von Phenolphthalein-Lösung wird die Lösung sofort mit Salzsäure-Maßlösung (c = 0,5 mol/L) titriert.

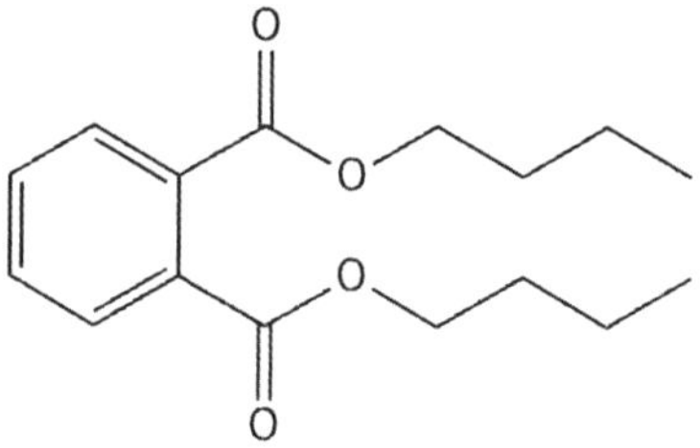

O, O, O, O (Dibutylphthalat)

Welche Aussagen treffen zu?

(1) Bei der Reaktion mit Hydroxid werden beide Estergruppen hydrolysiert.
(2) Der Farbumschlag am Äquivalenzpunkt der Titration mit Salzsäure-Maßlösung erfolgt von Rot nach Farblos.

(3) 1 mL der ethanolischen KOH-Maßlösung entspricht 69,59 mg Dibutylphthalat.

(A) nur 1 ist richtig
(B) nur 2 ist richtig
(C) nur 3 ist richtig
(D) nur 1 und 2 sind richtig
(E) 1 bis 3 = alle sind richtig

Acetylsalicylsäure

332

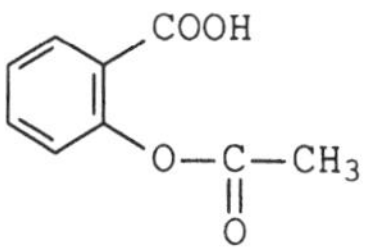

Zur Gehaltsbestimmung von Acetylsalicylsäure (siehe Formel) wird die genau gewogene Substanz in überschüssiger Natriumhydroxid-Maßlösung (0,1 mol·L^{-1}) hydrolysiert. Anschließend titriert man überschüssiges Natriumhydroxid mit Salzsäure gegen Phenolphthalein zurück. Aus der Differenz zwischen eingesetzter und zurücktitrierter Menge an Natriumhydroxid-Maßlösung wird der Gehalt berechnet. Welche Aussage über das erläuterte Verfahren trifft **nicht** zu?

(A) Bei der Hydrolyse von Acetylsalicylsäure entsteht Acetat.
(B) Bei der Hydrolyse von Acetylsalicylsäure entsteht Salicylat.
(C) Bei der Verwendung carbonatfreier Natriumhydroxid-Lösung kann anstelle von Phenolphthalein auch Methylorange als Indikator verwendet werden.
(D) Zur Gehaltsbestimmung werden pro mol Acetylsalicylsäure 2 mol Natriumhydroxid verbraucht.
(E) Beim pH-Wert des Umschlagbereichs von Phenolphthalein liegt Salicylsäure in Form ihres Monoanions vor.

333 Zur Gehaltsbestimmung von Acetylsalicylsäure wird die zu analysierende Substanz in Ethanol gelöst und mit überschüssiger NaOH-Maßlösung (c = 0,5 mol/L) versetzt. Die Mischung wird 1 h stehen gelassen. Anschließend wird mit HCl-Maßlösung (c = 0,5 mol/L) gegen Phenolphthalein zurücktitriert.

Welche Aussage trifft **nicht** zu?

(A) Bei dieser Titration werden sowohl der Ester als auch die Carboxygruppe erfasst.
(B) Am Äquivalenzpunkt liegen die Hydrolyseprodukte überwiegend als Salicylat und Acetat vor.
(C) Die Titration kann auch gegen Methylorange als Indikator durchgeführt werden.
(D) Die Titration kann auch unter potentiometrischer Endpunktsanzeige durchgeführt werden.
(E) Bei der Bestimmung der Substanz werden 2 Äquivalente Hydroxid verbraucht.

334 Zur Gehaltsbestimmung des abgebildeten Arzneistoffs Carbasalat-Calcium wird die Substanz in Wasser gelöst und nach Versetzen mit NaOH-Maßlösung (c = 0,1 mol/L) verschlossen stehen gelassen. Nach 2 h wird mit HCl-Maßlösung (c = 0,1 mol/L) gegen Phenolphthalein titriert.

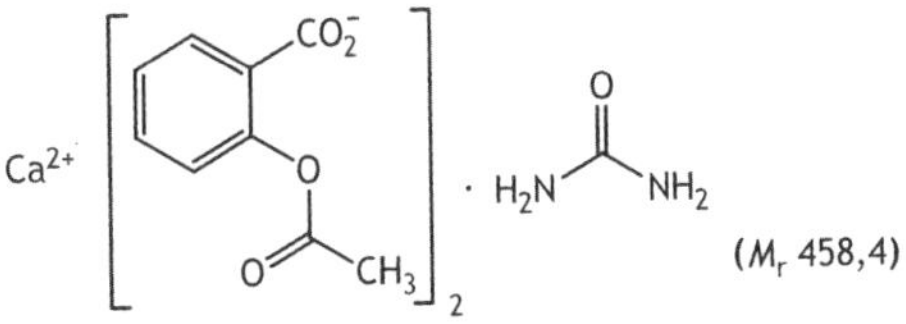

(M_r 458,4)

Welche Aussagen zu dieser Gehaltsbestimmung treffen zu?

(1) Harnstoff wird quantitativ an einem der beiden Stickstoffatome protoniert.
(2) Harnstoff wird quantitativ an beiden Stickstoffatomen protoniert.
(3) 1 mL NaOH-Maßlösung entspricht 22,92 mg Carbasalat-Calcium ($C_{19}H_{18}CaN_2O_9$).
(4) 1 mL NaOH-Maßlösung entspricht 45,84 mg Carbasalat-Calcium ($C_{19}H_{18}CaN_2O_9$).
(5) 1 mL NaOH-Maßlösung entspricht 60,10 mg Harnstoff (CH_4N_2O).

(A) nur 1 ist richtig
(B) nur 3 ist richtig
(C) nur 5 ist richtig
(D) nur 1 und 3 sind richtig
(E) nur 2 und 4 sind richtig

Chloralhydrat

335 Welche der folgenden Reaktionen können ablaufen, wenn bei einer Gehaltsbestimmung von Chloralhydrat (Trichloracetaldehyd-Hydrat) mit einem Überschuss an Natriumhydroxid versetzt wurde?

(1) $Cl_3C–CH(OH)_2 + OH^- \rightarrow HCCl_3 + HCOO^- + H_2O$
(2) $Cl_3C–CH(OH)_2 + 3\,OH^- \rightarrow HOOC–CHO + 3\,Cl^- + 2\,H_2O$
(3) $HCCl_3 + 4\,OH^- \rightarrow HCOO^- + 3\,Cl^- + 2\,H_2O$

(A) nur 1 ist richtig
(B) nur 2 ist richtig
(C) nur 3 ist richtig
(D) nur 1 und 3 sind richtig
(E) 1 bis 3 = alle sind richtig

336 Im Rahmen einer Gehaltsbestimmung von Chloralhydrat (Trichloracetaldehyd-Hydrat) versetzt man mit einem Überschuss an Natriumhydroxid.
Welche Aussagen zu dieser Umsetzung treffen zu?

(1) Aus Chloralhydrat entsteht in Gegenwart von überschüssigem Natriumhydroxid unter anderem Formiat.
(2) Bei der Spaltung von 1 mol Chloralhydrat zu (u. a.) Chloroform wird ein Äquivalent Natriumhydroxid verbraucht.
(3) Bei der Spaltung von 1 mol Chloroform zu Formiat werden 3 Äquivalente Natriumhydroxid verbraucht.

(A) nur 1 ist richtig
(B) nur 3 ist richtig
(C) nur 1 und 2 sind richtig
(D) nur 2 und 3 sind richtig
(E) 1 bis 3 = alle sind richtig

Verseifungszahl

337* Welche Aussage über die Verseifungszahl (nach Arzneibuch) trifft **nicht** zu?

(A) Die Verseifungszahl gibt an, wie viel mg KOH zur Neutralisation der freien Säuren von 1 g Substanz notwendig sind.
(B) Fette, in denen die veresterten Carbonsäuren überwiegend kurzkettig sind, weisen hohe Verseifungszahlen auf.
(C) Die Bestimmung der Verseifungszahl dient der Charakterisierung von Fetten und Wachsen.
(D) Die Verseifung wird mit ethanolischer Kaliumhydroxid-Maßlösung durchgeführt.
(E) Zur Rücktitration mit Salzsäure-Maßlösung ist Phenolphthalein als Indikator geeignet.

338 Welche Aussagen treffen zu?
Eine bekannte Masse eines unbekannten Fettsäurealkylesters wird mit einer gemessenen, überschüssigen Menge Natriumhydroxid verseift und der Laugenüberschuss mit Salzsäure zurücktitriert.
Aus der bei der Verseifung benötigten Stoffmenge Natriumhydroxid kann die relative Molekülmasse berechnet werden:

(1) des Esters
(2) des Alkohols
(3) der Säure

(A) nur 1 ist richtig
(B) nur 3 ist richtig
(C) nur 1 und 2 sind richtig
(D) nur 1 und 3 sind richtig
(E) nur 2 und 3 sind richtig

339 1,0 Gramm eines Esters wird mit überschüssiger ethanolischer Natriumhydroxid-Maßlösung unter Rückfluss bis zur vollständigen Verseifung erhitzt. Anschließend wird der Laugenüberschuss mit Salzsäure ($1\ mol \cdot L^{-1}$) zurücktitriert.
Bei welchem Ester ist der Salzsäureverbrauch am größten?

(A) $H_7C_3–CO–O–CH_3$
(B) $H_3C–CO–O–C_3H_7$
(C) $H_7C_3–CO–O–C_3H_7$
(D) $H_2C–O–CO–C_3H_7$
$H_2C–O–CO–C_3H_7$
(E) $H_2C–O–CO–C_3H_7$
$HC–O–CO–C_3H_7$
$H_2C–O–CO–C_3H_7$

340 Die nachfolgenden Verseifungszahlen wurden für eine Reihe von Fetten erhalten (Hydroxylzahl jeweils 0, Säurezahl < 1).
Welches der Fette hat die größte molekulare Masse?

(A) 155
(B) 175
(C) 180
(D) 189
(E) 255

Esterzahl

341 Welche Aussage über die Esterzahl trifft zu?

(A) Sie ist bei natürlichen Wachsen gleich der Verseifungszahl.
(B) Sie ist gleich der Differenz zwischen Verseifungszahl und Säurezahl.
(C) Sie ist der Quotient aus Verhältniszahl und Säurezahl.
(D) Sie gibt an, wieviel mg verseifbare Ester in 1 g Substanz enthalten sind.
(E) Keine der Aussagen (A) bis (D) trifft zu.

342 Welche der folgenden Berechnungen für die Esterzahl (EZ) eines Triglycerids sind zutreffend?

(1) $EZ = 10^3 \frac{m_{KOH}}{m_{Fett}}$
(m_{KOH}: Masse von KOH, nötig zur Verseifung der Masse des Fettes m_{Fett})
(2) EZ = VZ–SZ
(VZ: Verseifungszahl; SZ: Säurezahl)
(3) $EZ = 3 \cdot 10^3 \frac{M_{KOH}}{M_{Fett}}$
(M_{KOH}: molare Masse von KOH; M_{Fett}: mittlere molare Masse des Fettes)

(A) nur 2 ist richtig
(B) nur 1 und 2 sind richtig
(C) nur 1 und 3 sind richtig
(D) nur 2 und 3 sind richtig
(E) 1 bis 3 = alle sind richtig

6.2.4 Spezielle Verfahren

Oximtitration

343 Zur Prüfung des Arzneistoffs Paraldehyd auf eine eventuelle Verunreinigung mit Acetaldehyd wird die Prüflösung mit einem Überschuss an ethanolischer Hydroxylaminhydrochlorid-Lösung versetzt. Die dem gegebenenfalls vorhandenen Acetaldehyd äquivalente Stoffmenge an Protonen wird durch Rücktitration mit ethanolischer KOH-Maßlösung erfasst.
Wie wird diese Titration (nach dem gebildeten Reaktionsprodukt) zutreffend bezeichnet?

(A) Formoltitration
(B) Oximtitration
(C) Azomethintitration
(D) Acoxyltitration
(E) Hydroxaltitration

344 Zur Prüfung des Arzneistoffs Paraldehyd auf eine eventuelle Verunreinigung mit Acetaldehyd wird die Prüflösung mit einem Überschuss an ethanolischer Hydroxylaminhydrochlorid-Lösung versetzt. Anschließend erfolgt eine Rücktitration mit ethanolischer KOH-Maßlösung gegen Methylorange.
Welche Aussagen treffen zu?

(1) Falls Acetaldehyd vorliegt, bildet sich ein Oxim.
(2) Bei der Rücktitration wird der nicht verbrauchte Anteil von Hydroxylaminhydrochlorid erfasst.
(3) Bei der Rücktitration wird die dem Acetaldehyd äquivalente Stoffmenge an Protonen bestimmt.
(4) Wegen der hohen Basizität des Reaktionsprodukts liegt der Äquivalenzpunkt der Rücktitration im Alkalischen.

(A) nur 2 ist richtig
(B) nur 3 ist richtig
(C) nur 1 und 3 sind richtig
(D) nur 2 und 4 sind richtig
(E) nur 1, 2 und 4 sind richtig

345 Wenn 5,0 mL Paraldehyd (2,4,6-Trimethyl–1,3,5-trioxan) nach Umsetzen mit ethanolischer Hydroxylaminhydrochlorid-Lösung mit Natriumhydroxid-Lösung ($0{,}5\ mol \cdot L^{-1}$) gegen Methylorange titriert werden, dürfen höchstens 0,8 mL der Maßlösung verbraucht werden.
Was stellt diese Reinheitsprüfung des Europäischen Arzneibuchs sicher?

(A) Die mögliche Verunreinigung mit nichtflüchtigen Bestandteilen wird auf 0,0004 mol begrenzt.
(B) Die mögliche Verunreinigung mit Peroxiden (Peressigsäure) wird auf 0,4 mmol begrenzt.
(C) Die mögliche Verunreinigung mit Acetaldehyd wird auf 0,4 mmol in 5,0 mL Paraldehyd begrenzt.
(D) Die mögliche Verunreinigung mit sauer reagierenden Substanzen (Essigsäure) wird auf $0{,}4\ mmol \cdot L^{-1}$ begrenzt.
(E) Der Zusatz an Antioxidantien, die mit Hydroxylaminhydrochlorid unter Abspaltung von Salzsäure reagieren, wird auf 0,08 % limitiert.

Formoltitration

Siehe auch MC-Fragen Nr. 1812, 1832, 1840.

346 Welche Aussage trifft **nicht** zu?
Bei der Formoltitration von Ammoniumsalzen

(A) wird eine basische Maßlösung verwendet
(B) erfolgt die Titration in wässrigem Milieu
(C) entsteht aus Ammoniak und Formaldehyd Methenamin
(D) liegt am Äquivalenzpunkt das gesamte NH_4^+ als Ammoniak vor
(E) wird ein Indikator verwendet, dessen Umschlagsintervall im alkalischen Bereich liegt

347* Welche Aussage trifft zu?
Ammonium-Ionen, z. B. in Ammoniumchlorid, lassen sich in Gegenwart überschüssigen Formaldehyds mit NaOH-Maßlösung quantitativ bestimmen („Formoltitration").
Der Formaldehydzusatz bewirkt dabei:

(A) Stabilisierung der Ammonium-Ionen
(B) Erhöhung des pK_a-Werts der Ammonium-Ionen
(C) Bildung von Hexamethylentetramin (Urotropin)
(D) Schaffung von wasserfreien Verhältnissen durch Aldehydhydrat-Bildung
(E) Verbesserung der Erkennbarkeit des Indikatorumschlags

348 Ammoniumsulfat lässt sich in Gegenwart eines Überschusses an Formaldehyd-Lösung mit Natriumhydroxid-Maßlösung gegen Phenolphthalein titrieren.
Welche Aussage trifft **nicht** zu?

(A) Für ein mol Ammoniumsulfat werden zwei mol Natriumhydroxid verbraucht.
(B) Während der Titration entsteht Methenamin („Urotropin").
(C) Aus Ammoniumsulfat wird durch Formaldehyd soviel Schwefelsäure freigesetzt, dass der pH-Wert der Lösung vor der Titration 0 bis 1 beträgt.
(D) Methenamin reagiert in wässriger Lösung schwach basisch.
(E) Bei Verwendung von Methylrot anstelle von Phenolphthalein wird zu wenig Maßlösung verbraucht.

Argentoalkalimetrie

349 Welche Aussage trifft **nicht** zu?
In Gegenwart von Silber-Ionen können folgende Substanzen mit Natriumhydroxid-Lösung ($c = 0{,}1\ mol \cdot L^{-1}$) titriert werden:

(A) Coffein
(B) Theobromin
(C) Theophyllin
(D) Norethisteron

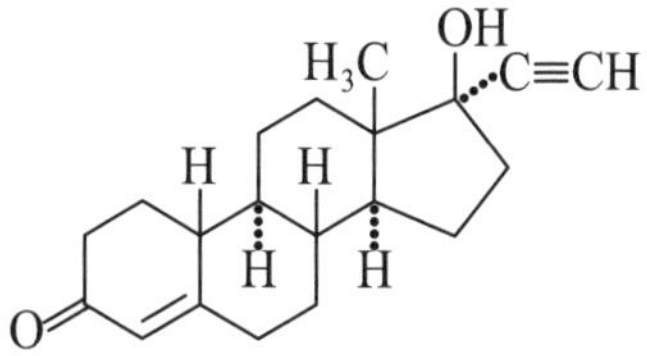

(E) Ethinylestradiol

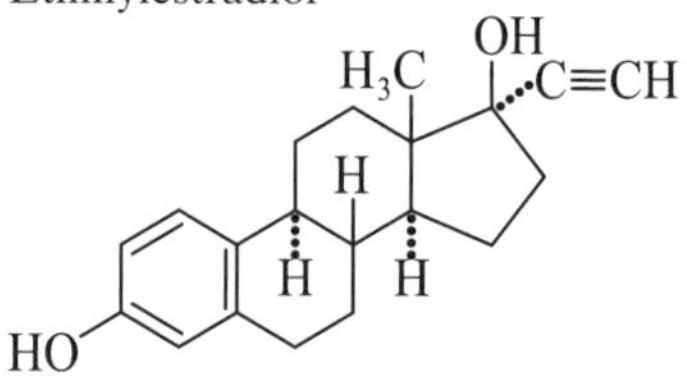

350 SH-, OH- und NH-acide Verbindungen können nach Umsetzung mit Silbernitrat/Pyridin alkalimetrisch titriert werden.
Bei welchem der folgenden Arzneistoffe werden dabei **zwei** Protonen pro Molekül erfasst?

(A) Propylthiouracil
(B) Phenytoin
(C) Phenobarbital-Natrium
(D) Methylphenobarbital
(E) Theophyllin

351*

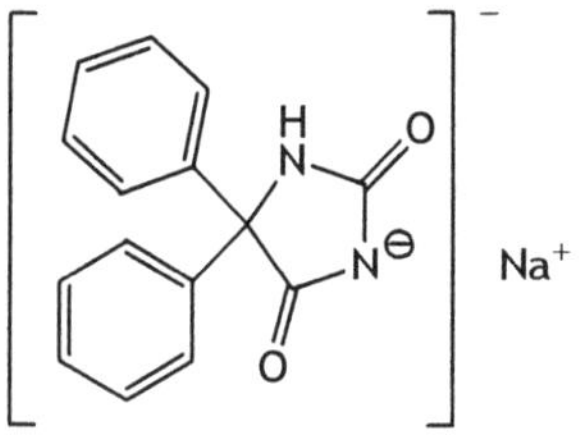

Phenytoin-Natrium wird zur Bestimmung mit überschüssiger Schwefelsäure ($c = 0{,}05\ mol \cdot L^{-1}$) versetzt. Unter potentiometrischer Indizierung wird der Säureüberschuss mit Lauge zurücktitriert. Nach Zugabe von Silbernitrat in Pyridin wird die Titration fortgesetzt. Insgesamt ergibt sich folgende Titrationskurve:

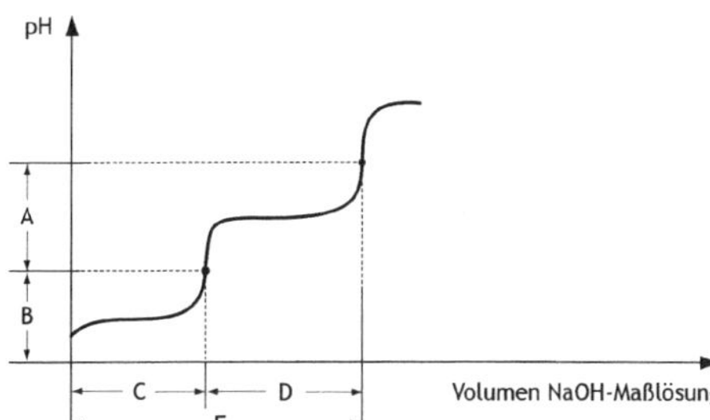

Aus welcher Größe kann der Gehalt an Analyt direkt bestimmt werden?

Purine

352 Die Gehaltsbestimmung des abgebildeten Arzneistoffs Theophyllin kann folgendermaßen vorgenommen werden:
Die zu analysierende Substanz wird in Wasser gelöst, mit Silbernitrat-Lösung im Überschuss versetzt und geschüttelt. Anschließend wird mit Natriumhydroxid-Maßlösung gegen Bromthymolblau bis zum Farbumschlag titriert.

Welche Aussagen treffen zu?

(1) Theophyllin ist eine starke Säure.
(2) Theophyllin ist eine NH-acide Verbindung.
(3) Es handelt sich um eine Rücktitration.
(4) Ag^+ reagiert mit Theophyllin unter Freisetzung einer äquivalenten Menge an Protonen.

(A) nur 3 ist richtig
(B) nur 1 und 2 sind richtig
(C) nur 2 und 4 sind richtig
(D) nur 1, 2 und 4 sind richtig
(E) 1 bis 4 = alle sind richtig

353 Die Gehaltsbestimmung des abgebildeten Arzneistoffs Theophyllin (M_r 180,2) kann folgendermaßen vorgenommen werden:
Die zu analysierende Substanz wird in Wasser gelöst, mit Silbernitrat-Lösung versetzt und geschüttelt. Anschließend wird mit Natriumhydroxid-Maßlösung (c = 0,1 mol/L) gegen Bromthymolblau bis zum Farbumschlag titriert.

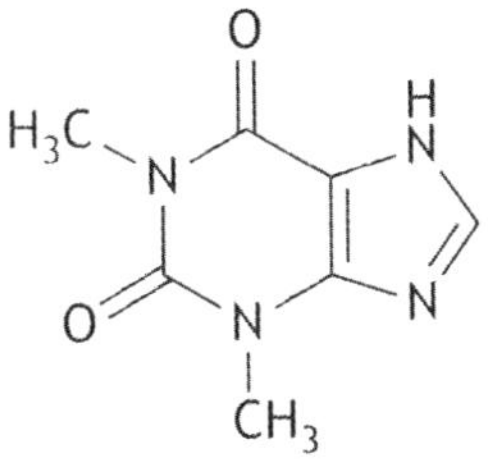

Welcher Menge an Theophyllin entspricht 1 mL Natriumhydroxid-Maßlösung (c = 0,1 mol/L)?

(A) 9,01 mg
(B) 18,02 mg
(C) 90,1 mg
(D) 180,2 mg
(E) 360,4 mg

Ethinyl-substituierte Steroide

354 Gehaltsbestimmungen von Steroiden, die über ein ganz bestimmtes Strukturmerkmal verfügen, können erfolgen, indem eine Lösung der jeweiligen Substanz in Tetrahydrofuran mit Silbernitrat-Lösung im Überschuss versetzt und mit Natriumhydroxid-Maßlösung bei potentiometrischer Endpunktsanzeige titriert wird (argentoacidimetrische Titration).
Zur Gehaltsbestimmung welches der abgebildeten Steroide kann dieses Verfahren angewendet werden?

(A)

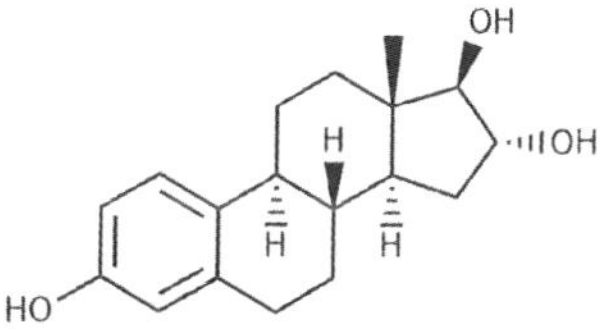

(B)

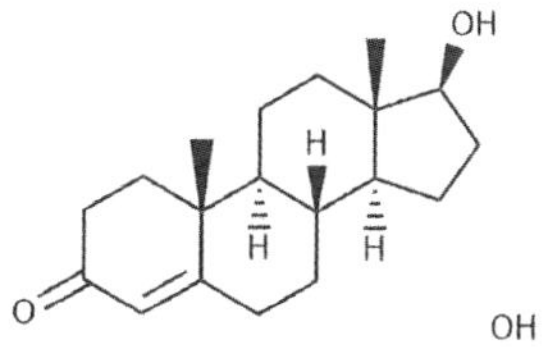

(C)

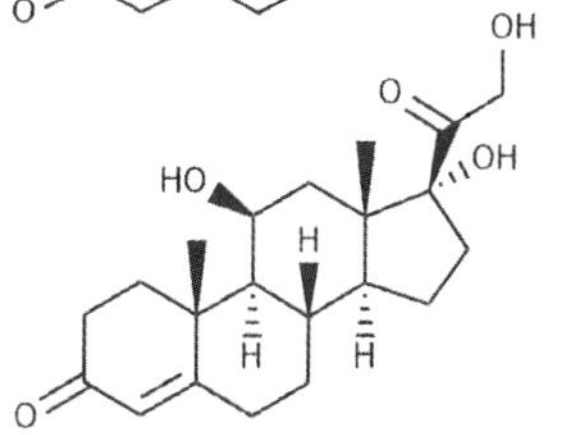

(D)

(E)

355 Die Gehaltsbestimmung des Arzneistoffs Norethisteron (siehe Formel) kann erfolgen indem eine Lösung der Substanz in Tetrahydrofuran mit überschüssiger Silbernitrat-Lösung versetzt und mit Natriumhydroxid-Maßlösung bei potentiometrischer Endpunktsanzeige titriert wird.

Welche Aussage zu dieser Bestimmung trifft zu?

(A) Ag^+ bewirkt die Reduktion der C=C-Doppelbindung der Enon-Teilstruktur.
(B) Ag^+ bewirkt die Oxidation der Enon-Teilstruktur zu einem 1,2-Diketon.
(C) Ag^+ reagiert mit der Alkoholfunktion unter Wasserabspaltung.
(D) Durch Bildung eines Silberalkoholats wird ein Proton freigesetzt.
(E) Ag^+ reagiert mit der Alkinfunktion unter Freisetzung eines Protons.

356

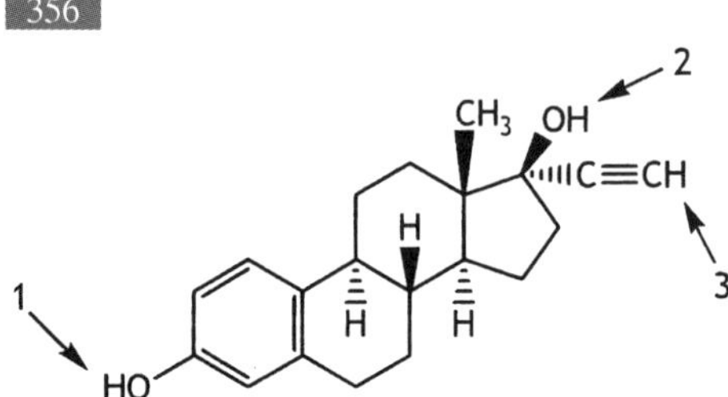

Ethinylestradiol (siehe Formel) kann nach Zusatz von Silbernitrat-Lösung in Tetrahydrofuran mit Natronlauge titriert werden.
Welche Protonen werden dabei erfasst?

(A) nur 1 ist richtig
(B) nur 3 ist richtig
(C) nur 1 und 2 sind richtig
(D) nur 2 und 3 sind richtig
(E) 1 bis 3 = alle sind richtig

Hydroxylzahl, Bestimmung von Alkoholen

357* Welche der folgenden Methoden sind zur quantitativen Bestimmung eines primären einwertigen Alkohols geeignet?

(1) Hydroxylzahl-Bestimmung
(2) Oxim-Methode
(3) Diazotierungs-Kupplungs-Reaktion und photometrische Bestimmung des Azofarbstoffs
(4) Malaprade-Titration

(A) nur 1 ist richtig
(B) nur 4 ist richtig
(C) nur 2 und 3 sind richtig
(D) nur 2 und 4 sind richtig
(E) nur 1, 3 und 4 sind richtig

358* Zum Zweck ihrer quantitativen Erfassung können geeignete funktionelle Gruppen in organischen Arzneistoffen durch Umsetzung mit einem Überschuss von Propionsäureanhydrid acyliert werden.
Bei welchen der folgenden Substanzklassen ist dies **nicht** möglich?

(A) primäre Amine
(B) sekundäre Amine
(C) Alkohole
(D) Aldehyde und Ketone
(E) Phenole

359* Zum Zweck ihrer quantitativen Erfassung können geeignete funktionelle Gruppen in organischen Arzneistoffen durch Umsetzung mit einem Überschuss von Propionsäureanhydrid acyliert werden.
Welche der folgenden Substanzklassen gehen diese Acylierungsreaktion **nicht** ein?

(A) primäre Alkohole
(B) sekundäre Alkohole
(C) Phenole
(D) sekundäre Amine
(E) tertiäre Amine

360 Für welche der nachfolgend angegebenen Verbindungen ist (unter den Standardbedingungen des Arzneibuchs und ohne vorherige Verseifung) die höchste Hydroxylzahl zu erwarten?

(A) Rizinolsäure (12-Hydroxyölsäure)

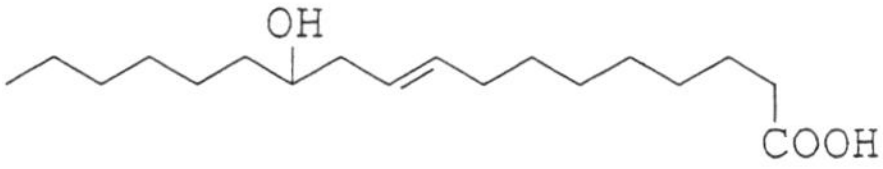

(B) Menthol

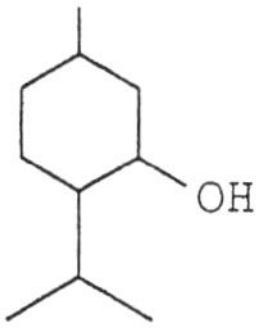

(C) Macrogol 1000 (mittlere Molmasse 1000)

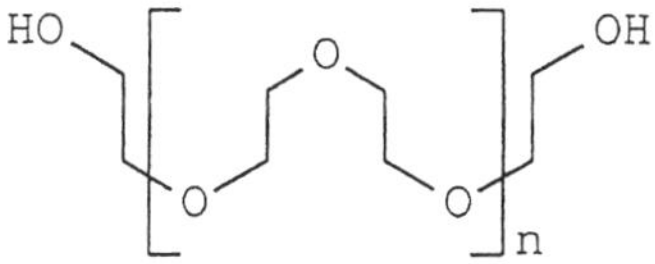

(D) Macrogol 3000 (mittlere Molmasse 3000)

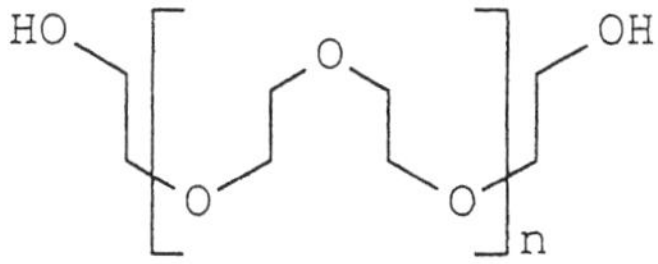

(E) Menthylacetat

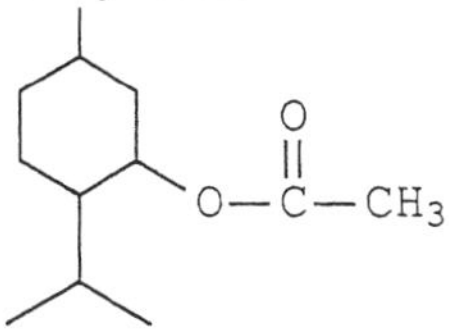

Bestimmung von Borsäure-Derivaten

361* Welche Aussagen treffen zu?
Die Gehaltsbestimmung von wässrigen Borsäure-Lösungen durch Titration mit wässrigen Alkalihydroxid-Lösungen gegen Phenolphthalein kann prinzipiell unter Zusatz folgender Komplexbildner erfolgen:

(1) Ethanol
(2) Glycerol
(3) Mannitol
(4) Sorbitol

(A) nur 1 und 3 sind richtig
(B) nur 2 und 4 sind richtig
(C) nur 1, 2 und 3 sind richtig
(D) nur 2, 3 und 4 sind richtig
(E) 1 bis 4 = alle sind richtig

362 Welche Aussagen zur quantitativen Bestimmung von Borsäure treffen zu?

(1) Borsäure kann als schwache einbasische Säure direkt mit NaOH-Maßlösung gegen Methylorange titriert werden.
(2) Nach Umsetzung mit Mannitol kann Borsäure als zweibasische Säure gegen Phenolphthalein titriert werden.
(3) Borsäure bildet mit Mannitol cyclische Borsäureester.
(4) Borsäure kann komplexometrisch in schwach saurer Lösung mit Natriumedetat-Maßlösung titriert werden.

(A) nur 3 ist richtig
(B) nur 1 und 3 sind richtig
(C) nur 2 und 4 sind richtig
(D) nur 1, 2 und 4 sind richtig
(E) nur 2, 3 und 4 sind richtig

363* Welche Aussage zu Borsäure trifft zu?

(A) Mit Wasser reagiert Borsäure unter Abspaltung zweier Protonen.
(B) Borsäure ist in Wasser eine starke Mineralsäure mit $pK_a < 0$.
(C) Nach Umsetzung mit geeigneten 1,2-Diolen kann ihr Gehalt durch Titration mit Natriumhydroxid-Maßlösung bestimmt werden.
(D) Durch Umsetzung mit überschüssigem Methanol in Gegenwart von konzentrierter Schwefelsaure entsteht als Hauptprodukt ein Borsäuremonomethylester.
(E) Orthoborsäure und Metaborsäure sind zueinander regioisomere Verbindungen.

364* Welche Aussage über die Analytik von Natriumtetraborat trifft **nicht** zu?

(A) Seine wässrige Lösung reagiert alkalisch.
(B) Durch Zufügen von Mannitol verschiebt sich der pH-Wert einer wässrigen Natriumtetraborat-Lösung zum Sauren.
(C) Bei der Gehaltsbestimmung seiner wässrigen Lösung, die eine ausreichende Menge Mannitol enthält, werden für ein mol Natriumtetraborat zwei mol Natriumhydroxid verbraucht.
(D) Aus einem mol Natriumtetraborat entstehen beim Ansäuern seiner wässrigen Lösung vier mol Borsäure.
(E) Es enthält pro Formeleinheit vier Natrium-Ionen.

365 Welche Aussagen zur quantitativen Bestimmung von Natriumtetraborat treffen zu?

(1) In Gegenwart von Mannitol kann die Substanz unter Verbrauch von 2 Äquivalenten NaOH-Maßlösung gegen Phenolphthalein titriert werden.
(2) Tetraborat kann als Base mit Salzsäure-Maßlösung gegen Methylrot titriert werden.
(3) Bei der Hydrolyse von Tetraborat bildet sich Borsäure, die direkt mit NaOH-Maßlösung gegen Thymolphthalein titriert werden kann.

(A) nur 1 ist richtig
(B) nur 2 ist richtig
(C) nur 3 ist richtig
(D) nur 1 und 2 sind richtig
(E) nur 2 und 3 sind richtig

Bestimmungen nach Ionenaustausch

Weitere MC-Fragen zur Säulenchromatographie finden sich in den Kap. 12.5 und 12.8.

366 Welche Aussagen über Ionenaustauscher treffen zu?

(1) Saure Ionenaustauscher tauschen Kationen aus.
(2) An einen Ionenaustauscher gebundene Magnesium-Ionen lassen sich **nicht** durch Natrium-Ionen austauschen.
(3) Ein Mischbettaustauscher lässt sich nur nach Trennung in die H^+- oder OH^--Form bringen.
(4) Stark basische Anionenaustauscher tauschen nur starke Anionenbasen aus.
(5) Für einen quantitativen Ionenaustausch ist die äquivalente Menge an Ionenaustauscher zu verwenden.

(A) nur 1 und 3 sind richtig
(B) nur 2 und 5 sind richtig
(C) nur 1 , 4 und 5 sind richtig
(D) nur 2, 3 und 5 sind richtig
(E) 1 bis 5 = alle sind richtig

367 Welche der Aussagen zu Ionenaustauschern trifft **nicht** zu?

(A) Funktionelle Gruppen starker Kationenaustauscher sind Halbester der Schwefelsäure.
(B) Schwache Kationenaustauscher tragen protonierte Carboxylat-Gruppen.
(C) Ein starker Anionenaustauscher trägt z. B. quartäre Ammonium-Gruppen.
(D) Die Austauschkapazität eines Ionenaustauschers gibt die äquivalente Menge in mmol pro 1 g Ionenaustauscher an.
(E) Natrium-Ionen haben zu einem Kationenaustauscher eine geringere Affinität als Calcium-Ionen.

368 Welche Aussagen über stark basische Anionenaustauscher treffen zu?

(1) Sie enthalten kovalent gebundene Dimethylamino-Gruppen.
(2) Das Grundgerüst kann aus einem Styren-Divinylbenzen-Copolymer bestehen.
(3) Die Chlorid-Form des Austauschers kann mit Natriumhydroxid-Lösung ($c = 1\ mol \cdot L^{-1}$) in die OH-Form übergeführt werden.

(A) nur 1 ist richtig
(B) nur 1 und 2 sind richtig
(C) nur 1 und 3 sind richtig
(D) nur 2 und 3 sind richtig
(E) 1 bis 3 = alle sind richtig

369 Welche Aussagen über Kationenaustauscher treffen zu?

(1) Sie besitzen z.B. fixierte Sulfonat- oder Carboxylat-Gruppen.
(2) Mit Natrium-Ionen beladene Austauscher können Natrium-Ionen **nicht** gegen andere Metallionen austauschen.
(3) Zur Überführung von mit Metallionen beladenen Austauschern in ihre saure Form (Regenerierung) ist Salzsäure geeignet.
(4) Ihre Austauschkapazität nimmt mit steigender Stärke der sauren funktionellen Gruppe ab.

(A) nur 1 und 3 sind richtig
(B) nur 2 und 4 sind richtig
(C) nur 1, 2 und 4 sind richtig
(D) nur 2, 3 und 4 sind richtig
(E) 1 bis 4 = alle sind richtig

370 Was ist typischerweise **nicht** Bestandteil eines Kationenaustauschers?

(A) Polystyrol
(B) Sulfonsäure-Gruppe
(C) Carbonsäure-Gruppe
(D) quartäre Ammonium-Gruppe
(E) Phosphonsäure-Gruppe

371* Welche Aussage trifft zu?
Ein stark basischer Ionenaustauscher enthält:

(A) fixierte $-SO_3H$-Gruppen
(B) kovalent gebundene –OH-Gruppen
(C) primäre Amino-Gruppen
(D) quartäre Ammonium-Reste
(E) fixierte Carboxyl-Gruppen

372 Welche Aussage trifft zu?
Ein stark basischer Anionenaustauscher (OH^--Form)

(A) besteht aus basischem Aluminiumoxid
(B) enthält fixierte $-SO_3H$-Gruppen
(C) enthält kovalent gebundene –OH-Gruppen
(D) enthält tertiäre Amino-Gruppen
(E) kann bei der Gehaltsbestimmung einer NaCl-Lösung verwendet werden

373 Welche Aussagen zur Bestimmung von wasserfreiem Natriumsulfat durch Titration mit Natriumhydroxid-Maßlösung treffen zu?

(1) Das Natriumsulfat muss **vor** der Titration mit Natronlauge-Maßlösung mit Ionenaustauscherharzen behandelt werden.
(2) Es handelt sich um eine Substitutionstitration.
(3) Natriumsulfat wird mit Hilfe eines Ionenaustauschers stöchiometrisch einheitlich zu Schwefelsäure umgesetzt.
(4) Der stark saure Kationenaustauscher muss der Natriumsulfat-Probe in äquimolarer Menge zugesetzt werden.

(A) nur 2 ist richtig
(B) nur 1 und 3 sind richtig
(C) nur 2 und 4 sind richtig
(D) nur 3 und 4 sind richtig
(E) nur 2, 3 und 4 sind richtig

374* Zur Gehaltsbestimmung von Natriumsulfat wird die wässrige Lösung der Substanz über eine Säule chromatographiert und das Eluat mit Natriumhydroxid-Lösung ($0{,}1\ mol \cdot L^{-1}$) titriert.
Welche Säulenfüllung ist dazu geeignet?

(A) basisches Aluminiumoxid
(B) saures Aluminiumoxid
(C) basischer Anionenaustauscher
(D) saurer Kationenaustauscher
(E) Kieselgur

375* Zur Gehaltsbestimmung von Natriumsulfat wird die wässrige Lösung der Substanz über eine Säule chromatographiert und das Eluat mit Salzsäure-Lösung ($0{,}1\ mol \cdot L^{-1}$) titriert.
Welche Säulenfüllung ist dazu geeignet?

(A) basisches Aluminiumoxid
(B) saures Aluminiumoxid
(C) basischer Anionenaustauscher
(D) saurer Kationenaustauscher
(E) Kieselgur

376* Zur Gehaltsbestimmung von wasserfreiem Natriumsulfat (M_r 142,0) werden 1,30 g Substanz in 50 mL Wasser gelöst. Nachdem diese Lösung einen stark sauren Kationenaustauscher passiert hat, wird das Eluat mit Natriumhydroxid-Maßlösung ($c = 1{,}0\ mol{\cdot}L^{-1}$) gegen Methylorange als Indikator titriert.
Welche Aussagen treffen zu?

(1) 1 mL Natriumhydroxid-Maßlösung ($c = 1{,}0\ mol{\cdot}L^{-1}$) entspricht 71,0 mg Natriumsulfat.
(2) Als Kationenaustauscher werden Harze mit quartären Ammoniumgruppen eingesetzt.
(3) Im Eluat befindet sich Schwefelsäure.
(4) Ein in der Na^+-Form vorliegender Kationenaustauscher kann mit Salzsäure regeneriert werden.

(A) nur 2 ist richtig
(B) nur 1 und 3 sind richtig
(C) nur 2 und 3 sind richtig
(D) nur 1, 3 und 4 sind richtig
(E) 1 bis 4 = alle sind richtig

377* Welche Aussagen treffen zu?
Kaliumnitrat läßt sich prinzipiell titrieren nach Säulenchromatographie (mit Ionenaustausch) über einen stark

(1) sauren Kationenaustauscher mit Salzsäure-Maßlösung
(2) basischen Anionenaustauscher mit Salzsäure-Maßlösung
(3) sauren Kationenaustauscher mit Natriumhydroxid-Maßlösung
(4) basischen Anionenaustauscher mit Natriumhydroxid-Maßlösung

(A) nur 1 ist richtig
(B) nur 4 ist richtig
(C) nur 1 und 2 sind richtig
(D) nur 2 und 3 sind richtig
(E) nur 3 und 4 sind richtig

378* Ein stark basischer Anionenaustauscher besitze eine Austauschkapazität von 5 mmol/g für einwertige Ionen.
Wieviel mg Chlorid-Ionen (M_r 35,5) tauschen 10 g dieses Austauschers, frisch regeneriert, bis zur völligen Erschöpfung der Kapazität aus?

(A) ca. 0,7 mg
(B) ca. 1,4 mg
(C) ca. 17 mg
(D) ca. 71 mg
(E) ca. 1775 mg

Kjeldahl-Bestimmung

379* Welche Aussage trifft zu?
Der Kjeldahl-Aufschluss kann durchgeführt werden mit:

(A) Na_2CO_3 und K_2CO_3
(B) H_2SO_4 und Flusssäure
(C) $KHSO_4$ und Schwefel
(D) Na_2SO_4 (oder K_2SO_4), $CuSO_4$ und H_2SO_4
(E) Na_2CO_3 und KNO_3

380* Welche Aussage trifft zu?
Zur Bestimmung von organisch gebundenem Stickstoff nach Kjeldahl wird dieser übergeführt in:

(A) $(NH_4)_2SO_4$
(B) N_2O
(C) NO
(D) NaCN
(E) Hexamethylentetramin (Urotropin)

381* Welche Aussage trifft **nicht** zu?
Bei der Kjeldahl-Bestimmung nach Arzneibuch

(A) werden zur Verkürzung der Aufschlusszeit Kupfersulfat und Selen zugesetzt
(B) können bei Verbindungen mit NO_2-, NO-, NOH-, N-N- oder N=N-Gruppen Stickstoff oder stickstoffhaltige Spaltprodukte entweichen
(C) wird der gebildete Ammoniak nach Aufschluss der Substanz aus der schwefelsauren Lösung durch Zusatz von Natriumsulfat übergetrieben
(D) wird der in die Vorlage übergehende Ammoniak in überschüssige Salzsäure-Maßlösung eingeleitet
(E) wird für die Titration ein Indikator verwendet, der im sauren Bereich umschlägt

382* Welche Aussage trifft **nicht** zu?
Bei einer Kjeldahl-Bestimmung

(A) kann auch organisch gebundener Stickstoff wie in Amiden als Ammoniak bestimmt werden
(B) kann der in die Vorlage überdestillierende Ammoniak in überschüssige Salzsäure-Maßlösung eingeleitet werden
(C) erfolgt überwiegend eine Oxidation des organisch gebundenen Stickstoffs
(D) kann der Schwefelsäure zur Erhöhung der Siedetemperatur Kaliumsulfat zugesetzt werden
(E) sind zur Verkürzung der Aufschlusszeit Kupfersulfat und/oder Selen geeignet

Berechnungen

383* 20 mg eines stickstoffhaltigen Arzneistoffs (relative Molekülmasse = 401) werden der Kjeldahl-Bestimmung nach Arzneibuch unterworfen. Ein Verbrauch von 15 mL Salzsäure ($c = 0{,}1\ mol \cdot L^{-1}$) wird ermittelt.
Wie viel Stickstoffatome enthält ein Molekül des Arzneistoffs?

(A) 1
(B) 2
(C) 3
(D) 4
(E) 5

384 80,2 mg eines heterocyclischen Arzneistoffs (relative Molekülmasse = 401) mit einem Stickstoffatom pro Molekül werden der Kjeldahl-Bestimmung nach Arzneibuch unterworfen. Ein Verbrauch von 16 mL Salzsäure (c = 0,01 mol/L) wird ermittelt.
Welcher der folgenden Schlüsse kann nach diesem Ergebnis gezogen werden?

(A) Der Verbrauch an HCl ($c = 0{,}01\ mol \cdot L^{-1}$) entspricht der berechneten Menge.
(B) Die Substanz wurde mit einem Isomeren gleicher Molekülmasse verwechselt.
(C) Der Arzneistoff ist mit einer stickstoffhaltigen Substanz mit kleinerer relativer Molekülmasse verunreinigt.
(D) Der Aufschluss war möglicherweise unvollständig.
(E) Der Korrekturfaktor der Salzsäure beträgt 0,8.

385* 40,1 mg eines Arzneistoffs (relative Molekülmasse = 401) mit einem Stickstoffatom pro Molekül werden einer Kjeldahl-Bestimmung unterworfen. Ein Verbrauch von 12 mL Salzsäure (c = 0,01 mol/L) wird ermittelt.
Welcher der folgenden Schlüsse kann aufgrund dieses Ergebnisses gezogen werden?

(A) Die Substanz wurde mit einer anderen Substanz verwechselt, deren Stickstoffgehalt niedriger ist.
(B) Der Arzneistoff ist mit einer stickstofffreien Substanz verunreinigt.
(C) Der Aufschluss war unvollständig.
(D) Die Konzentration der in den Destillationskolben gegebenen Natriumhydroxid-Lösung war zu hoch.
(E) Der Arzneistoff ist mit einer Substanz verunreinigt, deren Stickstoffgehalt höher ist.

Bestimmung von Tensiden

386 Welche Aussagen zur Tensidtitration treffen zu?

(1) Die Titration wird typischerweise im Zweiphasensystem durchgeführt.
(2) Grundlage ist die Bildung ungeladener Chelatkomplexe.
(3) Die Bestimmung von Alkylsulfonaten mittels Tensidtitration ist nur in alkalischer Lösung möglich.

(A) nur 1 ist richtig
(B) nur 2 ist richtig
(C) nur 1 und 2 sind richtig
(D) nur 1 und 3 sind richtig
(E) nur 2 und 3 sind richtig

387 Tensidtitrationen beruhen auf der Bildung von Ionenpaaren.
Welche Aussagen treffen zu?

(1) Die Bildung von Ionenpaaren erfolgt pH-unabhängig.
(2) Kationische Tenside bilden **keine** Ionenpaare mit organischen Anionen.
(3) Hohe Konzentrationen von Neutralsalzen können die Ionenpaarbildung stören.
(4) Die Bildung von Ionenpaaren erfolgt aufgrund von Coulomb-Interaktionen.

(A) nur 1 und 2 sind richtig
(B) nur 1 und 3 sind richtig
(C) nur 3 und 4 sind richtig
(D) nur 1, 2 und 4 sind richtig
(E) nur 2, 3 und 4 sind richtig

388 Welche Aussage zur Ionenpaarbildung bei Tensidtitrationen trifft **nicht** zu?

(A) Die Bildung von Ionenpaaren erfolgt aufgrund von Coulomb-Interaktionen.
(B) Die Stabilität von Ionenpaaren ist in apolaren organischen Lösungsmitteln höher als in wässriger Lösung.
(C) Hohe Konzentrationen von Neutralsalzen können die Ionenpaarbildung stören.
(D) Kationische Tenside bilden nur mit anorganischen Anionen Ionenpaare.
(E) Die Stabilität des aus Indikator und Analyt gebildeten Ionenpaars ist geringer als die des Ionenpaars aus Analyt und dem Reagenz der Maßlösung.

389* Welche Aussage zur Ionenpaarbildung bei Tensidtitrationen trifft zu?

(A) Grundlage der Tensidtitrationen ist die Bildung von Chelatkomplexen.
(B) Die Dissoziationskonstante von Ionenpaaren in wässriger Lösung unterscheidet sich von seiner Dissoziationskonstante in einem organischen Lösungsmittel.
(C) Die Ausbildung von Ionenpaaren führt zur Erhöhung der Leitfähigkeit einer Lösung.
(D) Kationische Tenside können nur mit anorganischen Anionen Ionenpaare bilden.
(E) Der Dichlormethan/Wasser-Verteilungskoeffizient eines Ionenpaars, auf dessen Bildung eine Tensidtitration beruht, ist größer als 1.

390 Natriumdodecylsulfat kann durch Tensidtitration quantitativ bestimmt werden.
Welche Beschreibung ist für dieses Verfahren zutreffend?

(A) Emulsionstitration, die auf einem schlagartigen Phasenwechsel des dispersen O/W-Systems am Äquivalenzpunkt beruht
(B) Emulsionstitration, die auf einem schlagartigen Phasenwechsel des dispersen W/O-Systems am Äquivalenzpunkt beruht
(C) Emulsionstitration, die auf Bildung eines homogenen W/O-Systems minimaler Leitfähigkeit beruht
(D) Zweiphasentitration, die auf Bildung und Verteilung von Ionenpaaren beruht
(E) Zugabe einer nicht mit Wasser mischbaren Flüssigkeit (Octanol-Maßlösung) zur wässrigen Lösung des Tensids bis zur Ausbildung eines Zweiphasensystems

Ionenpaar-Chromatographie

391 Welche Aussagen zur lonenpaar-Chromatographie treffen zu?

(1) Das Verfahren kann bei geeignetem pH-Wert zur Analyse von Alkaloiden eingesetzt werden.
(2) Bei Verwendung von *n*-Alkylsulfonaten als lonenpaar-Reagenzien für die Analyse protonierter Amine beeinflusst die Kettenlänge der Alkylsulfonate die Retentionszeit der Analyte.
Die Affinität von *n*-Alkylsulfonaten zu einer RP-18 Phase steigt mit zunehmender Kettenlänge der *n*-Alkylsulfonate.
(3) Das Ausmaß der Bildung von lonenpaaren ist von der Dielektrizitätszahl des Mediums unabhängig.

(A) nur 3 ist richtig
(B) nur 1 und 4 sind richtig
(C) nur 1, 2 und 3 sind richtig
(D) nur 2, 3 und 4 sind richtig
(E) 1 bis 4 = alle sind richtig

6.3 Titrationen von Säuren und Basen in nichtwässrigen Lösungen, insbesondere nach Arzneibuch

6.3.1 Physikalisch-chemische Grundlagen

392 Welche Aussage trifft zu?
Die Gesamtaciditätskonstante K_s einer mittelstarken Säure in wasserfreier Essigsäure errechnet sich aus deren Ionisationskonstanten K_I und deren Dissoziationkonstanten K_D nach:

(A) $K_S = K_I + K_D$
(B) $K_S = K_I - K_D$
(C) $K_S = K_I / K_D$
(D) $K_S = (K_I \cdot K_D)/(1 + K_I)$
(E) $K_S = (K_I \cdot K_D)/(K_I + K_D)$

393* Welche Aussage trifft **nicht** zu?
Schwache, in wässriger Lösung nicht titrierbare Basen können häufig in wasserfreier Essigsäure mit Perchlorsäure ($c = 0{,}1\ mol \cdot L^{-1}$) bestimmt werden, weil:

(A) die Acidität der Perchlorsäure weniger nivelliert wird als in wässriger Lösung
(B) die Löslichkeit der Reaktionspartner besser sein kann als in Wasser
(C) in wasserfreier Essigsäure die Protolyse der gebildeten konjugierten Säure zurückgedrängt ist
(D) die Dissoziation der Reaktionspartner größer ist als in Wasser
(E) wasserfreie Essigsäure weniger basisch als Wasser ist

394* Welche Aussage trifft zu?
In wasserfreier Essigsäure liegen überwiegend dissoziiert vor:

(A) Salze wie Natriumperchlorat
(B) Säuren wie Schwefelsäure
(C) Salze wie Kaliumacetat
(D) Basen wie Harnstoff
(E) Keine der Aussagen (A) bis (D) trifft zu.

395 Welche Aussagen zur potentiometrischen Endpunktserkennung bei Säure-Base-Titrationen in nicht-wässrigem Milieu treffen zu?

(1) Die bei Titrationen in nicht-wässrigem Milieu auftretenden Zellspannungen können in anderen Bereichen liegen als bei Titrationen im Wässrigen.
(2) Bezugselektroden mit Diaphragma können wegen Ausfällungen unbrauchbar sein.
(3) Bezugselektroden mit Diaphragma können wegen hoher und schwankender Diffusionspotentialdifferenzen unbrauchbar sein.
(4) Mit dem pH-Meter gemessene pH-Werte müssen mit der Dielektrizitätskonstante des Lösungsmittels multipliziert werden, um exakte pH-Werte angeben zu können.

(A) nur 1 ist richtig
(B) nur 4 ist richtig
(C) nur 2 und 4 sind richtig
(D) nur 1, 2 und 3 sind richtig
(E) 1 bis 4 = alle sind richtig

6.3.2 Lösungsmittel

396 Welche Aussagen zu Lösungsmitteln für Titrationen in nichtwässrigen Medien treffen zu?

(1) Der differenzierende Effekt von Lösungsmitteln gegenüber Säuren hängt von der Säurestärke des jeweiligen Lösungsmittels ab.
(2) In basischen Lösungsmitteln ist die Säurestärke schwacher Säuren höher als in Wasser.
(3) Aprotische Lösungsmittel besitzen in der Regel einen nivellierenden Effekt auf Säuren und einen differenzierenden Effekt auf Basen.
(4) In Wasser sehr starke Säuren wie Chlorwasserstoff oder Perchlorsäure sind in sauren Lösungsmitteln wie Essigsäure ebenfalls sehr starke Protolyte und nahezu vollständig dissoziiert.

(A) nur 2 ist richtig
(B) nur 1 und 2 sind richtig
(C) nur 1 und 4 sind richtig
(D) nur 3 und 4 sind richtig
(E) nur 1, 3 und 4 sind richtig

397 Welches bei wasserfreien Titrationen gebräuchliche Lösungsmittel zählt **nicht** zu den neutralen aprotischen Lösungsmitteln?

(A) Aceton
(B) Essigsäure
(C) 1,4-Dioxan
(D) Toluol
(E) Acetonitril

398* Welches bei wasserfreien Titrationen gebräuchliche Lösungsmittel zählt **nicht** zu den neutralen aprotischen Lösungsmitteln?

(A) 1,4-Dioxan
(B) Acetonitril
(C) Aceton
(D) Toluol
(E) Ethanol

6.3.3 Titration von Säuren

Maßlösungen

399 Welche der folgenden Substanzen können in einer Tetrabutylammoniumhydroxid-Lösung (c = 0,1 mol/L) entstehen?

(1) Tributylamin
(2) But-1-en
(3) Butan-1-ol

(A) nur 1 ist richtig
(B) nur 2 ist richtig
(C) nur 1 und 3 sind richtig
(D) nur 2 und 3 sind richtig
(E) 1 bis 3 = alle sind richtig

400 Für die Gehaltsbestimmung eines Arzneistoffs wird eine wasserfreie Titration mit Tetrabutylammoniumhydroxid-Maßlösung (c = 0,1 mol/L) durchgeführt.
Aus welcher der folgenden Angabenkombinationen lässt sich die Äquivalentmasse des Arzneistoffs bei dieser Titration eindeutig ermitteln?

(1) der molaren Masse des Arzneistoffs
(2) der Masse an Arzneistoff, die mit 1 mL Maßlösung reagiert
(3) dem verwendeten Lösungsmittel
(4) dem verwendeten Indikator

(A) nur 1 und 2 sind richtig
(B) nur 1 und 4 sind richtig
(C) nur 2 und 3 sind richtig
(D) nur 3 und 4 sind richtig
(E) nur 1, 3 und 4 sind richtig

401 Welche Aussagen zur Herstellung und Verwendung von Natriummethanolat-Maßlösung der Stoffmengenkonzentration c = 0,1 $mol \cdot L^{-1}$ treffen zu?

(1) Frisch geschnittenes metallisches Natrium wird in kleinen Portionen in wasserfreiem Methanol aufgelöst.
(2) Die Konzentration der Lösung kann aus der Einwaage des exakt wägbaren Metalls hinreichend genau berechnet werden.
(3) Natriummethanolat-Maßlösung der Stoffmengenkonzentration c = 0,1 $mol \cdot L^{-1}$ kann durch Verdünnen einer Stammlösung von Natriummethanolat mit Wasser erhalten werden.
(4) Natriummethanolat-Maßlösung kann zur Gehaltsbestimmung von Benzoesäure eingesetzt werden.

(A) nur 1 ist richtig
(B) nur 1 und 4 sind richtig
(C) nur 2 und 3 sind richtig
(D) nur 3 und 4 sind richtig
(E) 1 bis 4 = alle sind richtig

Pharmazeutische Anwendungen

402 Welche der folgenden Substanzen lässt sich in Dimethylformamid **nicht** mit Tetrabutylammoniumhydroxid-Lösung (0,1 $mol \cdot L^{-1}$) gegen Thymolphthalein als Indikator titrieren?

(A) $O{=}C(NH_2)_2$

(B) $H_2N{-}CO{-}NH{-}CO{-}CH_3$

(C) $C_6H_5{-}OH$

(D) $O_2N{-}C_6H_4{-}OH$

(E) $O_2N{-}C_6H_4{-}N(H){-}C({=}O){-}CH_3$

403* Welche der folgenden Verbindungsklassen lässt sich **nicht** direkt mit Tetrabutylammoniumhydroxid-Maßlösung titrieren?

(A) Phenole — $R{-}C_6H_4{-}OH$

(B) Sulfonamide — $R^1{-}SO_2{-}NHR^2$

(C) Imide — $R^1{-}CO{-}NH{-}CO{-}R^2$

(D) Ureide — $R^1{-}CO{-}NH{-}CO{-}NHR^2$

(E) tertiäre Amine — $NR^1R^2R^3$

404* Welcher der folgenden Stoffe lässt sich in wasserfreiem Milieu **nicht** mit Tetrabutylammoniumhydroxid-Maßlösung titrieren?

(A)

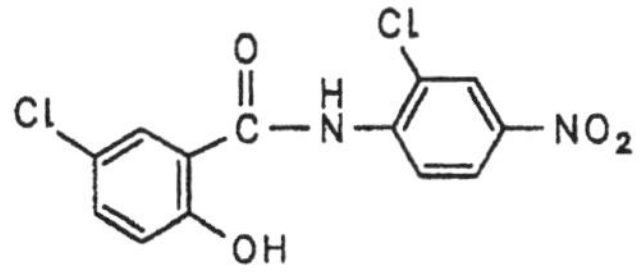

(B)

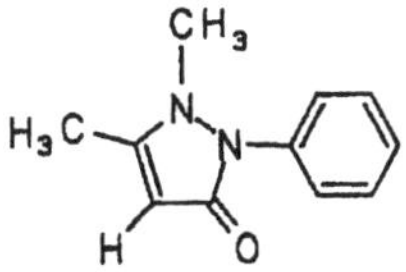

(C)

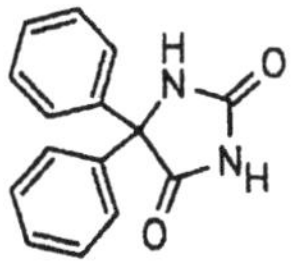

(D)

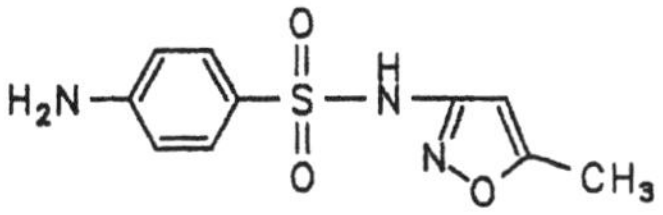

(E)

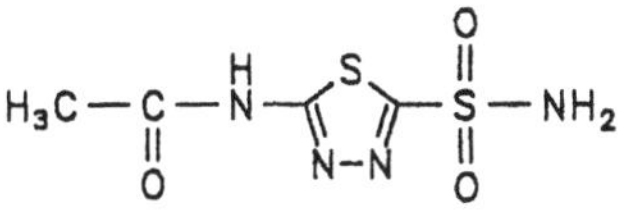

405* Welche der folgenden Substanzen lässt sich **nicht** direkt mit Tetrabutylammoniumhydroxid-Maßlösung in Dimethylformamid (DMF) titrieren?

(A)

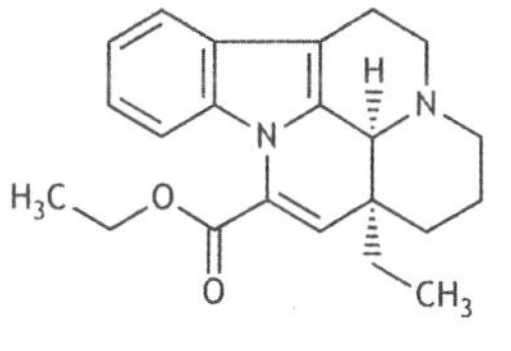

(B)

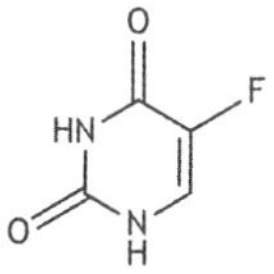

(C)

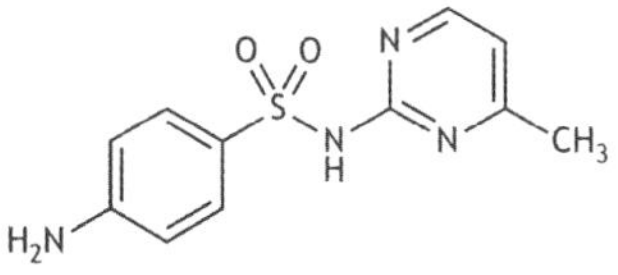

(D) · HCl

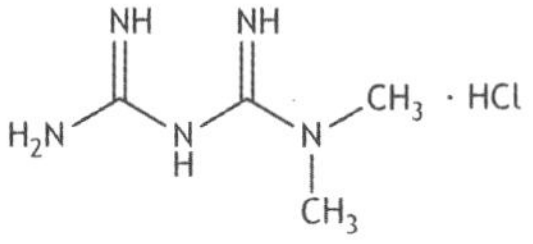

(E)

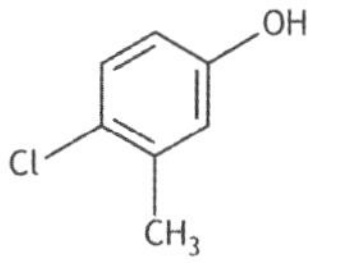

406* Welcher der abgebildeten Arzneistoffe lässt sich in wasserfreiem Milieu **nicht** mit Tetrabutylammoniumhydroxid-Maßlösung titrieren?

(A)

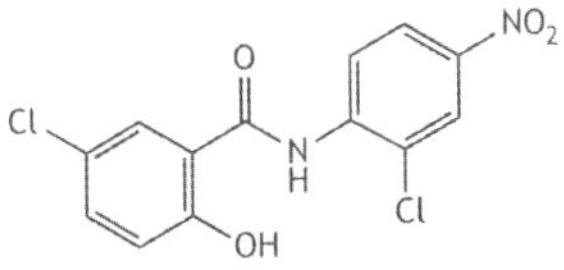

(B)

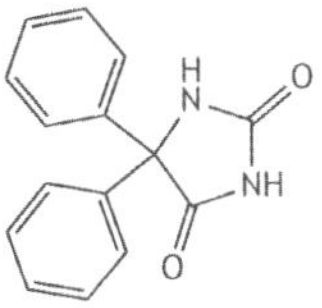

(C)

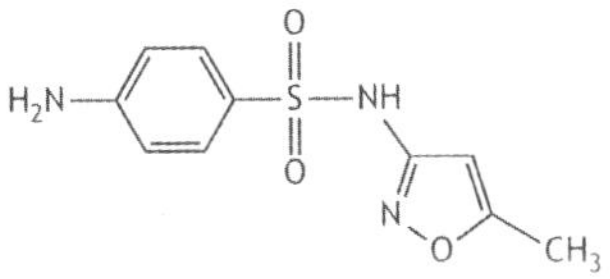

(D)

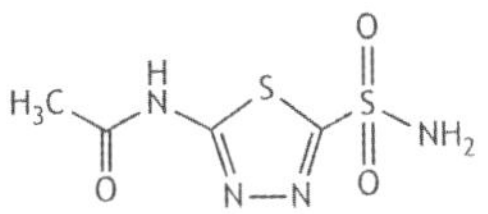

(E)

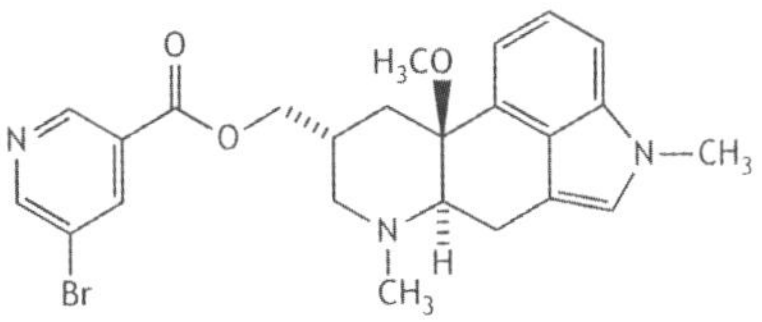

407 Der Arzneistoff Valsartan (siehe Formel) kann als Säure mit Tetrabutylammoniumhydroxid-Maßlösung (c = 0,1 mol/L) unter potentiometrischer Endpunktsanzeige bestimmt werden. Dabei werden zwei Äquivalente der Maßlösung verbraucht.

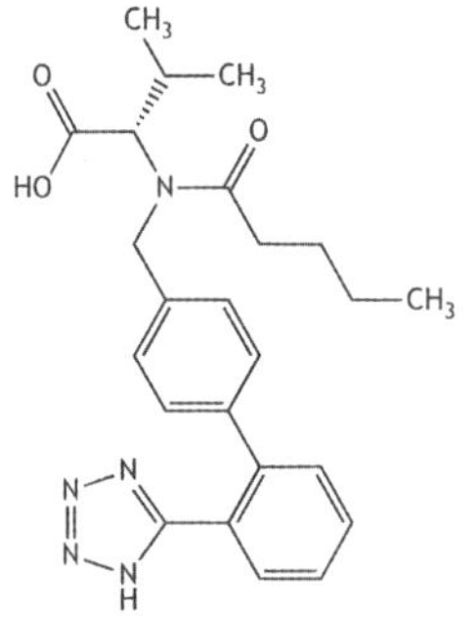

Welche Aussage trifft zu?

(A) Es werden die Carboxygruppe und die Amidgruppe erfasst.
(B) Es werden die Carboxygruppe und der Tetrazolring erfasst.
(C) Es werden der Tetrazolring und die Amidgruppe erfasst.
(D) Es werden die α-Methylengruppe des Acylrests und die Amidgruppe erfasst.
(E) Es werden die beiden Methylgruppen des Isopropylrests erfasst.

408*

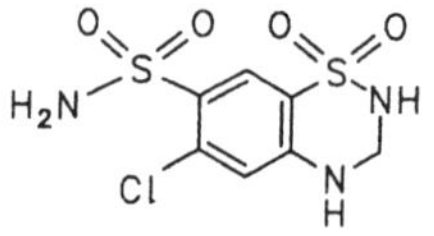

Obige Verbindung (Hydrochlorothiazid, relative Molekülmasse 297,7) wird zur alkalimetrischen Gehaltsbestimmung in Pyridin gelöst und mit Tetrabutylammoniumhydroxid-Lösung ($c = 0{,}1\ mol \cdot L^{-1}$) titriert. Der Endpunkt wird mit Hilfe der Potentiometrie beim **zweiten** Äquivalenzpunkt bestimmt.
Wie viel mL der Tetrabutylammoniumhydroxid-Lösung entsprechen 29,77 mg Hydrochlorothiazid?

(A) 0,5 mL
(B) 1,0 mL
(C) 2,0 mL
(D) 3,0 mL
(E) 4,0 mL

6.3.4 Titration von Basen

Maßlösungen

409 Welche der folgenden Aussagen zur Verwendung von Perchlorsäure als Maßlösung in Eisessig treffen zu?

(1) Die Maßlösung darf erst 24 h nach Herstellung eingestellt werden.
(2) Als Farbindikator für die Einstellung eignet sich Kristallviolett.
(3) Der Wassergehalt wird 24 h nach Herstellung der Maßlösung nach der Karl-Fischer-Methode ohne Verwendung von Methanol bestimmt.
(4) Als Urtitersubstanz für die Einstellung eignet sich Kaliumhydrogenphthalat.
(5) Die Temperatur der Perchlorsäure bei der Einstellung ist zu vermerken.

(A) nur 1 und 3 sind richtig
(B) nur 2 und 5 sind richtig
(C) nur 1, 2 und 3 sind richtig
(D) nur 3, 4 und 5 sind richtig
(E) 1 bis 5 = alle sind richtig

410 Welche Aussagen zu Perchlorsäure-Maßlösung in Essigsäure treffen zu?

(1) Eine Perchlorsäure-Maßlösung muss nach der Herstellung auf einen geringen Wassergehalt von etwa 0,1 % eingestellt werden.
(2) Als starker Protolyt liegt Perchlorsäure in Essigsäure weitgehend dissoziiert vor.
(3) Titrationen mit Perchlorsäure-Maßlösung erfolgen üblicherweise in schwach basischen Lösungsmitteln wie *N,N*-Dimethylformamid (DMF).
(4) Die Herstellung der Maßlösung erfolgt unter Zusatz von Acetanhydrid, das mit vorhandenem Wasser zu Essigsäure reagiert.
(5) Titrationen mit Perchlorsäure-Maßlösung in nichtwässrigen Medien werden in der Regel konduktometrisch indiziert.

(A) nur 1 und 2 sind richtig
(B) nur 3 und 4 sind richtig
(C) nur 1, 2 und 4 sind richtig
(D) nur 2, 3 und 5 sind richtig
(E) nur 2, 4 und 5 sind richtig

411 Welche Aussage trifft zu?
Zum Entfernen von geringen Wassermengen aus Essigsäure (Herstellung von wasserfreier Essigsäure für wasserfreie Titrationen) sind geeignet:

(A) Zusatz einer dem Wassergehalt äquivalenten Stoffmenge von Acetanhydrid
(B) Destillation unter Normaldruck
(C) Zusatz von Phosphorpentoxid (P_4O_{10}) im Überschuss
(D) Trocknen über Kaliumhydroxid-Plätzchen
(E) Einpressen von Natrium-Metall

412 Zur Herstellung einer Perchlorsäure-Maßlösung werden Perchlorsäure, Essigsäure (99 %) sowie Acetanhydrid gemischt. Nach Bestimmung des Restwassergehalts wird die Lösung gegen Kaliumhydrogenphthalat als Urtitersubstanz in einer Titration gegen Kristallviolett als Indikator eingestellt.
Im Verlauf dieser Titration kann es zu einer Niederschlagsbildung kommen, die das Titrationsergebnis jedoch nicht beeinflusst.
Woraus besteht der Niederschlag?

(A) Kaliumphthalat
(B) Kaliumacetat
(C) Phthalsäure
(D) Kaliumhydrogenperchlorat
(E) Kaliumperchlorat

413* Aus 1 kg einer Essigsäure-Lösung mit dem Massenanteil w_{HOAc} = 0,98 soll durch Zusatz von Acetanhydrid (M_r 102) wasserfreie Essigsäure hergestellt werden.
Wie viel Acetanhydrid ist hierzu erforderlich?

(A) 20,4 g
(B) 36,7 g
(C) 113,3 g
(D) 153,0 g
(E) 183,6 g

414 Aus 1 kg einer nicht ganz wasserfreien Essigsäure-Lösung ($w_{Essigsäure}$ = 0,99; w_{Wasser} = 0,01) soll durch Zusatz von Acetanhydrid (M_r 102) absolut wasserfreie Essigsäure ($w_{Essigsäure}$ = 1,00) hergestellt werden. (w: Massenanteil)
Etwa wie viel Acetanhydrid ist hierzu erforderlich?

(A) 20,4 g
(B) 56,7 g
(C) 113,3 g
(D) 153,0 g
(E) 183,6 g

Stickstoffhaltige Basen

415* Welche der folgenden Verbindungen verbrauchen bei der wasserfreien Titration mit Perchlorsäure-Maßlösung in Eisessig unter potentiometrischer Endpunktsanzeige pro mol genau ein Äquivalent Säure?

(1) Nicotinamid (2) Coffein (3) Mebendazol

Nicotinamid Coffein Mebendazol

(A) nur 1 ist richtig
(B) nur 2 ist richtig
(C) nur 1 und 2 sind richtig
(D) nur 2 und 3 sind richtig
(E) 1 bis 3 = alle sind richtig

416 Welche Aminosäuren verbrauchen bei der Titration in wasserfreier Essigsäure gegen Kristallviolett als Indikator zwei Äquivalente Perchlorsäure?

(1) Arginin

(2) Asparagin

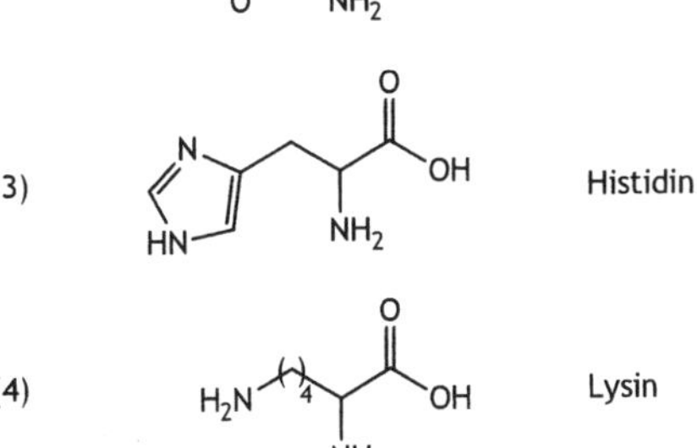

(5) 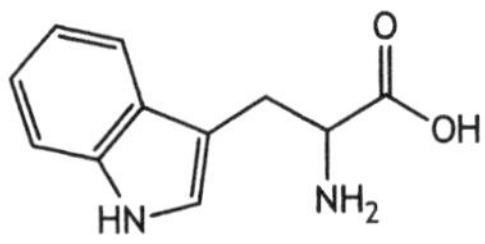 Tryptophan

(A) nur 3 ist richtig
(B) nur 1 und 4 sind richtig
(C) nur 1, 3 und 4 sind richtig
(D) nur 2, 4 und 5 sind richtig
(E) 1 bis 5 = alle sind richtig

417* Zur Gehaltsbestimmung des abgebildeten Arzneistoffs Oxybuprocainhydrochlorid (M_r 344,9) wird nach Auflösen der Substanz in einer Mischung von wasserfreier Essigsäure und Acetanhydrid mit Perchlorsäure-Maßlösung titriert. Der Endpunkt wird potentiometrisch bestimmt.

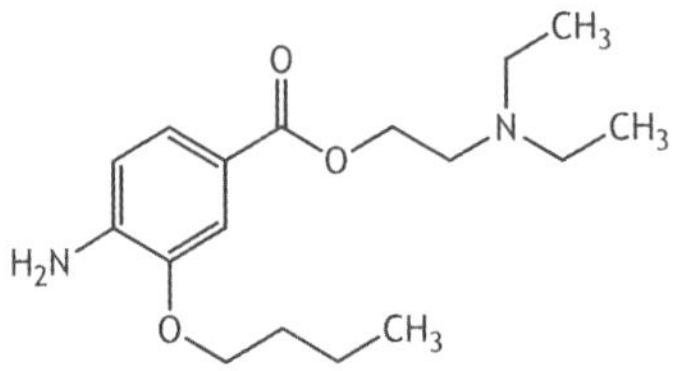

Welche Aussage trifft zu?

(A) Der Zusatz von Acetanhydrid führt zur Acetylierung der primären Aminfunktion.
(B) Der Zusatz von Acetanhydrid führt zur Acetylierung der tertiären Aminfunktion, so dass der Arzneistoff als primäres Amin erfasst werden kann.
(C) Der Zusatz von Acetanhydrid führt zu Umesterung und Freisetzung von Acetat, das mit Perchlorsäure erfasst wird.
(D) 1 mL Perchlorsäure-Maßlösung (c = 0,1 mol/L) entspricht 68,98 mg Oxybuprocainhydrochlorid.
(E) 1 mL Perchlorsäure-Maßlösung (c = 0,1 mol/L) entspricht 17,25 mg Oxybuprocainhydrochlorid

418 Der abgebildete Arzneistoff Irbesartan kann in wasserfreier Essigsäure mit Perchlorsäure-Maßlösung (c = 0,1 mol/L) bei potentiometrischer Indizierung titriert werden.

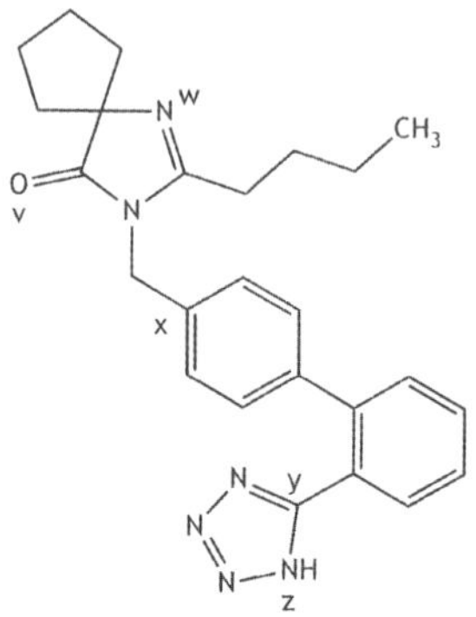

An welcher der markierten Positionen v bis z erfolgt die Protonierung des Arzneistoffs überwiegend?

(A) am O-Atom in Position v
(B) am N-Atom in Position w
(C) am C-Atom in Position x
(D) am C-Atom in Position y
(E) am N-Atom in Position z

419 Abgebildet ist der Arzneistoff Losartan-Kalium, der Patientinnen und Patienten, die unter Hypertonie leiden, verordnet werden kann.

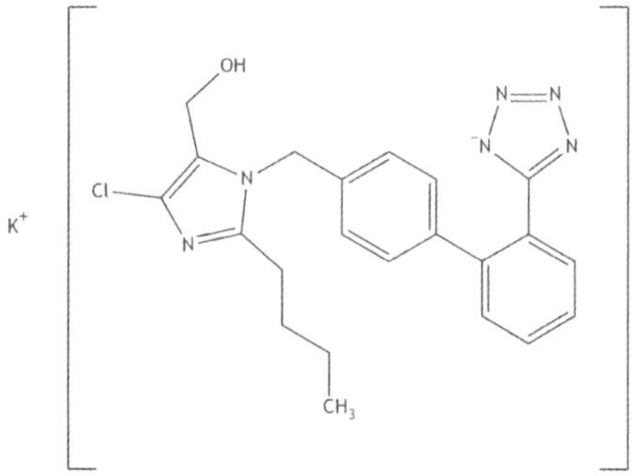

Der Arzneistoff kann durch Titration mit Perchlorsäure-Maßlösung (*c* = 0,1 mol/L) in wasserfreier Essigsäure unter potentiometrischer Endpunktsanzeige quantitativ bestimmt werden. Welche Aussage trifft zu?

(A) Es wird nur der Imidazolring erfasst.
(B) Es wird nur das Kalium-Ion erfasst.
(C) Es wird nur die Hydroxygruppe erfasst.
(D) Überwiegend protoniert werden das Tetrazolid-Anion sowie der Imidazolring.
(E) Überwiegend protoniert werden der Imidazolring sowie die Hydroxygruppe.

420 Welche Aussagen zur wasserfreien Titration des abgebildeten Arzneistoffs Loratadin in Essigsäure mit Perchlorsäure-Maßlösung treffen zu?

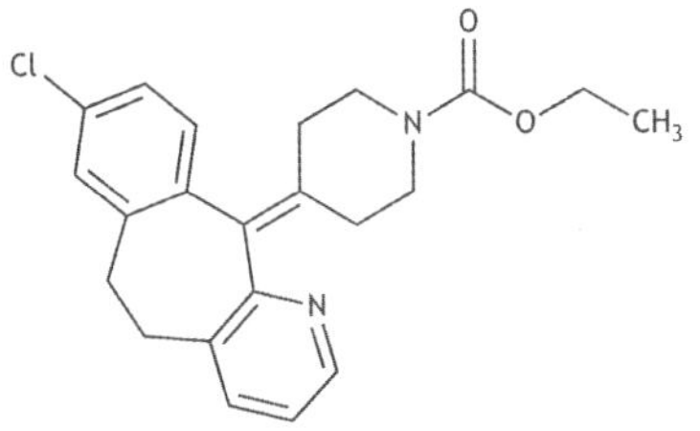

(1) Die Protonierung erfolgt ganz überwiegend am Pyridin-N-Atom.
(2) Die Protonierung erfolgt ganz überwiegend am Urethan-N-Atom.
(3) Es werden sowohl das Pyridin- als auch das Urethan-N-Atom erfasst.
(4) Es wird ein Äquivalent Perchlorsäure verbraucht.
(5) Es werden zwei Äquivalente Eisessig verbraucht.

(A) nur 2 ist richtig
(B) nur 3 ist richtig
(C) nur 1 und 4 sind richtig
(D) nur 2 und 4 sind richtig
(E) nur 3 und 5 sind richtig

421 Welche der folgenden Arzneistoffe können in wasserfreiem Milieu durch Titration mit Perchlorsäure-Maßlösung quantitativ bestimmt werden?

(1)

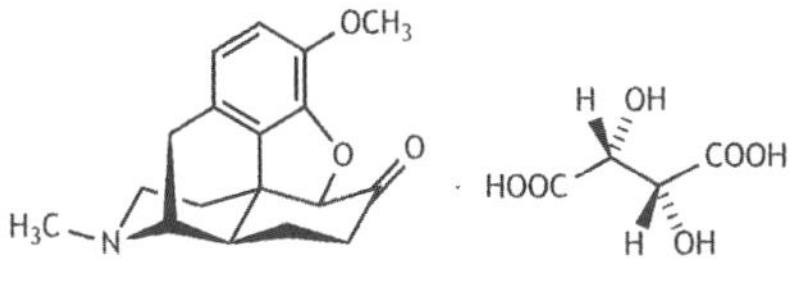

(2)

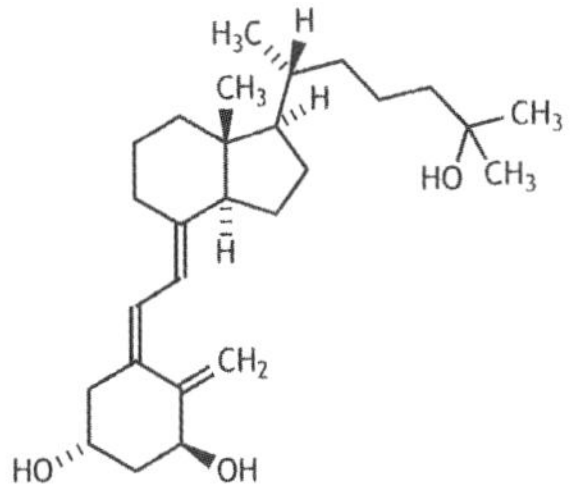

(3)

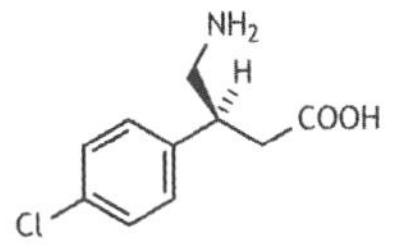

(4)

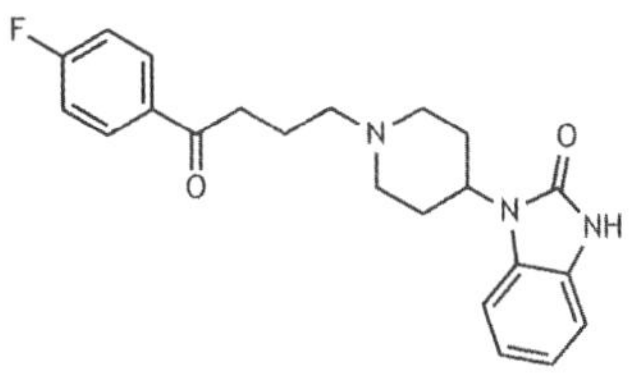

(A) nur 1 ist richtig
(B) nur 2 ist richtig
(C) nur 4 ist richtig
(D) nur 2 und 4 sind richtig
(E) nur 1, 3 und 4 sind richtig

422 Welche Aussage zur quantitativen Analyse des nachstehend abgebildeten Arzneistoffs Nadolol (M_r 309,4) trifft zu?

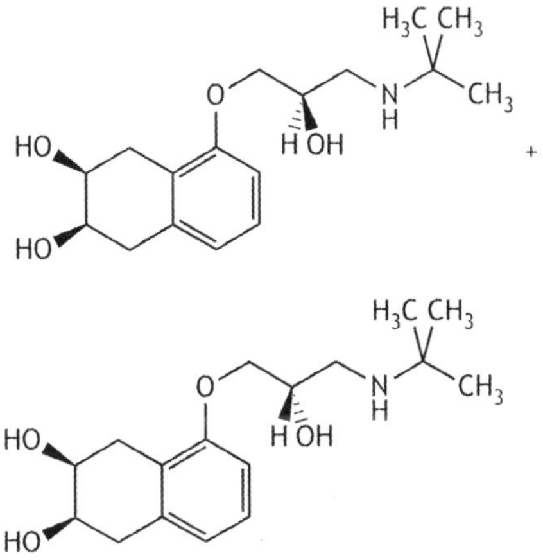

\+

und deren Enantiomere

Bei der Titration in wasserfreier Essigsäure mit Perchlorsäure-Maßlösung (c = 0,1 mol/L) entspricht ein Verbrauch von 1 mL der Maßlösung

(A) 7,725 mg Nadolol
(B) 15,45 mg Nadolol
(C) 30,94 mg Nadolol
(D) 61,88 mg Nadolol
(E) 123,6 mg Nadolol

423 Die Gehaltsbestimmung des abgebildeten Arzneistoffs Ofloxacin (M_r 361,4) nach Arzneibuch erfolgt durch Titration in wasserfreier Essigsäure mit Perchlorsäure-Maßlösung (c = 0,1 mol·L^{-1}). Der Endpunkt wird potentiometrisch bestimmt.

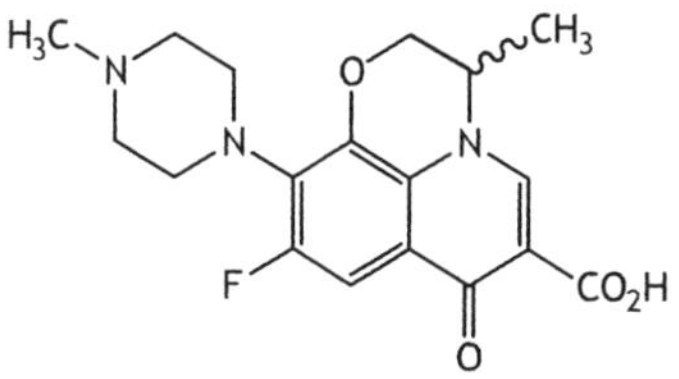

Welche Masse Ofloxacin entspricht 1 mL Perchlorsäure-Maßlösung (c = 0,1 mol·L^{-1})?

(A) 18,07 mg
(B) 36,14 mg
(C) 72,28 mg
(D) 108,42 mg
(E) 144,56 mg

424 Zur Gehaltsbestimmung von Kaliumcitrat-Monohydrat (M_r 324,4) wird die Prüfsubstanz in wasserfreier Essigsäure unter Erwärmen gelöst. Nach dem Abkühlen wird mit Perchlorsäure-Maßlösung (c = 0,1 mol/L) unter Zusatz von Naphtholbenzein als Indikator bis zum Farbumschlag nach Grün titriert.

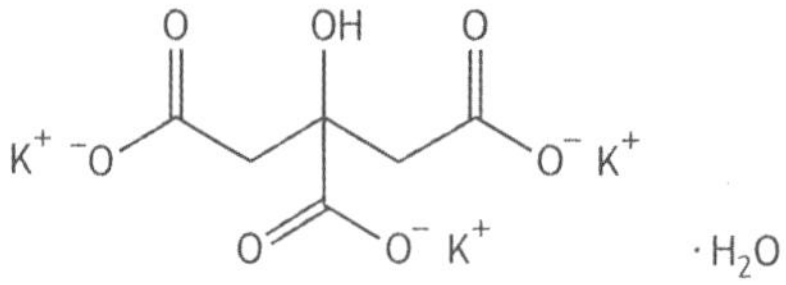

Welcher Menge Kaliumeitrat ($C_6H_5O_7K_3$; wasserfreie Substanz) entspricht 1 mL Perchlorsäure-Maßlösung (c = 0,1 mol/L)?

(A) 324,4 mg
(B) 306,4 mg
(C) 30,64 mg
(D) 20,42 mg
(E) 10,21 mg

425 Welche der genanntgen Substanzen können durch Titration mit Perchlorsäure-Maßlösung in Eisessig quantifiziert werden?

(1) Calciumperchlorat
(2) Dinatriumhydrogenphosphat
(3) Essigsäure
(4) Kaliumhydrogenphtalat
(5) Zinkacetat

(A) nur 1 ist richtig
(B) nur 2 ist richtig
(C) nur 1, 3 und 5 sind richtig
(D) nur 2, 4 und 5 sind richtig
(E) 1 bis 5 = alle sind richtig

426 Welches der folgenden Anionen kann **nicht** als Base in wasserfreier Essigsäure mit Perchlorsäure-Maßlösung unter potentiometrischer Endpunktsanzeige titriert werden?

(A) $H_2PO_4^-$
(B) HSO_4^-
(C) $H_5C_6-COO^-$
(D) $H_3C-SO_3^-$
(E) H_3C-OO^-

Sulfate, Phosphate, Nitrate

427* Die Gehaltsbestimmung des abgebildeten Arzneistoffs Chloroquinphosphat kann in wasserfreier Essigsäure durch Titration mit Perchlorsäure-Maßlösung (c = 0,1 mol/L) unter potentiometrischer Endpunktsanzeige vorgenommen werden.

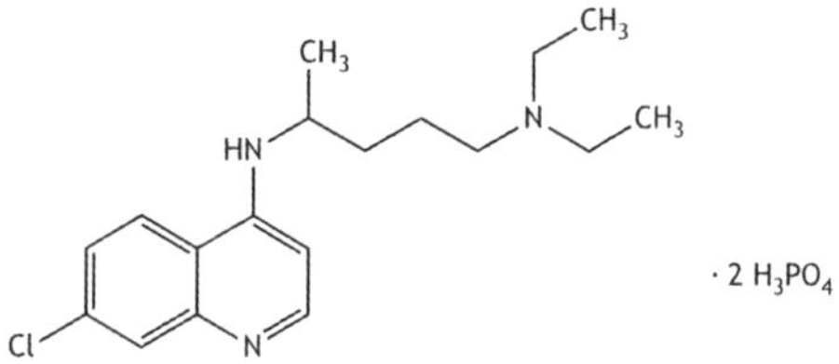

Wie viele Äquivalente Perchlorsäure-Maßlösung werden bis zum Endpunkt der Titration verbraucht?

(A) 1
(B) 2
(C) 3
(D) 4
(E) 5

428

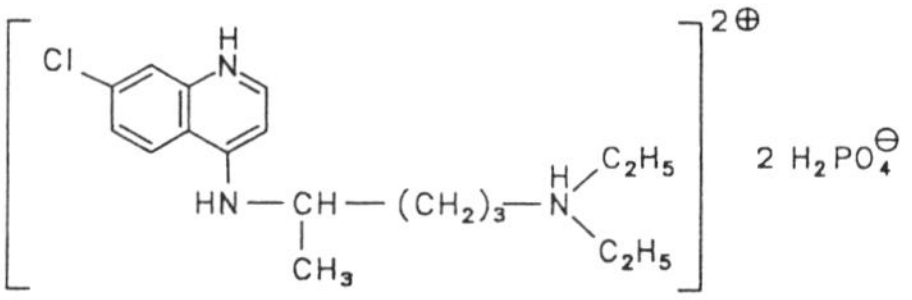

Chloroquinphosphat (siehe obige Abbildung, relative Molekülmasse = 516) wird in wasserfreier Essigsäure mit Perchlorsäure (c = 0,1 mol/L^{-1}) titriert, wobei der Endpunkt mithilfe der Potentiometrie bestimmt wird.

Wie viel mg Chloroquinphosphat entsprechen dabei 1 mL Perchlorsäure-Lösung ($c = 0{,}1\ mol \cdot L^{-1}$)?

(A) 2,58 mg
(B) 5,16 mg
(C) 17,2 mg
(D) 25,8 mg
(E) 51,6 mg

429 Die Gehaltsbestimmung des abgebildeten Arzneistoffs Chloroquinsulfat-Monohydrat kann in wasserfreier Essigsäure durch Titration mit Perchlorsäure-Maßlösung (c = 0,1 mol/L) unter potentiometrischer Endpunktsanzeige vorgenommen werden.

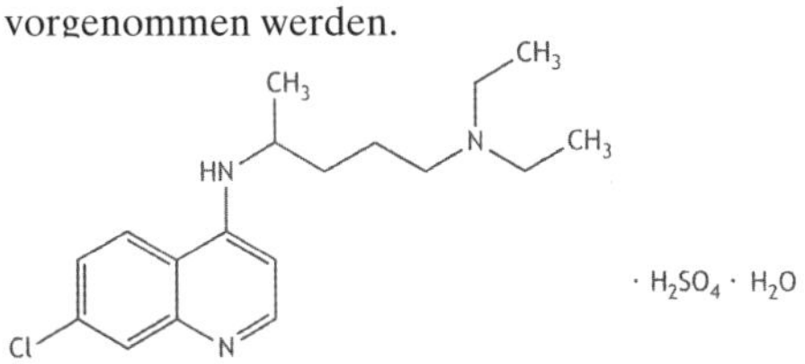

$\cdot\ H_2SO_4 \cdot H_2O$

Wie viele Äquivalente Perchlorsäure-Maßlösung werden bis zum Endpunkt der Titration verbraucht?

(A) 1
(B) 2
(C) 3
(D) 4
(E) 5

430* Im Europäischen Arzneibuch ist für das abgebildete Dihydrat des Arzneistoffs Chininsulfat eine Gehaltsbestimmung in wasserfreiem Medium mit Perchlorsäure-Maßlösung (c = 0,1 mol/L) vorgesehen. Der Endpunkt wird potentiometrisch angezeigt.

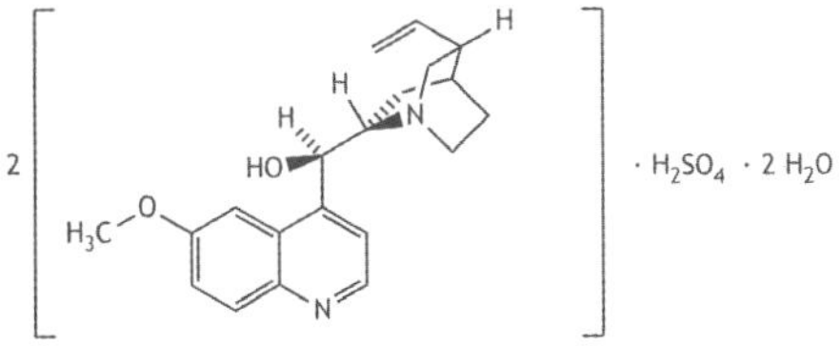

$\cdot\ H_2SO_4 \cdot 2\ H_2O$

Wie viele Äquivalente Perchlorsäure-Maßlösung werden bis zum Endpunkt der Titration verbraucht?

(A) 1
(B) 2
(C) 3
(D) 4
(E) 5

431 Das Europäische Arzneibuch schreibt für den abgebildeten Arzneistoff, das Dihydrat des Chininsulfats, eine Gehaltsbestimmung in wasserfreiem Medium mit Perchlorsäure-Maßlösung ($c = 0{,}1\ mol \cdot L^{-1}$) vor. Der Endpunkt wird potentiometrisch erfasst.

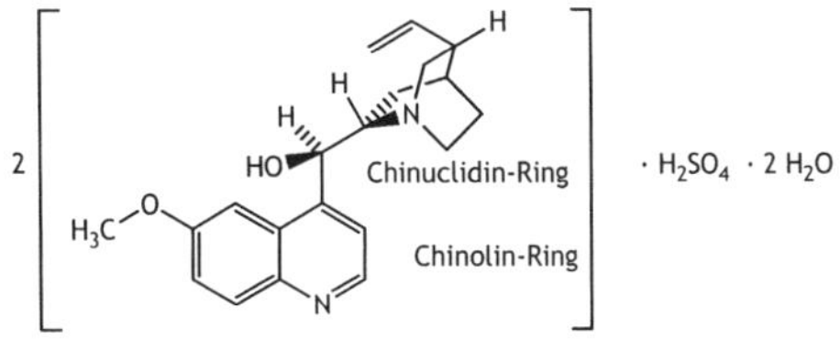

Chinuclidin-Ring
Chinolin-Ring
$\cdot\ H_2SO_4 \cdot 2\ H_2O$

Welche Aussagen treffen zu?

(1) Die Basizität des Chinolin-Stickstoffatoms ist größer als die des Chinuclidin-Stickstoffatoms.
(2) Die Basizität des Chinuclidin-Stickstoffatoms ist größer als die des Chinolin-Stickstoffatoms.
(3) Bis zum Endpunkt der Titration werden insgesamt drei Äquivalente Perchlorsäure-Maßlösung verbraucht.
(4) Bis zum Endpunkt der Titration werden insgesamt vier Äquivalente Perchlorsäure-Maßlösung verbraucht.

(A) nur 1 ist richtig
(B) nur 2 ist richtig
(C) nur 1 und 3 sind richtig
(D) nur 2 und 3 sind richtig
(E) nur 2 und 4 sind richtig

432 Welche Aussage zur acidimetrischen Titration von Chinidinsulfat mit Perchlorsäure-Maßlösung in Eisessig gegen Naphtholbenzein trifft zu?

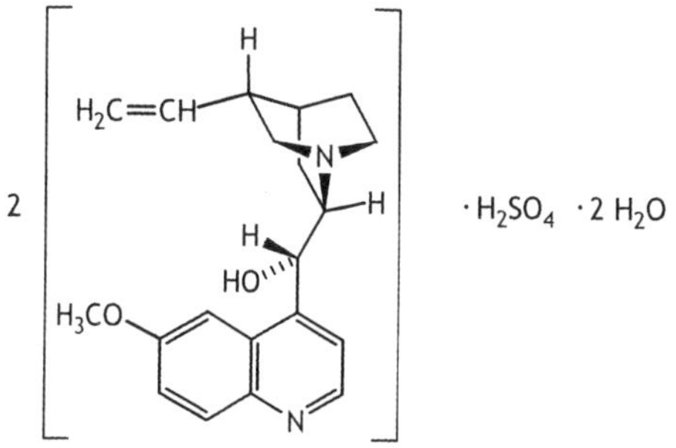

(A) Der Verbrauch beträgt 1 Äquivalent Perchlorsäure.
(B) Der Verbrauch beträgt 2 Äquivalente Perchlorsäure.
(C) Der Verbrauch beträgt 3 Äquivalente Perchlorsäure.
(D) Der Verbrauch beträgt 4 Äquivalente Perchlorsäure.
(E) Die Substanz kann in der angegebenen Weise nur nach vorheriger Ausfällung des Sulfats titriert werden.

433 Welche Aussage zur Titration von Thiaminnitrat im Lösungsmittelgemisch Ameisensäure/Acetanhydrid trifft zu?

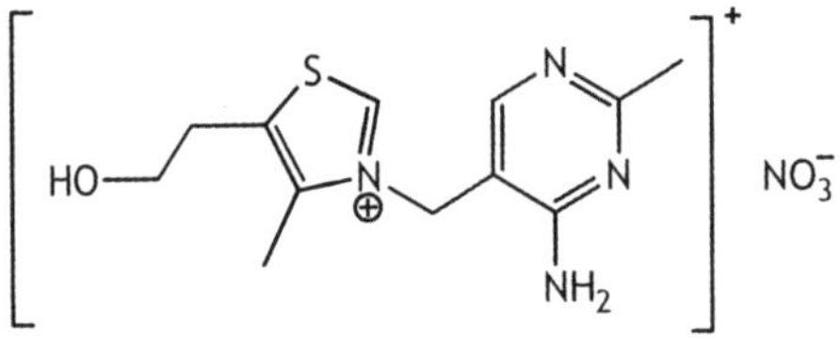

Thiaminnitrat

Der Verbrauch von Perchlorsäure-Maßlösung beträgt:

(A) 0,5 Äquivalente
(B) 1,0 Äquivalente
(C) 1,5 Äquivalente
(D) 2,0 Äquivalente
(E) 3,0 Äquivalente

Halogenide

434 Welche Aussage trifft zu?

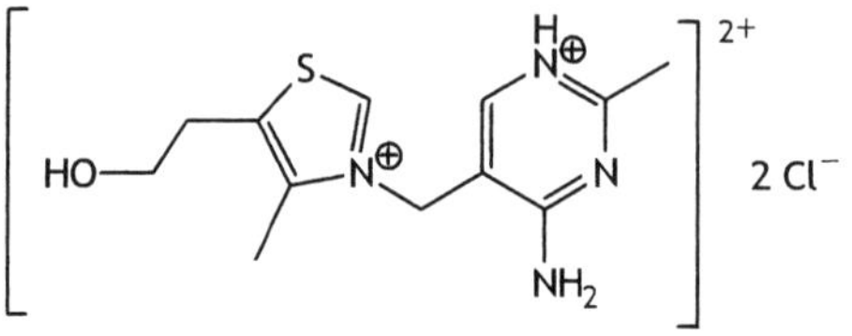

Thiaminchloridhydrochlorid

Der Verbrauch an Perchlorsäure-Maßlösung bei der Titration von Thiaminchloridhydrochlorid im Lösungsmittelgemisch Ameisensäure/Acetanhydrid beträgt:

(A) 0,5 Äquivalente
(B) 1,0 Äquivalente
(C) 1,5 Äquivalente
(D) 2,0 Äquivalente
(E) 3,0 Äquivalente

7 Redoxtitrationen

7.1 Grundlagen

7.1.1 Redoxreaktionen, Redoxpotential, Standardpotential

435* Bei welchen der im folgenden schematisch angegebenen Redoxvorgänge sind 2 Elektronen beteiligt?

(1) $HCOOH \rightleftharpoons HCHO$
(2) $O_2 \rightleftharpoons H_2O_2$
(3) $I_3^- \rightleftharpoons 3\ I^-$
(4) $MnO_2 \rightleftharpoons Mn^{2+}$ (in saurer Lösung)
(5) $S_4O_6^{2-} \rightleftharpoons 2\ S_2O_3^{2-}$

(A) nur 2 und 4 sind richtig
(B) nur 1, 2 und 4 sind richtig
(C) nur 1, 3 und 5 sind richtig
(D) nur 2, 3 und 4 sind richtig
(E) 1 bis 5 = alle sind richtig

Redoxpotential

436 Welche Aussagen treffen zu?
In der Nernstschen Gleichung
$E = E^{\circ} + (RT/zF) \cdot \ln Q$
für die EMK einer elektrochemischen Zelle bedeutet:

(1) E°: Normalpotential (EMK)
(2) F: Elektrodenfläche
(3) R: Elektrodenradius
(4) z: Dissoziationsgrad
(5) Q: Quotient der Aktivitäten der oxidierten und reduzierten Reaktionsteilnehmer

(A) nur 1 und 5 sind richtig
(B) nur 1, 2 und 5 sind richtig
(C) nur 1, 3 und 4 sind richtig
(D) nur 2, 3 und 5 sind richtig
(E) nur 1, 3, 4 und 5 sind richtig

437* Welche Größe geht in die Gleichung zur Berechnung des Elektrodenpotentials des Redoxpaars Zn^{2+}/Zn **nicht** ein?

(A) Normalpotential des Redoxsystems Zn^{2+}/Zn
(B) Zinkionen-Konzentration
(C) Anzahl der beim Redoxprozess übertragenen Elektronen
(D) Ionenbeweglichkeit von Zn^{2+}
(E) allgemeine Gaskonstante

438 Welche Aussage trifft **nicht** zu?
Das mit einer kombinierten Pt-Elektrode gemessene Redoxpotential einer Dichromat-Lösung ist abhängig von:

(A) der Konzentration der Lösung an Dichromat
(B) die Konzentration der Lösung an Chrom (III)-Ionen
(C) dem pH-Wert
(D) der Temperatur
(E) der Vorbehandlung der Indikatorelektrode

439 Wovon hängt das mit einer kombinierten Pt-Elektrode gemessene Redoxpotential einer Dichromat-Lösung **nicht** ab?

(A) Konzentration der Lösung an Dichromat
(B) Konzentration der Lösung an Cr(III)-Ionen
(C) pH-Wert
(D) Temperatur
(E) Durchmesser des Platindrahts der Indikatorelektrode

440 Welche Anordnung der folgenden Metalle entspricht einer Spannungsreihe, geordnet nach **steigenden** Standardpotentialen?

(A) K Al Zn Fe H Cu Ag Pt
(B) H Ag Pt Fe Cu K Al Zn
(C) Ag Pt Fe Cu K Al Zn H
(D) Pt Ag Cu H Fe Zn Al K
(E) K Al H Fe Zn Cu Ag Pt

441* In welcher der folgenden Reihen sind die Redoxsysteme nach **steigendem** Normalpotential geordnet?

(A) Fe(II/III), Cr(III/VI), Mn(II/VII)
(B) Mn(II/VII), Fe(II/III), Cr(III/VI)
(C) Cr(III/VI), Mn(II/VII), Fe(II/III)
(D) Fe(II/III), Mn(II/VII), Cr(III/VI)
(E) Cr(III/VI), Fe(II/III), Mn(II/VII)

442* In einer galvanischen Zelle besteht die Elektrode der Halbzelle 1 aus Eisen, die der Halbzelle 2 aus Kupfer. Beide Elektroden tauchen in gleich konzentrierte Lösungen der betreffenden Metallsulfate in der Oxidationsstufe +2 ein.
Welche Aussagen treffen zu?

(1) Es kommt zur Korrosion des Eisenblechs.
(2) Es kommt zur Korrosion des Kupferblechs.
(3) Die Elektronen wandern vom Kupfer- zum Eisenblech.
(4) Das Eisenblech stellt die Kathode dar.

(A) nur 1 ist richtig
(B) nur 1 und 4 sind richtig
(C) nur 2 und 3 sind richtig
(D) nur 1, 3 und 4 sind richtig
(E) 1 bis 4 = alle sind richtig

Berechnungen

443 Eine Lösung sei 0,01-molar an I^- und 0,01-molar an I_2 (die I_3^--Bildung bleibe außer Betracht).
Welches Potential ergibt die Lösung, wenn das Normalpotential des Redoxsystems Iod/Iodid 0,54 V beträgt?

(A) 0,27 V
(B) 0,48 V
(C) 0,54 V
(D) 0,60 V
(E) 1,29 V

444* In einer wässrigen Lösung von $FeSO_4$ wird 1 % des Fe^{2+} zu Fe^{3+} oxidiert.
Welches Redoxpotential wird in dieser Lösung gegen die Standardwasserstoffelektrode (Normalpotential des Fe^{2+}/Fe^{3+}-Redoxpaares = 0,75 V) gemessen?

(A) – 0,75 V
(B) + 0,63 V
(C) + 0,69 V
(D) + 0,75 V
(E) + 0,87 V

445* In einer wässrigen Lösung von $Fe_2(SO_4)_3$ wird 1 % des Fe^{3+} zu Fe^{2+} reduziert.
Welches Redoxpotential wird in dieser Lösung gegen die Standardwasserstoffelektrode (Standardpotential des Fe^{2+}/Fe^{3+}-Redoxpaares = 0,75 V) gemessen?

(A) 0,0 V
(B) 0,75 V
(C) 0,79 V
(D) 0,81 V
(E) 0,87 V

Konzentrationsketten

Weitere MC-Fragen zu galvanischen und elektrolytischen Zellen finden sich im Kap. 10.1.4.

446* Welche Aussage trifft zu?
Die in der folgenden Abbildung skizzierte „Konzentrationskette" besitzt bei 20 °C (und sonst gleichen Bedingungen) eine Leerlaufspannung (leistungslos gemessene Zellspannung) von annähernd:

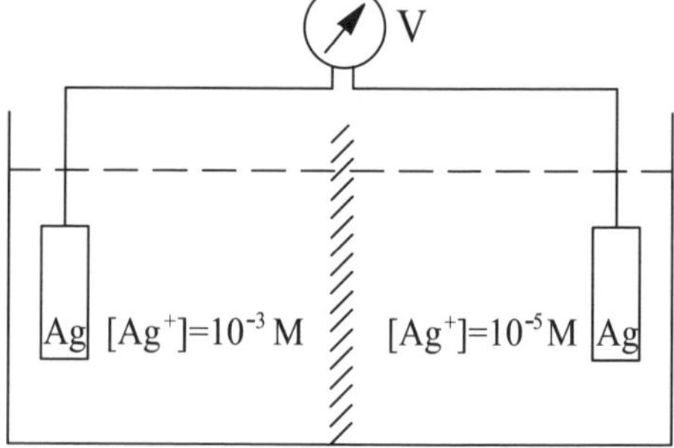

(A) 0,580 V
(B) 0,116 V
(C) 0,058 V
(D) 0,0116 V
(E) 0,0058 V

447* Welche Aussage trifft zu?
Die in der folgenden Abbildung skizzierte Zelle zeigt bei 20 °C (und sonst gleichen Bedingungen) eine leistungslos gemessene Zellspannung von annähernd:

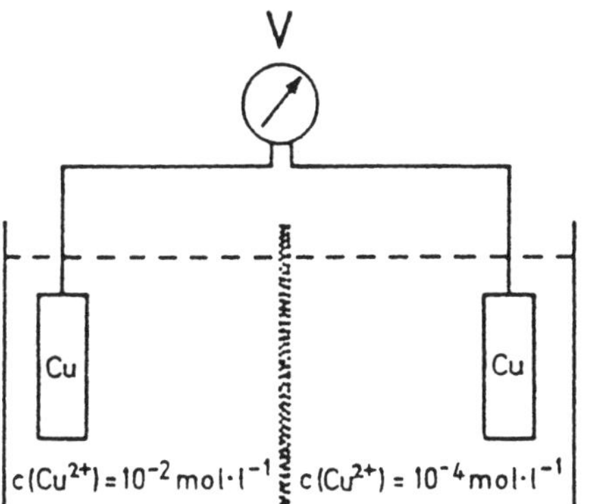

(A) 0,580 V
(B) 0,116 V
(C) 0,058 V
(D) 0,0116 V
(E) 0,0058 V

448* Welche Aussage trifft zu?

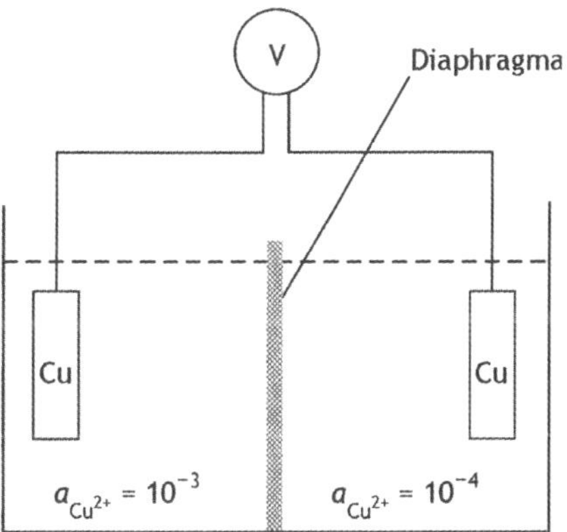

Die zwischen den Elektroden der in der Abbildung skizzierten „Konzentrationskette" bei 20 °C leistungslos messbare Spannung beträgt etwa:

(A) 0,580 V
(B) 0,116 V
(C) 0,058 V
(D) 0,029 V
(E) 0,006 V

449 Welche Aussage trifft zu?
Die Konzentrationskette Cu^{2+} (0,01 mol · L^{-1})// Cu^{2+} (0,1 mol · L^{-1}) besitzt eine EMK von ca.:

(A) 0,03 V
(B) 0,03 W
(C) 0,03 C
(D) 0,06 V
(E) 0,06 W

450 Welche Aussage trifft zu?

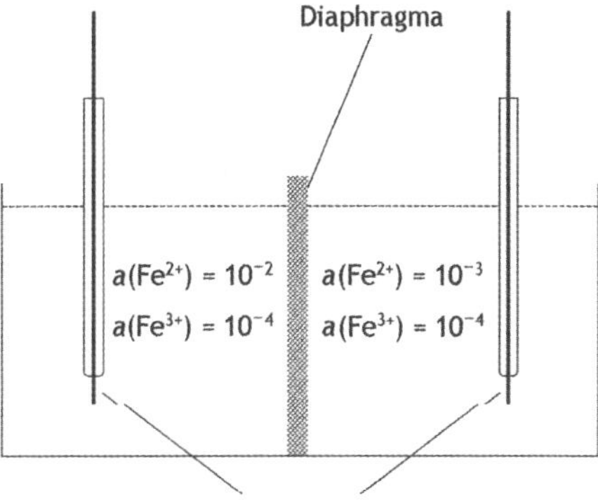

Die zwischen den Elektroden der in der Abbildung skizzierten Konzentrationskette bei 25 °C leistungslos messbare Spannung beträgt etwa:

(A) 0 V
(B) 0,059 V
(C) 0,118 V
(D) 0,177 V
(E) 0,59 V

451 Welche Aussage trifft zu?

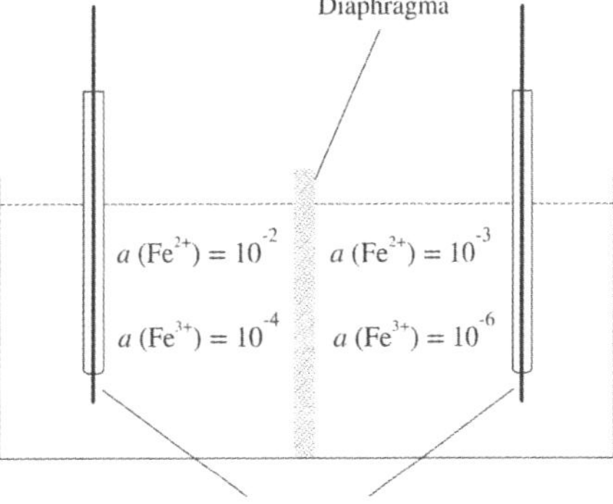

Die zwischen den Elektroden der in der Abbildung skizzierten Konzentrationskette bei 25 °C leistungslos messbare Spannung beträgt etwa:

(A) 0 V
(B) 0,059 V
(C) 0,118 V
(D) 0,177 V
(E) 0,236 V

452 Welche Aussage trifft zu?^

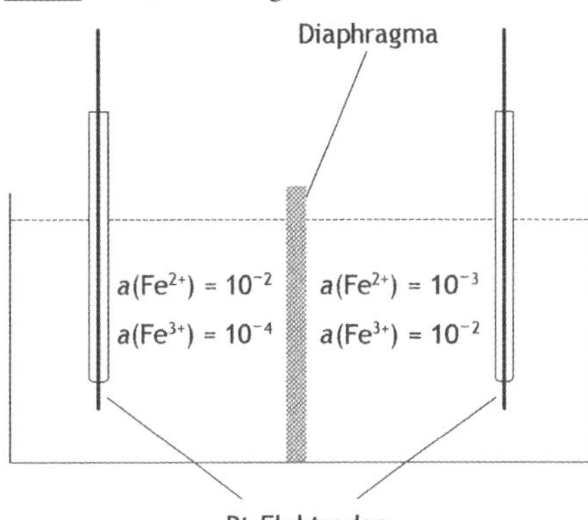

Die zwischen den Elektroden der in der Abbildung skizzierten Konzentrationskette bei 25 °C leistungslos messbare Spannung beträgt etwa:

(A) 0 V
(B) 0,059 V
(C) 0,118 V
(D) 0,177 V
(E) 0,59 V

453* Welche Aussage trifft zu?

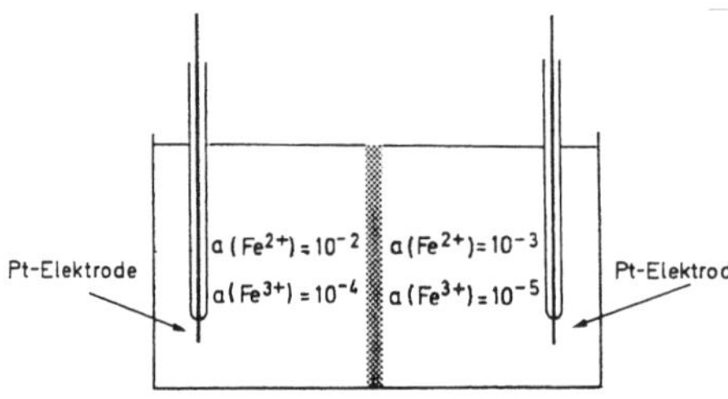

Die in der Abbildung skizzierte Konzentrationskette (Aktivitätsangaben a in $mol \cdot L^{-1}$) besitzt bei 20 °C eine leistungslos gemessene Spannung von etwa:

(A) 0 V
(B) 0,058 V
(C) 0,116 V
(D) 0,175 V
(E) 0,58 V

454 Die gesättigte Kalomelektrode hat gegenüber der Normalwasserstoffelektrode ein Potential von +0,24 V.
Wie groß ist das Normalpotential eines Redoxpaares, dessen Potential, gegen die gesättigte Kalomelelektrode gemessen, –0,18 V beträgt?

(A) + 0,42 V
(B) – 0,42 V
(C) + 0,33 V
(D) + 0,06 V
(E) – 0,66 V

pH-Abhängigkeit des Redoxpotentials

455* Welche der folgenden Redoxpaare besitzen aufgrund der entsprechenden Reaktionsgleichung ein pH-abhängiges Redoxpotential (Ausfallen von Hydroxiden sei ausgeschlossen)?

(1) Mn^{2+}/MnO_2
(2) $HCHO/HCOO^-$
(3) NO/NO_3^-
(4) Mn^{2+}/MnO_4^-

(A) nur 1 und 2 sind richtig
(B) nur 2 und 3 sind richtig
(C) nur 3 und 4 sind richtig
(D) nur 1, 2 und 4 sind richtig
(E) 1 bis 4 = alle sind richtig

456* Welches der folgenden Redoxpaare besitzt aufgrund seiner Redoxreaktion das am wenigsten pH-abhängige Redoxpotential?

(A) AsO_3^{3-}/AsO_4^{3-}
(B) Mn^{2+}/MnO_4^-
(C) $2Cr^{3+}/Cr_2O_7^{2-}$
(D) H_2O_2/O_2
(E) $3I^-/I_3^-$

457* Welche Aussage trifft zu?
Für das Redoxpaar der Reaktion
$H_2O + red \rightleftharpoons ox + 2\,H^+ + 2\,e^-$
betrage das Standardpotential E° = + 0,16 V. Das Redoxpotential E beträgt (25 °C) bei pH = 5 und $c_{ox}/c_{red} = 0,1/99,9$:

(A) – 0,23 V
(B) – 0,15 V
(C) – 0,05 V
(D) + 0,07 V
(E) – 0,37 V

458* Welche Aussagen treffen zu?
Das Oxidationspotential einer Kaliumpermanganat-Lösung kann in schwefelsaurer Lösung erhöht werden (die Aktivitätskoeffizienten seien gleich 1) durch:

(1) Erhöhung der Permanganat-Konzentration
(2) Zugabe von Mangan(II)-sulfat
(3) Erhöhung der Schwefelsäure-Konzentration
(4) Erniedrigung der Schwefelsäure-Konzentration

(A) nur 1 ist richtig
(B) nur 1 und 2 sind richtig
(C) nur 1 und 3 sind richtig
(D) nur 2 und 4 sind richtig
(E) nur 1, 2 und 3 sind richtig

459* Wie groß ist ungefähr die Änderung des Redoxpotentials des MnO_4^-/Mn^{2+}-Redoxsystems bei **Erhöhung** des pH-Wertes um 1?

(A) – 0,059 V
(B) + 0,059 V
(C) – 0,1 V
(D) + 0,1 V
(E) + 1,0 V

460 Wie groß ist ungefähr die Änderung des Redoxpotentials des MnO_4^-/Mn^{2+}-Redoxsystems bei **Erniedrigung** des pH-Wertes um 1?

(A) – 1 V
(B) – 0,1 V
(C) – 0,059 V
(D) 0 V
(E) + 0,08 V

461 Die Aktivitäten einer schwefelsauren Lösung seien 1-molar an Protonen und je 1-molar an $Cr_2O_7^{2-}$ und Cr^{3+}.
Welches Potential besitzt die Lösung, wenn $E^\circ (Cr_2O_7^{2-}/2\ Cr^{3+}) = +1{,}38$ V ist?

(A) 1,18 V
(B) 1,28 V
(C) 1,38 V
(D) 1,48 V
(E) 1,58 V

Redoxgleichgewichte

462 In welcher Größenordnung liegt die Gleichgewichtskonstante des Redoxgleichgewichts
$2\ Red_2 + 3\ Ox_1 \rightleftharpoons 2\ Ox_2 + 3\ Red_1$,
wenn die Normalpotentiale der Redoxsysteme –0,8 und +1,4 Volt betragen?

(A) $10^{-0,6}$
(B) 60
(C) 10^{6}
(D) 10^{60}
(E) 10^{224}

7.1.2 Titrationskurven

463 Welche Aussage zur Titrationskurve einer Redoxtitration trifft zu?

(A) Ihr Verlauf wird durch die Standardpotentiale der beteiligten Redoxpaare beeinflusst.
(B) Ihr Verlauf ist generell unabhängig vom pH-Wert der Titrationslösung.
(C) Zu Beginn der Titration ($\tau = 0$) beträgt das Redoxpotential der Lösung 0 V.
(D) Am Äquivalenzpunkt ($\tau = 1$) ist das Redoxpotential der Lösung gleich dem verhältnis der Standardpotentiale der beteiligten Redoxpaare.
(E) Bei $\tau = 0{,}5$ ist das Redoxpotential der Lösung gleich dem arithmetischen Mittel der Standardpotentiale der beteiligten Redoxpaare.

464 Eisen(II) kann mit Permanganat-Maßlösung unter potentiometrischer Indikation bestimmt werden.
Welche Aussagen zu einer hierbei aufgezeichneten Titrationskurve treffen zu?

(1) Die Höhe des Potentialsprungs ist abhängig von der Differenz der Standardpotentiale der beiden beteiligten Redoxsysteme.
(2) Die Höhe des Potentialsprungs ist bei pH 1 größer als bei pH 3.
(3) Das Potential am Äquivalenzpunkt ist gleich dem arithmetischen Mittel der Standardpotentiale der beiden beteiligten Redoxsysteme.

(A) nur 1 ist richtig
(B) nur 3 ist richtig
(C) nur 1 und 2 sind richtig
(D) nur 2 und 3 sind richtig
(E) 1 bis 3 = alle sind richtig

465 Welche Aussagen über Redoxtitrationen treffen zu?

(1) Die Potentialänderung in der Nähe des Äquivalenzpunktes einer Redoxtitration ist um so größer, je mehr sich die Normalpotentiale der Reaktanden unterscheiden.
(2) Der Wendepunkt einer Titrationskurve beim Titrationsgrad $\tau = 1$ entspricht etwa dem Äquivalenzpunkt.
(3) Der Äquivalenzpunkt der Redoxtitration von Fe^{2+} mit Ce^{4+} lässt sich auch potentiometrisch mit Hilfe einer Glaselektrode bestimmen.

(A) nur 2 ist richtig
(B) nur 3 ist richtig

(C) nur 1 und 2 sind richtig
(D) nur 1 und 3 sind richtig
(E) nur 2 und 3 sind richtig

466

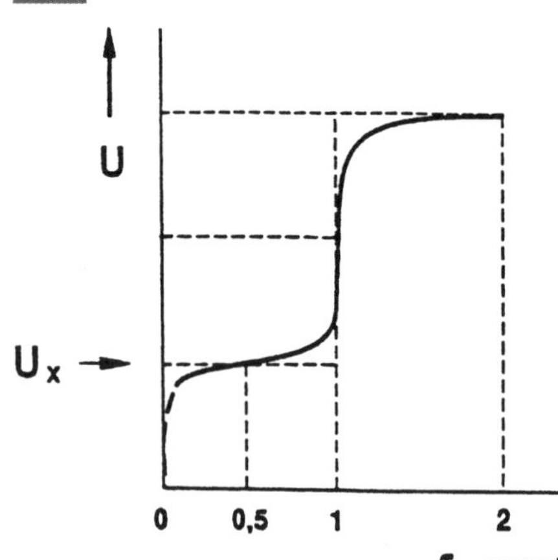

Obige Abbildung zeigt schematisch den Potentialverlauf in Abhängigkeit vom Titrationsgrad der Titration von Fe^{2+} mit Ce^{4+}.

Mit welcher Formel kann U_x mit den gegebenen Werten für τ in guter Näherung bestimmt werden?

(A) $U_x = E^o_{Fe^{3+}/Fe^{2+}} - 0{,}059 \cdot \log (C_{Fe^{2+}}/C_{Fe^{3+}})$
(B) $U_x = \frac{1}{2} (E^o_{Fe^{3+}/Fe^{2+}} + E^o_{Ce^{4+}/Ce^{3+}})$
(C) $U_x = E^o_{Ce^{4+}/Ce^{3+}} - 0{,}059 \cdot \log (C_{Ce^{4+}}/C_{Ce^{3+}})$
(D) $U_x = E^o_{Ce^{4+}/Ce^{3+}} - E^o_{Fe^{3+}/Fe^{2+}}$
(E) $U_x = (E^o_{Ce^{4+}/Ce^{3+}} - E^o_{Fe^{3+}/Fe^{2+}}) \cdot 0{,}059 \cdot \log (C_{Fe^{2+}}/C_{Ce^{4+}})$

467

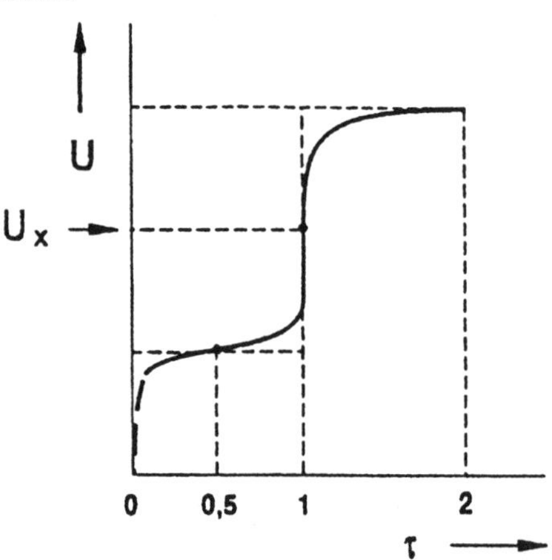

Obige Abbildung zeigt schematisch den Potentialverlauf in Abhängigkeit vom Titrationsgrad der Titration von Fe^{2+} mit Ce^{4+}.

Mit welcher Formel kann U_x mit den gegebenen Werten für τ in guter Näherung bestimmt werden?

(A) $U_x = E^o_{Fe^{3+}/Fe^{2+}} - 0{,}059 \cdot \log (C_{Fe^{2+}}/C_{Fe}{}^{3+})$
(B) $U_x = {}^1/_2 (E^o_{Fe^{3+}/Fe^{2+}} + E^o_{Ce^{4+}/Ce^{3+}})$
(C) $U_x = E^o_{Ce^{4+}/Ce^{3+}} - 0{,}059 \cdot \log (C_{Ce^{3+}}/C_{Ce^{4+}})$
(D) $U_x = E^o_{Ce^{4+}/Ce^{3+}} - E^o_{Fe^{3+}/Fe^{2+}}$
(E) $U_x = (E^o_{Ce^{4+}/Ce^{3+}} - E^o_{Fe^{3+}/Fe^{2+}}) \cdot 0{,}059 \cdot \log (C_{Fe^{2+}}/C_{Ce^{4+}})$

468

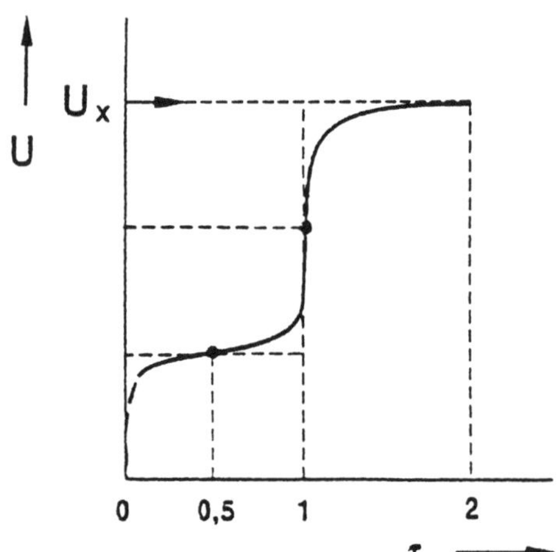

Obige Abbildung zeigt schematisch den Potentialverlauf in Abhängigkeit vom Titrationsgrad der Titration von Fe^{2+} mit Ce^{4+}.
Mit welcher Formel kann U_x mit den gegebenen Werten für τ in guter Näherung bestimmt werden?

(A) $U_x = E^o_{Fe^{3+}/Fe^{2+}} + 0{,}059 \cdot \log (C_{Fe^{2+}}/C_{Fe^{3+}})$
(B) $U_x = \frac{1}{2}(E^o_{Fe^{3+}/Fe^{2+}} + E^o_{Ce^{4+}/Ce^{3+}})$
(C) $U_x = E^o_{Ce^{4+}/Ce^{3+}} - 0{,}059 \cdot \log (C_{Ce^{3+}}/C_{Ce^{4+}})$
(D) $U_x = E^o_{Ce^{4+}/Ce^{3+}} - E^o_{Fe^{3+}/Fe^{2+}}$
(E) $U_x = (E^o_{Ce^{4+}/Ce^{3+}} - E^o_{Fe^{3+}/Fe^{2+}}) \cdot 0{,}059 \cdot \log (C_{Fe^{2+}}/C_{Ce^{4+}})$

469* Welche Aussagen treffen zu?
Beim Titrationsgrad $\tau = 0{,}5$ der Gehaltsbestimmung von Eisen(II)-sulfat mit Cer(IV)-sulfat-Maßlösung ist

(1) das Potential des Redoxpaares Fe^{2+}/Fe^{3+} ebenso groß wie sein Normalpotential
(2) das Potential des Redoxpaares Ce^{3+}/Ce^{4+} halb so groß wie das des Redoxpaares Fe^{2+}/Fe^{3+}
(3) die Summe der Potentiale der beiden Redoxpaare halb so groß wie das Potential am Äquivalenzpunkt

(A) nur 1 ist richtig
(B) nur 3 ist richtig
(C) nur 1 und 2 sind richtig
(D) nur 2 und 3 sind richtig
(E) 1 bis 3 = alle sind richtig

470* Welche Aussage trifft zu?
Das Redoxpotential der Bestimmung von Fe^{2+} mit Ce^{4+} am Äquivalenzpunkt (U_{eq}) berechnet sich aus den Standardpotentialen U^o_{Fe} und U^o_{Ce} nach der Gleichung:

(A) $U_{eq} = U^o_{Fe} + U^o_{Ce}$
(B) $U_{eq} = \frac{1}{2} \cdot (U^o_{Fe} + U^o_{Ce})$
(C) $U_{eq} = \lg U^o_{Fe} + \lg U^o_{Ce}$
(D) $U_{eq} = \lg U^o_{Fe}/U^o_{Ce}$
(E) $U_{eq} = U^o_{Fe} - U^o_{Ce}$

471 Vorgelegte Eisen(II)-Ionen sollen cerimetrisch nach folgender Gleichung bestimmt werden:
$Fe^{2+} + Ce^{4+} \rightarrow Fe^{3+} + Ce^{3+}$

Welches Potential würde ein Platindraht als Arbeitselektrode bezogen auf das Potential der Normalwasserstoffelektrode bei Halbtitration ($\tau = 0{,}5$) aufweisen ($E^o_{Fe^{3+}/Fe^{2+}} = 0{,}77$ V; $E^o_{Ce^{4+}/Ce^{3+}} = 1{,}44$ V)?

(A) 0,77 V
(B) 1,11 V
(C) 1,44 V
(D) 2,21 V
(E) 4,42 V

472* Vorgelegte Eisen(II)-Ionen sollen cerimetrisch nach der Gleichung $Fe^{2+} + Ce^{4+} \rightarrow Fe^{3+} + Ce^{3+}$ bestimmt werden.
Welches Potential würde ein Platindraht als Indikatorelektrode bezogen auf das Potential der Standardwasserstoffelektrode am Äquivalenzpunkt $\tau = 1$ aufweisen?
($E^o_{Fe^{3+}/Fe^{2+}} = 0{,}77$ V; $E^o_{Ce^{4+}/Ce^{3+}} = 1{,}44$ V)

(A) 0,77 V
(B) 1,11 V
(C) 1,44 V
(D) 2,21 V
(E) 4,42 V

473* Welche Aussage trifft zu?
Bei der Titration von Eisen(II) mit Cer(IV) bei pH = 0 errechnet sich das Potential E beim Umsetzungsgrad $\tau = 2$ aus den Standardpotentialen zu [$E^o(Ce^{IV}/Ce^{III}) = 1{,}44$ V und $E^o(Fe^{3+}/Fe^{2+}) = 0{,}77$ V]:

(A) E = 0,770 V
(B) E = 0,085 V
(C) E = 1,065 V
(D) E = 1,300 V
(E) E = 1,440 V

474* Welche Aussagen über die Titrationskurve einer Redoxtitration von Fe^{2+} mit MnO_4^- im sauren Medium treffen zu?

(1) Das Potential am Halbtitrationspunkt ist gleich dem Normalpotential des MnO_4^-/Mn^{2+}-Redoxsystems.
(2) Das Potential am Äquivalenzpunkt ist gleich dem arithmetischen Mittel der Standardpotentiale der Redoxpartner.
(3) Das Potential am Äquivalenzpunkt liegt näher beim Normalpotential des Systems, dessen einzelne Teilchen mehr Elektronen austauschen (MnO_4^-/Mn^{2+}).
(4) Das Potential am Äquivalenzpunkt liegt näher beim Normalpotential des Fe^{3+}/Fe^{2+}-Redoxsystems.

(A) nur 2 ist richtig
(B) nur 3 ist richtig
(C) nur 4 ist richtig
(D) nur 1 und 2 sind richtig
(E) nur 1 und 4 sind richtig

475 Welche Aussage trifft zu?
Bei der Titration von Eisen(II) mit Dichromat gemäß der Reaktionsgleichung
$6\ Fe^{2+} + Cr_2O_7^{2-} + 14\ H_3O^+ \rightleftharpoons 6\ Fe^{3+} + 2\ Cr^{3+} + 21\ H_2O$
errechnet sich das Potential am Halbäquivalenzpunkt ($\tau = 0{,}5$) aus den Standardpotentialen zu [$E°(Cr_2O_7^{2-}/Cr^{3+}) = 1{,}36$ V und $E°(Fe^{3+}/Fe^{2+}) = 0{,}77$ V]:

(A) E = 0,70 V
(B) E = 0,77 V
(C) E = 0,85 V
(D) E = 1,065 V
(E) E = 1,275 V

Äquivalenzpotential (Berechnungen)

476* Wie groß ist etwa das Äquivalenzpotential für die Reaktion von Fe^{2+} mit MnO_4^- bei pH = 0?
[$E°(Fe^{3+}/Fe^{2+}) = 0{,}77$ V – $E°(MnO_4^-/Mn^{2+}) = 1{,}52$ V]

(A) 0,77 V
(B) 0,90 V
(C) 1,15 V
(D) 1,40 V
(E) 1,52 V

477* Wie groß ist das Äquivalenzpotential bei der Titration von Eisen(Il) mit Dichromat bei pH = 0?
[E^0 (Fe3+ /Fe^{2+}) = 0,77 V; E^0 ($Cr_2O_7^{2-}$ / Cr^{3+}) = 1,36 V]

(A) 0,30 V
(B) 1,28 V
(C) 1,83 V
(D) 2,23 V
(E) 4,47 V

478 Etwa wie groß ist bei 25 °C das Potential E am Äquivalenzpunkt ($\tau = 1$) der Titration von Zinn(II) mit Cer(IV) bei pH = 2?
[E^0 (Ce^{4+} / Ce^{3+}) = 1,61 V; E^0 (Sn^{4+}/Sn^{2+}) = 0,15 V]

(A) $E = 0{,}15$ V
(B) $E = 0{,}64$ V
(C) $E = 0{,}88$ V
(D) $E = 1{,}29$ V
(E) $E = 1{,}61$ V

479 Welche Aussage trifft zu?
Bei einer oxidimetrischen Titration reagiert 1 mol Oxidationsmittel mit 1 mol der zu oxidierenden Substanz. Die Normalpotentiale des Reduktions- und des Oxidationsvorganges betragen +1,0 bzw. +2,0 V.
Das Potential am Äquivalenzpunkt beträgt (das Potential sei pH-unabhängig):

(A) + 3 V
(B) + 2 V
(C) + 1,5 V
(D) + 1 V
(E) + 0,5 V

480* Welche Aussage trifft zu?
Am Äquivalenzpunkt der Titration einer Fe^{2+}-Lösung mit Ce^{4+} beträgt das Verhältnis [Fe^{3+}]/[Fe^{2+}] ungefähr (unter den gegebenen Bedingungen seien die Normalpotentiale $E°_{(Fe^{2+}/Fe^{3+})} = 0{,}77$ V und $E°_{(Ce^{4+}/Ce^{3+})} = 1{,}37$ V):

(A) 10^0
(B) 10^1
(C) 10^3
(D) 10^5
(E) 10^7

7.1.3 Redoxindikatoren, insbesondere nach Arzneibuch

Weitere MC-Fragen über Indikatoren siehe Fragen Nr. 255–291, 601, 602, 670–675.

481* Welche der folgenden Indikatoren werden als Redoxindikatoren eingesetzt?

(1) Xylenolorange
(2) Bromthymolblau
(3) Diphenylamin
(4) Ferroin

(A) nur 1 und 2 sind richtig
(B) nur 2 und 3 sind richtig
(C) nur 3 und 4 sind richtig
(D) nur 1, 2 und 3 sind richtig
(E) nur 2, 3 und 4 sind richtig

482 Bei welcher der genannten, in Redoxtitrationen eingesetzten Indikatorsubstanzen resultiert der Farbumschlag **nicht** aus einer Redoxreaktion des Indikators selbst?

(A) Ferroin
(B) Methylenblau
(C) Stärke
(D) Diphenylamin
(E) Ferrocyphen

483* In der Chromatometrie wird Diphenylamin als Redoxindikator verwendet.
Welche der folgenden Strukturen bzw. Zwischenstufen sind an dem Farbwechsel beteiligt?

(1) 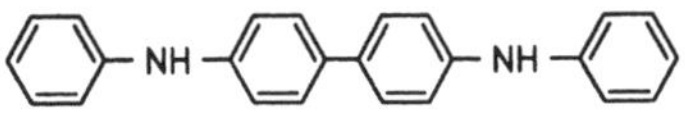 NH NH

(2) 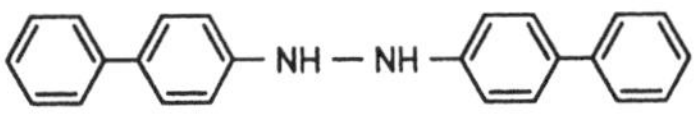 NH – NH

(3) 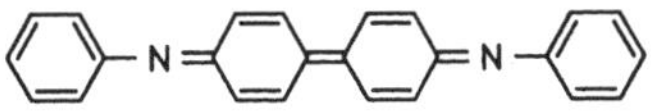 N= =N

(4) 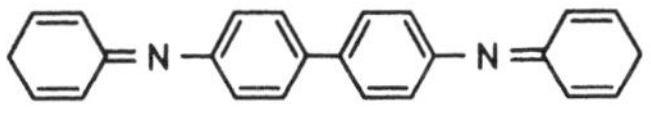 =N N=

(5) 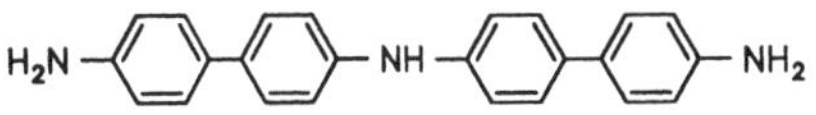 H_2N NH NH_2

(A) nur 2 ist richtig
(B) nur 5 ist richtig
(C) nur 1 und 3 sind richtig
(D) nur 3 und 4 sind richtig
(E) nur 1, 3 und 5 sind richtig

484 Welche Aussage trifft zu?
1,10-Phenanthrolinhydrochlorid dient

(A) als Säure-Base-Indikator bei der wasserfreien Titration von Basen mit Perchlorsäure
(B) zur **Herstellung** eines Redoxindikators
(C) als Reagenz zum Nachweis von Blei-Ionen
(D) als Adsorptionsindikator
(E) als Reagenz zum Nachweis von Formaldehyd

485* Welche Aussage über Ferroin trifft **nicht** zu?

(A) Ferroin ist ein Redoxindikator.
(B) Ferroin ist ein zweifarbiger Indikator.
(C) Beim Farbwechsel erfolgt eine reversible Oxidation der aromatischen Liganden.
(D) Ferroin ist über einen pH-Bereich von etwa 3 bis 7 beständig.
(E) Ferroin ist ein Komplex mit Eisen als Zentralatom.

Umschlagspotential

486* Welche Aussage trifft zu?
Der Umschlagspunkt eines bestimmten zweifarbigen, reversibel reagierenden Redoxindikators hängt ab (alle Aktivitätskoeffizienten seien gleich 1):

(A) von der Konzentration der verwendeten Maßlösung
(B) vom Normalpotential der verwendeten Maßlösung
(C) vom Normalpotential der zu titrierenden Substanz
(D) vom Normalpotential des Redoxindikators
(E) von der Konzentration der zu titrierenden Substanz

7.1.4 Maßlösungen, insbesondere nach Arzneibuch

Weitere MC-Fragen über Maßlösungen siehe Fragen Nr. 20–35, 253, 292–296, 409–414, 670–679.

487 Welche der folgenden Verbindungen ist bei Redoxtitrationen von Arzneistoffen zur Verwendung als Reduktionsmittel in einer Maßlösung geeignet?

(A) Natriumthiosulfat
(B) Kaliumdichromat
(C) Kaliumpermanganat
(D) Cer(IV)-sulfat
(E) Kaliumbromat

488 Welche der folgenden Substanzen ist als Oxidationsmittel für den Einsatz in Redoxtitrationen **nicht** geeignet?

(A) Iod
(B) Natriumthiosulfat
(C) Kaliumdichromat
(D) Kaliumpermanganat
(E) Cer(IV)-sulfat

489 Welche der folgenden Verbindungen ist als Oxidationsmittel bei Redoxtitrationen zur Verwendung in einer Maßlösung **nicht** geeignet?

(A) Cer(IV)-sulfat
(B) Kaliumbromat
(C) Wasserstoffperoxid
(D) Kaliumdichromat
(E) Kaliumpermanganat

490 Welche der folgenden Verbindungen ist als Oxidationsmittel bei Redoxtitrationen zur Verwendung in einer Maßlösung **nicht** geeignet?

(A) $KBrO_3$
(B) KIO_3
(C) $KMnO_4$
(D) $(NH_4)_2Ce(SO_4)_3$
(E) $(NH_4)_2Fe(SO_4)_2$

491 Welches der folgenden Reagenzien ist als Oxidationsmittel zur Verwendung in einer Maßlösung bei Redoxtitrationen **nicht** geeignet?

(A) Kaliumiodat
(B) Cer(IV)-sulfat
(C) Oxalsäure
(D) Triiodid
(E) Kaliumpermanganat

492 Welche der folgenden Verbindungen ist als Oxidationsmittel bei Redoxtitrationen zur Verwendung in einer Maßlösung **nicht** geeignet?

(A) $KBrO_3$
(B) $K_2Cr_2O_7$
(C) $KMnO_4$
(D) $Ce_2(SO_4)_3$
(E) $NH_4Fe(SO_4)_2$

493 Welche Aussagen treffen zu? Kaliumpermanganat-Maßlösung

(1) wirkt als starkes Oxidationsmittel
(2) ist aufgrund ihrer Eigenfärbung auch ohne Indikator zu Titrationen einsetzbar
(3) zeigt eine schlechte Titerbeständigkeit
(4) weist ein pH-unabhängiges Redoxpotential auf
(5) kann gegen Oxalsäure als Urtiter eingestellt werden

(A) nur 2 ist richtig
(B) nur 1 und 5 sind richtig
(C) nur 2, 3 und 4 sind richtig
(D) nur 1, 2, 3 und 5 sind richtig
(E) nur 2, 3, 4 und 5 sind richtig

494 Welche Aussagen zur Iod-Maßlösung und ihrer Verwendung in Redoxtitrationen treffen zu?

(1) Sie wird aus elementarem Iod und Kaliumiodid hergestellt.
(2) Sie wird unter Verwendung von Thiosulfat-Maßlösung eingestellt.
(3) Das Redoxpotential des Redoxpaars I_3^-/I^- ist im sauren Milieu nahezu pH-unabhängig.
(4) Die Entfärbung von Povidon-Iod dient zur Endpunktserkennung der Titrationen.

(A) nur 1 ist richtig
(B) nur 4 ist richtig
(C) nur 2 und 4 sind richtig
(D) nur 1, 2 und 3 sind richtig
(E) 1 bis 4 = alle sind richtig

495 Welche Aussagen zur Iodometrie treffen zu?

(1) Eine Iod-Maßlösung wird unter Verwendung von elementarem Iod und Kaliumiodid hergestellt.
(2) Die Einstellung einer Iod-Maßlösung gegen Thiosulfat-Maßlösung erfolgt im alkalischen Milieu (pH = 10).
(3) Das Potential des Redoxpaars I_2/I^- ist im schwach sauren Milieu nahezu unabhängig vom pH-Wert.

(A) nur 1 ist richtig
(B) nur 2 ist richtig
(C) nur 1 und 3 sind richtig
(D) nur 2 und 3 sind richtig
(E) 1 bis 3 = alle sind richtig

496 Wie viel Iod (M_r 253,81) enthält 1 Liter einer Iod-Maßlösung der Konzentration c = 0,05 mol · L^{-1} und dem Faktor f = 0,90?

(A) 2,86 g
(B) 5,71 g
(C) 11,42 g
(D) 22,84 g
(E) 25,38 g

497 Zur Herstellung einer Iod-Maßlösung (c = 0,5 mol · L^{-1}) schreibt das Europäische Arzneibuch folgende Verfahrensweise vor:
127 g Iod und 200 g Kaliumiodid werden in Wasser zu 1000,0 mL gelöst. Zur Einstellung werden 2,0 mL dieser Lösung nach Zusatz von verdünnter Essigsäure und 50 mL Wasser unter Verwendung von Stärke-Lösung mit Natriumthiosulfat-Maßlösung (c = 0,1 mol · L^{-1}) titriert.
Welche Aussage trifft **nicht** zu?

(A) Angesichts der schlechten Wasserlöslichkeit von elementarem Iod ermöglicht die Zugabe von Kaliumiodid überhaupt erst die Herstellung dieser Maßlösung.
(B) Die Zugabe von Kaliumiodid dient zur Erhöhung des Redoxpotentials.
(C) Beim Auflösen von Iod und Kaliumiodid bilden sich überwiegend Triiodid-Ionen (I_3^-).
(D) Die Umsetzung mit Thiosulfat-Ionen führt unter den oben genannten Bedingungen zur Bildung von Tetrathionat-Ionen.
(E) Iod-Maßlösung kann auch unter Verwendung von Arsen(III)-oxid *RV* als Urtiter in schwach saurem Milieu eingestellt werden.

498 Elementares Iod besitzt nur eine geringe Wasserlöslichkeit.
Welche Maßnahme wird ergriffen, um dennoch Iod-Maßlösungen herstellen zu können?

(A) Temperaturerhöhung
(B) Zugabe von Ethanol (maximal 10 Volumenprozent)
(C) Zugabe von verdünnter Essigsäure
(D) Zugabe von Kaliumiodat
(E) Zugabe von Kaliumiodid

499* Welche Aussage trifft zu?
Die Haltbarkeit einer Natriumthiosulfat-Maßlösung wird günstig beeinflusst durch:

(A) Spuren von Schwermetallionen wie Cu^{2+}
(B) OH^- (in Form von Na_2CO_3-Zusatz)
(C) Ascorbinsäure
(D) H_3O^+ (schwaches Ansäuern)
(E) H_2O_2

500 Welche Aussage trifft zu?
Bei der Oxidation des Thiosulfat-Ions mit Iod in neutraler oder schwach saurer Lösung entsteht:

(A) SO_2
(B) SO_3^{2-}
(C) SO_4^{2-}
(D) $S_4O_6^{2-}$
(E) $S_2O_8^{2-}$

501* Titriert man vorgelegte Iod-Lösungen mit Thiosulfat-Lösung, so tritt bei Titration in alkalischer Lösung, verglichen mit der Titration in schwach saurer Lösung, ein Minderverbrauch an Thiosulfat-Lösung auf.
Welche der folgenden Reaktionen ist hierfür verantwortlich?

(A) $2\ S_2O_3^{2-} + I_2 \longrightarrow S_4O_6^{2-} + 2\ I^-$
(B) $S_2O_3^{2-} \longrightarrow S + SO_3^{2-}$
(C) $S_2O_3^{2-} + 6\ OH^- \longrightarrow 2\ SO_3^{2-} + 3\ H_2O$
(D) $S_2O_3^{2-} + 4\ IO^- + 2\ OH^- \longrightarrow$
$2\ SO_4^{2-} + 4\ I^- + H_2O$
(E) $S_4O_6^{2-} + IO^- + 2\ OH^- \longrightarrow$
$2\ S_2O_4^{2-} + I^- + H_2O$

502 Zur Herstellung einer Kaliumpermanganat-Maßlösung und deren Einstellung ist folgende Verfahrensweise vorgesehen:
Nach Lösen einer vorgegebenen Menge Kaliumpermanganat in 1000 mL Wasser, Erwärmen, Abkühlen und Filtrieren dieser Lösung wird ein Volumenäquivalent davon mit Kaliumiodid im Überschuss und Schwefelsäure versetzt. Diese Mischung wird mit Natriumthiosulfat-Maßlösung titriert, bis eine Färbung durch zugegebene Stärke-Lösung verblasst.
Welche der folgenden Prozesse findet bei dieser Einstellung **nicht** statt?

(A) Permanganat oxidiert Iodid.
(B) Es bildet sich Triiodid.
(C) Thiosulfat reagiert mit I_2/I_3^-.
(D) Durch Reduktion von Thiosulfat entsteht Tetrathionat.
(E) Iod bildet mit Stärke eine farbige Einschlussverbindung.

7.1.5 Urtitersubstanzen, insbesondere nach Arzneibuch

Weitere MC-Fragen zu Urtitersubstanzen für Redoxtitrationslösungen siehe Fragen Nr. 297–307, 603, 680–682.

503* Kaliumpermanganat-Maßlösung kann in saurer Lösung (pH < 3) gegen Oxalsäure als Urtiter eingestellt werden.
Welche Gleichung beschreibt die Reaktion am besten?

(A) $10\ H_2C_2O_4 + 2\ MnO_4^- + 6\ H_3O^+ \rightarrow 5\ H_2C_4O_8 + 2\ Mn^{2+} + 14\ H_2O$
(B) $5\ H_2C_2O_4 + 2\ MnO_4^- + 6\ H_3O^+ \rightarrow 10\ CO_2 + 2\ Mn^{2+} + 14\ H_2O$
(C) $5\ H_2C_2O_4 + 2\ MnO_4^- + 6\ H_3O^+ \rightarrow 10\ H_2CO + 2\ Mn^{2+} + 24\ H_2O$
(D) $2\ H_2C_2O_4 + MnO_4^{2-} + 4\ H_3O^+ \rightarrow 4\ CO_2 + Mn^{2+} + 8\ H_2O$
(E) $5\ H_2C_2O_4 + 6\ MnO_4^{2-} + 18\ H_3O^+ \rightarrow 10\ CO_2 + 6\ Mn^{2+} + 32\ H_2O + 5\ O_2$

504 Welche Aussage trifft zu?
Eine Kaliumpermanganat-Maßlösung, von der 10,0 mL in schwefelsaurer Lösung 0,5 mmol Oxalsäure zu Kohlendioxid oxidieren können, enthält in einem Liter [$M_r(KMnO_4) = 158,0$]:

(A) 15,86 g $KMnO_4$
(B) 7,93 g $KMnO_4$
(C) 5,29 g $KMnO_4$
(D) 3,17 g $KMnO_4$
(E) 1,59 g $KMnO_4$

505 Welche der folgenden Substanzen sind Urtiter für die Einstellung von Maßlösungen für Redoxtitrationen?

(1) Benzoesäure
(2) Arsen(III)-oxid
(3) Kaliumbromat
(4) Kaliumhydrogenphthalat

(A) nur 1 und 2 sind richtig
(B) nur 2 und 3 sind richtig
(C) nur 1, 3 und 4 sind richtig
(D) nur 2, 3 und 4 sind richtig
(E) 1 bis 4 = alle sind richtig

506* Welche der folgenden Substanzen sind als Urtiter zur Einstellung von Maßlösungen für Redoxtitrationen geeignet?

(1) Kaliumpermanganat
(2) Sulfanilsäure
(3) Natriumcarbonat
(4) Kaliumbromat
(5) Arsen(III)-oxid

(A) nur 1 ist richtig
(B) nur 2 und 4 sind richtig
(C) nur 3 und 5 sind richtig
(D) nur 2, 4 und 5 sind richtig
(E) nur 1, 2, 3 und 4 sind richtig

507* Mit welcher der folgenden schematischen Reaktionsgleichungen kann die Einstellung von Ammoniumcer(IV)-Salzlösung ($c = 0,1\ mol \cdot L^{-1}$) mittels Arsen(III)-oxid als Urtitersubstanz beschrieben werden?

(A) $2\ Ce^{4+} + As_4O_6 + 12\ H_2O \rightarrow 2\ Ce^{3+} + As_4O_{10} + 8\ H_3O^+$
(B) $2\ Ce^{4+} + AsO_3^{3-} + 3\ H_2O \rightarrow 2\ Ce^{3+} + AsO_4^{3-} + 2\ H_3O^+$
(C) $2\ Ce^{4+} + 2\ AsO_3^{3-} + 3\ H_2O \rightarrow 2\ Ce^{3+} + 2\ AsO_4^{3-} + 2\ H_3O^+$
(D) $2\ Ce^{4+} + AsO_3^{3-} + 9\ H_3O^+ \rightarrow 2\ Ce^{3+} + AsO_4^{3-} + 12\ H_2O$
(E) $2\ Ce^{4+} + AsO_4^{3-} + 2\ H_3O^+ \rightarrow 2\ Ce^{3+} + AsO_3^{3-} + 3\ H_2O$

508 Welche der folgendenen Reinigungsoperationen schreibt das Arzneibuch für Arsen(III)-oxid vor?

(A) Einleiten von CO_2 in die gesättigte Lösung der Substanz
(B) Sublimation
(C) Fällen der Substanz aus gesättigter Lösung mit Salzsäure (36%)
(D) Umkristallisieren aus Wasser unter Zusatz von 0,1% Schwefelsäure
(E) Lösen in Natriumhydroxid-Lösung ($c = 4\ mol \cdot L^{-1}$) und anschließendes Fällen mit Salzsäure (36%)

509 Welche Aussage trifft zu?
Bei der Titration in hydrogencarbonathaltiger Lösung entspricht 1 mL einer I_2-Lösung ($c = 1$ mol/L) folgendem Volumen einer mit 0,5 mol

As_2O_3 pro Liter hergestellten Natriumarsenit-Lösung

(A) 0,15 mL
(B) 0,5 mL
(C) 1,0 mL
(D) 2,0 mL
(E) 4,0 mL

510 Bei der Einstellung von Iod-Lösung ($c = 0,05\ mol \cdot L^{-1}$) mittels As_2O_3 arbeitet man in Hydrogencarbonat-alkalischer Lösung.
Welche der folgenden Reaktionen läuft dabei ab?

(A) $I_2 + AsO_3^{3-} + OH^- \longrightarrow$
$I^- + IO^- + AsO_4^{3-} + H^+$
(B) $3\ I_2 + AsO_3^{3-} + HCO_3^- \longrightarrow$
$5\ I^- + IO_3^- + AsO_4^{3-} + CO_2 + H^+$
(C) $I_2 + AsO_3^{3-} + 2\ HCO_3^- \longrightarrow$
$2\ I^- + AsO_4^{3-} + 2\ CO_2 + H_2O$
(D) $I_2 + AsO_4^{3-} + 2\ HCO_3^- \longrightarrow$
$2\ I^- + AsO_3^{3-} + 2\ CO_2 + H_2O$
(E) $2\ I_2 + 2\ S_2O_3^{2-} + AsO_3^{3-} + H_2O \longrightarrow$
$4\ I^- + S_4O_6^{2-} + AsO_4^{3-} + 2\ H^+$

511 Welche der nachfolgenden Urtitersubstanzen eignen sich zur Einstellung von Natriumthiosulfat-Lösung ($c = 0,1\ mol \cdot L^{-1}$)?

(1) $KBrO_3$
(2) KIO_3
(3) $K_2Cr_2O_7$
(4) $AgNO_3$
(5) Na_2CO_3

(A) nur 1 ist richtig
(B) nur 2 ist richtig
(C) nur 1, 2 und 3 sind richtig
(D) nur 2, 3 und 4 sind richtig
(E) 1 bis 5 = alles sind richtig

512 Welche der folgenden Reagenzien-Kombinationen können als Urtiter zur Einstellung einer Natriumthiosulfat-Maßlösung eingesetzt werden?

(1) KIO_3 und KI im Stoffmengenverhältnis 1:2
(2) KIO_3 mit Überschuss von KI in HCl-Lösung ($c = 0,1\ mol \cdot L^{-1}$)
(3) KIO_3 mit Überschuss von KI in NaOH-Lösung ($c = 0,1\ mol \cdot L^{-1}$)
(4) $KBrO_3$ mit Überschuss von KI in HCl-Lösung ($c = 0,1\ mol \cdot L^{-1}$)

(A) nur 1 ist richtig
(B) nur 1 und 2 sind richtig
(C) nur 2 und 4 sind richtig
(D) nur 3 und 4 sind richtig
(E) 1 bis 4 = alle sind richtig

513 Welche der genannten Substanzen ist zur Faktoreinstellung einer Ammoniumcer(IV)-nitrat-Maßlösung ($c = 0,1$ mol/L) geeignet?

(A) Benzoesäure
(B) Sulfanilamid
(C) Kaliumchlorid
(D) Oxalsäure
(E) Kaliumhydrogenphthalat

514 Welche der nachfolgenden Reaktionsschritte laufen bei der Einstellung von Natriumthiosulfat-Lösung ($c = 0,1$ mol/L) gegen Kaliumbromat ab?

(1) $I_2 + 2\ OH^- \rightleftharpoons I^- + IO^- + H_2O$
(2) $3\ BrO^- \rightleftharpoons 2\ Br^- + BrO_3^-$
(3) $BrO_3^- + 6\ I^- + 6\ H_3O^+ \rightleftharpoons$
$3\ I_2 + 9\ H_2O + Br^-$
(4) $S_2O_3^{2-} + 4\ I_2 + 10\ OH^- \rightleftharpoons$
$8\ I^- + 2\ SO_4^{2-} + 5\ H_2O$
(5) $I_2 + 2\ S_2O_3^{2-} \rightleftharpoons 2\ I^- + S_4O_6^{2-}$

(A) nur 5 ist richtig
(B) nur 3 und 5 sind richtig
(C) nur 1, 3 und 5 sind richtig
(D) nur 2, 3 und 4 sind richtig
(E) 1 bis 5 = alle sind richtig

515 Welche der folgenden Substanzen sind Urtiter zur Einstellung von Maßlösungen für die Nitritometrie?

(1) Benzoesäure
(2) Sulfanilsäure
(3) Phthalsäure
(4) Kaliumhydrogenphthalat

(A) nur 2 ist richtig
(B) nur 4 ist richtig
(C) nur 1 und 3 sind richtig
(D) nur 1, 2 und 3 sind richtig
(E) 1 bis 4 = alle sind richtig

516* Welche Aussage trifft zu?

Bei der Einstellung von Natriumnitrit-Lösung (c = 0,1 mol/L) mit Sulfanilsäure als Urtitersubstanz entsteht folgendes Hauptprodukt:

(A) $[HSO_3-C_6H_4-N{=}\overset{\oplus}{N}H-C_6H_4-SO_3^{\ominus}]$

(B) $[N{\equiv}\overset{\oplus}{N}-C_6H_4-SO_3^{\ominus}]$

(C) $H_2N-C_6H_4-SO_2-O-NO$

(D) $[{}^{\ominus}O_3S-C_6H_4-NH-\overset{\oplus}{N}H_3]$

(E) $HSO_3-C_6H_4-NH-NO_2$

7.2 Methoden, pharmazeutische Anwendungen, insbesondere nach Arzneibuch

7.2.1 Permanganometrie

517 Welche Aussage im Zusammenhang mit der Permanganometrie trifft **nicht** zu?

(A) Zum Einstellen des Faktors der Maßlösung ist Natriumoxalat geeignet.
(B) Bei Titrationen in verdünnt salzsaurem Milieu ($c = 2\ mol \cdot L^{-1}$) **kann** Chlor gebildet werden.
(C) Bei der permanganometrischen Gehaltsbestimmung von Wasserstoffperoxid wird H_2O_2 oxidiert.
(D) In alkalischem Milieu beträgt die Redoxäquivalentmasse von Kaliumpermanganat 4/7 seiner Molmasse.
(E) Bei Titrationen in saurem Milieu beträgt die Redoxäquivalentmasse von Kaliumpermanganat 1/5 seiner Molmasse.

518 Welche der folgenden Reaktionen von Kaliumpermanganat-Maßlösung werden für Titrationen verwendet?

(1) $MnO_4^- + 8\,H^+ + 5\,e^- \rightarrow Mn^{2+} + 4\,H_2O$
(2) $MnO_4^- + 4\,H^+ + 3\,e^- \rightarrow MnO_2 + 2\,H_2O$
(3) $MnO_4^- + 2\,H^+ + 2\,e^- \rightarrow MnO_3^- + H_2O$

(A) nur 2 ist richtig
(B) nur 3 ist richtig
(C) nur 1 und 2 sind richtig
(D) nur 1 und 3 sind richtig
(E) 1 bis 3 = alle sind richtig

519* Welche Aussagen zur oxidimetrischen Bestimmung von Oxalsäure mit Kaliumpermanganat-Maßlösung in schwefelsaurer Lösung treffen zu?

(1) Oxalsäure wird durch Permanganat zu Kohlendioxid oxidiert.
(2) Das Potential des Redoxpaars MnO_4^-/Mn^{2+} ist pH-abhängig.
(3) Kaliumpermanganat-Maßlösung ist ausgesprochen titerstabil.

(A) nur 1 ist richtig
(B) nur 1 und 2 sind richtig
(C) nur 1 und 3 sind richtig
(D) nur 2 und 3 sind richtig
(E) 1 bis 3 = alle sind richtig

520 Bei der Titration von 0,630 g Oxalsäure-Dihydrat ($H_2C_2O_4 \cdot 2\ H_2O$; M_r 126) werden 10,0 mL einer Kaliumpermanganat-Maßlösung ($KMnO_4$; M_r 158) verbraucht.
Welche Stoffmengenkonzentration besitzt die Kaliumpermanganat-Maßlösung?

(A) 0,01 mol/L
(B) 0,02 mol/L
(C) 0,05 mol/L
(D) 0,1 mol/L
(E) 0,2 mol/L

521 Wasserstoffperoxid kann in schwefelsaurem Milieu durch Titration mit Kaliumpermanganat-Maßlösung gemäß folgender Reaktionsgleichung quantifiziert werden:

$$2\ MnO_4^- + 5\ H_2O_2 + 6\ H^+ \rightarrow 2\ Mn^{2+} + 5\ O_2 + 8\ H_2O$$

Welche Aussagen treffen zu?

(1) Der Endpunkt ist an einer Violettfärbung der Titrationslösung zu erkennen.
(2) Wasserstoffperoxid agiert in dieser Reaktion als Oxidationsmittel.
(3) Es handelt sich um eine Disproportionierungsreaktion.
(4) Wegen der Instabilität ihres Titers sollte die Kaliumpermanganat-Maßlösung unmittelbar vor ihrer Verwendung frisch eingestellt werden.

(A) nur 1 ist richtig
(B) nur 3 ist richtig
(C) nur 1 und 4 sind richtig
(D) nur 2, 3 und 4 sind richtig
(E) 1 bis 4 = alle sind richtig

522* Zur Gehaltsbestimmung von Wasserstoffperoxid-Lösung (3 %) wird in schwefelsaurer Lösung mit Kaliumpermanganat-Maßlösung bis zur Rosafärbung titriert.
Welche Aussagen zu diesem Verfahren treffen zu?

(1) Aus Wasserstoffperoxid entsteht durch Reaktion mit Permanganat Sauerstoff.
(2) Das Redoxpotential des Redoxpaars MnO_4^-/Mn^{2+} ist pH-unabhängig.
(3) Kaliumpermanganat-Maßlösung ist ausgesprochen Titer-stabil.
(4) Der Endpunkt der Titration wird durch die Eigenfärbung des Permanganats indiziert.

(A) nur 1 und 2 sind richtig
(B) nur 1 und 4 sind richtig
(C) nur 2 und 3 sind richtig
(D) nur 3 und 4 sind richtig
(E) 1 bis 4 = alle sind richtig

523* Welche Aussage trifft zu?
Zur quantitativen Oxidation (Redoxtitration) von 0,1 mol AsO_3^{3-} zu AsO_4^{3-} sind erforderlich:

(A) 0,1 Äquivalente MnO_4^- (= 0,02 mol MnO_4^-)
(B) 0,2 Äquivalente MnO_4^- (= 0,04 mol MnO_4^-)
(C) 0,5 Äquivalente MnO_4^- (= 0,1 mol MnO_4^-)
(D) 0,75 Äquivalente MnO_4^- (= 0,15 mol MnO_4^-)
(E) 1,0 Äquivalente MnO_4^- (= 0,2 mol MnO_4^-)

524 Der Titer einer Eisen(II)-sulfat-Maßlösung kann durch Titration mit einer eingestellten Kaliumpermanganat-Maßlösung bestimmt werden.
Welche Aussage trifft **nicht** zu?

(A) Die Titration wird in saurer Lösung durchgeführt.
(B) Bei der Titration werden Fe^{2+}-Ionen zu Fe^{3+}-Ionen oxidiert.
(C) Der Endpunkt wird an der Entfärbung der Eisen(II)-sulfat-Lösung erkannt.
(D) Bei der Titration entstehen Mn^{2+}-Ionen.
(E) Der Faktor der Eisen(II)-sulfat-Lösung muss unmittelbar vor deren Gebrauch bestimmt werden.

525 Welche Aussage trifft zu?
Zur quantitativen Oxidation von 1 mol Fe^{2+} mit MnO_4^- in saurer Lösung sind erforderlich:

(A) 1 mol MnO_4^- und 1 mol H_3O^+
(B) 0,5 mol MnO_4^- und 5 mol H_3O^+
(C) 0,2 mol MnO_4^- und 1,6 mol H_3O^+
(D) 2 mol MnO_4^- und 2 mol H_3O^+
(E) 5 mol MnO_4^- und 1,5 mol H_3O^+

7.2.2 Cerimetrie

526* Welche Aussagen treffen zu?
Schwefelsaure Ammoniumcer(IV)-nitrat-Maßlösung (0,1 mol · L^{-1}) besitzt gegenüber Kaliumpermanganat-Maßlösung (0,02 mol · L^{-1}) folgende Vorteile:

(1) größere Titerbeständigkeit
(2) breiterer Anwendungsbereich durch die Titrationsmöglichkeit auch alkalischer Lösungen
(3) eindeutiger Reaktionsverlauf bezüglich der Zahl der pro Titrator-Ion übertragenen Elektronen

(A) nur 2 ist richtig
(B) nur 1 und 2 sind richtig
(C) nur 1 und 3 sind richtig
(D) nur 2 und 3 sind richtig
(E) 1 bis 3 = alle sind richtig

527 Auf welche Weise kann der Endpunkt der Titration von Eisen(II)-Salzen mit Cer(IV)-Maßlösung indiziert werden?

(1) mit dem Indikator Ferroin
(2) biamperometrisch
(3) bivoltametrisch
(4) amperometrisch

(A) nur 1 ist richtig
(B) nur 1 und 2 sind richtig
(C) nur 2 und 4 sind richtig
(D) nur 2, 3 und 4 sind richtig
(E) 1 bis 4 = alle sind richtig

528 Zur Gehaltsbestimmung von Eisen(II)-sulfat ist im Europäischen Arzneibuch folgende Verfahrensweise vorgesehen:
2,5 g Natriumhydrogencarbonat werden in einer Mischung aus 150 mL Wasser und 10 mL Schwefelsäure gelöst. Nach Beendigung der Gasentwicklung werden 0,50 g der zu analysierenden Substanz zugesetzt und unter vorsichtigem Schütteln gelöst. Nach Zusatz von 0,1 mL Ferroin-Lösung wird mit Ammoniumcer(IV)-nitrat-Maßlösung bis zum Verschwinden der Rotfärbung titriert.
Welche Aussage trifft zu?

(A) Cer(IV)-Ionen sind starke Reduktionsmittel.
(B) Durch die initiale Lösung des Natriumhydrogencarbonats im Reaktionsmedium soll schwer lösliches Eisen(II)-sulfat vollständig in lösliches Eisen(II)-carbonat übergeführt werden.
(C) Zweck der Zugabe des Natriumhydrogencarbonats ist die Bildung eines Puffersystems.
(D) Durch Lösen des Natriumhydrogencarbonats und Bildung von Kohlendioxid soll der störende Einfluss von Luftsauerstoff auf den Analyten vermindert werden.
(E) Ferroin ist ein roter Chelatkomplex des Eisen(III).

529 Zur Gehaltsbestimmung von Eisen(II)-gluconat ist folgende Verfahrensweise vorgesehen:
0,5 g Natriumhydrogencarbonat werden in einer verdünnten Schwefelsäure-Lösung gelöst. Nach Beendigung der Gasentwicklung wird in dieser Lösung 1,00 g der zu analysierenden Substanz gelöst und mit Ammoniumcer(IV)-nitrat-Maßlösung unter Zusatz von Ferroin bis zum Verschwinden der Rotfärbung titriert.
Welche Aussage trifft **nicht** zu?

(A) Die Bestimmung beruht auf der Oxidation von Fe(II).
(B) Die Titration ist an einen sauren pH-Wert gebunden.
(C) Zweck der Vorlage des Natriumhydrogencarbonats ist die Bildung eines Puffersystems.
(D) Durch die Bildung von CO_2 soll der störende Einfluss von Luftsauerstoff auf den Analyten vermindert werden.
(E) Der rote Indikator Ferroin enthält Fe(II) als Zentralatom.

530 Welche der folgenden Stoffe lassen sich cerimetrisch bestimmen?

(1) OH / NH_2
(3) OH / OH
(2) OH / OH
(4) NO_2 / NO_2

(A) nur 2 ist richtig
(B) nur 1 und 3 sind richtig
(C) nur 2 und 3 sind richtig
(D) nur 3 und 4 sind richtig
(E) nur 2, 3 und 4 sind richtig

531 Welche der folgenden Stoffe lassen sich, gegebenenfalls nach Hydrolyse oder Reduktion, cerimetrisch bestimmen?

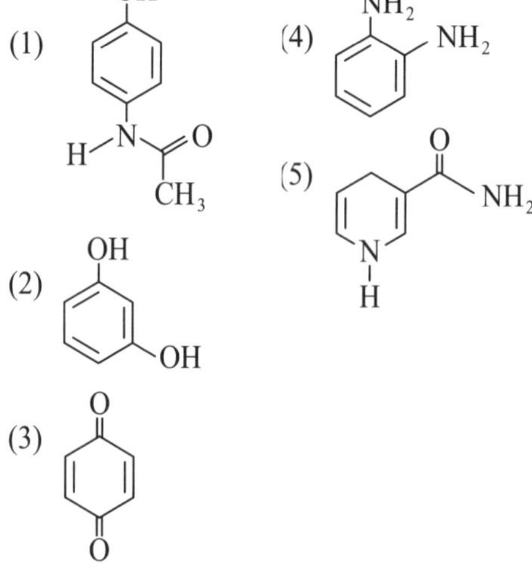

(A) nur 1 und 4 sind richtig
(B) nur 2 und 3 sind richtig
(C) nur 1, 2 und 5 sind richtig
(D) nur 1, 3, 4 und 5 sind richtig
(E) 1 bis 5 = alle sind richtig

532 Welche der genannten Substanzen können **ohne** vorherige Reduktion cerimetrisch quantifiziert werden?

(1) Nitrit
(2) Menadion
(3) D, L-α-Tocopherol
(4) Eisen(II)-sulfat

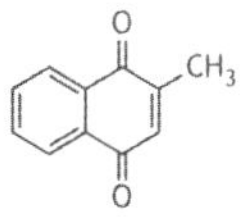

Menadion

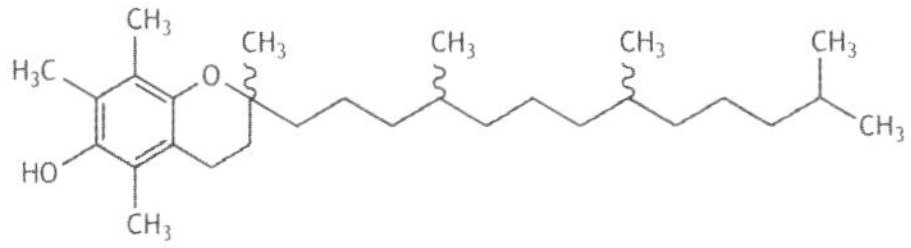

D,L-α-Tocopherol

(A) nur 1 und 2 sind richtig
(B) nur 1 und 3 sind richtig
(C) nur 3 und 4 sind richtig
(D) nur 1, 3 und 4 sind richtig
(E) nur 2, 3 und 4 sind richtig

533 Welche der folgenden Substanzen können durch Titration mit Cer(IV)-Maßlösung **ohne** vorherige Reduktion quantifiziert werden?

(1) Nitrit
(2) 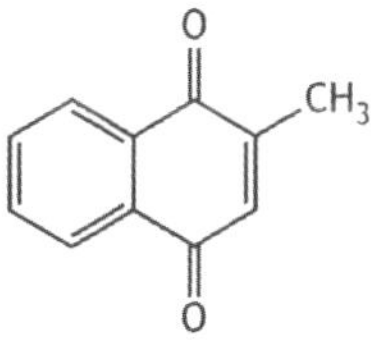 Menadion
(3) Eisen(III)-sulfat

(A) nur 1 ist richtig
(B) nur 2 ist richtig
(C) nur 3 ist richtig
(D) nur 1 und 3 sind richtig
(E) nur 2 und 3 sind richtig

534 Welche Aussagen zur cerimetrischen Gehaltsbestimmung von Menadion (siehe Formel) treffen zu?

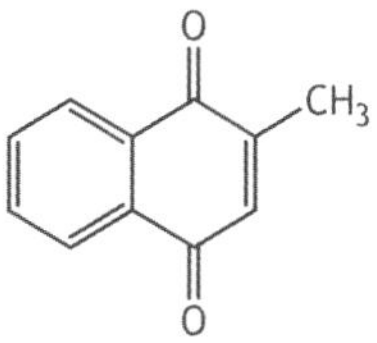

(1) Menadion muss vor dieser Titration reduziert werden.
(2) Als Indikator kann Ferroin verwendet werden.
(3) Es werden zwei Äquivalente Maßlösung verbraucht.
(4) Es werden vier Äquivalente Maßlösung verbraucht.
(5) Die Titration muss in alkalischer Lösung durchgeführt werden.

(A) nur 2 und 3 sind richtig
(B) nur 2 und 4 sind richtig
(C) nur 1, 2 und 3 sind richtig
(D) nur 1, 3 und 5 sind richtig
(E) nur 1, 4 und 5 sind richtig

535 Das Europäische Arzneibuch schreibt zur Gehaltsbestimmung von Paracetamol folgende Verfahrensweise vor:

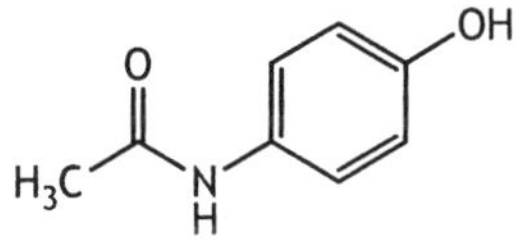

Eine gegebene Substanzmenge wird in verdünnter Schwefelsäure eine Stunde unter Rückfluss erhitzt und anschließend abgekühlt. Ein Teil der Lösung wird mit Eis, verdünnter Salzsäure und 0,1 mL Ferroin-Lösung versetzt und mit Cer(IV)-Maßlösung titriert.
Welche Aussagen treffen zu?

(1) Die quantitative Bestimmung beruht auf einer Redoxreaktion.
(2) Paracetamol wird zu 4-Aminophenol hydrolysiert.
(3) Durch die Umsetzung mit Cer(IV)-Ionen entsteht ein *ortho*-Chinon.

(A) nur 1 ist richtig
(B) nur 1 und 2 ist richtig
(C) nur 1 und 3 ist richtig
(D) nur 2 und 3 sind richtig
(E) 1 bis 3 = alle sind richtig

536 Das Europäische Arzneibuch schreibt zur Gehaltsbestimmung von Paracetamol folgende Verfahrensweise vor:
Eine gegebene Substanzmenge wird in verdünnter Schwefelsäure eine Stunde unter Rückfluss erhitzt und anschließend abgekühlt. Ein Teil der Lösung wird mit Eis, verdünnter Salzsäure und 0,1 mL Ferroin-Lösung versetzt und bis zum Farbumschlag nach Gelb mit Cer(IV)-sulfat-Maßlösung titriert.

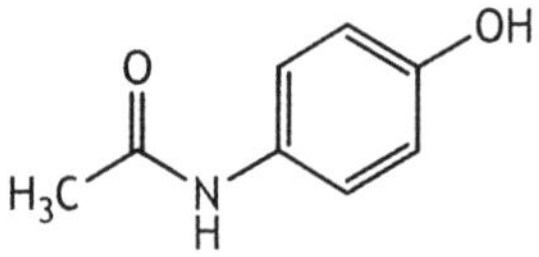

O
OH
H_3C
N
H

Welche Aussagen treffen zu?

(1) Paracetamol wird durch Erhitzen in verdünnter Schwefelsäure zu 4-Aminophenol hydrolysiert.
(2) Durch Redoxreaktion mit Cer(IV)-Ionen bildet sich *p*-Chinonimin.
(3) Zur Endpunktserkennung ist eine biamperometrische Methode geeignet.
(4) Die Cer(IV)-sulfat-Maßlösung kann gegen Arsen(III)-oxid als Urtiter eingestellt werden.

(A) nur 1 und 3 sind richtig
(B) nur 1 und 4 sind richtig
(C) nur 2 und 3 sind richtig
(D) nur 1, 2 und 4 sind richtig
(E) 1 bis 4 = alle sind richtig

7.2.3 Iodometrie

537 Welche Aussage trifft **nicht** zu?
Folgende Ionen bzw. Stoffe können Iodid zu Iod oxidieren:

(A) $Cr_2O_7^{2-}$

(B) BrO_3^-

(C) $[H_3C-C_6H_4-SO_2NCl]^- Na^+$

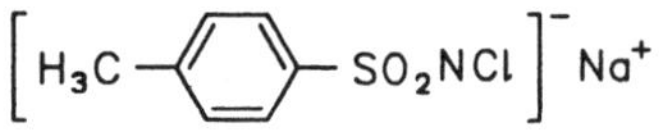

(D) R—O—OH

(E) $S_2O_3^{2-}$

538 Welche Aussage trifft **nicht** zu?
Folgende Ionen bzw. Stoffe können (unter geeigneten Bedingungen) Iodid zu Iod oxidieren:

(A) $Cr_2O_7^{2-}$
(B) BrO_3^-
(C) $[H_3C-C_6H_4-SO_2NCl]^- Na^+$
(D) R—O—OH
(E) AsO_3^{3-}

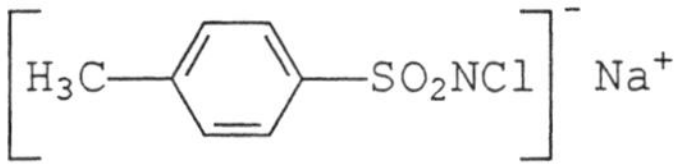

539 Welche der folgenden Ionen bzw. Verbindungen lassen sich nach Umsetzen mit Iodid-Überschuss und nachfolgender Titration des entstandenen Iods mit Thiosulfat-Maßlösung quanititativ bestimmen?

(1) Cu^{2+}
(2) H_2O_2
(3) $Cr_2O_7^{2-}$

(A) nur 2 ist richtig
(B) nur 3 ist richtig
(C) nur 1 und 2 sind richtig
(D) nur 2 und 3 sind richtig
(E) 1 bis 3 = alle sind richtig

540 Zur Gehaltsbestimmung von „wasserfreiem Kupfer(II)-sulfat“ nach Arzneibuch werden 0,125 g Substanz in 50 mL Wasser gelöst. Nach Zugabe von 2 mL Schwefelsäure und 3 g Kaliumiodid wird mit Natriumthiosulfat-Maßlösung (c = 0,1 mol · L^{-1}) titriert, wobei gegen Ende der Titration 1 mL Stärke-Lösung zugesetzt wird.
Welche der folgenden Reaktionen laufen bei dieser Gehaltsbestimmung ab?

(1) $2\,Cu^{2+} + 5\,I^- \longrightarrow 2\,CuI\downarrow + I_3^-$

(2) $I_3^- + 2\,S_2O_3^{2-} \longrightarrow S_4O_6^{2-} + 3\,I^-$

(3) $Cu^{2+} + 2\,I^- \longrightarrow CuI_2\downarrow$

(A) nur 1 ist richtig
(B) nur 3 ist richtig
(C) nur 1 und 2 sind richtig
(D) nur 1 und 3 sind richtig
(E) 1 bis 3 = alle sind richtig

541* Zur Gehaltsbestimmung von wasserfreiem Kupfer(II)-sulfat (M_r 159,6) werden 0,125 g der Substanz in 50 mL Wasser gelöst. Nach Zugabe von 2 mL Schwefelsäure und 3 g Kaliumiodid wird mit Natriumthiosulfat-Maßlösung (c = 0,1 mol/L) titriert, wobei gegen Ende der Titration 1 mL Stärke-Lösung zugesetzt wird.
Welche Aussage trifft zu?

(A) Kupfer(II) wird zu Kupfer(I) reduziert.
(B) Es fällt schwer lösliches CuI_2 aus.
(C) Der Endpunkt der Titration wird durch Entstehen der blauen Farbe des Iod-Stärke-Komplexes angezeigt.
(D) 1 mL Natriumthiosulfat-Maßlösung (c = 0,1 mol/L) entspricht 31,92 mg wasserfreiem Kupfer(II)-sulfat.
(E) 1 mL Natriumthiosulfat-Maßlösung (c = 0,1 mol/L) entspricht 12,5 mg wasserfreiem Kupfer(II)-sulfat.

542 Zur Gehaltsbestimmung von wasserfreiem Kupfer(II)-sulfat (M_r = 159,6) nach Arzneibuch werden 0,125 g Substanz in 50 mL Wasser gelöst, 2 mL Schwefelsäure und 3 mg Kaliumiodid zugegeben und anschließend mit Natriumthiosulfat-Maßlösung (c = 0,1 mol · L^{-1}) titriert, wobei gegen Ende der Titration 1 mL Stärke-Lösung zugesetzt wird.
Welche Aussage trifft zu?

(A) Kupfer(II) wird zu Kupfer(I) reduziert.
(B) Es fällt schwer lösliches CuI_2 aus.
(C) Der Endpunkt der Titration wird durch Entstehen der blauen Farbe des Iod-Stärke-Komplexes angezeigt.
(D) 1 mL Natriumthiosulfat-Maßlösung (c = 0,1 mol · L^{-1}) entspricht 7,98 mg wasserfreiem Kupfer(II)-sulfat.
(E) 1 ml Natriumthiosulfat-Maßlösung (c = 0,1 mol · L^{-1}) entspricht 25,00 mg wasserfreiem Kupfer(II)-sulfat.

543* Das Redoxpaar Cu^+/Cu^{2+} hat ein Normalpotential von +0,15 V, das von $2\,I^-/I_2$ beträgt +0,54 V. Bei der iodometrischen Titration von Kupfer(II)-sulfat werden die Cu^{2+}-Ionen durch Kaliumiodid praktisch quantitativ zu Cu^+-Ionen reduziert. Das dabei entstehende elementare Iod wird mit Natriumthiosulfat-Maßlösung wieder zu Iodid-Ionen umgesetzt.
Was sind die Ursachen für diese entgegen den Normalpotentialen verlaufende Reduktion des Kupfer(II)-sulfats?

(1) die Verwendung eines großen Überschusses an Kaliumiodid
(2) die Entstehung von schwer löslichem Kupfer(I)-iodid oder eines sehr stabilen Kupfer(I)-Komplexes
(3) die Umsetzung von elementarem Iod zu Iodid-Ionen bei der Titration mit Natriumthiosulfat-Maßlösung

(A) Keine der Aussagen (1) bis (3) trifft zu.
(B) nur 1 ist richtig
(C) nur 1 und 3 sind richtig
(D) nur 2 und 3 sind richtig
(E) 1 bis 3 = alle sind richtig

544 Welche Aussagen treffen zu?
Folgende Substanzen bzw. Ionen können durch Titration mit Iod-Lösung (c = 0,1 mol · L^{-1}) **direkt** bestimmt werden:

(1) Wasserstoffperoxid
(2) Natriumsulfit
(3) Arsen(III)
(4) Ascorbinsäure

(A) nur 2 ist richtig
(B) nur 3 ist richtig
(C) nur 4 ist richtig
(D) nur 1, 2 und 3 sind richtig
(E) nur 2, 3 und 4 sind richtig

545 Welcher der folgenden Stoffe lässt sich durch Titration mit Iod-Lösung am besten bestimmen?

(A) COOH, O, CH_3, O

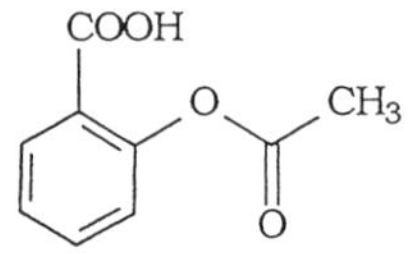

(B) $HO—CH_2—CH_2—OH$

(C) O, CH_3, O

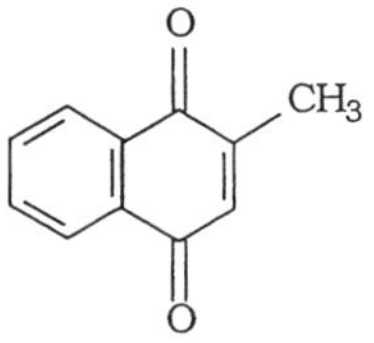

(D) $O_2N—C_6H_4—C(=O)—NH_2$

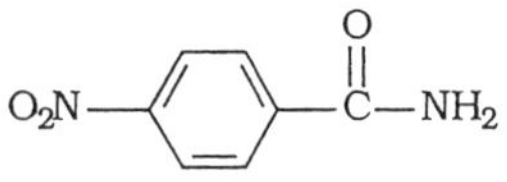

(E) CH_2OH, H—C—OH, O, =O, H, OH, OH

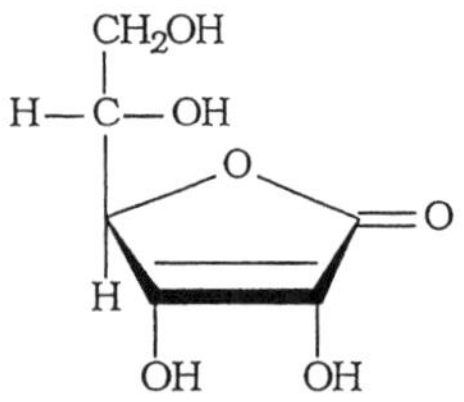

546 Welche Aussage trifft zu?

(A) Bei der iodometrischen Bestimmung von Formaldehyd erfolgt Oxidation des Formaldehyds durch Hypoiodit zu Ameisensäure.
(B) Überschüssiges Hypoiodit wird in alkalischer Lösung mit Thiosulfat-Lösung zurücktitriert.
(C) Formaldeyd wird in saurer Lösung durch Iodid zu Ethanol reduziert.
(D) Diphenylamin ist ein gebräuchlicher Indikator für iodometrische Titrationen.
(E) Acetaldehyd kann **nicht** mit Hypoiodit zu Essigsäure oxidiert werden.

Thiolgruppen-haltige Substzanzen

547* Welche Aussage trifft zu?
Bei der iodometrischen Gehaltsbestimmung von Dimercaprol (2,3-Dimercaptopropanol) entstehen:

(A) Sulfensäuren
(B) Sulfinsäuren
(C) Sulfonsäuren
(D) Disulfide
(E) Formaldehyd, Ameisensäure und Schwefelwasserstoff

548 Welche Aussage trifft zu?

COOH
|
$H-C-NH_2$
|
$H_3C-C-SH$
|
CH_3

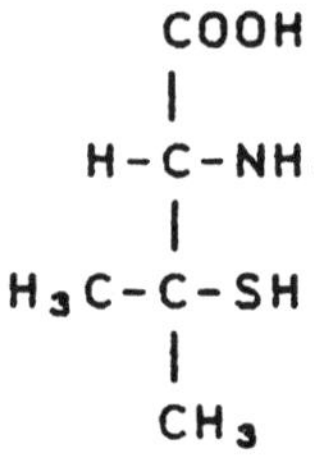

Bei der Reaktion von Penicillamin (siehe obige Formel) mit Iod in salzsaurer wässriger Lösung entsteht als Endprodukt (ionische Formeln bleiben unberücksichtigt):

(A) H_3C, NH_2, H_3C, S, S, CH_3, H_2N, CH_3

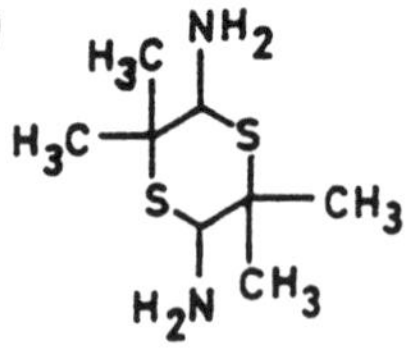

(B)
COOH
|
$H-C-NH_2$
|
$H_3C-C-S-OH$
|
CH_3

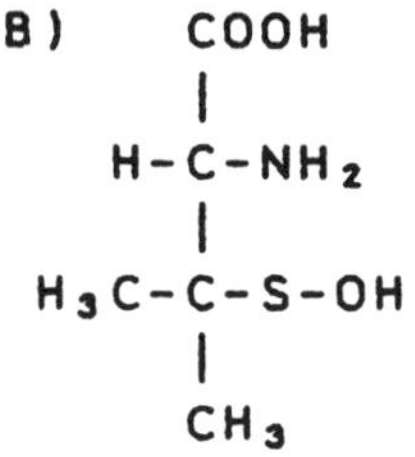

(C)
```
        COOH
         |
      H-C-NH2   CH3
         |       |
   H3C-C-S-S-C-CH3
         |       |
      H3C   H2N-C-H
                 |
                COOH
```

(D)
```
        COOH
         |
      H-C-NH2
         |
   H3C-C-SO2H
         |
        CH3
```

(E)
```
        COOH
         |
      H-C-NH2
         |
   H3C-C-SO3H
         |
        CH3
```

549 Zur Gehaltsbestimmung von Acetylcystein (siehe Formel) wird die Substanz in salzsaurer Lösung mit Kaliumiodid-Lösung versetzt. Nach Zugabe von Stärke-Lösung wird mit Iod-Maßlösung (c = 0,05 mol/L) bis zum Auftreten einer bleibenden Blau- oder Schwarzfärbung titriert.

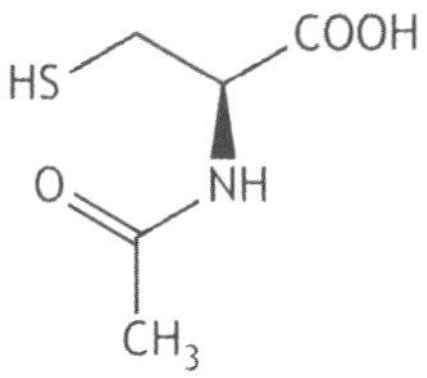

HS, COOH, O, NH, CH_3

Welche Aussagen treffen zu?

(1) Durch Reaktion mit Iod wird der Acetyl-Rest oxidativ vom Molekül abgespalten.
(2) Zwei Moleküle Acetylcystein reagieren zu einem Disulfid.
(3) Iod oxidiert die Verbindung zu folgender Thiazolincarbonsäure:

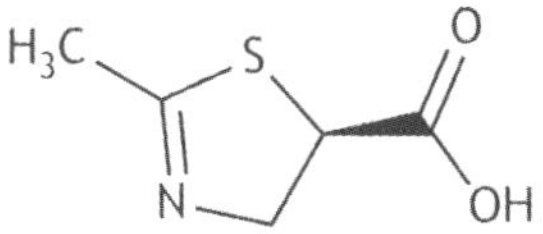

H_3C, S, O, N, OH

(4) Es wird 1 mol Iod (I_2) pro mol Acetylcystein verbraucht.
(5) Es wird 1 mol Iod (I_2) pro 2 mol Acetylcystein verbraucht.

(A) nur 1 ist richtig
(B) nur 2 ist richtig
(C) nur 2 und 5 sind richtig
(D) nur 3 und 4 sind richtig
(E) nur 3 und 5 sind richtig

550* Zur Gehaltsbestimmung des Arzneistoffs Acetylcystein (siehe Formel) wird die zu analysierende Substanzprobe in verdünnter Salzsäure unter Eiskühlung gelöst. Nach Zugabe von Kaliumiodid-Lösung und Stärke-Lösung wird mit Iod-Maßlösung titriert.

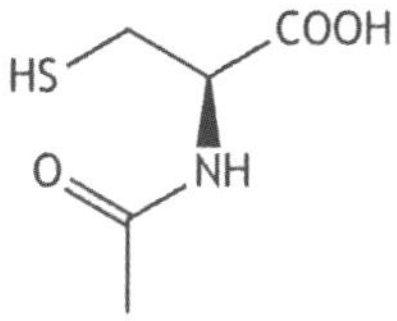

HS, COOH, O, NH

Welche Aussagen treffen zu?

(1) Iod fungiert als Oxidationsmittel.
(2) Iod bewirkt die Abspaltung der Acetylgruppe.
(3) Die Thiolgruppe wird in ein Disulfid umgewandelt.
(4) Blaufärbung der Titrationslösung zeigt den Äquivalenzpunkt an.
(5) Die Bestimmung könnte auch nach Zugabe überschüssiger Iod-Maßlösung und anschließender Rücktitration mit Thiosulfat-Maßlösung durchgeführt werden.

(A) nur 4 ist richtig
(B) nur 2 und 5 sind richtig
(C) nur 1, 3 und 5 sind richtig
(D) nur 2, 4 und 5 sind richtig
(E) nur 1, 3, 4 und 5 sind richtig

Ascorbinsäure

Weitere MC-Fragen zur Ascorbinsäure siehe Fragen Nr. 830–832, 896, 897, 1817–1822.

551 Zur Gehaltsbestimmung von L-Ascorbinsäure (M_r 176,1; siehe Formel) wird die Substanz in Kohlenstoffdioxid-freiem Wasser unter Zugabe von verdünnter Schwefelsäure gelöst. Nach Zugabe von Stärke-Lösung wird mit Iod-Maßlösung (c = 0,05 mo]/L) bis zu einer bleibenden Blaufärbung titriert.

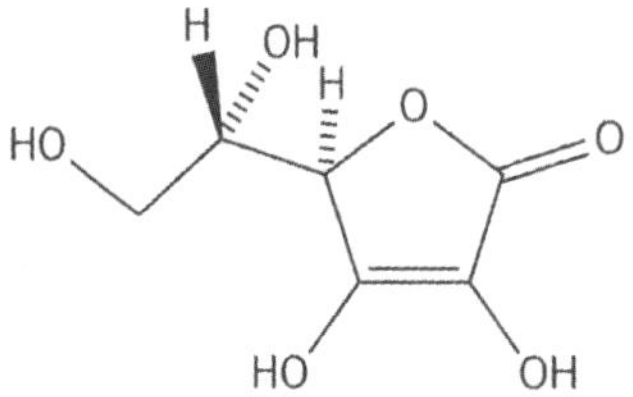

Welcher Menge Ascorbinsäure entspricht 1,0 mL der Iod-Maßlösung?

(A) 1,76 mg
(B) 8,81 mg
(C) 17,61 mg
(D) 88,05 mg
(E) 176,10 mg

552 Bei der Bestimmung von 176 mg Ascorbinsäure (M_r = 176) werden 20 mL einer Iod-Maßlösung verbraucht.
Wie groß ist die Molarität der Maßlösung an Iod?

(A) 0,5 $mol \cdot L^{-1}$
(B) 0,1 $mol \cdot L^{-1}$
(C) 0,05 $mol \cdot L^{-1}$
(D) 0,01 $mol \cdot L^{-1}$
(E) 0,005 $mol \cdot L^{-1}$

553 Bei der Bestimmung von Ascorbinsäure (M_r = 176) werden 25 mL (c = 0,05 $mol \cdot L^{-1}$) Iod-Lösung verbraucht.
Wieviel mg Ascorbinsäure enthielt die Untersuchungssubstanz?

(A) 440
(B) 220
(C) 110
(D) 44
(E) 22

Iodmonochlorid-Verfahren

554 Welche Aussage trifft zu?
Der Gehalt von Kaliumiodid kann durch Titration in salzsaurem Medium (ca. 4 mol HCl/L) mit Kaliumiodat-Maßlösung (0,05 mol KIO_3/L) erfasst werden. Die dabei ablaufende Reaktion ist wie folgt zu formulieren:

(A) $2\,I^- + IO_3^- + 3\,Cl^- + 6\,H_3O^+ \rightarrow 3\,ICl + 9\,H_2O$
(B) $3\,I^- + IO_3^- + 4\,H_3O^+ \rightarrow 2\,I_2 + 6\,H_2O$
(C) $I^- + IO_3^- + 4\,Cl^- + 6\,H_3O^+ \rightarrow 2\,I_2 + 2Cl_2 + 9\,H_2O$
(D) $2\,I^- + IO_3^- + 6\,H_3O^+ \rightarrow 3\,IO^- + 9\,H_2O$
(E) $I^- + IO_3^- + 3\,Cl_2 + 6\,OH^- \rightarrow I_2 + 3\,Cl^- + 3\,ClO^- + 3\,H_2O$

555 Welche Aussage trifft zu?
Bei der Bestimmung von Iodid in stark salzsaurer Lösung nach dem Iodmonochlorid-Verfahren titriert man mit einer Lösung von:

(A) Kaliumiodat
(B) Perchlorsäure
(C) Natriummetaperiodat
(D) Kaliumiodid
(E) Iod

556 Die Gehaltsbestimmung von Natriumiodid erfolgt nach dem Iodmonochlorid-Verfahren.
Welche Reaktionen sind an dieser Gehaltsbestimmung beteiligt?

(1) $IO_3^- + 5\,I^- + 6\,H^+ \rightleftharpoons 3\,I_2 + 3\,H_2O$
(2) $ICl + I^- \rightleftharpoons I_2 + Cl^-$
(3) $2\,I_2 + IO_3^- + 6\,H^+ + 5\,Cl^- \rightleftharpoons 5\,ICl + 3\,H_2O$
(4) $Cl_2 + 2\,I^- \rightleftharpoons I_2 + 2\,Cl^-$
(5) $2\,I_2 + IO_3^- + 4\,OH^- \rightleftharpoons 5\,IO^- + 2\,H_2O$

(A) nur 1 und 2 sind richtig
(B) nur 1, 2 und 3 sind richtig
(C) nur 2, 3 und 4 sind richtig
(D) nur 3, 4 und 5 sind richtig
(E) 1 bis 5 = alle sind richtig

Iodzahl

557 Welche Aussagen treffen zu?
Die Iodzahl

(1) gibt an, wie viel Gramm Halogen, berechnet als Iod, von 100 g Substanz gebunden werden

(2) ist ein Maß für den Gehalt eines Fettes an ungesättigten Verbindungen
(3) wird nach dem Arzneibuch unter Verwendung einer methanolischen Bromcyan-Lösung ($c = 0{,}05\ mol \cdot L^{-1}$) ermittelt
(4) kann unter Verwendung von Interhalogenverbindungen wie IBr bestimmt werden
(5) ist besonders zur Erfassung konjugierter Doppelbindungen geeignet

(A) nur 1 und 2 sind richtig
(B) nur 3 und 5 sind richtig
(C) nur 1, 2 und 4 sind richtig
(D) nur 1, 3 und 4 sind richtig
(E) nur 2, 3 und 5 sind richtig

558 Welche der folgenden Verbindungen ist zur quantitativen Bestimmung der Zahl isolierter C=C-Bindungen eines Stoffes durch Additionsreaktion am **wenigsten** geeignet?

(A) BrCl
(B) Br_2
(C) I_2
(D) ICl
(E) IBr

Peroxidzahl

559* Welche Aussagen treffen zu?
Bei der Bestimmung der Peroxidzahl sind, ausgehend von Hydroperoxiden der allgemeinen Struktur

R-CH(OOH)-CH=CH-R'

folgende Reaktionen beteiligt:

(1) $3\ \text{R-CH(OOH)-CH=CH-R'} + 2\ I^- \longrightarrow 3\ \text{R-CH}_2\text{-CH=CH-R'} + 2\ IO_3^-$

(2) $IO_3^- + 5\ I^- + 6\ H_3O^+ \longrightarrow 3\ I_2 + 9\ H_2O$

(3) $\text{R-CH(OOH)-CH=CH-R'} + 2\ I^- + 2\ H_3O^+ \longrightarrow \text{R-CH(OH)-CH=CH-R'} + I_2 + 3\ H_2O$

(4) $2\ S_2O_3^{2-} + I_2 \longrightarrow S_4O_6^{2-} + 2\ I^-$

(A) nur 1 und 4 sind richtig
(B) nur 2 und 3 sind richtig
(C) nur 3 und 4 sind richtig
(D) nur 1, 2 und 3 sind richtig
(E) nur 2, 3 und 4 sind richtig

560* Bei der Bestimmung welcher der folgenden Kennzahlen nach Arzneibuch werden „oxidimetrische" Methoden benutzt?

(1) Esterzahl
(2) Iodzahl
(3) Verhältniszahl
(4) Peroxidzahl

(A) nur 1 und 3 sind richtig
(B) nur 2 und 4 sind richtig
(C) nur 3 und 4 sind richtig
(D) nur 1, 2 und 3 sind richtig
(E) 1 bis 4 = alle sind richtig

Karl-Fischer-Titration

Siehe auch MC-Fragen Nr. 822, 825, 833, 834, 836–838, 898, 899.

561 Bei welcher der folgenden Titrationen erfolgt eine Oxidation von Schwefel der Oxidationsstufe +4 mit Iod zur Oxidationsstufe +6?

(A) Bestimmung von Wasser nach Karl Fischer
(B) Iodmonochlorid-Verfahren (Iodatometrie)
(C) Malaprade-Titration (Periodatometrie)
(D) Titration von Tosylchloramid-Natrium (*N*-Chlor-4-methyl-benzensulfonamid-Natrium)
(E) Keine der Aussagen (A) bis (D) trifft zu.

562* Welche Aussage trifft **nicht** zu?
Zur Herstellung der Karl-Fischer-Reaktionslösung werden eingesetzt:

(A) Methanol
(B) Iod
(C) Schwefeldioxid
(D) Basen wie Ethanolamin oder Pyridin
(E) Wasser

7.2.4 Periodatometrie (Malaprade-Reaktion)

563 Welche der folgenden funktionellen Gruppen unterliegt bei Umsetzung mit Natriummetaperiodat **nicht** einer C-C-Spaltung?

(A) H_2C-OH
|
H_2C-OH

(B) HC=O
|
H_2C-OH

(C) HC=O
|
HC=O

(D) H_2C-O-CH_3
|
H_2C-NH_2

(E) H_2C-OH
|
H_2C-NH_2

564 Welche Aussagen treffen zu?
Die Periodat-Oxidation lässt sich zur Bestimmung folgender Verbindungen heranziehen:

(1) 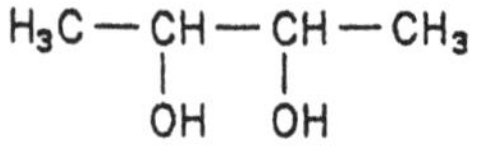 $H_3C-CH(OH)-CH(OH)-CH_3$

(2) $H_3C-CH(OH)-CH_2-CH(OH)-CH_3$

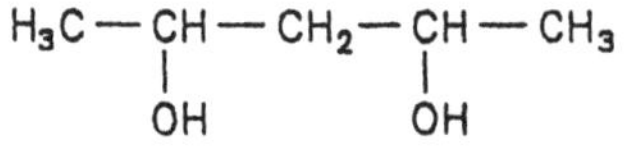

(3) $[H_3C-CH(OH)-CH(N(CH_3)_3)-CH_3]^{\oplus}\ OH^{\ominus}$

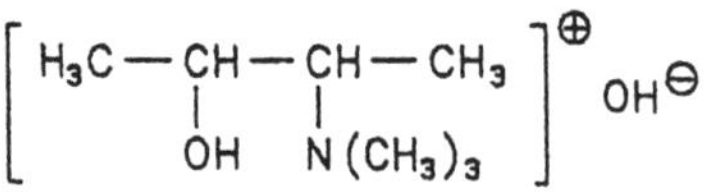

(A) nur 1 ist richtig
(B) nur 3 ist richtig
(C) nur 1 und 2 sind richtig
(D) nur 2 und 3 sind richtig
(E) 1 bis 3 = alle sind richtig

565 Zur Gehaltsbestimmung des abgebildeten Polyols wird dieses mit überschüssiger Natriummetaperiodat-Maßlösung umgesetzt (Malaprade-Reaktion). Dabei werden 3 Äquivalente $NaIO_4$ verbraucht

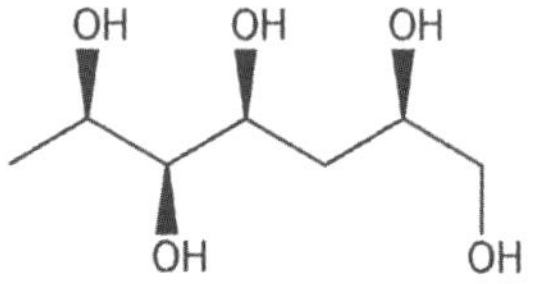

OH OH OH

OH OH

Welche Reaktionsprodukte entstehen hierbei?

(1) Formaldehyd
(2) Malondialdehyd
(3) Ameisensäure
(4) Acetaldehyd

(A) nur 1 ist richtig
(B) nur 1 und 3 sind richtig
(C) nur 2 und 4 sind richtig
(D) nur 3 und 4 sind richtig
(E) 1 bis 4 = alle sind richtig

566 Welche Aussagen treffen zu?
Bei der Bestimmung von Glycerol nach dem Periodsäure-Verfahren (Malaprade-Reaktion) liegen nach Ablauf der oxidativen Spaltung u. a. folgende Verbindungen vor:

(1) IO_3^-
(2) HCOOH
(3) $HOCH_2COOH$
(4) HCHO

(A) nur 2 und 3 sind richtig
(B) nur 3 und 4 sind richtig
(C) nur 1, 2 und 4 sind richtig
(D) nur 2, 3 und 4 sind richtig
(E) 1 bis 4 = alle sind richtig

567* Welche Aussagen treffen zu?
Bei der Bestimmung von Glycerol nach dem Periodsäure-Verfahren (Malaprade-Reaktion) entstehen bei quantitativem Reaktionsverlauf pro Molekül Glycerol:

(1) 2 HCOOH
(2) 1 HCOOH
(3) 3 CH_2O
(4) 2 CH_2O
(5) 1 CH_2O

(A) nur 1 ist richtig
(B) nur 3 ist richtig
(C) nur 4 ist richtig
(D) nur 1 und 5 sind richtig
(E) nur 2 und 4 sind richtig

568

$$\begin{array}{l} \qquad\qquad\quad O \\ \qquad\qquad\quad \| \\ CH_2-O-C-(CH_2)_{16}-CH_3 \\ | \\ CHOH \\ | \\ CH_2OH \end{array}$$

Glycerolmonostearat (siehe obige Abbildung, relative Molekülmasse = 358) werde mit überschüssigem Periodat nach Malaprade umgesetzt. Nach Ansäuern und Zusatz von Kaliumiodid wird das ausgeschiedene Iod mit 0,1 molarer Natriumthiosulfat-Lösung unter Zusatz von Stärke-Lösung titriert.
Wie viel mg Glycerolmonostearat entsprechen dabei 1 mL 0,1 molarer Natriumthiosulfat-Lösung?

(A) 3,58 mg
(B) 8,95 mg
(C) 11,93 mg
(D) 17,9 mg
(E) 35,8 mg

569* Welche Aussage trifft zu?
Bei der Reaktion von Hexiten wie Sorbitol werden mit überschüssigem Natriummetaperiodat pro mol Hexit folgende Produkte freigesetzt:

(A) 6 mol Ameisensäure
(B) 5 mol Ameisensäure, 1 mol Formaldehyd
(C) 4 mol Ameisensäure, 2 mol Formaldehyd
(D) 4 mol Formaldehyd, 2 mol Ameisensäure
(E) 5 mol Formaldehyd, 1 mol Ameisensäure

7.2.5 Bromometrie (Bromatometrie)

570 Hydrazin lässt sich bromatometrisch bestimmen, wobei Stickstoff entsteht.
Welche Stoffmenge Kaliumbromat wird pro mol Hydrazin verbraucht?

(A) 0,5 mol
(B) 0,67 mol
(C) 0,75 mol
(D) 1 mol
(E) 1,5 mol

571 Welche Aussage trifft zu?

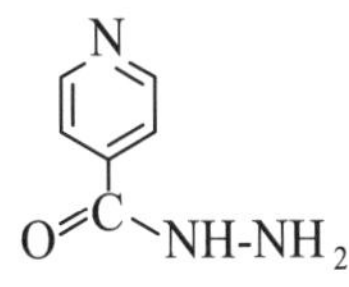

Bei der bromatometrischen Bestimmung von Isoniazid (siehe obige Formel; M_r 137) entspricht 1 mL Kaliumbromat-Lösung ($0{,}0167\ mol \cdot L^{-1}$):

(A) 2,28 mg
(B) 3,43 mg
(C) 6,85 mg
(D) 9,13 mg
(E) 20,55 mg

572* Zur bromatometrischen Bestimmung von Arsen(III)-Salzen wird die Probelösung angesäuert, nach Zusatz von Methylrot-Lösung auf ca. 50 °C erwärmt und mit Kaliumbromat-Maßlösung (c = 0,1 mol/L) bis zur Entfärbung titriert.
Welche Aussagen treffen zu?

(1) Kaliumbromat ist ein Urtiter.
(2) Arsen(III) wird zu Arsen(V) oxidiert.
(3) Bei der Herstellung der Kaliumbromat-Maßlösung wird zur Stabilisierung Kaliumbromid zugesetzt.

(A) nur 2 ist richtig
(B) nur 1 und 2 sind richtig
(C) nur 1 und 3 sind richtig
(D) nur 2 und 3 sind richtig
(E) 1 bis 3 = alle sind richtig

Koppeschar-Titrationen

573* Welche Aussage trifft zu?
Bei der bromometrischen Gehaltsbestimmung von 1 mol des folgenden Phenols im sauren pH-Bereich werden 2 mol Br_2 verbraucht:

(A) Phenolsulfonphthalein (Phenolrot)
(B) 4-Hydroxybenzoesäure
(C) Thymol
(D) Phenol
(E) Resorcin

574* Welche der folgenden Substanzen verbraucht bei der bromometrischen Titration nach Koppeschaar 3 Äquivalente Brom (Br_2)?

(A) Hydroxyethylsalicylat 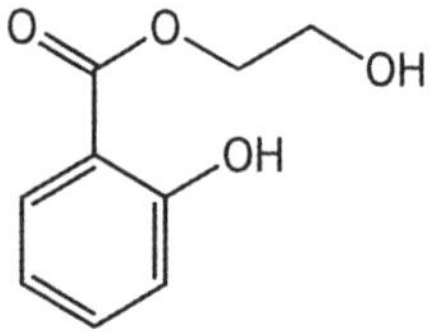
(B) Resorcin 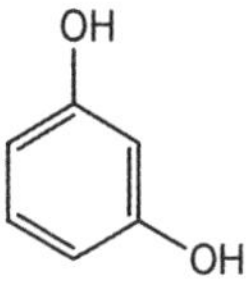
(C) Thymol 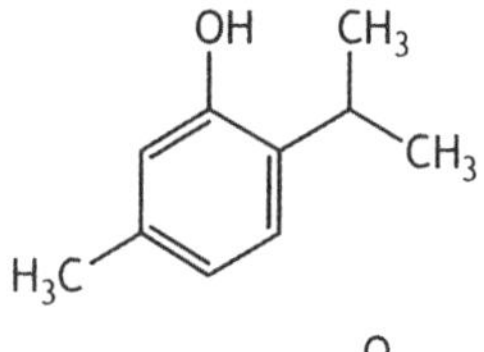
(D) Sulfanilamid 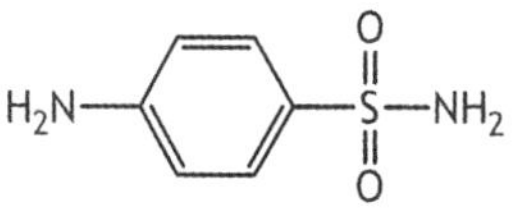
(E) Benzaldehyd

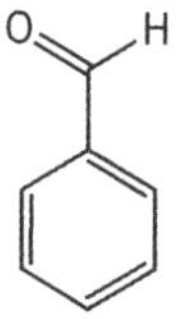

575 Welche Aussagen treffen zu?
Bei der bromometrischen Gehaltsbestimmung werden pro 1 mol der folgenden Verbindungen 3 mol Br_2 verbraucht:

(1) Isonicotinsäurehydrazid
(2) Resorcin
(3) Phenol
(4) Sulfaguanidin

(A) nur 1 und 2 sind richtig
(B) nur 2 und 3 sind richtig
(C) nur 1, 3 und 4 sind richtig
(D) nur 2, 3 und 4 sind richtig
(E) 1 bis 4 = alle sind richtig

576 Welche Aussage trifft zu?
Bei der Bestimmung des folgenden Arzneistoffes mit Bromid/Bromat in Salzsäure werden 8 Äquivalente (4 mol) Brom verbraucht:

(A) Chlorocresol
(B) Natriumsalicylat
(C) Phenolsulfonphthalein
(D) Resorcin
(E) Thymol

577 Resorcin (siehe Formel) kann mit folgender Methode quantitativ bestimmt werden: Die Substanz wird in Wasser gelöst und mit Kaliumbromid und Kaliumbromat-Maßlösung (c = 0,0167 mol/L), Chloroform und Salzsäure versetzt, geschüttelt und 15 min lang im Dunkeln stehen gelassen. Nach Zusatz von Kaliumiodid-Lösung (100 g/L) wird kräftig geschüttelt und unter Zusatz von Stärke-Lösung mit Natriumthiosulfat-Maßlösung (c = 0,1 mol/L) titriert.

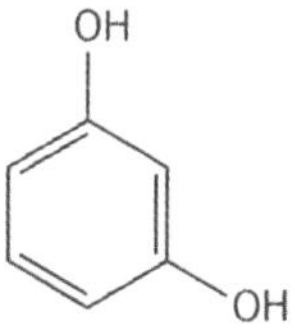

Welche Aussage trifft **nicht** zu?

(A) Aus Bromid und Bromat entsteht elementares Brom.
(B) Pro überschüssigem Molekül Br_2 entsteht ein Molekül I_2.
(C) Der Endpunkt der Titration wird durch Blaufärbung der Lösung angezeigt.
(D) Mit Brom erfolgt eine elektrophile Substitution am Aromaten.
(E) Aus Resorcin entsteht im Verlauf der Bestimmung 2,4,6-Tribromresorcin.

578* Welche Aussage trifft zu?
Phenol (relative Molekülmasse 94) wird nach Koppeschaar bestimmt.
Dabei entspricht 1 mL Kaliumbromat-Lösung ($c = 0{,}0167\ mol \cdot L^{-1}$):

(A) 1,57 mg Substanz
(B) 2,35 mg Substanz
(C) 9,40 mg Substanz
(D) 15,7 mg Substanz
(E) 23,5 mg Substanz

579* Welche Aussage trifft zu?
p-Kresol (siehe Abbildung) (relative Molekülmasse etwa 108) wird nach Koppeschaar bestimmt.
Dabei entspricht 1 mL Kaliumbromat-Lösung ($c = 0{,}0167\ mol \cdot L^{-1}$):

CH_3
OH

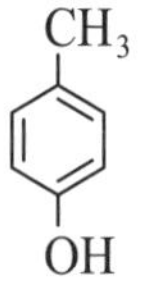

(A) 1,8 mg Substanz
(B) 2,7 mg Substanz
(C) 5,4 mg Substanz
(D) 10,8 mg Substanz
(E) 21,6 mg Substanz

580

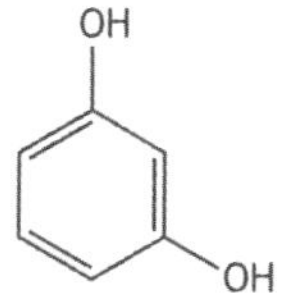

OH
OH

Resorcin (siehe Formel) kann mit folgender Methode quantitativ bestimmt werden:
Die Substanz wird in Wasser gelöst und mit Kaliumbromid und Kaliumbromat-Maßlösung (c = 0,0167 mol/L), Chloroform und Salzsäure versetzt, geschüttelt und 15 min lang im Dunkeln stehen gelassen. Nach Zusatz von Kaliumiodid-Lösung (100 g/L) wird kräftig geschüttelt und unter Zusatz von Stärke-Lösung mit Natriumthiosulfat-Maßlösung (c = 0,1 mol/L) titriert.

Welche der abgebildeten Verbindungen entstehen im Verlauf der Bestimmung?

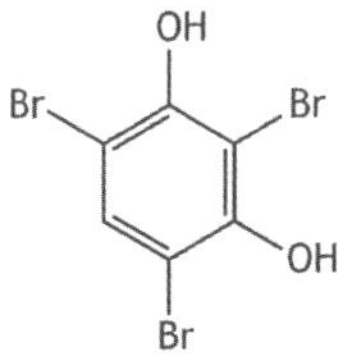

1: OH, Br, Br, OH, Br
2: OH, Br, Br, OH, Br, Br
3: Br, Br, OH, Br
4: OH, Br, Br, OH, Br, Br

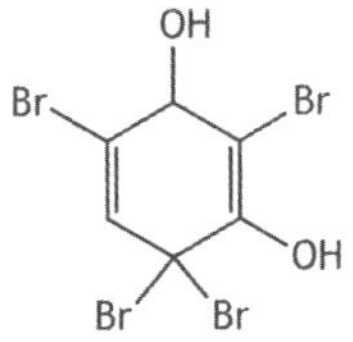

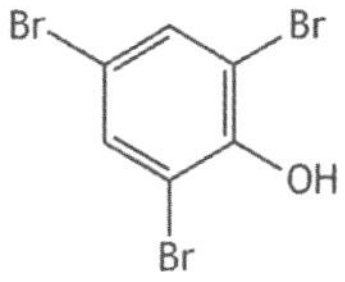

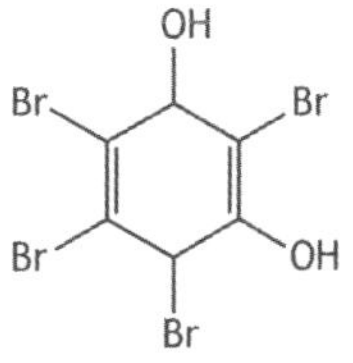

(A) nur 1 ist richtig
(B) nur 2 ist richtig
(C) nur 1 und 3 sind richtig
(D) nur 3 und 4 sind richtig
(E) nur 1, 2 und 3 sind richtig

581* Welche Aussage trifft **nicht** zu?
Die bromometrische Gehaltsbestimmung von Natriumsalicylat kann aufgrund folgender Reaktionen ablaufen:

(A) Bildung von Br_2 aus Br^-(KBr) und BrO_3^- ($KBrO_3$) in saurer Lösung
(B) Bromierung des aromatischen Ringes
(C) Entfernung von überschüssigem Brom durch Ameisensäurezusatz
(D) Decarboxylierung
(E) Titration des nach KI-Zusatz ausgeschiedenen Iods mit $Na_2S_2O_3$-Lösung ($c = 0{,}1\ mol \cdot L^{-1}$)

582* Welche Aussage trifft zu?
Bei der Bestimmung von 1 mol Ethyl-4-hydroxybenzoat durch Bromierung **ohne** vorausgehende Hydrolyse werden in salzsaurer Lösung bei Raumtemperatur etwa verbraucht:

(A) 1 mol Br_2
(B) 2 mol Br_2
(C) 3 mol Br_2
(D) 4 mol Br_2
(E) 6 mol Br_2

7.2.6 Chromatometrie (Dichromatometrie)

583* Welche Aussage trifft zu?
Die bei der chromatometrischen Bestimmung von Ethanol in saurer Lösung (Oxidation zu Essigsäure) ablaufende Reaktion lässt sich schematisch wie folgt formulieren:

(A) $CrO_4^{2-} + C_2H_5OH + 4\ H^+ \longrightarrow Cr^{3+} + CH_3COOH + 3\ H_2O$
(B) $Cr_2O_7^{2-} + 3\ C_2H_5OH + 2\ H^+ \longrightarrow 2\ Cr^{3+} + 3\ CH_3COOH + 4\ H_2O$
(C) $2\ CrO_4^{2-} + C_2H_5OH + 12\ H^+ \longrightarrow 2\ Cr^{3+} + CH_3COOH + 7\ H_2O$
(D) $2\ Cr_2O_7^{2-} + 3\ C_2H_5OH + 16\ H^+ \longrightarrow 4\ Cr^{3+} + 3\ CH_3COOH + 11\ H_2O$
(E) $Cr_2O_7^{2-} + 2\ C_2H_5OH + 10\ H^+ \longrightarrow 2\ Cr^{3+} + 2\ CH_3COOH + 7\ H_2O$

584* Welche Aussage trifft zu?
Die Gehaltsbestimmung von Eisen(II)-sulfat kann durch Titration mit Kaliumdichromat-Lösung (0,0167 mol·L^{-1}) ausgeführt werden. Die entsprechende Reaktionsgleichung ist wie folgt zu formulieren:

(A) $6\ Fe^{2+} + Cr_2O_7^{2-} + 3\ H_2O \longrightarrow 6\ Fe^{3+} + 2\ CrO_4^{2-} + 2\ H_3O^+$
(B) $3\ Fe^{2+} + Cr_2O_7^{2-} + 14\ H_3O^+ \longrightarrow 3\ Fe^{3+} + 2\ Cr^{3+} + 21\ H_2O$
(C) $3\ Fe^{2+} + Cr_2O_7^{2-} + 6\ H_3O^+ \longrightarrow Fe_3O_4 + 2\ Cr^{3+} + 9\ H_2O$
(D) $6\ Fe^{2+} + Cr_2O_7^{2-} + 14\ H_3O^+ \longrightarrow 6\ Fe^{3+} + 2\ Cr^{3+} + 21\ H_2O$
(E) $3\ Fe^{2+} + Cr_2O_7^{2-} + 9\ H_2O \longrightarrow 3\ Fe(OH)_3 + 2\ Cr(OH)_3 + H_3O^+$

7.2.7 Nitritometrie (Diazotitration)

585 Welche der folgenden Verbindungen lassen sich nitritometrisch bei saurem pH-Wert bestimmen?

(1) *p*-Aminosalicylsäure 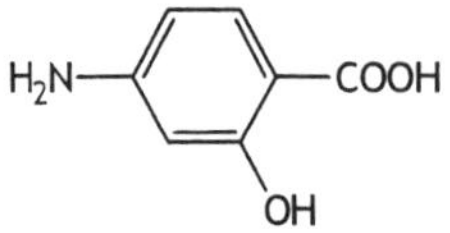
(2) Saccharin-Natrium 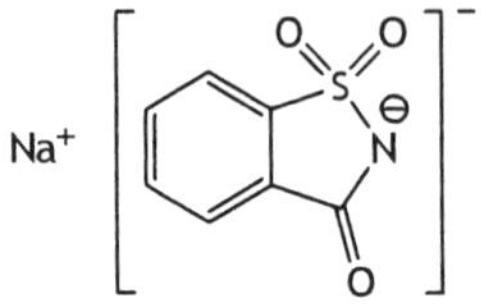
(3) Probenecid 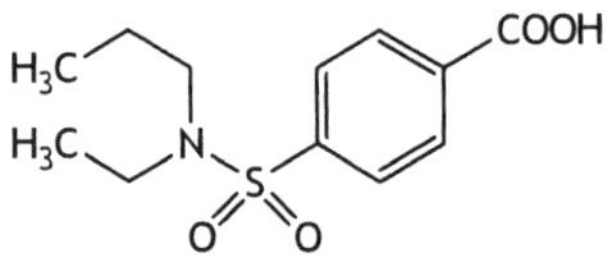
(4) Isonicotinsäurehydrazid 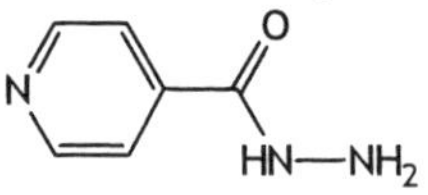
(5) Acetazolamid

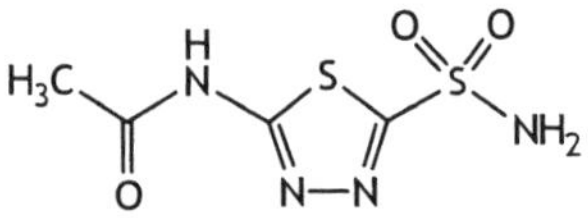

(A) nur 1 und 2 sind richtig
(B) nur 1 und 4 sind richtig
(C) nur 2 und 3 sind richtig
(D) nur 2, 3 und 4 sind richtig
(E) nur 3, 4 und 5 sind richtig

586 Welche Aussage trifft zu?
Zur Indikation einer nitritometrischen Titration eignet sich **nicht**:

(A) Zusatz von Ferrocyphen als Indikator
(B) Zusatz von KI-Stärke-Lösung als Indikator
(C) Biamperometrie mit Doppel-Pt-Stift-Elektroden
(D) Biamperometrie mit zwei Pt-Blech-Elektroden
(E) Bivoltametrie mit Doppel-Pt-Elektrode und einem Konstantstrom von 1 µA

587 Welche Aussagen treffen zu?
Zur Indikation einer nitritometrischen Titration eignen sich:

(1) Ferrocyphen als Farbindikator
(2) Tropaeolin 00 als Farbindikator
(3) Bivoltametrie mit zwei Pt-Elektroden

(A) nur 1 ist richtig
(B) nur 2 ist richtig
(C) nur 3 ist richtig
(D) nur 1 und 2 sind richtig
(E) 1 bis 3 = alle sind richtig

Stickstoff in primären aromatischen Aminen

Siehe auch MC-Fragen Nr. 900–902.

588 Welche Aussage trifft zu?
Primäre aliphatische Amine stören bei der nitritometrischen Titration primärer aromatischer Amine im stark sauren Milieu **nicht**. Der Grund für diesen Sachverhalt ist

(A) die gegenüber Elektrophilen geringere Reaktivität aliphatischer Amine im Vergleich zu aromatischen Aminen
(B) die Instabilität aliphatischer Diazoniumsalze
(C) die geringere Basizität aliphatischer Amine im Vergleich zu aromatischen Aminen
(D) die Assoziation der aliphatischen Amine zu reaktionsträgen Clustern
(E) die weitgehende Protonierung aliphatischer Amine im stark sauren Milieu

589 Welche Aussagen treffen zu?
Der Endpunkt einer Titration „Stickstoff in primären aromatischen Aminen" kann indiziert werden:

(1) mit Ferrocyphen
(2) durch Messung der Stromstärke (als Funktion von τ), die zwischen zwei in die Lösung eintauchenden, gleichen, polarisierbaren Platinelektroden ($\Delta E = 200$ mV) fließt
(3) durch Messung der Spannung (als Funktion von τ), die zwischen einer Platinelektrode und einer Ag/AgCl-Elektrode, die beide in die Lösung eintauchen, besteht

(A) nur 1 ist richtig
(B) nur 2 ist richtig
(C) nur 3 ist richtig
(D) nur 1 und 2 sind richtig
(E) 1 bis 3 = alle sind richtig

590* Die Titration eines primären aromatischen Amins mit $NaNO_2$-Maßlösung kann elektrometrisch indiziert werden.
Welche der folgenden Verfahrensweisen sind hierzu geeignet?

(1) Potentiometrie unter Einsatz einer Pt-Elektrode als Indikator-Elektrode
(2) Biamperometrie unter Einsatz einer Doppel-Platin-Elektrode
(3) Konduktometrie unter Einsatz einer Doppel-Platin-Blech-Elektrode
(4) Bivoltametrie unter Einsatz einer Doppel-Platin-Stift-Elektrode

(A) nur 1 ist richtig
(B) nur 2 ist richtig
(C) nur 2 und 4 sind richtig
(D) nur 1, 2 und 4 sind richtig
(E) 1 bis 4 = alle sind richtig

8 Fällungstitrationen

8.1 Grundlagen

8.1.1 Physikalisch-chemische Grundlagen (Löse- und Fällungsvorgänge)

591 Welche Aussagen treffen zu?
Eine bekannte Masse des Hydrochlorids einer einwertigen Base wird argentometrisch titriert. Aus dem Verbrauch an Silbernitrat-Maßlösung kann berechnet werden [M_r(HCl) 36,5]:

(1) die relative Molekülmasse des Hydrochlorids der Base
(2) die relative Molekülmasse der freien Base
(3) der pK_b-Wert der freien Base

(A) nur 2 ist richtig
(B) nur 3 ist richtig
(C) nur 1 und 2 sind richtig
(D) nur 2 und 3 sind richtig
(E) 1 bis 3 = alle sind richtig

592* Welche Aussage trifft zu?
Zur annähernden Berechnung der Chlorid-Ionenaktivität am Äquivalenzpunkt einer argentometrischen Titration ist folgende Formel geeignet (a = Aktivität; L = Löslichkeitsprodukt):

(A) $a_{Cl^-} = (L_{AgCl})^2$
(B) $a_{Cl^-} = \sqrt{L_{AgCl}}$
(C) $a_{Cl^-} = a^2_{AgCl(gelöst)}$
(D) $a_{Cl^-} = \frac{L_{AgCl}}{2}$
(E) $a_{Cl^-} = \sqrt{\frac{L_{AgCl}}{2}}$

593 Welche Aussagen über die Ag^+-Konzentration $c(Ag^+)$ bei gegebenem Titrationsgrad τ treffen zu, wenn eine $AgNO_3$-Lösung ($c = 0{,}01\ mol \cdot L^{-1}$) mit Natriumchlorid-Lösung titriert und die Verdünnung während der Titration vernachlässigt wird ($L_{AgCl} = 10^{-10}\ mol^2 \cdot L^{-2}$)?

	τ	$c(Ag^+)$
(1)	0	10^{-3} M
(2)	0,99	10^{-4} M
(3)	1,0	10^{-5} M

(A) nur 1 ist richtig
(B) nur 2 ist richtig
(C) nur 3 ist richtig
(D) nur 2 und 3 sind richtig
(E) 1 bis 3 = alle sind richtig

Berechnungen

594 Wie viel Gramm Natriumchlorid (M_r 58,4) muss ein Liter einer „Maßlösung" enthalten, von der 1 mL bei einer argentometrischen Titration 10 mg Silber (M_r 107,9) entspricht?

(A) 1,85 g
(B) 5,41 g
(C) 6,30 g
(D) 10,82 g
(E) 18,50 g

595* Das Löslichkeitsprodukt von Silberthiocyanat beträgt gerundet $K_L = 10^{-12}\ mol^2 \cdot L^{-2}$. Wie groß ist die Silber-Ionenkonzentration am Äquivalenzpunkt bei der Titration von Silber-Ionen mit Ammoniumthiocyanat-Lösung?

(A) 10^{-5} mol · L^{-1}
(B) 10^{-6} mol · L^{-1}
(C) 10^{-10} mol · L^{-1}
(D) 10^{-12} mol · L^{-1}
(E) 10^{-18} mol · L^{-1}

596* Bei der argentometrischen Titration von Chlorid nach Mohr betrage die Konzentration an Chromat 10^{-4} mol · L^{-1}.
Bei welcher Konzentration an Silber-Ionen beginnt die Ausfällung von Silberchromat (Löslichkeitsprodukt von Silberchromat 10^{-12} $mol^3 \cdot L^{-3}$)?

(A) 10^{-2} mol · L^{-1}
(B) 10^{-4} mol · L^{-1}
(C) 10^{-5} mol · L^{-1}
(D) 10^{-6} mol · L^{-1}
(E) 10^{-8} mol · L^{-1}

597* Bei der argentometrischen Titration von Chlorid-Ionen nach Mohr soll die Silberchromat-Fällung genau am Äquivalenzpunkt einsetzen (L = Löslichkeitsprodukt).
$L_{AgCl} = 10^{-10}\ mol^2 \cdot L^{-2}$
$L_{Ag2CrO4} = 2 \cdot 10^{-12}\ mol^3 \cdot L^{-3}$
Wie groß ist die erforderliche Chromat-Konzentration?

(A) 2 mol · L^{-1}
(B) 0,2 mol · L^{-1}
(C) 0,02 mol · L^{-1}
(D) 0,002 mol · L^{-1}
(E) 0,0002 mol · L^{-1}

598 Welche Aussage trifft zu?
Eine Lösung enthalte AgCl (pK_L = 10,0) und AgSCN (pK_L = 12,0). Nach Zugabe von $AgNO_3$-Lösung beginnt AgCl vor AgSCN auszufallen, wenn für das Konzentrationsverhältnis c von Chlorid zu Thiocyanat gilt:

(A) $c > 100$
(B) $10 < c < 80$
(C) $c = 1$
(D) $0{,}02 < c < 0{,}1$
(E) $c < 0{,}01$

599 Etwa wie groß ist die Bromidionen-Konzentration am Äquivalenzpunkt der argentometrischen Titration von Natriumbromid mit Silbernitrat-Maßlösung (c = 0,1 mol/L)?
pK_L (AgBr) ≈ 12

(A) $1 \cdot 10^{-2}$ mol/L
(B) $1 \cdot 10^{-6}$ mol/L
(C) $2 \cdot 10^{-6}$ mol/L
(D) $1 \cdot 10^{-12}$ mol/L
(E) $1 \cdot 10^{-24}$ mol/L

600 Etwa wie groß ist die Konzentration der Iodid-Ionen am Äquivalenzpunkt der argentometrischen Titration von Natriumiodid mit Silbernitrat-Maßlösung (c = 0,1 mol/L)?
pK_L(AgI) = 16

(A) $1 \cdot 10^{-8}$ mol/L
(B) $5 \cdot 10^{-8}$ mol/L
(C) $1 \cdot 10^{-15}$ mol/L
(D) $1 \cdot 10^{-16}$ mol/L
(E) $1 \cdot 10^{-24}$ mol/L

8.1.2 Indizierungsmöglichkeiten

Siehe auch MC-Fragen Nr. 255–291, 481–486, 670–675.

601* Welche Aussage trifft zu?
Bei der argentometrischen Bestimmung von Chlorid nach Fajans wird der Titrationsendpunkt nach folgender Methode erkannt:

(A) am Ausfallen von Silberchromat
(B) am Ausflocken des zuvor teilweise kolloidal gelösten AgCl
(C) mit dem Adsorptionsindikator Fluorescein-Natrium
(D) durch Tüpfeln mit Thioacetamid-Lösung
(E) an der Farbe des Eisen(III)-thiocyanat-Komplexes

602 Welche Aussage trifft zu?
Eosin

(A) wird als Indikator bei der Komplexometrie eingesetzt
(B) kann zur Indizierung einer Titration von Fluorid mit Silbernitrat-Maßlösung eingesetzt werden
(C) eignet sich als Indikator bei der Bestimmung neutraler Tenside
(D) verleiht nach quantitativer Fällung von Bromid mit Silber-Ionen dem Niederschlag eine intensive Färbung
(E) ist ein so genannter Absorptionsindikator

8.1.3 Maßlösungen, insbesondere nach Arzneibuch

8.1.4 Urtitersubstanzen, insbesondere nach Arzneibuch

Bezüglich Urtitersubstanzen siehe auch MC-Fragen Nr. 297–307, 503–516, 680–682.

603* Natriumchlorid dient als Urtiter zur Einstellung von Maßlösungen bei argentometrischen Titrationen.
Auf welche Weise wird das Reagenz Natriumchlorid *R* des Europäischen Arzneibuchs vorbehandelt, um als Urtiter Natriumchlorid *RV* eingesetzt werden zu können?

(A) Es wird durch Sublimation gereinigt.
(B) Es wird aus siedendem Wasser umkristallisiert; die bei ca. 35 °C abgeschiedenen Kristalle werden bis zur Massekonstanz bei 180 °C getrocknet.
(C) Es wird aus Aceton umkristallisiert; die bei ca. 35 °C abgeschiedenen Kristalle werden bis zur Massekonstanz bei 180 °C getrocknet.
(D) Es wird die gesättigte Lösung mit dem zweifachen Volumen Salzsäure versetzt; die ausfallenden Kristalle werden mit Salzsäure gewaschen und nach Entfernen der Salzsäure durch Erhitzen auf dem Wasserbad bis zur Massekonstanz bei 300 °C getrocknet.
(E) Es wird die gesättigte Lösung mit dem dreifachen Volumen Salpetersäure versetzt; die ausfallenden Kristalle werden mit Salpetersäure gewaschen und bei 300 °C bis zur Massekonstanz getrocknet.

8.2 Methoden, pharmazeutische Anwendungen, insbesondere nach Arzneibuch

604 Die folgende Graphik zeigt die bei 20 °C aufgenommene Titrationskurve einer argentometrischen Gehaltsbestimmung unter Verwendung einer kombinierten Silberelektrode [Ag// Ag/AgCl/KCl (c = 3 mol/L)] bei potentiometrischer Indizierung.

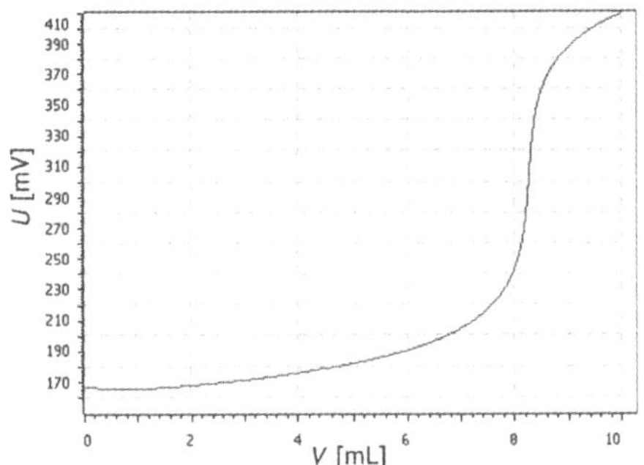

Welche Aussagen treffen zu?
(1) Eine Silberionen-haltige Lösung wurde mit Natriumchlorid-Maßlösung titriert.
(2) Eine Halogenid-haltige Lösung wurde mit Silbernitrat-Maßlösung titriert.
(3) Halogenid wurde mit überschüssiger Silbernitrat-Maßlösung ausgefällt und der Überschuss mit Ammoniumthiocyanat-Maßlösung zurücktitriert (Rücktitration).
(4) Die eingesetzte kombinierte Silberelektrode enthält als Bezugselektrode eine Silber/Silberchlorid-Elektrode mit konstantem Potential.

(A) nur 1 ist richtig
(B) nur 2 ist richtig
(C) nur 3 ist richtig
(D) nur 1 und 4 sind richtig
(E) nur 2 und 4 sind richtig

605 Abgebildet ist die Titrationskurve (potentiometrisch indiziert) der argentometrischen Bestimmung eines Halogenids unter Verwendung einer kombinierten Silberelektrode [Ag//Ag/AgCl/KCl (c = 3 mol/L)].

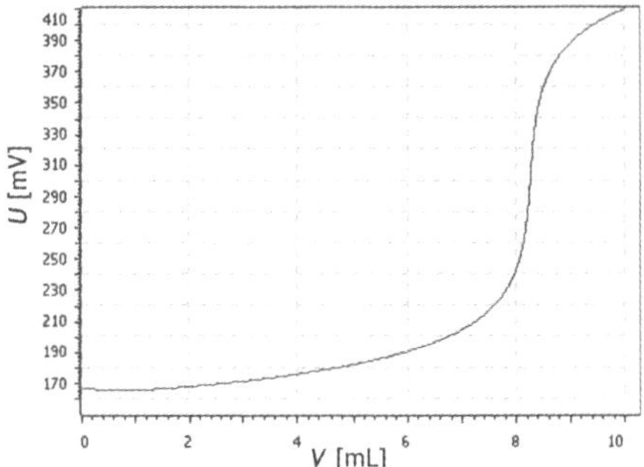

Welche Aussagen treffen zu?

(1) Die Halogenid-haltige Lösung wurde direkt mit Silbernitrat-Maßlösung titriert.
(2) Das Halogenid wurde mit überschüssiger Silbernitrat-Maßlösung ausgefällt, und der Silber-Überschuss wurde mit Ammoniumthiocyanat-Maßlösung zurücktitriert (Rücktitration).
(3) Eine definierte Menge Silbernitrat-Maßlösung wurde mit der Halogenid-haltigen Lösung titriert (inverse Titration).
(4) Die verwendete kombinierte Silberelektrode enthält eine Silberelektrode als Indikatorelektrode sowie eine Elektrode mit konstantem Potential.

(A) nur 1 ist richtig
(B) nur 2 ist richtig
(C) nur 3 ist richtig
(D) nur 1 und 4 sind richtig
(E) nur 2 und 4 sind richtig

606 Argentometrische Fällungstitrationen werden mit Silbernitrat-Maßlösung durchgeführt.
Welche Aussagen treffen zu?

(1) Silbernitrat-Maßlösung kann gegen Natriumchlorid als Urtitersubstanz eingestellt werden.
(2) Alle Halogenide lassen sich in der gleichen Weise argentometrisch bestimmen.
(3) Die Argentometrie ist zur quantitativen Bestimmung von Pseudohalogeniden wie Cyaniden und Thiocyanat geeignet.
(4) Der Titrationsendpunkt wird immer mittels eines Adsorptionsindikators angezeigt.

(A) nur 1 und 2 sind richtig
(B) nur 1 und 3 sind richtig
(C) nur 2 und 4 sind richtig
(D) nur 1, 3 und 4 sind richtig
(E) nur 2, 3 und 4 sind richtig

607* Welche Halogenide können argentometrisch titriert werden?

(1) Fluorid
(2) Chlorid
(3) Bromid
(4) Iodid

(A) nur 1 ist richtig
(B) nur 2 und 3 sind richtig
(C) nur 1, 2 und 3 sind richtig
(D) nur 2, 3 und 4 sind richtig
(E) 1 bis 4 = alle sind richtig

608 Welche Aussagen zu argentometrischen Titrationen von Chlorid, Bromid bzw. Iodid treffen zu?

(1) Die jeweilige Konzentration des Halogenid-Ions am Äquivalenzpunkt ist speziesunabhängig.
(2) Die sprunghafte Änderung der Konzentration des jeweiligen Halogenid-Ions um den Äquivalenzpunkt ist umso ausgeprägter, je kleiner das Löslichkeitsprodukt des betreffenden Silberhalogenids ist.
(3) Zur Endpunktsanzeige der Titration von Iodid ist Fluorescein als Indikator ungeeignet.
(4) Die Endpunktsanzeige der Titrationen kann amperometrisch erfolgen.

(A) nur 1 und 3 sind richtig
(B) nur 1 und 4 sind richtig
(C) nur 2 und 3 sind richtig
(D) nur 2 und 4 sind richtig
(E) nur 2, 3 und 4 sind richtig

609 Welche Aussagen zu argentometrischen Titrationen von Chlorid, Bromid bzw. Iodid treffen zu?

(1) Die jeweilige Konzentration des Halogenid-Ions am Äquivalenzpunkt ist speziesabhängig.
(2) Die sprunghafte Änderung der Konzentration des jeweiligen Halogenid-Ions um den Äquivalenzpunkt ist umso ausgeprägter, je kleiner das Löslichkeitsprodukt des betreffenden Silberhalogenids ist.
(3) Bei Iodid kann die Endpunktsanzeige der Titrationen amperometrisch erfolgen.

(A) nur 1 ist richtig
(B) nur 2 ist richtig
(C) nur 3 ist richtig
(D) nur 2 und 3 sind richtig
(E) 1 bis 3 = alle sind richtig

610 Der Chloridgehalt einer Probe des Feststoffs Natriumchlorid soll durch eine potentiometrisch indizierte Titration mit Silbernitrat-Maßlösung (c = 0,1 mol/L) ermittelt werden.
Welche Aussagen treffen zu?

(1) Das feste Natriumchlorid muss genau gewogen werden.
(2) Das feste Natriumchlorid muss in einem Messkolben zu einem exakt definierten Volumen in auf 20 °C temperiertem Wasser gelöst werden.
(3) Um am Äquivalenzpunkt einen ausreichend steilen Potentialsprung zu induzieren, ist ein Zusatz von Eosin erforderlich.

(A) nur 1 ist richtig
(B) nur 2 ist richtig
(C) nur 3 ist richtig
(D) nur 1 und 2 sind richtig
(E) nur 2 und 3 sind richtig

611 Im Europäischen Arzneibuch sind zur Prüfung von Kaliumchlorid verschiedene Untersuchungen vorgesehen.
Welche der genannten Untersuchungen erfolgt durch Titration mit Silbernitrat-Maßlösung unter potentiometrischer Endpunktsanzeige?

(A) die Gehaltsbestimmung von Kaliumchlorid
(B) die Reinheitsprüfung auf Bromid
(C) die Reinheitsprüfung auf Aluminium
(D) die Reinheitsprüfung auf Natrium
(E) die Identitätsprüfungen auf Kalium und auf Chlorid

612 Welche Aussagen zur Indizierung der argentometrischen Titration von Halogenid-Ionen mit Silbernitrat-Maßlösung treffen zu?

(1) Unter Verwendung einer Silberelektrode als Indikatorelektrode kann der Endpunkt potentiometrisch bestimmt werden.
(2) Zur Bestimmung von Chlorid kann Fluorescein als Adsorptionsindikator verwendet werden.
(3) Die voltametrische Indizierung basiert auf der anodischen Reduktion von Silber-Ionen zu elementarem Silber.
(4) Bei der konduktometrischen Indizierung steigt die Leitfähigkeit nach dem Äquivalenzpunkt an.

(A) nur 1 ist richtig
(B) nur 1 und 3 sind richtig
(C) nur 3 und 4 sind richtig
(D) nur 1, 2 und 4 sind richtig
(E) nur 2, 3 und 4 sind richtig

8.2.1 Argentometrie nach Volhard

613 Das Europäische Arzneibuch schreibt zur Gehaltsbestimmung von Silbernitrat folgende Verfahrensweise vor:
0,300 g Substanz, in 50 mL Wasser gelöst, werden mit 2 mL verdünnter Salpetersäure und 2 mL Ammoniumeisen(III)-sulfat-Lösung versetzt und mit Ammoniumthiocyanat-Maßlösung ($c = 0{,}1\ mol \cdot L^{-1}$) bis zur Orangefärbung titriert.
Welche Aussagen treffen zu?

(1) Das Verfahren entspricht der argentometrischen Methodik nach Mohr.
(2) Bis zum Äquivalenzpunkt wird schwer lösliches Silberthiocyanat ausgefällt.
(3) Ammoniumeisen(III)-sulfat fungiert als Adsorptionsindikator nach Fajans.
(4) Die Orangefärbung resultiert aus der Reaktion von Fe(III) mit Thiocyanat.

(A) nur 3 ist richtig
(B) nur 1 und 4 sind richtig
(C) nur 2 und 4 sind richtig
(D) nur 1, 2 und 3 sind richtig
(E) nur 1, 2 und 4 sind richtig

614 Im Europäischen Arzneibuch ist zur Gehaltsbestimmung von Silbernitrat folgende Verfahrensweise vorgesehen:
0,3 g Substanz werden in 50 mL Wasser gelöst und mit 2 mL verdünnter Salpetersäure sowie 2 mL Ammoniumeisen(III)-sulfat-Lösung versetzt. Anschließend wird mit Ammoniumthiocyanat-Maßlösung bis zur Orangefärbung titriert.
Welche Aussagen treffen zu?

(1) Silber-Ionen werden als schwer lösliches Silberthiocyanat ausgefällt.
(2) Das Titrationsverfahren ist nach Volhard benannt.
(3) Der Titrationsendpunkt wird durch die Bildung von roten Eisen(III)-thiocyanat-Komplexen angezeigt.
(4) Anstelle von Ammoniumeisen(III)-sulfat kann auch Ammoniumeisen(III)-nitrat als Indikator verwendet werden.

(A) nur 1 und 3 sind richtig
(B) nur 1 und 4 sind richtig
(C) nur 1, 2 und 3 sind richtig
(D) nur 2, 3 und 4 sind richtig
(E) 1 bis 4 = alle sind richtig

615 Zur Gehaltsbestimmung von Kolloidalem Silber zum äußerlichen Gebrauch (*Ph. Eur.*) werden 0,200 g der Substanz bei 650 °C geglüht, bis ein weißer Rückstand erhalten wird. Nach dem Erkalten wird dieser in verdünnter Salpetersäure aufgenommen und 1 min zum Sieden erhitzt. Die so erhaltene Lösung wird nach Zusatz von Eisen(III)-sulfat mit Ammoniumthiocyanat-Maßlösung (c = 0,1 mol/L) bis zum Auftreten einer rötlich-braunen Färbung titriert.
Welche Aussage trifft **nicht** zu?

(A) Silber wird zu Silber(I)-Ionen oxidiert.
(B) Es handelt sich um eine argentometrische Titration.
(C) Es wird schwer lösliches Silberthiocyanat gebildet.
(D) Es bildet sich schwer lösliches Silbersulfat.
(E) Der Äquivalenzpunkt der Titration wird durch Bildung farbiger Eisen(III)-thiocyanat-Komplexe indiziert.

616 Eine Gehaltsbestimmung von Kaliumchlorid kann in salpetersaurem Milieu erfolgen, indem die Titrationslösung mit einer definierten Menge Silbernitrat-Maßlösung und mit Dibutylphthalat versetzt und geschüttelt wird. Anschließend wird mit Ammoniumthiocyanat-Maßlösung unter Zusatz von Ammoniumeisen(III)-sulfat-Lösung bis zum Umschlagspunkt titriert.
Welche Aussage trifft **nicht** zu?

(A) Es handelt sich um eine Rücktitration eines Silbernitrat-Überschusses.
(B) Im Verlauf der Bestimmung wird schwer lösliches Silberthiocyanat gebildet.
(C) Dibutylphthalat dient der Stabilisierung von Fe^{3+} in der Ammoniumeisen(III)-sulfat-Lösung.
(D) Der Äquivalenzpunkt ist an einer Rotfärbung der Titrationslösung erkennbar.
(E) Der Verbrauch der Ammoniumthiocyanat-Maßlösung ist umso höher, je niedriger der Kaliumchlorid-Gehalt der untersuchten Probe ist.

617 Der Gehalt von Kaliumchlorid kann bestimmt werden, indem die wässrige Lösung der Substanz mit verdünnter Salpetersäure, einer definierten Menge Silbernitrat-Maßlösung sowie Dibutylphthalat versetzt und geschüttelt wird. Anschließend wird mit Ammoniumthiocyanat-Maßlösung unter Zusatz von Ammoniumeisen(III)-sulfat-Lösung bis zum Umschlagspunkt titriert
Welche der formulierten Gleichungen beschreiben Fällungsreaktionen, die bei diesem Verfahren ablaufen?

(1) $Ag^+ + Cl^- \rightarrow AgCl$
(2) $K^+ + SCN^- \rightarrow KSCN$
(3) $Ag^+ + SCN^- \rightarrow AgSCN$
(4) $NH_4^+ + K^+ + 2\,SCN^- \rightarrow KNH_4(SCN)_2$

(A) nur 1 ist richtig
(B) nur 4 ist richtig
(C) nur 1 und 3 sind richtig
(D) nur 2 und 4 sind richtig
(E) nur 2, 3 und 4 sind richtig

618 Der Gehalt von Natriumchlorid kann auf folgende Weise bestimmt werden:
Die zu analysierende Substanz wird in salpetersaurer Lösung mit überschüssiger Silbernitrat-Maßlösung sowie Dibutylphthalat versetzt und umgeschüttelt. Anschließend wird mit Ammoniumthiocyanat-Maßlösung unter Verwendung von Ammoniumeisen(III)-sulfat als Indikator bis zum Auftreten einer Rotfärbung titriert.
Welche Aussage trifft **nicht** zu?

(A) Es handelt sich um eine Rücktitration.
(B) Es wird schwer lösliches Silberchlorid gebildet.
(C) Der Überschuss von Ag^+ wird durch die Bildung von schwer löslichem Silberphthalat erfasst.
(D) Der Äquivalenzpunkt wird durch die Bildung von Eisen(III)-thiocyanat-Komplexen angezeigt.
(E) Als Indikator für diese Bestimmung kann auch Ammoniumeisen(III)-nitrat eingesetzt werden.

619* Natriumbromid kann mit Natriumchlorid verunreinigt sein. Zur diesbezüglichen Reinheitsprüfung ist folgende Bestimmung vorgesehen:
1,000 g Substanz wird in 20 mL verdünnter Salpetersäure gelöst, mit 5 mL Wasserstoffperoxid-Lösung (30 %) versetzt und bis zur vollständigen Entfärbung auf dem Wasserbad erhitzt. Anschließend werden 5 mL Silbernitrat-Maßlösung (c = 0,1 mol/L) sowie 1 mL Dibutylphthalat zugesetzt und umgeschüttelt. Die Lösung wird mit Ammoniumthiocyanat-Maßlösung (c = 0,1 mol/L) gegen Ammoniumeisen(III)-sulfat bis zum Auftreten einer Rotfärbung titriert. Die verbrauchte Menge Silbernitrat-Maßlösung darf eine bestimmte Obergrenze nicht überschreiten.
Welche der folgenden Reaktionen laufen im Zuge dieser Reinheitsprüfung ab?

(1) Oxidation von Chlorid
(2) Oxidation von Bromid
(3) Bildung von schwer löslichem Silberbromid
(4) Bildung von schwer löslichem Silberchlorid
(5) Bildung von schwer löslichem Silberthiocyanat

(A) nur 3 ist richtig
(B) nur 4 ist richtig
(C) nur 2 und 5 sind richtig
(D) nur 1, 4 und 5 sind richtig
(E) nur 2, 4 und 5 sind richtig

620* Natriumbromid kann mit Natriumchlorid verunreinigt sein. Zur diesbezüglichen Reinheitsprüfung kann die folgende Bestimmung durchgeführt werden:
1,000 g Substanz wird in 20 mL verdünnter Salpetersäure gelöst, mit 5 mL Wasserstoffperoxid-Lösung (30 %) versetzt und bis zur vollständigen Entfärbung auf dem Wasserbad erhitzt. Anschließend werden 5,0 mL Silbernitrat-Maßlösung (c = 0,1 mol/L) sowie 1 mL Dibutylphthalat zugesetzt und umgeschüttelt. Die Lösung wird mit Ammoniumthiocyanat-Maßlösung (c = 0,1 mol/L) gegen Ammoniumeisen(III)-sulfat bis zum Auftreten einer Rotfärbung titriert. Für die verbrauchte Menge Silbernitrat-Maßlösung wird eine Obergrenze angegeben.
Welche Aussage trifft zu?

(A) Bei diesem Verfahren handelt es sich um eine argentometrische Direkttitration.
(B) Es wird selektiv nur Natriumbromid durch Fällung von schwer löslichem Silberbromid erfasst.
(C) Bromid wird reduktiv aus der Untersuchungslösung entfernt.
(D) Je mehr Chlorid enthalten ist, desto weniger Ammoniumthiocyanat-Maßlösung wird bei der Titration verbraucht.
(E) Dibutylphthalat dient zur Bildung eines stabilen Silberkomplexes.

621 Silber-Ionen bilden in salpetersaurer Lösung mit Ammoniumthiocyanat schwer lösliches, weißes Silberthiocyanat. Auf dieser Fällungsreaktion beruht die Methode der Titration von Halogeniden nach Volhard. Dieses Verfahren kann auch zur Rücktitration von Chlorid, Bromid und Iodid eingesetzt werden.
Welche Aussagen zu diesen Bestimmungen treffen zu?

(1) Der gebildete AgCl-Niederschlag kann mit überschüssigem Thiocyanat zu AgSCN reagieren.
(2) Der Kontakt eines AgBr-Bodenkörpers mit überschüssiger Thiocyanat-Maßlösung

muss durch Zugabe von Diethylether verhindert werden.

(3) AgBr reagiert mit Diethylether unter Bildung eines roten Farbstoffs, der die Bildung von roten Eisen-Thiocyanat-Komplexen vortäuscht.

(4) Ein Agl-Bodenkörper muss **nicht** vor einem Kontakt mit überschüssiger Maßlösung geschützt werden.

(A) nur 1 und 2 sind richtig
(B) nur 1 und 4 sind richtig
(C) nur 3 und 4 sind richtig
(D) nur 1, 2 und 4 sind richtig
(E) nur 1, 3 und 4 sind richtig

8.2.2 Argentometrie nach Mohr

622 Welche Aussage trifft zu?
Die Titration von Halogenid-Ionen nach Mohr wird durchgeführt

(A) in salpetersaurer Lösung, um eine höhere Chromat-Ionenkonzentration als in alkalischer Lösung zu bewirken
(B) in schwach salpetersaurer Lösung, um den Ausfall von AgOH zu verhindern
(C) in annähernd neutraler Lösung, um die Bildung von Dichromat-Ionen zu verhindern
(D) in annähernd neutraler Lösung, um das Löslichkeitsprodukt des Silberhalogenids zu erreichen
(E) in ammoniumcarbonathaltiger Lösung, um das primär entstandene Silberhalogenid als Amminkomplex in Lösung zu bringen.

623* Chlorid-Ionen können nach Mohr mit Silbernitrat-Maßlösung in Anwesenheit von Chromat-Ionen als Indikator titriert werden.
Welche Aussagen treffen zu?

(1) Die Umsetzung erfolgt im neutralen Milieu.
(2) Im sauren Milieu überwiegt im Gleichgewicht Chromat gegenüber Dichromat.
(3) Der Titrationsendpunkt wird durch die Bildung von löslichem Silberdichromat angezeigt.

(A) nur 1 ist richtig
(B) nur 2 ist richtig
(C) nur 3 ist richtig
(D) nur 1 und 2 sind richtig
(E) nur 2 und 3 sind richtig

624 Chlorid kann durch eine Fällungstitration mit Silbernitrat-Maßlösung unter Verwendung von Chromat als Indikator direkt quantifiziert werden.
Welche Aussagen treffen zu?

(1) Dieses Titrationsverfahren ist nach Mohr benannt.
(2) Die Titration wird in stark saurem Milieu durchgeführt.
(3) Der Titrationsendpunkt wird durch Fällung von rotbraunem Silberchromat angezeigt.
(4) Die Konzentration des Chromats ist für die Erkennung des Endpunkts der Titration ohne Bedeutung.
(5) Silberchromat hat ein kleineres Löslichkeitsprodukt als Silberchlorid.

(A) nur 3 ist richtig
(B) nur 2 und 3 sind richtig
(C) nur 1, 2 und 4 sind richtig
(D) nur 1, 3 und 5 sind richtig
(E) 1 bis 5 = alle sind richtig

625 Chlorid kann nach Mohr in Gegenwart von Chromat durch Titration mit Silbernitrat-Maßlösung bestimmt werden.
Welche Aussagen treffen zu?

(1) Die Titration wird üblicherweise in stark saurem Milieu durchgeführt.
(2) In saurem Milieu überwiegt im Gleichgewicht Dichromat gegenüber Chomat.
(3) Der Titrationsendpunkt wird durch die Bildung schwer löslichen Silberdichromats ($Ag_2Cr_2O_7$) angezeigt.

(A) nur 1 ist richtig
(B) nur 2 ist richtig
(C) nur 3 ist richtig
(D) nur 1 und 2 sind richtig
(E) nur 2 und 3 sind richtig

626 Chlorid-Ionen können in Anwesenheit von Chromat-Ionen als Indikator nach Mohr mit Silbernitrat-Maßlösung titriert werden. Welche Aussagen treffen zu?

(1) Die Titration wird in salpetersaurem Milieu durchgeführt.
(2) Der Endpunkt wird durch Bildung schwer löslichen Silberchromats angezeigt.
(3) Der Endpunkt wird durch Bildung löslichen Silberdichromats angezeigt.

(A) nur 1 ist richtig
(B) nur 2 ist richtig
(C) nur 3 ist richtig
(D) nur 1 und 2 sind richtig
(E) nur 1 und 3 sind richtig

627 Chlorid kann durch eine Fällungstitration mit Silbernitrat-Maßlösung unter Verwendung von Chromat als Indikator direkt quantifiziert werden.
Welche Aussagen treffen zu?

(1) Die Titration wird in stark saurem Milieu durchgeführt.
(2) Der Titrationsendpunkt wird durch Fällung von rotbraunem Silberchromat angezeigt.
(3) Die Konzentration des Chromats ist für die Erkennung des Endpunkts der Titration ohne Bedeutung.

(A) nur 1 ist richtig
(B) nur 2 ist richtig
(C) nur 3 ist richtig
(D) nur 1 und 3 sind richtig
(E) 1 bis 3 = alle sind richtig

8.2.3 Argentometrie nach Fajans

Siehe MC-Fragen Nr. 601, 602.

8.2.4 Bestimmung organisch gebundenen Halogens

628 Welche der folgenden Verbindungen lässt sich **nicht** über eine hydrolytische Abspaltung des Halogenids quanitativ argentometrisch bestimmen?

(A) Thiamphenicol

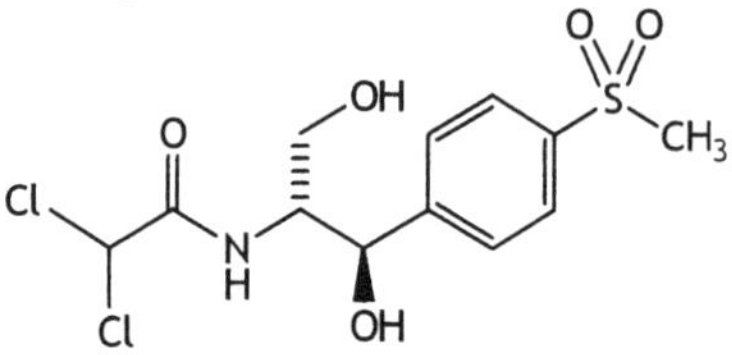

(B) Chlorocresol

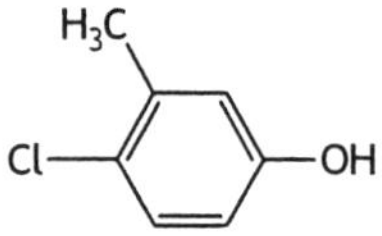

(C) Cyclophosphamid

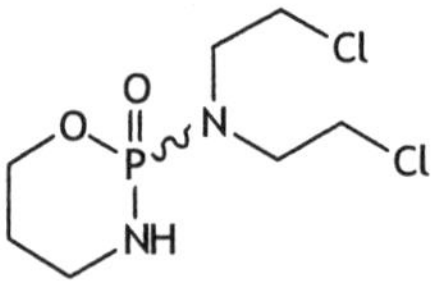

(D) Chlorobutanol

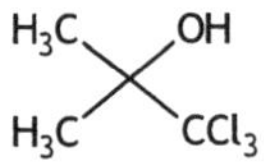

(E) Lindan

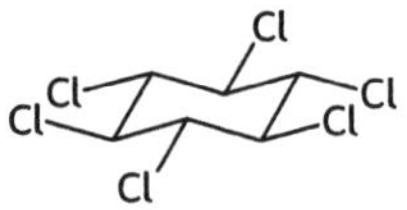

629 Welche Aussage trifft **nicht** zu?
Durch Erhitzen in einer ethanolisch-wässrigen Natriumhydroxid-Lösung und anschließende Chlorid-Titration nach Volhard kann im Prinzip der Gehalt ermittelt werden von:

(A) 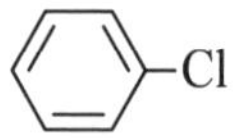 C_6H_5-Cl

(B) 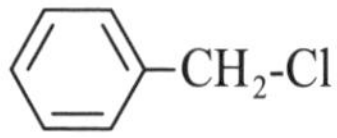 C_6H_5-CH_2-Cl

(C) Cl_3C-CH_2-CH_2-CH_2-OH
(D) Cl_3C-COOH
(E) H_3C-COCl

630 Die Gehaltsbestimmung des Arzneistoffs Chlorobutanol (M_r 177,5) kann folgendermaßen durchgeführt werden:

OH, H_3C, CH_3, Cl, Cl, Cl

0,100 g Substanz werden in 20 mL Ethanol gelöst. Nach Zugabe von 10 mL verdünnter Natronlauge wird 5 min auf dem Wasserbad erwärmt. Nach dem Erkalten werden 20 mL verdünnte Salpetersäure, 25,0 mL Silbernitrat-Maßlösung (c = 0,1 mol/L) sowie 2 mL Dibutylphthalat zugegeben und die Mischung geschüttelt. Nach Zugabe von 2 mL $NH_4Fe(SO_4)_2$-Lösung wird mit Ammoniumthiocyanat-Maßlösung (c = 0,1 mol/L) bis zur Orangefärbung titriert
Welche Aussage trifft **nicht** zu?

(A) 1 mL Silbernitrat-Maßlösung entspricht 5,92 mg Chlorobutanol.
(B) Es handelt sich um eine Titration nach Mohr.
(C) Die Orangefärbung wird durch Eisen(III)-thiocyanat-Komplexe hervorgerufen.
(D) Es handelt sich um eine Rücktitration.
(E) Es wird durch Hydrolyse gebildetes Chlorid erfasst.

631 Die Gehaltsbestimmung des Arzneistoffs Chlorobutanol (M_r 177,5) kann folgendermaßen durchgeführt werden:

OH, Cl, Cl, Cl

Die zu analysierende Substanz wird in Ethanol gelöst. Nach Zugabe von verdünnter Natronlauge wird 5 min auf dem Wasserbad erwärmt. Nach dem Erkalten werden verdünnte Salpetersäure, 25,0 mL Silbernitrat-Maßlösung (c = 0,1 mol/L) sowie Dibutylphthalat zugegeben und die Mischung geschüttelt. Nach Zugabe von $NH_4Fe(SO_4)_2$-Lösung wird mit Ammoniumthiocyanat-Maßlösung (c = 0,1 mol/L) bis zur Orangefärbung titriert.

Welche Aussage trifft zu?

(A) Es handelt sich um eine Verdrängungstitration.
(B) Dibutylphthalat wird zur Umhüllung der am Endpunkt der Titration entstehenden Eisen(III)-thiocyanat-Komplexe zugegeben.
(C) 1 mL Silbernitrat-Maßlösung entspricht 1,78 mg Chlorobutanol.
(D) 1 mL Silbernitrat-Maßlösung entspricht 5,33 mg Chlorobutanol.
(E) Es wird durch alkalische Hydrolyse entstandenes Chlorid erfasst.

632 Für den abgebildeten Arzneistoff Amidotrizoesäure-Dihydrat (M_r 650) ist im Europäischen Arzneibuch folgende Gehaltsbestimmung vorgesehen:
0,150 g Substanz werden mit konzentrierter Natriumhydroxid-Lösung und Zink-Pulver unter Rückfluss erhitzt. Nach Filtration wird das Filtrat mit verdünnter Schwefelsäure-Lösung versetzt und sofort mit Silbernitrat-Maßlösung ($c = 0{,}1\ mol \cdot L^{-1}$) titriert. Der Endpunkt wird potentiometrisch bestimmt.

CO_2H, I, I, I, O, O, H_3C, N H, N H, CH_3, $\cdot 2\ H_2O$

Welche Aussage trifft zu?
1 mL Silbernitrat-Maßlösung ($c = 0{,}1\ mol \cdot L^{-1}$) entspricht

(A) 10,83 mg $C_{11}H_9I_3N_2O_4$
(B) 20,47 mg $C_{11}H_9I_3N_2O_4$
(C) 32,49 mg $C_{11}H_9I_3N_2O_4$
(D) 40,94 mg $C_{11}H_9I_3N_2O_4$
(E) 65,00 mg $C_{11}H_9I_3N_2O_4$

8.2.5 Argentometrie nach Budde

633 Welche Aussage trifft zu?
Die bei der Budde-Titration von 5,5-disubstituierten Barbituraten mit Silbernitrat-Lösung auftretende Trübung beruht auf der:

(A) Ausfällung von Silbercarbonat nach Überschreiten des Äquivalenzpunktes
(B) Ausfällung von Silberhydroxid
(C) Bildung einer Barbiturat-Silber-Verbindung im Verhältnis 1 : 2
(D) Bildung einer Barbiturat-Silber-Verbindung im Verhältnis 1 : 1
(E) Ausfällung einer Barbiturat-Silber-Verbindung im Verhältnis 2 : 1

8.2.6 Simultantitrationen

634* Welche Aussage trifft **nicht** zu?
Zur Ermittlung der Zusammensetzung eines Gemischs von NaCl und KCl durch Titration mit Silbernitrat-Lösung ($c = 0{,}1\ mol \cdot L^{-1}$)

(A) genügt im Prinzip **eine** Titration mit Silbernitrat-Lösung
(B) müssen die relativen Molekülmassen von NaCl und KCl bekannt sein
(C) muss die Größe der Einwaage bekannt sein
(D) ist eine vorausgehende Trennung von NaCl und KCl erforderlich
(E) darf das Gemisch kein weiteres Halogenid enthalten

635 Welche Aussagen treffen zu?
Eine spezifische Gehaltsbestimmung von Iodid- neben Chlorid-Ionen erfolgt durch Titration:

(1) nach Volhard
(2) nach Mohr
(3) mit Silbernitrat-Lösung ($c = 0{,}1\ mol \cdot L^{-1}$) und Iod-Stärke als Indikator
(4) nach dem Iodmonochlorid-Verfahren mit Kaliumiodat
(5) mit Thiosulfat nach vorheriger Oxidation mit Brom in alkalischem Milieu, Zusatz von Kaliumiodid und Ansäuern

(A) nur 2 und 3 sind richtig
(B) nur 4 und 5 sind richtig
(C) nur 1, 2 und 3 sind richtig
(D) nur 1, 2 und 5 sind richtig
(E) nur 3, 4 und 5 sind richtig

8.2.7 Bestimmung von Sulfaten

636 Welche Aussagen treffen zu?
Sulfat-Ionen lassen sich mittels Fällungstitration mit folgenden Maßlösungen der Konzentration $c = 0{,}1\ mol \cdot L^{-1}$ titrieren:

(1) $Ba(NO_3)_2$-Lösung
(2) $CaSO_4$-Lösung
(3) Na_2EDTA-Lösung
(4) $Pb(NO_3)_2$-Lösung
(5) $CuCl_2$-Lösung

(A) nur 1 ist richtig
(B) nur 1 und 3 sind richtig
(C) nur 1 und 4 sind richtig
(D) nur 3 und 4 sind richtig
(E) 1 bis 5 = alle sind richtig

637* Welche Aussagen treffen zu?

(1) Natriumsulfat kann in einer Fällungstitration mit Blei(II)-nitrat-Maßlösung bestimmt werden.
(2) Die Einstellung der Blei(II)-nitrat-Maßlösung kann mit Hilfe von EDTA-Lösung erfolgen.
(3) Blei(II)-nitrat-Maßlösung wird üblicherweise bei Redoxtitrationen eingesetzt.
(4) Blei(II) bildet ein amphoteres Hydroxid.

(A) nur 2 ist richtig
(B) nur 3 ist richtig
(C) nur 3 und 4 sind richtig
(D) nur 1, 2 und 4 sind richtig
(E) 1, 3 und 4 sind richtig

9 Komplexometrische Titrationen

9.1 Grundlagen

9.1.1 Chelatbildung

638 Bei komplexometrischen Titrationen wird häufig Natriumedetat-Maßlösung eingesetzt.
Welche der folgenden Formeln gibt das zur Herstellung dieser Lösung (als Dihydrat) verwendete Reagenz als Dinatriumsalz oder freie Ethylendinitrilotetraessigsäure zutreffend wieder?

(A)

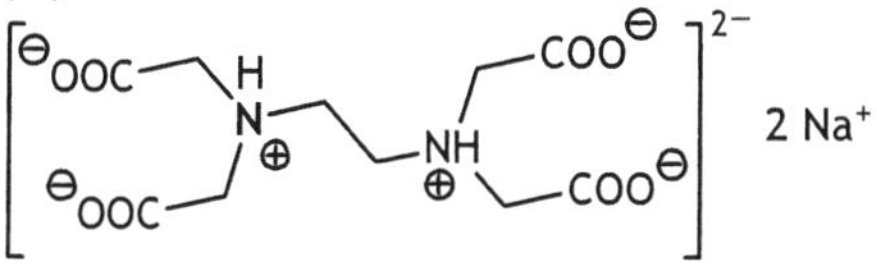

(B)

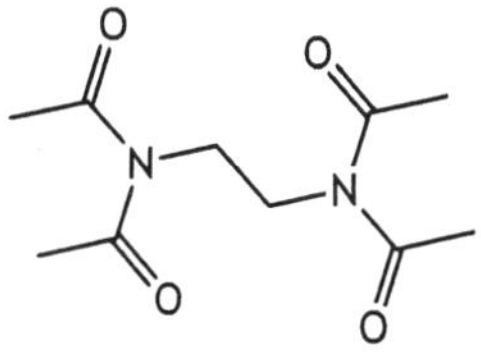

(C)

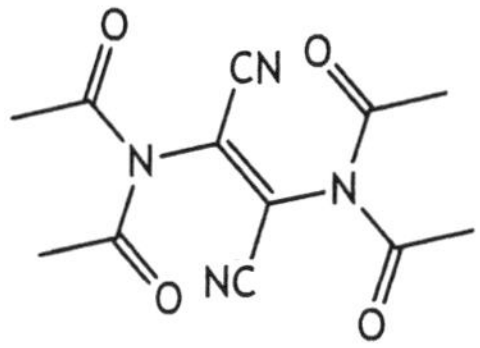

(D)

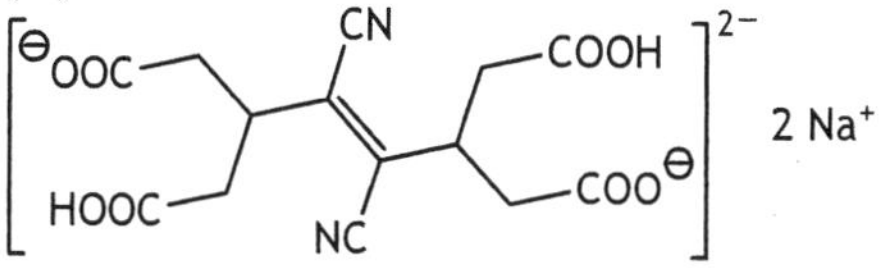

(E)

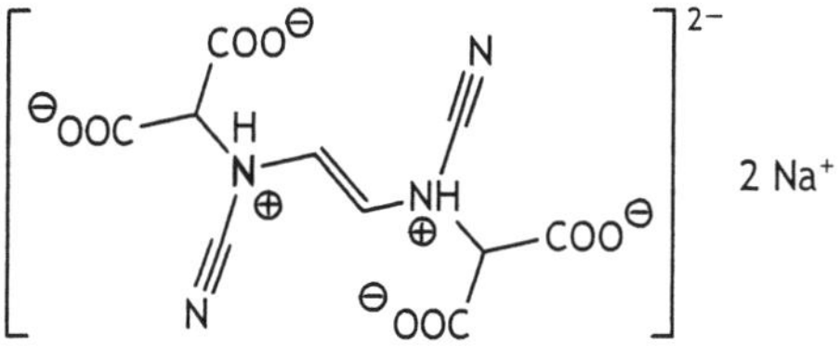

639 Welche Aussage zu Edetinsäure (EDTA) trifft **nicht** zu?
Edetinsäure

(A) ist eine 4-basige Säure
(B) kann als 6-bindiger Ligand fungieren
(C) liegt in Wasser gelöst als Zwitterion vor
(D) bildet nur mit 3-wertigen Kationen Komplexe
(E) bildet Komplexe, die im basischen Milieu stabiler sind als im sauren

640 Welche Aussagen zu Edetinsäure (EDTA) treffen zu?

(1) Edetinsäure ist eine 4-basige Säure.
(2) Edetinsäure kann bei geeignetem pH als 6-zähniger Ligand Komplexe bilden.
(3) Die effektive Komplexbildungskonstante (Konditionalkonstante) ist stark pH-abhängig.
(4) Die Komplexe mit 2-fach positiv geladenen Kationen sind planar gebaut.

(A) nur 1 ist richtig
(B) nur 2 ist richtig
(C) nur 2 und 3 sind richtig
(D) nur 1, 2 und 3 sind richtig
(E) 1 bis 4 = alle sind richtig

641 Welche Aussage zur Komplexometrie mit Natriumedetat trifft **nicht** zu?

(A) Edetat kann als sechszähniger Ligand fungieren.
(B) Je ein Sauerstoffatom der Carboxylatgruppen koordiniert an das Metallion.
(C) In den Komplexen sind die beiden Stickstoffatome zueinander transständig.
(D) Die Komplexe sind meist (pseudo)oktaedrisch gebaut.
(E) Die Stabilität der Komplexe hängt vom pH-Wert ab.

642 Welche Aussagen zur Komplexometrie mit Edetat treffen zu?

(1) Edetat kann als sechszähniger Ligand fungieren.
(2) Von den beiden Sauerstoffatomen einer Carboxylatgruppe koordiniert jeweils nur eines an das Metallion.
(3) In den Komplexen sind die beiden Stickstoffatome zueinander *cis*-ständig.
(4) Der Komplex von Ni^{2+} mit Edetat ist oktaedrisch gebaut.

(A) nur 1 und 4 sind richtig
(B) nur 2 und 3 sind richtig
(C) nur 1, 2 und 4 sind richtig
(D) nur 2, 3 und 4 sind richtig
(E) 1 bis 4 = alle sind richtig

643* Welche Aussagen zur Komplexometrie treffen zu?

(1) Der Komplex eines Metallions mit Edetat ist formal das Produkt der Reaktion einer Lewis-Säure mit einer Lewis-Base.
(2) Die effektiven Stabilitätskonstanten (Konditionalkonstanten) der Komplexe von Erdalkali-Ionen mit Edetat sind unabhängig vom pH-Wert.
(3) Die Reaktion eines Metallion-Aqua-Komplexes mit Edetat (Chelatisierung) geht mit einer negativen Reaktionsentropie einher ($\Delta S_R < 0$).
(4) Sämtliche Chelatkomplexe sind in Wasser leicht löslich.

(A) nur 1 ist richtig
(B) nur 4 ist richtig
(C) nur 1, 2 und 3 sind richtig
(D) nur 1, 2 und 4 sind richtig
(E) nur 2, 3 und 4 sind richtig

644 Welche Aussagen zu dem in der Komplexometrie verwendeten Liganden Edetat treffen zu

(1) Die effektiven Stabilitätskonstanten (Konditionalkonstanten) von Metallion-Edetat-Komplexen sind nahezu pH-unabhängig.
(2) Edetat fungiert als maximal vierzähniger Ligand.
(3) Edetat bildet mit Metallionen Komplexe im stöchiometrischen Verhältnis 1:1.

(A) nur 1 ist richtig
(B) nur 2 ist richtig
(C) nur 3 ist richtig
(D) nur 1 und 3 sind richtig
(E) 1 bis 3 = alle sind richtig

645* Welche Aussage trifft zu?
Bei der Umsetzung von zwei- und dreiwertigen Metallionen mit Natriumedetat (EDTA) erfolgt die Komplexbildung in der Regel im Verhältnis:

	Metallion	:	EDTA
(A)	1	:	1
(B)	1	:	2
(C)	2	:	1
(D)	3	:	1
(E)	1	:	3

646* Der Gehalt an Ni^{2+}-Ionen in einer wässrigen Lösung kann durch Titration mit Natriumedetat-Maßlösung bestimmt werden.
Welche Koordinationszahl hat Ni^{2+} im Komplex mit Edetat?

(A) 2
(B) 4
(C) 5
(D) 6
(E) 8

647 Der Gehalt an Cu^{2+}-Ionen in einer wässrigen Lösung kann durch Titration mit Edetat-Maßlösung bestimmt werden.
Welche Gesamtladung hat der Komplex aus Cu^{2+} und Edetat?

(A) +2
(B) +1
(C) 0
(D) –1
(E) –2

9.1.2 Anwendungsmöglichkeiten von Natriumedetat

648* Welche Aussage über die Stabilitätskonstante (K_{Stab}) bzw. die Dissoziationskonstante (K_{Diss}) eines Cu^{2+}-EDTA-Komplexes trifft zu?

(A) $K_{Stab} = \frac{1}{K_{Diss}}$
(B) K_{Stab} ist von der Kupfer-Ionenaktivität abhängig.
(C) K_{Diss} steigt mit sinkender EDTA-Aktivität in der Lösung.
(D) Zur Berechnung von K_{Diss} aus K_{Stab} müssen außer K_{Stab} auch die in der Lösung vorliegende Kupfer(II)-Ionenaktivität und die EDTA-Aktivität bekannt sein.
(E) $\frac{K_{Stab}}{K_{Diss}}$ = Kupfer-Ionenkonzentration

649* Welche Aussage trifft zu?
Die Zunahme der Stabilitätskonstanten der Metallionen-EDTA-Komplexe der angegebenen Metallionen wird durch folgende Reihe (von links nach rechts) beschrieben:

(A) Hg^{2+} Zn^{2+} Mg^{2+} Ca^{2+}
(B) Zn^{2+} Mg^{2+} Ca^{2+} Hg^{2+}
(C) Mg^{2+} Ca^{2+} Zn^{2+} Hg^{2+}
(D) Mg^{2+} Hg^{2+} Ca^{2+} Zn^{2+}
(E) Ca^{2+} Zn^{2+} Mg^{2+} Hg^{2+}

650 Die nachfolgend genannten Kationen sollen nach zunehmenden Komplexbildungskonstanten K_B, bezogen auf das Edetat-Tetraanion, geordnet werden.
Welche Reihung trifft zu?

(A) $Li^+ < Ca^{2+} < Al^{3+} < Hg^{2+} < Bi^{3+}$
(B) $Li^+ < Al^{3+} < Ca^{2+} < Bi^{3+} < Hg^{2+}$
(C) $Bi^{3+} < Al^{3+} < Ca^{2+} < Hg^{2+} < Li^+$
(D) $Ca^{2+} < Li^+ < Al^{3+} < Hg^{2+} < Bi^{3+}$
(E) $Li^+ < Hg^{2+} < Ca^{2+} < Al^{3+} < Bi^{3+}$

651* Welche Reihenfolge (von links nach rechts) gibt die Stabilitätszunahme der entsprechenden Metalledetat-Komplexe richtig wieder?

(A) Na^+, Mg^{2+}, Ca^{2+}, Zn^{2+}, Cu^{2+}, Fe^{3+}
(B) Na^+, Ca^{2+}, Mg^{2+}, Cu^{2+}, Zn^{2+}, Fe^{3+}
(C) Ca^{2+}, Mg^{2+}, Na^+, Zn^{2+}, Cu^{2+}, Fe^{3+}
(D) Mg^{2+}, Na^+, Ca^{2+}, Fe^{3+}, Zn^{2+}, Cu^{2+}
(E) Zn^{2+}, Na^+, Mg^{2+}, Ca^{2+}, Fe^{3+}, Cu^{2+}

652* Welche Aussage trifft zu?
Den am **wenigsten** stabilen Komplex mit EDTA bildet:

(A) Al^{3+}
(B) Ag^+
(C) Bi^{3+}
(D) Cu^{2+}
(E) Zn^{2+}

653 Welche Aussagen zu Edetinsäure [(Ethylendinitrilo)tetraessigsäure, EDTA] und ihrer Verwendung in der Komplexometrie treffen zu?

(1) Bei pH 3 sind Mg^{2+} und Ca^{2+} direkt mit Edetinsäure-Maßlösung titrierbar.
(2) Edetinsäure kann als 6-zähniger Ligand Komplexe bilden.
(3) Die effektive Komplexbildungskonstante (Konditionalkonstante) ist pH-abhängig.

(A) nur 1 ist richtig
(B) nur 2 ist richtig
(C) nur 1 und 2 sind richtig
(D) nur 2 und 3 sind richtig
(E) 1 bis 3 = alle sind richtig

654 Welche Aussagen zu Edetinsäure (EDTA) treffen zu?

(1) Edetinsäure ist eine 4-basige Säure.
(2) Edetinsäure kann als 6-zähniger Ligand Komplexe bilden.
(3) Die effektive Komplexbildungskonstante (Konditionalkonstante) ist stark *p*H-abhängig.
(4) Außer Alkali-Ionen lassen sich alle Kationen mit Edetinsäure direkt titrieren.

(A) nur 1 ist richtig
(B) nur 2 ist richtig
(C) nur 2 und 3 sind richtig
(D) nur 1, 2 und 3 sind richtig
(E) 1 bis 4 = alle sind richtig

655 Welche Aussage zu Eigenschaften bzw. Anwendung von Edetinsäure (Ethylendiamintetraessigsäure, EDTA) und ihren Salzen (den so genannten Edetaten) trifft **nicht** zu?

(A) Das Dinatriumsalz, Natriumedetat, ist geeignet zur Maskierung von Schwermetall-Spuren.
(B) Bismut-Kationen bilden selbst im stark Sauren stabile EDTA-Komplexe.
(C) Komplexometrische Titrationen von Magnesium-Kationen mit Natriumedetat-Maßlösung sollten im Neutralen erfolgen.
(D) Edetinsäure ist in Wasser wenig löslich.
(E) Edetinsäure löst sich in verdünnten Alkalihydroxid-Lösungen.

656 Welche Aussage zur Komplexometrie trifft zu?

(A) Die Bestimmung von Silber-Ionen kann komplexometrisch mit Natriumchlorid-Maßlösung vorgenommen werden.
(B) Erdalkalimetall-Kationen lassen sich komplexometrisch titrieren.
(C) Komplexbildungskonstanten sind temperaturunabhängige Größen.
(D) Metallionen, die in der Probe als Aqua-Komplexe vorliegen, lassen sich **nicht** durch Titration mit Edetat-Maßlösung bestimmen.
(E) Das Volumen der Maßlösung, das bis zum Erreichen des Äquivalenzpunkts verbraucht wird, hängt vom Wert der jeweiligen Komplexbildungskonstante ab.

9.1.3 Komplexometrische Methodik

657* Welche der folgenden Arbeitsweisen werden in der Komplexometrie angewandt?

(1) direkte Titration
(2) Substitutionstitration
(3) Rücktitration
(4) indirekte Titration

(A) nur 3 ist richtig
(B) nur 1 und 4 sind richtig
(C) nur 2 und 4 sind richtig
(D) nur 1, 3 und 4 sind richtig
(E) 1 bis 4 = alle sind richtig

658* Welche Aussage über die Komplexometrie trifft **nicht** zu?

(A) Als Titrator werden mehrzähnige Liganden verwendet.
(B) Die Titrationen werden häufig in pH-gepuffertem Medium ausgeführt.
(C) Die Stabilitätskonstante des Metall-Indikator-Komplexes muss größer sein als die des Metall-Titrator-Komplexes.
(D) Die Stöchiometrie der Umsetzung ist in der Regel unabhängig von der Ladung des zu bestimmenden Kations.
(E) Fe^{3+} bildet mit EDTA einen stabileren Komplex als Fe^{2+}.

659 Welche Aussagen zur direkten komplexometrischen Titration mit Natriumedetat-Maßlösung treffen zu?

(1) Mit M^{3+} (M: Metall) werden nur 1 : 1-Komplexe gebildet.
(2) Die effektiven Komplexbildungskonstanten (Konditionalkonstanten) sind vom pH-Wert abhängig.
(3) Der Metall-EDTA-Komplex muss stabiler sein als der Metall-Indikator-Komplex.
(4) Edetat ist ein maximal 6-zähniger Ligand.

(A) nur 2 ist richtig
(B) nur 3 und 4 sind richtig
(C) nur 1, 2 und 3 sind richtig
(D) nur 1, 3 und 4 sind richtig
(E) 1 bis 4 = alle sind richtig

660 Welche Aussage trifft **nicht** zu?
Die direkte komplexometrische Titration eines mehrwertigen Metallions ist nur dann möglich, wenn unter den Titrationsbedingungen

(A) die Stabilität des Komplexes aus dem zu bestimmenden Metallion und Natriumedetat hinreichend groß ist
(B) der Metallindikator mit dem zu bestimmenden Metallion einen Komplex bildet
(C) die Stabilität des Metall-Indikator-Komplexes kleiner ist als die des Metalledetat-Komplexes
(D) der Metallindikator in unmittelbarer Nähe des Äquivalenzpunktes mit überschüssigem Natriumedetat einen andersfarbigen Komplex bildet
(E) der Metalledetat-Komplex stöchiometrisch einheitlich ist

661 Welche Aussagen zu komplexometrischen Titrationen mit Natriumedetat-Maßlösung treffen zu?

(1) Die stöchiometrische Zusammensetzung der Komplexe aus einem Metallkation und Edetat beträgt 1:1.
(2) Bei Fehlen eines geeigneten Indikators für eine direkte Titration des zu bestimmenden Metallkations kann die Bestimmung durch eine Rücktitration erfolgen.
(3) Bei der Bestimmung von Al^{3+} kann die Rücktitration überschüssigen Edetats mit Zinksulfat-Maßlösung erfolgen.

(A) nur 1 ist richtig
(B) nur 1 und 2 sind richtig
(C) nur 1 und 3 sind richtig
(D) nur 2 und 3 sind richtig
(E) 1 bis 3 = alle sind richtig

662 Aus welchen der folgenden Gründe werden in der Komplexometrie Rücktitrationen angewandt?

(1) wenn kein auf das zu bestimmende Metallion ansprechender Indikator existiert
(2) wenn das zu bestimmende Metallion nur langsam mit dem Komplexbildner der Maßlösung reagiert
(3) wenn sich das zu bestimmende Metallion bei dem Titrations-pH-Wert nicht in Lösung halten lässt
(4) wenn die Stabilität des EDTA-Metallion-Komplexes zu klein ist, um direkt titriert zu werden

(A) nur 1 ist richtig
(B) nur 1, 2 und 3 sind richtig
(C) nur 1, 3 und 4 sind richtig
(D) nur 2, 3 und 4 sind richtig
(E) 1 bis 4 = alle sind richtig

663* Welche der folgenden Methoden charakterisiert die Durchführung einer komplexometrischen Nickel-Bestimmung im Rahmen einer Rücktitration?

(A) Zugabe eines Überschusses an eingestellter Natrium-EDTA-Lösung und Titration mit eingestellter Nickel-Lösung gegen Eriochromschwarz T als Indikator
(B) Zugabe eines Überschusses an eingestellter Natrium-EDTA-Lösung und Titration mit eingestellter Zinksulfat-Lösung gegen Eriochromschwarz T als Indikator
(C) Zugabe von Zinkcyanid und Titration des freigesetzten Zinks mit eingestellter Natrium-EDTA-Lösung gegen Dithizon als Indikator
(D) Zugabe von Magnesium-EDTA-Chelat und Titration des freigesetzten Magnesiums mit eingestellter Natrium-EDTA-Lösung gegen Eriochromschwarz T als Indikator
(E) Zugabe eines Überschusses an EDTA-Lösung zur gepufferten Lösung und alkalimetrische Titration der freigesetzten Protonen

664 Welche Aussage trifft zu?
In der Komplexometrie versteht man unter Substitutionstitration die

(A) Umsetzung des zu bestimmenden Metallions mit einem Überschuss an EDTA-Lösung und Titration von nicht verbrauchter EDTA mit eingestellter Metallsalz-Lösung
(B) Verdrängung von EDTA aus dem Metallchelat-Komplex durch Bildung eines stabileren Metall-Komplexes und Titration der EDTA mit eingestellter Metallsalz-Lösung
(C) Bestimmung von zwei Metallionen nacheinander in gleicher Lösung bei unterschiedlichen pH-Werten
(D) Freisetzung von Mg^{2+}- oder Zn^{2+}-Ionen aus ihren EDTA-Komplexen durch Reaktion mit dem zu bestimmenden Metallion und Titration der freigesetzten Mg^{2+}- bzw. Zn^{2+}-Ionen mit eingestellter EDTA-Lösung
(E) Fällung des zu bestimmenden Ions mit überschüssigem Reagenz und komplexometrische Titration des nicht verbrauchten Reagenzes

665 Welche Aussagen zu komplexometrischen Titrationen treffen zu?

(1) EDTA komplexiert mehrwertige Metallionen meist als vierfach negativ geladenes Anion.
(2) Hydroxid-Ionen haben als einwertige Liganden **keinen** Einfluss auf komplexometrische Titrationen mehrwertiger Metallionen.
(3) Die Metallionen-Konzentration am Äquivalenzpunkt ist eine Funktion der Komplexbildungskonstante.
(4) Die Konditionalkonstante beschreibt die Abhängigkeit des Komplexierungsgleichgewichts vom pH-Wert.
(5) Die komplexometrische Bestimmung von Anionen ist grundsätzlich **nicht** möglich.

(A) nur 1 und 5 sind richtig
(B) nur 1, 3 und 4 sind richtig
(C) nur 2, 3 und 4 sind richtig
(D) nur 3, 4 und 5 sind richtig
(E) 1 bis 5 = alle sind richtig

666* Bei der komplexometrischen Titration von Kationen mit Edetat-Maßlösung können dem Analyten so genannte Hilfskomplexbildner, wie z. B. Ammoniak, Citrat oder Tartrat zugesetzt werden.
Welche Aussagen zu den Hilfskomplexbildnern treffen zu?

(1) Sie sollen das Ausfällen der Kationen in Abwesenheit von Edetat verhindern.
(2) Sie bilden mit den Kationen einen Komplex geringerer Stabilität im Vergleich zum Edetat-Komplex.
(3) Sie dienen ausschließlich zur Einstellung des pH-Werts der Analysenlösung.
(4) Die Bestimmung der Kationen erfolgt durch Rücktitration überschüssiger Hilfskomplexbildner.

(A) nur 3 ist richtig
(B) nur 1 und 2 sind richtig
(C) nur 1 und 4 sind richtig
(D) nur 3 und 4 sind richtig
(E) nur 1, 2 und 4 sind richtig

9.1.4 Titrationskurven, Endpunkte

667* Bei welchem Punkt der bei der Titration von Cu^{2+} mit EDTA erhaltenen Titrationskurve ist der Logarithmus der effektiven Stabilitätskonstante gleich dem Wert von $pc(Cu^{2+})$?

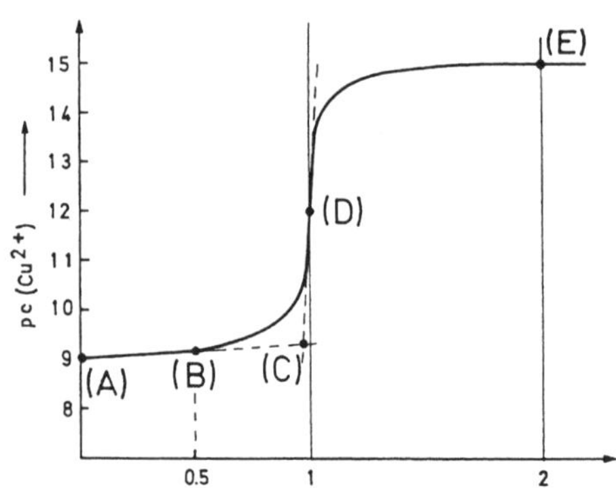

668* Welche Aussage trifft zu?
Im Verlauf der Titration von Cu^{2+} mit EDTA entspricht die Cu^{2+}-Konzentration ungefähr der Dissoziationskonstanten des Cu^{2+}-EDTA-Komplexes bei (τ = Titrationsgrad):

(A) $\tau = 0{,}1$
(B) $\tau = 0{,}9$
(C) $\tau = 1{,}0$
(D) $\tau = 1{,}1$
(E) $\tau = 2$

669 Welche Aussage zu Titrationskurven in der Komplexometrie trifft **nicht** zu?

(A) Ein Austausch des als Titrator üblicherweise eingesetzten mehrzähnigen Liganden Edetat durch einen einzähnigen Liganden würde zu nicht oder deutlich schlechter auswertbaren Titrationskurven führen.
(B) Die Metallionen-Konzentration am Äquivalenzpunkt ist abhängig von der Komplexbildungskonstanten des Metallion-Edetat-Komplexes.
(C) Die Metallionen-Konzentration bei $\tau = 0{,}5$ ist weitgehend unabhängig von der Komplexbildungskonstante.
(D) Bei der Titration von Kupfer(II) mit Natriumedetat-Maßlösung kann die Kupferionen-Konzentration bei $\tau = 2$ näherungsweise aus der Bildungskonstanten des Kupfer-Edetat-Komplexes errechnet werden.
(E) Der pH-Wert hat keinen Einfluss auf den Verlauf der Titrationskurve der Bestimmung von Kupfer(II) mit Natriumedetat-Maßlösung unter potentiometrischer Indikation.

9.1.5 Indizierungsmöglichkeiten

Siehe auch MC-Fragen Nr. 255–291, 481–486, 601, 602.

670 Welcher der folgenden Indikatoren ist für die Komplexometrie **nicht** geeignet?

(A) Eriochromschwarz T
(B) Murexid
(C) Sulfosalicylsäure
(D) Bromcresolgrün
(E) Calconcarbonsäure

671* Welche der folgenden Substanzen ist zur Indikation komplexometrischer Titrationen **nicht** geeignet?

(A) Xylenolorange
(B) Calcein
(C) Murexid
(D) Ferroin
(E) Dithizon

672* Welcher der folgenden Indikatoren ist für komplexometrische Bestimmungen **nicht** geeignet?

(A) Calconcarbonsäure
(B) Methylenblau
(C) Murexid
(D) Xylenolorange
(E) Eriochromschwarz T

673 Welche Aussage zu Indikatoren komplexometrischer Titrationen von Metallionen mit Edetat-Maßlösung trifft zu?

(A) Die Indikatoren müssen stabilere Komplexe mit den Metallionen bilden als Edetat.
(B) Die Indikatoren sind grundsätzlich Azofarbstoffe.
(C) Um den Äquivalenzpunkt der Titration erkennen zu können, müssen die freie und die mit Metallionen komplexierte Form des Indikators unterschiedliche Farben aufweisen.
(D) Die Farbe von Komplexindikatoren ist nahezu unabhängig vom pH-Wert der Titrationslösung.
(E) Calcon ist als Komplexindikator universell einsetzbar.

674 Welche Aussage zu dem in der Komplexometrie eingesetzten Indikator Eriochromschwarz T (siehe Formel) trifft zu?

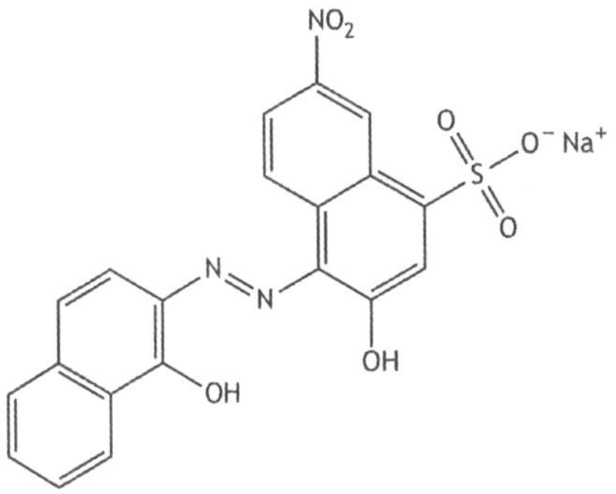

(A) Der Indikator ist im pH-Bereich 8 bis 11 zur Bestimmung von Alkalimetall-Ionen einsetzbar.
(B) Im pH-Bereich 7 bis 9 werden bei der Bildung des Metallion-Indikator-Komplexes keine Protonen freigesetzt.
(C) Die Farbe des freien, nicht komplexierten Indikators ist im pH-Bereich 5 bis 10 unabhängig vom pH-Wert.
(D) Der Indikator ist in alkalischer Lösung unempfindlich gegenüber Oxidationsmitteln.
(E) Der Indikator bildet mit bestimmten Kationen (z. B. Ni^{2+}, Cu^{2+}, Zn^{2+}) farbige Chelatkomplexe.

675* Welche Aussagen zu dem in der Komplexometrie eingesetzten Indikator Eriochromschwarz T (siehe Formel) treffen zu?

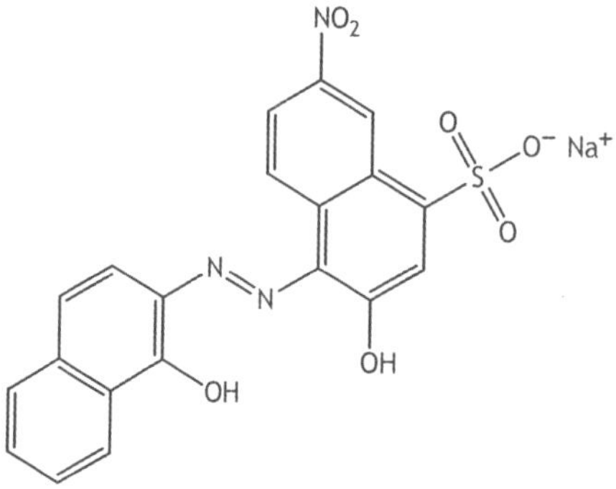

(1) Die Farbe des Indikators ist unabhängig vom pH-Wert der Lösung.
(2) Der Indikator bildet bei pH 5 mit allen Metallionen stabile Komplexe.
(3) Einige Metallionen wie z.B. Co^{2+} und Al^{3+} bilden mit dem Indikator stabilere Komplexe als mit Edetat.
(4) Der Indikator ist besonders in alkalischer Lösung oxidationsempfindlich.
(5) Der Indikator kann als Chelator drei koordinative Bindungen zu Metallionen ausbilden.

(A) nur 1 und 3 sind richtig
(B) nur 1 und 4 sind richtig
(C) nur 2 und 4 sind richtig
(D) nur 3 und 4 sind richtig
(E) nur 3, 4 und 5 sind richtig

9.1.6 Maßlösungen, insbesondere nach Arzneibuch

676 Welche der folgenden Aussagen zur Herstellung einer wässrigen Natriumedetat-Maßlösung der Stoffmengenkonzentration $c = 0{,}1\ mol \cdot L^{-1}$ nach Europäischem Arzneibuch treffen zu?
$[M_r\ (C_{10}H_{14}N_2Na_2O_8 \cdot 2\ H_2O) = 372{,}2]$

(1) Das verwendete Natriumedetat muss der Arzneibuch-Monographie *Natriumedetat* entsprechen.
(2) Die Lösung enthält ungefähr 33,6 g wasserfreies Dinatriumdihydrogen(ethylendinitrilo)tetraacetat in einem Liter Maßlösung.
(3) Die Einstellung kann gegen KCl mittels potentiometrischer Endpunktserkennung erfolgen.
(4) Natriumedetat-Lösung ist in Polyethylengefäßen zu lagern.

(A) nur 1 und 2 sind richtig
(B) nur 1 und 3 sind richtig
(C) nur 1, 2 und 4 sind richtig
(D) nur 2, 3 und 4 sind richtig
(E) 1 bis 4 = alle sind richtig

677 Zur Herstellung einer Edetat-Maßlösung werden 7,444 g des Dihydrats des Dinatriumsalzes der Edetinsäure in 1 L Wasser aufgelöst.
Dinatriumedetat-Dihydrat
($C_{10}H_{14}N_2Na_2O_8 \cdot 2\,H_2O$; M_r 372,24)
Edetinsäure ($C_{10}H_{16}N_2O_8$; M_r 292,24)
Welche Aussagen treffen zu?

(1) Vor seiner Verwendung muss das Dihydrat des Dinatriumsalzes der Edetinsäure im Glühofen bei über 500 °C bis zur Massekonstanz getrocknet werden.
(2) Edetinsäure ist deutlich weniger wasserlöslich als das Dihydrat ihres Dinatriumsalzes.
(3) Die Maßlösung enthält das Dinatriumsalz der Edetinsäure in der Konzentration c = 0,02 mol/L.
(4) Die Maßlösung enthält Edetinsäure in der Konzentration c = 0,016 mol/L.

(A) nur 1 ist richtig
(B) nur 2 ist richtig
(C) nur 2 und 3 sind richtig
(D) nur 1, 2 und 4 sind richtig
(E) 1 bis 4 = alle sind richtig

678 Welche Aussage trifft zu?
Eine Natriumedetat-Maßlösung der Konzentration c = 0,1 mol·L^{-1} wird gegen eine Vorlage von 25,0 mL einer Zinksulfat-Maßlösung der Konzentration c = 0,1 mol·L^{-1} (f = 0,98) bei pH = 10 in gepufferter Lösung eingestellt. Aus dem Verbrauch von 25,0 mL ergibt sich der Faktor der Natriumedetat-Lösung zu:

(A) 0,98
(B) 1,00
(C) 1,01
(D) 1,02
(E) 2,00

679* Ethylendiamintetraessigsäure (H_4Y) ist eine vierprotonige Säure mit den pK_a-Werten pK_{a1} = 2,0; pK_{a2} = 2,8; pK_{a3} = 6,6; pK_{a4} = 10,3. Welche der folgenden Reaktionsgleichungen gibt die Komplexbildung von Ethylendiamintetraessigsäure (die undissoziierte Form wird mit H_4Y bezeichnet) bzw. den davon abgeleiteten Anionen mit einem dreiwertigen Metallion (Me^{3+}) bei einem pH-Wert von 4 bis 5 richtig wieder?

(A) $Me^{3+} + HY^{3-} \longrightarrow MeY^- + H^+$
(B) $Me^{3+} + H_2Y^{2-} \longrightarrow MeY^- + 2\,H^+$
(C) $Me^{3+} + H_3Y^- \longrightarrow MeY^- + 3\,H^+$
(D) $Me^{3+} + H_3Y^- \longrightarrow MeHY + 2\,H^+$
(E) $Me^{3+} + H_4Y \longrightarrow MeHY + 3\,H^+$

9.1.7 Urtitersubstanzen, insbesondere nach Arzneibuch

Siehe auch MC-Fragen Nr. 297–307, 503–516, 603.

680* Welche der genannten Substanzen wird als Urtiter zur Einstellung von Natriumedetat-Maßlösung verwendet?

(A) Blei
(B) Zink
(C) Zinn
(D) Zinn(II)-chlorid
(E) Zinkchlorid

681 Welche der folgenden in der Volumetrie eingesetzten Maßlösungen kann unter Verwendung von Zink als Urtitersubstanz eingestellt werden?

(A) Silbernitrat-Maßlösung
(B) Natriumthiosulfat-Maßlösung
(C) Natriumedetat-Maßlösung
(D) Ammoniumcer(IV)-sulfat-Maßlösung
(E) Salzsäure-Maßlösung

682 Zur Einstellung der für komplexometrische Titrationen benötigten Natriumedetat-Maßlösung wird nach dem Europäischen Arzneibuch elementares Zink *RV* als Urtiter verwendet.
Welche Aussagen treffen zu?

(1) Das Metall muss vor der Verwendung bei 180 °C bis zur Massekonstanz getrocknet werden.
(2) Zink *RV* kann zur Einstellung der Maßlösung in elementarer Form mit Natriumedetat-Maßlösung umgesetzt werden.

(3) Zink *RV* muss vor Einstellung der Maßlösung zunächst durch Reaktion mit Salzsäure vollständig in Zink(II) übergeführt werden.
(4) Die Einstellung der Maßlösung kann nur in einem stark sauren Medium erfolgen.
(5) Anstelle von Zink könnte auch hochreines Calciumcarbonat als Urtiter eingesetzt werden.

(A) nur 2 ist richtig
(B) nur 3 ist richtig
(C) nur 1 und 3 sind richtig
(D) nur 2 und 4 sind richtig
(E) nur 3 und 5 sind richtig

9.2 Methoden, pharmazeutische Anwendungen, insbesondere nach Arzneibuch

9.2.1 Bestimmung von Kationen

683 Welche der folgenden Ionen können in gepufferter Lösung bei pH = 7 direkt mit Edetat titrimetrisch bestimmt werden?

(1) K^+
(2) Ni^{2+}
(3) Mg^{2+}
(4) Zn^{2+}

(A) nur 2 und 3 sind richtig
(B) nur 2 und 4 sind richtig
(C) nur 1, 2 und 3 sind richtig
(D) nur 1, 3 und 4 sind richtig
(E) 1 bis 4 = alle sind richtig

684 Welche der folgenden komplexometrischen Bestimmungen sind in saurer Lösung möglich?

(1) Bismut in basischem Bismutcarbonat
(2) Eisen (III)
(3) Mangan(II) als Rücktitration mit Zinksulfat-Maßlösung
(4) Quecksilber(II) als Substitutionstitration mit Hilfe einer Natrium-Magnesium-EDTA-Lösung
(5) Calcium in Calciumcarbonat

(A) nur 2 ist richtig
(B) nur 1 und 2 sind richtig
(C) nur 1 und 4 sind richtig
(D) nur 2 und 3 sind richtig
(E) nur 4 und 5 sind richtig

685 Magnesiumsulfat kann komplexometrisch bestimmt werden, indem die Analysenlösung zunächst mit einem definierten Überschuss an Natriumedetat-Maßlösung versetzt wird. Nach Einstellen eines schwach alkalischen Milieus (Ammoniak/Ammoniumchlorid-Puffer) wird mit Zinksulfat-Maßlösung gegen Eriochromschwarz T bis zum Farbumschlag titriert.
Welche Aussagen treffen zu?

(1) Es handelt sich um eine Simultantitration.
(2) Mg^{2+} kann grundsätzlich **nicht** direkt mit Edetat-Maßlösung titriert werden.
(3) Die verbrauchte Menge an Zinksulfat-Maßlösung ist direkt proportional zur Menge an Mg^{2+} in der Probe.
(4) Zn^{2+} besitzt eine höhere Komplexbildungstendenz mit Edetat als Mg^{2+}.

(A) nur 1 ist richtig
(B) nur 3 ist richtig
(C) nur 4 ist richtig
(D) nur 2 und 3 sind richtig
(E) nur 1, 2 und 4 sind richtig

686 Die komplexometrische Quantifizierung von Ca^{2+} durch direkte Titration mit Natriumedetat-Maßlösung erfordert die Beachtung des pH-Werts der Analysenlösung.
Welcher pH-Wert ist für diese Bestimmung geeignet?

(A) 2
(B) 4
(C) 6
(D) 8
(E) 12

687 Zur Gehaltsbestimmung von Magnesiumoxid (M_r 40,30) wird eine komplexometrische Direkttitration des Mg^{2+} mit Natriumedetat-Maßlösung in gepufferter Lösung (Ammoniak-Ammonium-Puffer) gegen Eriochromschwarz T durchgeführt.

Welcher Menge Magnesiumoxid entspricht dabei 1 mL Natriumedetat-Maßlösung (c = 0,1 mol/L)?

(A) 2,015 mg
(B) 4,030 mg
(C) 8,060 mg
(D) 20,15 mg
(E) 40,30 mg

688 Welche Aussagen zur quantitativen Bestimmung von Quecksilber(II)-Ionen mit Natriumedetat treffen zu?

(1) Quecksilber(II)-Ionen lassen sich aus Stabilitätsgründen nur in stark saurer Lösung (pH = 1–2) direkt mit EDTA titrieren.
(2) Das Komplexbildungsgleichgewicht zwischen EDTA und Quecksilber(II)-Ionen ist pH-abhängig.
(3) Das stöchiometrische Verhältnis im Quecksilber(II)-EDTA-Komplex ist 1:1.
(4) Vorhandene Erdalkali-Ionen können durch Cyanid maskiert werden.

(A) nur 1 und 2 sind richtig
(B) nur 2 und 3 sind richtig
(C) nur 3 und 4 sind richtig
(D) nur 1, 2 und 3 sind richtig
(E) 1 bis 4 = alle sind richtig

689 Welche Aussagen zur quantitativen Bestimmung von Quecksilber(II)-Ionen mit Natriumedetat treffen zu?

(1) Quecksilber(II)-Ionen lassen sich in ammoniakalischer/Ammoniumchlorid-gepufferter Lösung durch Rücktitration überschüssigen Natriumedetats mit Zinksulfat-Maßlösung bestimmen.
(2) Das Komplexbildungsgleichgewicht zwischen EDTA und Quecksilber(II)-Ionen ist pH-abhängig.
(3) Das stöchiometrische Verhältnis im Quecksilber(II)-EDTA-Komplex ist 1:2.
(4) Vorhandene Erdalkali-Ionen können durch Cyanid maskiert werden.

(A) nur 1 und 2 sind richtig
(B) nur 1 und 3 sind richtig
(C) nur 2 und 4 sind richtig
(D) nur 3 und 4 sind richtig
(E) 1 bis 4 = alle sind richtig

690* Bei der komplexometrischen Gehaltsbestimmung von Quecksilber(II)-chlorid werden zuerst eine Rücktitration mit Zinkchlorid-Maßlösung und anschließend eine indirekte Titration gegen Eriochromschwarz T nach Maskierung des Hg^{2+} mit Kaliumiodid durchgeführt.
Welcher der folgenden schematisch wiedergegebenen Übergänge ruft den Farbumschlag am Endpunkt der 2. Titration hervor (Erio = Eriochromschwarz T)?

(A) freies Erio → Zn^{2+}-Komplex
(B) freies Erio → Hg^{2+}-Komplex
(C) Zn^{2+}-Erio-Komplex → freies Erio
(D) Hg^{2+}-Erio-Komplex → Zn^{2+}-Erio-Komplex
(E) Hg^{2+}-Erio-Komplex → $[HgI_4]^{2-}$ + freies Erio

691* Welche Aussagen treffen zu?
Zur komplexometrischen Bestimmung von Quecksilber(II)-chlorid kann nach einer ersten Titration mit Natriumedetat-Lösung aus dem gebildeten Hg-Edetat-Komplex ein stabilerer Komplex gebildet werden, wobei eine dem Hg(II) äquivalente Stoffmenge Edetat freigesetzt wird. Hierzu eignen sich:

(1) KI
(2) NH_3
(3) NaF
(4) $Na_2S_2O_3$
(5) Triethanolamin

(A) nur 2 ist richtig
(B) nur 4 ist richtig
(C) nur 1 und 4 sind richtig
(D) nur 2 und 3 sind richtig
(E) nur 1, 3 und 5 sind richtig

692* Welche der folgenden Ionen können mit Edetat **direkt** titrimetrisch bestimmt werden?

(1) Fe^{3+}
(2) CN^-
(3) PO_4^{3-}
(4) Na^+

(A) nur 1 ist richtig
(B) nur 1 und 2 sind richtig
(C) nur 1 und 4 sind richtig
(D) nur 2 und 3 sind richtig
(E) nur 3 und 4 sind richtig

693 Welche der folgenden Ionen können mit Edetat **direkt** titrimetrisch bestimmt werden?

(1) Ni^{2+}
(2) CN^-
(3) SO_4^{2-}
(4) Na^+

(A) nur 1 ist richtig
(B) nur 1 und 2 sind richtig
(C) nur 1 und 4 sind richtig
(D) nur 2 und 3 sind richtig
(E) nur 3 und 4 sind richtig

694 Welche der folgenden Ionen können mit Edetat-Maßlösung **direkt** titrimetrisch bestimmt werden?

(1) Bi^{3+}
(2) CN^-
(3) NO_2^-
(4) Ag^+

(A) nur 1 ist richtig
(B) nur 1 und 2 sind richtig
(C) nur 1 und 4 sind richtig
(D) nur 2 und 3 sind richtig
(E) nur 3 und 4 sind richtig

695 Welche der folgenden Ionen können in gepufferter Lösung bei pH = 7 **direkt** mit Edetat-Maßlösung titrimetrisch bestimmt werden?

(1) Li^+
(2) Na^+
(3) Ni^{2+}
(4) Zn^{2+}

(A) nur 1 und 3 sind richtig
(B) nur 2 und 4 sind richtig
(C) nur 3 und 4 sind richtig
(D) nur 1, 2 und 3 sind richtig
(E) 1 bis 4 = alle sind richtig

9.2.2 Simultantitration von Kationen

696* Welche Aussage trifft zu?
Bei der Härtebestimmung des Wassers ergibt sich aus dem Verbrauch an Natrium-EDTA-Lösung bei pH = 10 gegen Erio-T die:

(A) permanente Härte
(B) temporäre Härte
(C) Carbonathärte
(D) Sulfathärte
(E) Gesamthärte

9.2.3 Indirekte Bestimmung von Anionen und Kationen

697 Sulfat soll **indirekt** mit Natrium-EDTA-Lösung bestimmt werden.
Welches der folgenden Metallionen kann als „Überschusskation" komplexometrisch titriert werden?

(A) Ni^{2+}
(B) Ba^{2+}
(C) Zn^{2+}
(D) Hg^{2+}
(E) K^+

698 Welche der genannten Ionen können mit Edetat-Maßlösung in **direkter** Titration quantifiziert werden?

(1) K^+
(2) CN^-
(3) SO_3^{2-}
(4) Co^{2+}

(A) nur 1 ist richtig
(B) nur 4 ist richtig
(C) nur 1 und 2 sind richtig
(D) nur 1 und 3 sind richtig
(E) nur 2, 3 und 4 sind richtig

699 Phosphat kann auf komplexometrischem Wege quantifiziert werden, indem es zunächst als Magnesiumammoniumphosphat – $Mg(NH_4)PO_4$ – ausgefällt wird. Nach Abtrennung und Waschen wird der Niederschlag in Salzsäure aufgelöst. Nach Zugabe eines Überschusses an Natriumedetat-Maßlösung wird in alkalisch gepufferter Lösung mit Magnesiumchlorid-Maßlösung gegen Eriochromschwarz T bis zum Farbumschlag titriert. Welche Aussagen treffen zu?

(1) Es handelt sich um eine Rücktitration.
(2) Der Verbrauch an Magnesiumchlorid-Maßlösung ist dem Phosphat-Gehalt des Analyten direkt proportional.
(3) Aufgrund der relativ schwachen Komplexbildungstendenz von Mg^{2+} ist zu dessen komplexometrischer Bestimmung ein alkalisches Milieu obligatorisch.

(A) nur 2 ist richtig
(B) nur 1 und 2 sind richtig
(C) nur 1 und 3 sind richtig
(D) nur 2 und 3 sind richtig
(E) 1 bis 3 = alle sind richtig

700 Cyanid kann auf **indirektem** Wege durch Titration mit Natriumedetat-Maßlösung komplexometrisch quantifiziert werden.
Hierzu wird der Analyt in ammoniakalischer Lösung mit einem Überschuss an Nickel(II)-sulfat-Lösung versetzt. Es bildet sich Tetracyanidonickelat(II) der Formel $[Ni(CN)_4]^{2-}$. Der nicht komplexierte Überschuss an Ni^{2+} wird durch eine erste Titration mit Natriumedetat-Maßlösung komplexiert. Werden zu dieser Lösung des Tetracyanidonickelat(II)-Komplexes ausreichend Silber(I)-Ionen gegeben, so findet eine Umkomplexierung unter Freisetzung von Nickel(II)-Ionen statt, die durch eine zweite Titration mit Natriumedetat-Maßlösung quantifiziert werden können.
Welche Aussagen treffen zu?

(1) Die bei der zweiten Titration erfasste Menge an Ni(II) ist proportional zur Menge an Cyanid im Analyten.
(2) Silber(I)-Ionen haben gegenüber Edetat eine höhere Komplexbildungstendenz als Nickel(II)-Ionen.
(3) Aus Ag^+ und Cyanid kann sich AgCN bzw. $[Ag(CN)_2]^-$ bilden.

(A) nur 1 ist richtig
(B) nur 2 ist richtig
(C) nur 1 und 2 sind richtig
(D) nur 1 und 3 sind richtig
(E) nur 2 und 3 sind richtig

Instrumentelle Analytik

10 Elektrochemische Analysenverfahren

10.1 Grundlagen der Elektrochemie

10.1.1 Ladungstransport in Elektrolytlösungen

701* Wie bezeichnet man die Wanderung von geladenen Teilchen im elektrischen Feld?

(A) Konvektion
(B) Diffusion
(C) Migration
(D) Polarisation
(E) Konfusion

702 Was trägt bei der Leitfähigkeitsmessung von gerührten Elektrolytlösungen zum Ladungstransport bei?

(1) Konvektion
(2) Konversion
(3) Migration
(4) Transmigration
(5) Diffusion

(A) nur 1 und 2 sind richtig
(B) nur 3 und 4 sind richtig
(C) nur 1, 2 und 4 sind richtig
(D) nur 1, 3 und 5 sind richtig
(E) nur 2, 3, 4 und 5 sind richtig

703 Welche Aussage trifft **nicht** zu?
In einer wässrigen Lösung von Natriumchlorid, Kaliumnitrat und Schwefelsäure wird bei Stromfluss Ladung transportiert durch:

(A) Protonen
(B) solvatisierte Elektronen
(C) Natrium-Ionen
(D) Chlorid-Ionen
(E) Kalium-Ionen

704 Welche Aussagen zum Ladungstransport in Materie treffen zu?

(1) Er kann nur bei Bewegung von Ionen erfolgen.
(2) Er ist stets mit Bewegung positiver und negativer Ladungsträger verbunden.
(3) Er ist in wässrigen Elektrolytlösungen mit Wanderung von Ladungsträgern in entgegengesetzten Richtungen verknüpft.

(A) nur 2 ist richtig
(B) nur 3 ist richtig
(C) nur 1 und 2 sind richtig
(D) nur 1 und 3 sind richtig
(E) nur 2 und 3 sind richtig

705 Welche Aussagen treffen zu?
Die Wanderungsgeschwindigkeit von Ionen in Lösung zwischen zwei Elektroden hängt ab von:

(1) der Ionenladung
(2) dem Ionenradius
(3) der angelegten Spannung
(4) dem Elektrodenabstand
(5) der Viskosität der Flüssigkeit

(A) nur 2 ist richtig
(B) nur 3 ist richtig
(C) nur 1, 3 und 4 sind richtig
(D) nur 1, 3, 4 und 5 sind richtig
(E) 1 bis 5 = alle sind richtig

706* Welche Aussage trifft **nicht** zu?
Der **Betrag** der Wanderungsgeschwindigkeit von Ionen, die sich in wässriger Lösung zwischen zwei Elektroden befinden, hängt ab von:

(A) der Feldstärke in der Lösung
(B) der angelegten Spannung (bei unverändertem Elektrodenabstand)
(C) dem Elektrodenabstand (bei unveränderter Spannung)
(D) dem Betrag ihrer Ladung
(E) dem Vorzeichen ihrer Ladung (bei gleichem Ladungsbetrag)

Elektrische Leitfähigkeit

Zur elektrischen Leitfähigkeit finden sich auch Fragen im Kap. 10.7.

707 Welche Aussagen treffen zu?
Der elektrische Leitwert kann in folgenden Einheiten angegeben werden:

(1) $1/\Omega$
(2) Ω
(3) $\Omega \cdot m$
(4) A/V

(A) nur 1 ist richtig
(B) nur 2 ist richtig
(C) nur 3 ist richtig
(D) nur 1 und 4 sind richtig
(E) nur 2 und 4 sind richtig

708* Welche Aussagen treffen zu?
Mit steigender Temperatur steigt in der Regel die Leitfähigkeit:

(1) eines Metalls
(2) eines Halbleiters
(3) in einer wässrigen Elektrolytlösung

(A) nur 1 ist richtig
(B) nur 2 ist richtig
(C) nur 3 ist richtig
(D) nur 1 und 3 sind richtig
(E) nur 2 und 3 sind richtig

709* Die elektrische Leitfähigkeit einer Elektrolytlösung hängt **nicht** ab von:

(A) den Ionenkonzentrationen
(B) der Temperatur der Lösung
(C) der Viskosität der Lösung
(D) den Ionenbeweglichkeiten
(E) der Zellkonstante der Leitfähigkeitszelle

710* Welche Aussage trifft **nicht** zu?
Die Leitfähigkeit in einer Elektrolytlösung hängt ab von:

(A) den Ionenkonzentrationen
(B) der Temperatur
(C) dem Volumen der Lösung
(D) den Ionenladungen
(E) den Ionenradien

711 Welche Faktoren beeinflussen den elektrischen Leitwert von Salzlösungen?

(1) Konzentration der gelösten Ionen
(2) Dissoziationsgrad der gelösten Salze
(3) Ladung der Ionen
(4) Temperatur

(A) nur 1 ist richtig
(B) nur 4 ist richtig
(C) nur 2 und 3 sind richtig
(D) nur 1, 2 und 3 sind richtig
(E) 1 bis 4 = alle sind richtig

712* Welche Aussage trifft zu?
Die Leitfähigkeit einer Elektrolytlösung ist abhängig

(A) bei gesättigten Lösungen von der Stoffmenge des nicht gelösten Elektrolyten (Bodenkörper)
(B) von Fläche und Abstand der Elektroden der Leitfähigkeitszelle
(C) vom Volumen der Elektrolytlösung bei unveränderter Konzentration
(D) vom Dissoziationsgrad der gelösten Stoffe
(E) von der Amplitude der angelegten Wechselspannung

713 Welche der folgenden Maßnahmen führt **nicht** zu größerer elektrischer Leitfähigkeit einer Elektrolytlösung?
Erhöhung der

(A) Anzahl der frei beweglichen Ionen in der Lösung
(B) Anzahl der Elementarladungen pro Ion
(C) Ionenbeweglichkeit
(D) Stromstärke
(E) Temperatur der Elektrolytlösung

714 Welche Aussagen über die elektrische Leitfähigkeit einer NaCl-Lösung treffen zu?

(1) Sie ist direkt proportional zur Konzentration.
(2) Sie ist um so größer, je mehr Ionen in Lösung frei beweglich sind.
(3) Sie ist der Kehrwert des spezifischen Widerstands einer Lösung.
(4) Sie beruht auf der Ionenwanderung im elektrischen Feld (Migration).

(A) nur 1 ist richtig
(B) nur 1 und 2 sind richtig
(C) nur 1, 2 und 3 sind richtig
(D) nur 2, 3 und 4 sind richtig
(E) 1 bis 4 = alle sind richtig

715* Durch eine wässrige Elektrolytlösung, welche einmolare Mengen Natriumchlorid, Kaliumnitrat und Essigsäure enthält, fließe ein elektrischer Strom.
Welches Ion trägt am **wenigsten** zum Ladungstransport bei?

(A) Na^+
(B) K^+
(C) Cl^-
(D) NO_3^-
(E) CH_3COO^-

716* Welches der genannten Ionen trägt zur elektrolytischen Leitfähigkeit in einer wässrigen Lösung von Natriumchlorid, Natriumnitrat und Schwefelsäure (jeweils in der Konzentration $c = 1{,}0\ mol \cdot L^{-1}$) am **meisten** bei?

(A) Na^+
(B) Cl^-
(C) SO_4^{2-}
(D) NO_3^-
(E) H_3O^+

717 Welches der folgenden Ionen hat in wässriger Lösung bei (angenommener) unendlicher Verdünnung die größte Ionenäquivalentleitfähigkeit?

(A) Ba^{2+}
(B) K^+
(C) F^-
(D) SO_4^{2-}
(E) OH^-

718 Welches der folgenden Ionenpaare hat die größte Differenz ihrer Ionenäquivalentleitfähigkeit?

(A) K^+ und Cl^-
(B) Na^+ und I^-
(C) Mg^{2+} und Ca^{2+}
(D) Na^+ und OH^-
(E) NO_3^- und Br^-

719 Die folgenden Ionen sollen nach **steigender** Ionenäquivalentleitfähigkeit bei unendlicher Verdünnung (in wässriger Lösung) geordnet werden.
Welche Reihung ist zutreffend

(A) $H_3O^+ < Na^+ < K^+ < Li^+ < OH^-$
(B) $OH^- < Na^+ < K^+ < Li^+ < H_3O^+$
(C) $K^+ < Na^+ < Li^+ < H_3O^+ < OH^-$
(D) $K^+ < OH^- < Na^+ < Li^+ < H_3O^+$
(E) $Li^+ < Na^+ < K^+ < OH^- < H_3O^+$

720 Welche Wassersorte hat die kleinste elektrolytische Leitfähigkeit?

(A) Regenwasser
(B) hartes Trinkwasser
(C) Schwimmbadwasser
(D) bidestilliertes Wasser
(E) Meerwasser

10.1.2 Vorgänge an Elektroden

721* Welche Aussage trifft über die elektrochemische Doppelschicht zu, die sich an der Grenzfläche einer negativ geladenen Edelmetallelektrode in einer KCl-Lösung ausbildet?

(A) Sie besteht aus einer monomolekularen Schicht von Kaliumatomen, die von einer monomolekularen Schicht von K^+-Ionen gegen die Lösung abgeschirmt wird.
(B) In ihr sind dreimal so viele K^+-Ionen wie Cl^--Ionen enthalten.
(C) Sie besteht überwiegend aus hydratisierten Elektronen.
(D) Ihr elektrisches Verhalten entspricht dem eines Kondensators.
(E) Ihr elektrisches Verhalten entspricht dem eines Ohmschen Widerstandes.

722

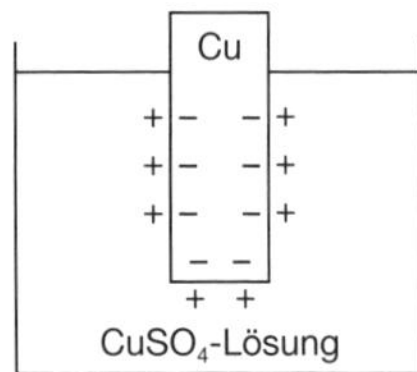

Taucht ein reines Kupferblech in eine Kupfersulfat-Lösung, so bildet sich an seiner Oberfläche eine elektrische Doppelschicht (siehe Zeichnung).
Welche der folgenden Gleichgewichtsreaktionen ist die Ursache für die Ausbildung der elektrischen Doppelschicht?

(A) $H_3O^+ + OH^- \rightleftharpoons 2\,H_2O$
(B) $H^+ + HSO_4^- \rightleftharpoons 2\,H^+ + SO_4^{2-}$
(C) $2\,H_3O^+ + SO_4^{2-} \rightleftharpoons H_2SO_4 + 2\,H_2O$
(D) $Cu^{2+} + SO_4^{2-} \rightleftharpoons CuSO_4$
(E) $Cu^{2+} + 2\,e^- \rightleftharpoons Cu$

723 Welche Aussage trifft zu?
Die sich an der Grenzfläche einer negativ geladenen Edelmetall-Elektrode in KCl-Lösung ausbildende elektrochemische Doppelschicht

(A) besteht aus einer monomolekularen Schicht von Kaliumatomen, die von einer monomolekularen Schicht von K^+-Ionen gegen die Lösung abgeschirmt wird
(B) enthält doppelt so viele K^+-Ionen wie Cl-Ionen
(C) besteht überwiegend aus hydratisierten Elektronen
(D) verhält sich wie ein Kondensator
(E) verhält sich wie ein Ohmscher Widerstand

724 Welche Aussage trifft zu?
Im Kontakt mit einer Elektrolytlösung können Ionen unmittelbar auf einer Elektrodenoberfläche adsorbiert werden und dort eine starre, elektrische Doppelschicht (so genannte innere Helmholtz-Schicht) bilden.
Die Dicke dieser Schicht beträgt etwa:

(A) 1 nm
(B) 10 nm
(C) 100 nm
(D) 1 µm
(E) 10 µm

725 Welche Aussage zu Elektrodenpotentialen trifft zu?

(A) Elektrodenpotentiale sind von der Temperatur unabhängige Größen.
(B) Das Elektrodenpotential einer galvanischen Halbzelle ist unabhängig von der Konzentration des Metallsalzes.
(C) Reduktions- oder Oxidationsvorgänge an der Oberfläche eines in die Lösung seines Salzes eingetauchten Metallstabs führen zur Ausbildung einer Ladungsdoppelschicht.
(D) Das Elektrodenpotential einer galvanischen Halbzelle kann in der Einheit C (Coulomb) angegeben werden.
(E) Elektrodenpotentiale können mit Hilfe des Nernstschen Verteilungsgesetzes beschrieben werden.

10.1.3 Arten, Aufbau und Anwendung von Elektroden

726 Welche Aussage zu Elektroden trifft **nicht** zu?

(A) Zur Bestimmung des pH-Werts einer Lösung mit Hilfe einer Glaselektrode (Einstabmesskette) ist deren Kalibrierung erforderlich.
(B) Das Potential einer Glaselektrode (Einstabmesskette) ist eine Funktion des pH-Werts der Messlösung.
(C) Bezugselektroden wie zum Beispiel die gesättigte Silber/Silberchlorid-Elektrode und die gesättigte Kalomelelektrode besitzen bei 20 °C unterschiedliche Potentiale.
(D) Polarisierbare Elektroden können in der Potentiometrie als Messelektroden eingesetzt werden.
(E) Das Potential der gesättigten Silber/Silberchlorid-Elektrode ist von der Temperatur unabhängig.

727* Welche der folgenden Elektroden werden als Messelektroden 1. Art bezeichnet?

(1) Platinelektrode in Fe^{2+}/Fe^{3+}-Lösung
(2) Wasserstoffelektrode
(3) Kalomelelektrode
(4) Silber/Silberchlorid-Elektrode

(A) nur 1 und 2 sind richtig
(B) nur 2 und 3 sind richtig
(C) nur 3 und 4 sind richtig
(D) nur 2, 3 und 4 sind richtig
(E) 1 bis 4 = alle sind richtig

728* Welche der folgenden in der Elektrochemie verwendeten Elektroden werden als Elektroden 2. Art bezeichnet?

(1) $Ag/AgCl/Cl^-$ ($a = 3\ mol \cdot L^{-1}$)-Elektrode
(2) Wasserstoffelektrode
(3) gesättigte Kalomelelektrode
(4) Glaselektrode

(A) nur 4 ist richtig
(B) nur 1 und 2 sind richtig
(C) nur 1 und 3 sind richtig
(D) nur 2 und 3 sind richtig
(E) nur 3 und 4 sind richtig

729 Welche der folgenden Elektrodenbezeichnungen betreffen Elektroden 2. Art?

(1) $Pt \mid H_2 \mid H^+$
(2) $Cu \mid Cu^{++}$
(3) $Ag \mid AgCl \mid Cl^-$
(4) $Hg \mid Hg_2Cl_2 \mid Cl^-$
(5) $Pt \mid Cl_2 \mid Cl^-$

(A) nur 1 ist richtig
(B) nur 2 ist richtig
(C) nur 5 ist richtig
(D) nur 3 und 4 sind richtig
(E) nur 1, 3, 4 und 5 sind richtig

730 Welche Aussage zu Elektroden trifft **nicht** zu?

(A) Bei einer Elektrode 2. Art ist das Elektrodenmetall von einer Schicht eines schwer löslichen Salzes des Metalls bedeckt.
(B) Eine $Ag/AgCl/Cl^-$ ($a = 3\ mol \cdot L^{-1}$)-Elektrode ist eine Elektrode 2. Art.
(C) Eine Silberelektrode, die in eine $AgNO_3$-Lösung eintaucht, ist eine Elektrode 1. Art.
(D) In die Berechnung des Potentials einer $Ag/AgCl/Cl^-$ ($a = 3\ mol \cdot L^{-1}$)-Elektrode geht das Löslichkeitsprodukt von AgCl ein.
(E) Eine Kalomelelektrode ist eine Elektrode 1. Art.

731 Welche der paarweise aufgeführten Namen sind Bezeichnungen für dieselbe Elektrode?

(A) Bezugselektrode – Referenzelektrode
(B) Gegenelektrode – Arbeitselektrode
(C) Glaselektrode – Redoxelektrode
(D) Indikatorelektrode – Vergleichselektrode
(E) Graphitelektrode – Ionensensitive Elektrode

732 Für welche der folgenden Titrationen sind die jeweils angegebenen Elektroden als Indikatorelektrode zur potentiometrischen Endpunktsanzeige geeignet?

(1) Ionenselektive Elektrode für Fällungstitrationen
(2) Glasmembran-Elektrode für Säure-Base-Titrationen
(3) Platinelektrode für Redoxtitrationen

(A) nur 2 ist richtig
(B) nur 3 ist richtig
(C) nur 1 und 2 sind richtig
(D) nur 2 und 3 sind richtig
(E) 1 bis 3 = alle sind richtig

733 Welche Aussagen treffen zu?
Als Bezugselektrode sind geeignet:

(1) Quecksilbertropfelektrode
(2) Silber/Silberchlorid/KCl ($a = 3\ mol \cdot L^{-1}$)-Elektrode
(3) Quecksilber/Quecksilber(I)-chlorid/gesättigte KCl-Elektrode

(A) nur 1 ist richtig
(B) nur 2 ist richtig
(C) nur 1 und 2 sind richtig
(D) nur 1 und 3 sind richtig
(E) nur 2 und 3 sind richtig

734* Welche Aussagen treffen zu?
Eine Platinelektrode wird üblicherweise verwendet

(1) zur Indizierung einer Redoxtitration
(2) zur Indizierung einer Säure-Base-Titration in wässrigem Milieu
(3) als ionensensitive Elektrode zur direktpotentiometrischen Bestimmung von Fluorid-Ionen
(4) zusammen mit einer zweiten Platinelektrode zur biamperometrischen Indizierung von Redoxtitrationen

(A) nur 1 ist richtig
(B) nur 2 ist richtig
(C) nur 1 und 2 sind richtig
(D) nur 1 und 4 sind richtig
(E) 1 bis 4 = alle sind richtig

735* Welche Aussagen treffen zu?
Eine Platinelektrode wird üblicherweise verwendet:

(1) als Gegen- oder Hilfselektrode in der Voltammetrie/Polarographie
(2) als Referenzelektrode in der Potentiometrie
(3) zur Indikation einer Säure-Base-Titration im wässrigen Milieu
(4) mit einer zweiten Platinelektrode zur Leitfähigkeitsmessung

(A) nur 1 ist richtig
(B) nur 2 ist richtig
(C) nur 1 und 2 sind richtig
(D) nur 1 und 4 sind richtig
(E) 1 bis 4 = alle sind richtig

736 Welche der folgenden Elektroden ist **nicht** polarisierbar?

(A) Silberelektrode
(B) Kalomelelektrode
(C) Goldelektrode
(D) Graphitelektrode
(E) Platinelektrode

737 Welche Aussagen treffen zu?
Zwei gleich große Platinelektroden können eingesetzt werden zur

(1) biamperometrischen Indikation der nitritometrischen Titration von Anilin-Derivaten
(2) Leitfähigkeitstitration von Essigsäure mit Natronlauge
(3) Indizierung der Wasserbestimmung nach Karl Fischer
(4) bivoltametrischen Indikation der iodometrischen Titration von Natriumsulfit

(A) nur 1 ist richtig
(B) nur 2 ist richtig
(C) nur 1 und 4 sind richtig
(D) nur 3 und 4 sind richtig
(E) 1 bis 4 = alle sind richtig

738 Welche Aussage zu Elektroden trifft zu?

(A) Vor Verwendung einer Glaselektrode (Einstabmesskette) zur potentiometrischen Indizierung von Säure-Base-Titrationen ist deren Kalibrierung erforderlich.
(B) Die Änderung des Potentials einer Glaselektrode ist eine Funktion der Änderung der Leitfähigkeit der Titrationslösung.
(C) Bei 20 °C besitzt die gesättigte Silber/Silberchlorid-Elektrode ein anderes Potential als die gesättigte Kalomelelektrode.
(D) Platinelektroden sind als Messelektroden zur Verwendung in der Potentiometrie ungeeignet.
(E) Das Potential der gesättigten Silber/Silberchlorid-Elektrode ist von der Temperatur unabhängig.

Kalomelelektrode

Siehe hierzu auch MC-Fragen Nr. 454, 727, 729, 730, 733.

739* Welche Aussage trifft **nicht** zu?
Die Kalomelelektrode enthält:

(A) KCl-Lösung
(B) einen Kontaktanschluss (z. B. Platin)
(C) metallisches Quecksilber
(D) $HgCl_2$
(E) Hg_2Cl_2

740 Welcher Bestandteil kommt in der Kalomel-Bezugselektrode **nicht** in nennenswerter Menge vor?

(A) Wasser
(B) Quecksilber(I)-chlorid
(C) Quecksilber(II)-chlorid
(D) Quecksilber
(E) Kaliumchlorid

741* Die „Normal-Kalomelelektrode“ enthält eine Kaliumchlorid-Lösung folgender Konzentration [$M_r(KCl) = 74{,}6$; $M_r(Cl) = 35{,}5$]:

(A) 1 g/100 mL
(B) 1 kg/1 m^3
(C) 1 mol/L
(D) 0,746 mol/L
(E) 0,355 mol/L

Silber/Silberchlorid-Elektrode

Siehe hierzu auch MC-Fragen Nr. 727, 729, 730, 733, 776, 777.

742 Welche Aussagen über eine Silber/Silberchlorid-Elektrode treffen zu?

(1) Mit steigender Konzentration des KCl-Elektrolyten wird der gegen die Standardwasserstoffelektrode gemessene Betrag der Potentialdifferenz größer.
(2) Das Potential ist unabhängig von der Temperatur.
(3) Als Elektrolyt kann grundsätzlich NaCl oder KCl verwendet werden.

(A) nur 1 ist richtig
(B) nur 2 ist richtig
(C) nur 3 ist richtig
(D) nur 1 und 2 sind richtig
(E) nur 2 und 3 sind richtig

743 Welche Aussagen treffen zu?
Eine Silberelektrode kann verwendet werden

(1) als ionensensitive Elektrode für Silber-Ionen
(2) mit einem dünnen Überzug aus Silberchlorid als Chlorid-sensitive Elektrode
(3) als Tropfelektrode in der Polarographie
(4) mit festem Silberchlorid in KCl-Lösung ($c = 3\ mol \cdot L^{-1}$) als Referenzelektrode

(A) nur 1 ist richtig
(B) nur 4 ist richtig
(C) nur 3 und 4 sind richtig
(D) nur 1, 2 und 4 sind richtig
(E) 1 bis 4 = alle sind richtig

Wasserstoffelektrode

744* Welche Aussagen über die Standardwasserstoffelektrode treffen zu?

(1) Der Wasserstoffdruck beträgt 1 atm (1 atm $\approx 10^5$ Pa).
(2) Als Elektrodenmaterial dient platiniertes Platin.
(3) Das Elektrodenmetall taucht in eine Säure der H_3O^+-Aktivität $1\ mol \cdot L^{-1}$ ein.
(4) Die Elektrode stellt eine Indikatorelektrode dar.

(A) nur 1 ist richtig
(B) nur 3 ist richtig
(C) nur 1 und 4 sind richtig
(D) nur 2 und 4 sind richtig
(E) nur 1, 2 und 3 sind richtig

745 Welche Aussage trifft zu?
Der Betrag des Potentials einer Wasserstoff-Gaselektrode würde sich bei Erhöhung des Wasserstoffdruckes von 1 auf 10 bar etwa ändern um:

(A) 0 mV (= keine Änderung)
(B) 10 mV
(C) 30 mV
(D) 60 mV
(E) 100 mV

Ionenselektive Elektroden

746 Welche Elektroden zählen zu den ionenselektiven **Mess**elektroden?

(1) Ag_2S-Elektrode
(2) Ag/AgCl/KCl ($\alpha = 3\ mol \cdot L^{-1}$)-Elektrode
(3) gesättigte Kalomelelektrode
(4) Lanthanfluorid-Elektrode

(A) nur 1 ist richtig
(B) nur 1 und 2 sind richtig
(C) nur 1 und 4 sind richtig
(D) nur 2 und 3 sind richtig
(E) nur 3 und 4 sind richtig

747 Welche Aussagen zu ionenselektiven Elektroden treffen zu?

(1) Unter der Selektivität einer Elektrode versteht man deren relatives Ansprechverhalten für unterschiedliche Ionen mit gleicher Ladungszahl.
(2) Das Potential einer ionenselektiven Elektrode ist umgekehrt proportional zur Konzentration des Analytions.
(3) Das Potential einer ionenselektiven Flüssigmembranelektrode beruht auf Ionenaustauschvorgängen.
(4) Der Arbeitsbereich einer Festkörpermembranelektrode wird durch das Löslichkeitsprodukt des verwendeten schwer löslichen Salzes begrenzt.
(5) Ionenselektive Elektroden sind zum Einsatz bei direktpotentiometrischen Messungen ungeeignet.

(A) nur 1 und 3 sind richtig
(B) nur 2 und 5 sind richtig
(C) nur 1, 3 und 4 sind richtig
(D) nur 1, 4 und 5 sind richtig
(E) nur 2, 3 und 4 sind richtig

748 Welche Aussagen zu ionenselektiven Elektroden treffen zu?

(1) Mit ionenselektiven Elektroden können nur Kationen, nicht aber Anionen bestimmt werden.
(2) Je nach Art des Membranglases kann eine Glaselektrode auch als eine natriumsensitive Elektrode verwendet werden.
(3) Als Festkörpermembranelektrode ist die Ag_2S-Elektrode sowohl für Silber- als auch für Sulfid-Ionen sensitiv.

(A) nur 1 ist richtig
(B) nur 2 ist richtig
(C) nur 1 und 2 sind richtig
(D) nur 2 und 3 sind richtig
(E) 1 bis 3 = alle sind richtig

749 Welche Aussage zu ionenselektiven Elektroden trifft **nicht** zu?

(A) Ihre Empfindlichkeit ist umso kleiner, je höher die Ladung des Ions ist.
(B) In der Direktpotentiometrie werden Probelösungen auf dieselbe Ionenstärke eingestellt wie die zur Elektrodenkalibrierung verwendeten Lösungen.
(C) Glaselektroden können Natriumionen-selektiv hergestellt werden.
(D) Zur biamperometrischen Titration in der Iodometrie werden zwei Glaselektroden eingesetzt.
(E) Ionenselektive Elektroden können zur potentiometrischen Indikation von Titrationen eingesetzt werden.

750 Welche Aussagen zu ionenselektiven Elektroden treffen zu?

(1) Je nach Art des Membranglases kann eine Glaselektrode auch als eine natriumsensitive Elektrode verwendet werden.
(2) Die als Festkörpermembranelektrode verwendete Ag_2S-Elektrode ist ausschließlich für Silber-Ionen sensitiv.
(3) Als Bestandteil des Festkörpers einer Fluorid-selektiven Elektrode wird Lanthanfluorid verwendet.

(A) nur 1 ist richtig
(B) nur 1 und 2 sind richtig
(C) nur 1 und 3 sind richtig
(D) nur 2 und 3 sind richtig
(E) 1 bis 3 = alle sind richtig

10.1.4 Galvanische und elektrolytische Zellen

Zu MC-Fragen über Konzentrationsketten siehe auch Fragen Nr. 446–453.

Zersetzungsspannung

751* Nachfolgende schematische Abbildung zeigt den Zusammenhang zwischen Strom I und Spannung U an einer elektrolytischen Zelle.
Welcher der eingezeichneten Punkte A bis E gibt die Zersetzungsspannung an?

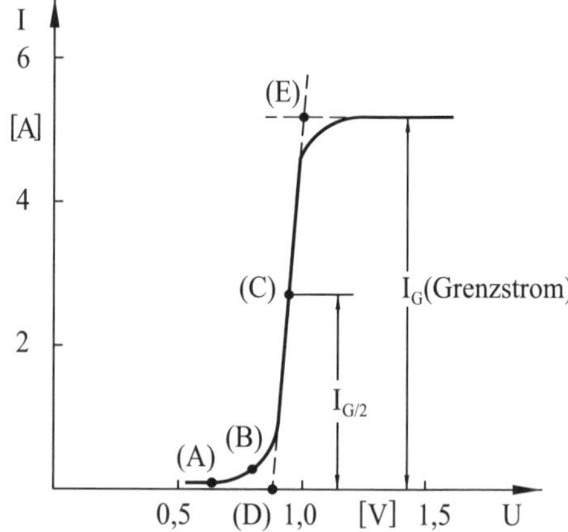

752 Abgebildet ist die Strom-Spannungs-Kennlinie einer elektrolytischen Zelle:

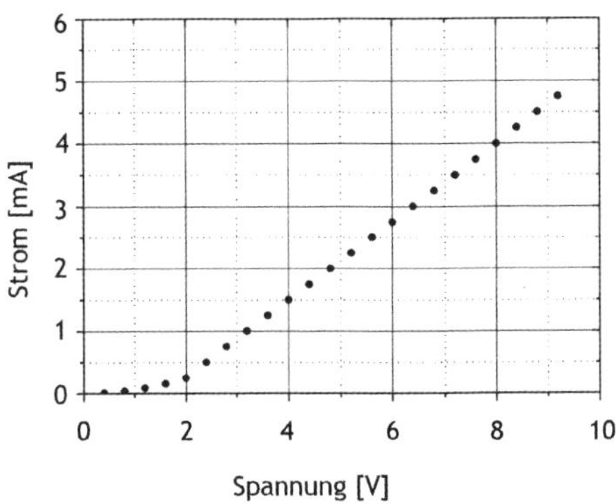

Etwa wie groß ist deren Zersetzungsspannung?

(A) 0,0 V
(B) 0,5 V
(C) 1,6 V
(D) 2,4 V
(E) 9,2 V

753 Welche Aussagen treffen zu?
Die Zersetzungsspannung eines Elektrolyten einer elektrolytischen Zelle

(1) errechnet sich aus der Leitfähigkeit der in der Lösung vorhandenen Ionen
(2) ist die Summe der Normalpotentiale der in der Zelle ablaufenden Elektrodenreaktionen
(3) hängt von der Temperatur des Elektrolyten ab
(4) hängt im Falle der Zersetzung von Wasser vom pH-Wert der Lösung ab

(A) nur 1 ist richtig
(B) nur 1 und 2 sind richtig
(C) nur 3 und 4 sind richtig
(D) nur 1, 2 und 3 sind richtig
(E) 1 bis 4 = alle sind richtig

754* Welche Aussagen treffen zu?
Die Größe der Zersetzungsspannung bei einer elektrogravimetrischen Bestimmung von Kupfer in einer verdünnten Kupfersulfat-Lösung hängt ab von (alle Aktivitätskoeffizienten seien gleich 1):

(1) der Temperatur der Lösung
(2) dem Innenwiderstand der elektrolytischen Zelle
(3) den Normalpotentialen der an Anode und Kathode ablaufenden Redoxvorgänge
(4) der Konzentration der Cu^{2+}-Ionen

(A) nur 1 und 2 sind richtig
(B) nur 2 und 3 sind richtig
(C) nur 3 und 4 sind richtig
(D) nur 1, 2 und 3 sind richtig
(E) nur 1, 3 und 4 sind richtig

755* Welche Aussage trifft zu?
Die Zersetzungsspannung eines beliebigen Elektrolyten einer elektrolytischen Zelle

(A) stimmt stets überein mit der jeweils angelegten äußeren Spannung
(B) errechnet sich aus der Leitfähigkeit der in der Lösung enthaltenen Ionen
(C) ist stets gleich der Summe der Normalpotentiale der anodischen und kathodischen Elektrodenreaktion
(D) errechnet sich aus dem Widerstand des Elektrolyten bei einer Stromstärke von 1 Ampere
(E) Keine der Aussagen (A) bis (D) trifft zu.

Galvanische Zellen

756* Eine galvanische Zelle werde unter Zuhilfenahme eines so genannten Stromschlüssels (Salzbrücke) aufgebaut.
Welches der folgenden Salze eignet sich in wässriger Lösung am besten zur Füllung des Schlüssels?

(A) Bariumsulfat
(B) Kaliumchlorid
(C) Kaliumpermanganat
(D) Magnesiumcarbonat
(E) Lithiumiodid

757 In einer galvanischen Zelle, deren Halbzellen durch ein Diaphragma getrennt sind, besteht die Elektrode der Halbzelle 1 aus einem Zinkblech und die Elektrode der Halbzelle 2 aus einem Kupferblech. Jede der beiden Elektroden taucht in eine Lösung des jeweiligen Metallsulfats der Oxidationsstufe +II ein. Die Lösungen sind gleich konzentriert, und die Elektroden sind leitend miteinander verbunden.

Welche Aussagen treffen zu?

(1) Es kommt zur Korrosion des Zinkblechs.
(2) Elektronen fließen vom Kupfer- zum Zinkblech.
(3) Das Zinkblech fungiert als Kathode

(A) nur 1 ist richtig
(B) nur 2 ist richtig
(C) nur 3 ist richtig
(D) nur 2 und 3 sind richtig
(E) 1 bis 3 = alle sind richtig

758 In einer galvanischen Zelle, deren Halbzellen durch ein Diaphragma getrennt sind, besteht die Elektrode der Halbzelle 1 aus einem Eisenblech, die der Halbzelle 2 aus einem Kupferblech. Jede der beiden Elektroden taucht in eine Lösung des jeweiligen Metallsulfats der Oxidationstufe +II ein. Die Lösungen sind gleich konzentriert, und die Elektroden sind leitend miteinander verbunden.

Welche Aussagen treffen zu?

(1) Es kommt zur Korrosion des Kupferblechs.
(2) Die Elektronen fließen vom Kupfer- zum Eisenblech.
(3) Das Eisenblech stellt die Anode dar.

(A) nur 1 ist richtig
(B) nur 3 ist richtig
(C) nur 1 und 2 sind richtig
(D) nur 2 und 3 sind richtig
(E) 1 bis 3 = alle sind richtig

Überspannung

759 Bei einer Elektrolyse ist eine größere Zellspannung erforderlich als die mithilfe der Nernst-Gleichung berechnete Gleichgewichtspotentialdifferenz.
Wie heißt die **zusätzlich** erforderliche Potentialdifferenz?

(A) Leerlaufspannung
(B) Überspannung
(C) Wechselspannung
(D) Zellspannung
(E) Zersetzungsspannung

760* Werden Protonen in wässriger Lösung an Metall-Kathoden zu Wasserstoff reduziert, so wird für diesen Vorgang häufig eine Überspannung beobachtet.
Für welches der folgenden Metalle ist diese Überspannung – unter sonst gleichen Bedingungen – am größten?

(A) Ag
(B) Cu
(C) Zn
(D) Hg
(E) Pt

761 Welche Aussage trifft zu?
Reines Zinkmetall löst sich in verdünnter Schwefelsäure nur sehr langsam auf, weil

(A) die Entladung von Protonen zu Wasserstoff an Zink eine Überspannung aufweist
(B) Zinkmetall sich an der Luft mit einer in Schwefelsäure unlöslichen Oxidschicht überzieht
(C) sich primär wasserunlösliches Zinksulfat bildet, das den weiteren Angriff der Säure hemmt
(D) Zink nach der Spannungsreihe edler als Wasserstoff ist
(E) Zinkmetall die Schwefelsäure zu Schwefliger Säure reduziert

10.1.5 Themenübergreifende Fragen zur Elektrochemie

762* Bei welchem elektrochemischen Analysenverfahren beruht die Messgröße **nicht** auf einem Stromfluss infolge von Stoffumsatz?

(A) Voltammetrie
(B) Amperometrie
(C) Konduktometrie
(D) Polarographie
(E) Coulometrie

763* Bei welchem der folgenden instrumentalanalytischen Verfahren tritt immer eine vollständige stoffliche Umsetzung der zu untersuchenden Substanz ein?

(A) Elektrogravimetrie
(B) Fluorimetrie
(C) Kernresonanzspektrometrie
(D) Direktpotentiometrie
(E) Refraktometrie

764 Welches Verfahren eignet sich **nicht** zur Endpunktsbestimmung von Titrationen?

(A) Amperometrie
(B) Voltammetrie
(C) Potentiometrie
(D) Coulometrie
(E) Konduktometrie

765* Welche der folgenden elektrochemischen Verfahren sind üblicherweise zur Indizierung des Endpunkts einer Neutralisationstitration verwendbar?

(1) Biamperometrie
(2) Coulometrie
(3) Konduktometrie
(4) Potentiometrie

(A) nur 1 und 2 sind richtig
(B) nur 1 und 4 sind richtig
(C) nur 2 und 3 sind richtig
(D) nur 3 und 4 sind richtig
(E) nur 1, 2 und 3 sind richtig

766 Welche der folgenden Methoden wird häufig zur Bestimmung des pH-Werts einer Elektrolytlösung verwendet?

(A) Potentiometrie
(B) Polarimetrie
(C) Polarographie
(D) Konduktometrie
(E) Refraktometrie

10.2 Potentiometrie

Zur Potentiometrie siehe auch MC-Fragen Nr. 288, 589, 764–766, 799, 800, 814.

10.2.1 Prinzip, Anordnung, Durchführung

767 Welche Aussage trifft zu?
Zur praktisch leistungslosen Messung einer Zellspannung, wie sie z. B. vom Arzneibuch zur Bestimmung des pH-Werts vorgeschrieben ist, eignet sich ein:

(A) Tensiometer mit hohem Widerstand
(B) VA-Meter (Leistungsmessgerät) mit einem Widerstand von mindestens 10^{-3} Ohm
(C) Drehspulmessinstrument mit einem Messbereich von 0 bis 2 V
(D) Voltmeter mit einem Eingangswiderstand, der erheblich größer ist als der Widerstand der Messkette
(E) Amperemeter, dessen Nebenwiderstand mindestens 1000 mal kleiner ist als der Widerstand der Messkette

768 Ein Messgerät soll zur Bestimmung des pH-Werts eingesetzt werden.
Welches der Messgeräte ist geeignet **und** besitzt **gerade noch** die Mindestgenauigkeit, um eine Änderung um 0,1 pH-Einheit zu erfassen?

(A) Potentiometer mit einer Ablesegenauigkeit von 0,1 mV
(B) Potentiometer mit einer Ablesegenauigkeit von 1 mV
(C) Potentiometer mit einer Ablesegenauigkeit von 10 mV
(D) Amperemeter mit einer Ablesegenauigkeit von 1 µA
(E) Amperemeter mit einer Ablesegenauigkeit von 1 mA

10.2.2 Direktpotentiometrie

pH-Wert-Bestimmung

769* Welche der folgenden Verfahren können prinzipiell zur Bestimmung des pH-Werts der Lösung einer schwachen Säure bzw. Base herangezogen werden?

(1) potentiometrische Messung an einer in die Lösung eintauchenden Glaselektrode (gegen Bezugselektrode)
(2) Bestimmung des Verbrauchs an Maßlösung bei der Neutralisationstitration (bis zum Äquivalenzpunkt)
(3) potentiometrische Messung an einer in die Lösung eintauchenden, wasserstoffumspülten (entsprechend konditionierten) Platinelektrode (gegen Bezugselektrode)
(4) potentiometrische Messung an zwei gleichen in die Lösung eintauchenden Platinelektroden

(A) nur 1 und 3 sind richtig
(B) nur 2 und 4 sind richtig
(C) nur 1, 2 und 3 sind richtig
(D) nur 2, 3 und 4 sind richtig
(E) 1 bis 4 = alle sind richtig

770 Welche der folgenden Methoden werden nach Arzneibuch zur Bestimmung des pH-Werts einer Lösung herangezogen?

(1) potentiometrisch mit Hilfe einer Glaselektrode
(2) konduktometrisch mit zwei Platinelektroden
(3) kolorimetrisch mit Hilfe von Säure-Base-Indikatoren

(A) nur 1 ist richtig
(B) nur 2 ist richtig
(C) nur 1 und 2 sind richtig
(D) nur 1 und 3 sind richtig
(E) 1 bis 3 = alle sind richtig

771* In der Potentiometrie kann nachstehende Formel verwendet werden:

$$pH = pH_s - \frac{E - E_s}{k}$$

E = Spannung der Zelle mit der zu untersuchenden Lösung
E_s = Spannung der Zelle mit der Lösung bekannten pH-Werts
pH_s = pH-Wert der Referenzlösung
k = temperaturabhängiger Parameter

Welche Aussagen über diese Gleichung treffen zu?

(1) Für ideal verdünnte Lösungen ist k = 1.
(2) Sie ist unmittelbar aus der Henderson-Hasselbalch-Gleichung abgeleitet.
(3) Ihr liegt zugrunde, dass sich die Spannungsdifferenz der Messkette bei Änderung der H_3O^+-Aktivität um eine pH-Stufe um einen jeweils gleichen Betrag ändert.

(A) nur 1 ist richtig
(B) nur 2 ist richtig
(C) nur 3 ist richtig
(D) nur 1 und 2 sind richtig
(E) nur 2 und 3 sind richtig

772 Welche Aussage zur Bestimmung des pH-Werts nach Arzneibuch trifft zu?

(A) Der pH-Wert wird aus der gemessenen Wasserstoff-Ionenkonzentration berechnet.
(B) Es wird eine empirische pH-Skala verwendet, wobei der zu bestimmende pH-Wert auf den pH-Wert von Referenzlösungen bezogen wird.
(C) Zur Messung ist ein Voltmeter zu verwenden, dessen Eingangswiderstand mindestens um den Faktor 100 kleiner ist als der Widerstand der Elektroden.
(D) Die pH-Definition des Arzneibuches gilt auch für Lösungen in wasserfreier Essigsäure.
(E) Keine der Aussagen (A) bis (D) trifft zu.

773 Welche der Kurven gibt die Abhängigkeit vom pH-Wert des Potentials U des Redoxpaares 2 H^+/H_2 gegen die Standardwasserstoffelektrode richtig wieder (25 °C, Standarddruck)?

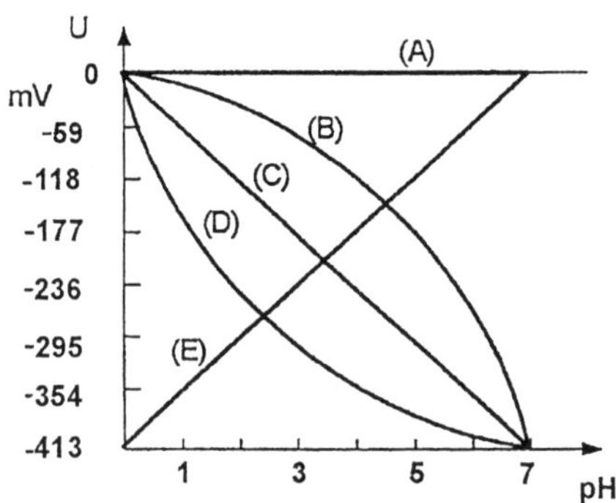

774* Welche Aussage trifft zu?
Mit einer für Wasserstoff-Ionen empfindlichen Elektrode und einer Bezugselektrode (Glaselektrodenmesskette) wird in einer Lösung mit pH = 7,00 bei 20 °C eine Potentialdifferenz von 0 Volt gemessen.

Eine Lösung von unbekanntem pH-Wert ergibt unter den gleichen Bedingungen eine Potentialdifferenz mit dem Betrag 0,029 V.
Der pH-Wert dieser Lösung kann ca. betragen (ideales Verhalten entsprechend der Nernstschen Gleichung sei vorausgesetzt):

(A) 7,25
(B) 7,29
(C) 7,50
(D) 7,58
(E) 7,75

775* Welche Aussage trifft zu?
Eine Glaselektrode, kombiniert mit einer Bezugselektrode, zeigt in einer Lösung bei 25 °C pH = 7,00 an.
Wird die Elektrodenkombination unter sonst gleichen Bedingungen in eine Lösung mit einem pH-Wert von 7,5 getaucht, ändert sich der Betrag des Potentials um:

(A) 0,03 V
(B) 0,06 V
(C) 0,12 V
(D) 0,24 V
(E) 0,48 V

Elektroden

776 Welche der folgenden Elektroden ist zum Einsatz in der Potentiometrie als **Indikator**elektrode **nicht** geeignet?

(A) Silberelektrode
(B) Goldelektrode
(C) Ag/AgCl/KCl (c = 3 mol/L)-Elektrode
(D) Wasserstoffelektrode
(E) Platinelektrode

777* Welche der folgenden Elektroden können als **Indikator**elektroden zur pH-Bestimmung dienen?

(1) Wasserstoffelektrode
(2) Antimonelektrode
(3) Glaselektrode
(4) Normal-Wasserstoffelektrode
(5) Silber/Silberchlorid-Elektrode

(A) nur 3 ist richtig
(B) nur 2 und 3 sind richtig
(C) nur 4 und 5 sind richtig
(D) nur 1, 2 und 3 sind richtig
(E) nur 1, 2, 3 und 4 sind richtig

778 Welche Aussage trifft zu?
Die Indizierung des Endpunkts von acidimetrischen Titrationen im wasserfreien Milieu wird nach Arzneibuch häufig potentiometrisch vorgenommen. Dazu ist die Verwendung geeigneter Elektroden notwendig.
Als Arbeitselektrode eignet sich hierzu:

(A) Silberelektrode
(B) Kalomelelektrode
(C) Platinelektrode
(D) Glaselektrode
(E) Silber/Silberchlorid-Elektrode

779 Welche Aussage zu in der Potentiometrie eingesetzten Elektroden trifft zu?

(A) Unter dem Nullpunkt einer Einstabmesskette versteht man die in Abwesenheit des zu bestimmenden Ions gemessene Spannung.
(B) Die Steilheit einer Elektrode ist unabhängig von der Temperatur.
(C) Unter der Steilheit einer Elektrode versteht man die Änderung des Elektrodenpotentials infolge einer Aktivitätsänderung des zu bestimmenden Ions um den Faktor 10.
(D) Die Selektivitätskonstante ist als Verhältnis der Empfindlichkeiten einer Elektrode gegenüber dem Anion und dem Kation eines gelösten Salzes definiert.
(E) Potentiometrische Titrationen erfordern eine Kalibrierung der verwendeten Elektroden.

Glaselektrode

780* Welche Aussage trifft zu?

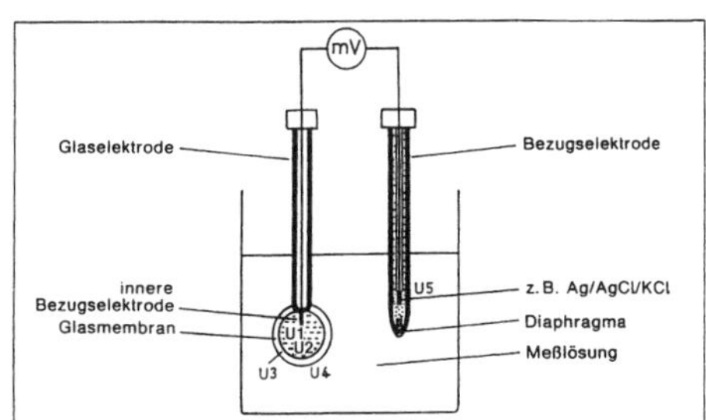

Die pH-Bestimmung mittels der Glaselektrode beruht auf der pH-Abhängigkeit der Potentialdifferenz

Instrumentelle Analytik

(A) in der inneren Bezugselektrode (U1)
(B) an der Grenzfläche innerer Elektrolyt/Glasmembran (U2)
(C) innerhalb der Glasmembran (U3)
(D) an der Grenzfläche Glasmembran/Messlösung (U4)
(E) zwischen Silber-/Silberchlorid-Elektrode und KCl-Lösung (U5)

781 Welche Aussage trifft zu?
Der Ohmsche Innenwiderstand einer Glaselektrode liegt typischerweise im Bereich von einigen:

(A) μΩ
(B) mΩ
(C) Ω
(D) kΩ
(E) MΩ

782 Welche Aussage trifft zu?
Die Steilheit einer Glaselektrode zur pH-Messung korreliert mit folgendem analytischen Begriff:

(A) Reproduzierbarkeit
(B) Empfindlichkeit
(C) Robustheit
(D) Richtigkeit
(E) Selektivität

783 Welche Aussagen treffen zu?
Die Steilheit einer Glaselektrode

(1) ist abhängig von der Temperatur
(2) ist proportional zur Ladung der potentialbestimmenden Ionen
(3) ist umgekehrt proportional zur Ladung der potentialbestimmenden Ionen
(4) kann in der Einheit Volt angegeben werden
(5) ist abhängig von der Ionenstärke der Untersuchungslösung

(A) nur 1 ist richtig
(B) nur 2 und 4 sind richtig
(C) nur 1, 2 und 5 sind richtig
(D) nur 1, 3 und 4 sind richtig
(E) nur 1, 2, 4 und 5 sind richtig

784 Welche Aussage trifft zu?
Der mit einer Glaselektroden-Einstabmesskette gemessene pH-Wert kann durch ein Diffusionspotential verfälscht werden.
Grund für das Auftreten dieses Diffusionspotentials ist (sind)

(A) eine zu langsame Diffusion der Protonen in der Glasmembran
(B) eine verminderte Diffusionsgeschwindigkeit der Na^+-Ionen in der Glasmembran
(C) die temperaturabhängige Diffusion der Hg^+-Ionen in der Kalomel-Bezugselektrode
(D) unterschiedliche Diffusionsgeschwindigkeiten der Ionenarten der Elektrolytlösung der Bezugselektrode am Diaphragma
(E) unterschiedliche Diffusionsgeschwindigkeit der H^+-Ionen an der inneren und an der äußeren Glasmembran

785 Welche Aussagen über den Säurefehler einer Glaselektrode treffen zu?

(1) Im stark sauren Bereich ($pH < 0{,}5$) ist der gemessene pH-Wert größer als der mit einer Elektrode ohne Säurefehler gemessene Wert.
(2) Im stark sauren Bereich ($pH < 0{,}5$) ist der gemessene pH-Wert kleiner als der mit einer Elektrode ohne Säurefehler gemessene Wert.
(3) Er hängt von der Art der inneren Bezugselektrode der Glaselektrode ab.
(4) Er hängt von der Zusammensetzung der Glasmembran ab.

(A) nur 2 ist richtig
(B) nur 3 ist richtig
(C) nur 1 und 4 sind richtig
(D) nur 2 und 3 sind richtig
(E) nur 3 und 4 sind richtig

786* Bei der pH-Bestimmung mit einer kombinierten Glaselektrodenmesskette in stark natronalkalischer Lösung kann ein so genannter Alkalifehler auftreten.
Welche Ursache hat der Alkalifehler?

(A) Auflösung der Glasmembran
(B) Querempfindlichkeit gegenüber Natrium-Ionen
(C) Dehydratisierung der Membranoberfläche
(D) Fällung von unlöslichem Siliciumhydroxid auf der Membran
(E) Verstopfung des Diaphragmas

787* Welche Aussagen zur pH-Messung in konzentrierten Natriumhydroxid-Lösungen mittels Glaselektrode treffen zu?

(1) Ursache für den Alkalifehler ist die hohe Hydroxid-Ionenkonzentration.
(2) Ursache für den Alkalifehler ist die hohe Alkali-Ionenkonzentration.
(3) Bei hoher Konzentration von Alkali-Ionen in der zu messenden Lösung wird die Glasmembran der Elektrode zerstört.

(A) nur 1 ist richtig
(B) nur 2 ist richtig
(C) nur 3 ist richtig
(D) nur 1 und 3 sind richtig
(E) nur 2 und 3 sind richtig

788 Welche Aussagen über den Alkalifehler einer Glaselektrode treffen zu?

(1) Im alkalischen Bereich ist der gemessene pH-Wert größer als der mit einer Elektrode ohne Alkalifehler gemessene Wert.
(2) Im alkalischen Bereich ist der gemessene pH-Wert kleiner als der mit einer Elektrode ohne Alkalifehler gemessene Wert.
(3) Einfach geladene Kationen verursachen besonders große Alkalifehler.
(4) Er hängt von der Zusammensetzung der Glasmembran ab.

(A) nur 1 ist richtig
(B) nur 2 ist richtig
(C) nur 1 und 3 sind richtig
(D) nur 2 und 3 sind richtig
(E) nur 2, 3 und 4 sind richtig

Vergleichslösungen

789* Welche Aussagen treffen zu?
Für die Kalibrierung einer Glaselektrode zur pH-Messung eignen sich:

(1) Salzsäure ($c = 1\ mol \cdot L^{-1}$) für pH = 0
(2) Bidestilliertes Wasser für pH = 7
(3) Natriumhydroxid-Lösung ($c = 1\ mol \cdot L^{-1}$) für pH = 14
(4) Referenzpufferlösungen bestimmter Zusammensetzung und Temperatur

(A) nur 2 ist richtig
(B) nur 4 ist richtig
(C) nur 1 und 3 sind richtig
(D) nur 2 und 4 sind richtig
(E) 1 bis 4 = alle sind richtig

790* Welche Aussage trifft zu?
Für die Kalibrierung einer Glaselektrode zur pH-Messung eignet sich folgende Vergleichslösung:

(A) eine Kaliumhydrogenphthalat-Lösung bestimmten Gehaltes
(B) Essigsäure ($c = 1\ mol \cdot L^{-1}$) für pH = 5
(C) Bidestilliertes Wasser für pH = 7
(D) Natriumhydroxid-Lösung ($c = 1\ mol \cdot L^{-1}$) für pH = 14
(E) Salzsäure ($c = 1\ mol \cdot L^{-1}$) für pH = 0

10.2.3 Potentiometrisch indizierte Titrationen

791 Welche Aussage trifft zu?
Bei direktpotentiometrischen Messungen verdünnter Lösungen wird

(A) nach Anlegen einer definierten Spannung der in Abhängigkeit von Maßlösungszugabe auftretende Diffusionsgrenzstrom zur Aufzeichnung einer Strom-Spannungskurve herangezogen
(B) die Konzentration elektrisch geladener Teilchen in elektrochemischen Zellen durch Messung der Zellspannung (Potentialdifferenz) bestimmt
(C) eine Lösung in elektrochemischen Zellen volumetrisch titriert und die Veränderung der Spannung der Zelle direkt zur Endpunktserkennung ausgenutzt, ohne eine Titrationskurve zu registrieren
(D) durch Anlegen einer konstanten Spannung ein Titrator elektrochemisch aus einer Vorstufe erzeugt und der Verbrauch bis zum Äquivalenzpunkt ermittelt
(E) durch Induktion eines definierten Stromflusses ein Titrand elektrochemisch umgesetzt und der Verbrauch bis zum Äquivalenzpunkt ermittelt

792 Die Indizierung des Endpunkts von Titrationen in wasserfreiem Mileu wird nach Arzneibuch häufig potentiometrisch vorgenommen. Dazu werden geeignete Elektroden wie z. B. die Glaselektrode verwendet.

Durch die Änderung welcher Messgröße ist der Titrationsverlauf an einer solchen Elektrode erkennbar?

(A) Stromstärke
(B) Widerstand
(C) Temperatur
(D) Spannung
(E) Leitfähigkeit

793 Welche Aussagen treffen zu?
Die Potentiometrie eignet sich

(1) zur Indizierung von Redoxtitrationen
(2) zur Ermittlung des Redoxpotentials einer Lösung von KI und I_2
(3) zur Indizierung der komplexometrischen Titration von Ca(II) unter Verwendung einer Glaselektrode
(4) zur Indizierung einer argentometrischen Titration unter Verwendung einer Silberelektrode als Indikatorelektrode

(A) nur 1 ist richtig
(B) nur 1 und 2 sind richtig
(C) nur 3 und 4 sind richtig
(D) nur 1, 2 und 4 sind richtig
(E) 1 bis 4 = alle sind richtig

794 Welche Aussagen treffen zu?
Die Potentiometrie eignet sich

(1) zur Messung des pH-Werts unter Verwendung einer Glaselektrode (Einstabmesskette)
(2) zur quantitativen Bestimmung von Fluorid unter Verwendung einer LaF_3-Elektrode als Indikatorelektrode
(3) zur Indizierung der Wasserbestimmung nach Karl Fischer unter Verwendung einer Glaselektrode
(4) zur Verfolgung des Verlaufs einer argentometrischen Titration unter Verwendung einer Silberelektrode als Indikatorelektrode

(A) nur 1 ist richtig
(B) nur 1 und 3 sind richtig
(C) nur 2 und 4 sind richtig
(D) nur 1, 2 und 4 sind richtig
(E) 1 bis 4 = alle sind richtig

795 Welche Aussagen treffen zu?
Die Potentiometrie kann folgende analytische Anwendungen finden:

(1) Ermittlung von Konzentrationen elektrochemisch inaktiver Teilchen
(2) Indizierung des Endpunkts von Redoxtitrationen
(3) Indizierung des Endpunkts von Fällungstitrationen
(4) Indizierung des Endpunkts komplexometrischer Titrationen

(A) nur 1 und 2 sind richtig
(B) nur 2 und 3 sind richtig
(C) nur 3 und 4 sind richtig
(D) nur 1, 2 und 3 sind richtig
(E) nur 2, 3 und 4 sind richtig

796 Welche Aussagen zur potentiometrischen Endpunktsanzeige von Titrationen treffen zu?

(1) Vor der Durchführung von Säure-Base-Titrationen ist die Kalibrierung einer Glaselektrode (Einstabmesskette) unverzichtbar.
(2) Der mittels Glaselektrode (Einstabmesskette) detektierte Potentialsprung beruht auf einer Änderung der Leitfähigkeit der Titrationslösung.
(3) Potentiometrische Indizierung ermöglicht die simultane argentometrische Bestimmung von Halogeniden.

(A) nur 1 ist richtig
(B) nur 2 ist richtig
(C) nur 3 ist richtig
(D) nur 1 und 2 sind richtig
(E) 1 bis 3 = alle sind richtig

797* Welche Aussage trifft zu?
Bei der potentiometrischen Titration erfolgt die

(A) leistungslose Messung der Potentialdifferenz zwischen Indikator- und Referenzelektrode in Abhängigkeit von der Reagenzzugabe
(B) Messung des Stromflusses zwischen einer Indikator- und einer Referenzelektrode bei konstanter Spannung
(C) Messung des Stromflusses zwischen zwei Indikatorelektroden bei konstanter Spannung
(D) Messung des Stromflusses zwischen Indikator- und Referenzelektrode bei Veränderung der Spannung
(E) Messung der Leitfähigkeit an zwei polarisierbaren Elektroden bei konstanter Spannung

798 Welche Aussage trifft zu?
Bei der potentiometrischen Titration wird

(A) nach Anlegen einer definierten Spannung der in Abhängigkeit von Maßlösungszugabe auftretende Diffusionsgrenzstrom zur Aufzeichnung einer Strom-Spannungskurve herangezogen
(B) die Konzentration von Substanzen in elektrochemischen Zellen durch Messung der Spannung der Zellen (Potentialdifferenz) bestimmt
(C) eine Lösung in elektrochemischen Zellen volumetrisch titriert und die Veränderung der Spannung der Zelle (zur Endpunktserkennung) verfolgt
(D) durch Anlegen einer konstanten Spannung ein Titrator elektrochemisch aus einer inaktiven Vorstufe erzeugt und der Verbrauch bis zum Aquivalenzpunkt ermittelt
(E) durch Induktion eines definierten Stromflusses ein Titrand elektrochemisch umgesetzt und der Verbrauch bis zum Aquivalenzpunkt ermittelt

799 Welche Aussagen treffen zu?
Der bei alkalimetrischer Titration einer einbasigen Säure mit potentiometrischer Indizierung erhaltene Potentialsprung
$\Delta E = E(\tau = 1{,}01) - \mathrm{E}(\tau = 0{,}99)$
[τ: Umsetzungsgrad] ist abhängig von:

(1) dem $\mathrm{p}K_\mathrm{a}$-Wert der Säure
(2) der Anfangskonzentration der Säure
(3) der Autoprotolysekonstante des Lösungsmittels

(A) nur 1 ist richtig
(B) nur 2 ist richtig
(C) nur 1 und 2 sind richtig
(D) nur 2 und 3 sind richtig
(E) 1 bis 3 = alle sind richtig

800* Welche Aussage trifft zu?
Die Indizierung des Endpunkts von Titrationen im wasserfreien Milieu wird nach Arzneibuch häufig potentiometrisch vorgenommen.
Messgröße dieses Verfahrens ist:

(A) die Spannung
(B) die Änderung der Spannung
(C) die Stromstärke
(D) die Änderung der Stromstärke
(E) der elektrische Widerstand

801 Welche Aussage trifft zu?
Das Arzneibuch schreibt häufig die potentiometrische Indizierung mit der kombinierten Glaselektrode bei der wasserfreien Titration mit Perchlorsäure in Essigsäure vor. Dabei wird das Leitsalz Kaliumchlorid in der Elektrode durch ein anderes, besser geeignetes Salz ersetzt.
Dazu ist am besten geeignet:

(A) Natriumchlorid
(B) Bariumsulfat
(C) Silberchlorid
(D) Lithiumchlorid
(E) Calciumfluorid

802 Die freie Carboxygruppe des in Wasser wenig löslichen Arzneistoffs Ramipril kann durch volumetrische Titration einer Lösung von Ramipril in einem Gemisch aus Methanol und Wasser (1:1) mit NaOH-Maßlösung erfasst werden. Wegen des schleppenden Umschlags von Farbindikatoren bei dieser Titration ist eine visuelle Endpunktserkennung schwierig.

CH_3 O O CH_3 N H N O O OH

Wie kann der Verlauf dieser Titration verfolgt werden, um den Maßlösungsverbrauch bis zum Äquivalenzpunkt ermitteln zu können?

(A) amperometrisch
(B) voltametrisch
(C) voltammetrisch
(D) polarographisch
(E) potentiometrisch

803 Welche der folgenden Elektroden können für die potentiometrische Indikation einer Redoxtitration als **Indikator**elektroden eingesetzt werden?

(1) Glasmembran-Elektrode
(2) Platinelektrode
(3) Goldelektrode

(A) nur 1 ist richtig
(B) nur 2 ist richtig
(C) nur 1 und 3 sind richtig
(D) nur 2 und 3 sind richtig
(E) 1 bis 3 = alle sind richtig

804 Für welche der folgenden Titrationen sind die jeweils angegebenen Elektroden als Indikatorelektrode zur potentiometrischen Endpunktsanzeige geeignet?

(1) Ag/AgCl/Chlorid (c = 3 mol/L)-Elektrode für Fällungstitrationen
(2) Glasmembran-Elektrode für Säure-Base-Titrationen
(3) Platin-Elektrode für Redoxtitrationen

(A) nur 2 ist richtig
(B) nur 3 ist richtig
(C) nur 1 und 2 sind richtig
(D) nur 2 und 3 sind richtig
(E) 1 bis 3 = alle sind richtig

805 Welches ist die geeignete Elektrode zur direktpotentiometrischen Bestimmung von Fluorid-Ionen?

(A) Glaselektrode
(B) Silberelektrode
(C) Natriumfluorid-Membran-Elektrode
(D) Lanthanfluorid-Einkristall-Elektrode
(E) Silber/Silberfluorid/Kaliumfluorid ($c = 3\ mol \cdot L^{-1}$)-Elektrode

806 Welche Aussagen zur direktpotentiometrischen Fluorid-Bestimmung mit LaF_3-Einkristall-Membranelektroden treffen zu?

(1) Bei Messungen im sauren Bereich treten Störungen durch Bildung von undissoziiertem HF auf.
(2) Die Messungen sind störungsempfindlich gegenüber Hydroxid-Ionen.
(3) Unterhalb einer bestimmten Fluorid-Ionenaktivität der Analysenlösung macht sich die Löslichkeit von LaF_3 störend bemerkbar.

(A) nur 1 ist richtig
(B) nur 2 ist richtig
(C) nur 3 ist richtig
(D) nur 2 und 3 sind richtig
(E) 1 bis 3 = alle sind richtig

807* Welche Elektroden sind für die direktpotentiometrische Bestimmung von Fluorid-Ionen geeignet?

(1) Silberelektrode
(2) Natrium-Membran-Elektrode
(3) Lanthanfluorid-Einkristall-Elektrode

(A) nur 1 ist richtig
(B) nur 2 ist richtig
(C) nur 3 ist richtig
(D) nur 2 und 3 sind richtig
(E) 1 bis 3 = alle sind richtig

808 Welchen der folgenden Graphen erhält man bei einer mittels Silberelektrode potentiometrisch indizierten Titration mit $AgNO_3$-Maßlösung ($c = 0{,}1\ mol \cdot L^{-1}$)?

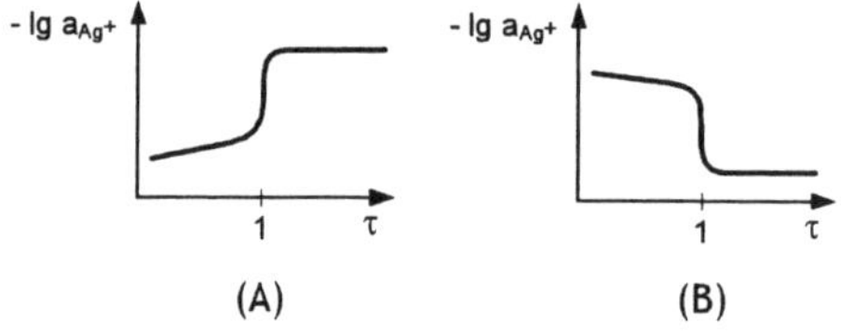

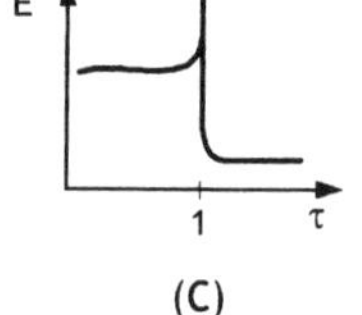

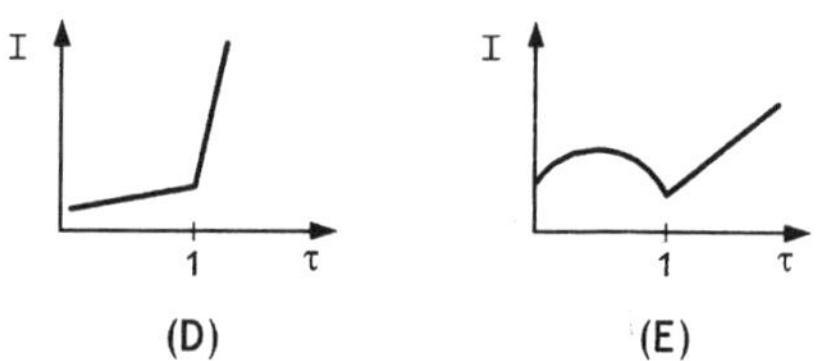

809 Bei welchem der folgenden Verfahren zur Bestimmung von Calcium wird **nicht** die Calcium-Ionen**konzentration**, sondern die Calcium-Ionen**aktivität** einer Lösung unmittelbar bestimmt?

(A) Titration mit EDTA und geeignetem Indikator
(B) Gravimetrische Bestimmung als Calciumoxalat

(C) Direktpotentiometrie mittels calciumionenselektiver Elektrode
(D) Flammenatomabsorption
(E) Atomemission

10.3 Elektrogravimetrie

Siehe auch MC-Fragen Nr. 763, 1795.

810 Welche Aussagen treffen zu?
Das 1. Faradaysche Gesetz stellt einen Zusammenhang her zwischen:

(A) dem Plattenabstand und der Ladung eines Kondensators
(B) der angelegten Spannung und der Ladung eines Kondensators
(C) der Konzentration und der Leitfähigkeit eines Elektrolyten
(D) der Konzentration und dem Dissoziationsgrad eines Elektrolyten
(E) der bei einer Elektrolyse abgeschiedenen Stoffmenge und der dabei geflossenen Ladung

811 Welche Aussagen treffen zu?
Die Faraday-Konstante F

(1) ist das Produkt aus Avogadro-Zahl und Ionenbeweglichkeit
(2) entspricht dem Betrag der Ladung eines mols Elektronen
(3) ist das Produkt aus Avogadro-Zahl und Elementarladung
(4) ist der Innenwiderstand eines Elektrolyten

(A) nur 3 ist richtig
(B) nur 1 und 2 sind richtig
(C) nur 1 und 4 sind richtig
(D) nur 2 und 3 sind richtig
(E) nur 2, 3 und 4 sind richtig

812 Welche Aussagen treffen zu?
In eine elektrochemische Zelle (mit Platinelektroden) wird eine verdünnte wässrige NaCl-Lösung eingefüllt und eine geeignete Spannung angelegt, so dass ein Strom I fließt.

(1) Die Lösung enthält gleich viele Anionen und Kationen.
(2) Der Strom wird in der Lösung genau zur Hälfte von Anionen und Kationen getragen.
(3) Anionen und Kationen wandern bei Stromfluss verschieden schnell.
(4) Bei Gasentwicklung an der Kathode geht Elektrodenmaterial in Lösung.

(A) nur 1 ist richtig
(B) nur 1 und 3 sind richtig
(C) nur 2 und 4 sind richtig
(D) nur 1, 3 und 4 sind richtig
(E) 1 bis 4 = alle sind richtig

813 Welche Aussage zur Elektrogravimetrie trifft **nicht** zu?

(A) Elektrogravimetrische Bestimmungen beruhen auf der elektrolytischen Abscheidung eines definierten Produkts des Analyten.
(B) Bei konstanter Stromstärke ist die abgeschiedene Stoffmenge des Analyten proportional zu der Zeit, in der dieser Strom fließt.
(C) Die Geschwindigkeit der elektrolytischen Abscheidung hängt vom Diffusionskoeffizienten des Analyten ab.
(D) Unter der Zersetzungsspannung versteht man die bei galvanostatischer Elektrolyse nach vollständiger elektrolytischer Abscheidung gemessene Spannung.
(E) Als Arbeitselektrode wird eine polarisierbare Elektrode eingesetzt.

814 Welche Aussage trifft zu?
Die bei der elektrogravimetrischen Kupferbestimmung in verdünnt schwefelsaurer Lösung ablaufende Reaktion lässt sich durch folgende Bruttogleichung wiedergeben:

(A) $Cu^{2+} + 3\ H_2O \longrightarrow Cu + 1/2\ O_2 + 2\ H_3O^+$
(B) $Cu^{2+} + 2\ H_3O^+ \longrightarrow Cu + 1/2\ O_2 + 2\ H_2O$
(C) $Cu^{2+} + 3\ H_2O \longrightarrow Cu^+ + 1/2\ O_2 + 2\ H_3O^+$
(D) $2\ Cu^{2+} + 2\ H_2O \longrightarrow 2\ Cu + 1/2\ O_2 + 2\ H_3O^+$
(E) $Cu^{2+} + H_2O \longrightarrow Cu + 1/2\ O_2 + H_2$

Instrumentelle Analytik

815 Welche der genannten Größen geht in die Berechnung der Zersetzungsspannung bei der elektrogravimetrischen Bestimmung von Kupfer in einer schwefelsauren Kupfer(II)-sulfat-Lösung **nicht** ein?

(A) das Standardpotential des Redoxsystems Cu^{2+} / Cu^0
(B) das Standardpotential des Redoxsystems O_2 / H_2O
(C) eine eventuell vorhandene Sauerstoff-überspannung
(D) die Cu^{2+}-Konzentration
(E) der elektrische Widerstand der Lösung

816 Welche Aussagen treffen zu?
Bei der Elektrolyse einer wässrigen Silbernitrat-Lösung werden an der Kathode folgende Prozesse beobachtet:

(1) Silber geht hier in Lösung.
(2) Es wird hier metallisches Silber abgeschieden.
(3) Nitrat-Ionen werden hier entladen.

(A) nur 1 ist richtig
(B) nur 2 ist richtig
(C) nur 3 ist richtig
(D) nur 1 und 3 sind richtig
(E) nur 2 und 3 sind richtig

817 Welche Aussage trifft zu?
Durch anodische Oxidation kann elektrogravimetrisch bestimmt werden:

(A) Pb^{2+}
(B) Bi^{3+}
(C) Ni^{2+}
(D) Fe^{2+}
(E) Cu^{2+}

818* Bei der Elektrolyse des Chlorids eines dreiwertigen Metalls entstehen an der Anode 11,2 mL Cl_2 (Gas, bezogen auf Normalbedingungen) und an der Kathode 40 mg Metall.
Wie groß ergibt sich daraus annähernd die relative Atommasse des Metalls?

(A) 40
(B) 60
(C) 80
(D) 120
(E) 180

10.4 Coulometrie

Zur Coulometrie siehe auch MC-Fragen Nr. 764, 826, 831, 832.

819 Welche Aussagen treffen zu?
Die Coulometrie kann genutzt werden:

(1) potentiostatisch zur Quantifizierung eines Stoffes
(2) galvanostatisch als Titrationsmethode
(3) zur intermediären Erzeugung eines instabilen Reagenzes
(4) zur Fällungstitration von Bromid
(5) zur Erzeugung von Brom

(A) nur 1 und 2 sind richtig
(B) nur 2 und 3 sind richtig
(C) nur 4 und 5 sind richtig
(D) nur 1, 2, 3 und 5 sind richtig
(E) 1 bis 5 = alle sind richtig

820 Welche Aussagen zur coulometrischen Titration treffen zu?

(1) Der Titrationsendpunkt wird coulometrisch ermittelt.
(2) Die am System anliegende Spannung muss konstant sein.
(3) Der Stromfluss im System wird konstant gehalten.
(4) Die Messgröße bei der coulometrischen Titration ist die Zeit.

(A) nur 1 ist richtig
(B) nur 3 ist richtig
(C) nur 2 und 4 sind richtig
(D) nur 3 und 4 sind richtig
(E) nur 1, 2 und 4 sind richtig

821 Welche Aussage hinsichtlich der coulometrischen Titration trifft **nicht** zu?

(A) Bei der Titration starker Säuren werden im Anodenraum Säureäquivalente erzeugt.
(B) Bei der Titration starker Basen werden im Kathodenraum Basenäquivalente erzeugt.
(C) Die Titrationskurve einer starken Säure ist in der Nähe des Äquivalenzpunkts punktsymmetrisch.
(D) Die Coulometrie macht Reagenzien zugänglich, die als Maßlösung nur schwer zu handhaben sind wie z. B. Ti^{3+}.
(E) Eine Endpunktsindikation wie bei der Volumetrie ist **nicht** erforderlich.

822 Welche Aussagen zur coulometrischen Titration von Wasser nach Karl Fischer treffen zu?

(1) Die Zeit bis zum Erreichen des Endpunkts wird als Messgröße benötigt.
(2) Der Endpunkt wird an der Blaufärbung von Stärke-Lösung erkannt.
(3) Die Stromstärke wird konstant gehalten.
(4) Das Reagenz I_2 wird anodisch erzeugt.

(A) nur 1 ist richtig
(B) nur 2 ist richtig
(C) nur 2 und 4 sind richtig
(D) nur 3 und 4 sind richtig
(E) nur 1, 3 und 4 sind richtig

823 Die durch Elektrolyse aus einer $AgNO_3$-Lösung abgeschiedene Silbermenge m wird durch welche der folgenden Beziehungen richtig wiedergegeben (I = Stromstärke, t = Zeit)?

(A) $m \sim {}^{I}/_{t}$
(B) $m \sim I^2 \cdot t$
(C) $m \sim 2\,It^2$
(D) $m \sim I \cdot t$
(E) $m \sim \sqrt{I \cdot t}$

824 Bei einer coulometrischen Titration werden zwei Pt-Elektroden eingesetzt. Als Leitelektrolyt wird Kaliumchlorid ($c = 0{,}1\ mol \cdot L^{-1}$) verwendet.
Welche Gleichungen beschreiben die ablaufenden Vorgänge zutreffend bzw. welche Aussagen treffen zu?

(1) Kathodenraum:

$$2\,H_2O + 2\,e^- \longrightarrow H_2 + 2\,OH^-$$

bzw.

$$2\,H_3O^+ + 2\,e^- \longrightarrow H_2 + 2\,H_2O$$

(2) Anodenraum:

$$2\,Cl^- \longrightarrow Cl_2 + 2\,e^-$$

(3) Im Kathodenraum können Säuren wie z. B. Essigsäure titriert werden.
(4) Im Kathodenraum können Basen wie z. B. Ephedrin titriert werden.

(A) nur 4 ist richtig
(B) nur 1 und 3 sind richtig
(C) nur 2 und 4 sind richtig
(D) nur 1, 2 und 3 sind richtig
(E) nur 1, 2 und 4 sind richtig

825 Welche Aussagen zur coulometrischen Titration (galvanostatisch) von Wasser nach Karl Fischer treffen zu?

(1) Die Zeit bis zum Erreichen des Endpunkts wird als Messgröße benötigt.
(2) Die Stromstärke wird konstant gehalten.
(3) Das Reagenz I_2 wird anodisch erzeugt

(A) nur 1 ist richtig
(B) nur 3 ist richtig
(C) nur 1 und 2 sind richtig
(D) nur 2 und 3 sind richtig
(E) 1 bis 3 = alle sind richtig

826 Bei einer coulometrischen Titration werden eine Ag- und eine Pt-Elektrode sowie als Leitelektrolyt Kaliumbromid ($c = 0{,}1\ mol \cdot L^{-1}$) eingesetzt.
Welche der Gleichungen beschreiben die ablaufenden Vorgänge zutreffend und welche der Aussagen treffen zu?

(1) Anode (Ag):

$$Br^- + Ag \longrightarrow AgBr + e^-$$

(2) Kathode (Pt):

$$2\,H_2O + 2\,e^- \longrightarrow H_2 + 2\,OH^-$$

bzw. $2\,H_3O^+ + 2\,e^- \longrightarrow H_2 + 2\,H_2O$

(3) Acetylsalicylsäure ist als Säure unter diesen Bedingungen titrierbar.
(4) Ephedrin ist als Base unter diesen Bedingungen titrierbar.

(A) nur 1 ist richtig
(B) nur 2 ist richtig
(C) nur 2 und 3 sind richtig
(D) nur 1, 2 und 3 sind richtig
(E) nur 1, 2 und 4 sind richtig

827* Welcher der folgenden Kurvenverläufe entspricht der **galvanostatischen** Coulometrie? (I = Stromstärke, U = Spannung, t = Zeit)

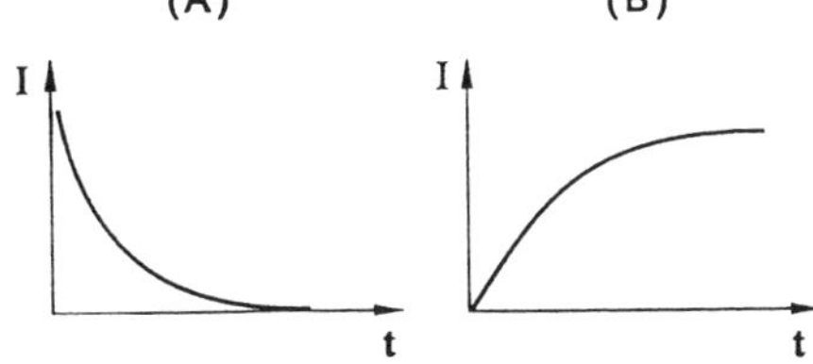

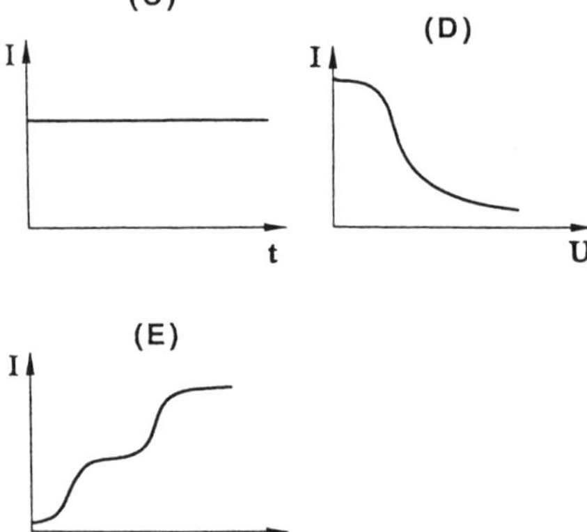

828* Welches der folgenden Diagramme resultiert aus der potentiostatischen Coulometrie? (I: Stromstärke; c: Konzentration; t: Zeit)

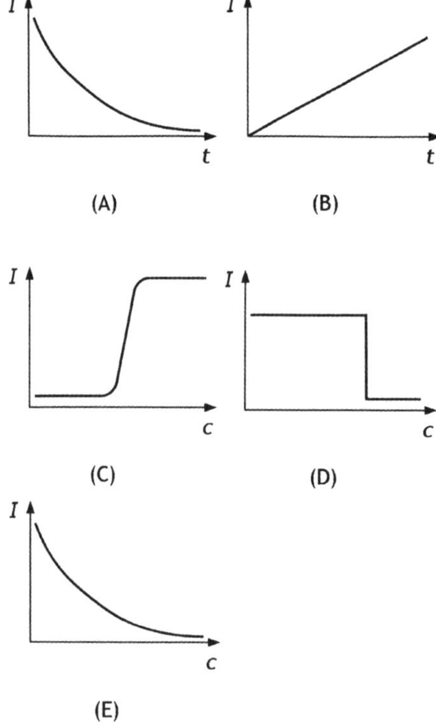

829* Welche Aussagen treffen zu?
Bei der coulometrischen Bestimmung von Arsen(III) mit konstanter Stromstärke durch anodisch erzeugtes Iod

(1) kann der Titrationsendpunkt durch Auftreten einer Blaufärbung nach Stärkezusatz angezeigt werden
(2) wird die Menge an Arsen(III) aus der Stromstärke und der Elektrolysedauer bis zum Titrationsendpunkt berechnet
(3) steigt beim Erreichen des Titrationsendpunkts die Stromstärke durch Bildung von freiem Iod sprunghaft an

(A) nur 1 ist richtig
(B) nur 3 ist richtig
(C) nur 1 und 2 sind richtig
(D) nur 2 und 3 sind richtig
(E) 1 bis 3 = alle sind richtig

830 Ascorbinsäure kann in Gegenwart von Iodid coulometrisch titriert werden.
Welche Aussagen treffen zu?

(1) Die Umsetzung der Ascorbinsäure findet im Anodenraum statt.
(2) Ascorbinsäure wird durch Iod oxidiert.
(3) Die Bestimmung kann mit einer zusätzlichen Doppel-Pt-Elektrode im Anodenraum bivoltametrisch indiziert werden.
(4) Je größer der konstante Strom zwischen den Generatorelektroden ist, desto schneller ist der Äquivalenzpunkt erreicht.

(A) nur 2 ist richtig
(B) nur 1 und 2 sind richtig
(C) nur 1 und 4 sind richtig
(D) nur 3 und 4 sind richtig
(E) 1 bis 4 = alle sind richtig

831 Ascorbinsäure kann in Gegenwart von Iodid coulometrisch titriert werden.
Welche Aussagen treffen zu?

(1) Die Umsetzung der Ascorbinsäure findet im Kathodenraum statt.
(2) Ascorbinsäure wird durch Iod oxidiert.
(3) Die Bestimmung kann mit einer zusätzliche Doppel-Pt-Elektrode im Anodenraum bivoltametrisch indiziert werden.
(4) Je größer der konstante Strom zwischen den Generatorelektroden ist, desto schneller ist der Äquivalenzpunkt erreicht.

(A) nur 2 ist richtig
(B) nur 1 und 2 sind richtig
(C) nur 1 und 4 sind richtig
(D) nur 2, 3 und 4 sind richtig
(E) 1 bis 4 = alle sind richtig

832 Ascorbinsäure kann alkalimetrisch bestimmt werden durch eine coulometrische Titration in einer Messzelle, deren Anoden- und Kathodenraum durch einen Stromschlüssel getrennt sind.
Welche Aussagen zu dieser Verfahrensweise treffen zu?

(1) Die Umsetzung der Ascorbinsäure findet im Kathodenraum statt.
(2) Die Umsetzung der Ascorbinsäure findet im Anodenraum statt.
(3) Jeweils gleiche Volumina der Ascorbinsäure-Lösung müssen sowohl in den Kathoden- als auch in den Anodenraum gegeben werden.
(4) Die Indikation der Titration kann potentiometrisch unter Einsatz einer kombinierten Glaselektrode (Einstabmesskette) erfolgen.

(A) nur 1 ist richtig
(B) nur 2 ist richtig
(C) nur 1 und 4 sind richtig
(D) nur 2 und 4 sind richtig
(E) nur 3 und 4 sind richtig

833 Welche Aussagen über die coulometrische Titration zur Bestimmung von Wasser nach Karl Fischer treffen zu?

(1) Das Reagenz I_2 wird anodisch erzeugt.
(2) Das Reagenz SO_2 wird kathodisch erzeugt.
(3) Wasser wird elektrolytisch zersetzt.
(4) Die Stromstärke wird konstant gehalten.

(A) nur 1 ist richtig
(B) nur 2 ist richtig
(C) nur 1 und 4 sind richtig
(D) nur 1, 2 und 4 sind richtig
(E) 1 bis 4 = alle sind richtig

834 Welche Aussagen zur coulometrischen Titration von Wasser nach Karl Fischer treffen zu?

(1) Die Zeit bis zum Erreichen des Endpunkts wird als Messgröße benötigt.
(2) Die Stromstärke wird konstant gehalten.
(3) Das Reagenz I_2 wird kathodisch erzeugt.

(A) nur 1 ist richtig
(B) nur 3 ist richtig
(C) nur 1 und 2 sind richtig
(D) nur 1 und 3 sind richtig
(E) nur 2 und 3 sind richtig

Berechnungen

835* Bei einer elektrogravimetrischen Bestimmung von Nickel(II) (relative Atommasse ≈ 58) entsteht gleichzeitig Wasserstoff an der Kathode. Nach 965 s Elektrolysezeit bei einem Strom von 1 A werden 58 mg Nickel ausgewogen.
Wie viel % der Elektrizitätsmenge wurden etwa für die Nickel-Abscheidung aufgewendet (Faraday-Konstante 96500 C pro Äquivalent)?

(A) 5 %
(B) 10 %
(C) 20 %
(D) 50 %
(E) 80 %

836 Bei der Wasserbestimmung nach Karl Fischer wurde das Reagenz I_2 coulometrisch erzeugt. Bis zum Äquivalenzpunkt vergingen 200 Sekunden bei einer konstant eingestellten Stromstärke von 100 mA.
Wie groß ist die erzeugte Stoffmenge I_2 (Faraday-Konstante $F = 10^5\ A \cdot s \cdot mol^{-1}$)?

(A) 10 µmol
(B) 20 µmol
(C) 100 µmol
(D) 200 µmol
(E) 1 mmol

837 Der Wassergehalt einer Probe wurde coulometrisch nach Karl Fischer bestimmt. Dabei wurde der Äquivalenzpunkt bei einer Stromstärke von 20 mA nach 25 min erreicht. (Faraday-Konstante $F \approx 10^5\ A \cdot s \cdot mol^{-1}$)
Etwa welcher Wassermenge entspricht dieses Messergebnis?

(A) 9 µg
(B) 18 µg
(C) 0,18 mg
(D) 0,54 mg
(E) 2,7 mg

838* Der Wassergehalt einer Probe wurde coulometrisch nach Karl Fischer bestimmt. Dabei wurde der Äquivalenzpunkt bei einem Strom von 20 mA nach 5 min erreicht. (Faraday-Konstante $F = 10^5\ A \cdot s \cdot mol^{-1}$)
Etwa welcher Wassermenge entspricht dieses Messergebnis?

(A) 9 µg
(B) 18 µg
(C) 0,18 mg
(D) 0,54 mg
(E) 2,7 mg

839* Welche Aussage trifft zu?
Bei der coulometrischen Titration von 49,05 mg Schwefelsäure (M_r 98,1), Na_2SO_4 als Elektrolyt, Pt-Kathode/Diaphragma/Pt-Anode, Äquivalenzpunkt: pH = 7, werden verbraucht (Faraday-Konstante: $96500\ C \cdot mol^{-1}$):

(A) 98,1 C
(B) 96,5 C
(C) 49,05 C
(D) 48,25 C
(E) Keine der obigen Angaben trifft zu.

840* Welche Aussage trifft zu?
Bei der coulometrischen Titration einer Base werden unter geeigneten Bedingungen zur Erzeugung von so viel mol Protonen, wie sie in 1,0 mL einer Salzsäure ($c = 0{,}1\ mol \cdot L^{-1}$) enthalten sind, ungefähr benötigt:

(A) 0,5 C
(B) 1 C
(C) 5 C
(D) 10 C
(E) 50 C

841* Welche Aussage trifft zu?
Bei der Elektrolyse einer wässrigen Kupfer(II)-sulfat-Lösung fließt rund 24000 s lang ein Strom von 2 A. An der Kathode werden ungefähr abgeschieden:

(A) 4 mol Cu
(B) 2 mol Cu
(C) 1 mol Cu
(D) 1/2 mol Cu
(E) 1/4 mol Cu

10.5 Voltammetrie (Polarographie)

Zur Polarographie siehe auch MC-Fragen Nr. 846, 872, 877, 1792, 1843.

10.5.1 Grundlagen der Polarographie, Strom-Spannungs-Kurven

842 Bei welchem elektroanalytischen Verfahren ist die Diffusionskontrolle der Stromstärke Voraussetzung für eine erfolgreiche Durchführung?

(A) Potentiometrie
(B) Elektrogravimetrie
(C) Coulometrie
(D) Konduktometrie
(E) Polarographie

843* Welche Aussage trifft zu?
Unter den Bedingungen einer polarographischen Zink-Bestimmung erfolgt der Transport der Zn^{2+}-Ionen zur Elektrode hauptsächlich durch:

(A) Migration
(B) Diffusion
(C) Konversion
(D) Konvektion
(E) Polarisation

844* Welche Aussage über die Polarographie trifft **nicht** zu?
In der Polarographie

(A) wird die tropfende Hg-Elektrode als Kathode verwendet
(B) ist das Halbstufenpotential identisch mit dem Redoxpotential der Probelösung, wenn es gegen eine Kalomelelektrode gemessen wird
(C) wird im Polarogramm die Stromstärke gegen die Spannung registriert
(D) wird nur ein Teil der in Lösung befindlichen Substanz an der Hg-Elektrode umgesetzt
(E) ist die Höhe des Diffusionsgrenzstromes der Konzentration des zu bestimmenden Stoffes proportional

845 Welche Aussagen zur Polarographie treffen zu?

(1) Die Stromstärke wird in Abhängigkeit von einer zeitlich veränderlichen Spannung gemessen.
(2) Als Arbeitselektrode wird die Quecksilbertropfelektrode eingesetzt.
(3) In der Methode Gleichstrompolarographie ist die mittlere Diffusionsgrenzstromstärke der Konzentration der elektroaktiven Spezies proportional.
(4) Die Diffusionsgrenzstromstärke ist abhängig von der Viskosität der Lösung.

(A) nur 1 ist richtig
(B) nur 3 ist richtig
(C) nur 1 und 2 sind richtig
(D) nur 3 und 4 sind richtig
(E) 1 bis 4 = alle sind richtig

846 Welche Größen werden bei einem differentiellen Puls-Polarogramm typischerweise gegeneinander aufgetragen?

(A) Widerstand gegen Stromstärke
(B) Änderung der Spannung gegen Zeit
(C) Kapazitätsstrom gegen Widerstand
(D) Diffusionsgrenzstrom gegen Puls-Amplitude
(E) Änderung der Stromstärke gegen Spannung

847 Bei der Puls-Polarographie wird im Verlauf der Spannungserhöhung bei der Aufnahme des Puls-Polarogramms kurz vor dem Abfallen des Quecksilbertropfens ein Spannungsimpuls an die elektrochemische Zelle gelegt.
Was zeichnet den dafür optimalen Zeitpunkt aus?

(A) Der Diffusionsgrenzstrom fällt steil ab.
(B) Der Ladestrom hat seinen Maximalwert erreicht.
(C) Die Differenz zwischen Kapazitätsstrom und Faraday-Strom ist null.
(D) Die Differenz zwischen Kapazitätsstrom und Faraday-Strom ist minimal.
(E) Die Differenz zwischen Kapazitätsstrom und Faraday-Strom ist am größten.

848 Welche Aussage trifft zu?
Die Nachweisgrenze bei der Gleichspannungspolarographie von Blei(II)-Ionen wird hauptsächlich bestimmt durch:

(A) das Verhältnis der Höhe des Diffusionsgrenzstromes zum Wert des Halbstufenpotentials (gemessen gegen die Normalwasserstoffelektrode)
(B) das Verhältnis der Größe des Faradayschen Stromes zur Größe des Ladestromes
(C) die Höhe der Wasserstoffüberspannung an Quecksilber
(D) die Leitfähigkeit der Grundlösung
(E) das Potential der Bezugselektrode

849 Welche Aussagen zur differentiellen Puls-Voltammetrie (DPV) treffen zu?

(1) Messgröße ist die Stromstärke.
(2) Die registrierte Kurve ist unabhängig von der Konvektion der Lösung.
(3) Charakteristische Werte in einem Voltammogramm sind das Peakpotential und der Peakstrom.

(A) Keine der Aussagen trifft zu.
(B) nur 2 ist richtig
(C) nur 1 und 2 sind richtig
(D) nur 1 und 3 sind richtig
(E) nur 2 und 3 sind richtig

Grundelektrolyt (Leitsalz)

850* Welche Aussagen treffen zu?
Der Zusatz von Kaliumchlorid bei der Polarographie soll folgende störende Erscheinungen verhindern:

(1) Konvektion
(2) Migration
(3) Diffusion
(4) Polarisation

(A) nur 2 ist richtig
(B) nur 3 ist richtig
(C) nur 1 und 2 sind richtig
(D) nur 3 und 4 sind richtig
(E) nur 2, 3 und 4 sind richtig

851 Welches der genannten Salze wäre als Grundelektrolyt für die polarographische Zink-Bestimmung **nicht** geeignet?

(A) KCl
(B) $KClO_4$
(C) NH_3/NH_4Br
(D) $[N(C_4H_9)_4]^+ Cl^-$
(E) $CdBr_2$

Strom-Spannungs-Kurven

852* Die nachfolgende Abbildung zeigt das Polarogramm einer Blei(II)-Lösung.
Welche Größe stellt den Diffusionsgrenzstrom des Blei(II) dar (I_{kath} = kathodische Stromstärke, U = Zellspannung)?

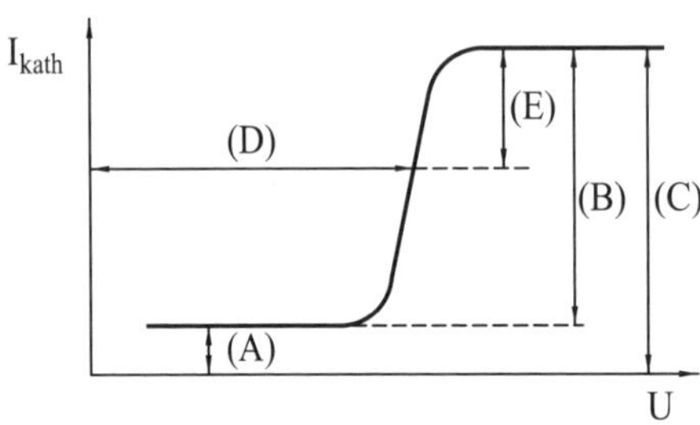

853* Die folgende Abbildung zeigt schematisch das Polarogramm einer Lösung von Zink- und Cadmiumchlorid in geeigneter Grundlösung.
Welcher der markierten Punkte (A) bis (E) gibt das Halbstufenpotential von Cadmium an?

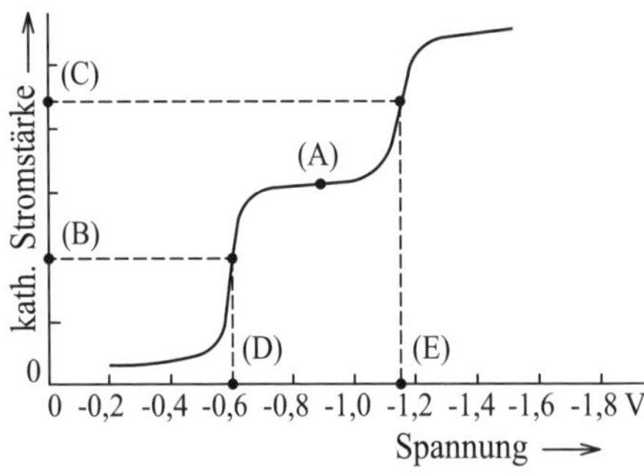

854 Die nachfolgende Abbildung zeigt das Polarogramm einer Lösung, die Cd^{2+} und Zn^{2+} enthält.
Welche Größe gibt das Halbstufenpotential des Zn^{2+} an?

(I_{kath} = kathodische Stromstärke
U = an die Zelle angelegte Spannung)

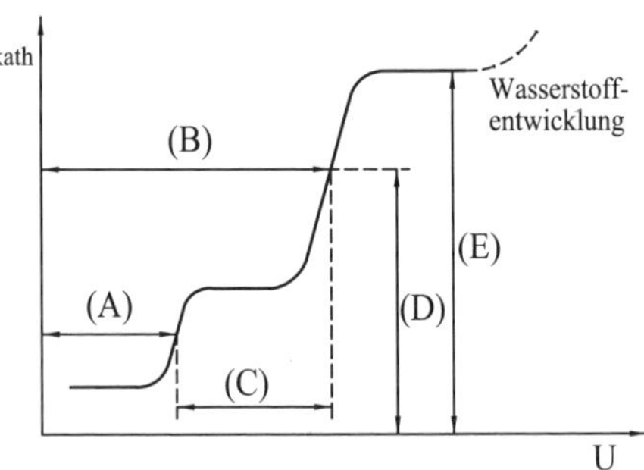

855 Welche Aussage trifft zu?
Die Polarogramme einer Pb^{2+}-Lösung ($c = 10^{-4}$ mol/L)

- in einem Essigsäure/Acetat-Puffer und
- in einem Ammoniak/Ammoniumchlorid-Puffer

unterscheiden sich am meisten:

(A) in der Größe des Diffusionsgrenzstromes
(B) in der Größe des Kapazitätsstromes
(C) im Halbstufenpotential
(D) in der Steilheit der Stufe
(E) in der Zahl der auftretenden Stufen

856*

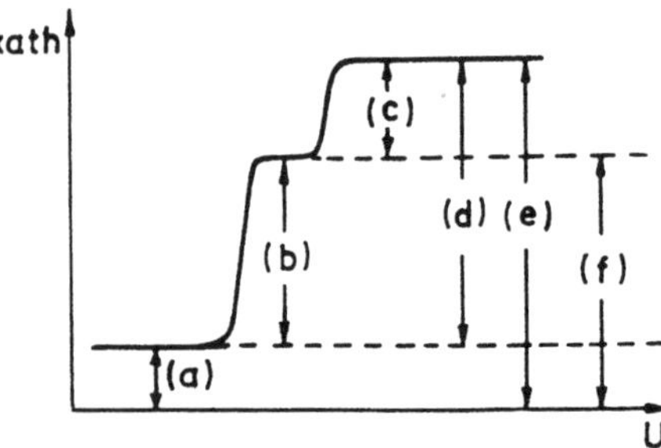

Obige Abbildung zeigt das Polarogramm einer Lösung, die Blei(II) und Thalium(I) enthält.
Aus welcher(n) Größe(n) kann die **Gesamtkonzentration** an beiden Metallionen ermittelt werden (I_{kath} = kathodische Stromstärke, U = an Zelle gelegte Spannung)?

(A) aus d
(B) aus e
(C) aus a und e
(D) aus b und c
(E) aus c und f

857 Welche Aussage über einen an einer Quecksilbertropfelektrode fließenden anodischen Strom trifft **nicht** zu?

(A) Er tritt z. B. bei der polarographischen Bestimmung von Ascorbinsäure auf.
(B) Er tritt bei der Auflösung des Elektrodenquecksilbers auf.
(C) Er ist durch die Übertragung von Elektronen von den umgesetzten Teilchen auf die Quecksilberelektrode charakterisiert.
(D) Voraussetzung für sein Auftreten ist ein positives Elektrodenpotential (>0 V) gegen die gesättigte Kalomelelektrode.
(E) Ein anodischer Grenzstrom kann diffusionskontrolliert sein.

Sauerstoff-Stufen

858 Welche der folgenden Aussagen bezüglich Sauerstoff in einer polarographisch untersuchten Lösung treffen zu?
Sauerstoff

(1) blockiert die Quecksilbertropfelektrode
(2) kann zu Wasserstoffperoxid reduziert werden
(3) kann zu Wasser reduziert werden
(4) greift die Elektrodenoberfläche an
(5) liefert zwei polargraphische Stufen

(A) nur 2 ist richtig
(B) nur 3 ist richtig
(C) nur 5 ist richtig
(D) nur 1 und 4 sind richtig
(E) nur 2, 3 und 5 sind richtig

Ilkovič-Gleichung

859 Die grundlegende Gleichung der Polarographie und der Voltammetrie, die Ilkovič-Gleichung, lautet:

$$I_D = 607 \cdot z \cdot D^{1/2} \cdot m^{2/3} \cdot t^{1/6} \cdot c$$

Welche der darin vorkommenden Variablen ist nachstehend **nicht** zutreffend bezeichnet?

(A) I_D: mittlere Diffusionsgrenzstromstärke
(B) z: Zahl der pro Teilchen umgesetzten Ladungen (Elektronenzahl)
(C) D: Diffusionskoeffizient
(D) m: Masse des Quecksilbertropfens
(E) t: Tropfzeit

860* Welche der nachfolgend aufgeführten Größen sind in der Ilkovič-Gleichung zur Berechnung des polarographischen Diffusionsgrenzstromes von Metallionen enthalten?

(1) Zahl der bei der Reduktion des Metallions umgesetzten Elektronen
(2) Konzentration des Metallions
(3) Diffusionskoeffizient des zu reduzierenden Metallions
(4) Halbstufenpotential des zu bestimmenden Metallions

(A) nur 2 ist richtig
(B) nur 1 und 3 sind richtig
(C) nur 2 und 3 sind richtig
(D) nur 1, 2 und 3 sind richtig
(E) 1 bis 4 = alle sind richtig

861* Welche Aussage trifft **nicht** zu?
In die Ilkovič-Gleichung gehen folgende Größen ein:

(A) der bei der betreffenden Elektrodenreaktion ablaufende Wertigkeitswechsel in Form eines Ladungsumsatzes pro mol Stoffumsatz
(B) die Tropfzeit der Kapillare
(C) die Spannung der polarographischen Zelle
(D) die Konzentration des elektrochemisch aktiven Stoffes
(E) der Diffusionskoeffizient des elektrochemisch aktiven Stoffes

862 Welche Aussage trifft **nicht** zu?
In der Ilkovič-Gleichung sind **explizit** folgende Größen enthalten:

(A) Zahl der pro Teilchen der umgesetzten Substanz ausgetauschten Elektronen
(B) Temperatur der Probelösung
(C) Ausflussgeschwindigkeit (Massenfluss) des Quecksilbers
(D) Konzentration der zu bestimmenden Substanz
(E) Diffusionskoeffizient

863 Zur Bestimmung des Arzneistoffgehalts einer Tablette der Masse 500 mg wurde diese gelöst und in einem Messkolben zu 25,0 mL mit Grundelektrolytlösung aufgefüllt. Dann wurden 2,0 mL dieser Lösung auf 20,0 mL aufgefüllt und nach Entlüften ein differentielles Puls-Polarogramm aufgenommen. Dabei wurde das Signal **4** erhalten.
Messungen des Arzneistoffs bei den angegebenen bekannten Konzentrationen ergaben die Signale 1 bis 3 (Schreiberausschlag: 10 nA/mm).

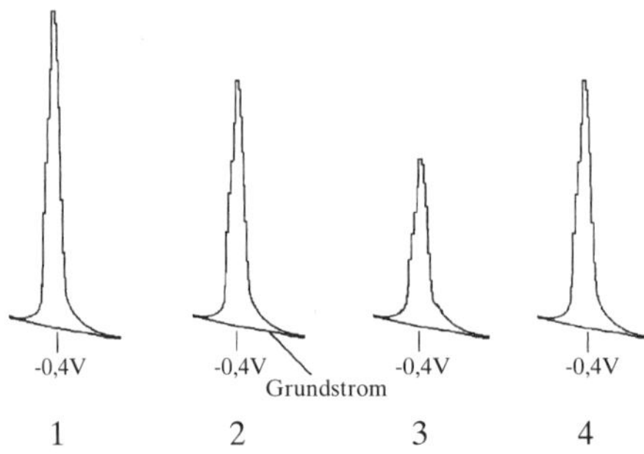

Signalhöhe:

1	2	3	4
13,0 cm	0,10 cm	7,0 cm	10,0 cm

Arzneistoffkonzentration:

$0{,}13\,\frac{mg}{mL}$ $\quad 0{,}10\,\frac{mg}{mL}$ $\quad 0{,}07\,\frac{mg}{mL}$

Welcher Gehalt der Tablette ergibt sich aus dem Vergleich mit den Messungen bekannter Konzentrationen desselben Arzneistoffs?

(A) 1 %
(B) 2 %
(C) 3 %
(D) 4 %
(E) 5 %

10.5.2 Instrumentelle Anordnung, Durchführung

864* Welches Teil in der folgenden Prinzipskizze eines Gleichspannungspolarographen (z. B. bei der Bestimmung von Pb^{2+}, Cd^{2+} oder Zn^{2+}) ist **nicht** richtig angeordnet?

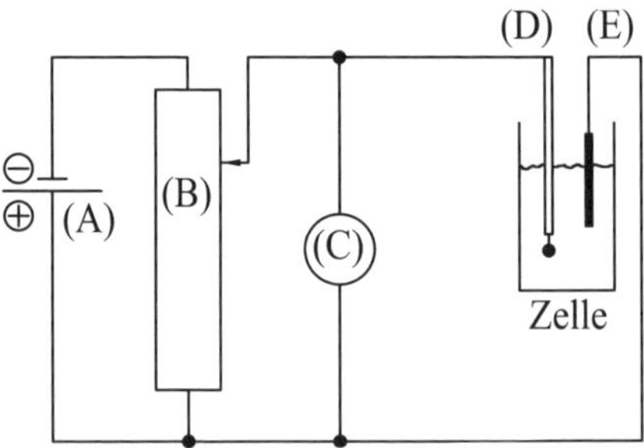

(A) Spannungsquelle (2 V)
(B) Widerstand mit Abgriff (Potentiometer)
(C) Amperemeter (Schreiber)
(D) Quecksilbertropfelektrode
(E) gesättigte Kalomelelektrode

865 Welche Aussage trifft zu?
Zur möglichst leistungslosen Messung der Spannung einer polarographischen Zelle eignet sich ein:

(A) Tensiometer mit hohem Widerstand
(B) Leistungsmessgerät mit einem Innenwiderstand von mindestens 10^{-3} Ohm
(C) Drehspulmessinstrument mit einem Messbereich von 0 bis 2 V
(D) Voltmeter mit einem Eingangswiderstand, der viel größer als der Widerstand der Zelle ist
(E) Amperemeter, dessen Innenwiderstand mindestens 1000 mal kleiner ist als der Widerstand der Zelle

866 Welche Aussage trifft **nicht** zu?
Bei einer polargraphischen Bestimmung mittels Quecksilbertropfelektrode müssen folgende Bedingungen eingehalten werden:

(A) Störender Sauerstoff muss aus der Lösung entfernt worden sein.
(B) Die Temperatur soll konstant bleiben.
(C) Die Lösung darf getrübt sein.
(D) Die Lösung muss gerührt werden.
(E) Ein Leitsalz muss zugesetzt werden.

10.5.3 Anwendungen der Polarographie

867 Welche der folgenden Teilchenarten können prinzipiell an der Quecksilbertropfelektrode reduziert werden?

(1) Kationen
(2) Anionen
(3) ungeladene Moleküle (Neutralteilchen)
(4) gelöste Gase

(A) nur 1 ist richtig
(B) nur 2 ist richtig
(C) nur 4 ist richtig
(D) nur 1 und 3 sind richtig
(E) 1 bis 4 = alle sind richtig

Substanzgemische (Simultanbestimmungen)

868* Welche Aussage trifft zu?
Bei der polarographischen Bestimmung (Gleichspannungspolarographie) von Zink(II)-Ionen neben Cadmium(II)-Ionen

(A) werden zuerst die Cadmium(II)-Ionen weitgehend (>99,9 % des Gesamtgehalts der Lösung) zu metallischem Cadmium reduziert, bevor die Reduktion der Zink(II)-Ionen einsetzt
(B) wird die zu untersuchende Lösung durch ein Inertgas wie Stickstoff weitgehend von gelöstem Sauerstoff befreit
(C) wird der Gehalt an Zink(II)-Ionen aus dem Halbstufenpotential berechnet
(D) stören Elektrolyte wie KCl, da diese Elektrolyte die Leitfähigkeit der Lösung zu stark erhöhen
(E) ist die Größe der Diffusionsgrenzströme den Redoxpotentialen der Redoxprozesse
$Zn(II) \rightarrow Zn + 2e^-$
$Cd(II) \rightarrow Cd + 2e^-$
proportional

869* Welche Aussagen treffen zu?
Die folgenden Kationen können an der Quecksilbertropfelektrode unter Ausbildung von zwei getrennten Stufen entsprechend dem Schema $Me^{2+} + e^- \rightarrow Me^+$; $Me^+ + e^- \rightarrow Me^o$ reduziert werden:

(1) Cu^{2+}
(2) Pb^{2+}
(3) Cd^{2+}
(4) Zn^{2+}

(A) nur 1 ist richtig
(B) nur 3 ist richtig
(C) nur 1 und 3 sind richtig
(D) nur 2, 3 und 4 sind richtig
(E) 1 bis 4 = alle sind richtig

Organische Substanzen

870 Welche der folgenden Stoffklassen können polarographisch erfasst werden?

(1) Disulfide
(2) Nitroverbindungen
(3) Hydrazide
(4) Aldehyde
(5) Peroxide

(A) nur 2 ist richtig
(B) nur 1 und 3 sind richtig
(C) nur 2, 3 und 5 sind richtig
(D) nur 2, 3, 4 und 5 sind richtig
(E) 1 bis 5 = alle sind richtig

871 Die Voltammetrie unter Verwendung einer Quecksilbertropfelektrode kann zur quantitativen Bestimmung organischer Substanzen eingesetzt werden.
Welche der folgenden funktionellen Gruppen bzw. Stoffklassen kann mit dieser Methode **nicht** erfasst werden?

(A) Endiole
(B) aromatische Aldehyde
(C) aromatische Nitroverbindungen
(D) Akzeptor-substituierte Alkene
(E) gesättigte Kohlenwasserstoffe

872 Welche der folgenden Verbindungsklassen lassen sich an einer Quecksilberelektrode durch reduktive Umsetzung quantitativ bestimmen?

(1) primäre aromatische Amine
(2) Chinone
(3) Arylalkylsulfide

(A) nur 1 ist richtig
(B) nur 2 ist richtig
(C) nur 1 und 3 sind richtig
(D) nur 2 und 3 sind richtig
(E) 1 bis 3 = alle sind richtig

873* Die Voltammetrie unter Verwendung einer Quecksilbertropfelektrode kann zur quantitativen Bestimmung organischer Substanzen eingesetzt werden.
Welche der folgenden Verbindungen kann mit dieser Methode **nicht** erfasst werden?

(A) Benzaldehyd
(B) 4-Nitrotoluol
(C) D-Mannitol
(D) Ascorbinsäure
(E) Fumarsäure

874 Welcher der folgenden Stoffe ist polarographisch an einer Quecksilberelektrode am schwersten reduzierbar?

(A) O=⟨Ring⟩=O (p-Benzochinon)
(B) $R_1(R_2)C{=}N{-}R_3$
(C) $R{-}NO_2$
(D) $C_6H_5{-}NH{-}C(=O){-}NH_2$
(E) $R{-}CH_2{-}Br$

875* Welche Aussage trifft **nicht** zu?
An der Quecksilbertropfelektrode können in wässriger Lösung im Potentialbereich von 0 bis –2 V (gegen gesättigte Kalomelelektrode) folgende (schematisch formulierte) Reaktionen ablaufen:

(A) $Zn^{2+} \xrightarrow{+2\,e^-} Zn$ (Amalgam)

(B) O=⟨Ring⟩=O $\xrightarrow{+2\,e^-}$ HO–⟨Ring⟩–OH

(C) $(CH_3)_2C{=}NH \xrightarrow{+2\,e^-} (CH_3)_2CH{-}NH_2$

(D) $O_2 \xrightarrow{+2\,e^-} H_2O_2$

(E) $CH_3{-}CH_2{-}OH \xrightarrow{+2\,e^-} CH_3{-}CH_3$

876* Welche Aussage trifft zu?
Das schematisch wiedergegebene Polarogramm kann in saurer Lösung mit einer Verbindung erhalten worden sein, die folgende funktionelle Gruppe enthält

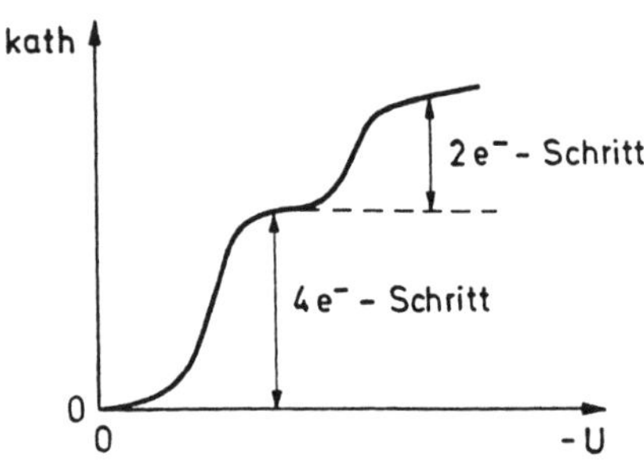

(A) $-O-O-$
(B) $>C{=}O$
(C) $>C{=}N-$
(D) $-N{=}O$
(E) $-NO_2$

877* Welche der folgenden Verbindungen lassen sich an einer Quecksilberelektrode durch reduktive Umsetzung bestimmen?

(1) Hydrochinon
(2) Cystin
(3) Niclosamid

(A) nur 1 ist richtig
(B) nur 3 ist richtig
(C) nur 1 und 2 sind richtig
(D) nur 2 und 3 sind richtig
(E) 1 bis 3 = alle sind richtig

878 Welche der folgenden Substanzen ist in einer geeigneten wässrigen Pufferlösung durch Reduktion oder Oxidation polarographisch quantifizierbar?

(A) Ethambutol

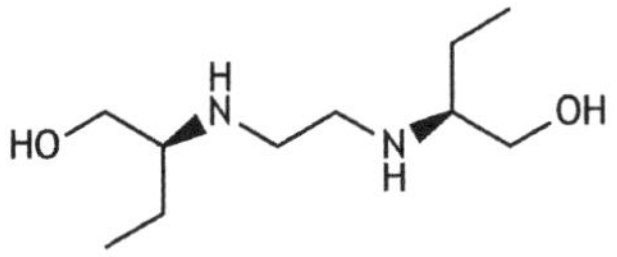

(B) Menadion

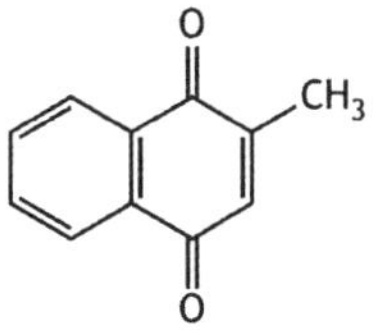

(C) Menthol

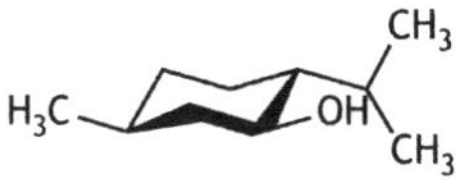

(D) Amitriptylin

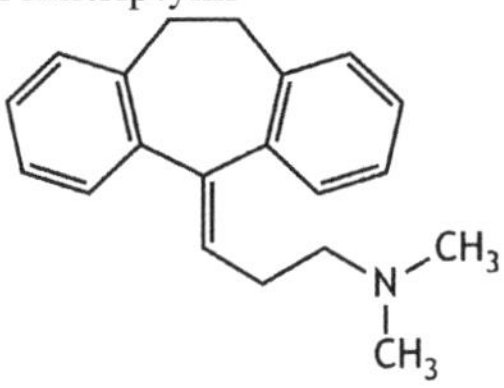

(E) Lidocain

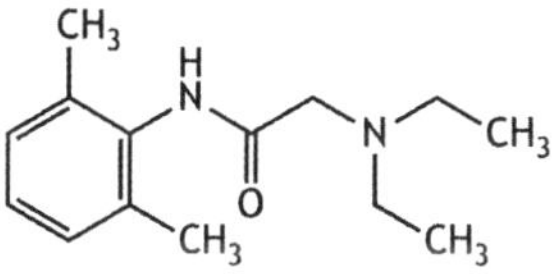

879 Welcher der folgenden Arzneistoffe ist polarographisch oxidierbar?

(A) Menadion

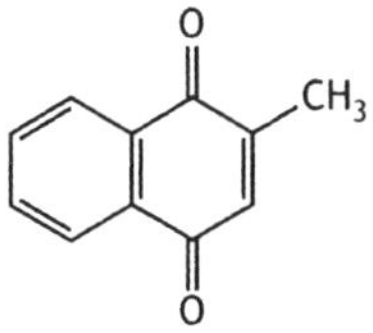

(B) Nicotinamid

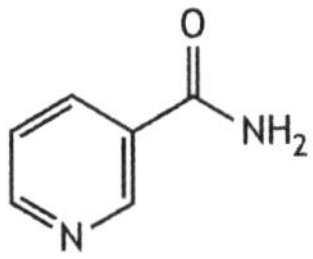

(C) Pyridoxol

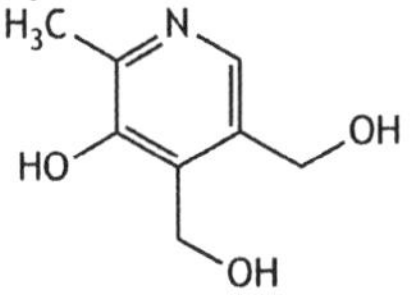

(D) Vitamin C

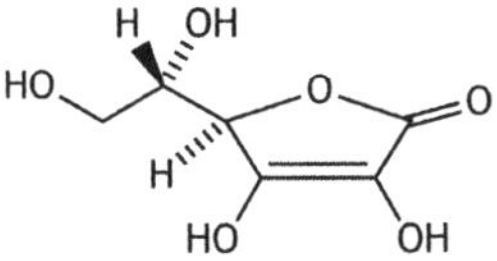

(E) Diazepam

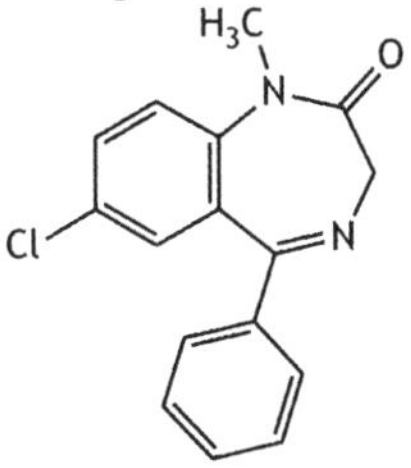

880* Welche der folgenden Verbindungen lassen sich polarographisch an einer Quecksilberelektrode durch reduktive Umsetzung bestimmen?

(1) Hydrochinon

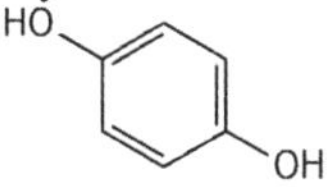

(2) Cystein

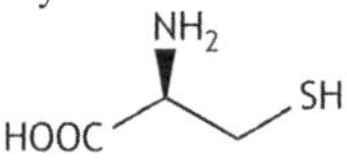

(3) Nitrofural

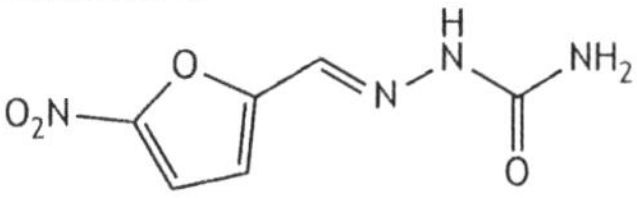

(A) nur 1 ist richtig
(B) nur 3 ist richtig
(C) nur 1 und 2 sind richtig
(D) nur 2 und 3 sind richtig
(E) 1 bis 3 = alle sind richtig

881 Welche der folgenden Verbindungen lassen sich an einer Quecksilberelektrode durch reduktive Umsetzung bestimmen?

(1) Menadion

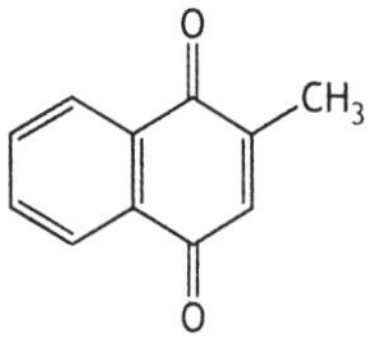

(2) Nitrofurantoin

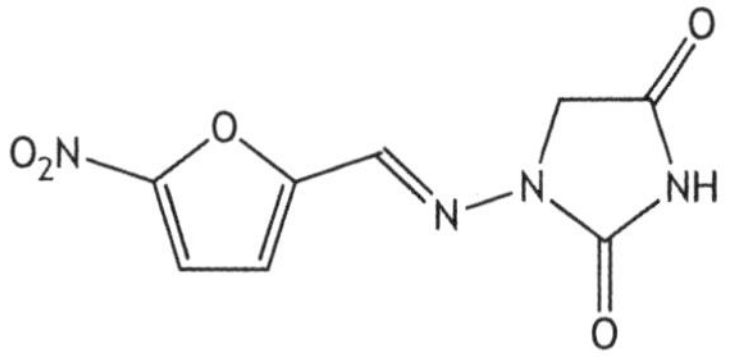

(3) Dimercaprol

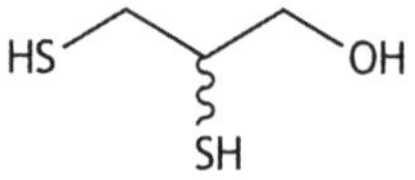

(A) nur 1 ist richtig
(B) nur 3 ist richtig
(C) nur 1 und 2 sind richtig
(D) nur 2 und 3 sind richtig
(E) 1 bis 3 = alle sind richtig

882* Bei der anodischen voltammetrischen Bestimmung der Aminosäure L-Cystein unter Verwendung von Edelmetall- oder Carbonelektroden wird nur eine funktionelle Gruppe erfasst.

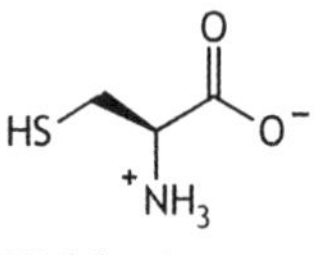

Welche Aussage trifft zu?

(A) Die Thiol-Gruppe wird zum Disulfid oxidiert.
(B) Die Thiol-Gruppe wird zum Sulfoxid oxidiert.
(C) Die Carboxylat-Gruppe wird zum Aldehyd reduziert.
(D) Die Carboxylat-Gruppe wird zum Alkohol reduziert.
(E) Die Ammonium-Gruppe disproportioniert zu Nitroso- und Aminfunktion.

10.6 Amperometrie/Voltametrie

Zur Amperometrie/Voltametrie siehe auch MC-Fragen Nr. 588–590, 608, 737, 764, 891, 897, 940, 1719–1721.

883* Welche Aussagen treffen zu?
Die Amperometrie mit zwei polarisierbaren Elektroden („Biamperometrie“)

(1) gehört zu den potentiometrischen Indikationsmethoden
(2) erfolgt bei konstanter Spannung
(3) ist ein Verfahren, bei dem durch zunehmende Depolarisation die Stromstärke (Betrag) kleiner wird

(A) nur 1 ist richtig
(B) nur 2 ist richtig
(C) nur 3 ist richtig
(D) nur 1 und 2 sind richtig
(E) nur 2 und 3 sind richtig

884 Bei der voltametrisch indizierten Titration mit einer Indikatorelektrode erfolgt die

(A) Messung der Potentialdifferenz zwischen Indikator- und Referenzelektrode bei konstanter Stromstärke
(B) leistungslose Messung der Potentialdifferenz zwischen Indikator- und Referenzelektrode ohne Stromfluss
(C) Messung des Stromflusses zwischen Indikator- und Referenzelektrode bei konstanter Spannung
(D) Messung des Stromflusses bei konstanter Wechselspannung
(E) Messung des Stromflusses zwischen Indikator- und Referenzelektrode bei Veränderung der Spannung

Anordnungen (Schaltbilder)

885* Die folgende Zeichnung gibt das Schaltbild für eine biamperometrische Indikation an. Welches Bauelement ist **falsch** angeordnet?

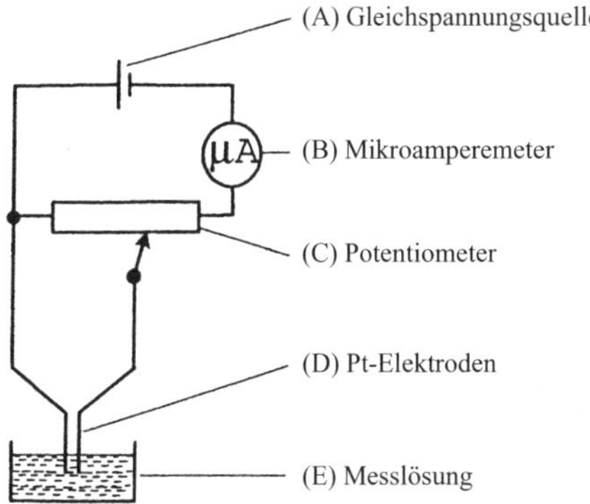

886 Welche der folgenden Darstellungen zeigt ein funktionsfähiges Schaltbild zur **biamperometrischen** Indikation (Amperometrie mit zwei polarisierbaren Elektroden; I = Stromstärke, U = Spannung)?

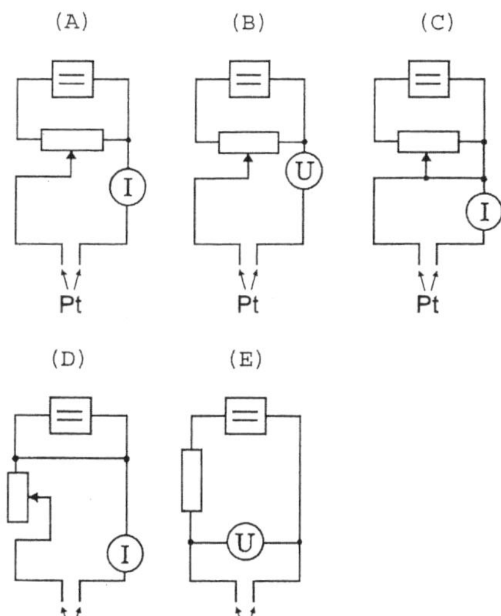

887 Welche der folgenden Darstellungen zeigt ein funktionsfähiges Schaltbild zur **bivoltametrischen** Indikation (Voltammetrie mit zwei polarisierbaren Elektroden) (I = Stromstärke, U = Spannung)?

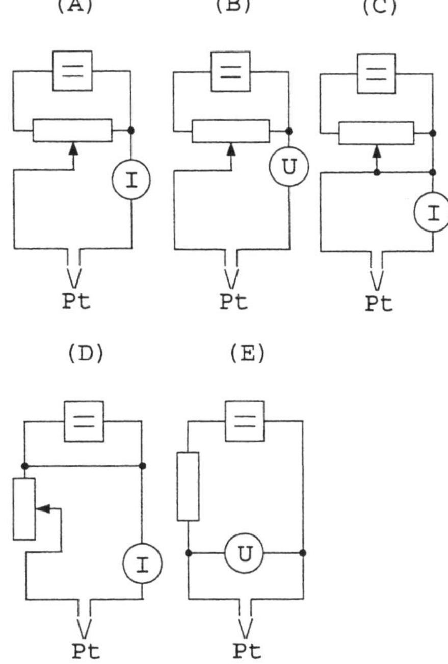

888 Welche Aussage trifft zu?
Das nachfolgende Schaltbild zeigt schematisch eine instrumentelle Anordnung zur:

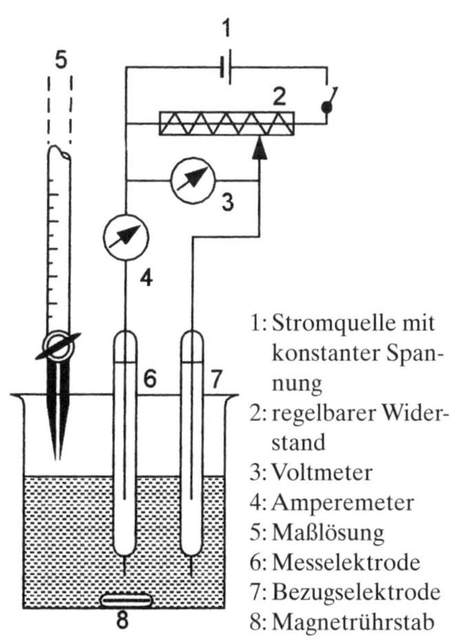

1: Stromquelle mit konstanter Spannung
2: regelbarer Widerstand
3: Voltmeter
4: Amperemeter
5: Maßlösung
6: Messelektrode
7: Bezugselektrode
8: Magnetrührstab

(A) Elektrogravimetrie
(B) coulometrischen Titration
(C) Polarographie
(D) Konduktometrie
(E) amperometrischen Titration

Durchführung

889 Welche Aussage trifft zu?
Das Standardpotential für Pb^{2+}/Pb beträgt ca. –130 mV. Für die erfolgreiche Titration von Sulfat mit Bleinitrat-Lösung bei monoamperometrischer Titration ist die Arbeitselektrode zu schalten als:

(A) Anode bei –200 mV vs. $Pt|H_2|H_3O^+$ (a = 1)
(B) Anode bei +200 mV vs. $Pt|H_2|H_3O^+$ (a = 1)
(C) Anode oder Kathode bei 0 mV vs. $Pt|H_2|H_3O^+$ (a = 1)
(D) Kathode bei +200 mV vs. $Pt|H_2|H_3O^+$ (a = 1)
(E) Kathode bei –400 mV vs. $Pt|H_2|H_3O^+$ (a = 1)

Sauerstoff-Sensor nach Clark

890 Welche Aussagen über einen amperometrischen Sauerstoff-Sensor nach Clark treffen zu?

(1) Er enthält eine für Sauerstoff durchlässige Membran.
(2) Im Betrieb entsteht an der Opfer-Anode aus Silber AgCl.
(3) Im Betrieb wird an der Edelmetall-Kathode (z.B. Gold-Kathode) Sauerstoff reduziert.
(4) Als Innenlösung dient eine Kaliumchlorid-Lösung.

(A) nur 1 ist richtig
(B) nur 3 ist richtig
(C) nur 2 und 3 sind richtig
(D) nur 1, 3 und 4 sind richtig
(E) 1 bis 4 = alle sind richtig

891 Welche Aussagen über einen amperometrischen Sauerstoff-Sensor nach Clark treffen zu?

(1) Als Bezugselektrode zur Einstellung des Potentials der Arbeitselektrode dient eine Silberelektrode.
(2) An der Anode findet die folgende Reaktion statt: $Ag + Cl^- \rightarrow AgCl\downarrow + e^-$
(3) An der Kathode findet summarisch die folgende Reaktion statt: $O_2 + 4e^- + 2\,H_2O \rightarrow 4\,OH^-$
(4) Zwischen Opfer-Anode und Kathode wird eine Spannung angelegt.

(A) nur 1 ist richtig
(B) nur 3 ist richtig
(C) nur 2 und 3 sind richtig
(D) nur 1, 3 und 4 sind richtig
(E) 1 bis 4 = alle sind richtig

Titrationskurven

892* Welcher der folgenden Kurventypen wird bei der amperometrischen Titration (mit einer Indikatorelektrode) erhalten, wenn der Titrand **und** der Titrator unter den Bedingungen der Titration elektrochemisch aktiv sind?

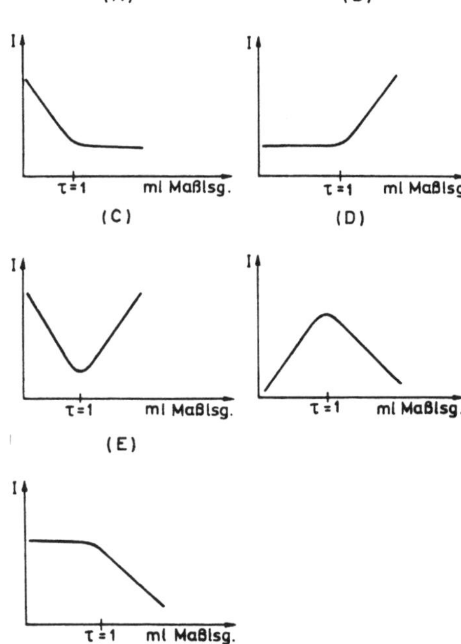

893 Bei einer amperometrisch indizierten Fällungstitration von Pb^{2+} mit Kaliumdichromat-Maßlösung wird folgende Kurve erhalten:

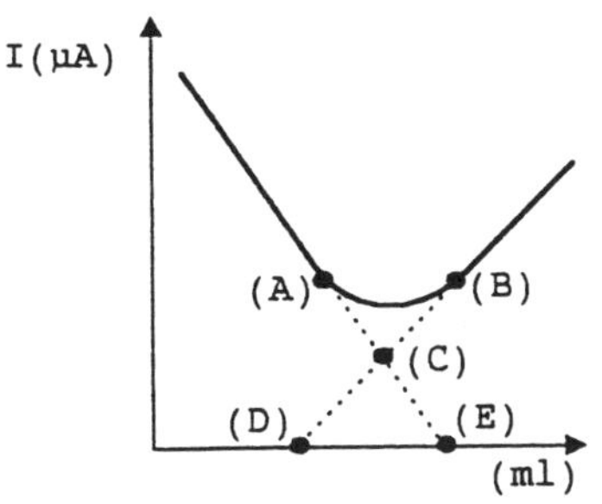

Welcher der Punkte (A) bis (E) dient zur Bestimmung des Verbrauchs an Maßlösung bis zum Äquivalenzpunkt?

894 Welche Aussage trifft zu?
Die komplexometrische Titration von Cu^{2+}-Ionen mit EDTA wurde biamperometrisch indiziert unter Verwendung einer Doppel-Cu-Elektrode. Folgende Graphik beschreibt den prinzipiellen Verlauf der Titration am besten (U = ΔE = 200 mV):

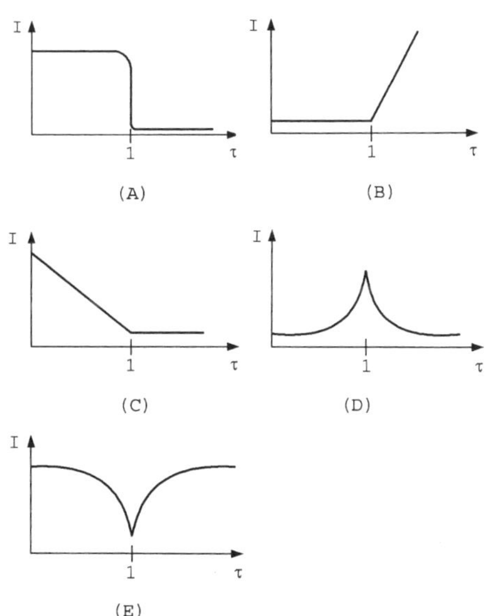

895 Die Titration von Eisen(II) mit Cer(IV)-Maßlösung soll mit Hilfe von zwei polarisierbaren Elektroden voltametrisch indiziert werden.

Welche Aussagen treffen zu?

(1) Die Spannung zwischen den Elektroden steigt zum Äquivalenzpunkt hin steil an.
(2) Die Spannung zwischen den Elektroden bleibt vom Äquivalenzpunkt an konstant.
(3) Nach dem Äquivalenzpunkt wird an der Kathode Cer(IV) reduziert.
(4) Nach dem Äquivalenzpunkt wird an der Anode Cer(III) oxidiert.

(A) nur 1 und 3 sind richtig
(B) nur 2 und 3 sind richtig
(C) nur 1, 2 und 4 sind richtig
(D) nur 1, 3 und 4 sind richtig
(E) nur 2, 3 und 4 sind richtig

896 Welche der abgebildeten Titrationskurven wurde bei der bivoltametrisch indizierten Titration von Ascorbinsäure mit Iod-Maßlösung erhalten?
(Die Titrationszeit *t* ist proportional zum Volumen *V* der zugesetzten Maßlösung.)

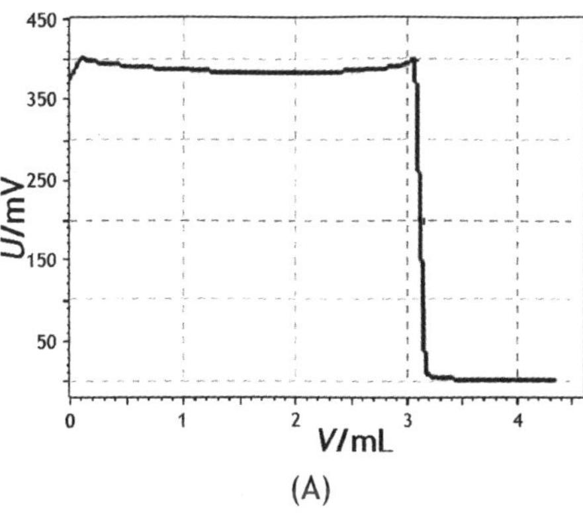

(A)

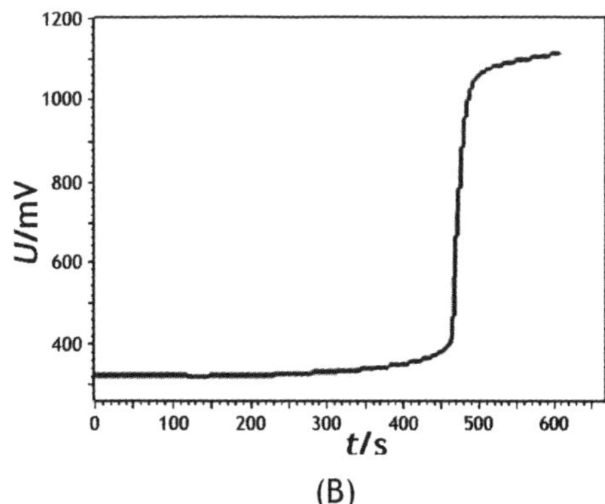

(B)

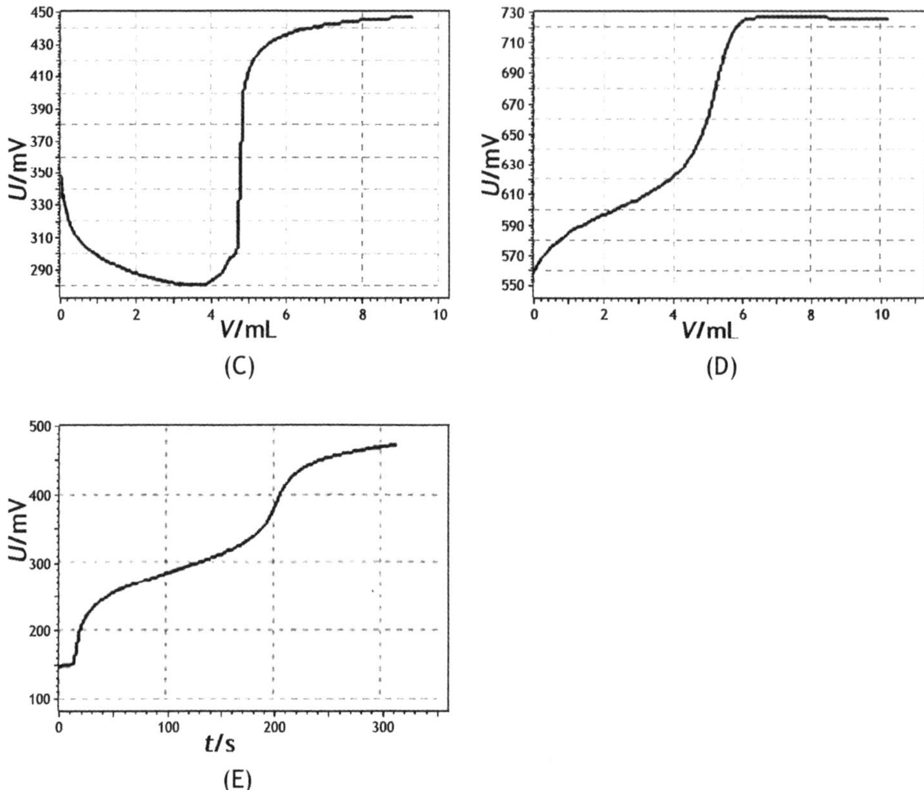

897 In der nachstehend abgebildeten Titrationskurve von Ascorbinsäure ist das Messsignal U gegen die Titrationszeit t aufgetragen, wobei t zum Volumen der zugesetzten Maßlösung proportional ist (monotone Titration).

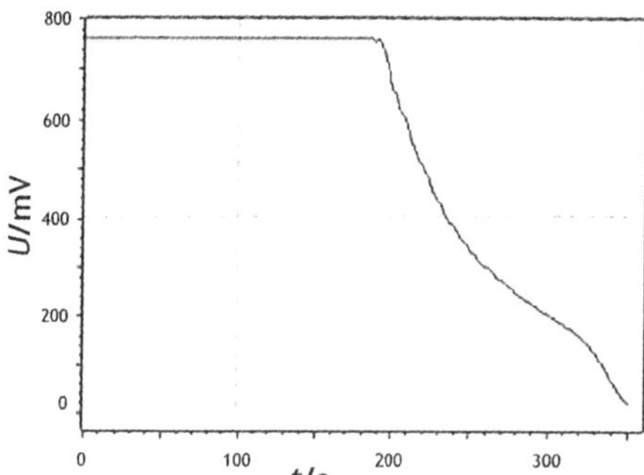

Durch welches der nachstehend genannten Verfahren kann diese Titrationskurve erhalten worden sein?

(A) Titration mit $KMnO_4$-Maßlösung unter potentiometrischer Indikation
(B) Titration mit $KMnO_4$-Maßlösung unter photometrischer Indikation (U ist proportional zur Transmission.)
(C) Titration mit NaOH-Maßlösung unter potentiometrischer Indikation
(D) Titration mit $HClO_4$-Maßlösung in Aceton unter potentiometrischer Indikation
(E) Titration mit Iod-Maßlösung unter bivoltametrischer Indikation

Karl-Fischer-Titration

Siehe hierzu auch MC-Fragen Nr. 561, 562, 822, 825, 833, 834, 836–838.

898* Welche Aussage zur abgebildeten Messanordnung, die zur Karl-Fischer-Titration mit iodhaltiger Maßlösung verwendet werden kann, trifft **nicht** zu?

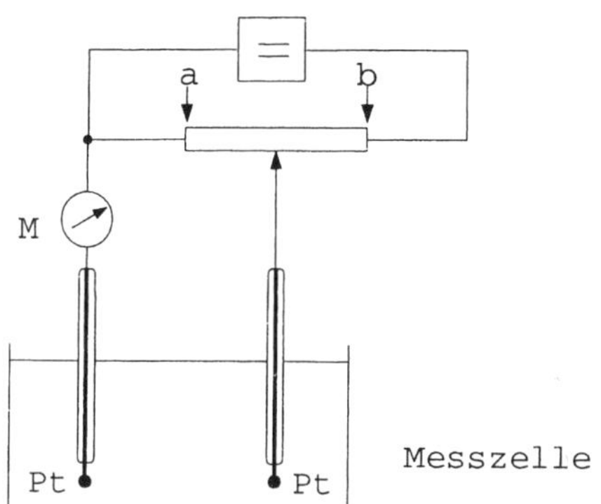

(A) Während der Titration bleibt die Spannung zwischen a und b praktisch konstant.
(B) Der Zellwiderstand steigt nach Überschreiten des Endpunkts an.
(C) Als Messinstrument M eignet sich ein Mikroamperemeter.
(D) Die zwischen den Elektroden angelegte Spannung ist kleiner als die zu Beginn der Titration für die Lösung erforderliche Zersetzungsspannung.
(E) Kurz vor Erreichen des Endpunkts wird nach jedem Reagenzzusatz ein vorübergehender Anstieg der Stromstärke beobachtet.

899* Welches Teil der in folgender Darstellung angegebenen Apparatur muss gegen ein anderes ausgetauscht werden, damit bei einer Wasserbestimmung nach Karl Fischer (Titration mit I_2-Lösung) die darunter abgebildete Titrationskurve erhalten wird?

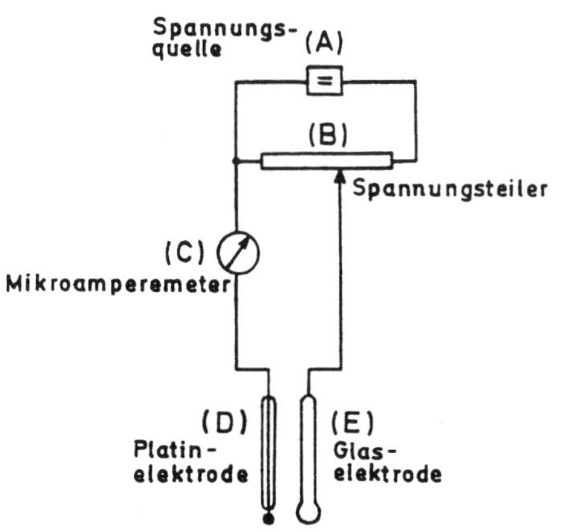

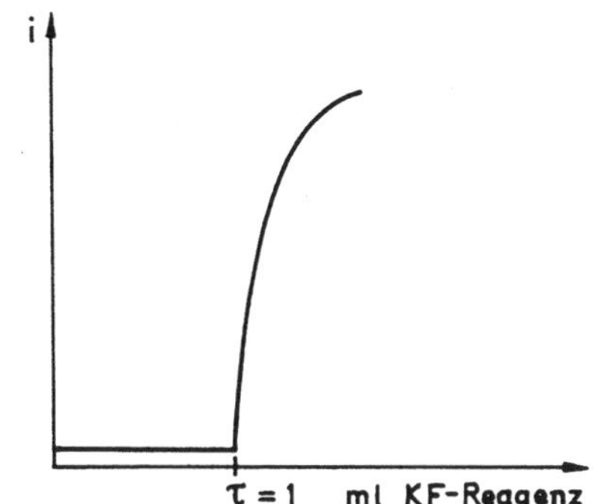

Bestimmung primärer aromatischer Amine

Siehe hierzu auch MC-Fragen Nr. 588–590.

900 Welche Aussagen treffen zu?
Der Endpunkt der Titration eines primären aromatischen Amins mit $NaNO_2$-Lösung in verdünnter Salzsäure kann indiziert werden:

(1) amperometrisch unter Verwendung einer stickstoffselektiven Elektrode
(2) amperometrisch an zwei polarisierbaren Platinelektroden („biamperometrisch“)
(3) potentiometrisch

(A) nur 2 ist richtig
(B) nur 3 ist richtig
(C) nur 1 und 2 sind richtig
(D) nur 2 und 3 sind richtig
(E) 1 bis 3 = alle sind richtig

901* Bei der Titration eines Analyten mit Natriumnitrit-Maßlösung wurde die folgende Titrationskurve erhalten:

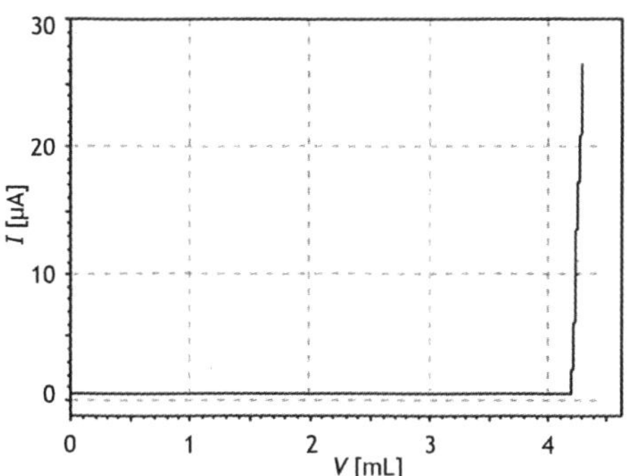

Welche Aussagen treffen zu?

(1) Die Indikation erfolgte biamperometrisch.
(2) Der Analyt war bei der angelegten Spannung elektrochemisch inaktiv.
(3) Nitrit kann in saurem Milieu (spannungsabhängig) elektrochemisch sowohl oxidiert als auch reduziert werden.
(4) Die Indikation erfolgte potentiometrisch unter Einsatz einer Platin-Indikatorelektrode.

(A) nur 1 ist richtig
(B) nur 4 ist richtig
(C) nur 2 und 4 sind richtig
(D) nur 1, 2 und 3 sind richtig
(E) nur 2, 3 und 4 sind richtig

902* Bei der nitritometrischen Titration eines Sulfonamids wird folgende Titrationskurve erhalten.

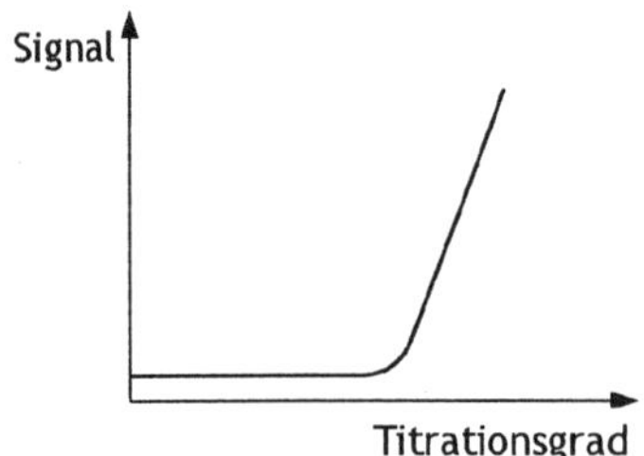

Welches Verfahren wurde zur Indikation des Endpunktes eingesetzt?

(A) Potentiometrie mit kombinierter Glaselektrode
(B) Potentiometrie mit kombinierter Platinelektrode
(C) Bivoltammetrie mit Doppel-Platinelektrode
(D) Biamperometrie mit Doppel-Platinelektrode
(E) Konduktometrie

10.7 Konduktometrie

Zur Konduktometrie und zur elektrischen Leitfähigkeit siehe auch MC-Fragen Nr. 707, 710, 712–718, 720, 737, 762, 764, 1117.

903 Welche Aussagen zu konduktometrischen Analyseverfahren treffen zu?

(1) Bei der konduktometrischen Titration wird die Leitfähigkeit einer Elektrolytlösung in Abhängigkeit vom Volumen der zugegebenen Maßlösung gemessen.
(2) In konduktometrischen Messsystemen kann sowohl Gleich- als auch Wechselspannung verwendet werden.
(3) In Elektrolytlösungen können einzelne Ionenarten auf konduktometrischem Wege selektiv erfasst werden.
(4) Die Detektion von Analyten bei chromatographischen Trennungen kann konduktometrisch erfolgen.

(A) nur 1 ist richtig
(B) nur 2 ist richtig
(C) nur 1 und 4 sind richtig
(D) nur 2 und 3 sind richtig
(E) nur 1, 2 und 3 sind richtig

904* Welche Aussage trifft für die konduktometrische Indizierung einer Titration zu?

(A) Es wird während der Titration eine zunehmende Gleichspannung an die Elektroden gelegt.
(B) Es werden eine polarisierbare Elektrode (z. B. Platin) und eine unpolarisierbare Elektrode (2. Art, z. B. Kalomelelektrode) verwendet.
(C) Es wird eine Wechselspannung an die Zelle gelegt und die Änderung des fließenden Wechselstromes verfolgt.
(D) Als Maß für die titrierte Stoffmenge dient die bis zum Titrationsendpunkt durch die Lösung transportierte elektrische Gesamtladung.
(E) Die Lösung muss vor der Titration zur Erhöhung der Leitfähigkeit mit einem Leitsalz versetzt werden.

905 Welche Aussage trifft zu?
Die Verwendung von Wechselspannung bei der Konduktometrie erfolgt zur Vermeidung von:

(A) Doppelschichtkapazitäten
(B) Ohmschen Lösungswiderständen
(C) Phasenverschiebungen
(D) Faradayschen (elektrolytischen) Vorgängen
(E) Ionenbewegungen

906* Zur **konduktometrischen** Indizierung der Titration von Salzsäure mit Natriumhydroxid-Lösung eignet sich am besten die Elektrodenkombination:

(A) eine Platin- und eine Silber/Silberchlorid-Elektrode
(B) eine Glas- und eine Kalomelelektrode
(C) eine Quecksilbertropf- und eine Kalomelelektrode
(D) zwei Platinelektroden
(E) eine Natrium- und eine Chlorid-sensitive Elektrode

907 Welche Aussagen zur instrumentellen Indizierung von Säure-Base-Titrationen treffen zu?

(1) Eine Leitfähigkeitsmessung zur Indizierung der Titration von Essigsäure mit NaOH-Maßlösung ist wegen zu geringer Ionenleitfähigkeit des Acetat-Ions ungeeignet.
(2) Soll die Indizierung potentiometrisch durch Titration auf eine bestimmte Zellspannung hin („Endpunkttitration") erfolgen, so ist eine kalibrierte Indikatorelektrode einzusetzen.
(3) Die Indizierung der Titration konjugierter Basen schwacher Säuren mit starken Säuren kann konduktometrisch erfolgen.

(A) nur 1 ist richtig
(B) nur 2 ist richtig
(C) nur 1 und 2 sind richtig
(D) nur 1 und 3 sind richtig
(E) nur 2 und 3 sind richtig

908* Welche der folgenden Titrationskurven wird bei der konduktometrischen Titration einer **schwachen** Säure mit NaOH-Maßlösung erhalten

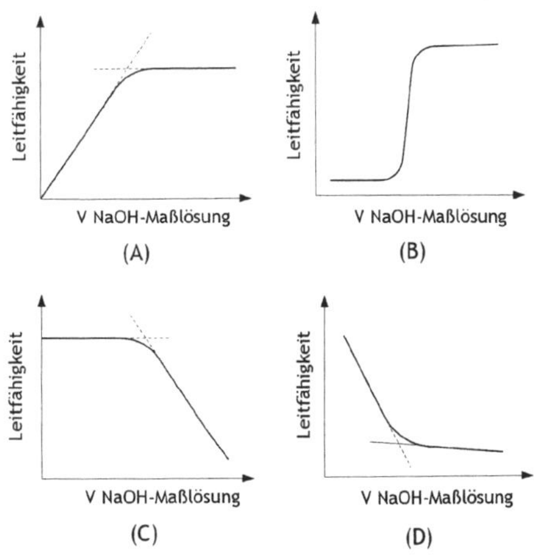

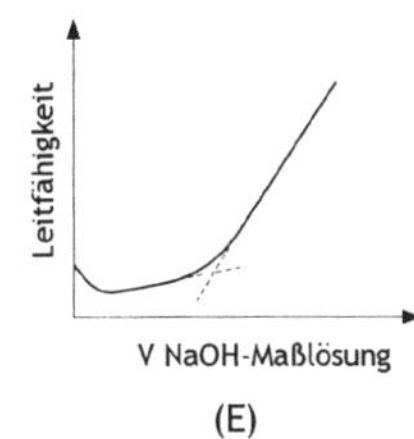

909 Welche Aussage über die Titration einer schwachen Säure ($pK_a > 7$) mit NaOH-Maßlösung bei konduktometrischer Indikation trifft zu?

(A) Nach Zugabe weniger Tropfen der Maßlösung steigt die Leitfähigkeit während der gesamten Titration.
(B) Bis zum Äquivalenzpunkt fällt die Leitfähigkeit.
(C) Nach dem Äquivalenzpunkt ändert sich die Leitfähigkeit nicht.
(D) Zur Auswertung wird das Maximum der Titrationskurve gesucht.
(E) Zur Auswertung wird das Minimum der Titrationskurve gesucht.

910* Welche der folgenden konduktometrischen Titrationskurven entspricht schematisch der Titration eines Gemischs von Salzsäure und Essigsäure mit Natriumhydroxid-Lösung ($c = 1{,}0\ mol \cdot L^{-1}$)?

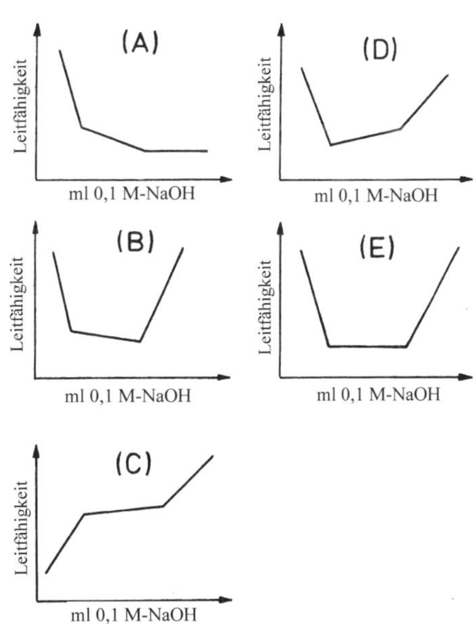

911 Welche der angegebenen Kurven würde sich bei der konduktometrischen Titration einer **schwachen** Säure mit einer **schwachen** Base ergeben?

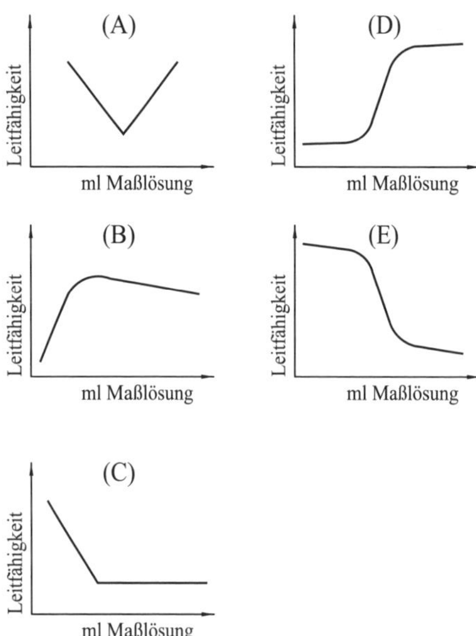

912 Welche Aussagen zur instrumentellen Indizierung von Säure-Base-Titrationen treffen zu?

(1) Die Kalibrierung einer Glaselektrode (Einstabmesskette) ist für potentiometrische Titrationen nicht erforderlich.
(2) Eine Leitfähigkeitsmessung ist zur Indizierung der Titration von Essigsäure mit NaOH-Maßlösung aufgrund der zu niedrigen Ionenleitfähigkeit des Acetat-Ions ungeeignet.
(3) Die Indizierung der Titration konjugierter Basen schwacher Säuren mit starken Säuren kann konduktometrisch erfolgen.

(A) nur 1 ist richtig
(B) nur 2 ist richtig
(C) nur 1 und 2 sind richtig
(D) nur 1 und 3 sind richtig
(E) nur 2 und 3 sind richtig

913 Welche der folgenden konduktometrischen Titrationskurven entspricht schematisch der Titration von Chlorid mit Silbernitrat-Lösung ($c = 1{,}0\ mol \cdot L^{-1}$)?

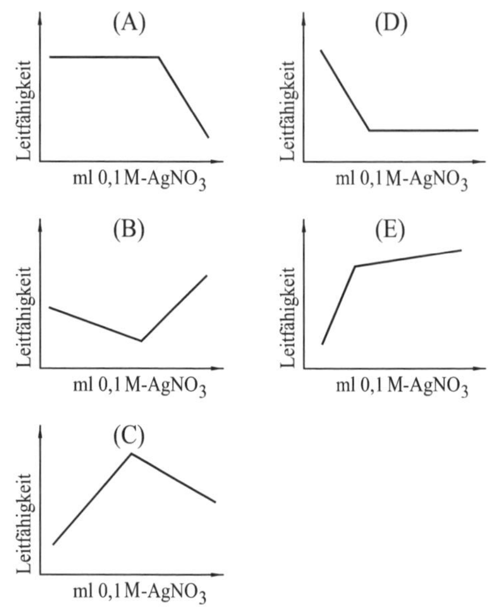

914* Welche Aussagen zur instrumentellen Indizierung von Säure-Base-Titrationen treffen zu?

(1) Eine Leitfähigkeitsmessung zur Indizierung der Titration von Essigsäure mit Natriumhydroxid-Maßlösung ist wegen zu geringer Ionenleitfähigkeit des Acetat-Ions ungeeignet.
(2) Die Indizierung der Titration konjugierter Basen schwacher Säuren mit starken Säuren kann konduktometrisch erfolgen.
(3) Soll die Indizierung potentiometrisch durch Titration auf eine bestimmte Zellspannung hin („Endpunkttitration") erfolgen, so ist eine kalibrierte Indikatorelektrode einzusetzen.
(4) Die Glaselektrode („Einstabmesskette"), die zur Indizierung einer potentiometrischen Titration eingesetzt wird, muss vor einer solchen Bestimmung kalibriert werden.

(A) nur 2 ist richtig
(B) nur 1 und 2 sind richtig
(C) nur 1 und 3 sind richtig
(D) nur 1 und 4 sind richtig
(E) nur 2 und 3 sind richtig

915 Welche Aussagen treffen zu?
Bei einer konduktometrisch indizierten Fällungstitration

(1) kann die Leitfähigkeit bis zum Äquivalenzpunkt zunehmen
(2) nimmt die Leitfähigkeit nach dem Äquivalenzpunkt zu
(3) hat die Leitfähigkeit am Äquivalenzpunkt ein Maximum
(4) besteht die Titrationskurve aus zwei annähernd linearen Bereichen

(A) nur 1 ist richtig
(B) nur 2 ist richtig
(C) nur 1 und 3 sind richtig
(D) nur 1, 2 und 4 sind richtig
(E) nur 1, 3 und 4 sind richtig

916* Zur Prüfung auf Reinheit von D-Glucitol (D-Sorbitol) ist im Europäischen Arzneibuch die Leitfähigkeitsmessung einer Lösung von 20,0 g Substanz in 100 mL CO_2-freiem Wasser bei einer Temperatur von 20 °C vorgesehen. Der gemessene Wert darf maximal 20 $\mu S \cdot cm^{-1}$ betragen
Welche Aussagen treffen zu?

(1) Diese Prüfung kann einen Hinweis auf eine Verunreinigung mit Salzen geben.
(2) Eine Überschreitung der zulässigen Leitfähigkeit kann durch sauer reagierende Verunreinigungen bedingt sein.
(3) Eine Überschreitung der zulässigen Leitfähigkeit kann durch alkalisch reagierende Verunreinigungen bedingt sein.
(4) Diese Prüfung ist erforderlich, um eine Verunreinigung mit reduzierenden Mono- bzw. Disacchariden zu erkennen.
(5) Hauptziel dieser Prüfung ist die Begrenzung einer Verunreinigung mit L-Glucitol.

(A) nur 5 ist richtig
(B) nur 2 und 4 sind richtig
(C) nur 1, 2 und 3 sind richtig
(D) nur 1, 3 und 4 sind richtig
(E) 1 bis 5 = alle sind richtig

10.8 Elektrophorese

10.8.1 Grundlagen der Elektrophorese

Zur Elektrophorese siehe auch MC-Fragen Nr. 924, 940, 941, 951, 956, 970, 1819.

917* Welche Aussagen treffen zu?
Elektrophoretische Trennungen beruhen auf:

(1) Migration
(2) Konvektion
(3) Diffusion

(A) nur 1 ist richtig
(B) nur 2 ist richtig
(C) nur 3 ist richtig
(D) nur 1 und 2 sind richtig
(E) nur 2 und 3 sind richtig

918* Von welchen Parametern ist die Wanderungsgeschwindigkeit geladener Teilchen bei der Elektrophorese abhängig?

(1) elektrische Feldstärke
(2) Größe der Ladung der Teilchen
(3) Teilchenradius
(4) Viskosität des Elektrolyten

(A) nur 1 ist richtig
(B) nur 2 ist richtig
(C) nur 1 und 2 sind richtig
(D) nur 1, 2 und 3 sind richtig
(E) 1 bis 4 = alle sind richtig

919* Welche Aussagen treffen zu?
Die elektrophoretische Beweglichkeit μ eines Ions ist abhängig von:

(1) der angelegten Spannung
(2) der Ionenladung
(3) dem Ionenradius
(4) der Viskosität des Hintergrundelektrolyten
(5) der Länge der Trennkapillare

(A) nur 1 und 3 sind richtig
(B) nur 2 und 4 sind richtig
(C) nur 1, 2 und 5 sind richtig
(D) nur 2, 3 und 4 sind richtig
(E) 1 bis 5 = alle sind richtig

920 Welche Aussagen zu elektrophoretischen Verfahren treffen zu?

(1) Die elektrophoretische Beweglichkeit eines geladenen Teilchens ist eine Funktion der elektrischen Feldstärke.
(2) Die Gesamtbeweglichkeit eines Teilchens setzt sich additiv zusammen aus seiner elektrophoretischen Beweglichkeit und der Beweglichkeit aufgrund des elektroosmotischen Flusses.
(3) Bei Verwendung eines Trägermaterials wie z. B. eines Polyacrylamid-Gels tragen Reibungsvorgänge zur elektrophoretischen Trennung bei.

(A) nur 3 ist richtig
(B) nur 1 und 2 sind richtig
(C) nur 1 und 3 sind richtig
(D) nur 2 und 3 sind richtig
(E) 1 bis 3 = alle sind richtig

921 Welche Aussage im Zusammenhang mit der klassischen trägerfreien Elektrophorese (Grenzflächenelektrophorese) trifft **nicht** zu?

(A) Teilchen mit Ladungen entgegengesetzten Vorzeichens wandern makroskopisch in entgegengesetzte Richtung.
(B) Die Beweglichkeit elektrophoretisch trennbarer Teilchen ist u. a. abhängig von ihrer Form und Größe und von der verwendeten Pufferlösung.
(C) Der pH-Wert der verwendeten Pufferlösung hat **keinen** Einfluss auf das Elektropherogramm von Aminosäuren.
(D) Die zu trennenden Teilchen bewegen sich einige Zeit nach Beginn der Elektrophorese jeweils mit konstanten Geschwindigkeiten.
(E) Die Wanderungsgeschwindigkeit elektrophoretisch trennbarer Teilchen nimmt mit der Stärke des auf sie einwirkenden elektrischen Feldes zu.

922 Welche Aussage zur Elektrophorese trifft zu?

(A) Elektrophorese ist ohne Verwendung eines Trägers, z. B. eines Polyacrylamids, **nicht** möglich.
(B) Die Ionenbeweglichkeit ist dem Radius der wandernden Teilchen proportional.
(C) Die Ionenbeweglichkeit ist der Zahl der Elementarladungen pro Teilchen umgekehrt proportional.
(D) Am isoelektrischen Punkt ist die Wanderungsgeschwindigkeit eines Proteins am größten.
(E) Am isoelektrischen Punkt eines Proteins findet keine elektrophoretische Wanderung des Proteins statt.

923* Welche Aussage zur Elektrophorese trifft zu?

(A) Lösungen von Elektrolyten in organischen Lösungsmitteln können **nicht** eingesetzt werden.
(B) Eine Erhöhung der Ionenstärke des Elektrolyten führt bei gleicher Spannung zu einem höheren Stromfluss.
(C) Der Stromfluss ist unabhängig von der Elektrolytkonzentration.
(D) Zur Unterdrückung des elektroosmotischen Flusses werden besonders niedrig konzentrierte Elektrolytlösungen eingesetzt.
(E) Die durch den Stromfluss verursachte Wärmeentwicklung ist unabhängig von der Elektrolytkonzentration.

924 Welche Bedeutung hat die in der Bioanalytik verwendete Abkürzung PAGE?

(A) Proteinauffanggastexpression
(B) Polyacrylamidgel-Elektrophorese
(C) Polyamid-γ-Esterase
(D) Puffer-assoziierte Genomelimination
(E) *p*-Gluthethylen

10.8.2 Elektrophoretische Verfahren

925 Welche Aussagen zu elektrophoretischen Verfahren treffen zu?

(1) Bei der Isotachophorese wandern alle Substanzen in Zonen mit gleicher Geschwindigkeit.
(2) Auch für die Analyse von Neutralsubstanzen stehen geeignete elektrophoretische Verfahren zur Verfügung.
(3) Die Wanderungsgeschwindigkeit der Teilchen steigt mit sinkender Viskosität der eingesetzten Pufferlösung.

(4) Zur Vermeidung der Aufheizung des Systems durch einen hohen elektrischen Strom dürfen den Pufferlösungen **keine** organischen Lösungsmittel zugesetzt werden.

(A) nur 1 und 4 sind richtig
(B) nur 2 und 3 sind richtig
(C) nur 3 und 4 sind richtig
(D) nur 1, 2 und 3 sind richtig
(E) 1 bis 4 = alle sind richtig

926 Nachstehend ist (unter Angabe der verwendeten Pufferlösungen) schematisch von links nach rechts der Ablauf einer Disk-Elektrophorese dargestellt.

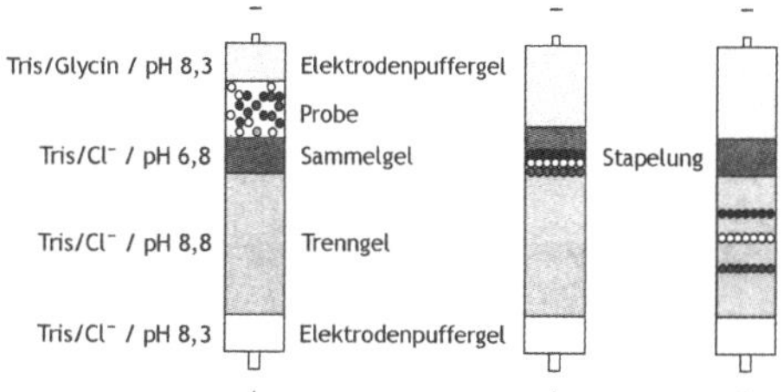

Welche Aussagen treffen zu?

(1) Sammel- und Trenngel besitzen unterschiedliche Porengrößen.
(2) Im Sammelgel läuft eine Isotachophorese ab.
(3) Im Trenngel herrscht eine konstante Feldstärke.
(4) Im Sammelgel entstehen Bereiche unterschiedlicher Feldstärke.

(A) nur 1 ist richtig
(B) nur 1 und 3 sind richtig
(C) nur 2 und 4 sind richtig
(D) nur 2, 3 und 4 sind richtig
(E) 1 bis 4 = alle sind richtig

927 Die Trennung eines Substanzgemischs mittels Trägerelektrophorese ergibt das untenstehende Elektropherogramm.

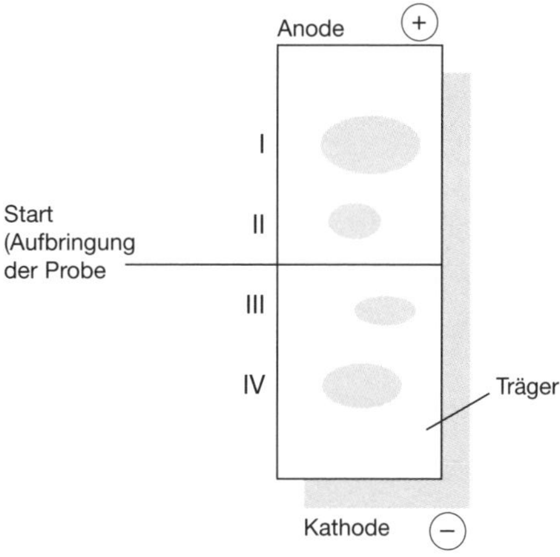

Welche Zuordnung der Banden zu den Analyten ist richtig?

(A) Banden I und II sind anionische Komponenten.
(B) Banden I und II sind kationische Komponenten.
(C) Banden III und IV sind anionische Komponenten.
(D) Banden I–IV sind kationische Komponenten.
(E) Banden I–IV sind neutrale, nicht-ionisierbare Komponenten.

928 Welche Aussagen zur isoelektrischen Fokussierung treffen zu?

(1) Proteine werden aufgrund ihrer unterschiedlichen isoelektrischen Punkte getrennt.
(2) Zum Aufbau des pH-Gradienten im Gel kann ein Ampholytgemisch aus niedermolekularen Oligoaminooligocarbonsäuren eingesetzt werden.
(3) Detektion von Proteinbanden im Gel kann mit Farbstoffen (z.B. Coomassie-Blau) erfolgen.
(4) Native Proteine sind vor der Analyse mit SDS und Dithiothreitol (DTT) zu denaturieren.

(A) nur 1 und 3 sind richtig
(B) nur 2 und 4 sind richtig
(C) nur 1, 2 und 3 sind richtig
(D) nur 2, 3 und 4 sind richtig
(E) 1 bis 4 = alle sind richtig

Materialien für die Elektrophorese

929* Welches der folgenden Materialien kann als Träger in der Niederspannungs-Elektrophorese **nicht** eingesetzt werden?

(A) Agarose-Gel
(B) Papier
(C) Celluloseacetat-Folie
(D) SDS
(E) Polyacrylamid-Gel

930* Als Trägermaterial in der Elektrophorese wird häufig Agarose-Gel verwendet. Welche Aussagen treffen zu?

(1) Agarose ist ein Polysaccharid.
(2) Agarose ist der Hauptbestandteil von Agar.
(3) Der Anteil der Agarose im Gel beeinflusst dessen Porengröße.
(4) Agarose-Gel ist **nur** zur Trennung von Nukleinsäuren geeignet.

(A) nur 1 ist richtig
(B) nur 3 ist richtig
(C) nur 1, 2 und 3 sind richtig
(D) nur 1, 3 und 4 sind richtig
(E) 1 bis 4 = alle sind richtig

931 Welche Funktion hat die Substanz Natriumdodecylsulfat bei der Gelelektrophorese?

(A) EOF-Marker
(B) Vernetzer (*cross-linker*)
(C) Puffersubstanz
(D) Denaturierung von Proteinen
(E) Spaltung von Disulfidgruppen

932 Welche Funktion hat die Substanz Bisacrylamid bei der Gelelektrophorese?

(A) EOF-Marker
(B) Vernetzer (*cross-linker*)
(C) Puffersubstanz
(D) Denaturierung von Proteinen
(E) Spaltung von Disulfidgruppen

Isotachophorese

933 Welche Aussage zur Isotachophorese trifft **nicht** zu?

(A) Es werden Leit- und Folgeelektrolyte verwendet.
(B) Die Ionen des Leitelektrolyten besitzen unter den experimentellen Bedingungen eine größere Beweglichkeit als die zu trennenden Substanzen.
(C) Die zu trennenden Substanzen wandern mit gleicher Geschwindigkeit.
(D) Die Feldstärke ist über die gesamte Trennstrecke konstant.
(E) Die Aufkonzentrierung von Proteinen durch Verwendung eines Sammelgels bei der Disk-Elektrophorese beruht auf einer Isotachophorese.

934 Welche Aussage zur Isotachophorese trifft zu?

(A) Die elektrische Feldstärke ist über den gesamten Bereich des Trennsystems gleich.
(B) Die Trennung der Analyte erfolgt in einem homogenen Puffersystem.
(C) Die Trennung der Analyte erfolgt aufgrund ihrer unterschiedlichen elektrophoretischen Mobilitäten.
(D) Der Folgeelektrolyt besitzt eine größere elektrophoretische Mobilität als die Analyte.
(E) Der Leitelektrolyt dient der Verbesserung der Detektierbarkeit von Analyten, die mangels geeigneter Chromophore im UV-Spektralbereich kaum absorbieren.

935* Welche Aussagen zur Isotachophorese treffen zu?

(1) In der Detektionszone besitzen alle Analyte die gleiche Wanderungsgeschwindigkeit.
(2) Die Trennung der Analyte erfolgt in einem homogenen Puffersystem.
(3) Die Trennung der Analyte erfolgt aufgrund ihrer unterschiedlichen elektrophoretischen Mobilitäten.
(4) Der Folgeelektrolyt besitzt eine größere elektrophoretische Mobilität als die Analyte.
(5) Die Isotachophorese kann zur quantitativen Analyse geladener Analyte eingesetzt werden.

(A) nur 1 ist richtig
(B) nur 2 und 4 sind richtig
(C) nur 3 und 4 sind richtig
(D) nur 1, 3 und 5 sind richtig
(E) nur 2, 3, 4 und 5 sind richtig

Elektrophorese von Proteinen

936 Peptide, Proteine und DNA-Fragmente können durch Elektrophorese an Polyacrylamidgelen getrennt werden.
Auf welchen der nachfolgend aufgeführten Mechanismen ist diese Trennung vorwiegend zurückzuführen?

(A) Adsorption am Polyacrylamidgel
(B) Molekularsiebeffekt des Polyacrylamidgels (Trennung nach Molekülgröße)
(C) Ionische Interaktion mit dem Polyacrylamidgel
(D) Ionische Interaktion mit der negativ geladenen Oberfläche der Elektrophoresekammer
(E) Interaktion der Analyten mit ionischen Pufferbestandteilen

937* Welche Aussage zur Gelelektrophorese von Proteinen trifft **nicht** zu?

(A) Durch Vorbehandlung mit Natriumdodecylsulfat werden Proteine denaturiert.
(B) Die Stoffmenge des mit denaturierten Proteinen assoziierten Natriumdodecylsulfats ist annähernd proportional zu deren relativer Molekülmasse.
(C) In engporigen Gelen können mechanische Effekte (z.B. Reibung) zur Trennung der Proteine beitragen.
(D) Die Wanderungsstrecken eines nativen Proteins und des entsprechenden denaturierten Proteins sind in der Regel identisch.
(E) Die Detektion der Proteine kann mit Hilfe von Farbstoffen erfolgen.

938* Welche Aussagen über die elektrophoretische Trennung von Serumalbumin (Isoelektrischer Punkt: 4,6) und γ-Globulin (Isoelektrischer Punkt: 6,5) in Pufferlösungen unterschiedlichen pH-Werts treffen prinzipiell zu?

(1) Bei einem pH-Wert von 8–9 wandern beide Proteine zur Anode.
(2) Bei einem pH-Wert von 6,5 wandert Serumalbumin zur Kathode.
(3) Bei einem pH-Wert von 4,6 erfolgt nur eine Wanderung des γ-Globulins

(A) nur 1 ist richtig
(B) nur 2 ist richtig
(C) nur 3 ist richtig
(D) nur 1 und 3 sind richtig
(E) 1 bis 3 = alle sind richtig

Kapillarelektrophorese (CE)

939 Welche Aussage trifft zu?
Die effektive Wanderungsgeschwindigkeit eines geladenen Analyten in der Kapillarelektrophorese ist **am wenigsten** abhängig von:

(A) dem elektroosmotischen Fluss
(B) der effektiven Ladung des Analyten
(C) dem Durchmesser der Kapillare
(D) dem hydrodynamischen Radius des Analyten
(E) der Viskosität des Laufpuffers

940 Welche der genannten Größen sind Parameter, die in die Berechnung der Auflösung bei der Kapillarelektrophorese eingehen?

(1) elektrophoretische Beweglichkeiten der Analyten
(2) endoosmotische Beweglichkeit
(3) scheinbare Zahl der theoretischen Böden
(4) Injektionsdruck
(5) Signal-Rausch-Verhältnis

(A) nur 1 und 3 sind richtig
(B) nur 3 und 5 sind richtig
(C) nur 1, 2 und 3 sind richtig
(D) nur 1, 3 und 5 sind richtig
(E) nur 1, 2, 4 und 5 sind richtig

941 Welche Aussage zur Kapillarelektrophorese trifft zu?
Die elektrophoretische Mobilität μ_{ep} geladener Teilchen

(A) ist abhängig von der aus der angelegten Spannung resultierenden elektrischen Feldstärke
(B) ist abhängig vom Zetapotential an der Oberfläche der Kapillare
(C) ist abhängig vom elektroosmotischen Fluss
(D) ist abhängig von der Ladungsdichte der Teilchen (Verhältnis von Ladung zu hydrodynamischem Radius)
(E) ist für Proteine am höchsten im Bereich des isoelektrischen Punkts

942 Welche Aussagen zur effektiven Wanderungsgeschwindigkeit geladener Teilchen bei der Kapillarelektrophorese treffen zu?

(1) Sie hängt ab von der Ladungsdichte (Verhältnis von Ladung zu hydrodynamischem Radius) des jeweiligen Teilchens.
(2) Sie hängt ab vom elektroosmotischen Fluss.
(3) Sie hängt ab von der aus der angelegten elektrischen Spannung resultierenden elektrischen Feldstärke.

(A) nur 1 ist richtig
(B) nur 2 ist richtig
(C) nur 3 ist richtig
(D) nur 1 und 2 sind richtig
(E) 1 bis 3 = alle sind richtig

943 Bei der Durchführung einer Reihe kapillarelektrophoretischer Trennungen von Proteingemischen in einer Kieselglaskapillare bei pH = 7,4 kommt es zur Adsorption eines Teils der Proteine an die Kapillarwand. Zwischen den einzelnen Analysen wird keine Kapillarregeneration vorgenommen.
Welche Aussage trifft **nicht** zu?

(A) Durch die Adsorption der Proteine an die Wand der Kieselglaskapillare ändert sich das Zeta-Potential an deren Innenwand.
(B) Durch die Adsorption der Proteine an die Kapillarwand verändert sich der elektroosmotische Fluss.
(C) Eine Verlangsamung des elektroosmotischen Flusses führt zu längeren Analysezeiten.
(D) Eine Verlangsamung des elektroosmotischen Flusses führt zu längeren Aufenthaltszeiten der Analyten im Detektionsfenster.
(E) Eine längere Aufenthaltszeit der Analyten im Detektionsfenster führt zu schmaleren Peaks und kleineren Peakflächen.

944 Bei einer kapillarelektrophoretischen Trennung werden eine Kieselglaskapillare (*fused silica*) und ein Boratpuffer (50 mM; pH 9,2) eingesetzt. Unter diesen Bedingungen können Anionen und Kationen parallel bestimmt werden, obwohl alle Analyten in das gleiche Kapillarende an der Anodenseite injiziert werden und sie sich in Richtung zur Kathode bewegen.
Welche der folgenden Aussagen erklärt diesen Sachverhalt am besten?

(A) Durch den elektroosmotischen Fluss werden auch Anionen in Richtung zur Kathode transportiert.
(B) Die Entstehung von Micellen führt zu einer Elektrokinetischen Chromatographie in Richtung zur Kathode.
(C) Anionen und Kationen werden zunächst isoelektrisch fokussiert und wandern anschließend gleich geladen in Richtung zur Kathode.
(D) Durch Einsatz eines internen Standards wird im Nachhinein eine Kompensation der elektrophoretischen Mobilität in Richtung zur Anode ermöglicht.
(E) Durch Western-Blotting wird allen Ionen vor der elektrophoretischen Trennung eine positive Gesamtladung aufgezwungen.

945 Eine Lösung, die Kationen, Anionen und Neutralteilchen enthält, wird elektrophoretisch in einer Quarzglaskapillare analysiert. Welcher Effekt bewirkt, dass alle gelösten Teilchen – trotz ihrer unterschiedlichen Ladungen – zu derselben Elektrode wandern?

(A) der oszillierende Diffusionsgrenzstrom
(B) die gyromagnetische Abschirmung
(C) eine Wechselspannung hoher Frequenz
(D) eine Gleichspannung mit aufgesattelten Pulsspitzen
(E) der elektroosmotische Fluss

946* Welche Aussagen zum elektroosmotischen Fluss (EOF) bei der Kapillarelektrophorese in Glaskapillaren treffen zu?

(1) Eine Ursache des EOF ist die Dissoziation (Deprotonierung) von Silanolgruppen an der Kapillaroberfläche.
(2) Die Adsorption kationischer Verbindungen an die Kapillaroberfläche führt zu einem anodischen EOF.
(3) Der EOF ist unabhängig vom *p*H-Wert der Pufferlösung.
(4) Der Zusatz organischer Lösungsmittel zur Pufferlösung hat **keinen** Einfluss auf den EOF.
(5) Der EOF sinkt mit zunehmender Viskosität der Pufferlösung.

(A) nur 1 und 3 sind richtig
(B) nur 2 und 4 sind richtig
(C) nur 1, 2 und 5 sind richtig
(D) nur 2, 3 und 5 sind richtig
(E) 1 bis 5 = alle sind richtig

947 Welche Aussagen zum elektroosmotischen Fluss (EOF) in Glaskapillaren treffen zu?
Der EOF

(1) ist unabhängig von der angelegten Spannung
(2) sinkt mit steigender Pufferkonzentration
(3) steigt mit zunehmendem pH-Wert
(4) sinkt mit steigender Temperatur der Pufferlösung
(5) steigt mit zunehmender Viskosität der Pufferlösung

(A) nur 1 und 3 sind richtig
(B) nur 2 und 3 sind richtig
(C) nur 1, 2 und 5 sind richtig
(D) nur 2, 3 und 4 sind richtig
(E) nur 1, 3, 4 und 5 sind richtig

948 Welche der folgenden Substanzen ist als Markierungssubstanz zur Bestimmung des elektroosmotischen Flusses (EOF-Marker) bei der Kapillarelektrophorese im Bereich von pH 2–10 geeignet?

(A) Acetanilid
(B) Anilin
(C) Benzoesäure
(D) Glutaminsäure
(E) KBr

949 Welche der folgenden Substanzen ist bei der Kapillarelektrophorese als Markierungssubstanz zur Bestimmung des elektroosmotischen Flusses (EOF) **nicht** geeignet?

(A) Acetanilid
(B) Aceton
(C) Toluen
(D) Dimethylsulfoxid
(E) Kaliumhydrogenphthalat

Kapillarelektrophoretische Substanztrennungen

950* Welche der folgenden Substanzpaare sind durch Kapillarelektrophorese in freier Lösung (wässriger Phosphatpuffer **ohne weitere Zusätze** wie Micellbildner) prinzipiell trennbar?

(1) 2-Methylbenzoesäure/2-Ethylbenzoesäure
(2) 2-Methylbenzylamin/2-Ethylbenzylamin
(3) 2-Methylbenzylalkohol/2-Ethylbenzylalkohol

(A) nur 1 ist richtig
(B) nur 2 ist richtig
(C) nur 3 ist richtig
(D) nur 1 und 2 sind richtig
(E) 1 bis 3 = alle sind richtig

951 Welche der folgenden Substanzpaare sind durch Kapillarelektrophorese in freier Lösung (wässriger Phosphatpuffer **ohne** weitere Zusätze) prinzipiell trennbar?

(1) Benzylalkohol/Benzylamin
(2) Benzylalkohol/Benzoesäure
(3) Benzoesäure/Benzylamin
(4) Benzoesäure/Phthalsäure
(5) Anilin/Benzylamin

(A) nur 1 und 2 sind richtig
(B) nur 3 und 4 sind richtig
(C) nur 1, 2 und 3 sind richtig
(D) nur 2, 3 und 4 sind richtig
(E) 1 bis 5 = alle sind richtig

952 Bei der Kapillarelektrophorese in freier Lösung (unbeschichtete Quarzkapillare, Probenaufgabe an anodischer Seite der Kapillare, wässriger Phosphatpuffer pH = 7) wird das Gemisch der drei Analyten Benzoesäure, Benzylalkohol und Benzylamin getrennt. In welcher Reihenfolge werden diese Analyten detektiert?

(A) Benzoesäure–Benzylalkohol–Benzylamin
(B) Benzylamin–Benzylalkohol–Benzoesäure
(C) Benzylalkohol–Benzoesäure–Benzylamin
(D) Benzylamin–Benzoesäure–Benzylalkohol
(E) Benzosesäure–Benzylamin–Benzylalkohol

953 Welche der folgenden Substanzpaare sind durch Kapillarelektrophorese in freier Lösung (wässriger Phosphatpuffer **ohne weitere Zusätze** wie Micellbildner) prinzipiell trennbar?

(1)

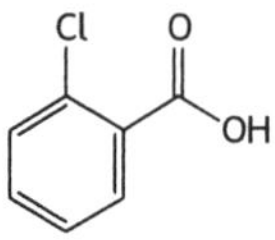

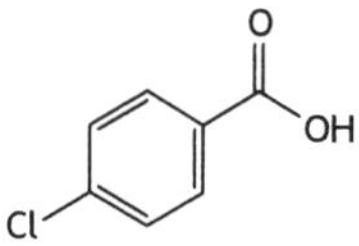

(2)

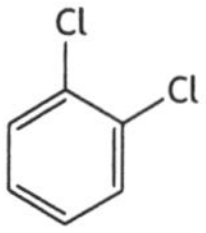

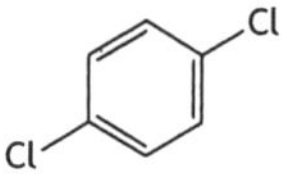

(3)

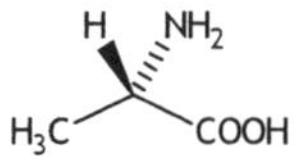

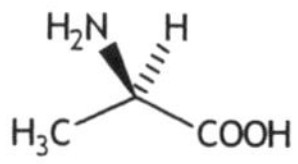

(A) nur 1 ist richtig
(B) nur 3 ist richtig
(C) nur 1 und 2 sind richtig
(D) nur 2 und 3 sind richtig
(E) 1 bis 3 = alle sind richtig

954 Welche der folgenden Substanzpaare sind durch Kapillarelektrophorese in freier Lösung (wässriger Phosphatpuffer **ohne weitere Zusätze**) prinzipiell trennbar?

(1)

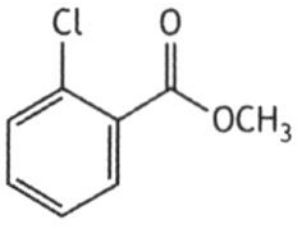

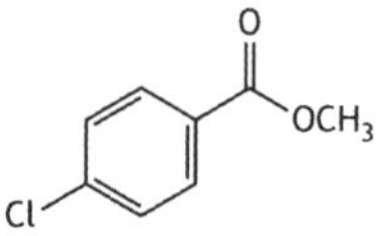

(2)

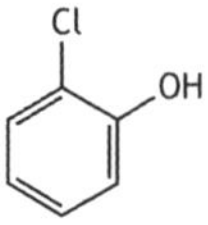

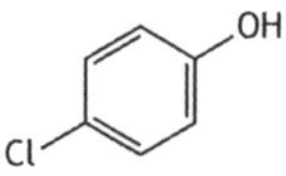

(3)

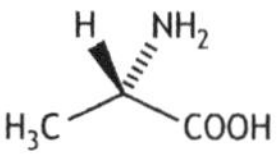

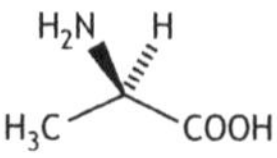

(A) nur 1 ist richtig
(B) nur 2 ist richtig
(C) nur 1 und 3 sind richtig
(D) nur 2 und 3 sind richtig
(E) 1 bis 3 = alle sind richtig

955 Welche der folgenden Substanzpaare sind mittels Kapillarelektrophorese in freier Lösung (wässriger Phosphat- oder Boratpuffer) prinzipiell trennbar?

(1)

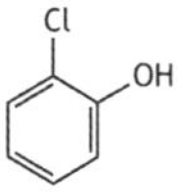

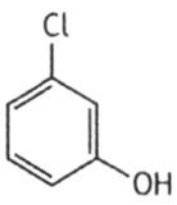

(2)

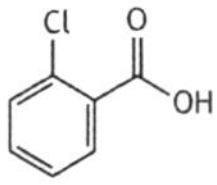

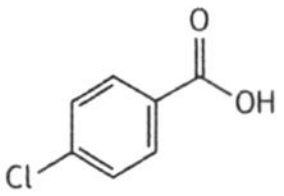

(3)

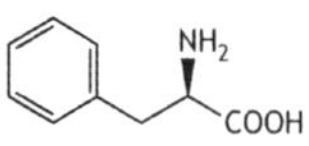

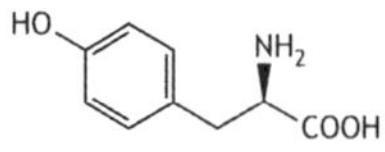

(A) nur 2 ist richtig
(B) nur 3 ist richtig
(C) nur 1 und 2 sind richtig
(D) nur 2 und 3 sind richtig
(E) 1 bis 3 = alle sind richtig

956* Abgebildet sind die strukturell verwandten Substanzen Amphetamin und Tyrosin.

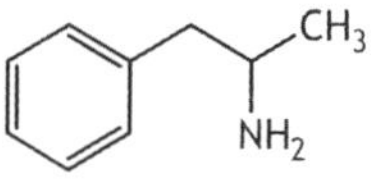

Amphetamin 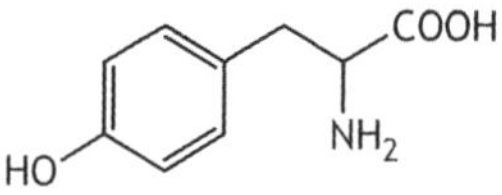 Tyrosin

Welche Aussage zur Analyse von Amphetamin und Tyrosin mittels Kapillarelektrophorese trifft zu?

(A) Bei pH = 3 besitzt Tyrosin die betragsmäßig höhere elektrophoretische Mobilität.
(B) Bei pH = 5 besitzen beide Substanzen betragsmäßig gleich große elektrophoretische Mobilitäten.
(C) Bei pH = 11 besitzt Tyrosin die betragsmäßig höhere elektrophoretische Mobilität.
(D) Die Substanzen können in alkalischen Elektrolytlösungen (pH > 9) **nicht** getrennt werden.
(E) Die elektrophoretischen Wanderungsgeschwindigkeiten der Substanzen sind unabhängig von der angelegten Spannung.

957 Abgebildet sind die strukturell verwandten Substanzen Amphetamin und Tyrosin.

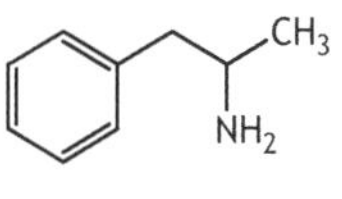

Amphetamin 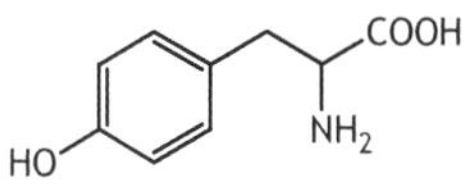 Tyrosin

Welche Aussage zur Analyse von Amphetamin und Tyrosin mittels Kapillarelektrophorese trifft zu?

(A) Bei pH = 3 besitzt Amphetamin die dem Betrage nach höhere elektrophoretische Mobilität.
(B) Bei pH = 5 besitzen beide Substanzen dem Betrage nach gleich große elektrophoretische Mobilitäten.
(C) Bei pH = 11 besitzt Amphetamin die dem Betrage nach höhere elektrophoretische Mobilität.
(D) Die Substanzen können in alkalischen Elektrolytlösungen (pH > 9) **nicht** getrennt werden.
(E) Die elektrophoretischen Wanderungsgeschwindigkeiten der Substanzen sind unabhängig von der angelegten Spannung.

958 Welche Aussagen zur Analyse der Substanzen 1 und 2 mittels Kapillarelektrophorese unter Verwendung von Hintergrundelektrolyten mit unterschiedlichen pH-Werten treffen zu?

1)

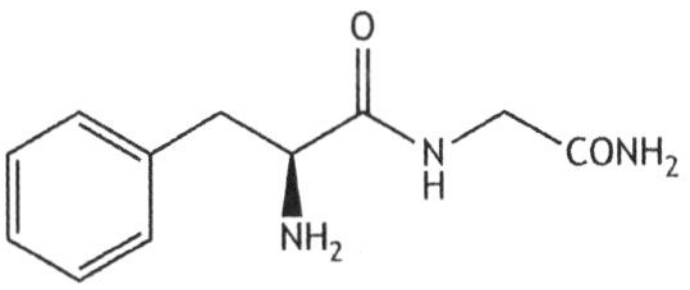

2)

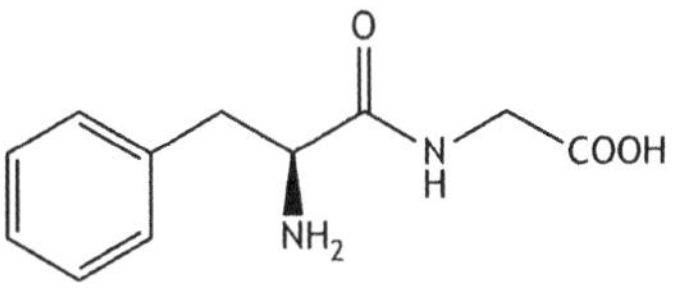

(1) Bei pH 2 können beide Substanzen an der Kathode detektiert werden.
(2) Bei pH 5 besitzt die Substanz **1** eine größere elektrophoretische Mobilität als die Substanz **2**.
(3) Bei pH 10 muss die Detektion an der Anode erfolgen.
(4) Bei pH 10 liegen beide Substanzen weitgehend ungeladen vor.

(A) nur 1 ist richtig
(B) nur 1 und 2 sind richtig
(C) nur 2 und 4 sind richtig
(D) nur 1, 3 und 4 sind richtig
(E) 1 bis 4 = alle sind richtig

959 Welche Aussagen zur Analyse von Dopamin (**1**) und Levodopa (**2**) mittels Kapillarelektrophorese treffen zu?

1)

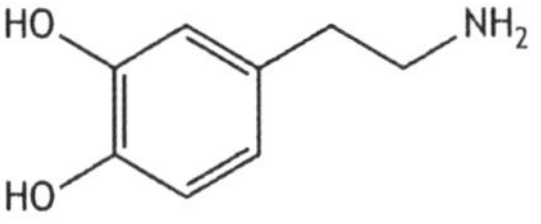

2)

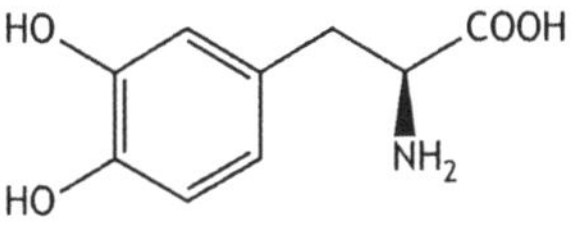

(1) In einer wässrigen Elektrolytlösung mit pH = 3,0 besitzt Dopamin (**1**) eine höhere elektrophoretische Mobilität als Levodopa (**2**).
(2) In einer wässrigen Elektrolytlösung mit pH = 9 besitzen Dopamin (**1**) und Levodopa (**2**) gleiche elektrophoretische Mobilitäten.
(3) In alkalischen Elektrolytlösungen kann Levodopa (**2**) in einer unbehandelten Quarzglaskapillare nicht an der Kathode detektiert werden.
(4) In wässrigen Elektrolytlösungen mit pH < 4 können Dopamin (**1**) und Levodopa (**2**) **nicht** voneinander getrennt werden.

(A) nur 1 ist richtig
(B) nur 1 und 2 sind richtig
(C) nur 1 und 3 sind richtig
(D) nur 2 und 4 sind richtig
(E) nur 1, 2 und 4 sind richtig

960 Benzoesäure ($pK_a = 4{,}2$) soll (in gepufferter Lösung) elektrophoretisch von Acetanilid und Methansulfonsäure ($pK_a \approx 0$) getrennt werden.

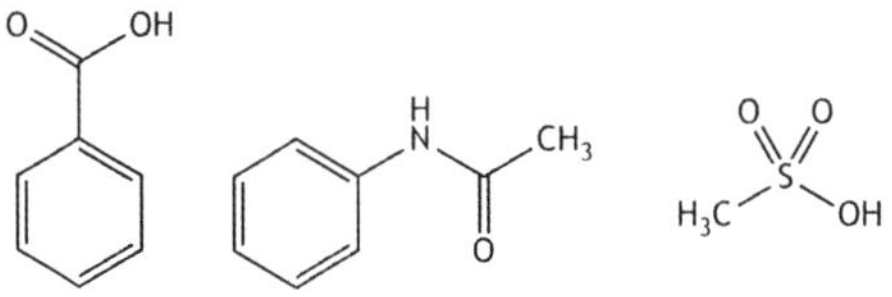

Die Trennung gelingt am besten, wenn sie in einem pH-Bereich durchgeführt wird, in dem die Ladungsunterschiede zwischen den drei Spezies am stärksten ausgeprägt sind.

In welchem der genannten pH-Bereiche gelingt diese Trennung am besten?

(A) bei pH 1–3
(B) bei pH 3–5
(C) bei pH 5–7
(D) bei pH 7–9
(E) bei pH 9–11

961 Eine kapillarelektrophoretische Trennung des Arzneistoffs Paracetamol (**1**) von den Verunreinigungen 4-Aminophenol (**2**) und 4-Nitrophenol (**3**) in einer unbehandelten Kieselglaskapillare wird bei einer Spannung von 18 kV durchgeführt. Als Trennmedium wird ein Natriumborat-Puffer (50 mM; pH 9,5) ohne weitere Zusätze verwendet.
Die pK_a-Werte von 4-Aminophenol (**2**) betragen 5,5 und 10,5. Der pK_a-Wert von Paracetamol (**1**) beträgt 9,5, der von 4-Nitrophenol (**3**) beträgt 7,1.

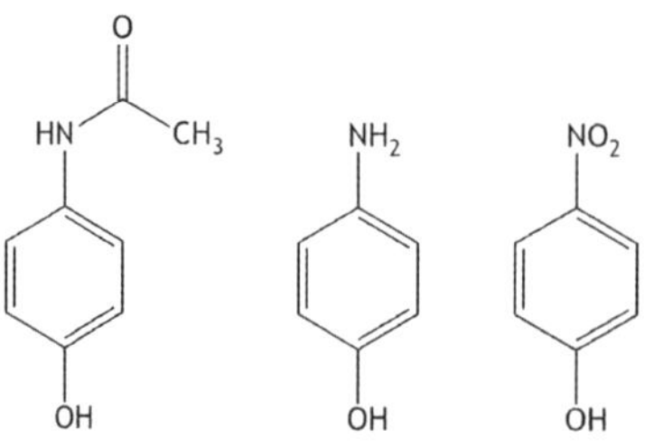

1 2 3

Welche Aussage trifft zu?

(A) Die Detektion kann unter diesen Bedingungen nur am kathodischen Ende der Kapillare erfolgen.
(B) Paracetamol wandert als ungeladene Verbindung mit dem elektroosmotischen Fluss.
(C) 4-Aminophenol wandert als Kation zur Kathode.
(D) Bei pH 9,5 ist der elektroosmotische Fluss weitgehend unterdrückt.
(E) Nur 4-Nitrophenol liegt unter diesen Bedingungen als Anion vor.

962* Welche der folgenden Mischungen ist kapillarelektrophoretisch unter Verwendung einfacher anorganischer Puffer prinzipiell **nicht** trennbar?

(A) Acetylsalicylsäure 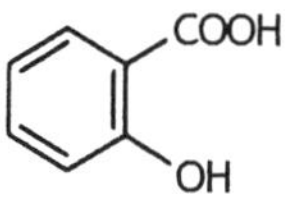 — Salicylsäure
(B) Indometacin 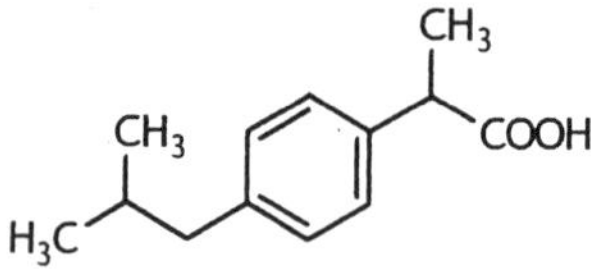 — Ibuprofen
(C) Natriumcyclamat — Natriumsulfat
(D) Arginin 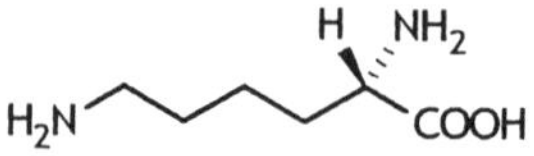 — Lysin

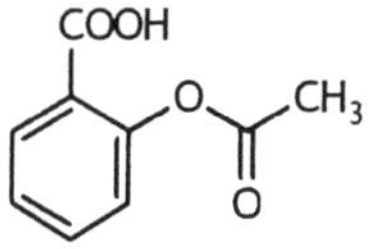

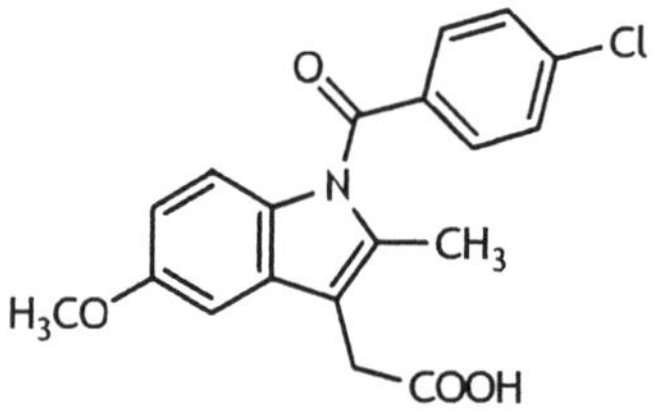

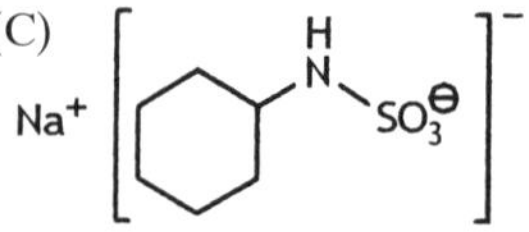

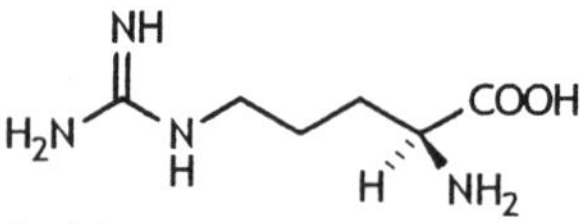

(E)

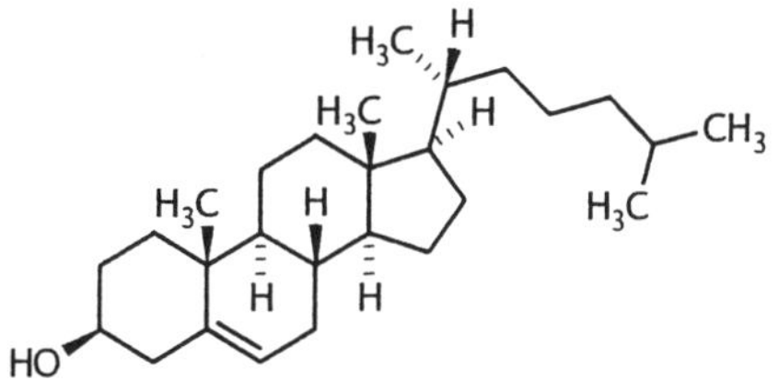

Cholesterol

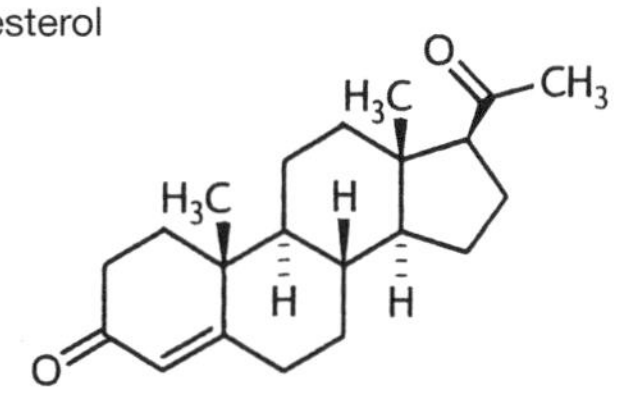

Progesteron

963 Das abgebildete Isopeptid soll von verwandten Substanzen bei pH 8 kapillarelektrophoretisch getrennt werden.
(Die Thiolfunktion hat einen pK_a von etwa 8)

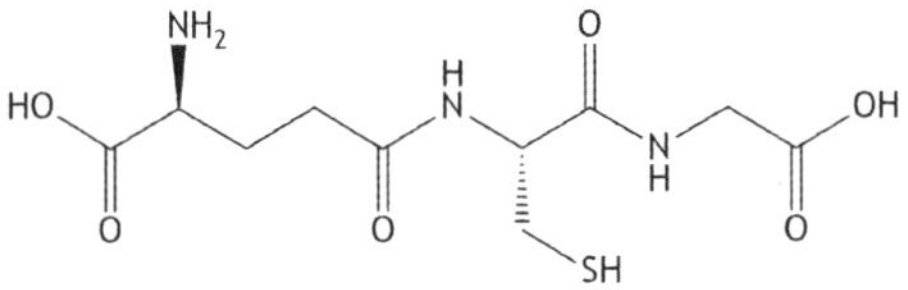

Etwa welche mittlere Gesamtladung hat dieses Isopeptid bei diesem pH-Wert?

(A) +1,0
(B) +0,5
(C) 0
(D) –0,5
(E) –1,5

Racemische Gemische

964* Welche Aussage trifft zu?
Racemische Gemische von Arzneistoffen können durch Kapillarelektrophorese in ihre Enantiomere getrennt werden. Dies setzt voraus, dass dem Trennsystem ein Selektor zugesetzt wird. Als solcher ist geeignet:

(A) Natriumhexadecylsulfat
(B) β-Cyclodextrin
(C) Acrylamid
(D) Polyethylenglycol
(E) Polysiloxan

965 Welche Aussage trifft zu?
Racemische Gemische von Arzneistoffen können durch Kapillarelektrophorese in ihre Enantiomere getrennt werden. Dies setzt voraus, dass dem Trennsystem ein Selektor zugesetzt wird. Als solcher ist geeignet:

(A) Natriumhexadecylsulfat
(B) Kupfer(II)-Histidin
(C) Acrylamid
(D) Polyethylenglycol
(E) Polysiloxan

MEKC-Methode

966 Bei welchem der nachfolgend genannten elektrophoretischen Verfahren können auch Neutralstoffe (nichtdissoziierbare Analyten) getrennt werden?

(A) Kapillarelektrophorese in wässrigem Phosphatpuffer ohne weitere Zusätze
(B) Isoelektrische Fokussierung
(C) Isotachophorese
(D) Disk-Elektrophorese
(E) Micellare Elektrokinetische Chromatographie

967 Welche Aussagen zur Micellaren Elektrokinetischen Chromatographie (MEKC) treffen zu?

(1) Das Trennprinzip der MEKC beruht auf der Verteilung der Analyte zwischen der wässrigen Elektrolytlösung und den Micellen.
(2) Die Migrationsreihenfolge der Analyte ist unabhängig vom Verteilungskoeffizienten.
(3) Bei der MEKC werden ausschließlich geladene Micellbildner eingesetzt.
(4) Die MEKC eignet sich **nur** zur Trennung geladener Analyte.

(A) nur 1 ist richtig
(B) nur 1 und 2 sind richtig
(C) nur 2 und 4 sind richtig
(D) nur 1, 2 und 3 sind richtig
(E) nur 1, 3 und 4 sind richtig

968 Welche Aussage zur Micellaren Elektrokinetischen Chromatographie (MEKC) trifft zu?

(A) Die MEKC eignet sich **nur** zur Trennung geladener Analyte.
(B) Das Trennprinzip der MEKC beruht auf der Eigenmobilität ungeladener Analyte.
(C) Die Migrationsreihenfolge der Analyte ist abhängig von ihren Verteilungskoeffizienten.
(D) Bei der MEKC werden ausschließlich geladene Micellbildner eingesetzt.
(E) Bei der Verwendung kationischer Detergentien als Micellbildner kommt es zu einer Verstärkung des elektroosmotischen Flusses zur Kathode.

969* Welche Aussagen zur Micellaren Elektrokinetischen Chromatographie (MEKC) treffen zu?

(1) In der MEKC gibt man dem Puffer ausschließlich nichtionische Tenside zu, so dass sich ungeladene Micellen bilden.
(2) UV-Detektoren sind für die MEKC geeignet.
(3) Die Micellen bilden eine von der wässrigen Phase unterscheidbare pseudostationäre Phase.
(4) Die Trennung von ungeladenen, mäßig polaren Analyten erfolgt durch die Verteilung zwischen den Micellen und der wässrigen Phase.
(5) Bei der MEKC werden im Gegensatz zur Kapillarelektrophorese 125 mm kurze Trennsäulen mit einem Durchmesser von 3–4 mm eingesetzt.

(A) nur 1 ist richtig
(B) nur 3 ist richtig
(C) nur 2, 3 und 4 sind richtig
(D) nur 3, 4 und 5 sind richtig
(E) nur 1, 2, 4 und 5 sind richtig

970* Welche Aussagen zur Micellaren Elektrokinetischen Chromatographie (MEKC) treffen zu?

(1) Bei der MEKC werden – im Gegensatz zur Elektrophorese – Spannungen angelegt, die lediglich im mV-Bereich liegen.
(2) Bei der MEKC werden der Pufferlösung ionische Tenside in einer zur Bildung geladener Micellen geeigneten Menge zugegeben.
(3) Die Bewegung der geladenen Micellen wirkt zwangsläufig in Richtung des EOF (elektroosmotischer Fluss) und führt zu einer additiven Beschleunigung.
(4) Die Micellen bilden eine von der wässrigen Phase unterscheidbare pseudostationäre Phase.
(5) Die Trennung von ungeladenen, mäßig polaren Analyten erfolgt aufgrund ihrer Verteilung zwischen den Micellen und der wässrigen Phase.

(A) nur 1 ist richtig
(B) nur 2 ist richtig
(C) nur 1, 3 und 5 sind richtig
(D) nur 2, 4 und 5 sind richtig
(E) nur 1, 2, 4 und 5 sind richtig

971 Welche Aussagen zur Micellaren Elektrokinetischen Chromatographie (MEKC) treffen zu?

(1) Außerhalb der Micellen wandern geladene Moleküle aufgrund ihrer elektrophoretischen Mobilität.
(2) Mit der MEKC können **nur** ungeladene Moleküle getrennt werden.
(3) Die Kombination nichtionischer Tenside mit ionischen Tensiden als peudostationäre Phase ist ungeeignet.
(4) Die Verteilung ungeladener Moleküle zwischen Micellen und der wässrigen Phase trägt zur Trennung der Analyte bei.

(A) nur 1 ist richtig
(B) nur 1 und 4 sind richtig
(C) nur 2 und 3 sind richtig
(D) nur 1, 3 und 4 sind richtig
(E) nur 2, 3 und 4 sind richtig

972 Welches der nachfolgend aufgeführten Additive charakterisiert die Micellare Elektrokinetische Chromatographie (MEKC)?

(A) starke Säuren wie Schwefelsäure
(B) starke Basen wie Natronlauge
(C) oberflächenaktive Substanzen wie Natriumdodecylsulfat
(D) chirale Additive wie Cyclodextrine
(E) feinstkörnige Kieselgele wie RP-18-Phasen

Themenübergreifende Fragen zu elektrochemischen Verfahren

973 Welche der folgenden elektrochemischen Verfahren sind üblicherweise verwendbar zur **Indizierung** des Endpunkts einer Neutralisationstitration?

(1) Biamperometrie
(2) Coulometrie
(3) Konduktometrie
(4) Potentiometrie

(A) nur 1 und 2 sind richtig
(B) nur 1 und 4 sind richtig
(C) nur 2 und 3 sind richtig
(D) nur 3 und 4 sind richtig
(E) nur 1, 2 und 3 sind richtig

974 Welche Aussagen zur instrumentellen Indizierung von Säure-Base-Titrationen treffen zu?

(1) Eine Glaselektrode (Einstabmesskette), die zur Indizierung einer potentiometrischen Titration eingesetzt werden soll, muss vor einer solchen Bestimmung kalibriert werden.
(2) Eine Leitfähigkeitsmessung ist zur Indizierung der Titration von Essigsäure mit NaOH-Maßlösung aufgrund der zu niedrigen Ionenleitfähigkeit des Acetat-Ions ungeeignet.
(3) Die Indizierung der Titration konjugierter Basen schwacher Säuren mit starken Säuren kann konduktometrisch erfolgen.

(A) nur 1 ist richtig
(B) nur 3 ist richtig
(C) nur 1 und 2 sind richtig
(D) nur 1 und 3 sind richtig
(E) nur 2 und 3 sind richtig

975 Welche Aussagen treffen zu?
Zwei gleich große Platinelektroden können eingesetzt werden zur

(1) Leitfähigkeitstitration von Schwefelsäure mit NaOH-Maßlösung
(2) Indizierung der Wasserbestimmung nach Karl Fischer
(3) biamperometrischen Indizierung der nitritometrischen Titration von *p*-Aminobenzoesäureethylester
(4) bivoltametrischen Indizierung der iodometrischen Titration von Natriumsulfit

(A) nur 1 und 2 sind richtig
(B) nur 2 und 3 sind richtig
(C) nur 2 und 4 sind richtig
(D) nur 3 und 4 sind richtig
(E) 1 bis 4 = alle sind richtig

976 Zur Analyse eines Proteingemischs steht die Anwendung folgender instrumentell-analytischer Methoden zur Diskussion: Größenausschlusschromatographie (SEC), Kapillarelektrophorese (CE), 2-dimensionale Gelelektrophorese (2-DE) sowie UV/Vis-Spektrometrie (UV/Vis).
Die genannten Methoden sollen nach steigender Selektivität geordnet werden.
Welche Reihenfolge ist zutreffend?

(A) UV/Vis < SEC < CE < 2-DE
(B) UV/Vis < SEC < 2-DE < CE
(C) CE < SEC < UV/Vis < 2-DE
(D) SEC < CE < 2-DE < UV/Vis
(E) UV/Vis < CE < SEC < 2-DE

11 Optische und spektroskopische Verfahren

11.1 Grundlagen

Eigenschaften von Licht

977* Welche Aussagen über Licht treffen zu?

(1) Die Ausbreitungsgeschwindigkeit des Lichts beträgt im Vakuum etwa 200 000 km/s.
(2) Licht kann als transversale elektromagnetische Welle beschrieben werden.
(3) Licht kann linear polarisiert werden.
(4) In manchen Experimenten zeigt Licht Korpuskeleigenschaften.

(A) nur 1 und 3 sind richtig
(B) nur 1, 2 und 3 sind richtig
(C) nur 1, 2 und 4 sind richtig
(D) nur 2, 3 und 4 sind richtig
(E) 1 bis 4 = alle sind richtig

978* Welche Aussage trifft zu?
Eine wichtige Naturkonstante ist die Plancksche Konstante h. Sie legt beim Licht die Proportionalität fest zwischen:

(A) Quantenenergie W und Impuls p: $W = h \cdot p$
(B) Quantenenergie W und Temperatur T: $W = h \cdot T$
(C) Quantenenergie W und Frequenz f: $W = h \cdot f$
(D) Quantenenergie W und Lichtgeschwindigkeit c: $W = h \cdot c^2$
(E) Wellenlänge λ und Lichtgeschwindigkeit c: $\lambda = h \cdot c$

979* Welche Aussage trifft **nicht** zu?
Bei den Übergängen zwischen den untenstehend skizzierten Energiestufen in einem Atom werden die Energiedifferenzen W_1, W_2 und W_3 durch Lichtquanten emittiert.

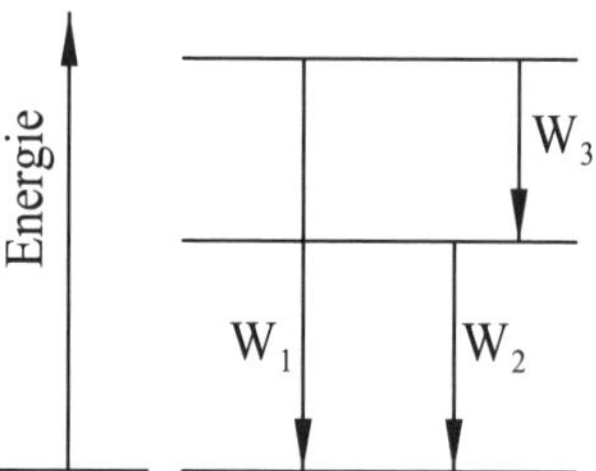

Für diese sowie die (analog indizierten) Frequenzen f und Wellenlängen λ gilt:

(A) $\lambda_1 = \lambda_2 + \lambda_3$
(B) $f_1 = f_2 + f_3$
(C) $W_1 = W_2 + W_3$
(D) $W_1 = h \cdot f_1$
(E) $W_1/W_2 = f_1/f_2$

980 Die Wellenlänge einer monochromatischen Strahlung beträgt 5 µm. ($c = 3 \cdot 10^8\ m \cdot s^{-1}$; $h = 6{,}6 \cdot 10^{-34}\ J \cdot s$)
Welche Aussagen treffen zu?

(1) Die Strahlung lässt sich dem ultravioletten Spektralbereich zuordnen.
(2) Die Strahlung muss linear polarisiert sein.
(3) Die Energie eines Strahlungsquants dieser Wellenlänge beträgt ca. $4 \cdot 10^{-16}$ J.
(4) Die Wellenzahl beträgt 2000 cm^{-1}

(A) nur 1 ist richtig
(B) nur 2 ist richtig
(C) nur 4 ist richtig
(D) nur 3 und 4 sind richtig
(E) nur 1, 2 und 4 sind richtig

981 Welche Aussage trifft zu?
Die Streckenlänge 1 nm ist gleich:

(A) 10^{-3} µm
(B) 10^{-5} mm
(C) 10^{-8} cm
(D) 10^{-12} m
(E) Keine der vorstehenden Größen trifft zu.

982 Wie groß ist die Frequenz von Licht der Wellenlänge $\lambda = 500$ nm?

(A) $5 \cdot 10^{9}$ Hz
(B) $1{,}5 \cdot 10^{12}$ Hz
(C) $6 \cdot 10^{14}$ Hz
(D) $1{,}5 \cdot 10^{15}$ Hz
(E) $3 \cdot 10^{17}$ Hz

983 Welche Wellenzahl $\tilde{\nu}$ entspricht der Wellenlänge $\lambda = 4$ µm?

(A) 500 cm^{-1}
(B) 1000 cm^{-1}
(C) 2500 cm^{-1}
(D) 4000 cm^{-1}
(E) 10000 cm^{-1}

Elektromagnetisches Spektrum, Spektralbereiche

984* Welche der folgenden Strahlungsarten gehören zum elektromagnetischen Spektrum?

(1) Radiowellen
(2) Röntgen(brems)strahlung
(3) α-Strahlung
(4) Infrarotstrahlung

(A) nur 1 und 2 sind richtig
(B) nur 1 und 4 sind richtig
(C) nur 1, 2 und 4 sind richtig
(D) nur 2, 3 und 4 sind richtig
(E) 1 bis 4 = alle sind richtig

985 In welcher der angegebenen Reihen von Spektralbereichen nimmt die Energie von links nach rechts stets zu?

(A) Radiowellen – sichtbar (grün) – sichtbar (gelb) – Ultraviolett
(B) Mikrowellen – sichtbar (gelb) – sichtbar (rot) – Röntgen
(C) Infrarot – sichtbar (rot) – sichtbar (grün) – Ultraviolett
(D) Röntgen – Ultraviolett – sichtbar (grün) – sichtbar (rot)
(E) Ultraviolett – Mikrowellen – sichtbar (rot) – sichtbar (grün)

986 Welches der angegebenen Intervalle liegt im Spektralbereich des Vakuum-UV?

(A) 500 µm–30 cm
(B) 50 µm–500 µm
(C) 0,01 nm–l nm
(D) 100 nm–200 nm
(E) 400 nm–800 nm

987* Die Wellenlänge einer elektromagnetischen Welle betrage $2{,}5 \cdot 10^{-5}$ cm.
Welchem Spektralbereich gehört sie an?

(A) UV
(B) γ-Strahlung
(C) Vis
(D) IR
(E) Keinem der genannten Spektralbereiche

988* Welche Aussage trifft zu?
Zur Identifizierung von Arzneistoffen im Infrarotbereich kommt der folgende Wellenzahlbereich in Betracht:

(A) 2,5 bis 17 cm^{-1}
(B) 18 bis 57 cm^{-1}
(C) 58 bis 105 cm^{-1}
(D) 106 bis 200 cm^{-1}
(E) 670 bis 4000 cm^{-1}

989 Welches der angegebenen Intervalle liegt im Spektralbereich des Fernen IR?

(A) 500 µm–30 cm
(B) 50 µm–500 µm
(C) 0,01 nm–1 nm
(D) 100 nm–200 nm
(E) 400 nm–800 nm

990 Welche Aussagen zur Spektrometrie mit Licht der Wellenlänge $\lambda = 500$ nm treffen zu?

(1) Diese Wellenlänge liegt im sichtbaren Bereich.
(2) Zur Erzeugung dieses Lichts in einem Spektrometer muss eine Deuteriumlampe eingesetzt werden.
(3) Die Wellenzahl dieser Strahlung liegt bei 20 000 cm^{-1}.
(4) Die Wellenzahl dieser Strahlung ist deutlich höher als typische Wellenzahlen im mittleren Infrarotbereich.

(A) nur 1 ist richtig
(B) nur 3 ist richtig
(C) nur 1 und 4 sind richtig
(D) nur 1, 2 und 4 sind richtig
(E) nur 1, 3 und 4 sind richtig

991 Welche Aussagen zu elektromagnetischer Strahlung der Wellenlänge $\lambda = 1000$ nm, die von der Strahlungsquelle eines Spektrometers emittiert wird, treffen zu?

(1) Es handelt sich um sichtbares Licht.
(2) Es handelt sich um Infrarot-Strahlung.
(3) Die Frequenz dieser Strahlung beträgt 30 GHz.
(4) Die Wellenzahl dieser Strahlung beträgt 10 000 cm^{-1}.

(A) nur 1 ist richtig
(B) nur 2 ist richtig
(C) nur 1 und 3 sind richtig
(D) nur 2 und 3 sind richtig
(E) nur 2 und 4 sind richtig

Licht und Farbe

992 Welche Farbe hat Licht der Wellenlänge $\lambda = 400$ nm?

(A) rot
(B) gelb
(C) grün
(D) blau
(E) violett

993 Welche Farbe hat Licht der Wellenlänge $\lambda = 700$ nm?

(A) rot
(B) gelb
(C) grün
(D) blau
(E) violett

11.2 Grundlagen der Refraktometrie

Zur Refraktometrie siehe auch MC-Fragen Nr. 1001, 1544, 1639, 1719.

11.2.1 Brechzahl (Brechungsindex), Messung

994 Welche Aussage über die Ausbreitung des Lichts trifft **nicht** zu?

(A) Licht breitet sich im Vakuum geradlinig aus.
(B) Die Ausbreitungsgeschwindigkeit in Materie hängt im Allgemeinen von der Frequenz des Lichts ab.
(C) Die Ausbreitungsgeschwindigkeit ist im Vakuum geringer als in Materie.
(D) Die Brechzahl eines Stoffes hängt im Allgemeinen von der Frequenz des Lichts ab.
(E) An kleinen Öffnungen wird Licht gebeugt.

995 Welche der folgenden Größen bleibt beim Übergang einer Lichtwelle von Luft in Glas gleich (unabhängig vom Einfallswinkel)?

(A) die Wellenlänge des Lichts
(B) die Frequenz des Lichts
(C) die Ausbreitungsgeschwindigkeit des Lichts
(D) die Ausbreitungsrichtung des Lichts
(E) die Wellenzahl des Lichts

996 Welche Aussagen treffen zu?
Licht trete von Luft in Glas ein. Beim Durchtritt durch die Grenzfläche

(1) nimmt die Frequenz des Lichts zu
(2) nimmt die Frequenz des Lichts ab
(3) nimmt die Wellenlänge des Lichts zu
(4) nimmt die Ausbreitungsgeschwindigkeit ab

(A) nur 1 ist richtig
(B) nur 2 ist richtig
(C) nur 3 ist richtig
(D) nur 4 ist richtig
(E) nur 2 und 3 sind richtig

997 Welche Aussagen zu nachfolgendem Schaubild zur Lichtbrechung treffen zu?

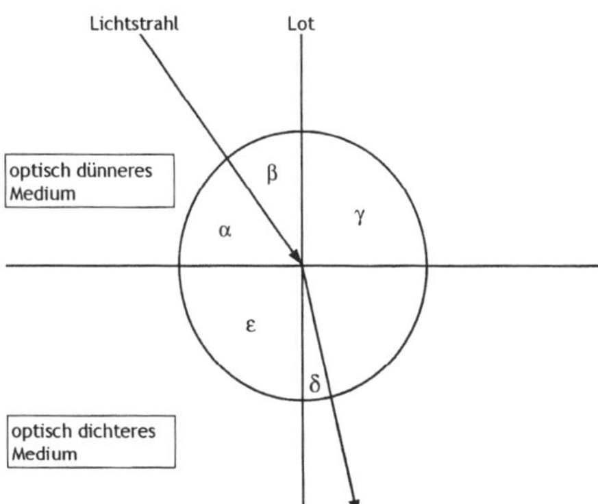

(1) Der Winkel α wird als Einfallswinkel bezeichnet.
(2) Der Winkel β wird als Einfallswinkel bezeichnet.
(3) Die Winkel γ und ε werden als Grenzwinkel der Totalreflexion bezeichnet.
(4) Der Winkel δ wird als Brechungswinkel bezeichnet.
(5) Der Grenzwinkel der Totalreflexion beträgt immer 90 °.

(A) nur 1 und 4 sind richtig
(B) nur 2 und 4 sind richtig
(C) nur 3 und 5 sind richtig
(D) nur 2, 3 und 5 sind richtig
(E) nur 2, 3, 4 und 5 sind richtig

998* Die Skizze zeigt den Verlauf eines Lichtstrahls beim Übergang von einem Medium mit der Brechzahl n_1 in ein Medium mit der Brechzahl n_2.

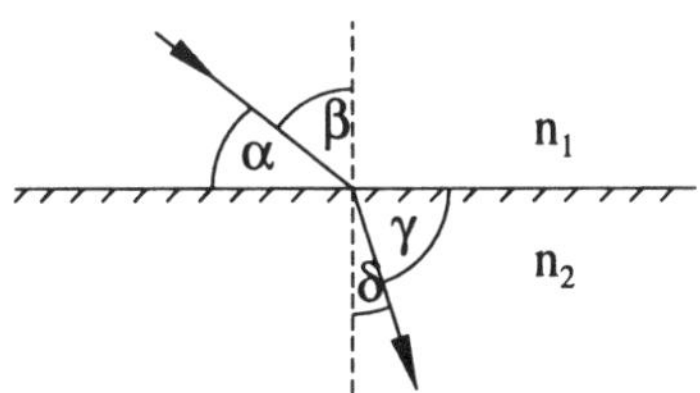

Wie ist das Brechungsgesetz zu formulieren?

(A) $\frac{\sin \alpha}{\sin \gamma} = \frac{n_1}{n_2}$

(B) $\frac{\sin \alpha}{\sin \delta} = \frac{n_1}{n_2}$

(C) $\frac{\sin \beta}{\sin \delta} = \frac{n_1}{n_2}$

(D) $\frac{\sin \beta}{\sin \gamma} = \frac{n_2}{n_1}$

(E) $\frac{\sin \beta}{\sin \delta} = \frac{n_2}{n_1}$

999* Welche Aussagen treffen zu?
Ein Lichtstrahl trifft aus der Luft (Brechzahl n = 1) schräg auf eine ebene Wasserfläche (Brechzahl n = 1,33) und wird teils reflektiert und teils gebrochen, wie untenstehend dargestellt.

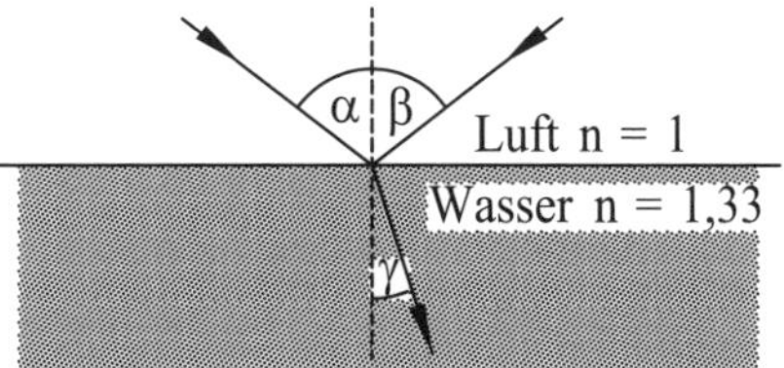

Es gilt stets:

(1) $\alpha = \beta$
(2) $\alpha + \beta = 90\,°$
(3) $\frac{\sin \alpha}{\sin \gamma} = 1{,}33$

(A) nur 1 ist richtig
(B) nur 3 ist richtig
(C) nur 1 und 3 sind richtig
(D) nur 2 und 3 sind richtig
(E) 1 bis 3 = alle sind richtig

1000 Welche Aussage zur Refraktometrie trifft **nicht** zu?

(A) Die Brechzahl einer Substanz ist unabhängig von der Wellenlänge des eingestrahlten Lichts.
(B) Die Brechzahl einer Substanz kann als Maß für deren Reinheit verwendet werden.
(C) Die Brechzahl einer Substanz ist temperaturabhängig.
(D) Die absolute Brechzahl einer Substanz ist das Verhältnis der Lichtgeschwindigkeit im Vakuum zu der in dieser Substanz.
(E) Die absolute Brechzahl von Luft ist geringfügig größer als die des Vakuums.

1001 Welche Aussage trifft **nicht** zu?
Die Brechzahl (früher: Brechungsindex) einer Substanz

(A) ist eine Stoffkonstante
(B) ist abhängig von der Temperatur
(C) hängt von der Wellenlänge des eingestrahlten Lichts ab
(D) ist abhängig vom Einfallswinkel des Lichts
(E) kann zu Identitäts- und Reinheitsprüfungen von Substanzen herangezogen werden

1002 Welche Aussagen zur Refraktometrie treffen zu?

(1) Sie beruht auf den unterschiedlichen Ausbreitungsgeschwindigkeiten von Licht gegebener Wellenlänge in optisch unterschiedlich dichten Medien.
(2) Sie wird üblicherweise durch Bestimmung des Grenzwinkels der Totalreflexion durchgeführt.
(3) Sie kann mit wässrigen Lösungen durchgeführt werden.
(4) Sie kann bei der HPLC zur Detektion genutzt werden.

(A) nur 1 ist richtig
(B) nur 3 ist richtig
(C) nur 2 und 3 sind richtig
(D) nur 2 und 4 sind richtig
(E) 1 bis 4 = alle sind richtig

1003 Welche Aussage trifft **nicht** zu?
Der bei der Bestimmung der Brechzahl einer Substanzlösung mittels eines mit monochromatischem Licht arbeitenden Refraktometers ermittelte Wert hängt ab von der:

(A) Wellenlänge des Messlichts
(B) Schichtdicke des Substanzfilms
(C) Probentemperatur
(D) Substanzkonzentration
(E) Art des Lösungsmittels

Dispersion

1004 Welche Aussagen über die Brechzahl treffen zu?
Licht breite sich in Materie aus, in der normale Dispersion des Lichts auftrete. Für die Brechzahl gilt:

(1) Sie nimmt mit steigender Wellenlänge des Lichts ab.
(2) Sie ist unabhängig von der Wellenlänge des Lichts.
(3) Sie ist unabhängig von der Ausbreitungsgeschwindigkeit des Lichts in der Materie.
(4) Sie ist unabhängig von der Frequenz des Lichts.

(A) nur 1 ist richtig
(B) nur 1 und 3 sind richtig
(C) nur 2 und 4 sind richtig
(D) nur 1, 3 und 4 sind richtig
(E) nur 2, 3 und 4 sind richtig

1005 Welche Aussagen treffen zu?
Bei normaler Dispersion in einem glasklaren Stoff gilt für die Brechzahl n:

(1) $n_{grün} > 1{,}00$
(2) $n_{rot} > n_{blau}$
(3) mit n = 1,33 ist in dem Medium die Lichtgeschwindigkeit < 300 000 km/s.

(A) nur 1 ist richtig
(B) nur 1 und 2 sind richtig
(C) nur 1 und 3 sind richtig
(D) nur 2 und 3 sind richtig
(E) 1 bis 3 = alle sind richtig

1006

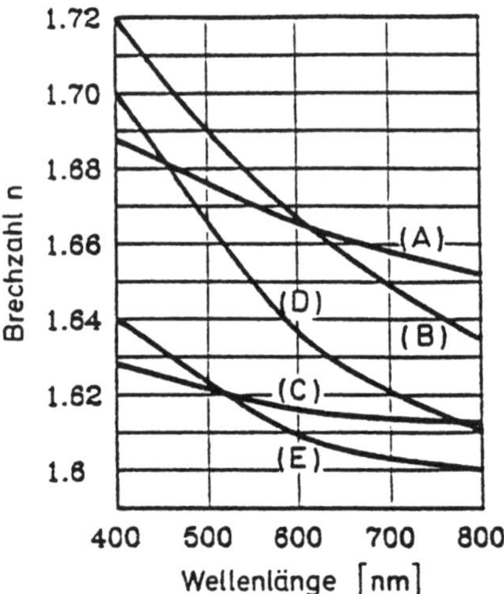

Obige Abbildung zeigt die Veränderung der Brechzahl für 5 Substanzen (A bis E) mit der Wellenlänge.
Welche Substanz zeigt im gesamten Bereich die größte Dispersion der Brechzahl?

1007

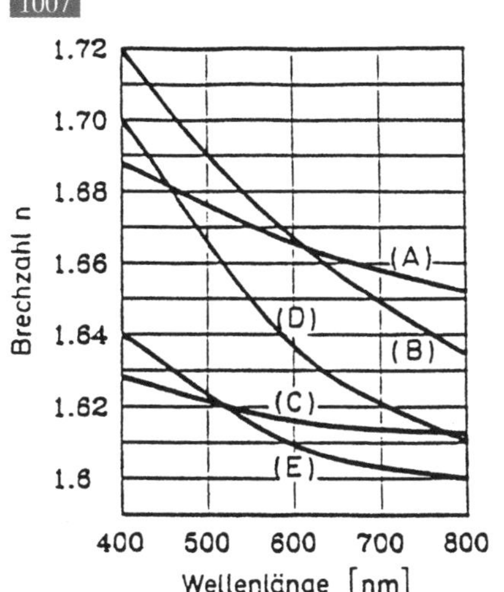

Obige Abbildung zeigt die Veränderung der Brechzahl für 5 Substanzen (A bis E) mit der Wellenlänge.
Welche Substanz zeigt die größte Brechzahl n_D^{20}?

Refraktometrie nach Arzneibuch

1008* Zur Bestimmung der Brechzahl bestimmter Flüssigkeiten ist im Europäischen Arzneibuch die Anwendung der Refraktometrie vorgesehen.
Welche Aussagen treffen zu?

(1) Die Brechzahl wird auf die D-Linie des Natriums bezogen.
(2) Die Brechzahl ist temperaturabhängig.
(3) Üblicherweise wird der Grenzwinkel der Totalreflexion bestimmt.
(4) Die Refraktometrie kann sowohl zu Identitäts- als auch zu Reinheitsprüfungen herangezogen werden.
(5) Die Refraktometrie kann zu Gehaltsbestimmungen herangezogen werden.

(A) nur 1 und 4 sind richtig
(B) nur 2 und 4 sind richtig
(C) nur 2, 3 und 5 sind richtig
(D) nur 3, 4 und 5 sind richtig
(E) 1 bis 5 = alle sind richtig

1009 Welche Aussage zur Bestimmung der Brechzahl nach Arzneibuch trifft **nicht** zu?

(A) Zur Kontrolle des Refraktometers kann Toluen verwendet werden.
(B) Die Brechzahl wird meistens auf die Wellenlänge der Na-D-Linie bezogen.
(C) Das Refraktometer muss die Ablesung der Brechzahl auf mindestens drei Dezimalen gestatten.
(D) Die Brechzahl organischer Flüssigkeiten nimmt mit der Temperatur zu.
(E) Die Messung muss bei definierter Temperatur erfolgen.

1010 Im Europäischen Arzneibuch ist zur Untersuchung bestimmter Substanzen die Anwendung der Refraktometrie vorgesehen. Die dabei ermittelte Brechzahl ist eine Stoffkonstante, die mit n_D^{20} bezeichnet wird.
Welche Aussagen zur Brechzahl treffen zu?

(1) Zu ihrer Bestimmung wird eine 20-prozentige Lösung der Substanz in Deuteriumoxid (D_2O) vermessen.
(2) Sie ist unabhängig vom Einfallswinkel des eingestrahlten Lichts.
(3) Sie ist unabhängig von der Wellenlänge des eingestrahlten Lichts.
(4) Ihre Bestimmung kann zu Identitäts-, Reinheits- und Gehaltsbestimmungen einer Substanz herangezogen werden.

(A) nur 1 ist richtig
(B) nur 1 und 2 sind richtig
(C) nur 2 und 4 sind richtig
(D) nur 1, 2 und 3 sind richtig
(E) nur 2, 3 und 4 sind richtig

1011* Welche Aussage trifft **nicht** zu?
Zur Kontrolle des Refraktometers nach Arzneibuch sind geeignet:

(A) 2,2,4-Trimethylpentan
(B) Wasser
(C) Toluen (Toluol)
(D) 1-Methylnaphthalen
(E) Dünnflüssiges Paraffin

1012 Im Europäischen Arzneibuch ist die Anwendung der Refraktometrie zur Charakterisierung bestimmter Substanzen vorgesehen. Welche Aussage trifft **nicht** zu?

(A) Bestimmt wird die Brechzahl (früher: Brechungsindex) der Substanz.
(B) Die Messung muss bei definierter Temperatur erfolgen.
(C) Üblicherweise wird der Winkel der Totalabsorption bestimmt.
(D) Mit dem Verfahren können Aussagen zu Identität und Reinheit der Substanzen gemacht werden.
(E) Gehaltsbestimmungen von Substanzgemischen sind nur mit Hilfe von Kalibrierkurven möglich.

Messung Brechungsindex (Totalreflexion)

1013* Welche Aussagen zur Messung der Brechzahl mit dem Abbe-Refraktometer treffen zu?

(1) Das Gerät wird typischerweise, z. B. nach *Ph. Eur.*, auf 20 °C temperiert.
(2) Fette und Wachse können bei höheren Temperaturen (z. B. 40 °C oder 75 °C) vermessen werden.
(3) Stoffgemische können mit dieser Methode **nicht** untersucht werden.
(4) Als Lichtquelle muss eine mit einem Natriumsalz gelb gefärbte Bunsenbrennerflamme verwendet werden.
(5) Die Messung beruht auf der Bestimmung des Grenzwinkels der Totalreflexion.

(A) nur 1 ist richtig
(B) nur 2 ist richtig
(C) nur 1 und 2 sind richtig
(D) nur 1, 2 und 5 sind richtig
(E) nur 2, 3 und 4 sind richtig

1014 Welche Aussagen zur Totalreflexion treffen zu?
Totalreflexion

(1) liegt vor, wenn die untergehende Sonne auf einer ruhigen Wasseroberfläche spiegelnde Reflexe liefert
(2) liegt vor, wenn die gesamte auffallende Strahlung reflektiert wird, dabei aber Einfalls- und Ausfallswinkel nicht gleich sind
(3) ist nur möglich, wenn der Lichtstrahl vom optisch dichteren auf das optisch dünnere Medium auffällt
(4) kann nur dann auftreten, wenn der Einfallswinkel einen bestimmten Grenzwinkel überschreitet

(A) nur 1 und 4 sind richtig
(B) nur 3 und 4 sind richtig
(C) nur 1, 2 und 3 sind richtig
(D) nur 2, 3 und 4 sind richtig
(E) 1 bis 4 = alle sind richtig

1015 Bei Anwendung der Refraktometrie kann die Brechzahl (Brechungsindex) eines Analyten durch die Bestimmung des Grenzwinkels der Totalreflexion ermittelt werden.
Welcher der folgenden Parameter ist für die Brechzahl **nicht** von Bedeutung?

(A) Temperatur
(B) Lichtgeschwindigkeit in Luft
(C) Lichtgeschwindigkeit im Analyten
(D) Einfallswinkel des Lichts in den Analyten
(E) Wellenlänge des Lichts

1016* Welche Aussagen zur Refraktometrie treffen zu?

(1) Im Gegensatz zum Brechungswinkel einer Substanz ist der „Grenzwinkel der Totalreflexion“ unabhängig von der Wellenlänge des eingestrahlten Lichts.
(2) Als „Grenzwinkel der Totalreflexion“ bezeichnet man den Einfallswinkel α bei dem der Brechungswinkel β gerade 180 ° wird.
(3) Die absolute Brechzahl n einer Substanz bezeichnet den Quotienten aus der Lichtgeschwindigkeit c im Vakuum und der Lichtgeschwindigkeit c_s in der Substanz.

(A) nur 1 ist richtig
(B) nur 2 ist richtig
(C) nur 3 ist richtig
(D) nur 2 und 3 sind richtig
(E) 1 bis 3 = alle sind richtig

1017 Grundlage der Refraktometrie ist die Lichtbrechung. In der folgenden Skizze ist der Verlauf eines gebrochenen Lichtstrahls dargestellt.

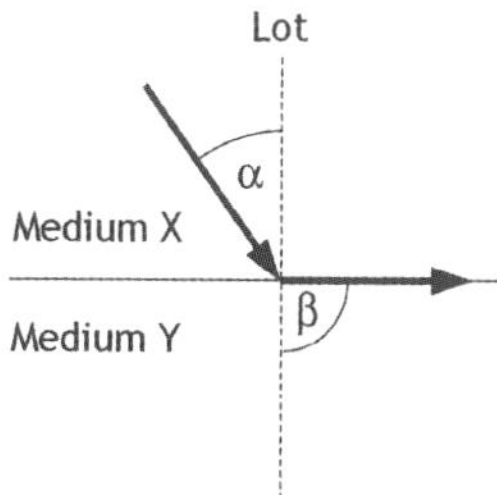

Welche Aussagen treffen zu?

(1) Der dargestellte Strahlungsverlauf gilt nur für Licht einer bestimmten Wellenlänge.
(2) Medium X ist das optisch dichtere Medium.
(3) Medium Y ist das optisch dichtere Medium.
(4) α ist der Grenzwinkel der Totalreflexion.
(5) β ist der Grenzwinkel der Totalreflexion.

(A) nur 2 ist richtig
(B) nur 3 ist richtig
(C) nur 1 und 4 sind richtig
(D) nur 1, 2 und 4 sind richtig
(E) nur 1, 2 und 5 sind richtig

1018 Welche Aussage trifft zu?
Beim Übergang von einem optisch dichteren Medium mit der Brechzahl n_1 in ein optisch dünneres Medium mit der Brechzahl n_2 gilt für den Grenzwinkel α_g der Totalreflexion:

(A) $\sin \alpha_g = n_1/n_2$
(B) $\sin \alpha_g = n_2/n_1$
(C) $\tan \alpha_g = n_1/n_2$
(D) $\tan \alpha_g = n_2/n_1$
(E) Keine der vorstehenden Beziehungen trifft zu.

1019 Welche Aussage zur Refraktometrie trifft zu?
Als „Grenzwinkel der Totalreflexion" bezeichnet man den Einfallswinkel α, bei dem der Brechungswinkel β gerade wird:

(A) 0°
(B) 45°
(C) 90°
(D) 180°
(E) 360°

1020 Wie groß ist der Grenzwinkel der Totalreflexion, wenn Licht aus Glas der Brechzahl $n = 2$ in Luft übergeht? (Hinweis: $\sin 30° = 0{,}5$)

(A) 30°
(B) 40°
(C) 45°
(D) 50°
(E) 60°

1021 Bei der technischen Überprüfung eines Abbe-Refraktometers fällt auf, dass die Unterseite des Beleuchtungsprismas erheblich rauer ist als die Oberseite des Messprismas.
Welche Aussage zur rauen Unterseite des Beleuchtungsprismas trifft zu?

(A) Sie kann durch unsachgemäßen Gebrauch, z. B. durch Vermessung einer organischen Fluorverbindung, oberflächlich geätzt worden sein und muss vorsichtig nachpoliert werden.
(B) Sie kann durch unachtsame Reinigung nach Vermessung einer Suspension, z. B. von Aluminiumoxid in Hartparaffin, irreparabel beschädigt sein.
(C) Ausfallendes Licht soll gestreut werden, so dass es die Unterfläche so diffus verlässt, als wäre es mit unterschiedlichen Einfallswinkeln aufgetroffen.
(D) Weißes Licht soll so zerlegt werden, dass es die Unterfläche als monochromatisches Licht der Wellenlänge λ = 589 nm (D-Linie des Natriums) verlässt.
(E) Monochromatisches Licht der Wellenlänge λ = 589 nm (D-Linie des Natriums) soll polarisiert werden, so dass es die Unterfläche als linear polarisiertes Licht verlässt.

11.2.2 Pharmazeutische Anwendungen, insbesondere nach Arzneibuch

1022* Welche Aussage trifft **nicht** zu?
Reines Glycerol kann von einer Glycerol-Wasser-Mischung (1:1) unterschieden werden durch:

(A) Bestimmung der relativen Dichte
(B) Bestimmung der Absorption bei 240 nm
(C) Bestimmung der Brechzahl (Brechungsindex)
(D) Titration nach Malaprade
(E) Wasserbestimmung durch azeotrope Destillation

1023 Sowohl fette Öle als auch ätherische Öle können mit Hilfe der Refraktometrie analysiert werden
Welche Aussage hierzu trifft **nicht** zu?

(A) Mittels Refraktometrie wird die Brechzahl (Brechungsindex) eines Analyten bestimmt.
(B) Ein Refraktometer muss thermostatisierbar sein.
(C) Üblicherweise wird der Grenzwinkel der Totalreflexion bestimmt.
(D) Hochgereinigtes Wasser ist die einzige geeignete Referenzsubstanz.
(E) Die Refraktometrie kann zu Reinheitsuntersuchungen genutzt werden.

11.3 Grundlagen der Polarimetrie

Zur Polarimetrie siehe auch MC-Fragen Nr. 1037, 1046, 1072, 1229, 1545, 1548, 1804.

11.3.1 Optische Drehung, Messung

Optische Aktivität

1024 Welche Aussage zu optisch aktiven Stoffen trifft zu?

(A) Sie reflektieren das Licht total, unabhängig vom Einfallswinkel.
(B) Sie dienen zur Erzeugung polarisierten Lichts.
(C) Sie drehen die Polarisationsebene linear polarisierten Lichts.
(D) Sie machen aus linear polarisiertem Licht wieder natürliches (unpolarisiertes) Licht.
(E) Sie lumineszieren.

1025 Welche der folgenden Aussagen zur optischen Aktivität treffen zu?

(1) Voraussetzung für die optische Aktivität einer Verbindung ist ihre Chiralität.
(2) Nur kristalline Verbindungen können optische Aktivität zeigen.
(3) Die Größe der spezifischen Drehung eines Stoffes ändert sich mit der Wellenlänge des polarisierten Lichts.
(4) Bei Kenntnis der spezifischen Drehung lässt sich anhand des gemessenen Drehwinkels die Konzentration berechnen.
(5) Der im Polarimeter gemessene Drehwinkel ist von der Konzentration des untersuchten Stoffes unabhängig.

(A) nur 1 und 4 sind richtig
(B) nur 1 und 5 sind richtig
(C) nur 1, 3 und 4 sind richtig
(D) nur 2, 3 und 4 sind richtig
(E) 1 bis 5 = alle sind richtig

1026 Welche Aussage trifft zu?
Die Eigenschaft einer Substanz, die Ebene des polarisierten Lichts nach rechts zu drehen, wird üblicherweise gekennzeichnet durch:

(A) δ
(B) D
(C) r
(D) R
(E) +

1027* Welche Aussage trifft zu?
Die Eigenschaft einer Substanz, die Ebene des polarisierten Lichts nach links zu drehen, wird üblicherweise gekennzeichnet durch:

(A) –
(B) λ
(C) L
(D) s
(E) S

1028* Mit welchen der folgenden Bezeichnungen kann das Ergebnis einer polarimetrischen Bestimmung unmittelbar korreliert werden?

(1) (+)/(-)
(2) E/Z
(3) *R/S*
(4) D/L

(A) nur mit 1
(B) nur mit 1 und 2
(C) nur mit 2 und 3
(D) nur mit 2, 3 und 4
(E) mit 1 bis 4 = mit allen

1029 Bei welcher der genannten Verbindungen kann allein aus der Bezeichnung darauf geschlossen werden, dass sie in wässriger Lösung im Polarimeter die Ebene des linear polarisierten Lichts nach rechts dreht?

(A) R-Hyoscyamin · HBr
(B) D-Glucose
(C) (+)-Weinsäure
(D) E-Zimtsäure
(E) α-Tropinol

1030 Welche Aussage zur chiroptischen Analyse einer Substanz trifft zu?

(A) Der Drehwert der Lösung einer optisch aktiven Substanz ist unabhängig vom verwendeten Lösungsmittel.
(B) Das Vorhandensein eines Chiralitätszentrums in einem Molekül ist eine **notwendige** Voraussetzung für optische Aktivität.
(C) Beim Durchgang linear polarisierten Lichts durch die Lösung einer optisch aktiven Substanz besitzen der links- und der rechtszirkular polarisierte Lichtstrahl die gleiche Ausbreitungsgeschwindigkeit.
(D) Beim Durchgang linear polarisierten Lichts durch die Lösung einer optisch aktiven Substanz sind die Brechzahlen für den links- und den rechtszirkular polarisierten Lichtstrahl unterschiedlich.
(E) Beim Durchgang linear polarisierten Lichts durch die Lösung einer optisch aktiven Substanz ändert sich die Frequenz des Lichts.

Chirale Verbindungen

1031

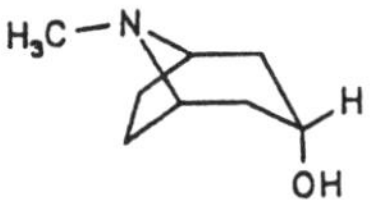

H_3C—N, H, OH

Wie viele unsymmetrisch subsitutierte C-Atome enthält obige Verbindung?

(A) 0
(B) 1
(C) 2
(D) 3
(E) 4

1032

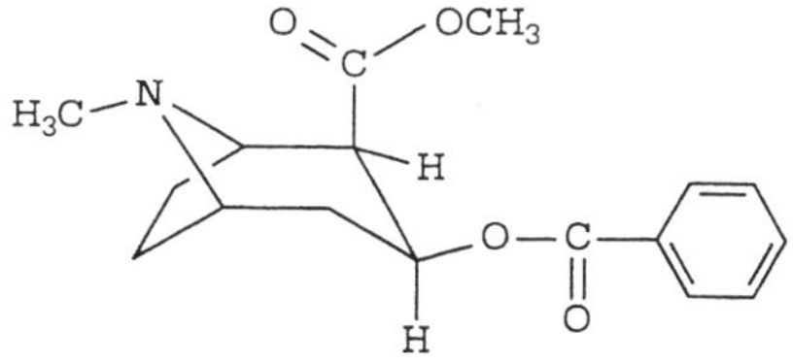

O, OCH_3, C, H_3C—N, H, O—C, O, H

Cocain (siehe obige Formel) dreht die Ebene des polarisierten Lichts. Bei welchen der folgenden Verbindungen wäre ebenfalls eine optische Aktivität zu erwarten?

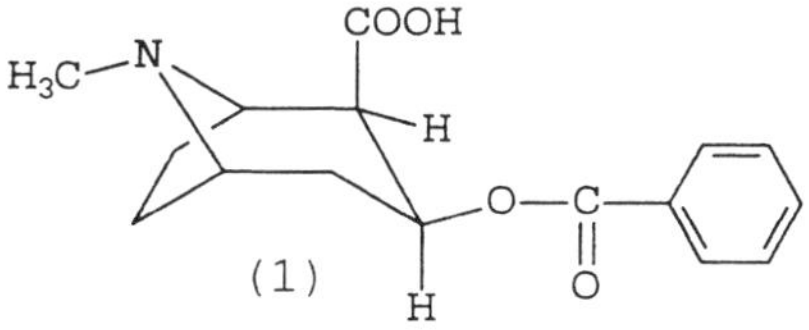

COOH, H_3C—N, H, O—C, O, H (1)

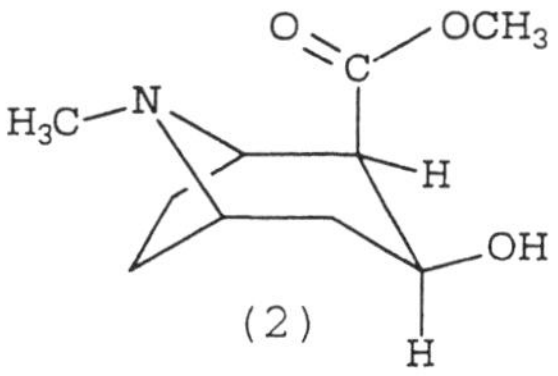

O, OCH_3, C, H_3C—N, H, OH, H (2)

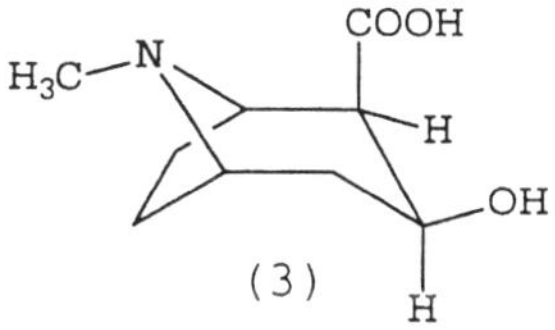

COOH, H_3C—N, H, OH, H (3)

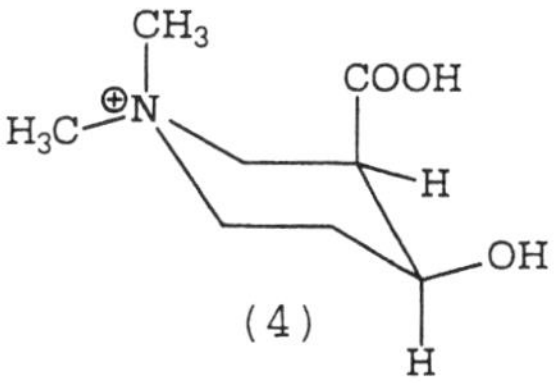

CH_3, H_3C—$\oplus$N, COOH, H, OH, H (4)

(A) nur bei 1
(B) nur bei 1 und 2
(C) nur bei 2 und 3
(D) nur bei 3 und 4
(E) bei 1 bis 4 = bei allen

1033* Verbindung I zeige eine spezifische Drehung von $[\alpha]_D^{20} = -48°$.

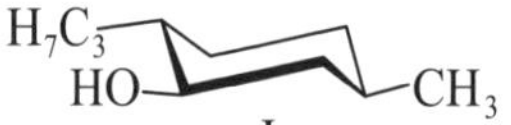

H_7C_3 HO CH_3

I

Welche Verbindung zeigt als Enantiomer von I eine spezifische Drehung von +48°?

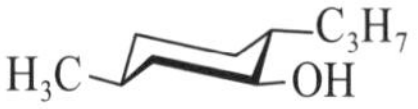

(A) H_3C C_3H_7 OH

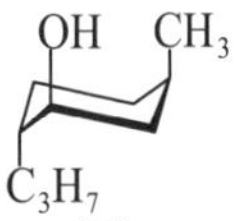

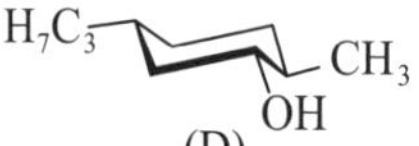

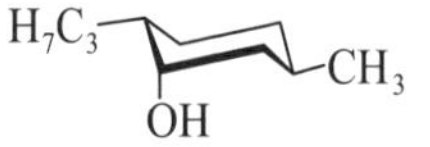

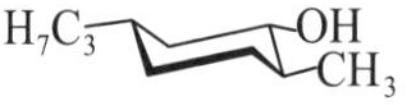

(D) H_7C_3 CH_3 OH

(B) H_7C_3 CH_3 OH

(E) H_7C_3 OH CH_3

(C) OH CH_3 C_3H_7

1034* Der Arzneistoff Norgestimat besteht aus den beiden nachstehend abgebildeten isomeren Verbindungen.

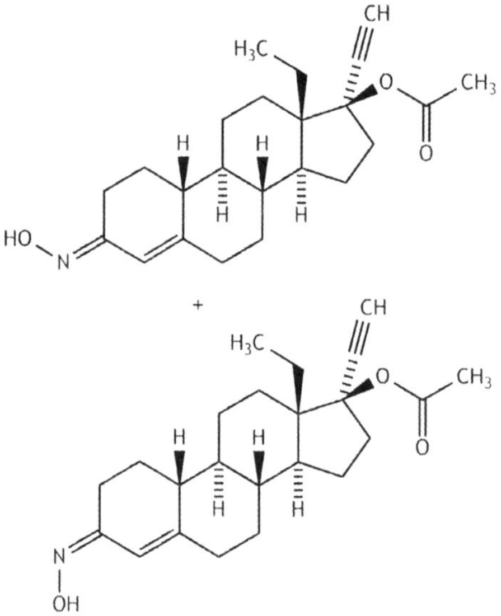

CH H_3C O CH_3 H H O H H HO N

+

CH H_3C O CH_3 H H O H H N OH

Welche Aussagen treffen zu?

(1) Es handelt sich um ein Gemisch von Enantiomeren.
(2) Es handelt sich um ein Gemisch von Diastereomeren.
(3) Lösungen von Norgestimat in Dichlormethan sind optisch aktiv.
(4) Norgestimat weist die funktionelle Gruppe einer Hydroxamsäure auf.

(A) nur 1 ist richtig
(B) nur 1 und 4 sind richtig
(C) nur 2 und 3 sind richtig
(D) nur 2 und 4 sind richtig
(E) nur 1, 3 und 4 sind richtig

1035* Welche Aussagen treffen zu?
Ein ätherisches Ölgemisch zeige bei einer polarimetrischen Untersuchung eine Drehung linear polarisierten Lichts. Verantwortlich hierfür können folgende Bestandteile des Öles sein:

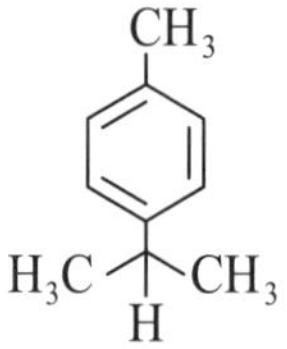

(1) CH_3 H_3C CH_3 H

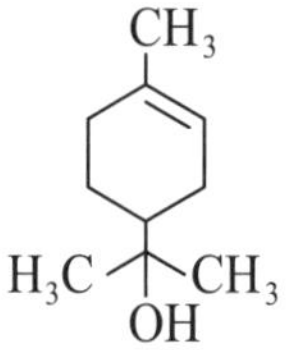

(3) CH_3 H_3C CH_3 OH

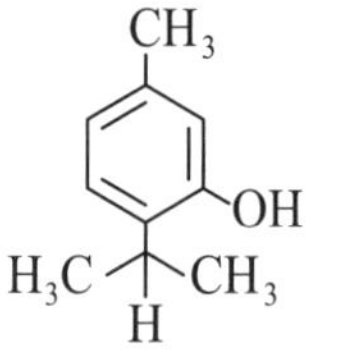

(2) CH_3 OH H_3C CH_3 H

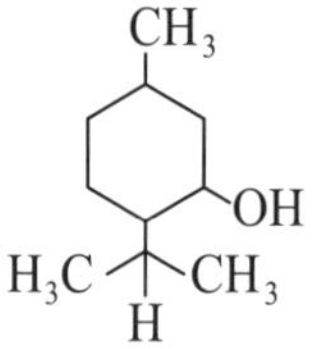

(4) CH_3 OH H_3C CH_3 H

(A) nur 1 ist richtig
(B) nur 4 ist richtig
(C) nur 3 und 4 sind richtig
(D) nur 2, 3 und 4 sind richtig
(E) 1 bis 4 = alle sind richtig

1036 Bei der Untersuchung von *RRR*-α-Tocopherol wird eine Verunreinigung identifiziert, die in ethanolischer Lösung im UV-Spektrum die gleichen Absorptionsmaxima und bei der Gaschromatographie an Polydimethylsiloxan dieselbe Retentionszeit aufweist.
Um welche der nachfolgenden Verbindungen handelt es sich mit höchster Wahrscheinlichkeit?

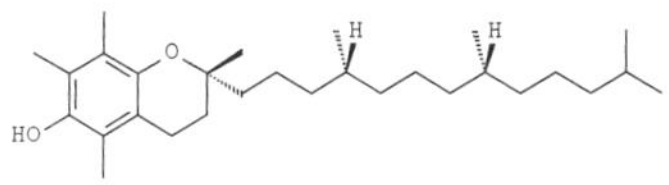

RRR-α-Tocopherol

(A)

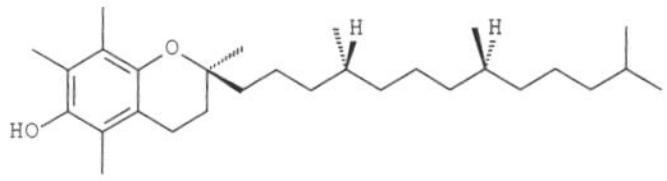

(B)

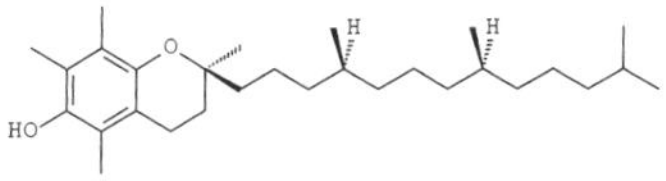

(C)

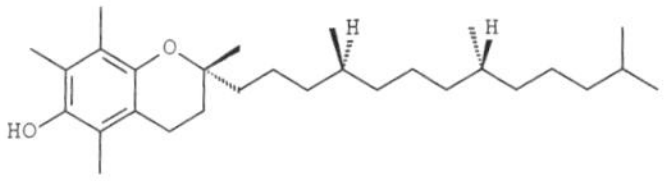

(D)

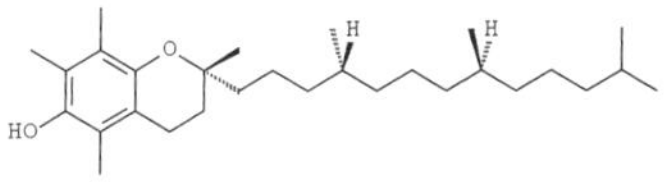

(E)

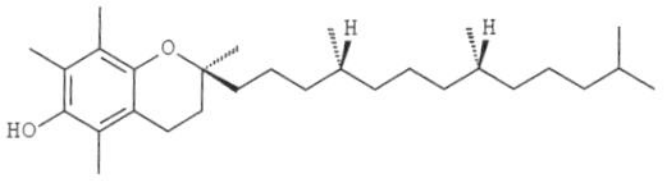

Drehwinkel, spezifische Drehung

1037 Welche Aussagen zur Polarimetrie treffen zu?

(1) α-D-Glucose und β-D-Glucose unterscheiden sich in ihrer spezifischen Drehung.
(2) Enantiomere eines Arzneistoffs unterscheiden sich in ihrer optischen Drehung.
(3) Die optische Drehung kann von der Konzentration der zu vermessenden Lösung abhängen.
(4) Die Wellenlänge des linear polarisierten Lichts ist ohne jeden Einfluss auf die optische Drehung.

(A) nur 2 ist richtig
(B) nur 1 und 2 sind richtig
(C) nur 1, 2 und 3 sind richtig
(D) nur 1, 3 und 4 sind richtig
(E) nur 2, 3 und 4 sind richtig

1038 Bei der Polarimetrie wird die Wechselwirkung linear polarisierten Lichts mit optisch aktiven Substanzen untersucht.
Welche Aussagen treffen zu?

(1) Linear polarisiertes Licht wird durch Monochromatoren erzeugt.
(2) Die optische Drehung ist eine wellenlängenabhängige Größe.
(3) Die optische Drehung der Lösung einer optisch aktiven Substanz ist eine konzentrationsunabhängige Größe.
(4) Unter Festlegung bestimmter experimenteller Parameter wird die **spezifische** Drehung als Stoffkonstante optisch aktiver Substanzen angegeben.
(5) Die Polarimetrie kann nach Vorgaben des Europäischen Arzneibuchs zu Identitäts-, Reinheits- und Gehaltsbestimmungen genutzt werden.

(A) nur 4 ist richtig
(B) nur 1 und 2 sind richtig
(C) nur 1, 3 und 4 sind richtig
(D) nur 2, 4 und 5 sind richtig
(E) 1 bis 5 = alle sind richtig

1039 Beim Durchgang linear polarisierten Lichts durch Lösungen von Arzneistoffen kann die Schwingungsebene linear polarisierten Lichts gedreht werden. Der gemessene Drehwert ist charakteristisch für die untersuchte Probe.
Welche Aussage trifft **nicht** zu?

Der gemessene Drehwert

(A) kann zur Unterscheidung zwischen optisch aktiven Stereoisomeren herangezogen werden
(B) kann als Maß für die Enantiomerenreinheit dienen
(C) kann als Maß für die Reinheit racemischer Substanzen dienen
(D) kann zur Untersuchung von Anomerengleichgewichten durch Messung der optischen Drehung als Funktion der Zeit dienen (z. B. Mutarotation bei Zuckern)
(E) ermöglicht aus seinem Vorzeichen die Zuordnung der absoluten Konfiguration, da die Schwingungsebene linear polarisierten Lichts von *R*-konfigurierten Enantiomeren eines Arzneistoffs im Uhrzeigersinn (+) gedreht wird, während sie von *S*-konfigurierten Enantiomeren im Gegenuhrzeigersinn (–) gedreht wird

1040* Welche Aussagen zur optischen Drehung treffen zu?

(1) Zwei zueinander diastereomere Verbindungen haben im Allgemeinen Drehwinkel mit entgegengesetztem Vorzeichen.
(2) Die Bestimmung der optischen Drehung kann sowohl zu Identitäts- als auch zu Reinheitsprüfungen herangezogen werden.
(3) Die **spezifische** Drehung wird häufig zur Bestimmung der absoluten Konfiguration einer Verbindung herangezogen.
(4) Die Bestimmung der optischen Drehung kann zur Unterscheidung zwischen Racemat und Enantiomer einer Verbindung herangezogen werden.
(5) Die optische Drehung beruht auf unterschiedlicher Absorption links- und rechtszirkular polarisierten Lichts.

(A) nur 1 und 2 sind richtig
(B) nur 2 und 4 sind richtig
(C) nur 1, 2 und 5 sind richtig
(D) nur 3, 4 und 5 sind richtig
(E) nur 1, 3, 4 und 5 sind richtig

1041* Welche Aussage trifft **nicht** zu?
Der Drehwinkel α der Lösung einer optisch aktiven Substanz

(A) hängt ab von der verwendeten Lichtwellenlänge
(B) ist proportional der Zahl der Chiralitätszentren eines Moleküls der Substanz
(C) hängt ab von der Dicke der durchstrahlten Schicht
(D) hängt ab von der Temperatur
(E) hängt ab von der Konzentration der optisch aktiven Substanz

1042* Welche der folgenden Faktoren beeinflussen den Betrag des polarimetrisch ermittelten Drehwertes optisch aktiver Verbindungen?

(1) die Messtemperatur
(2) die Viskosität des Lösungsmittels
(3) die Art des Lösungsmittels
(4) die Wellenlänge des polarisierten Lichts

(A) nur 4 ist richtig
(B) nur 1 und 2 sind richtig
(C) nur 1, 2 und 3 sind richtig
(D) nur 1, 3 und 4 sind richtig
(E) nur 2, 3 und 4 sind richtig

1043 Welche Aussagen treffen zu?
Der Wechsel des Lösungsmittels kann bei der Messung der **spezifischen** Drehung der Lösung einer chiralen Substanz prinzipiell bewirken:

(1) Umkehr des Vorzeichens beim Drehwinkel
(2) Verkleinerung des Drehwinkels
(3) Vergrößerung des Drehwinkels
(4) Verlust der Chiralität der Substanz

(A) nur 1 und 4 sind richtig
(B) nur 1, 2 und 3 sind richtig
(C) nur 1, 3 und 4 sind richtig
(D) nur 2, 3 und 4 sind richtig
(E) 1 bis 4 = alle sind richtig

1044* Welche Aussage zur optischen Drehung trifft **nicht** zu?

(A) Der Drehwinkel der Lösung einer optisch aktiven Substanz ist unabhängig von der Wellenlänge des eingestrahlten linear polarisierten Lichts.
(B) Die **spezifische** Drehung ist eine stoffspezifische Größe.
(C) Der Drehwinkel der Lösung einer optisch aktiven Substanz kann zu deren Konzentrationsbestimmung herangezogen werden.
(D) Die **spezifische** Drehung wird üblicherweise mit linear polarisiertem Licht der Wellenlänge $\lambda = 589{,}3$ nm bestimmt.
(E) Der Drehwinkel der Lösung einer optisch aktiven Substanz ist von der Temperatur abhängig.

1045 Welche Aussagen zur optischen Drehung treffen zu?

(1) Aus dem gemessenen Drehwinkel kann die Saccharose-Konzentration einer Lösung berechnet werden.
(2) Die **spezifische** Drehung einer optisch aktiven Substanz ist annähernd proportional zur Schichtdicke der Messprobe in der Küvette.
(3) Die **spezifische** Drehung der Lösung einer optisch aktiven Substanz ist unabhängig vom Lösungsmittel.
(4) Der Buchstabe D vor der Bezeichnung einer optisch aktiven Substanz bezeichnet gemäß internationaler Konvention Rechtsdrehung, der Buchstabe L Linksdrehung.

(A) nur 1 ist richtig
(B) nur 2 und 3 sind richtig
(C) nur 3 und 4 sind richtig
(D) nur 1, 2 und 4 sind richtig
(E) 1 bis 4 = alle sind richtig

Spezifische Drehung

1046 Welche der genannten Größen können Einfluss nehmen auf den Wert der **spezifischen** Drehung der Lösung einer optisch aktiven Substanz?

(1) pH-Wert der Lösung
(2) Konzentration der Lösung
(3) Wellenlänge des verwendeten Lichts
(4) Messtemperatur

(A) nur 1 und 2 sind richtig
(B) nur 3 und 4 sind richtig
(C) nur 1, 2 und 4 sind richtig
(D) nur 1, 3 und 4 sind richtig
(E) 1 bis 4 = alle sind richtig

1047 Welche Aussagen treffen zu?
Bei der Bestimmung der **spezifischen** Drehung eines Arzneistoffes sind folgende Größen von Bedeutung:

(1) abgelesener Drehwinkel
(2) Schichtdicke der Messlösung
(3) Konzentration der Messlösung
(4) Temperatur
(5) Wellenlänge des polarisierten Lichts

(A) nur 1 und 2 sind richtig
(B) nur 1, 2 und 3 sind richtig
(C) nur 2, 3 und 4 sind richtig
(D) nur 3, 4 und 5 sind richtig
(E) 1 bis 5 = alle sind richtig

1048 Wie werden die für die Bestimmung der **spezifischen** Drehung verwendeten Größen Konzentration und Schichtdicke nach SI normiert?

(A) 1 mol/l; 1 cm
(B) 1 g/l; 1 cm
(C) 100 g/l; 1 cm
(D) 1 g/100 ml; 1 dm
(E) 1 kg/m^3; 1 m

1049* Welche Aussagen treffen zu?
Bei der Bestimmung der **spezifischen** Drehung wird ein Drehwert von 90 ° ermittelt.
Zur Klärung, ob α entweder +90° oder –270° beträgt, dient die:

(1) Verdünnung der Lösung auf die halbe Konzentration
(2) Messung in einem Polarimeterrohr halber Länge
(3) Drehung des Polarimeterrohres um 180 °

(A) nur 1 ist richtig
(B) nur 2 ist richtig
(C) nur 3 ist richtig
(D) nur 1 und 2 sind richtig
(E) 1 bis 3 = alle sind richtig

1050 Bei der polarimetrischen Messung (Messwellenlänge λ = 589 nm; Messtemperatur T = 20° C) der Lösung einer reinen optisch aktiven Substanz (M_r 400,0) der Massenkonzentration ß = 25 g/L wird bei einer Schichtdicke d = 10 cm der Drehwinkel λ= -1,2° gemessen.
Wie groß ist die **spezifische** Drehung $[\alpha]_D^{20}$ der optisch aktiven Substanz?

(A) –2,4°
(B) –8°
(C) –12°
(D) –24°
(E) –48°

Optische Rotationsdispersion

1051 Welche der nachfolgend beschriebenen Erscheinungen nennt man Rotationsdispersion?

(1) Abscheidung von Partikeln aus einer ultrazentrifugierten Suspension
(2) Wellenlängenabhängigkeit der Strahlungsabsorption im fernen Infrarot
(3) Abhängigkeit des Drehmoments von der Winkelgeschwindigkeit
(4) Wellenlängenabhängigkeit der Drehung der Polarisationsebene von elektromagnetischer Strahlung

(A) nur 2 ist richtig
(B) nur 4 ist richtig
(C) nur 1 und 2 sind richtig
(D) nur 2 und 4 sind richtig
(E) 1 bis 4 = alle sind richtig

1052* Welche Aussagen zur optischen Rotationsdispersion (ORD) treffen zu?

(1) ORD beruht auf unterschiedlicher Brechung links- und rechtszirkular polarisierten Lichts in chiralen Medien.
(2) ORD beruht auf unterschiedlicher Absorption links- und rechtszirkular polarisierten Lichts in chiralen Medien.
(3) In ORD-Kurven wird die Drehung der Schwingungsebene des linear polarisierten Lichts in Abhängigkeit von der Wellenlänge aufgetragen.
(4) Verbindungen ohne einen ausgeprägten Chromophor zeigen **keine** ORD.

(A) nur 1 ist richtig
(B) nur 1 und 3 sind richtig
(C) nur 2 und 4 sind richtig
(D) nur 1, 2 und 4 sind richtig
(E) nur 2, 3 und 4 sind richtig

1053 Welche Aussagen treffen zu?
Für normale Rotationsdispersion gilt:

(1) Eine Probe zeigt bei verschiedenen Farben des Lichts unterschiedliche Drehwinkel der Polarisationsebene.
(2) Blaues Licht wird weniger als rotes Licht gedreht.
(3) Rotes Licht wird weniger gedreht als gelbes Licht.
(4) Der Effekt tritt bei Zuckern **nicht** auf.

(A) nur 1 ist richtig
(B) nur 4 ist richtig
(C) nur 1 und 2 sind richtig
(D) nur 1 und 3 sind richtig
(E) nur 1, 3 und 4 sind richtig

1054* Welche Aussagen zur optischen Rotationsdispersion (ORD) treffen zu?

(1) ORD beruht auf der unterschiedlichen Absorption rechts- und linkszirkular polarisierten Lichts.
(2) ORD und optische Drehung beruhen auf der unterschiedlichen Ausbreitungsgeschwindigkeit links- und rechtszirkular polarisierten Lichts in einem chiralen Medium.
(3) Die ORD-Kurven von Enantiomeren sind immer spiegelbildlich.
(4) Der Nulldurchgang der anomalen ORD-Kurve liegt bei der Wellenlänge des Maximums des Zirkulardichroismus einer optisch aktiven Substanz.
(5) Aus dem Verlauf der ORD-Kurve eines Proteins lässt sich ermitteln, aus wie vielen Aminosäuren es besteht.

(A) nur 1 und 3 sind richtig
(B) nur 3 und 4 sind richtig
(C) nur 1, 2 und 5 sind richtig
(D) nur 1, 3 und 5 sind richtig
(E) nur 2, 3 und 4 sind richtig

1055 Abgebildet sind die optischen Rotationsdispersionskurven (ORD) a und b zweier Enantiomere. Bei den Kurven handelt es sich um sogenannte „normale“ ORD-Kurven.

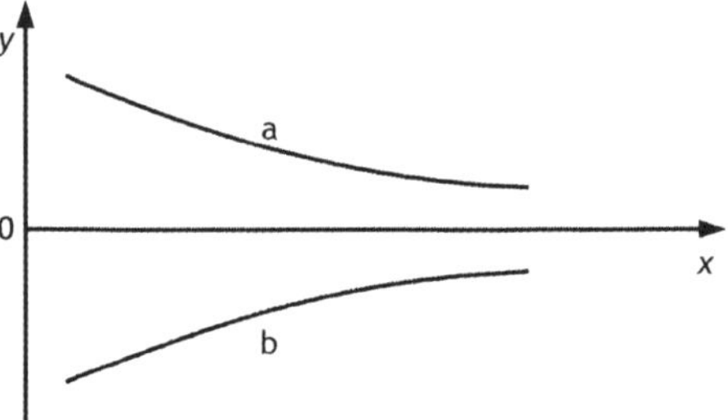

Welche Größen sind auf der x- und y-Achse aufgetragen?

(1) x-Achse: Messwellenlänge λ
(2) x-Achse: Messtemperatur T
(3) y-Achse: Drehwert $[\alpha]$
(4) y-Achse: Messwellenlänge λ

(A) nur 1 ist richtig
(B) nur 3 ist richtig
(C) nur 1 und 3 sind richtig
(D) nur 2 und 3 sind richtig
(E) nur 2 und 4 sind richtig

1056 Welche Aussage trifft zu?
Von einer gelösten optisch aktiven Substanz wird bei nachfolgend genannten Wellenlängen die optische Drehung bestimmt. Unter der Voraussetzung des Vorliegens normaler Rotationsdispersion ist der Betrag der optischen Drehung am größten bei Verwendung von:

(A) 589 nm
(B) 578 nm
(C) 564 nm
(D) 436 nm
(E) 365 nm

Polarimeter

1057 Welche Aussagen treffen zu?
Mit einem Polarimeter sind bestimmbar:

(1) die Drehung der Lichtpolarisationsebene
(2) die Konzentration einer gelösten, optisch aktiven Substanz
(3) der Pluspol eines galvanischen Elements
(4) der Winkel zwischen Polarstern und Horizont
(5) der Grenzwinkel der Totalreflexion

(A) nur 2 ist richtig
(B) nur 3 ist richtig
(C) nur 5 ist richtig
(D) nur 1 und 2 sind richtig
(E) nur 4 und 5 sind richtig

1058 Welche Aussage trifft zu?
Ein Polarimeter zur Untersuchung optisch aktiver Substanzen soll aufgebaut werden. Ein Laborant habe folgenden, schematisch skizzierten Aufbau erstellt (die Lichtquelle liefere monochromatisches, paralleles Licht).

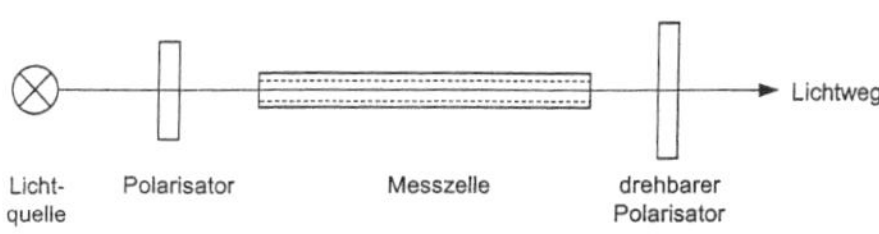

(A) Die Anordnung ist im Prinzip brauchbar.
(B) Es fehlt ein Prisma zwischen Lichtquelle und Polarisator.
(C) Es fehlt eine Linse zwischen Messzelle und dem drehbaren Polarisator.
(D) Es fehlt ein Beugungsgitter zwischen Lichtquelle und Polarisator.
(E) Der Polarisator zwischen Lichtquelle und Messzelle ist überflüssig und sollte entfernt werden.

1059 Welche Aussagen treffen zu?
Ein Polarimeter zur Bestimmung der Konzentration einer optisch aktiven Substanz in einer Lösung besteht im Wesentlichen aus folgender Anordnung:

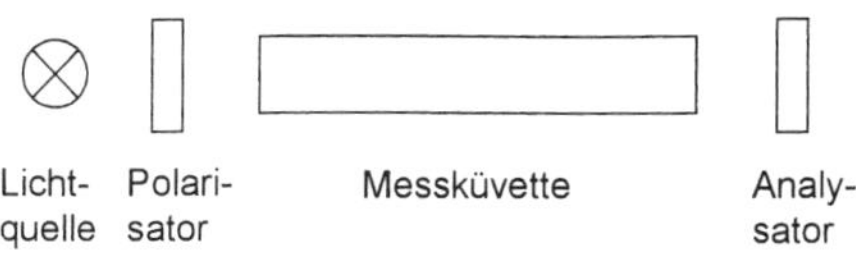

(1) Die Lichtquelle sollte möglichst monochromatisches Licht aussenden.
(2) Die Lichtquelle muss polarisiertes Licht aussenden.
(3) Der gemessene Drehwinkel ist proportional zur Länge der Messküvette.
(4) Der gemessene Drehwinkel ist proportional zum Quadrat der Konzentration der optisch aktiven Substanz.
(5) Der gemessene Drehwinkel ist umgekehrt proportional zum spezifischen Drehvermögen der optisch aktiven Substanz.

(A) nur 1 und 2 sind richtig
(B) nur 1 und 3 sind richtig
(C) nur 1, 2 und 3 sind richtig
(D) nur 1, 3 und 4 sind richtig
(E) nur 2, 3, 4 und 5 sind richtig

1060* Ein Halbschatten-Polarimeter zur Bestimmung der Konzentration einer wässrigen Zucker-Lösung besteht aus folgenden Baueinheiten:
A Analysator
B Beobachtungseinheit
HS Halbschatteneinrichtung
K Küvette für Lösung
P Polarisator
Q monochromatische Lichtquelle mit Kollimator
Welche der folgenden Anordnungen ist als Halbschatten-Polarimeter geeignet?

(A)
Q HS P A K B

(B)
Q K P HS A B

(C) Q P HS K A B

(D)
Q P HS A K B

(E)
Q P A K HS B

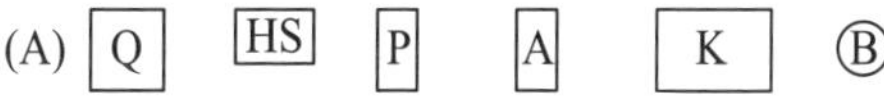

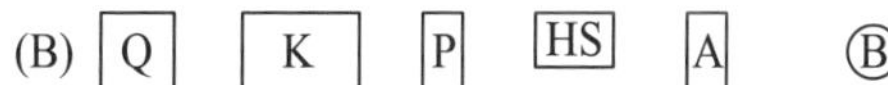

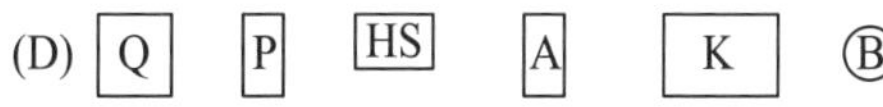

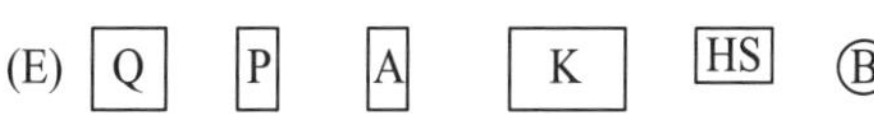

1061 Welche Aussage trifft zu?
Bei einem Halbschattenpolarimeter dient das Hilfsnicol zur Erzeugung von:

(A) linear polarisiertem Licht, dessen Schwingungsrichtung gegenüber dem durch den Polarisator erzeugten Licht geringfügig gedreht ist
(B) monochromatischem Licht mit geringfügig kürzerer Wellenlänge als der des von der Natriumdampflampe ausgestrahlten Lichts
(C) kohärentem Licht aus linear polarisiertem Licht
(D) zirkular polarisiertem Licht aus linear polarisiertem Licht
(E) monochromatischem Licht aus polychromatischem Licht

1062* Wie sieht das Sichtfeld eines korrekt eingestellten Halbschattenpolarimeters im Augenblick des Ablesens aus?

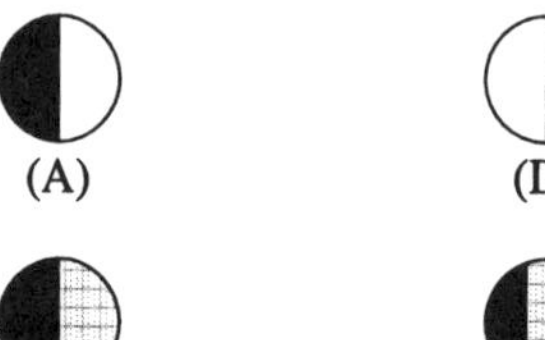

(B) (E)

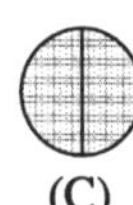

(C)

Kontrolle Polarimeter

1063* Welche Aussage trifft zu?
Zur Überprüfung der Richtigkeit der von einem Polarimeter angezeigten optischen Drehung eignet sich grundsätzlich:

(A) β-Alanin
(B) Maleinsäure
(C) meso-Weinsäure
(D) Citronensäure
(E) *R,R*-Weinsäure

1064 Welche Aussage trifft zu?
Zur Kontrolle der Linearität der Anzeige eines Polarimeters ist eine Lösung folgender Substanz geeignet:

(A) Cyclohexanol
(B) Saccharose
(C) Citronensäure
(D) Propylenglycol
(E) Salicylsäure

11.3.2 Pharmazeutische Anwendungen, insbesondere nach Arzneibuch

1065 Die polarimetrische Bestimmung der **spezifischen** Drehung $[\alpha]_D^{20}$ als Kenngröße für optisch aktive Substanzen nach dem Europäischen Arzneibuch kann in Lösung vorgenommen werden.
Welche Aussagen treffen zu?

(1) Die **spezifische** Drehung der Substanz wird in Deuterium bestimmt.
(2) Die Bestimmung muss mit einer Konzentration der gelösten Substanz von 1 g/mL erfolgen.
(3) Es wird eine Schichtdicke von 1,00 dm vorgeschrieben.
(4) Die **spezifische** Drehung kann zu Identitäts- und Reinheitsprüfungen von Substanzen genutzt werden.
(5) Die Polarimetrie ist für Konzentrationsbestimmungen grundsätzlich ungeeignet.

(A) nur 1 und 3 sind richtig
(B) nur 3 und 4 sind richtig
(C) nur 4 und 5 sind richtig
(D) nur 1, 2, 3 und 4 sind richtig
(E) nur 1, 3, 4 und 5 sind richtig

1066 Welche Aussagen zur Polarimetrie treffen zu?

(1) Die **spezifische** Drehung ist eine stoffspezifische Größe.
(2) Der Drehwinkel der Lösung einer enantiomerenreinen Substanz kann zur Konzentrationsbestimmung herangezogen werden.
(3) Die **spezifische** Drehung wird üblicherweise mit linear polarisiertem Licht der Wellenlänge λ = 589,3 nm bestimmt.

(A) nur 2 ist richtig
(B) nur 3 ist richtig
(C) nur 1 und 2 sind richtig
(D) nur 2 und 3 sind richtig
(E) 1 bis 3 = alle sind richtig

1067 Bei der polarimetrischen Untersuchung einer Arzneistofflösung der Dichte $p = 1{,}00$ g/mL in einem Polarimeterrohr der Länge $l = 2$ dm wird bei 20° C ein Drehwert von $\alpha = 20{,}0°$ gemessen.
Die **spezifische** Drehung $[\alpha]_D^{20}$ des Arzneistoffs beträgt 20,0 Grad mL g^{-1} dm^{-1}.

Wie groß ist der Massenanteil des Arzneistoffs in der Probelösung?

(A) 5 %
(B) 10 %
(C) 20 %
(D) 50 %
(E) 100 %

1068 Eine enantiomerenreine optisch aktive Substanz liegt als Verreibung in Natriumchlorid vor. Eine Lösung von 5,0 g der Verreibung in 100 mL eines geeigneten Lösungsmittels wird polarimetrisch bei 589,3 nm und 20° C analysiert. Bei einer Schichtdicke $d = 10$ cm wird ein Drehwinkel $\alpha = -0{,}5°$ gemessen. Die **spezifische** Drehung der Substanz beträgt $[\alpha]_D^{20}$.
Etwa welchen Massenanteil besitzt die optisch aktive Substanz in der Verreibung?

(A) 10 %
(B) 20 %
(C) 50 %
(D) 80 %
(E) 100 %

1069 Abgebildet sind (*S*)-Amphetamin (**1**) und (*R*)-Amphetamin (**2**).

H_3C NH_2 **1** CH_3 NH_2 **2**

Welche Aussagen treffen zu?

(1) Die optische Drehung kann zur Unterscheidung zwischen dem Racemat und der enantiomerenreinen Verbindung **1** herangezogen werden.
(2) Die **spezifische** Drehung kann zur Unterscheidung von **1** und **2** herangezogen werden.
(3) Die optische Reinheit von **1** kann durch Bestimmung der optischen Drehung ermittelt werden.

(A) nur 1 ist richtig
(B) nur 2 ist richtig
(C) nur 3 ist richtig
(D) nur 1 und 2 sind richtig
(E) 1 bis 3 = alle sind richtig

1070 Zur Bestimmung des Enantiomerenüberschusses (ee) einer nicht racemischen Mischung zweier Enantiomere wird eine Lösung von 4,0 g des zu analysierenden Enantiomerengemischs in 100 mL Ethanol polarimetrisch bei 589,3 nm und 20° C analysiert. Bei einer Schichtdicke $d = 10$ cm wird der Drehwinkel $\alpha = -1{,}6°$ gemessen. Die **spezifische** Drehung der Substanz beträgt $[\alpha]_D^{20} = -50$
Wie groß ist der Enantiomerenüberschuss (ee) der Probe?

(A) 20 %
(B) 40 %
(C) 50 %
(D) 80 %
(E) 90 %

Mutarotation

1071 Bei der polarimetrischen Untersuchung einer frisch hergestellten Glucose-Lösung kann sich die **spezifische** Drehung $[\alpha]_D^{20}$ verändern, bevor letztendlich ein konstanter Wert erreicht wird.
Welches der folgenden Gleichgewichte liegt diesem Prozess zugrunde?

(A) Mutationsgleichgewicht
(B) Mutarotationsgleichgewicht
(C) Racematgleichgewicht
(D) Enantiomerengleichgewicht
(E) Tautomerengleichgewicht

1072 Bei polarimetrischen Messungen kann das Phänomen der Mutarotation auftreten.
Welche Aussage trifft **nicht** zu?
Mutarotation

(A) ist die unmittelbar nach Auflösung einsetzende Änderung der optischen Drehung der Lösung einer optisch aktiven Substanz bis zum Erreichen eines Endwerts
(B) kann bei Zuckeralkoholen wie Sorbitol (Glucitol) beobachtet werden
(C) kann sowohl bei Aldosen als auch bei Ketosen beobachtet werden
(D) geht bei Zuckern mit der Einstellung eines Gleichgewichts zwischen halbacetalischen Ringformen und der offenkettigen Form einher
(E) geht bei Glucose mit einer Epimerisierung einher

1073* Bei polarimetrischen Messungen kann das Phänomen der Mutarotation auftreten.
Welche Aussage trifft **nicht** zu?

Mutarotation

(A) ist eine unmittelbar nach Auflösung bestimmter optisch aktiver Substanzen einsetzende Änderung der optischen Drehung einer solchen Lösung bis zum Erreichen eines Endwerts
(B) kann bei Ribose beobachtet werden
(C) kann sowohl bei Aldosen als auch bei Ketosen beobachtet werden
(D) von α-D-Glucose geht mit der Einstellung eines Gleichgewichts zwischen α-D-Glucose und β-L-Glucose einher
(E) geht bei Glucose mit einer Epimerisierung einher

1074* Welche Aussagen treffen zu?
Zur Bestimmung der **spezifischen** Drehung ist die Einstellung des Mutarotationsgleichgewichts abzuwarten bei:

(1) Mannitol
(2) Mannose
(3) Saccharose
(4) Fructose

(A) nur 1 und 2 sind richtig
(B) nur 1 und 4 sind richtig
(C) nur 2 und 4 sind richtig
(D) nur 2, 3 und 4 sind richtig
(E) 1 bis 4 = alle sind richtig

11.4 Grundlagen der Atomemissionsspektroskopie (AES)

Zur Atomemissionsspektroskopie siehe auch MC-Fragen Nr. 1077, 1083, 1084, 1087, 1552, 1555.

11.4.1 Lichtemission von Atomen

1075 Gemäß Arzneibuch kann die Identität von Lithium-Ionen in Lithiumsalzen durch das Auftreten einer roten Flammenfärbung nachgewiesen werden.
Welche Aussage trifft zu?

Das Verfahren, durch welches diese Färbung erhalten wird, gehört in den Bereich der

(A) Kolorimetrie
(B) Atomabsorptionsspektroskopie
(C) Atomemissionsspektroskopie
(D) Konduktometrie
(E) UV-Vis-Photometrie

1076 Welche Aussage trifft zu?
Viele Alkaliatome – in eine heiße Flamme gebracht – emittieren sichtbares Licht, dessen Wellenlänge λ (bzw. Frequenz ν) charakteristisch für das Element ist. Bei der Lichtemission geht das Atom aus einem angeregten Zustand in einen energieärmeren Zustand über.
Dabei gilt für die Energiedifferenz ΔE der beiden beteiligten Zustände (c = Lichtgeschwindigkeit, n = Brechzahl, h = Plancksches Wirkungsquantum)

(A) $\Delta E = c \cdot \lambda$
(B) $\Delta E = n \cdot \lambda$
(C) $\Delta E = h \cdot \nu$
(D) $\Delta E = c^2$
(E) $\Delta E = n \cdot \nu$

1077 In der Atomemissionsspektroskopie wird die Intensität des von angeregten Atomen emittierten Lichts gemessen. Wird eine Flamme zur Anregung verwendet, sind Temperatur und Geometrie der Flamme von Bedeutung.
Welche Aussagen treffen zu?

(1) Der Anteil von Atomen im angeregten Zustand nimmt mit steigender Temperatur zu.
(2) Das Ausmaß der Ionisierung der Atome nimmt mit steigender Temperatur zu.
(3) Bei sehr hohen Temperaturen überlagert das Emissionsspektrum der angeregten Ionen dasjenige der angeregten Atome.
(4) Die Wahl der Beobachtungszone innerhalb einer weitgehend konstant eingestellten Flamme spielt bei der Messung von Probe und Vergleichslösung **keine** Rolle.
(5) In einer Flamme herrscht die höchste Temperatur oberhalb der Spitze ihres inneren Kegels.

(A) nur 1 und 5 sind richtig
(B) nur 2 und 3 sind richtig
(C) nur 2, 3 und 5 sind richtig
(D) nur 1, 2, 3 und 5 sind richtig
(E) 1 bis 5 = alle sind richtig

1078 Bei der Atomemissionsspektroskopie wird die Lichtemission aus angeregten Atomen eines Elements als Linienspektrum registriert. Welche Aussagen treffen zu?

(1) Die Linien korrelieren mit unterschiedlichen Anregungszuständen der Elektronen.
(2) Unterschiedliche Isotope eines Elements ergeben Linienspektren mit jeweils unterschiedlicher Anzahl von Linien.
(3) Die Alkalimetalle weisen eine jeweils gleiche Anzahl von Spektrallinien auf.
(4) Die symmetrische Anordnung der Spektrallinien um eine zentrale Emissionswellenlänge wird in diesem Zusammenhang als Serie bezeichnet.
(5) Die Intensität des emittierten Lichts ist bei den verschiedenen spektralen Linien eines Elements jeweils unterschiedlich.

(A) nur 2 ist richtig
(B) nur 1 und 2 sind richtig
(C) nur 1 und 5 sind richtig
(D) nur 3 und 4 sind richtig
(E) nur 2, 4 und 5 sind richtig

1079 Welche Aussagen zur Atomemissionsspektroskopie (AES) treffen zu?

(1) Grundlage der AES ist der Übergang eines Atoms in einen elektronisch angeregten Zustand mit anschließender Rückkehr in den Grundzustand.
(2) Die Kationen anorganischer Salze werden bei der Analyse mittels AES zunächst atomisiert.
(3) Angeregte Atome eines gegebenen Elements können Licht unterschiedlicher Wellenlängen emittieren.
(4) Die AES kann zu quantitativen und zu qualitativen Stoffbestimmungen herangezogen werden.

(A) nur 1 ist richtig
(B) nur 4 ist richtig
(C) nur 1 und 2 sind richtig
(D) nur 2, 3 und 4 sind richtig
(E) 1 bis 4 = alle sind richtig

1080* Welche Aussagen zur Flammenphotometrie treffen zu?

(1) Bei der Flammenphotometrie werden die Absorptionsspektren organischer Verbindungen zu ihrer Identifizierung herangezogen.
(2) Bei der Flammenphotometrie erfolgt eine thermische Anregung von Elektronen des zu bestimmenden Elements.
(3) Bei der Flammenphotometrie wird die Intensität des abgestrahlten Lichts zur quantitativen Bestimmung von Elementen herangezogen.
(4) Zur Auswertung flammenphotometrischer Messungen werden Standardzumischverfahren oder Kalibrierkurven herangezogen.

(A) nur 1 und 2 sind richtig
(B) nur 1 und 3 sind richtig
(C) nur 2 und 4 sind richtig
(D) nur 1, 2 und 4 sind richtig
(E) nur 2, 3 und 4 sind richtig

Instrumentelle Analytik

1081 Welche Aussagen zur Atomemissionsspektroskopie (AES) treffen zu?

(1) Bei der AES werden Metallatome durch Zufuhr thermischer Enereie angeregt.
(2) Durch Zufuhr thermischer Energie erfolgt die Besetzung eines LUMO-Orbitals des Metallatoms mit zwei Elektronen gleichen Spins.
(3) Bei der AES werden Atome mit monochromatischer elektromagnetischer Strahlung angeregt.
(4) Die AES ist ein molekülspektroskopisches Verfahren.
(5) Zur quantitativen Bestimmung von Metallen in Substanzproben kann die Standardadditionsmethode herangezogen werden.

(A) nur 1 und 2 sind richtig
(B) nur 1 und 5 sind richtig
(C) nur 1, 4 und 5 sind richtig
(D) nur 2, 3 und 4 sind richtig
(E) nur 2, 4 und 5 sind richtig

1082 Welche Aussagen zur Spektralanalyse treffen zu?

(1) Die Spektralanalyse ist eine Form der Emissionsspektroskopie.
(2) Bei der Spektralanalyse gehen Elektronen durch thermische Anregung zunächst in energiereichere unbesetzte Atomorbitale über.
(3) Einige Alkali- und Erdalkalimetalle können bereits mit der Energie der Bunsenbrennerflamme aktiviert und durch Flammenfärbung analysiert werden.
(4) Die von den Alkali- und Erdalkalimetallen erzeugten Linienspektren sind Ausdruck des Isotopenverhältnisses dieser Elemente.

(A) nur 1 ist richtig
(B) nur 1 und 2 sind richtig
(C) nur 2 und 3 sind richtig
(D) nur 1, 2 und 3 sind richtig
(E) nur 2, 3 und 4 sind richtig

1083* Welche Aussagen zur Spektralanalyse treffen zu?

(1) Die Spektralanalyse ist ein absorptionsspektroskopisches Verfahren.
(2) Die Spektralanalyse setzt die Elektronenanregung von Atomen voraus.
(3) Bestimmte Alkali- und Erdalkalimetalle können zur Spektralanalyse bereits durch eine Bunsenbrennerflamme thermisch aktiviert werden.
(4) Natrium und Barium weisen bei der Spektralanalyse nahezu identische Nachweisgrenzen auf.
(5) Mittels Spektralanalyse werden qualitativ-analytische Informationen gewonnen.

(A) nur 1 und 5 sind richtig
(B) nur 2 und 4 sind richtig
(C) nur 1, 3 und 4 sind richtig
(D) nur 2, 3 und 5 sind richtig
(E) nur 2, 3, 4 und 5 sind richtig

1084 Welche Aussagen zur Atomemissionsspektroskopie (AES) treffen zu?

(1) Grundlage der AES ist der Übergang eines Atoms in einen elektronisch angeregten Zustand mit anschließender Rückkehr in den Grundzustand.
(2) Die Kationen anorganischer Salze werden bei der Analyse mittels AES zunächst atomisiert.
(3) Angeregte Atome eines gegebenen Elements können Licht nur einer Wellenlänge emittieren.
(4) Die AES kann nur zu quantitativen Stoffbestimmungen herangezogen werden.

(A) nur 1 ist richtig
(B) nur 4 ist richtig
(C) nur 1 und 2 sind richtig
(D) nur 2, 3 und 4 sind richtig
(E) 1 bis 4 = alle sind richtig

1085* Welche Aussage trifft zu?
Unter „Serien" der Emissionsspektren von Alkalimetallen versteht man:

(A) Gruppen äquidistanter Linien im Spektrum
(B) Folgen von Spektrallinien, deren Frequenzen (ν) einer allgemeinen Formel folgender Form gehorchen:
$$\nu = \text{const} \cdot \left(\frac{1}{n^2} - \frac{1}{m^2}\right)$$
(C) Folgen zeitlich nacheinander auftretender Linien im Flammenspektrum
(D) die Gesamtheit jener Linien, welche der Natrium-D-Linie bei den anderen Alkalimetallen entsprechen
(E) durch Triplett-Übergänge entstehende Emissionslinien-Dreiergruppen

1086* Was versteht man unter „Serien" im Emissionsspektrum eines Elements?

(A) Gruppen äquidistanter Linien im Wellenzahl-linearen Spektrum
(B) Spektrallinien, die zu Übergängen mit gemeinsamem Grundzustand gehören
(C) Folgen zeitlich nacheinander auftretender Linien im Flammenspektrum
(D) Spektrallinien mit gemeinsamem angeregten Zustand
(E) die Gesamtheit aller Linien des Elements

1087 Welche Aussage trifft zu?
Die gelbe Emissionslinie des Natriums (D-Linie) kommt zustande durch Änderung

(A) des Kerndrehimpulses
(B) der Rotationsenergie
(C) des Schwingungszustandes
(D) der Translationsenergie
(E) des elektronischen Zustandes

1088* Welche Aussage trifft zu?
Beim Zerstäuben einer Natriumchlorid-Lösung in der Bunsenflamme wird die gelbe „Natrium-D-Linie" emittiert. Diese Emission rührt her von:

(A) undissoziierten NaCl-Molekülen im Dampfzustand
(B) NaCl-Kriställchen
(C) Natrium-Ionen (Na^+)
(D) dem dissoziierten Ionenpaar Na^+/Cl^-
(E) Natriumatomen

1089* Welcher der folgenden Vorgänge ist an der Identifizierung von Natriumsalzen in wässrigen Lösungen mittels Flammenatomemissionsspektroskopie **nicht** beteiligt?

(A) Natrium-Ionen werden durch thermische Energie angeregt.
(B) NaCl-Partikel werden verdampft.
(C) NaCl-Partikel dissoziieren teilweise in Atome.
(D) Ein Teil der Atome im Gaszustand wird durch thermische Energie angeregt.
(E) Die Elektronen gasförmiger angeregter Natriumatome kehren in den Grundzustand zurück.

1090 Welche Aussagen zur Atomemissionsspektroskopie (AES) treffen zu?

(1) Bei der AES werden Metallatome durch Zufuhr thermischer Energie angeregt.
(2) Durch Zufuhr thermischer Energie wird ein zunächst unbesetztes Orbital mit zwei Elektronen gleichen Spins besetzt.
(3) Bei der AES werden Atome mit monochromatischer elektromagnetischer Strahlung angeregt.
(4) Die AES ist ein molekülspektroskopisches Verfahren.

(A) nur 1 ist richtig
(B) nur 1 und 4 sind richtig
(C) nur 2 und 3 sind richtig
(D) nur 3 und 4 sind richtig
(E) nur 2, 3 und 4 sind richtig

1091 Bei der Atomemissionsspektroskopie von Erdalkalimetallen erhält man zumeist ein Linienspektrum.
Welche Aussagen treffen zu?

(1) Das Linienspektrum resultiert aus den unterschiedlichen Anregungszuständen der Atome.
(2) Das Linienspektrum repräsentiert das Isotopenverhältnis des Metalls.
(3) Die Intensität des emittierten Lichts korreliert weitgehend mit der Konzentration des Analyten.
(4) Die Intensität des emittierten Lichts ist weitgehend unabhängig von der Anregungstemperatur.

(A) nur 1 und 3 sind richtig
(B) nur 1 und 4 sind richtig
(C) nur 2 und 3 sind richtig
(D) nur 2 und 4 sind richtig
(E) nur 1, 3 und 4 sind richtig

11.4.2 Messmethodik und instrumentelle Anordnung

1092* Welches Bauelement in der folgenden Schemazeichnung eines **Flammenphotometers** ist **falsch** bzw. **nicht** zutreffend angeordnet?

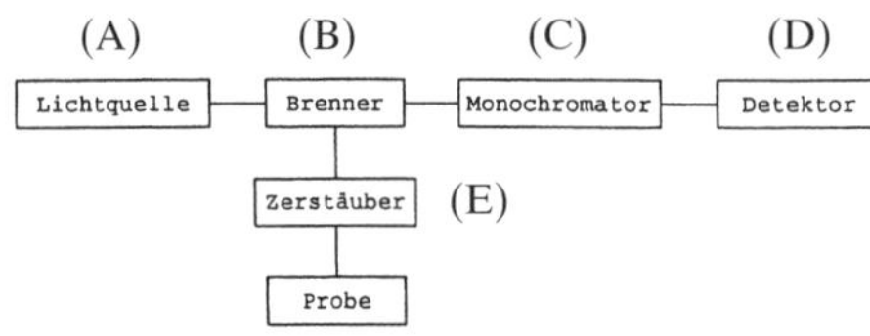

1093* Welches Bauteil ist **nicht** Bestandteil eines Flammenphotometers für die Atomemissionsspektroskopie?

(A) Zerstäuber
(B) Detektor
(C) Brenner
(D) Monochromator
(E) Quarzküvette

1094 Welches der folgenden Bauelemente ist typischerweise **nicht** Bestandteil eines Flammenphotometers?

(A) Monochromator
(B) Hohlkathodenlampe
(C) Photozelle
(D) Brenngasvorrichtung
(E) Sammellinse

1095 Bei der Flammenatomemissionsspektrometrie werden die Substanzproben zerstäubt und mit geeigneten Brenngasen gemischt. Nach thermischer Anregung erfolgt Lichtemission.
Welches der folgenden Gasgemische ist als Brenngas **nicht** geeignet?

(A) Wasserstoff/Luft
(B) Helium/Stickstoff
(C) Erdgas/Luft
(D) Acetylen/Luft
(E) Dicyan/Sauerstoff

1096 Welche Aussage trifft **nicht** zu?
Als Brenngasmischung für die Flammenphotometrie sind geeignet:

(A) Leuchtgas (Erdgas)/Luft
(B) Acetylen/Wasserstoff
(C) Sauerstoff/Acetylen
(D) Wasserstoff/Luft
(E) Sauerstoff/Dicyan

1097 Welche Aussagen zur Emissionsspektroskopie mit induktiv gekoppeltem Plasma treffen zu?

(1) Quantitative Bestimmungen sind ohne Kalibrierung durchführbar.
(2) Als Plasmagas kann Argon eingesetzt werden.
(3) Mit dem Verfahren ist eine simultane Multielementanalyse von Metallen möglich.

(A) nur 1 ist richtig
(B) nur 3 ist richtig
(C) nur 1 und 2 sind richtig
(D) nur 1 und 3 sind richtig
(E) nur 2 und 3 sind richtig

11.4.3 Pharmazeutische Anwendungen, insbesondere nach Arzneibuch

1098 Der Arzneistoff Carbasalat-Calcium darf maximal 0,1 % mit Natrium verunreinigt sein.

Welches analytische Verfahren ist am besten geeignet, um die Reinheit der Substanz in Bezug auf Natrium zu überprüfen?

(A) Atomemissionsspektroskopie
(B) Fluoreszenzkorrelationsspektroskopie
(C) Polarographie
(D) Polarimetrie
(E) Diffraktometrie

1099 Die Reinheitsprüfung von Lithiumcarbonat im Hinblick auf Verunreinigungen mit Kalium- und Natriumsalzen kann durch Anwendung der Atomemissionsspektrometrie vorgenommen werden.
Welche Aussagen zu dieser Bestimmungsmethode treffen zu?

(1) Sie kann flammenphotometrisch ausgeführt werden.
(2) Es erfolgt eine thermische Anregung von Alkaliatomen.
(3) Die Quantifizierung von Kalium wird bei der charakteristischen Wellenlänge von 589 nm vorgenommen.
(4) Zur Quantifizierung ist die Aufnahme von Kalibrierkurven oder die Anwendung des Standardadditionsverfahrens erforderlich.
(5) Die jeweiligen Nachweisgrenzen für Natrium bzw. Kalium sind bei atomemissionsspektrometrischen Untersuchungen unterschiedlich

(A) nur 1 ist richtig
(B) nur 2 ist richtig
(C) nur 2 und 3 sind richtig
(D) nur 4 und 5 sind richtig
(E) nur 1, 2, 4 und 5 sind richtig

11.5 Grundlagen der Atomabsorptionsspektroskopie (AAS)

Zur Atomabsorptionsspektroskopie siehe auch MC-Fragen Nr. 1107, 1117, 1557, 1791.

11.5.1 Lichtabsorption von Atomen

1100* Welche Aussagen treffen zu?
Die Atomabsorptionsspektrophotometrie

(1) dient zur quantitativen Bestimmung von Metallen
(2) beruht darauf, dass bei der thermischen Dissoziation eines Salzes Atome entstehen
(3) verwendet elektromagnetische Wellen der gleichen Wellenlänge, die auch von dem zu bestimmenden Element im angeregten Zustand emittiert werden
(4) ist ein Verfahren, bei dem die Absorption direkt proportional zur Konzentration der untersuchten Probe ist

(A) nur 1 ist richtig
(B) nur 2 ist richtig
(C) nur 3 ist richtig
(D) nur 4 ist richtig
(E) 1 bis 4 = alle sind richtig

1101 Welche Aussagen zur Atomabsorptionsspektrometrie (AAS) treffen zu?

(1) Die Messung setzt die Atomisierung des zu quantifizierenden Elements voraus.
(2) Zur optischen Anregung wird eine geeignete Resonanzlinie ausgewählt.
(3) Die Anwendbarkeit der AAS ist auf Hauptgruppenelemente beschränkt.
(4) Quantifizierungen können bei der AAS ohne Kalibrierung mittels Absolutmessungen vorgenommen werden.
(5) Die AAS kann sowohl zu qualitativen als auch zu quantitativen Bestimmungen genutzt werden.

(A) nur 1 und 3 sind richtig
(B) nur 2 und 4 sind richtig
(C) nur 1, 2 und 5 sind richtig
(D) nur 2, 3, 4 und 5 sind richtig
(E) 1 bis 5 = alle sind richtig

1102 Welche Aussagen zur Atomabsorptionsspektrometrie (AAS) treffen zu?

(1) Die AAS beruht auf der Anregung von Atomen durch elektromagnetische Strahlung.
(2) Aufgrund ihrer hohen Empfindlichkeit eignet sich die AAS zur Spurenanalyse.
(3) Zur Auswertung atomabsorptionsspektrometrischer Messungen bei der quantitativen Bestimmung von Metallen in Substanzproben kann die Standardadditionsmethode herangezogen werden.

(A) nur 1 ist richtig
(B) nur 2 ist richtig
(C) nur 3 ist richtig
(D) nur 2 und 3 sind richtig
(E) 1 bis 3 = alle sind richtig

1103 Welche Aussage zur Atomabsorptionsspektroskopie (AAS) trifft **nicht** zu?

(A) Die AAS kann zu quantitativen Bestimmungen eingesetzt werden.
(B) Bei der AAS werden die Proben im gasförmigen Zustand vermessen.
(C) Atome müssen für die Messung zuerst ionisiert werden.
(D) Die Anregung der Atome erfolgt optisch, d. h. durch Einstrahlung von Licht.
(E) Es wird zur Messung typischerweise die Lichtwellenlänge genutzt, die der von den Atomen emittierten Wellenlänge entspricht (Resonanzabsorption).

1104 Welche Aussage zur Atomabsorptionsspektroskopie (AAS) trifft **nicht** zu?

(A) Schwer lösliche Analyten können vor ihrer quantitativen Bestimmung mittels AAS mit Königswasser aufgeschlossen werden.
(B) Als Brennergas für die AAS sind Acetylen-Lachgas-Gemische geeignet.
(C) Die AAS ist zur quantitativen Bestimmung von Metallhydriden geeignet.
(D) Bei der AAS werden Atome aus ihrem elektronischen Grundzustand heraus angeregt.
(E) Die Konzentration eines Analyten kann aus seinem Absorptionskoeffizienten und dem Messwert der AAS berechnet werden.

1105* Welche Aussage trifft **nicht** zu?
Die Atomabsorptionsspektroskopie

(A) verwendet in der Regel das Licht der D-Linie des Natriums
(B) beruht darauf, dass Atome des zu bestimmenden Elements eingestrahltes Licht absorbieren
(C) ist ein Verfahren, bei dem mit zunehmender Konzentration des zu bestimmenden Elements die Intensität des aus der Probe austretenden Messlichtes abnimmt
(D) ist ein Verfahren zur Analyse von Metallen bzw. deren Verbindungen
(E) ermöglicht den Nachweis von **einigen** Elementen in Massenanteilen unterhalb 0,01 ppm

1106* Welche Aussage trifft **nicht** zu?
Bei der Atomabsorptionsspektroskopie

(A) muss die für die Messung ausgewählte Spektrallinie genügend weit von anderen Linien entfernt sein
(B) nimmt die Intensität des aus der Flamme austretenden gemessenen Lichts mit der Konzentration des zu bestimmenden Elements in der Probe zu
(C) wird der zu untersuchende Stoff in einer Flamme oder in einem elektrisch beheizten Graphitrohr atomisiert
(D) muss die Linienbreite der Messlinie kleiner sein als die der Atomabsorptionslinie des zu bestimmenden Elements
(E) ist eine quantitative Auswertung mit Hilfe von Kalibrierkurven möglich

1107 Welche Aussage zur Atomabsorptionsspektrometrie (AAS) trifft **nicht** zu?

(A) Die Atomisierung der Probe kann in einem Graphitrohrofen elektrothermisch vorgenommen werden.
(B) Die AAS ist auf die Untersuchung von Alkali- und Erdalkalimetallen beschränkt.
(C) Für die Absorption gilt das Lambert-Beer-Gesetz.
(D) Konzentrationsbestimmungen mittels AAS können mithilfe einer Kalibrierfunktion vorgenommen werden.
(E) Zur quantitativen Bestimmung von Analyten kann die Standardzumischmethode angewendet werden.

1108* Der Zinkgehalt einer verdünnten Zink-EDTA-Lösung werde mit Hilfe der Atomabsorptionsspektroskopie bei 214 nm bestimmt. Durch welche der nachfolgend aufgeführten Teilchen wird diese Lichtabsorption verursacht?

(A) Zinkatome
(B) Zink-Ionen
(C) Zink-Radikale
(D) Zinkhydroxid
(E) Zinkoxid

1109 Folgende Abbildung zeigt einen Ausschnitt des Termschemas von Natrium (die Zahlen geben die Wellenlängen der entsprechenden Übergänge in nm an).
Welcher der mit A bis E bezeichneten Übergänge ist für eine Natriumbestimmung mittels Atomabsorptionsspektroskopie am geeignetsten?

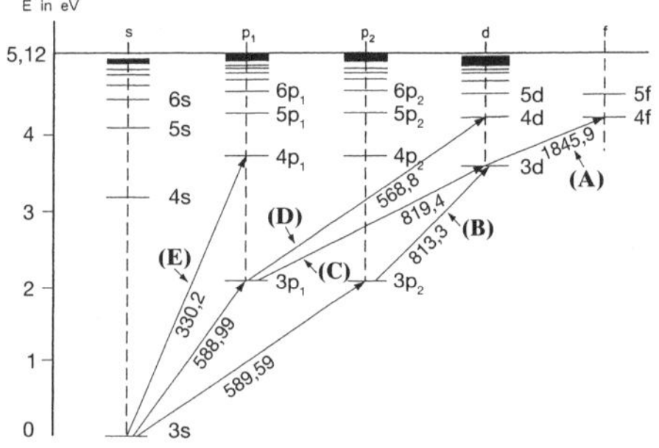

1110 Welche der folgenden Erscheinungen sind bei der Bestimmung von Kalium in Kaliumchlorid mittels Atomabsorptionsspektroskopie **nicht** erwünscht?

(A) Versprühen der Lösung (Aerosolbildung)
(B) Verdampfen des Lösungsmittels
(C) Verdampfen des Salzes
(D) Atomisierung der Salzbestandteile
(E) Ionisation der freien Atome

11.5.2 Messmethodik und instrumentelle Anordnung

1111* Welche der folgenden Bauteile finden sich in einem Atomabsorptionsspektrometer?

(1) Strahlungsquelle
(2) Magnetfeldanalysator
(3) Monochromator
(4) Detektor

(A) nur 1 und 4 sind richtig
(B) nur 1, 2 und 3 sind richtig
(C) nur 1, 3 und 4 sind richtig
(D) nur 2, 3 und 4 sind richtig
(E) 1 bis 4 = alle sind richtig

1112 Welches der folgenden in Spektrometern verwendeten Bauelemente ist **nicht** Bestandteil eines Atomabsorptionsspektrometers?

(A) Hohlkathodenlampe
(B) Monochromator
(C) Nicol-Prisma
(D) Brenner
(E) Photodetektor

1113 Bei der Atomabsorptionsspektroskopie (AAS) werden Atome durch Einstrahlung von Licht angeregt und das Ausmaß der Absorption elektromagnetischer Strahlung zur Stoffquantifizierung herangezogen. Dies stellt besondere Anforderungen an die Lichtquellen.
Welcher Art ist die Lichtquelle, die bei der AAS zumeist eingesetzt wird?

(A) Neon/Argon-Laser
(B) Lumineszenzdioden
(C) Lichtbogen
(D) Hohlkathodenlampe
(E) Wolfram-Lampe

1114* Zur quantitativen Bestimmung von Quecksilber eignet sich die flammenlose Atomabsorptionsspektrometrie bei 254 nm.
Welches der genannten Materialien ist für das Austrittsfenster der hierzu benötigten Hohlkathodenlampe am besten geeignet?

(A) Glas
(B) Kaliumbromid
(C) Quarz
(D) Polystyren
(E) Thalliumbromid

1115* Bei der Atomabsorptionsspektrometrie (AAS) muss das zu analysierende Element in der Gasphase atomisiert werden.
Welche der folgenden Verfahren werden in der Praxis der AAS zur Atomisierung angewendet?

(1) Atomisierung in einer Brennerflamme
(2) Elektronenstoß-Atomisierung
(3) Flammenloses Erhitzen auf 2000° C – 3000° C in einem Graphitrohr
(4) Fast-Atom-Bombardment (Atomkanone)
(5) Thermische Zersetzung von Metallhydriden

(A) nur 1 ist richtig
(B) nur 4 ist richtig
(C) nur 1, 2 und 3 sind richtig
(D) nur 1, 3 und 5 sind richtig
(E) nur 3, 4 und 5 sind richtig

1116 In der Atomabsorptionsspektroskopie werden gebildete Atome durch Einstrahlung von Licht angeregt und die Intensität des dabei absorbierten Lichts gemessen.
Welche Aussage zu den hierbei eingesetzten Strahlungsquellen trifft zu?

(A) Es wird ein Argon-Plasma-Brenner eingesetzt, der hohe Temperaturen und homogenes weißes Licht hoher Intensität erzeugt.
(B) Als Strahlungsquelle für die Untersuchung organischer Arzneistoffe wird ein Globar, z. B. aus Siliciumcarbid, verwendet.
(C) Es wird eine Strahlungsquelle benötigt (z. B. eine Hohlkathodenlampe), die Emissionslinien des zu bestimmenden Elements erzeugt.
(D) Um Licht definierter Wellenlänge und ausreichender Intensität zu generieren, wird ein roter Neon-Argon-*Laser* herangezogen.
(E) Es wird ein Photodioden-Array benutzt, um die erforderliche Anregungswellenlänge einstellen zu können

1117 Bei der Atomabsorptionsspektroskopie (AAS) werden an die Lichtquelle besondere Anforderungen gestellt.
Welche Aussagen treffen zu?

(1) Die für die Messung ausgewählte Linie muss genügend isoliert sein.
(2) Die Linie muss im sichtbaren Spektralbereich liegen.
(3) Die Linienbreite der Emissionslinie muss bedeutend kleiner sein als die Absorptionslinienbreite des zu bestimmenden Elements.
(4) Die Intensität der Emissionslinie muss genügend konstant sein.

(A) nur 1 ist richtig
(B) nur 2 ist richtig
(C) nur 2 und 3 sind richtig
(D) nur 1, 3 und 4 sind richtig
(E) 1 bis 4 = alle sind richtig

1118* Welche Aussage zur Atomabsorptionsspektroskopie trifft **nicht** zu?

(A) Die Strahlungsquelle darf im Sichtbaren (400 bis 700 nm) nur eine Linie ausstrahlen.
(B) Die für die Messung ausgewählte Linie muss genügend isoliert sein.
(C) Die Linienbreite der für die Messung ausgewählten Linie der Strahlungsquelle muss bedeutend kleiner sein als die Atomabsorptionslinienbreite des zu bestimmenden Elements.
(D) Die Intensität der für die Messung ausgewählten Linie muss genügend groß und zeitlich konstant sein.
(E) Die Apparatur muss eine Einrichtung zur Erzeugung von Atomdämpfen haben.

1119 Welche Aussagen zur Atomabsorptionsspektrometrie (AAS) treffen zu?

(1) Die Bestimmungsgrenze liegt typischerweise im ppb-Bereich.
(2) Selbst die am schwersten flüchtigen Metalle können durch Induktionsheizung in die Gasphase übergeführt werden.
(3) Hohlkathodenlampen liefern kontinuierliche Spektren.

(A) nur 1 ist richtig
(B) nur 1 und 2 sind richtig
(C) nur 1 und 3 sind richtig
(D) nur 2 und 3 sind richtig
(E) 1 bis 3 = alle sind richtig

1120 Welche Aussage zur Atomabsorptionsspektrometrie (AAS) trifft **nicht** zu?

(A) Die AAS kann zu Reinheitsprüfungen von Arzneistoffen oder Zubereitungen eingesetzt werden.
(B) Die Anwendung der AAS ist auf die Detektion von Schwermetallen beschränkt.
(C) Zur Atomisierung der zu analysierenden Elemente können flammenlose Techniken eingesetzt werden.
(D) Zur Quantifizierung eines Elements wird durch Vermessung von Vergleichslösungen eine Kalibrierkurve erstellt, oder es kommt das Standardadditionsverfahren zum Einsatz.
(E) Bei der AAS werden Hohlkathodenlampen als Strahlungsquelle eingesetzt.

1121 Welche Aussagen treffen zu?
In der AAS werden Hohlkathodenlampen verwendet, welche ein Füllgas von geringem Druck enthalten. Die Aufgabe des Füllgases ist:

(1) nach Ionisierung Leitung des Entladungsstromes zwischen Anode und Kathode
(2) Reaktion mit dem Kathodenmaterial unter Bildung von Verbindungen
(3) Herauslösen von Atomen aus der Kathodenoberfläche durch Gasionen
(4) Emission eines Bandenspektrums, aus welchem die Messwellenlänge ausgefiltert wird

(A) nur 2 ist richtig
(B) nur 1 und 3 sind richtig
(C) nur 1 und 4 sind richtig
(D) nur 2 und 3 sind richtig
(E) nur 1, 3 und 4 sind richtig

1122* Welche Aussage trifft zu?
Als Füllgas für eine Hohlkathodenlampe zur Bestimmung von Calcium mittels AAS eignet sich:

(A) N_2
(B) O_2
(C) Ne
(D) Cl_2
(E) H_2

1123 Die Bestimmung kleiner Arsenmengen mit der Atomabsorptionsspektroskopie gelingt mit der Hydridtechnik.
Welche Aussage trifft **nicht** zu?

(A) Die Probenvorbereitung erfolgt so, dass der Analyt als gelöste Arsenverbindung vorliegt.
(B) Arsenverbindungen in den Oxidationsstufen +3 und +5 werden durch einen Reduktionsprozess in Arsenwasserstoff übergeführt.
(C) Der Arsenwasserstoff wird in eine Küvette geleitet und UV/Vis-spektroskopisch vermessen.
(D) Der Arsenwasserstoff wird thermisch in Arsen und Wasserstoff zerlegt.
(E) Der Arsendampf wird spektroskopisch quantitativ bestimmt.

11.5.3 Pharmazeutische Anwendungen, insbesondere nach Arzneibuch

1124 Welche Aussagen treffen zu?
Durch Atomabsorptionsspektroskopie können folgende Ionen bestimmt werden:

(1) Zn^{2+}
(2) Pb^{2+}
(3) Mg^{2+}
(4) Ca^{2+}

(A) nur 1 und 2 sind richtig
(B) nur 2 und 3 sind richtig
(C) nur 3 und 4 sind richtig
(D) nur 2, 3 und 4 sind richtig
(E) 1 bis 4 = alle sind richtig

1125 Hämodialyselösungen sind Elektrolytlösungen, zu deren Gehaltsbestimmung im Europäischen Arzneibuch für bestimmte ionische Komponenten atomabsorptionsspektrometrische Messungen unter Verwendung einer geeigneten Elementlampe vorgesehen sind.
Welches der genannten Ionen kann so **nicht** bestimmt werden?

(A) Na^+
(B) K^+
(C) Cl^-
(D) Mg^{2+}
(E) Ca^{2+}

1126 Welche Aussagen treffen zu?
Durch Atom**absorptions**spektroskopie lassen sich folgende Ionen quantitativ bestimmen:

(1) Ca^{2+}
(2) Ba^{2+}
(3) Pb^{2+}
(4) Cu^{2+}

(A) nur 1 ist richtig
(B) nur 1 und 2 sind richtig
(C) nur 2 und 3 sind richtig
(D) nur 3 und 4 sind richtig
(E) 1 bis 4 = alle sind richtig

1127 Die Atomabsorptionsspektroskopie (AAS) ist eine nachweisstarke Technik zur Elementbestimmung in pharmazeutischen Präparaten.
Bei welchem Element wird typischerweise eine Absorption im sichtbaren Spektralbereich genutzt?

(A) Aluminium
(B) Blei
(C) Cadmium
(D) Kalium
(E) Quecksilber

1128 Der mittels Atomabsorptionsspektrometrie (AAS) bestimmte Bleigehalt einer Substanzprobe beträgt 1000 ppm.
Wie viel Blei ist in 2 g dieser Substanzprobe enthalten?

(A) 2 ng
(B) 20 ng
(C) 2 µg
(D) 20 µg
(E) 2 mg

Instrumentelle Analytik

11.6 Grundlagen der Molekülspektroskopie im ultravioletten (UV) und sichtbaren (Vis) Bereich

Zur UV-Vis-Spektroskopie siehe auch MC-Fragen Nr. 95, 1553, 1559, 1566, 1568, 1717–1720, 1756, 1791, 1815, 1825, 1828, 1856.

11.6.1 Grundlagen der Lichtabsorption durch Moleküle im UV und Vis

Elektronenanregung

1129 Welche der folgenden Anregungsarten ist für die UV-Spektroskopie am charakteristischsten?

(A) Anregung von Molekülrotationen
(B) Anregung von symmetrischen Molekülschwingungen
(C) Anregung des Elektronensystems der Moleküle
(D) Anregung von antisymmetrischen Molekülschwingungen
(E) Anregung von Atomkernen unter Änderung des Kernspins

1130* Welche der folgenden Vorgänge im Molekül werden bei der UV-Vis-Spektroskopie angeregt?

(1) Rotation des Moleküls um seinen Schwerpunkt
(2) Schwingungen innerhalb des Moleküls
(3) Anhebung von Bindungs- oder Außenelektronen auf höhere Energieniveaus

(A) nur 1 ist richtig
(B) nur 2 ist richtig
(C) nur 1 und 2 sind richtig
(D) nur 2 und 3 sind richtig
(E) 1 bis 3 = alle sind richtig

1131* Welche Aussage zur UV-Vis-Spektroskopie trifft **nicht** zu?

(A) Verbotene Übergänge zeichnen sich durch eine geringe Intensität der Absorptionsbande aus.
(B) Bei Carbonylverbindungen erfordert der $\pi \rightarrow \pi^*$-Übergang eine höhere Energie der elektromagnetischen Strahlung als der $\pi \rightarrow \pi^*$-Übergang.
(C) Konjugation von Doppelbindungen führt zu einer Verringerung der Energiedifferenz zwischen dem höchsten besetzten (HOMO) und dem niedrigsten unbesetzten Orbital (LUMO).
(D) Nahe UV-Strahlung ist energiereicher als IR-Strahlung.
(E) Die UV-Vis-Spektroskopie gehört zu den molekülspektroskopischen Verfahren.

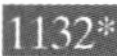

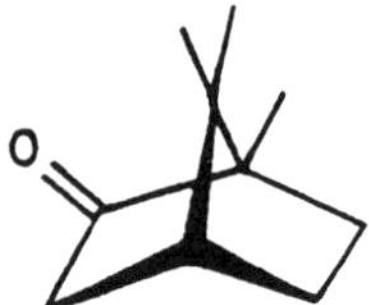

Welchem Elektronenübergang ist das Absorptionsmaximum bei 290 nm im UV-Spektrum von Campher (siehe Formel) zuzuordnen?

(A) $\sigma \rightarrow \sigma^*$
(B) $n \rightarrow \sigma^*$
(C) $\pi \rightarrow \pi^*$
(D) $n \rightarrow \pi^*$
(E) Keine der Antworten (A) bis (D) trifft zu.

1133* Durch welche(s) Strukturelement(e) ist das UV-Absorptionsmaximum von Cortisonacetat bei etwa 240 nm bedingt?

(A) Estergruppe
(B) Carbonylgruppe in Position 20 und Hydroxylgruppe in Position 17
(C) Carbonylgruppe in Position 11 und Hydroxylgruppe in Position 17
(D) Carbonylgruppe in Position 11
(E) Carbonylgruppe in Position 3 und Doppelbindung in Position 4

1134 Benzophenon kann in Sonnenschutzmitteln als UV-Absorber eingesetzt werden. Welche der folgenden Anregungen bzw. Zustände können durch das Sonnenlicht am wenigsten bzw. **nicht** bewirkt werden?

(A) $\pi \rightarrow \pi^*$-Übergänge
(B) $n \rightarrow \pi^*$-Übergänge
(C) Atomrotationen
(D) Molekülrotationen
(E) Molekülschwingungen

1135* Welche Aussagen treffen zu?

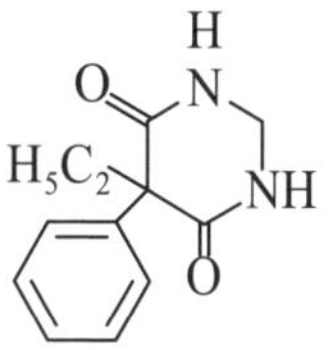

H, O, N, H_5C_2, NH, O

Primidon (siehe obige Formel) weist drei Absorptionsmaxima bei 252, 257 und 264 nm auf. Diese sind den folgenden Elektronenübergängen zuzuordnen:

(1) $\pi \rightarrow \pi^*$ der Phenylgruppe
(2) $\pi \rightarrow \pi^*$ der Carbonylgruppe
(3) $n \rightarrow \pi^*$ der Carbonylgruppe

(A) nur 1 ist richtig
(B) nur 2 ist richtig
(C) nur 3 ist richtig
(D) nur 2 und 3 sind richtig
(E) 1 bis 3 = alle sind richtig

1136 Welche der folgenden chemischen Gruppen ruft bei der UV-Spektrometrie **keine** Absorptionsbanden oberhalb von 210 nm hervor?

(A) 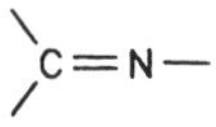 $>C{=}N-$
(B) 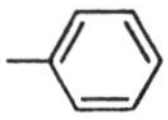 $-$(Phenyl)
(C) 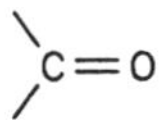 $>C{=}O$
(D) 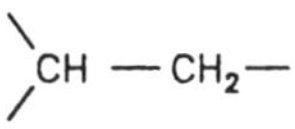 $>CH-CH_2-$
(E) $-CH{=}CH-CH{=}CH-$

1137 Welche Aussage trifft **nicht** zu?
Bei der UV-Vis-Spektrometrie

(A) sind die Absorptionsbanden um so breiter, je weniger beständig die Anregungszustände sind
(B) verursachen „verbotene Energieübergänge" **keine** Absorptionsbanden
(C) nimmt die Breite der Absorptionsbanden mit der Polarität des Lösungsmittels zu
(D) sind die im Gaszustand gemessenen Absorptionsbanden schmaler als die in einem Lösungsmittel gemessenen
(E) sind die Absorptionsbanden um so intensiver, je größer die Wahrscheinlichkeit ist, dass ein Molekül mit der Strahlung in Wechselwirkung treten kann.

Absorptionsspektrum

1138* Welche Aussage trifft **nicht** zu?
In einem „Spektrum" können folgende Größen aufgetragen sein:

(A) Absorption gegen Wellenlänge
(B) Durchlässigkeit (in %) gegen Wellenzahl
(C) Frequenz gegen Wellenlänge
(D) Transmission gegen Wellenzahl
(E) Absorptionskoeffizient gegen Wellenlänge

1139* Welche Aussage trifft zu?
Unter einem „Spektrum" versteht man beispielsweise die graphische Auftragung der

(A) Frequenz gegen die Wellenlänge
(B) Wellenlänge gegen die Wellenzahl
(C) Durchlässigkeit (%) gegen die Absorption
(D) Absorption gegen die Frequenz
(E) Transmission gegen die Absorption

1140* Was ist ein „bathochromer Effekt" (Rotverschiebung) in der Elektronenspektroskopie?

(A) Erhöhung der Absorptionsintensität des Maximums der Absorptionskurve
(B) Erniedrigung der Absorptionsintensität des Maximums der Absorptionskurve
(C) Verschiebung des Absorptionsmaximums nach kürzeren Wellenlängen
(D) Verschiebung des Absorptionsmaximums nach größeren Wellenlängen
(E) Absorption von Licht bestimmter Wellenlänge aus einem eingestrahlten Gemisch (z. B. Tageslicht)

1141* Was ist ein „hypsochromer Effekt" (Blauverschiebung) in der Elektronenspektroskopie?

(A) Erhöhung der Absorptionsintensität des Maximums der Absorptionskurve
(B) Erniedrigung der Absorptionsintensität des Maximums der Absorptionskurve
(C) Verschiebung des Absorptionsmaximums nach kürzeren Wellenlängen
(D) Verschiebung des Absorptionsmaximums nach größeren Wellenlängen
(E) Absorption von Licht bestimmter Wellenlänge aus einem eingestrahlten Gemisch (z. B. Tageslicht)

1142 Welche Aussage trifft zu?
In der UV-Vis-Spektroskopie wird eine Absorptionserhöhung (Vergrößerung von ε_{max}) einer Bande, z. B. durch Lösungsmittelwechsel, bezeichnet als:

(A) bathochromer Effekt
(B) hypochromer Effekt
(C) hypsochromer Effekt
(D) hyperchromer Effekt
(E) hypertoner Effekt

11.6.2 Beziehungen zwischen Molekülstruktur und Lichtabsorption

Polyene, Carbonylverbindungen

1143* Abgebildet sind das Orbitalschema der Carbonylgruppe von Aceton sowie ein UV-Spektrum von Aceton:

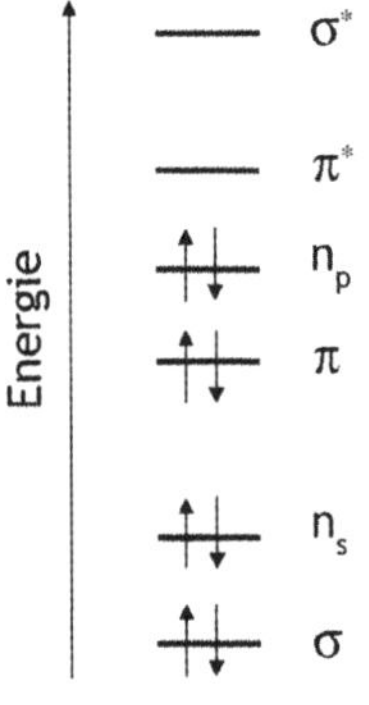

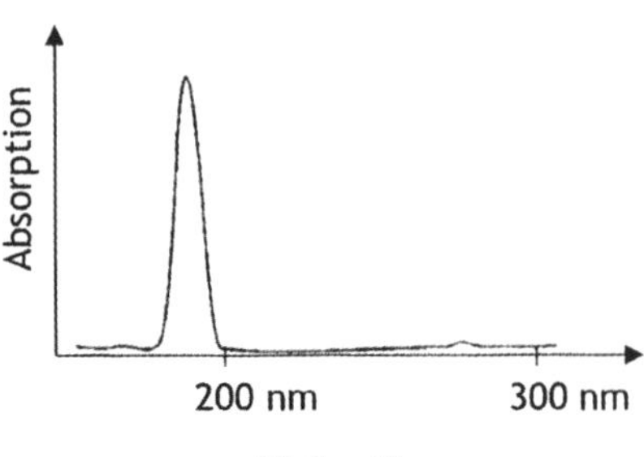

Welche Aussagen treffen zu?

(1) Das Absorptionsmaximum bei ca. 186 nm ist auf einen $\sigma \rightarrow \sigma^*$-Übergang zurückzuführen.
(2) Das Absorptionsmaximum bei ca. 273 nm ist auf einen $n_p \rightarrow \pi^*$-Übergang zurückzuführen.
(3) Das Absorptionsmaximum bei ca. 273 nm ist auf einen sogenannten verbotenen Übergang zurückzuführen.
(4) Der molare Absorptionskoeffizient ε bei 186 nm ist kleiner als derjenige bei 273 nm.

(A) nur 1 und 2 sind richtig
(B) nur 2 und 3 sind richtig
(C) nur 2 und 4 sind richtig
(D) nur 3 und 4 sind richtig
(E) nur 1, 2 und 4 sind richtig

1144* Welcher der angegebenen Grundchromophore weist das längstwellige Absorptionsmaximum auf?

(A) >C=O
(B) >C=C<
(C) (Benzolring)
(D) >C=C-C=C<
(E) ≥C-OH

1145* Welche der nachfolgend aufgeführten Verbindungen besitzen im UV-Bereich oberhalb von 220 nm ein Absorptionsmaximum?

(1) Cyclohexan
(2) Cyclohexanon
(3) Cyclohexanol
(4) 1,3-Cyclohexadien
(5) Cyclohexylmethylether

(A) nur 2 ist richtig
(B) nur 2 und 4 sind richtig
(C) nur 1, 2 und 3 sind richtig
(D) nur 3, 4 und 5 sind richtig
(E) 1 bis 5 = alle sind richtig

Aromaten

1146 Welche Aussagen zur längstwelligen Absorptionsbande des Benzens (Benzol) im UV treffen zu?

(1) Ein Substituent mit einem +M-Effekt verschiebt die Bande bathochrom.
(2) Ein Substituent mit einem –M-Effekt verschiebt die Bande hypsochrom.
(3) Sie ist die intensivste Bande im UV-Spektrum.

(A) nur 1 ist richtig
(B) nur 2 ist richtig
(C) nur 1 und 2 sind richtig
(D) nur 2 und 3 sind richtig
(E) 1 bis 3 = alle sind richtig

1147 Welche Aussagen über die UV-Absorption von Benzen und seinen monosubstituierten Derivaten treffen zu?

(1) Im Bereich zwischen 180 und 300 nm hat Benzen Absorptionsbanden, die z.T. eine ausgeprägte Schwingungsfeinstruktur besitzen.
(2) Phenol hat in ethanolischer Lösung schmalere Absorptionsbanden als Benzen.
(3) Substituenten wie –OH verschieben die Absorptionsbanden des Benzens bathochrom.
(4) Substituenten wie $-NO_2$ verschieben die Absorptionsbanden des Benzens hypsochrom.

(A) nur 1 ist richtig
(B) nur 2 ist richtig
(C) nur 1 und 3 sind richtig
(D) nur 2 und 4 sind richtig
(E) 1 bis 4 = alle sind richtig

1148 Welche der folgenden Verbindungen hat im Bereich $\lambda > 250$ nm in Methanol das kürzestwellige Absorptionsmaximum?

(A) Benzen
(B) Anilin
(C) Phenol
(D) Benzoesäure
(E) Iodbenzen

1149* In welcher Reihenfolge nimmt die Wellenlänge der jeweils längstwelligen Absorptionsbande der folgenden Verbindungen zu (gemessen in methanolischer Lösung)?

(a) (b) NH_2 / NO_2 (c) NH_2

(A) a → b → c
(B) a → c → b
(C) b → c → a
(D) c → a → b
(E) c → b → a

1150 In welcher Reihenfolge nimmt im UV-Bereich die Wellenlänge des jeweils längstwelligen Absorptionsmaximums der folgenden Verbindungen zu?

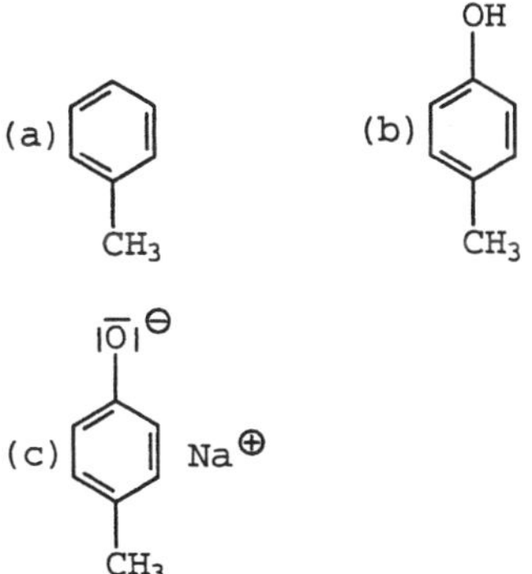

(A) a → b → c
(B) a → c → b
(C) b → c → a
(D) c → a → b
(E) c → b → a

1151* Für welche der folgenden Verbindungen liegt das jeweils längstwellige Absorptionsmaximum im UV-Bereich bei der größten Wellenlänge (gemessen in methanolischer Lösung)?

(A) 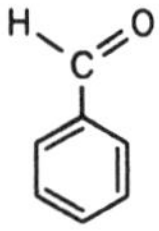 Benzaldehyd (Strukturformel)

(B) 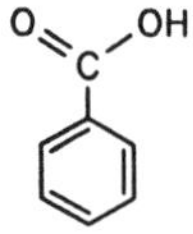 Benzoesäure (Strukturformel)

(C) Benzen (Strukturformel)

(D) 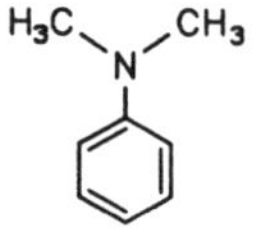 N,N-Dimethylanilin (Strukturformel)

(E) 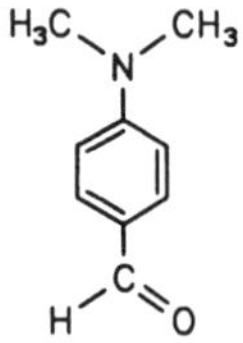 4-(Dimethylamino)benzaldehyd (Strukturformel)

Halochromie

1152 Welche der folgenden Verbindungen hat in Wasser (W) bzw. Ethanol (Eth) das längstwellige UV-Absorptionsmaximum?

(A) Anilinhydrochlorid (W)
(B) Phenolat (W)
(C) Benzoat (W)
(D) Benzoesäure (W)
(E) Toluen (Eth)

1153 Welche Aussage über die Spektren von Phenolat oder Benzoat im Bereich zwischen 240 nm und 300 nm trifft zu?

(A) Ansäuern einer wässrigen Phenolat-Lösung bewirkt eine bathochrome Verschiebung.
(B) Ansäuern einer wässrigen Benzoat-Lösung bewirkt eine hypsochrome Verschiebung.
(C) Das Maximum des Phenolat-Spektrums in Wasser liegt in längerwelligem Bereich als das Maximum des Spektrums von Benzen in *n*-Hexan.
(D) Das Maximum des Benzoat-Spektrums in Wasser ist kürzerwellig als das Maximum des Spektrums von Benzen in *n*-Hexan.
(E) Das Phenolat-Spektrum in Wasser weist eine stärker ausgeprägte Schwingungsfeinstruktur als das Spektrum von Benzen in *n*-Hexan auf.

1154 Welcher der folgenden monosubstituierten Aromaten zeigt im UV-Spektrum bei Übergang vom neutralen zu alkalischem Medium eine deutliche Rotverschiebung?

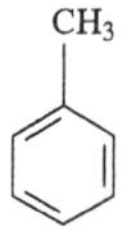

(A) CH_3 (B) OH (C) OCH_3 (D) NH_2 (E) NO_2

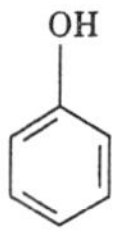

1155* Welche der folgenden Verbindungen zeigt im UV/Vis-Spektrum in ethanolischer Lösung bei Zugabe von NaOH eine deutliche bathochrome Verschiebung des längstwelligen Maximums?

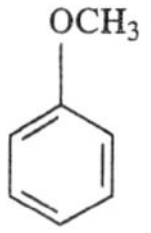

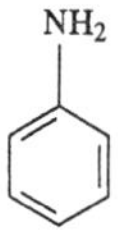

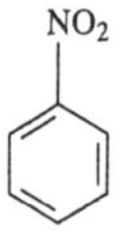

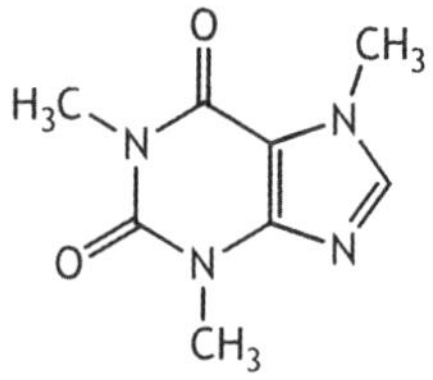

(A) Coffein (Strukturformel mit H_3C, CH_3, O, N)

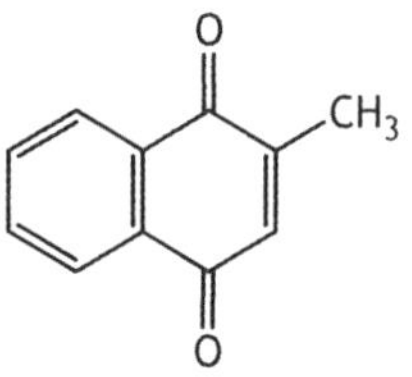

(B) 2-Methyl-1,4-naphthochinon (Strukturformel mit O, CH_3)

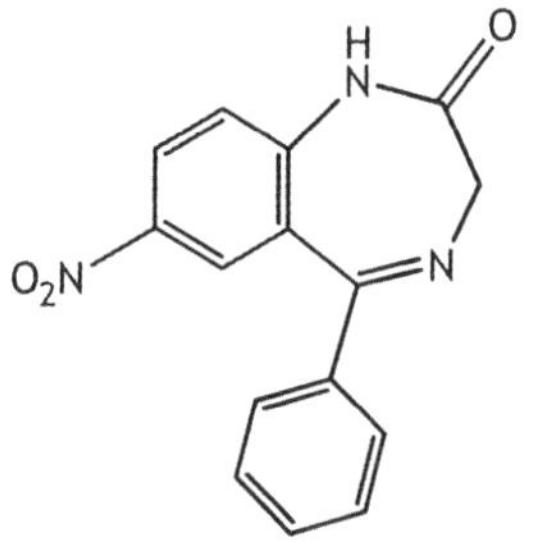

(C) Strukturformel mit O_2N, N–H, O, N

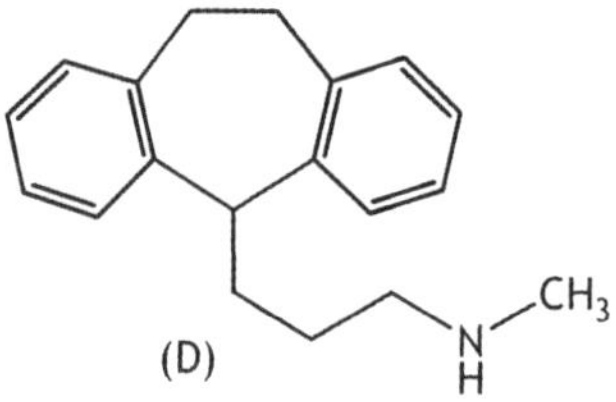

(D) Strukturformel mit N–H, CH_3

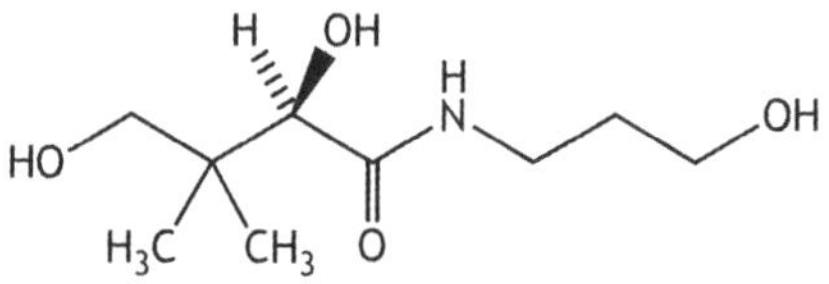

(E) Strukturformel mit HO, H, OH, H_3C, CH_3, O, N–H, OH

Isosbestischer Punkt

1156 Eine Säure HX wird mit NaOH-Maßlösung titriert und dabei in ihre konjugierte Base X^- umgewandelt. Zu unterschiedlichen Zeitpunkten der Titration wird jeweils ein UV-Spektrum der Lösung aufgenommen (siehe Diagramm). Aufgetragen ist die Absorption A gegen die Wellenlänge λ.

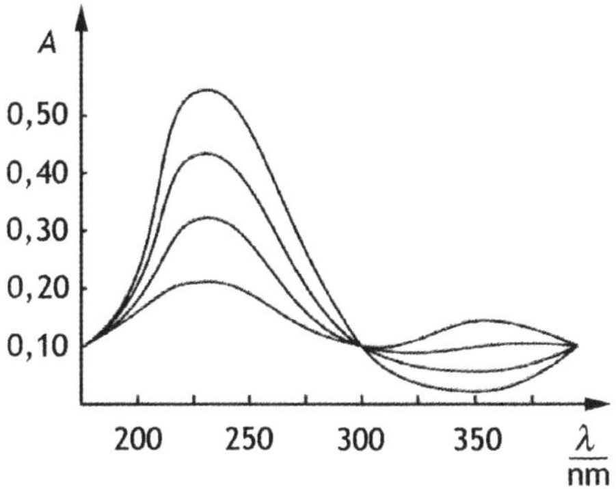

Welche Aussagen treffen zu?

(1) Bei ca. 300 nm wird ein isosbestischer Punkt gefunden.
(2) Die molaren Absorptionskoeffizienten ε der Säure HX und der Base X^- sind bei ca. 300 nm gleich groß.
(3) Der pK_a-Wert der Säure HX errechnet sich zu: $A_{\lambda_{max}}(HX) / A_{\lambda_{max}}(X^-) \approx 3{,}7$.

(A) nur 2 ist richtig
(B) nur 3 ist richtig
(C) nur 1 und 2 sind richtig
(D) nur 1 und 3 sind richtig
(E) nur 2 und 3 sind richtig

1157* Abgebildet sind die UV/Vis-Spektren (1 bis 4) von jeweils gleich konzentrierten wässrigen Lösungen von 4-Methoxy-2-nitrophenol (siehe Formel) bei vier verschiedenen pH-Werten (13,0; 8,1; 7,7; 7,0).

OH
NO_2
OCH_3

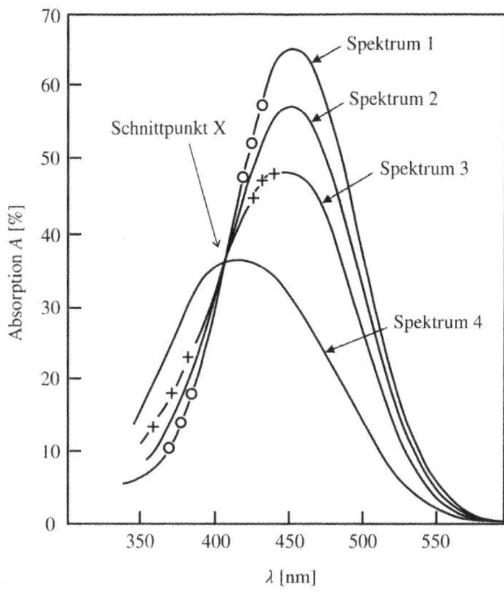

Welche Aussagen treffen zu?

(1) Spektrum 1 resultiert aus der Vermessung der Lösung mit pH 13,0.
(2) Spektrum 4 resultiert aus der Vermessung der Lösung mit pH 13,0.
(3) Spektrum 4 resultiert aus der Vermessung der Lösung mit pH 7,0.
(4) Der Schnittpunkt X der Spektren wird als isosbestischer Punkt bezeichnet.

(A) nur 1 ist richtig
(B) nur 2 ist richtig
(C) nur 3 ist richtig
(D) nur 2 und 4 sind richtig
(E) nur 1, 3 und 4 sind richtig

1158 Welche der nachfolgend aufgeführten Verbindungen zeigt die folgenden, in alkalischer bzw. saurer wässriger Lösung aufgenommenen UV/Vis-Spektren?

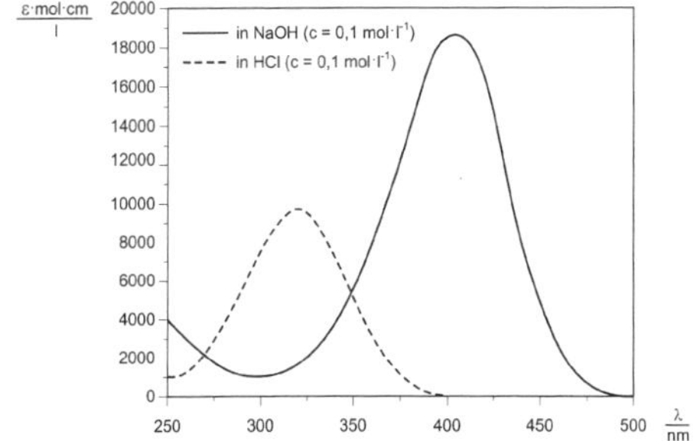

NO_2 / OH (A) NO_2 / $O{-}CH_3$ (B) NH_2 / OH (C)

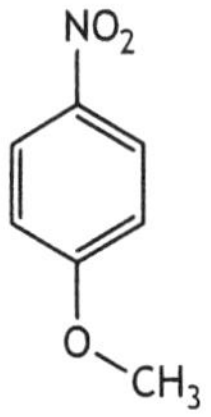

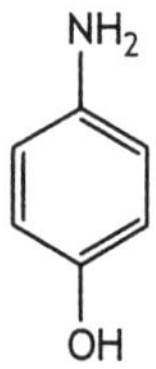

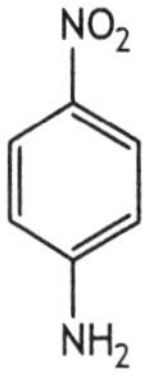

NO_2 / NH_2 (D) OH (E)

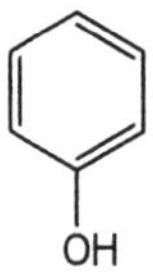

1159 Welche Aussagen zu nachfolgender Verbindung (4-Nitrophenol) treffen zu?

NO_2 / OH

(1) Das Absorptionsmaximum im UV/Vis-Spektrum einer Lösung der Substanz in HCl (c = 0,1 mol · L^{-1}) ist im Vergleich zum Absorptionsmaximum einer Lösung in NaOH (c = 0,1 mol · L^{-1}) zu höheren Wellenlängen verschoben.
(2) Das Absorptionsmaximum im UV/Vis-Spektrum einer Lösung der Substanz in HCl (c = 0,1 mol · L^{-1}) ist im Vergleich zum Absorptionsmaximum einer Lösung in NaOH (c = 0,1 mol · L^{-1}) zu niedrigeren Wellenlängen verschoben.
(3) Die Absorptionsmaxima in den UV/Vis-Spektren der Substanz in HCl (c = 0,1 mol · L^{-1}) und NaOH (c = 0,1 mol · L^{-1}) treten bei etwa gleichen Wellenlängen auf.
(4) 4-Nitrophenol ist im Vergleich zu aliphatischen Alkoholen wie z. B. Ethanol eine stärkere Säure.
(5) 4-Nitrophenol ist im Vergleich zu aliphatischen Alkoholen wie z. B. Ethanol eine schwächere Säure.

(A) nur 1 und 4 sind richtig
(B) nur 1 und 5 sind richtig
(C) nur 2 und 4 sind richtig
(D) nur 2 und 5 sind richtig
(E) nur 3 und 4 sind richtig

1160 Der isosbestische Punkt von Salicylamid (**1**) und seiner konjugierten Base (**2**) in wässriger Lösung liegt bei 305 nm. Eine solche Lösung wird bei dieser Wellenlänge UV-photometrisch untersucht.

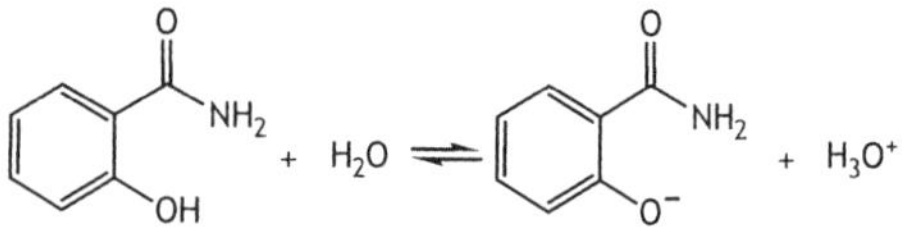

1 + H_2O ⇌ **2** + H_3O^+

Welche Aussagen treffen zu?
Bei 305 nm

(1) besitzen **1** und **2** gleiche Absorptionskoeffizienten.
(2) setzt sich die gemessene Gesamtabsorption additiv aus den Absorptionen von **1** und **2** zusammen.
(3) kann allein aus der Gesamtabsorption der Lösung das Konzentrationsverhältnis der beiden Verbindungen berechnet werden.

(A) nur 1 ist richtig
(B) nur 2 ist richtig
(C) nur 3 ist richtig
(D) nur 1 und 2 sind richtig
(E) 1 bis 3 = alle sind richtig

Lösungsmittel

1161 Welche Aussagen treffen zu?
Zur UV-photometrischen Bestimmung einer Substanz bei 220 nm eignen sich nach dem Kriterium ihrer Eigenabsorption folgende Lösungsmittel:

(1) Methanol
(2) Wasser
(3) Cyclohexan
(4) Salzsäure (c = 0,1 mol/L)

(A) nur 1 ist richtig
(B) nur 2 ist richtig
(C) nur 1 und 2 sind richtig
(D) nur 2 und 4 sind richtig
(E) 1 bis 4 = alle sind richtig

1162 Welches der folgenden Lösungsmittel ist für die UV-Spektroskopie im Wellenlängenbereich von 220 nm bis 260 nm **nicht** geeignet?

(A) Propan-1-ol
(B) Diethylether
(C) Cyclohexan
(D) Cyclohexanol
(E) Toluol

1163 Welche Aussage trifft zu?
Die kleinste Lichtdurchlässigkeit bei 235 nm hat (als Lösungsmittel):

(A) Acetonitril
(B) Wasser
(C) Methanol
(D) *n*-Hexan
(E) Chloroform

1164* Welches der folgenden Lösungsmittel ist für die UV-Spektroskopie im Wellenlängenbereich von 220 nm bis 260 nm **nicht** geeignet?

(A) Ethanol
(B) Benzen
(C) Diethylether
(D) *n*-Hexan
(E) Cyclohexan

1165* Die UV-photometrische Bestimmung von Nitrobenzen soll bei 269 nm durchgeführt werden.
Welche Lösungsmittel sind für die Bestimmung geeignet?

(1) Cyclohexan
(2) C_2H_5OH
(3) [Strukturformel: Benzolring mit CH_3]

(A) nur 1 ist richtig
(B) nur 2 ist richtig
(C) nur 3 ist richtig
(D) nur 1 und 2 sind richtig
(E) nur 2 und 3 sind richtig

1166 Die Quantifizierung von Nitrobenzen soll UV-photometrisch bei der Messwellenlänge 269 nm durchgeführt werden.
Welche der genannten Lösungsmittel sind für diese Bestimmung geeignet?

(1) Aceton
(2) Diethylether
(3) Methanol

(A) nur 1 ist richtig
(B) nur 2 ist richtig
(C) nur 1 und 2 sind richtig
(D) nur 1 und 3 sind richtig
(E) nur 2 und 3 sind richtig

1167 Welches der genannten Lösungsmittel ist aufgrund seiner UV-Durchlässigkeit für spektralphotometrische Untersuchungen in möglichst kurzwelligem UV-Bereich am besten geeignet?

(A) Essigsäureethylester
(B) Methanol
(C) Dichlormethan
(D) Tetrachlormethan
(E) Toluen

1168 Bei der UV/Vis-spektrometrischen Bestimmung von Arzneistoffen sollte das verwendete Lösungsmittel bei der Messwellenlänge eine nur sehr geringe Eigenabsorption besitzen. Die Obergrenze des spektralen Bereichs, in dem die Eigenabsorption des Lösungsmittels die Anwendung limitiert, heißt Grenzwellenlänge.
Welches der genannten Lösungsmittel hat die höchste Grenzwellenlänge?

(A) Wasser
(B) Methanol
(C) Aceton
(D) Ethanol
(E) *n*-Hexan

1169 In welcher der Reihen (A) bis (E) sind die in der UV-Spektrometrie verwendeten Lösungsmittel mit ansteigender Durchlässigkeitsgrenze (in nm) aufgeführt (von links nach rechts)?

(A) Toluen, Dichlormethan, Wasser, Ethanol
(B) Dichlormethan, Ethanol, Wasser, Toluen
(C) Wasser, Ethanol, Dichlormethan, Toluen
(D) Ethanol, Toluen, Dichlormethan, Wasser
(E) Wasser, Toluen, Ethanol, Dichlormethan

11.6.3 Gesetz der Lichtabsorption

Lambert-Beer-Gesetz

1170 Welche Aussagen zur Absorptionsspektroskopie im UV/Vis-Bereich treffen zu?

(1) Der molare Absorptionskoeffizient ε gibt an, welcher Bruchteil einer auf eine Probe eingestrahlten Lichtintensität die Probe wieder verlässt.
(2) Das Lambert-Beer-Gesetz sagt u.a. aus, dass die Lichtabsorption umgekehrt proportional der Schichtdicke der durchstrahlten Probe ist.
(3) Der molare Absorptionskoeffizient ε einer Substanz ist unabhängig von der Frequenz des eingestrahlten Lichts.
(4) Zur Messung der Lichtabsorption kann neben der Absorption selbst auch die Transmission herangezogen werden.
(5) Bei Bestrahlung mit UV/Vis-Licht werden ausschließlich Elektronenübergänge angeregt.

(A) nur 4 ist richtig
(B) nur 1 und 2 sind richtig
(C) nur 3 und 4 sind richtig
(D) nur 1, 2 und 3 sind richtig
(E) 1 bis 5 = alle sind richtig

1171 Welche Aussage trifft zu?
Bei der photometrischen Vermessung einer Substanzprobe ist die gemessene Absorption

(A) umgekehrt proportional zur Intensität des eingestrahlten Lichts
(B) umgekehrt proportional zur Schichtdicke
(C) proportional zur Wellenlänge des Lichts
(D) proportional zur Konzentration der Substanz
(E) proportional zum molaren Absorptionskoeffizienten der Substanz

1172 Bei UV-spektroskopischen Gehaltsbestimmungen sollte die Untersuchungslösung möglichst bei einer Wellenlänge vermessen werden, bei der die zu bestimmende Substanz ein relatives oder ihr absolutes Absorptionsmaximum aufweist.

Der Grund dafür liegt darin, dass

(A) dadurch der lichtempfindliche Analysator geschont wird
(B) im Bereich von UV-Maxima die Zersetzung lichtempfindlicher Arzneistoffe minimal ist
(C) dann die Empfindlichkeit des Verfahrens am größten ist
(D) dann Verunreinigungen **nicht** miterfasst werden
(E) UV-Maxima spezifisch für die untersuchte Probe sind

1173 Wovon hängen mit einem Spektralphotometer gemessene Absorptionen von Arzneistofflösungen bei Gültigkeit des Lambert-Beerschen Gesetzes **nicht** ab?

(A) Schichtdicke der Küvette
(B) verwendete Lösungsmittel
(C) molare Absorptionskoeffizienten der Arzneistoffe
(D) Intensität der Lichtquelle des Photometers
(E) Wellenlänge des eingestrahlten Lichts

1174 Welche Aussagen treffen zu?
Bei der photometrischen Vermessung unterschiedlich konzentrierter Lösungen eines bestimmten Arzneistoffs bei einer bestimmten Wellenlänge ist die jeweils gemessene Absorption

(1) proportional zur Intensität des eingestrahlten Lichts
(2) proportional zur Wellenlänge des eingestrahlten Lichts
(3) proportional zur Konzentration der vermessenen Arzneistofflösung
(4) proportional zum molaren Absorptionskoeffizienten des Arzneistoffs

(A) nur 1 ist richtig
(B) nur 2 ist richtig
(C) nur 3 ist richtig
(D) nur 4 ist richtig
(E) nur 1, 2 und 3 sind richtig

1175* Welche Aussage trifft zu?
Die Absorption A ist definiert mit der Intensität des eingestrahlten Lichts (I_o) und der Intensität (I) nach Durchtritt durch die Lösung nach folgender Gleichung:

(A) $A = \frac{I_0}{I}$

(B) $A = \log \frac{I_0}{I}$

(C) $A = \frac{I_0 - I}{I_0}$

(D) $A = \frac{I - I_0}{I}$

(E) $A = \log \frac{I}{I_0}$

1176 Welche Aussage trifft zu?

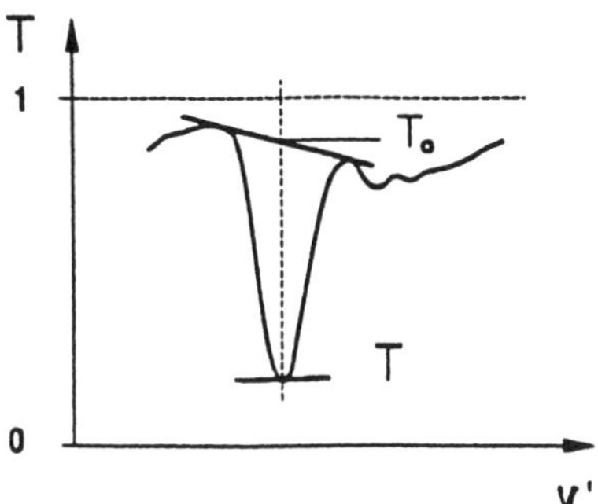

Zur Bestimmung der Konzentration einer Probelösung aus den Werten des abgebildeten Spektrums ist u. a. folgende Berechnung durchzuführen:

(A) $1 - T_0$
(B) $1 - T$
(C) $T_0 - T$
(D) $\lg T_0 - \lg T$
(E) $\lg[(1 - T_0)/(1 - T)]$

1177 Welche Aussage trifft zu?

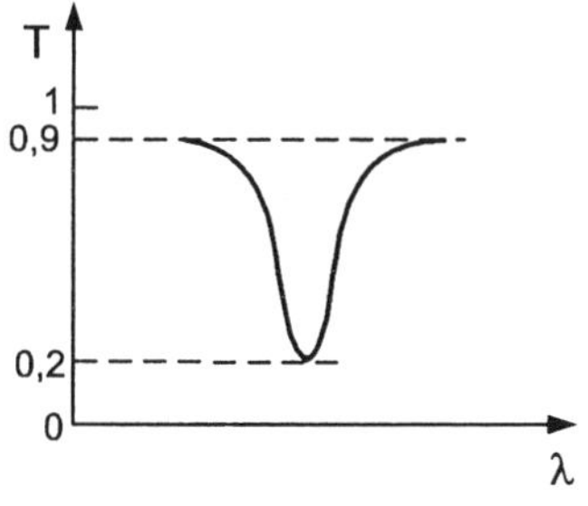

Die Lösung einer Substanz gibt obiges **Transmissionsspektrum** (Die Transmission des Lösungsmittels ist im betreffenden Spektralbereich konstant T = 0,9).
Wie groß ist die **Absorption** der gelösten Substanz bei der Wellenlänge (λ) des Transmissionsminimums?

(A) –lg 0,9
(B) –lg 0,2
(C) –lg (0,9 – 0,2)
(D) $-\lg \frac{0{,}9}{0{,}2}$
(E) $-\lg \frac{0{,}2}{0{,}9}$

1178* Welcher Kurvenverlauf deutet auf eine Abweichung vom Lambert-Beer-Gesetz infolge Assoziation der absorbierenden Moleküle hin? (A = Absorption, c = Konzentration)

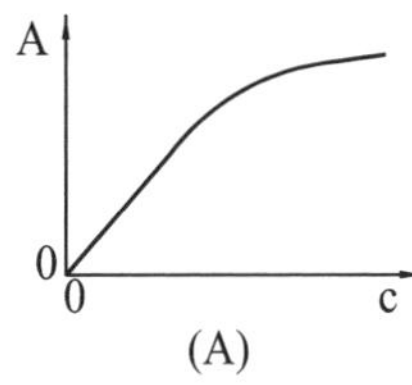

(A)

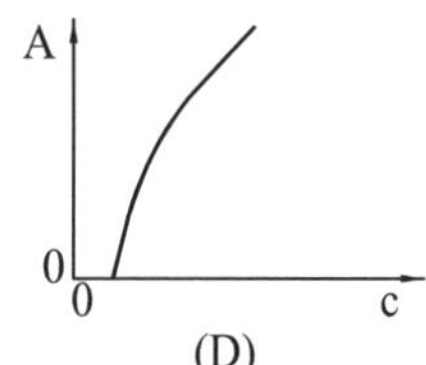

(D)

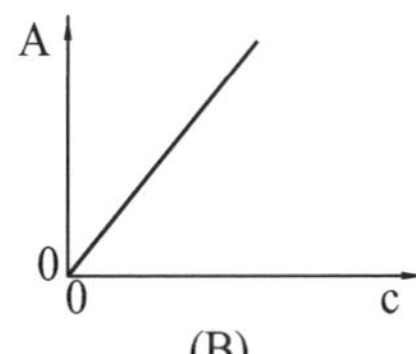

(B)

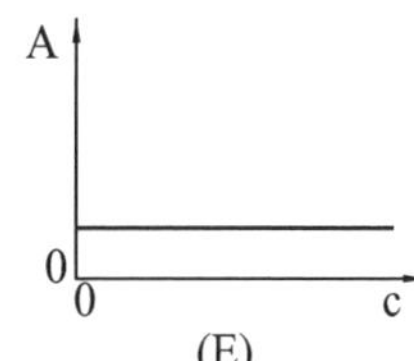

(E)

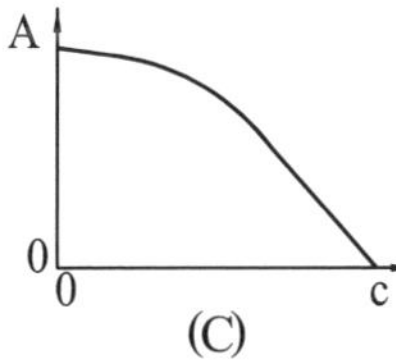

(C)

Instrumentelle Analytik

Molarer Absorptionskoeffizient

1179 Welche Aussage trifft zu?
Unter dem molaren Absorptionskoeffizienten versteht man

(A) eine Stoffkonstante einer Substanz, die der Absorption einer einmolaren Lösung bei gegebener Wellenlänge und gegebenem Lösungsmittel bei einer Schichtdicke von 1 cm entspricht
(B) eine Stoffkonstante einer Substanz, die der Absorption einer 1 %igen Lösung bei gegebener Wellenlänge und gegebenem Lösungsmittel bei einer Schichtdicke von 1 cm entspricht
(C) eine Stoffkonstante einer Substanz, die der Transmission einer einmolaren Lösung bei gegebener Wellenlänge und gegebenem Lösungsmittel bei einer Schichtdicke von 1 cm entspricht
(D) die Absorption einer einmolaren Lösung bei einer Schichtdicke von 1 dm im Absorptionsmaximum
(E) die Absorption einer 1 %igen Lösung bei einer Schichtdicke von 1 cm am Absorptionsmaximum

1180* Welche Dimension hat der im Lambert-Beer-Gesetz als Proportionalitätsfaktor vorkommende molare Absorptionskoeffizient?

(A) $\frac{\text{Stoffmenge} \cdot \text{Länge}}{\text{Volumen}}$

(B) Stoffmenge · Masse

(C) $\frac{\text{Volumen}}{\text{Länge} \cdot \text{Stoffmenge}}$

(D) $\frac{\text{Fläche}}{\text{Masse}}$

(E) $\frac{\text{Masse} \cdot \text{Volumen}}{\text{Länge}}$

Spezifische Absorption

1181 Welche Aussagen treffen zu?
Zur Umrechnung eines molaren Absorptionskoeffizienten in die **spezifische** Absorption muss (müssen) zusätzlich angegeben werden:

(1) die Konzentration der untersuchten Substanz
(2) die relative Molekülmasse („Molekulargewicht") der untersuchten Substanz
(3) die Schichtdicke
(4) die relative Dichte der Probelösung

(A) nur 1 ist richtig
(B) nur 2 ist richtig
(C) nur 1 und 4 sind richtig
(D) nur 1, 2 und 3 sind richtig
(E) 1 bis 4 = alle sind richtig

1182* Welche Aussage trifft zu?
Zwischen der **spezifischen** Absorption $A^{1\,\%}_{1\,\text{cm}}$ und dem molaren Absorptionskoeffizienten ε besteht folgende Beziehung (M_r = relative Molmasse):

(A) $A^{1\,\%}_{1\,\text{cm}} = 10 \cdot \varepsilon \cdot M_r$

(B) $A^{1\,\%}_{1\,\text{cm}} = \frac{\varepsilon}{10 \cdot M_r}$

(C) $A^{1\,\%}_{1\,\text{cm}} = \frac{M_r}{10 \cdot \varepsilon}$

(D) $A^{1\,\%}_{1\,\text{cm}} = \frac{10 \cdot \varepsilon}{M_r}$

(E) $A^{1\,\%}_{1\,\text{cm}} = \frac{10}{\varepsilon \cdot M_r}$

1183 Welche der nachstehend angegebenen Einheiten bzw. Einheiten-Kombinationen trifft für die jeweilige photometrische Größe **nicht** zu?

(A) Absorption A: $l \cdot cm^{-1}$
(B) **spezifische** Absorption $A^{1\,\%}_{1\,\text{cm}}$: $l \cdot g^{-1} \cdot cm^{-1}$
(C) molarer Absorptionskoeffizient ε: $l \cdot mol^{-1} \cdot cm^{-1}$
(D) Stoffmengenkonzentration c: $mol \cdot L^{-1}$
(E) Schichtdicke b: cm

Berechnungen

1184* Welche Aussage trifft zu?
In eine Küvette der Schichtdicke d = 0,1 cm wird monochromatisches Licht der Intensität I_o eingestrahlt. Der aus der Küvette austretende Lichtstrahl hat die Intensität $I = I_o/10$. Die Absorption (früher: Extinktion) beträgt:

(A) A = 0,1
(B) A = 1
(C) A = 10
(D) A = 100
(E) A = 10 %

1185* Eine Lösung des Komplexes aus Fe(III) und Thiocyanat wird photometrisch bei 452 nm ($\varepsilon = 7 \cdot 10^3\ dm^3 \cdot cm^{-1} \cdot mol^{-1}$) vermessen.
Die Konzentration der Lösung beträgt c $= 2{,}0 \cdot 10^{-4}\ mol \cdot L^{-1}$; die Schichtdicke der Messküvette beträgt $d = 1$ cm.
Welche Aussage trifft zu?

(A) Für die Messung können Quarzglasküvetten verwendet werden.
(B) Die Transmission beträgt $T = 96$ %.
(C) Der molare Absorptionskoeffizient ε ist abhängig von der Schichtdicke der Messküvette.
(D) Die gemessene Absorption beträgt $A = 4{,}0$.
(E) Die Lösung muss stark alkalisch sein.

1186 Eine Lösung eines Komplexes aus Fe (III) und Thiocyanat wird Vis-photometrisch bei 452 nm ($\varepsilon = 7 \cdot 10^3\ dm^3 \cdot cm^{-1} \cdot mol^{-1}$) vermessen.
Die Stoffmengenkonzentration der Lösung beträgt $c = 1{,}0 \cdot 10^{-4}\ mol \cdot L^{-1}$; die Schichtdicke der Messküvette beträgt $d = 1$ cm.

Welche Aussagen treffen zu?

(1) Der molare Absorptionskoeffizient ε ist von der Wellenlänge unabhängig.
(2) Die gemessene Absorption A beträgt 0,7.
(3) Für die Messung können Quarzglasküvetten verwendet werden.
(4) Die Transmission T beträgt 99,3 %.

(A) nur 1 ist richtig
(B) nur 2 ist richtig
(C) nur 2 und 3 sind richtig
(D) nur 1, 3 und 4 sind richtig
(E) 1 bis 4 = alle sind richtig

1187 Ein Arzneistoff (M_r 400) weist ein UV-Absorptionsmaximum bei der Wellenlänge $\lambda = 230$ nm auf. Die Absorption einer Lösung dieser Substanz mit der Stoffmengenkonzentration $c = 1{,}0 \cdot 10^{-4}\ mol \cdot L$ beträgt $A = 0{,}50$ bei einer Schichtdicke $d = 1$ cm.
Wie groß ist der Zahlenwert des molaren Absorptionskoeffizienten dieses Arzneistoffs in der Einheit $L \cdot mol^{-1} \cdot cm^{-1}$?

(A) 50
(B) 2 000
(C) 5 000
(D) 20 000
(E) 200 000

1188* Welche Aussage trifft zu?
Die Transmission einer Probe wurde zu T = 10 % bestimmt. Für ihre Absorption (gemäß Arzneibuch) gilt:

(A) A = 1/10
(B) A = ln 0,9
(C) A = 1
(D) A = – ln 10
(E) A = exp (–0,1)

1189* Die Lichtabsorption in einer flüssigen Probe genüge dem Lambert-Beer-Gesetz. Im Photometer wird eine Transmission von 25 % beobachtet.
Welche Transmission ist bei Verdünnung auf die Hälfte der Konzentration ungefähr zu erwarten?

(A) 12,5 %
(B) 40 %
(C) 50 %
(D) 67 %
(E) 75 %

1190 Zwei gleiche Filter hintereinander gestellt, lassen 1 % der auffallenden Intensität von monochromatischem Licht durch.
Wie viel der auffallenden Intensität wird von einem Filter (allein) durchgelassen?

(A) 50 %
(B) 10 %
(C) 4 %
(D) 2 %
(E) 1,41 %

1191 Die Testlösung einer farbigen Substanz der Stoffmengenkonzentration 1 mol/L lässt in einer gegebenen Messanordnung 50 % der Leistung von monochromatischem Licht hindurch (d. h. Transmission 50 %). Eine zu untersuchende Lösung der gleichen Substanz lässt in derselben Messanordnung (feste Zellenlänge) nur 12,5 % hindurch.
Wie groß ist deren Stoffmengenkonzentration (Gültigkeit des Lambert-Beer-Gesetzes sei vorausgesetzt)?

(A) 0,25 mol/L
(B) 0,375 mol/L
(C) 1,75 mol/L
(D) 2 mol/L
(E) 3 mol/L

1192* Bei fester Messzellenlänge lässt die Testlösung einer farbigen Substanz mit der Stoffmengenkonzentration 1 mol/L noch 50 % der Strahlungsleistung von monochromatischem Licht durch.
Welchen Bruchteil der einfallenden Leistung lässt eine Lösung der Stoffmengenkonzentration 3 mol/L durch (Gültigkeit des Lambert-Beer-Gesetzes sei vorausgesetzt)?

(A) 2/3
(B) 1/3
(C) 1/6
(D) 1/8
(E) 1/9

1193* Zwei Lösungen L_1 und L_2 eines absorbierenden Stoffes werden mit parallelem monochromatischem Licht durchstrahlt. Gültigkeit des Lambert-Beer-Gesetzes sei vorausgesetzt. In untenstehendem Diagramm ist aufgetragen, wie die Lichtintensität hinter der Flüssigkeit jeweils von deren Schichtdicke x abhängt. Die Konzentration der Lösung L_1 beträgt 1 mol/L.

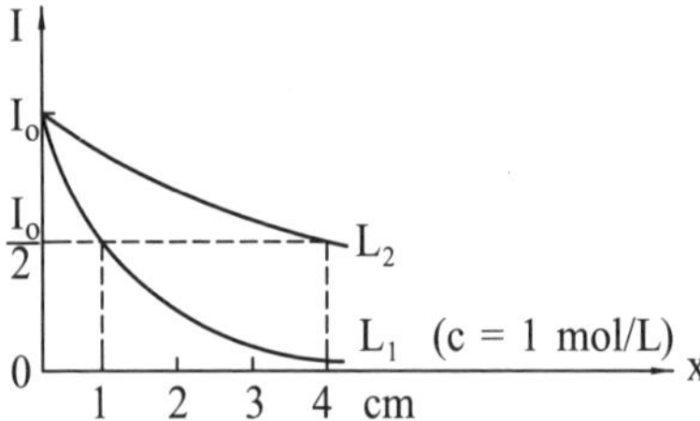

Wie groß ist die Konzentration der Lösung L_2?

(A) 0,25 mol/L
(B) 0,5 mol/L
(C) 2 mol/L
(D) 3 mol/L
(E) 4 mol/L

1194 Wie groß ist die Konzentration einer Substanz, deren **spezifische** Absorption $A^{1\%}_{1\,cm} = 250$ beträgt, wenn die gemessene Absorption in einer Küvette von 1 cm Länge 0,5 beträgt?

(A) 10 µg · mL^{-1}
(B) 20 µg · mL^{-1}
(C) 50 µg · mL^{-1}
(D) 2 mg · mL^{-1}
(E) 20 mg · mL^{-1}

1195 Die UV-photometrische Konzentrationsbestimmung der Lösung eines Arzneistoffs ergebe für die Absorption das Messergebnis $A = 0{,}5$. Der molare Absorptionskoeffizient dieses Arzneistoffs bei der Messwellenlänge betrage $\varepsilon = 1000\ L \cdot mol^{-1} \cdot cm^{-1}$; die Schichtdicke der Küvette betrage $d = 0{,}5$ cm.
Wie groß ist die Konzentration der Lösung?

(A) 10 $mol \cdot L^{-1}$
(B) 10^{-1} $mol \cdot L^{-1}$
(C) 10^{-2} $mol \cdot L^{-1}$
(D) 10^{-3} $mol \cdot L^{-1}$
(E) 10^{-4} $mol \cdot L^{-1}$

1196 Bei der photometrischen Analyse der Lösung eines Arzneistoffs (M_r 250) mit dem molaren Absorptionskoeffizienten $\varepsilon = 5000\ L \cdot mol^{-1} \cdot cm^{-1}$ wird bei einer Schichtdicke von 1 cm eine Absorption $A = 0{,}2$ gemessen.
Wie groß ist die Massenkonzentration β dieser Lösung?

(A) 10 mg/L
(B) 20 mg/L
(C) 50 mg/L
(D) 100 mg/L
(E) 200 mg/L

1197* Die Lösung eines Arzneistoffs (1 g Substanz pro Liter) mit dem molaren dekadischen Absorptionskoeffizienten $\varepsilon = 1000\ L \cdot cm^{-1} \cdot mol^{-1}$ weist bei einer Schichtdicke von d = 1 cm die Absorption A = 1 auf.
Welche relative Molekülmasse (M_r) hat dieser Arzneistoff?

(A) M_r = 50
(B) M_r = 100
(C) M_r = 200
(D) M_r = 500
(E) M_r = 1000

1198 Bei der photometrischen Analyse eines Arzneistoffs (M_r 200) mit einem molaren Absorptionskoeffizienten $\varepsilon = 8000\ L \cdot mol^{-1} \cdot cm^{-1}$ in einer Lösung der Massenkonzentration $\beta = 0{,}001$ g/100 mL wird eine Absorption $A = 0{,}8$ gemessen.
Wie groß ist die Schichtdicke der zu dieser Messung verwendeten Küvette?

(A) 0,5 cm
(B) 1 cm
(C) 2 cm
(D) 3 cm
(E) 4 cm

1199 Bei der photometrischen Vermessung der Lösung eines Arzneistoffs (M_r 200) mit dem molaren Absorptionskoeffizienten $\varepsilon = 4000\,L \cdot mol^{-1} \cdot cm^{-1}$ wird bei der Massenkonzentration β = 0,001 g/100 mL die Absorption A = 0,8 bestimmt
Wie groß ist die Schichtdicke der Küvette?

(A) 0,5 cm
(B) 1 cm
(C) 2 cm
(D) 3 cm
(E) 4 cm

1200 Bei der photometrischen Analyse eines Arzneistoffs (M_r 400) mit einem molaren Absorptionskoeffizienten $\varepsilon = 8000\,L \cdot mol^{-1} \cdot cm^{-1}$ in einer Lösung der Massenkonzentration β = 0,001 g/100 mL wird eine Absorption A = 0,4 ermittelt.
Wie groß ist die Schichtdicke der zu dieser Messung verwendeten Küvette?

(A) 0,5 cm
(B) 1 cm
(C) 2 cm
(D) 3 cm
(E) 4 cm

1201 Bei der photometrischen Analyse eines Arzneistoffs (M_r 200) mit einem molaren Absorptionskoeffizienten $\varepsilon = 4000\,L \cdot mol^{-1} \cdot cm^{-1}$ in einer Lösung der Massenkonzentration β = 0,001 g/100 mL wird eine Absorption A = 0,4 gemessen.
Wie groß ist die Schichtdicke der zu dieser Messung verwendeten Küvette?

(A) 0,5 cm
(B) 1 cm
(C) 2 cm
(D) 3 cm
(E) 4 cm

1202 Ein Arzneistoff (M_r 500) besitzt einen molaren Absorptionskoeffizienten von $\varepsilon = 200\,000\,L \cdot mol^{-1} \cdot cm^{-1}$.
Wie groß ist seine **spezifische** Absorption $A_{1\,cm}^{1\,\%}$?

(A) 20 000
(B) 4 000
(C) 250
(D) 0,025
(E) Die **spezifische** Absorption kann mit diesen Angaben **nicht** berechnet werden.

1203 Wie groß ist die Absorption A einer Lösung von 3-Methylcyclohexanon (M_r 112) in Isooctan (M_r 114) der Konzentration c = 0,005 mol/L bei der Wellenlänge λ = 280 nm ($\varepsilon_{280} = 22\,L\,mol^{-1} \cdot cm^{-1}$) bei Messung in einer 1 dm-Küvette?

(A) 0,56
(B) 0,57
(C) 1,1
(D) 1,4
(E) 1,56

1204 Ein Arzneistoff (M_r 400) weist ein UV-Absorptionsmaximum bei der Wellenlänge λ = 230 nm auf. Die Absorption einer Lösung dieser Substanz mit der Stoffmengenkonzentration $c = 2{,}5 \cdot 10^{-5}$ mol/L beträgt A = 0,5 bei einer Schichtdicke d = 1 cm
Wie groß ist der Zahlenwert des molaren Absorptionskoeffizienten dieses Arzneistoffs in der Einheit $L \cdot mol^{-1} \cdot cm^{-1}$

(A) 50
(B) 2 000
(C) 5 000
(D) 20 000
(E) 200 000

1205 Ein Arzneistoff ($A_{1\,cm}^{1\,\%}$ = 200) enthält als mögliche Verunreinigung eine Substanz, deren **spezifische** Absorption (gleiche Messbedingungen vorausgesetzt) 250 beträgt.
Wie groß ist der prozentuale Anteil der Verunreinigung einer Probe, deren **spezifische** Absorption 201 beträgt?

(A) 1 %
(B) 1,5 %
(C) 2 %
(D) 2,5 %
(E) 5 %

1206 Bei der photometrischen Quantifizierung bei 230 nm werden zwei Lösungen eines Arzneistoffs unterschiedlicher Konzentrationen je dreimal vermessen. Die Absorption (jeweils Mittelwerte) der Lösung 1 beträgt $A_1 = 0{,}1$, die Absorption der Lösung 2 beträgt $A^2 = 0{,}2$.
Welche Aussagen treffen zu?

(1) Die Konzentration des Arzneistoffs in Lösung 2 ist doppelt so hoch wie die Konzentration des Arzneistoffs in Lösung 1.
(2) Die Robustheit der Vermessung von Lösung 2 ist doppelt so hoch wie die Robustheit der Vermessung von Lösung 1.
(3) Die Transmission durch die Lösung 1 ist doppelt so hoch wie die Transmission durch die Lösung 2.

(A) nur 1 ist richtig
(B) nur 2 ist richtig
(C) nur 3 sind richtig
(D) nur 1 und 3 sind richtig
(E) nur 2 und 3 sind richtig

11.6.4 Messmethodik und instrumentelle Anordnung

1207 Welche Aussage zur Ermittlung von Probenkonzentrationen gefärbter Lösungen mittels Photometrie trifft **nicht** zu?

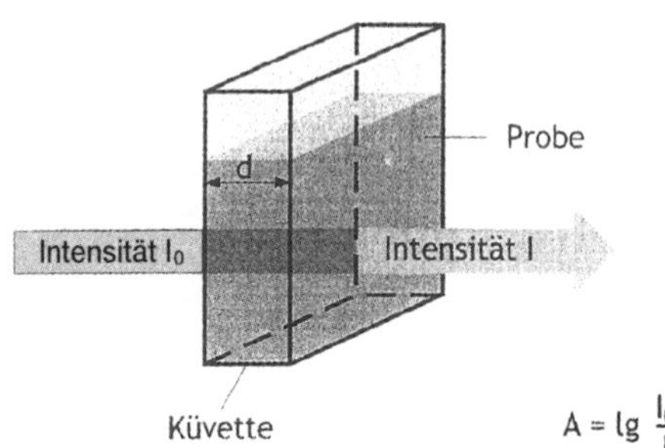

(A) Das Lambert-Beer-Gesetz gilt bei Verwendung monochromatischen Lichts.
(B) Das Lambert-Beer-Gesetz gilt für klare verdünnte Lösungen (A = 0,2 bis 0,8).
(C) Die Intensität I_0 muss wenigstens zehnmal so hoch sein wie die Intensität I.
(D) Die Schichtdicke d beträgt typischerweise 10 mm.
(E) Ein übliches Material für Einwegküvetten ist Polystyren.

1208 Welche Aussage trifft zu?
Bei UV-spektroskopischen Gehaltsbestimmungen sollte die Probelösung möglichst bei einer Wellenlänge vermessen werden, bei der die zu bestimmende Substanz ein relatives oder das absolute Absorptionsmaximum aufweist. Der Grund dafür liegt darin, dass

(A) dadurch der lichtempfindliche Analysator geschont wird
(B) im Bereich von UV-Maxima die Zersetzung lichtempfindlicher Arzneistoffe minimal ist
(C) dann die Empfindlichkeit des Verfahrens am größten ist
(D) dann Verunreinigungen **nicht** miterfasst werden
(E) UV-Maxima spezifisch für die untersuchte Probe sind

1209* Was enthält ein UV-Vis-Absorptionsspektrometer typischerweise **nicht**?

(A) Glühlampe
(B) Natriumchlorid-Prisma
(C) Deuterium-Lampe
(D) Küvettenhalter
(E) Photozelle

1210 Bei welchem der folgenden spektroskopischen Verfahren kann eine Wolframfadenlampe als Quelle für die benötigte elektromagnetische Strahlung dienen?

(A) UV-Photometrie im Bereich 200–300 nm
(B) Vis-Spektroskopie im Bereich 400–800 nm
(C) Atomemissionsspektroskopie
(D) Atomabsorptionsspektroskopie
(E) ^{1}H-NMR-Spektroskopie

1211 Welche Aussage trifft **nicht** zu?
In einem Monochromator ist zur Zerlegung weißen Lichts (λ = 400–800 nm) in seine spektralen Bestandteile geeignet:

(A) Quarzprisma
(B) Gitter
(C) Nicolsches Prisma
(D) Glasprisma
(E) Geradsichtprisma

1212 Welche Aussage zu einem in der Spektroskopie als Monochromator verwendeten Prisma trifft zu?

(A) Bei Durchgang von polychromatischem Licht durch das Prisma erfährt das Licht eine wellenlängenabhängige Beugung.
(B) Das Prisma wirkt auf polychromatisches Licht als dispergierendes Element.
(C) Das Prisma darf **nicht** aus Kunststoff gearbeitet sein.
(D) Das Prisma darf **nicht** aus Glas gearbeitet sein.
(E) Die Brechzahl des Prismas ändert sich linear mit der Wellenlänge des eingestrahlten Lichts.

1213* Welche Aussage trifft zu?
Zur Bestimmung der Absorption A einer Lösung mit Hilfe eines Zweistrahl-Photometers sollte sich im Referenz-Strahlengang befinden:

(A) keine Küvette
(B) eine leere Küvette
(C) eine mit dem betreffenden Lösungsmittel gefüllte Küvette
(D) eine 1 %ige Lösung der zu untersuchenden Substanz
(E) eine 1 %ige Lösung der Referenzsubstanz

1214 Welches Küvettenmaterial eignet sich am besten für die UV-Spektroskopie?

(A) Kaliumbromid
(B) Natriumchlorid
(C) Geräteglas
(D) Polystyrol
(E) Quarz

1215 Welches der genannten Salze eignet sich in wässriger Lösung am besten zur Kalibrierung der Wellenlängenskala eines UV-Vis-Spektralphotometers?

(A) Kaliumchromat
(B) Cobalt(II)-sulfat
(C) Nickel(II)-sulfat
(D) Kaliumpermanganat
(E) Holmium(III)-perchlorat

1216 Welche Aussage trifft **nicht** zu?
Die Kontrolle der Wellenlängenskala eines UV-Vis-Spektrometers kann nach Arzneibuch erfolgen mittels einer:

(A) Wasserstoff-Entladungslampe
(B) Deuterium-Entladungslampe
(C) Quecksilberdampf-Lampe
(D) Holmiumperchlorat-Lösung
(E) Kaliumdichromat-Lösung

1217 Zur Kalibrierung der Wellenlängenskala von UV-Vis-Spektralphotometern kann die in einer „Wasserstoff-Lampe" erzeugte Emissionslinie bei ca. 656 nm verwendet werden. Wodurch entsteht sie?

(A) Molekülschwingungen
(B) Rekombination von Wasserstoffatomen zu H_2
(C) Bildung von Protonen
(D) Elektronenübergänge in Wasserstoffatomen
(E) Elektronenübergänge in Wasserstoffmolekülen

1218 Welche Aussagen treffen zu?
Eine sehr große spektrale Bandbreite führt bei spektralphotometrischen Messungen

(1) am Absorptions**maximum** zu einem zu kleinen Wert für die Absorption
(2) am Absorptions**minimum** zu einem zu großen Wert für die Absorption
(3) zu weitestgehend monochromatischem Licht des Messstrahls
(4) zu einer erhöhten Lichtintensität

(A) nur 1 ist richtig
(B) nur 3 ist richtig
(C) nur 4 ist richtig
(D) nur 3 und 4 sind richtig
(E) nur 1, 2 und 4 sind richtig

1219 Welche Aussage trifft zu?
Das Streulicht bei UV-Spektrometern kann kontrolliert werden mit einer:

(A) Holmiumperchlorat-Lösung
(B) Kaliumchlorid-Lösung
(C) Quecksilber-Hochdrucklampe
(D) Kaliumdichromat-Lösung
(E) Polystyrol-Folie

1220 Welche Aussage trifft zu?
Zur Bestimmung des Streulichts bei 220 nm eines UV-Spektralphotometers eignet sich am besten eine Lösung, die folgendes Spektrum hat:

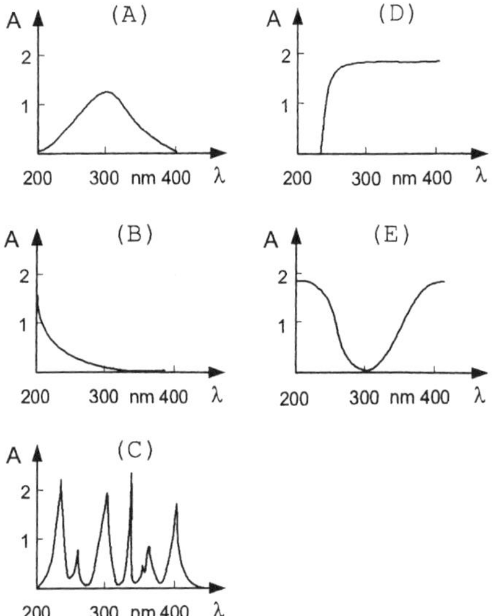

Durchlässigkeit von Glas

1221 Abgebildet ist ein Transmissionsspektrum eines Glases der Wanddicke 1,0 mm, das zur Herstellung von Arzneimittelampullen verwendet wird.

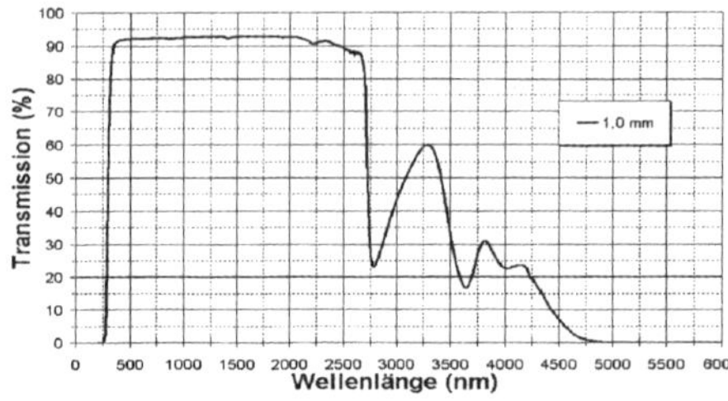

Welche Aussage trifft **nicht** zu?

Dieses Glas ist

(A) vollständig transparent für UV-Strahlung
(B) weitgehend transparent für Vis-Strahlung
(C) weitgehend transparent für NIR-Strahlung
(D) eingeschränkt transparent für MIR-Strahlung
(E) farblos

1222 Abgebildet sind Transmissionspektren zweier als Primärpackmittel verwendeter Glassorten der Wanddicke 1,0 mm.

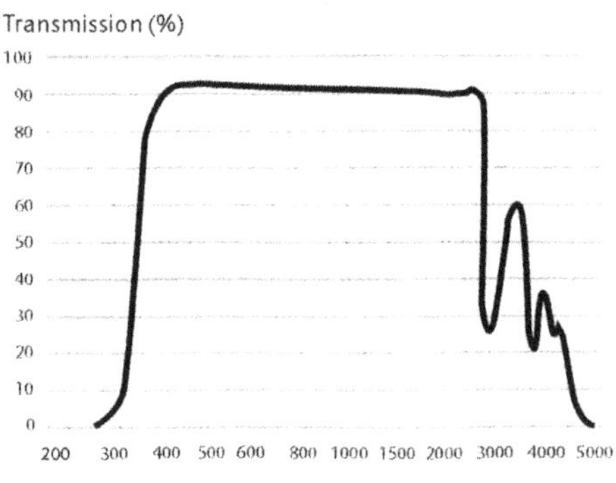

Glassorte 1

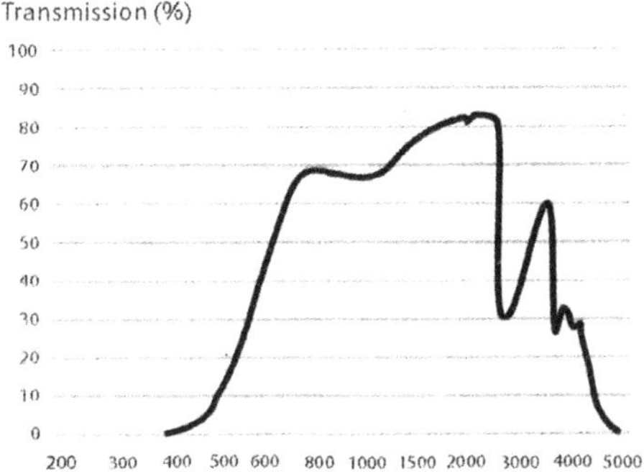

Glassorte 2

Welche Aussage trifft zu?

Gefriergetrocknete Proteine sind

(A) vor UV-Strahlung in Ampullen der Glassorte 1 besser geschützt als in Ampullen der Glassorte 2
(B) vor NIR-Strahlung in Ampullen der Glassorte 1 besser geschützt als in Ampullen der Glassorte 2
(C) vor Vis-Strahlung in Ampullen der Glassorte 1 besser geschützt als in Ampullen der Glassorte 2
(D) vor MIR-Strahlung in Ampullen der Glassorte 2 besser geschützt als in Ampullen der Glassorte 1
(E) vor Vis-Strahlung in Ampullen der Glassorte 2 besser geschützt als in Ampullen der Glassorte 1

11.6.5 Zirkulardichroismus

1223 Welche Aussagen treffen zu?
Zirkulardichroismus

(1) wird nur bei Verbindungen mit asymmetrisch substituierten C-Atomen beobachtet
(2) beruht auf der Absorption elektromagnetischer Strahlung
(3) kann nur bei Einstrahlung elektromagnetischer Strahlung im sichtbaren Bereich beobachtet werden
(4) kann bei Metallkomplexen **nicht** beobachtet werden.

(A) nur 2 ist richtig
(B) nur 1 und 3 sind richtig
(C) nur 1 und 4 sind richtig
(D) nur 1, 2 und 3 sind richtig
(E) nur 2, 3 und 4 sind richtig

1224 Welche Aussagen zum Zirkulardichroismus treffen zu?

(1) Zu Messungen der zirkulardichroistischen Absorption wird linear polarisierte elektromagnetische Strahlung eingesetzt.
(2) Unter Zirkulardichroismus ist die unterschiedliche Absorption von links- und rechtszirkular polarisierter elektromagnetischer Strahlung durch einen Analyten zu verstehen.
(3) Bei der Wellenlänge eines UV-Vis-Absorptionsmaximums eines chiralen Analyten liegt im CD-Spektrum entweder ein Maximum oder ein Minimum der zirkulardichroistischen Absorption.

(A) nur 1 ist richtig
(B) nur 2 ist richtig
(C) nur 3 ist richtig
(D) nur 1 und 2 sind richtig
(E) 1 bis 3 = alle sind richtig

1225* Zur Qualitätskontrolle von Arzneistoffen kann die Untersuchung chiroptischer Erscheinungen wie Zirkulardichroismus herangezogen werden. Hierzu werden Arzneistofflösungen in einem Dichrographen vermessen: Über einen bestimmten Wellenlängenbereich wird die Differenz ΔA zwischen den Absorptionen A_L für den linkszirkular sowie A_R für den rechtszirkular polarisierten Lichtstrahl bestimmt.
Welche Aussagen treffen zu?

(1) Für Racemate ist $A_L = A_R$.
(2) Für reines (*S*)-Phenylalanin ist im gesamten Wellenlängenbereich $A_R = 0$.
(3) Für optisch **nicht** aktive Verbindungen ist $\Delta A = 0$.

(A) nur 1 ist richtig
(B) nur 1 und 2 sind richtig
(C) nur 1 und 3 sind richtig
(D) nur 2 und 3 sind richtig
(E) 1 bis 3 = alle sind richtig

1226 Welche Aussage zum Zirkulardichroismus (CD) trifft zu?

(A) CD beruht auf unterschiedlicher Brechung links- und rechtszirkular polarisierten Lichts in chiralen Medien.
(B) CD beruht auf unterschiedlicher Absorption links- und rechtszirkular polarisierten Lichts in chiralen Medien.
(C) Bei der CD-Spektroskopie wird die Drehung der Schwingungsebene linear polarisierten Lichts in Abhängigkeit von der Wellenlänge gemessen.
(D) Die CD-Spektroskopie kann zur Ermittlung der Primärstruktur von Biopolymeren wie Proteinen und Nucleinsäuren eingesetzt werden.
(E) CD beruht auf unterschiedlichen Ausbreitungsgeschwindigkeiten links- und rechtszirkular polarisierten Lichts in chiralen Medien.

1227 Welche Aussage zum Zirkulardichroismus (CD) trifft **nicht** zu?

(A) Zirkulardichroismus wird bei chiralen Molekülen beobachtet.
(B) Zirkulardichroismus beruht auf der Absorption elektromagnetischer Strahlung.
(C) Die zirkulardichroistische Absorption eines Analyten ist von der Wellenlänge des eingestrahlten zirkulär polarisierten Lichts abhängig.
(D) Zirkulardichroismus ist nur in chiralen Lösungsmitteln zu beobachten.
(E) CD-Spektren von Peptiden können Hinweise auf deren Sekundärstruktur geben.

1228 Welche Aussage zur chiroptischen Analyse einer Substanz trifft zu?

(A) Der Drehwert der Lösung einer optisch aktiven Substanz ist unabhängig vom verwendeten Lösungsmittel.
(B) Das Vorhandensein eines Chiralitätszentrums in einer Substanz ist eine **notwendige** Voraussetzung für optische Aktivität.
(C) Beim Durchgang linear polarisierten Lichts durch die Lösung einer optisch aktiven Substanz besitzen der links- und der rechtszirkular polarisierte Lichtstrahl die gleiche Ausbreitungsgeschwindigkeit.
(D) Beim Durchgang linear polarisierten Lichts durch die Lösung einer optisch aktiven Substanz sind die Brechzahlen für den links- und den rechtszirkular polarisierten Lichtstrahl unterschiedlich.
(E) Der Durchgang von linear polarisiertem Licht durch die Lösung einer optisch aktiven Substanz führt zur Änderung der Wellenlänge des Lichtstrahls.

1229 Welche Aussagen zum Cotton-Effekt treffen zu?

(1) Als Cotton-Effekt bezeichnet man den Verlauf der Abhängigkeit der Brechzahl einer chiralen Substanz von der Wellenlänge der elektromagnetischen Strahlung.
(2) Als Cotton-Effekt bezeichnet man den von der schlichten optischen Rotationsdispersion abweichenden Verlauf der ORD-Kurve einer chiralen Substanz im Wellenlängenbereich einer Absorptionsbande.
(3) Der Cotton-Effekt kann zur Ermittlung der Konfiguration einer Substanz herangezogen werden.

(A) nur 1 ist richtig
(B) nur 1 und 2 sind richtig
(C) nur 1 und 3 sind richtig
(D) nur 2 und 3 sind richtig
(E) 1 bis 3 = alle sind richtig

Dichrograph

1230 In welcher der folgenden Anordnungen ist der Aufbau eines Dichrographen zutreffend wiedergegeben?

(A) Lichtquelle – Monochromator – Probe – Polarisator – Modulator – Photomultiplier
(B) Lichtquelle – Monochromator – Polarisator - Modulator – Probe – Photomultiplier
(C) Lichtquelle – Polarisator – Modulator – Probe – Monochromator – Photomultiplier
(D) Lichtquelle – Modulator – Polarisator – Probe – Monochromator – Photomultiplier
(E) Lichtquelle – Monochromator – Modulator - Polarisator – Probe – Photomultiplier

1231 Welche der folgenden Komponenten findet sich **nicht** in einem Dichrographen zur Messung des Zirkulardichroismus?

(A) Xenonlampe
(B) Dioden-Array-Detektor
(C) Monochromator
(D) Küvette
(E) Polarisation

1232 Welche Aussage trifft zu?
Geräte zur Messung des Zirkulardichroismus (Dichrographen) messen die

(A) Differenz des Brechungsindex für rechts- und linkszirkular polarisiertes Licht
(B) Differenz der Absorption für rechts- und linkszirkular polarisiertes Licht
(C) Absorptionsmaxima zweifarbiger Indikatoren
(D) Differenz rechts und links umlaufender Ströme in Kryomagneten von NMR-Spektrometern
(E) Differenz rechts und links gerichteter Austauschvorgänge bei der Ionenaustauschchromatographie

1233 Welche Aussage trifft zu?
Der Zirkulardichroismus-Modulator (CD-Modulator) in einem CD-Spektrometer dient zur Erzeugung von

(A) zweifarbigem Licht
(B) linear polarisiertem Licht
(C) monochromatischem Licht
(D) kohärentem Licht
(E) rechts- und linkszirkular polarisiertem Licht

CD-Spektren

1234 Abgebildet ist ein CD-Diagramm (CD-Spektrum) einer Lösung von (*S*)-Misonidazol (siehe Formel). Aufgetragen ist die circulardichroistische Absorption gegen die Wellenlänge λ der Anregungsstrahlung:

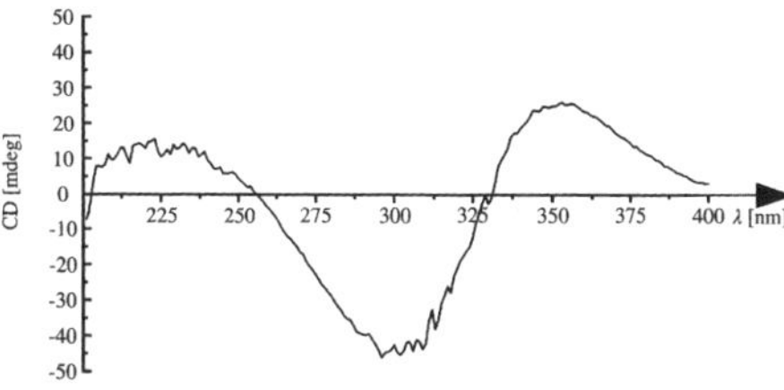

Welche Aussage trifft zu?

Aus dem Spektrum kann abgeleitet werden,

(A) dass (*S*)-Misonidazol linksdrehend ist
(B) dass das UV-Absorptionsminimum von (*S*)-Misonidazol bei etwa 300 nm liegt
(C) dass das UV-Absorptionsmaximum von (*S*)-Misonidazol bei etwa 355 nm liegt
(D) wie das CD-Spektrum von (*R*)-Misonidazol aussehen sollte
(E) dass (*S*)-Misonidazol bei einer Wellenlänge von etwa 260 nm optisch inaktiv ist

1235 Abgebildet sind CD-Diagramme (CD-Spektren) von Lösungen von (*R*)-Misonidazol und (*S*)-Misonidazol (siehe Formeln). Aufgetragen ist die Elliptizität Θ gegen die Wellenlänge λ der Anregungsstrahlung

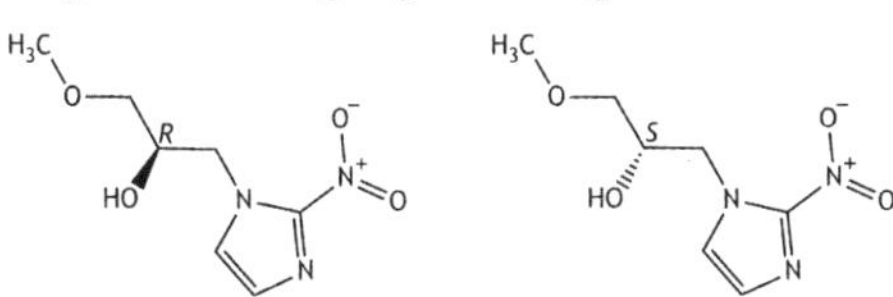

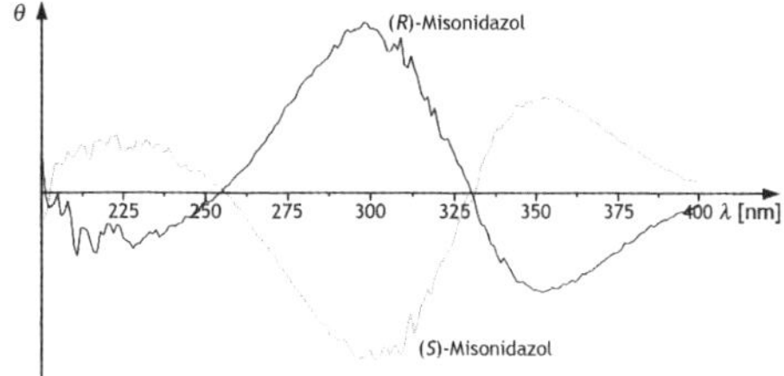

Welche Aussage trifft zu?

(A) Aus den Spektren kann abgeleitet werden, dass (*S*)-Misonidazol linksdrehend ist.
(B) Das Absorptionsmaximum von (*S*)-Misonidazol liegt bei etwa 355 nm.
(C) Bei etwa 256 nm und bei etwa 330 nm sind beide Enantiomere optisch inaktiv.
(D) Die abgebildeten Kurven wurden durch Vermessung einer Lösung racemischen Misonidazols erhalten.
(E) Die abgebildeten Kurven wurden durch separate Vermessungen der Lösungen des jeweiligen Misonidazol-Enantiomers erhalten.

1236 Zur Analyse bestimmter Arzneistoffe können diese in Lösung in einem Dichrographen vermessen werden.
Zur Bestimmung welcher Eigenschaften solcher Arzneistoffe können derartige Messungen herangezogen werden?

(1) Polymorphie
(2) absolute Konfiguration eines stereogenen Zentrums
(3) Sekundärstruktur von Polypeptiden
(4) Kristallinität
(5) Anzahl der C–C-Doppelbindungen pro Molekül

(A) nur 1 ist richtig
(B) nur 4 ist richtig
(C) nur 5 ist richtig
(D) nur 2 und 3 sind richtig
(E) nur 1, 4 und 5 sind richtig

11.6.6 Pharmazeutische Anwendungen, insbesondere nach Arzneibuch

1237 Welcher der aufgeführten Verbindungen ist das folgende UV-Spektrum zuzuordnen?

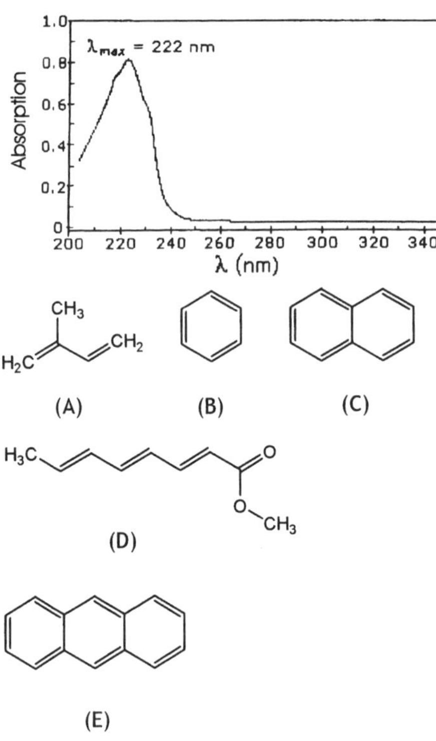

1238 Mischt man Lösungen von racemischem Hyoscyamin (Atropin, **1**) und Iod (jeweils in 1,2-Dichlorethan), so kommt es zu einer ausgeprägten Veränderung des Absorptionsspektrums.

1

2

Worauf ist dieser Sachverhalt zurückzuführen?

(A) Iod oxidiert nur L-Hyoscyamin vollständig zu L-Scopolamin.

(B) Iod oxidiert nur D-Hyoscyamin vollständig zu D-Scopolamin.

(C) Iod oxidiert Atropin vollständig zu racemischem Scopolamin (Atroscin, **2**).

(D) Der Elektronendonator Atropin bildet mit dem Elektronenakzeptor Iod einen Charge-Transfer-Komplex.

(E) Atropin wird durch UV-Licht vernetzt (cross-linking) und schließt als Polyatropin-Helix das Triiodid-Ion I_3^- zu einem tiefblauen Clathrat ein.

1239 Eine UV/Vis-spektrometrische Reinheitsprüfung einer Probe von Ethanol 96 % ergibt ein deutlich erkennbares Absorptionsmaximum zwischen 250 und 260 nm. In einer Vergleichsprobe hochreinen Ethanols 96 % wird dieses Absorptionsmaximum nicht beobachtet. Welche Aussage trifft (am ehesten) zu?

(A) Es haben sich Peroxide gebildet.

(B) Es wurde eine Vergällung mit Petrolether durchgeführt.

(C) Der Ethanolgehalt ist kleiner als 96 %.

(D) Es liegt eine Verunreinigung mit aromatischen Kohlenwasserstoffen vor.

(E) Es liegt eine Verwechslung mit Propan-2-ol 96 % vor.

1240 Welche Aussage zur Derivativspektroskopie trifft zu?
Ein Derivativspektrum

(A) ist das UV-Spektrum eines Derivats der zu bestimmenden Substanz, das bei höherer Wellenlänge als die Substanz selbst absorbiert

(B) ist das UV-Spektrum eines Derivats der zu bestimmenden Substanz, das bei niedrigerer Wellenlänge als die Substanz selbst absorbiert
(C) ist die erste oder eine höhere mathematische Ableitung des UV-Vis-Spektrums einer Substanz
(D) einer Substanzmischung ergibt sich durch Differenzbildung der Einzelspektren der Substanzen
(E) einer Substanzmischung ergibt sich durch Addition der Einzelspektren der Substanzen

1241 Abgebildet ist all-(*E*)-Retinol (Vitamin A)

H_3C CH_3 CH_3 CH_3 CH_2OH CH_3

Bei etwa welcher Wellenlänge hat der molare Absorptionskoeffizient seinen maximalen Wert?

(A) 225 nm
(B) 325 nm
(C) 425 nm
(D) 525 nm
(E) 625 nm

1242 Zur Prüfung und Bewertung des Aussehens einer Lösung des Arzneistoffs (*R*)-Adrenalin wird als Lösungsmittel Salzsäure verwendet. Diese Probe-Lösung wird durch Farbvergleich mit einer Referenzlösung beurteilt.

HO CH_3 NH HO OH

Welche Aussage **trifft** nicht zu?

(A) Da (*R*)-Adrenalin durch Luftsauerstoff rasch oxidiert wird, muss der Farbvergleich unmittelbar nach Herstellung der Probelösung vorgenommen werden.
(B) Durch diesen Test können Spuren solcher Schwermetall-Kationen ausgeschlossen werden, die mit Brenzcatechinen intensive Färbungen ergeben, z. B. Eisen(III)-Ionen.
(C) Die Auswertung gegen eine Farbvergleichslösung kann photometrisch oder visuell erfolgen.
(D) Nach Auflösung von (*R*)-Adrenalin in Salzsäure liegt der Arzneistoff als wasserlösliches Hydrochlorid vor.
(E) Bei längerem Stehenlassen in saurer Lösung wird (*R*)-Adrenalin zu Resorcin, Isopropanol und Methylamin hydrolysiert.

Farbige Substanzen

1243 Welches Reagenz ergibt mit Eisen(III)-Ionen eine gefärbte Verbindung und ermöglicht damit deren kolorimetrische Bestimmung?

(A) NH_4SCN
(B) $KClO_3$
(C) NH_3
(D) KCN
(E) Dithizon

1244 Gehaltsbestimmungen von wässrigen Lösungen bestimmter Salze können im sichtbaren Bereich des Spektrums (Vis) photometrisch vorgenommen werden.
Bei welchem der genannten Salze ist dies möglich?

(A) $MgCl_2$
(B) $CaCl_2$
(C) $BaCl_2$
(D) $NiCl_2$
(E) $ZnCl_2$

1245 Gehaltsbestimmungen von wässrigen Lösungen bestimmter Salze können im sichtbaren Bereich des Spektrums (Vis) photometrisch vorgenommen werden.
Bei welchem der genannten Salze ist dies möglich?

(A) $CuCl_2$
(B) $BaCl_2$
(C) $MgCl_2$
(D) $SnCl_2$
(E) $ZnCl_2$

1246 Gehaltsbestimmungen von wässrigen Lösungen bestimmter Salze können im sichtbaren Bereich des Spektrums (Vis) photometrisch vorgenommen werden.
Welches der genannten Salze kann auf diese Weise quantifiziert werden?

(A) $BaCl_2$
(B) $SrCl_2$
(C) $MgCl_2$
(D) $ZnCl_2$
(E) $CoCl_2$

1247* Abgebildet ist der Arzneistoff Glyceroltrinitrat.

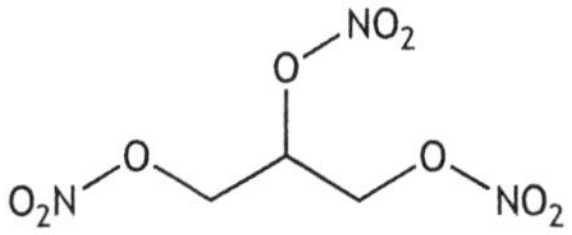

Zur Gehaltsbestimmung wird eine ethanolische Lösung der Substanz mit verdünner Natriumhydroxid-Lösung stehen gelassen. Danach werden Lösungen von Sulfanilsäure, verdünnter Salzsäure und Naphthylethylendiamindihydrochlorid zugegeben. Die Messung der Absorption dieser Lösung bei 540 nm wird zur Bestimmung des Gehalts herangezogen.
Welche Aussage trifft **nicht** zu?

(A) Glyceroltrinitrat wird hydrolysiert.
(B) Es entsteht Nitrat.
(C) Es entsteht Nitrit
(D) Es bildet sich ein Azofarbstoff.
(E) Die Methode eignet sich auch zur Gehaltsbestimmung von Glyceroltripalmitat.

1248 Welche Aussage trifft **nicht** zu?
Folgende Ionen bilden Komplexe, die aufgrund von d→d-Übergängen farbig sind:

(A) Cr^{3+}
(B) Fe^{3+}
(C) Co^{2+}
(D) Ni^{2+}
(E) Zn^{2+}

1249* Welcher der folgenden Arzneistoffe ist gefärbt?

(A)

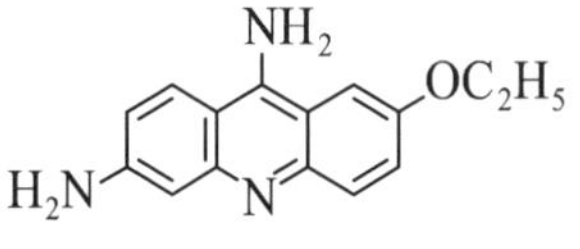

(B)

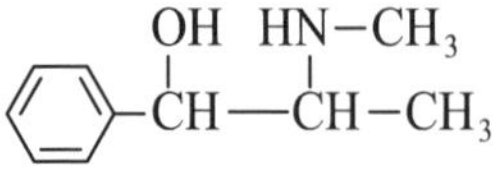

(C)

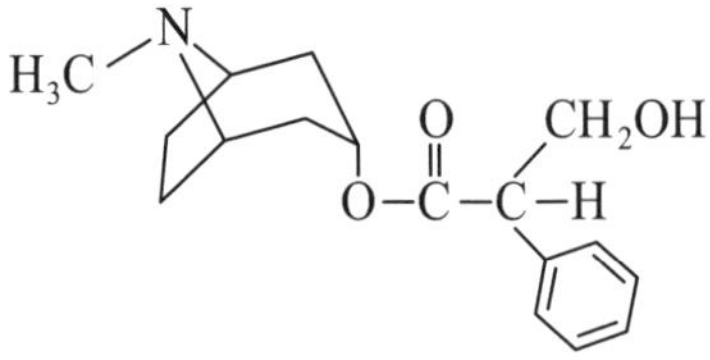

(D)

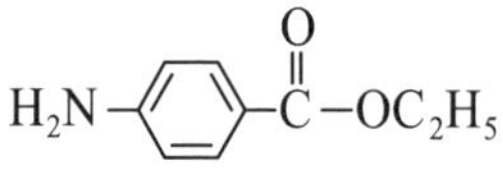

(E)

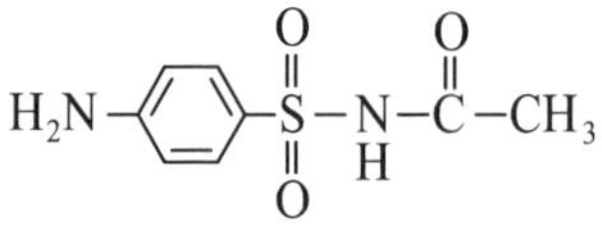

1250 Welche der folgenden Substanzen sind in der jeweils abgebildeten Struktur farbig?

(1)

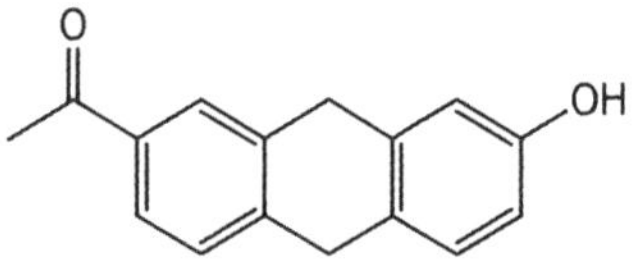

(2)

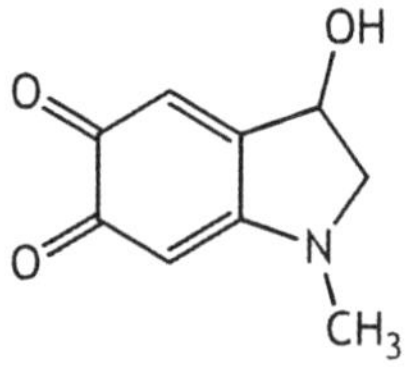

(3)

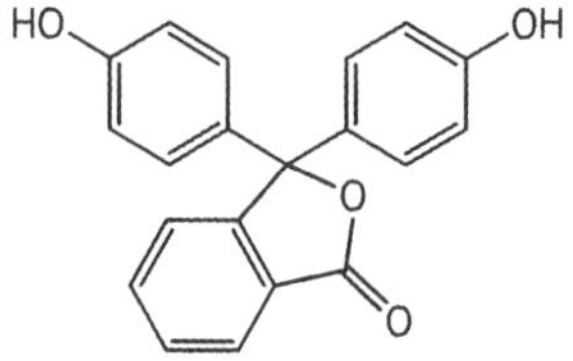

(A) nur 1 ist richtig
(B) nur 2 ist richtig
(C) nur 1 und 2 sind richtig
(D) nur 2 und 3 sind richtig
(E) 1 bis 3 = alle sind richtig

1251 In der Monographie Cyanocobalamin des Europäischen Arzneibuchs ist die Bestimmung der Absorption einer wässrigen Lösung der Substanz bei 361 nm vorgesehen.

Cyanocobalamin: R = CN

Hydroxycobalamin: R = OH

Welche Aussage trifft zu?

(A) Die Bestimmung ermöglicht eine eindeutige Unterscheidung zwischen Cyanocobalamin (R = CN) und Hydroxycobalamin (R = OH).

(B) Zweck der Bestimmung ist die Prüfung auf freies Cyanid.

(C) Die Lösung der Substanz ist farblos.

(D) Bei 361 nm liegt das längstwellige Absorptionsmaximum von Cyanocobalamin.

(E) Das Verfahren kann zur Gehaltsbestimmung genutzt werden.

Photometrische Titration

1252 Welche der folgenden Titrationskurven trifft bei der photometrischen Titration zu, wenn die molaren Absorptionskoeffizienten der titrierten Substanz und der Titrationslösung gleich 0 sind und der molare Absorptionskoeffizient des Produktes größer als 0 ist

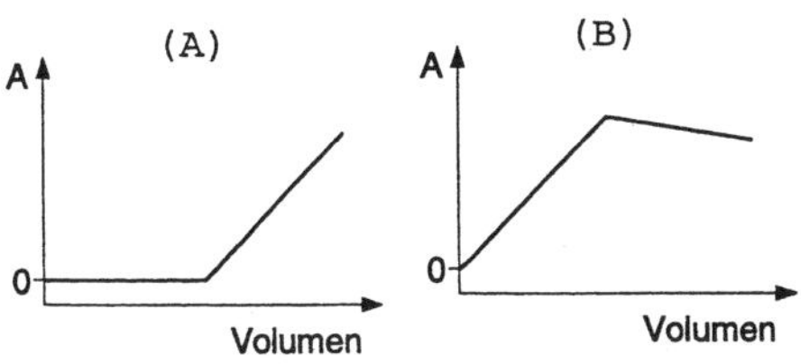

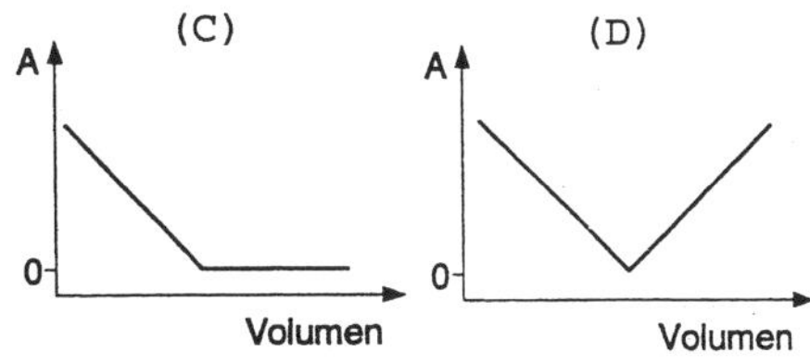

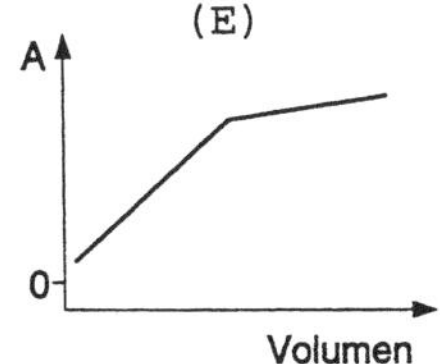

1253 Welche der folgenden Titrationskurven trifft bei der photometrischen Titration zu, wenn die molaren Absorptionskoeffizienten der titrierten Substanz und des Produktes gleich 0 sind und der molare Absorptionskoeffizient der Titrationslösung größer 0 ist?

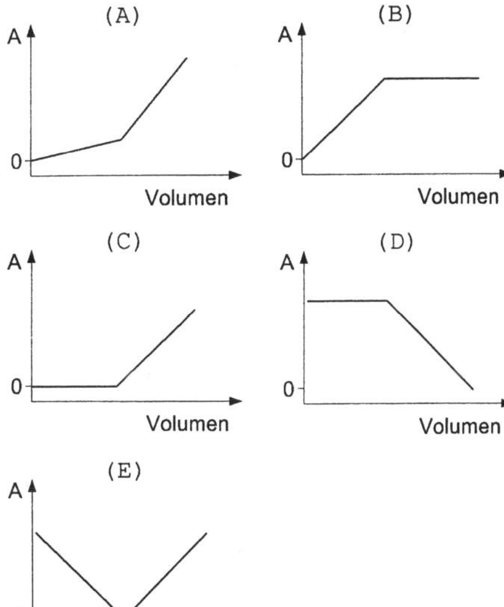

11.7 Grundlagen der Fluorimetrie

Zur Fluorimetrie siehe auch MC-Fragen Nr. 1552, 1719, 1720.

11.7.1 Prinzip der Methode

Fluoreszenz und Phosphoreszenz

1254* Welche Aussagen zu Elektronenübergängen von n- und π-Elektronen organischer Moleküle treffen zu?

(1) Die Elektronenübergänge werden üblicherweise mit Hilfe eines Jablonski-Termschemas veranschaulicht.
(2) Aus einem angeregten Zustand S_1 können die Elektronen durch strahlungslose Inaktivierung (internal conversion) in den Grundzustand S_0 zurückkehren.
(3) Aus einem angeregten Zustand S_1 können die Elektronen strahlungslos unter Spinumkehr in einen Triplett-Zustand T_1 (intersystem crossing) übergehen.
(4) Die Verweildauer der Elektronen in den einzelnen Energieniveaus ist immer gleich.

(A) nur 1 und 2 sind richtig
(B) nur 1 und 4 sind richtig
(C) nur 2 und 3 sind richtig
(D) nur 2 und 4 sind richtig
(E) nur 1, 2 und 3 sind richtig

1255* Welche Aussagen zu Elektronenübergängen von n- und π-Elektronen organischer Moleküle treffen zu?

(1) Beim Übergang von einem Singulett- in einen Triplett-Zustand erfolgt Spinumkehr.
(2) In einem Singulett-Zustand sind die Elektronenspins parallel.
(3) Bei der strahlungslosen Inaktivierung wird die Energie der Elektronen in Wärmeenergie umgewandelt (internal conversion).
(4) Fluoreszenz und Phosphoreszenz sind strahlungslose Elektronenübergänge.

(A) nur 1 ist richtig
(B) nur 1 und 2 sind richtig
(C) nur 1 und 3 sind richtig
(D) nur 3 und 4 sind richtig
(E) 1 bis 4 = alle sind richtig

1256 Abgebildet ist ein Jablonski-Termschema eines organischen Moleküls mit den Singulett-Zuständen S_0, S_1 und S_2, sowie den Triplett-Zuständen T_1 und T_2. Übergänge zwischen den einzelnen Zuständen sind mit A bis E bezeichnet.

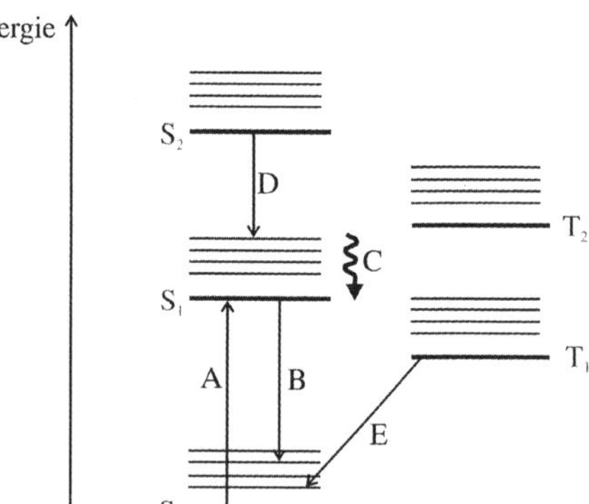

Welcher Übergang repräsentiert den Prozess der Absorption?

1257 Abgebildet ist ein Jablonski-Termschema eines organischen Moleküls mit den Singulett-Zuständen S_0, S_1 und S_2, sowie den Triplett-Zuständen T_1 und T_2. Übergänge zwischen den einzelnen Zuständen sind mit A bis E bezeichnet.

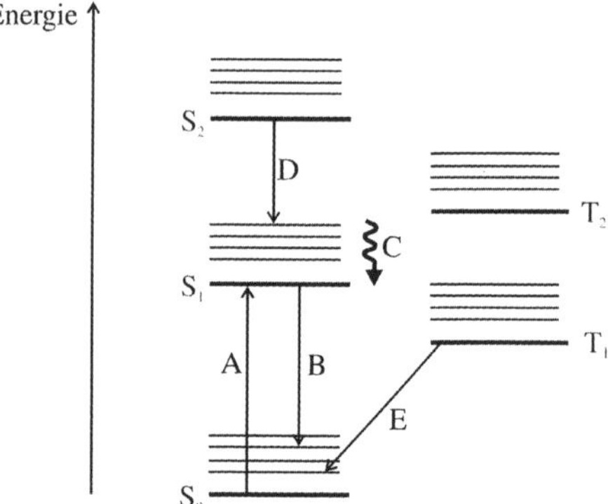

Welcher Übergang repräsentiert den Prozess der Fluoreszenz?

1258 Abgebildet ist ein Jablonski-Termschema eines organischen Moleküls mit den Singulett-Zuständen S_0, S_1 und S_2, sowie den Triplett-Zuständen T_1 und T_2. Übergänge zwischen den einzelnen Zuständen sind mit A bis E bezeichnet.

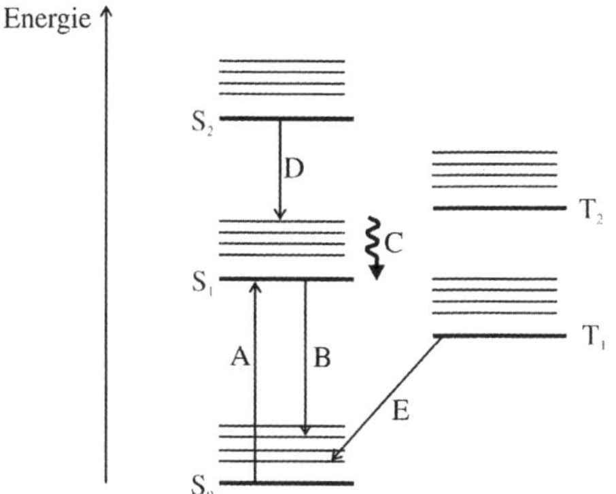

Welcher Übergang repräsentiert den Prozess der Relaxation?

1259* Bei welchem der folgenden Vorgänge findet typischerweise eine zweifache Spinumkehr statt?

(A) IR-Absorption
(B) UV-Absorption
(C) Fluoreszenz
(D) Atomemission
(E) Phosphoreszenz

1260* Welche Aussage über die Fluoreszenz organischer Moleküle trifft **nicht** zu?

(A) Das Fluoreszenzmaximum eines Fluorophors ist gegenüber dem Absorptionsmaximum bathochrom verschoben.
(B) Fluoreszenz wird häufig bei starren Molekülen beobachtet.
(C) Es gibt Stoffe, die ultraviolettes Fluoreszenzlicht abstrahlen.
(D) Die Abklingdauer der Fluoreszenz liegt typischerweise im Sekundenbereich.
(E) Fluoreszenzerscheinungen beruhen nur auf Singulett-Singulett-Übergängen.

1261 Welche Aussage zu Fluoreszenz bzw. Fluorimetrie trifft **nicht** zu?

(A) Fluoreszenz ist eine Erscheinungsform von Photolumineszenz.
(B) Fluoreszenz tritt ein, wenn nach Anregung eines Moleküls Übergänge von Elektronen zwischen Singulettzuständen erfolgen.
(C) Die Fluoreszenzstrahlung eines Moleküls ist gegenüber der Anregungsstrahlung zu niedrigeren Wellenlängen hin verschoben.
(D) Nach Verlöschen der Anregungsstrahlung ist Fluoreszenz, verglichen mit Phosphoreszenz, nur für einen sehr kurzen Zeitraum detektierbar (ca 10^{-9} bis 10^{-5} s).
(E) Fluorimetrie kann sowohl zu qualitativen als auch zu quantitativen Analysen genutzt werden.

1262 Welche Aussage zur Fluoreszenz trifft zu?

(A) Die Wellenlänge der Fluoreszenzstrahlung ist kleiner als die Wellenlänge der (monochromatischen) Anregungsstrahlung.
(B) Bei intensiv fluoreszierenden Substanzen ist die Quantenausbeute größer als 1.
(C) Die Fluoreszenzintensität ist umgekehrt proportional zum molaren Absorptionskoeffizienten der fluoreszierenden Substanz.
(D) Für einen gegebenen Stoff gilt, dass die Fluoreszenzintensität der Frequenz der Anregungsstrahlung umgekehrt proportional ist.
(E) Bei hinreichend kleinen Konzentrationen ist der Quotient aus der Intensität der Fluoreszenzstrahlung und der Konzentration der fluoreszierenden Substanz eine Konstante.

1263 Welche Aussagen zur Fluoreszenz treffen zu?

(1) Die Fähigkeit eines Arzneistoffs zur Fluoreszenz kann bei Absorption an feste Oberflächen zunehmen.
(2) Die Fähigkeit eines Arzneistoffs zur Fluoreszenz kann durch Komplexbildung zunehmen.
(3) Die Fähigkeit eines Arzneistoffs zur Fluoreszenz wird durch ^{19}F-Markierung vervielfacht.
(4) Die Fluoreszenzintensität kann durch Erhöhung der Anregungsintensität gesteigert werden.

(A) nur 1 ist richtig
(B) nur 2 ist richtig
(C) nur 3 und 4 sind richtig
(D) nur 1, 2 und 4 sind richtig
(E) 1 bis 4 = alle sind richtig

1264 Welche Aussagen treffen zu?
Das Phänomen der Fluoreszenz basiert auf der Emission elektromagnetischer Strahlung nach Anregung mit monochromatischem Licht.
Diese beiden Prozesse gehen mit folgenden Elektronenübergängen des Jablonski-Termschemas einher:

(1) Übergang vom Singulett-Grundzustand (S_0) in den angeregten Triplett-Zustand (T_1)
(2) Übergang vom Singulett-Grundzustand (S_0) in den angeregten Singulett-Zustand (S_1)
(3) Übergang vom angeregten Triplett-Zustand (T_1) in den Singulett-Grundzustand (S_0)
(4) Übergang vom angeregten Singulett-Zustand (S_2) in den angeregten Singulett-Zustand (S_1)
(5) Übergang vom angeregten Singulett-Zustand (S_1) in den Singulett-Grundzustand (S_0)

(A) nur 1 und 3 sind richtig
(B) nur 1 und 5 sind richtig
(C) nur 2 und 4 sind richtig
(D) nur 2 und 5 sind richtig
(E) nur 3 und 5 sind richtig

1265* Welche Aussage trifft zu?
Eine Verbindung zeige bei Bestrahlung sowohl Fluoreszenz als auch Phosphoreszenz. Die entsprechenden Absorptions- bzw. Emissionsmaxima lassen sich wie folgt nach steigender Wellenlänge ordnen:

(A) Phosphoreszenz, Fluoreszenz, Absorption
(B) Fluoreszenz, Phosphoreszenz, Absorption
(C) Fluoreszenz, Absorption, Phosphoreszenz
(D) Absorption, Fluoreszenz, Phosphoreszenz
(E) Absorption, Phosphoreszenz, Fluoreszenz

1266 Welche der folgenden Aussagen zu Fluoreszenz bzw. Phosphoreszenz trifft zu?

(A) Bei der Phosphoreszenz erfolgt die Lichtemission aus angeregten Singulett-Zuständen.
(B) Bei der Fluoreszenz erfolgt die Lichtemission aus dem Schwingungsgrundzustand eines angeregten Elektronenzustands.
(C) Im Triplett-Zustand hat ein Molekül kein Spinmoment.
(D) Im Triplett-Zustand ist ein Molekül diamagnetisch.
(E) Fluoreszenz dauert auch nach Beendigung der Anregung noch messbar an.

1267 Welche Aussagen treffen zu?
Zur Entscheidung, ob bei Lumineszenz einer Verbindung Fluoreszenz oder Phosphoreszenz vorliegt, können beitragen:

(1) die Größe des Absorptionskoeffizienten
(2) die Lage des Emissionsmaximums
(3) die Lage des Absorptionsmaximums
(4) das Zeitverhalten des Abklingens der Emission

(A) nur 1 ist richtig
(B) nur 1 und 2 sind richtig
(C) nur 2 und 3 sind richtig
(D) nur 2 und 4 sind richtig
(E) nur 3 und 4 sind richtig

1268 Eine verdünnte schwefelsaure Lösung eines Arzneistoffs ist farblos und zeigt bei entsprechender Anregung eine intensive blaue Fluoreszenz.
Welche Anregungswellenlänge kann **nicht** geeignet sein?

(A) 200 nm
(B) 250 nm
(C) 300 nm
(D) 350 nm
(E) 500 nm

1269* Was versteht man unter dem Begriff „Fluoreszenz-Quantenausbeute“

(A) den **Quotienten** aus den Zahlen der emittierten und der absorbierten Lichtquanten
(B) die **Differenz** zwischen den Intensitäten von eingestrahltem und absorbiertem Licht
(C) das **Produkt** aus Anregungs- und Emissionswellenlänge
(D) das **Verhältnis** der Intensitäten des in die Küvette eingestrahlten Lichts zur Fluoreszenzintensität
(E) die Zahl der emittierten Lichtquanten pro mol Fluorophor

1270 Was wird bei der Fluoreszenzspektroskopie als „Quenching“ bezeichnet?

(A) die Wellenlängendifferenz zwischen absorbierter und emittierter Strahlung
(B) die Verringerung der Quantenausbeute des emittierten Lichts durch äußere Effekte (wie z. B. Lösungsmittel, hohe Substanzkonzentrationen)
(C) die überproportionale Fluoreszenzzunahme bei konstanter Anregungsstrahlung durch Temperaturerhöhung
(D) die Verschiebung des absorbierten Lichts zu kleineren Wellenlängen durch mesomeriestabilisierte Strukturen
(E) der Wellenlängenbereich, in dem ein Fluoreszenzfarbstoff Licht emittiert

1271 Welche Aussage zu fluoreszenzspektroskopischen Untersuchungen von Lösungen von Arzneistoffhydrochloriden trifft **nicht** zu?
Die Intensität des Fluoreszenzlichts

(A) ist abhängig von der Anregungswellenlänge
(B) ist proportional zur Intensität der Anregungsstrahlung
(C) ist abhängig vom Lösungsmittel
(D) ist stets unabhängig vom pH-Wert der Lösung
(E) ist abhängig vom molaren Absorptionskoeffizienten des Analyten bei der Anregungswellenlänge

1272 Welche Aussagen zur Fluorimetrie treffen zu?
Die Intensität des Fluoreszenzlichts

(1) ist proportional zur Intensität des eingestrahlten Lichts
(2) ist im niedrigen Konzentrationsbereich linear abhängig von der Konzentration der fluoreszierenden Teilchen
(3) ist proportional zur Intensität des absorbierten Lichts
(4) ist proportional zur Quantenausbeute

(A) nur 1 ist richtig
(B) nur 2 ist richtig
(C) nur 3 ist richtig
(D) nur 1, 2 und 3 sind richtig
(E) 1 bis 4 = alle sind richtig

Fluoreszenzspektroskopie

1273 Welche Aussagen zur Fluoreszenzspektroskopie treffen zu?

(1) Die Fluoreszenzspektroskopie gehört zu den emissionsspektroskopischen Verfahren.
(2) Sie beruht auf Elektronenanregungen und deren Singulett-Triplett-Übergängen mit Spinumkehr.
(3) Fluoreszenz ist auch nach Beendigung der Einstrahlung des Anregungslichts noch nach Sekunden detektierbar.
(4) Das emittierte Licht ist stets längerwellig als das Anregungslicht.
(5) Die Intensität des emittierten Lichts ist proportional zur Intensität der Anregungsstrahlung.

(A) nur 1 und 4 sind richtig
(B) nur 2 und 5 sind richtig
(C) nur 1, 4 und 5 sind richtig
(D) nur 2, 3, 4 und 5 sind richtig
(E) 1 bis 5 = alle sind richtig

1274 Welche Aussagen zur Fluoreszenzspektroskopie treffen zu?

(1) Die Fluoreszenzspektroskopie zählt zur Emissionsspektroskopie.
(2) Die Fluoreszenz kann auch als Lumineszenz bezeichnet werden.
(3) Die Fluoreszenz beruht auf Singulett-Singulett-Übergängen.
(4) Fluoreszenz wird insbesondere bei organischen Molekülen mit starrem Grundgerüst beobachtet.
(5) Fluoreszenzerscheinungen sind zeitlich unmittelbar an das Vorhandensein von Anregungsstrahlung gebunden.

(A) nur 1 und 4 sind richtig
(B) nur 1, 3 und 4 sind richtig
(C) nur 2, 3 und 5 sind richtig
(D) nur 1, 2, 3 und 4 sind richtig
(E) 1 bis 5 = alle sind richtig

1275 Welche Aussagen treffen zu?
Bei der Fluoreszenzspektroskopie wird

(1) die Lage einer bestimmten Fluoreszenzbande durch die Frequenz der Primärstrahlung beeinflusst
(2) die Lage einer bestimmten Fluoreszenzbande durch die Frequenz der Primärstrahlung **nicht** beeinflusst
(3) die Intensität des Fluoreszenzsignals durch die Frequenz der Primärstrahlung beeinflusst
(4) die Intensität des Fluoreszenzsignals durch die Frequenz der Primärstrahlung **nicht** beeinflusst

(A) nur 3 ist richtig
(B) nur 1 und 3 sind richtig
(C) nur 1 und 4 sind richtig
(D) nur 2 und 3 sind richtig
(E) nur 2 und 4 sind richtig

1276 Welche Aussage zur Fluoreszenzspektrometrie trifft zu?

(A) Die Fluoreszenzsspektrometrie zählt zu den absorptionsspektrometrischen Verfahren.
(B) Fluoreszenz ist eine Erscheinung der Photolumineszenz.
(C) Fluoreszenz wird nur beobachtet, wenn die Anregung mit elektromagnetischer Strahlung im sichtbaren Spektralbereich erfolgt.
(D) Fluoreszenzlicht ist immer kurzwelliger als die Anregungsstrahlung.
(E) Fluoreszenz hält auch nach Erlöschen der Anregungsstrahlung noch für wenige Sekunden an.

1277 Welche Aussagen zur Fluoreszenzspektroskopie treffen zu?

(1) Die Fluoreszenzspektroskopie beruht auf mit Spinumkehr einhergehenden Singulett-Triplett-Übergängen elektronisch angeregter Moleküle.
(2) Fluoreszenz ist noch Sekunden nach Beendigung der Einstrahlung des Anregungslichts detektierbar.
(3) Infolge von Schwingungsrelaxation wird Licht emittiert, das im Vergleich zum Anregungslicht längerwellig ist.
(4) Die Intensität des emittierten Lichts ist proportional zur Intensität der Anregungsstrahlung.

(A) nur 3 ist richtig
(B) nur 1 und 4 sind richtig
(C) nur 2 und 3 sind richtig
(D) nur 3 und 4 sind richtig
(E) 1 bis 4 = alle sind richtig

1278 Welche Aussagen zur Fluoreszenzspektroskopie treffen zu?
Die Intensität I_f der Fluoreszenz einer verdünnten wässrigen Lösung einer niedermolekularen Substanz ist umso größer.

(1) je größer der molare Absorptionskoeffizient ε der Substanz bei der Anregungswellenlänge ist
(2) je größer die Intensität I_0 des Anregungslichts ist
(3) je kleiner die Wellenlänge λ des Anregungslichts ist
(4) je höher die Konzentration c der Substanz ist

(A) nur 2 ist richtig
(B) nur 1 und 3 sind richtig
(C) nur 2 und 3 sind richtig
(D) nur 1, 2 und 4 sind richtig
(E) nur 1, 3 und 4 sind richtig

Fluorimetrie

1279 Welche Aussage trifft **nicht** zu?
Bei der Fluorimetrie

(A) handelt es sich um eine selektivere Methode als bei der UV-Vis-Spektrometrie
(B) ist die Wellenlänge des Anregungslichts größer als die des Fluoreszenzlichts
(C) ist bei hoher Quantenausbeute (nahe 1) die Empfindlichkeit größer als bei der UV-Vis-Spektrometrie
(D) handelt es sich um eine emissionsspektrometrische Methode
(E) ist bei hinreichender Verdünnung die Intensität des Fluoreszenzlichts der Konzentration der Substanz direkt proportional

1280 Welche Aussage zur Fluorimetrie trifft zu?

(A) In einem Fluoreszenzspektrum ist die Absorption des Lichts in Abhängigkeit von der Wellenlänge aufgetragen.
(B) Die Fluoreszenzausbeute ist eine Gerätekonstante.
(C) Die Fluoreszenzintensität ist der Wellenlänge des emittierten Lichts proportional.

(D) Die Fluoreszenzintensität bei gegebener Wellenlänge ist abhängig von der Intensität des Anregungslichts.
(E) Die emittierte elektromagnetische Strahlung besitzt eine höhere Energie als die absorbierte elektromagnetische Strahlung.

1281 Welche Aussage zur Fluorimetrie trifft zu?

(A) In einem Fluoreszenzspektrum ist die Absorption des Lichts in Abhängigkeit von der Wellenlänge aufgetragen.
(B) Unter der Fluoreszenzquantenausbeute versteht man den Bruchteil der Anregungslichtenergie, der in Fluoreszenzlicht umgewandelt wird.
(C) Die Fluoreszenzintensität ist der Wellenlänge des emittierten Lichts proportional.
(D) Die Fluoreszenzintensität bei gegebener Wellenlänge ist von der Intensität des Anregungslichts unabhängig.
(E) Die emittierte elektromagnetische Strahlung besitzt eine höhere Energie als die absorbierte elektromagnetische Strahlung.

1282 Welche Aussagen zur Fluorimetrie treffen zu?

(1) Die Fluorimetrie zählt zu den Lumineszenzverfahren.
(2) Die zur Anregung eingesetzte elektromagnetische Strahlung wird nur unvollständig in Fluoreszenzlicht umgewandelt.
(3) Das sogenannte Quenching ist nur dann zu beobachten, wenn eine Substanzprobe in einem aromatischen Lösungsmittel vermessen wird.

(A) nur 1 ist richtig
(B) nur 2 ist richtig
(C) nur 3 ist richtig
(D) nur 1 und 2 sind richtig
(E) nur 2 und 3 sind richtig

1283 Welche Aussagen zur Fluorimetrie treffen zu?

(1) Die Fluorimetrie ist ein Verfahren der Absorptionsspektroskopie.
(2) Voraussetzung für Fluoreszenz ist die Absorption von Lichtquanten.
(3) Elektronen aus bindenden Orbitalen können **nicht** angeregt werden.
(4) Bei Substanzen aus der Stoffklasse der Alkohole werden nichtbindende Elektronen am Sauerstoffatom aus einem Singulett-Zustand heraus angeregt.

(A) nur 2 ist richtig
(B) nur 1 und 4 sind richtig
(C) nur 2 und 3 sind richtig
(D) nur 2 und 4 sind richtig
(E) nur 3 und 4 sind richtig

1284 Welche Aussagen zur Fluorimetrie treffen zu?

(1) Die Fluoreszenz unterscheidet sich von der Phosphoreszenz in Wellenlänge und Lebensdauer der Emissionserscheinung.
(2) Grundlage der Fluoreszenz ist die Absorption von Photonen.
(3) Organische Fluorophore verfügen gewöhnlich über ein ausgedehntes π-System und sind häufig planar.
(4) Fluoreszenzlicht ist in der Regel langwelliger als das Anregungslicht.
(5) Lumineszenz tritt nur bei organischen Molekülen auf.

(A) nur 2 und 3 sind richtig
(B) nur 2 und 4 sind richtig
(C) nur 1, 3 und 4 sind richtig
(D) nur 1, 2, 3 und 4 sind richtig
(E) 1 bis 5 = alle sind richtig

1285 Welche Aussage zur Fluorimetrie trifft **nicht** zu?

(A) Die Fluorimetrie ist eine emissionsspektroskopische Methode.
(B) Das Anregungs- und das Fluoreszenzspektrum eines Fluorophors verhalten sich in Bezug auf eine bestimmte Wellenlänge spiegelbildlich.
(C) Die Fluoreszenzintensität ist von der Intensität der Anregungsstrahlung unabhängig.
(D) Die Fluoreszenzintensität ist von der Konzentration des Analyten abhängig.
(E) Quantitative Stoffbestimmungen mittels Fluorimetrie werden anhand von Kalibrierkurven vorgenommen, die durch Messungen von Vergleichslösungen erhalten werden.

1286* Welche Aussage zur Fluorimetrie trifft **nicht** zu?

(A) Grundlage für Fluoreszenz ist die Absorption von Elektronenstrahlung.
(B) Bei der Fluoreszenz findet die Lichtemission aus einem angeregten Singulett-Zustand heraus statt.
(C) Anregungs- und Fluoreszenzspektrum einer Substanz sind bezüglich einer bestimmten Wellenlänge näherungsweise spiegelbildlich.
(D) Als Anregungsquelle können Laser verwendet werden.
(E) Unter „Quenching" versteht man die Verringerung der Quantenausbeute und damit die Verringerung der Fluoreszenzintensität.

1287 Welche Aussage zur Fluorimetrie trifft zu?

(A) In einem Fluoreszenzspektrum ist die Absorption des Lichts in Abhängigkeit von der Wellenlänge aufgetragen.
(B) Die Fluoreszenzausbeute ist eine Gerätekonstante.
(C) Die Fluoreszenzintensität ist der Wellenlänge des emittierten Lichts proportional.
(D) Die Fluoreszenzintensität bei gegebener Wellenlänge ist unabhängig von der Intensität des Anregungslichts.
(E) Die absorbierte elektromagnetische Strahlung besitzt eine höhere Energie als die gemessene emittierte.

1288 Welche Aussagen treffen zu?

(1) Die Fluoreszenzintensität bei gegebener Wellenlänge ist abhängig von der Intensität des Anregungslichts.
(2) Photolumineszenz wird nur bei organischen Verbindungen beobachtet.
(3) Lösungsmittel können die Fluoreszenz eines Stoffes **nicht** beeinflussen.
(4) Die emittierte Fluoreszenzstrahlung besitzt eine geringere Energie als die absorbierte elektromagnetische Strahlung.
(5) Quantitative Bestimmungen werden in der Fluorimetrie meist unter Verwendung einer Referenzlösung durchgeführt.

(A) nur 1 ist richtig
(B) nur 1 und 4 sind richtig
(C) nur 1, 2 und 4 sind richtig
(D) nur 1, 4 und 5 sind richtig
(E) nur 2, 3 und 5 sind richtig

1289 Welche Aussagen zur Fluorimetrie treffen zu?

(1) Die Intensität des Fluoreszenzlichts ist unabhängig vom Absorptionskoeffizienten der fluoreszierenden Substanz.
(2) Die Fluorimetrie zählt zu den Lumineszenzverfahren.
(3) Die Energie der zur Anregung eingesetzten elektromagnetischen Strahlung wird nur unvollständig in Fluoreszenzlicht umgewandelt.
(4) Das so genannte Quenching ist nur zu beobachten, wenn eine Substanzprobe in einem aromatischen Lösungsmittel vermessen wird.

(A) nur 1 und 2 sind richtig
(B) nur 1 und 4 sind richtig
(C) nur 2 und 3 sind richtig
(D) nur 2 und 4 sind richtig
(E) nur 1, 2 und 4 sind richtig

1290 Welche Aussagen zur Fluoreszenzspektroskopie treffen zu?
Die Intensität des Fluoreszenzlichts einer fluororeszierenden Verbindung

(1) kann durch das Lösungsmittel beeinflusst werden
(2) ist immer unabhängig vom pH-Wert der Lösung
(3) korreliert mit der Intensität des Anregungslichts
(4) ist unabhängig von der Wellenlänge des Anregungslichts
(5) wird gemessen, und die Messung wird nach Kalibrierung mit Hilfe von Vergleichslösungen ausgewertet

(A) nur 1 und 4 sind richtig
(B) nur 3 und 4 sind richtig
(C) nur 3 und 5 sind richtig
(D) nur 1, 2 und 5 sind richtig
(E) nur 1, 3 und 5 sind richtig

Fluorimetrische Bestimmungen

1291* Welche Aussagen treffen zu?
Bei der fluorimetrischen Bestimmung eines Arzneistoffs hängt die Fluoreszenzintensität ab von:

(1) der Intensität des Anregungslichts
(2) dem molaren Absorptionskoeffizienten der fluoreszierenden Substanz bei der Anregungswellenlänge
(3) der Fluoreszenzquantenausbeute
(4) dem Lösungsmittel

(A) nur 1 ist richtig
(B) nur 2 ist richtig
(C) nur 1 und 4 sind richtig
(D) nur 2 und 3 sind richtig
(E) 1 bis 4 = alle sind richtig

1292* Welche Aussage trifft für die fluorimetrische Gehaltsbestimmung von Lösungen zu?

(A) Es wird die Verminderung der eingestrahlten Lichtintensität bei Durchgang durch die Analysenlösung gemessen.
(B) Die Messung der Intensität des Fluoreszenzlichts erfolgt in einem bestimmten Winkel (meistens 90°) zum Erregerlicht.
(C) Das Fluoreszenzlicht ist stets kürzerwellig als die Erregerstrahlung.
(D) Zur Anregung der Fluoreszenz muss polychromatisches UV-Licht eingestrahlt werden.
(E) Die Intensität des Fluoreszenzlichts ist abhängig von der des Erregerlichts.

1293* Die quantitative Bestimmung einer Substanz X mittels Fluorimetrie kann bei Linearität des funktionalen Zusammenhangs zwischen der Konzentration der Untersuchungslösung und der Intensität des Fluoreszenzlichts unter Einsatz einer Vergleichslösung definierter Konzentration (Referenzsubstanz S) erfolgen (Einpunkt-Kalibrierung).
Nach welcher der folgenden Formeln erfolgt die Berechnung der Konzentration c_x der Lösung der Substanz X?
(*c*: Konzentration der Lösung der Referenzsubstanz S;
I_S: Intensität des Fluoreszenzlichts bei Vermessung der Lösung der Referenzsubstanz S;
I_X: Intensität des Fluoreszenzlichts bei Vermessung der Probelösung der Substanz X;
d: Schichtdicke der Küvette in cm)

(A) $c_X = \frac{c_S \cdot I_S}{I_X}$
(B) $c_X = \frac{c_S \cdot I_X}{I_S}$
(C) $c_X = \frac{c_S \cdot I_X^2}{I_S^2}$
(D) $c_X = \frac{c_S \cdot I_X \cdot d}{I_S}$
(E) Keine der angegebenen Formeln kann verwendet werden; die Bestimmung muss mit Hilfe einer Kalibrierkurve erfolgen.

1294 Welche Aussagen treffen zu?
Lösungsmittel für die Fluoreszenzspektroskopie sollen

(1) unter den gewählten Messbedingungen eine möglichst geringe Eigenabsorption aufweisen
(2) unter den gewählten Messbedingungen eine möglichst geringe Eigenfluoreszenz aufweisen
(3) idealerweise entgast werden, weil Sauerstoff ein starker Fluoreszenzlöscher ist

(A) nur 1 ist richtig
(B) nur 2 ist richtig
(C) nur 3 ist richtig
(D) nur 1 und 2 sind richtig
(E) 1 bis 3 = alle sind richtig

Bestimmung von Chininsulfat

1295 Welche Aussage zur Fluorimetrie einer organischen Substanz, z. B. von Chininsulfat, trifft **nicht** zu?

(A) Es wird die Intensität des Fluoreszenzlichts gemessen, das von der zu untersuchenden Substanz ausgestrahlt wird.
(B) Die Anregungsstrahlung ist kurzwelliger als die Fluoreszenzstrahlung.
(C) Die Fluoreszenzintensität hängt von der Leistung der Lichtquelle ab.
(D) Messgröße ist der negative Logarithmus des Quotienten von Intensität des Anregungslichts und des Fluoreszenzlichts.
(E) Die quantitative Auswertung erfolgt mit Hilfe einer Referenzsubstanz.

1296 Welche Aussagen treffen zu?
Die Fluoreszenzintensität einer wässrigen Chininsulfat-Lösung wird beeinflusst durch die:

(1) Intensität des Erregerlichts
(2) Chininkonzentration
(3) Wellenlänge des Erregerlichts
(4) Gegenwart eines größeren Überschusses von Halogenid-Ionen

(A) nur 1 ist richtig
(B) nur 2 ist richtig
(C) nur 1 und 2 sind richtig
(D) nur 2 und 4 sind richtig
(E) 1 bis 4 = alle sind richtig

1297 Im Europäischen Arzneibuch wird als Identitätsreaktion für Chininsulfat Folgendes vorgeschrieben:
Eine Lösung von 0,1 g Substanz in 3 mL verdünnter Schwefelsäure zeigt nach Auffüllen mit Wasser auf 100 mL im ultravioletten Licht bei 366 nm eine intensive, blaue Fluoreszenz, die nach Zusatz von 1 mL Salzsäure fast vollständig verschwindet.

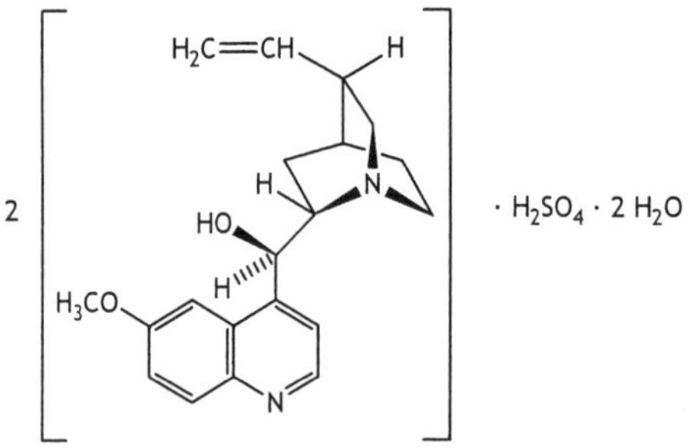

Welche Aussagen treffen zu?

(1) Die Fähigkeit von Chinin zur Fluoreszenz ist von der Art der Anionen abhängig.
(2) Die Fluoreszenzlöschung ist auf eine starke Eigenabsorption der Chlorid-Ionen zurückzuführen.
(3) Nur in Gegenwart sauerstoffhaltiger anorganischer Säuren bildet Chinin fluoreszierende Salze.
(4) Durch Zugabe von Salzsäure wird Chinin zu nicht-fluoreszierendem 6-Methoxychinolin hydrolysiert.

(A) nur 2 ist richtig
(B) nur 1 und 2 sind richtig
(C) nur 1 und 3 sind richtig
(D) nur 1 und 4 sind richtig
(E) nur 2 und 4 sind richtig

1298 Im Europäischen Arzneibuch wird als Identitätsreaktion für Chininsulfat Folgendes vorgeschrieben:
Eine Lösung von 0,1 g Substanz in 3 mL verdünnter Schwefelsäure, mit Wasser zu 100 mL verdünnt, zeigt im ultravioletten Licht bei 366 nm eine intensive, blaue Fluoreszenz, die nach Zusatz von 1 mL konzentrierter Salzsäure fast vollständig verschwindet.

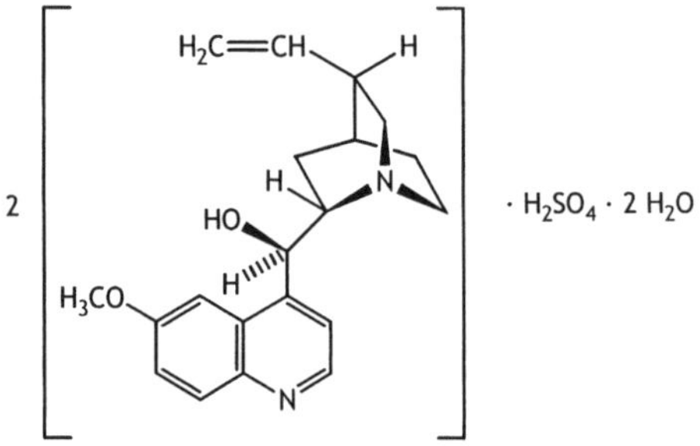

Welche Aussage trifft zu?

(A) Die Fluoreszenzlöschung ist auf eine starke Eigenabsorption der Chlorid-Ionen zurückzuführen.
(B) Die Fluoreszenzlöschung resultiert aus einer Veränderung des pH-Werts.
(C) Durch Zugabe von Salzsäure wird aus Chinin durch Hydrolyse nicht-fluoreszierendes 6-Methoxychinolin gebildet.
(D) Die Gegenwart sauerstoffhaltiger anorganischer Säuren ist eine Voraussetzung für die Fluoreszenz von Chinin.
(E) Nach Zugabe von Schwefelsäure zu Chininhydrochlorid tritt **keine** Fluoreszenz auf.

11.7.2 Messmethodik und instrumentelle Anordnung

1299* Die Abbildung zeigt schematisch den Aufbau eines Fluorimeters.

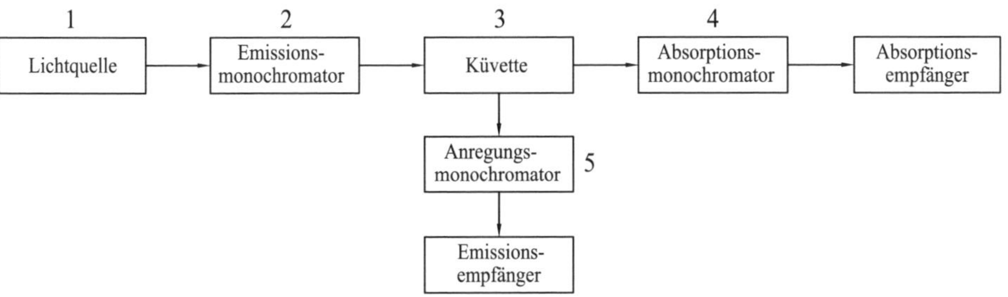

Welche Bauteile sind vertauscht?

(A) 2 mit 3
(B) 3 mit 4
(C) 2 mit 5
(D) 2 mit 4
(E) 4 mit 5

1300 Welche Aussage trifft zu?
Als Detektor in Fluorimetern eignet sich besonders:

(A) Photozelle
(B) Fluorid-spezifische Elektrode
(C) Sekundärelektronenvervielfacher
(D) PbS-Zelle
(E) Thermoelement

1301 Welches der folgenden Bauteile findet sich **nicht** in einem Fluorimeter?

(A) Lichtquelle
(B) Anregungsmonochromator
(C) Nicolsches Prisma
(D) Messküvette
(E) Emissionsdetektor

1302 Welche Aussagen treffen zu?
Die Bestimmungsgrenze bei der fluorimetrischen Bestimmung einer organischen Substanz ist abhängig von der:

(1) Intensität des Anregungslichts
(2) Quantenausbeute
(3) Wellenlänge des Anregungslichts
(4) Art des Lösungsmittels

(A) nur 1 ist richtig
(B) nur 1 und 2 sind richtig
(C) nur 2 und 3 sind richtig
(D) nur 3 und 4 sind richtig
(E) 1 bis 4 = alle sind richtig

1303* Im Europäischen Arzneibuch ist zur fluorimetrischen Bestimmung von Analyten in erster Wahl die Verwendung eines Fluorimeters vorgesehen, in dem das emittierte Fluoreszenzlicht im Winkel von 90° zur Richtung der Anregungsstrahlung vermessen wird.
Die Begründung dafür ist, dass bei diesem Winkel

(A) das Maximum der Fluoreszenzintensität erreicht wird
(B) Störungen durch das Erfassen des Anregungslichts minimiert werden können
(C) die Quantenausbeute der Fluorophore verbessert wird
(D) Quenching-Effekte vernachlässigt werden können
(E) ein linearer Zusammenhang zwischen den Intensitäten des eingestrahlten und des emittierten Lichts besteht

11.7.3 Pharmazeutische Anwendungen, insbesondere nach Arzneibuch

1304* Welche Strukturelemente organischer Moleküle sind **essentielle** Strukturmerkmale von Fluorophoren?

(1) kondensierte heteroaromatische Systeme
(2) aromatische Carbonsäuren
(3) aliphatische Polyene
(4) Lactone
(5) sekundäre aromatische Amine

(A) Keine der genannten Strukturelemente sind essentielle Strukturmerkmale
(B) nur 1 ist richtig
(C) nur 1 und 4 sind richtig
(D) nur 2 und 3 sind richtig
(E) nur 1, 3 und 5 sind richtig

1305 Welche der folgenden Substanzen bzw. Materialien vermag bei Bestrahlung mit kurzwelliger elektromagnetischer Strahlung deutlich wahrnehmbar zu fluoreszieren?

(A) Anthracen
(B) Ethanol
(C) Harnstoff
(D) Kieselglas (amorphes SiO_2)
(E) Polyethylen

1306* Welcher der folgenden Wirkstoffe ist für eine direkte fluorimetrische Bestimmung am besten geeignet?

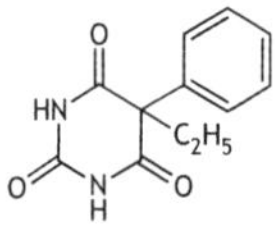

CH_2OH, HO—C—H, HO—C—H, HO—C—H, CH_2, H_3C, N, N, O, NH, H_3C, N, O, HN, C_2H_5, O, N, H, O, H, N, O, O_2N, N, NH_2, H_3C, COOH

(A) 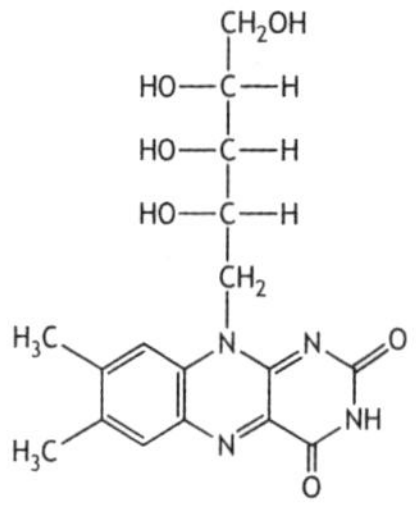 (B)

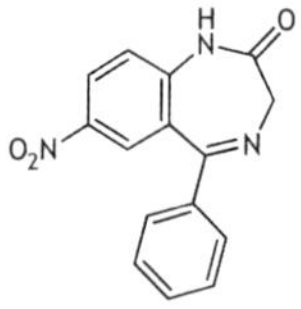

(C) 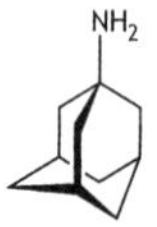 (D) 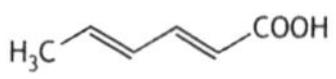 (E)

1307 Bei welchem der formulierten Arzneistoffe ist am ehesten eine sichtbare Fluoreszenz zu erwarten?

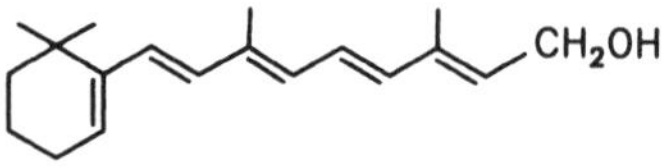

CH_2OH

(A)

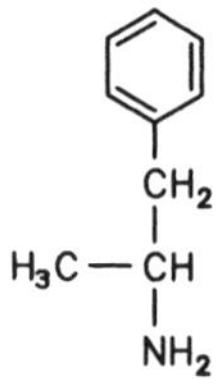

CH_2, H_3C—CH, NH_2, H_5C_2, O, H, N, O, H_5C_2, N, O, H

(B) 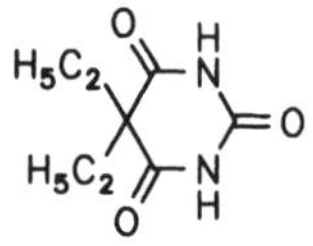 (C)

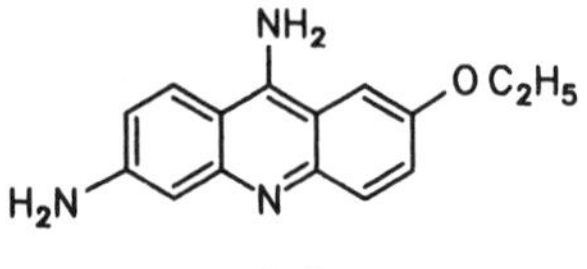

NH_2, OC_2H_5, H_2N, N

(D)

CH_3, H—C—O—CH_2—CH_2—N, CH_3

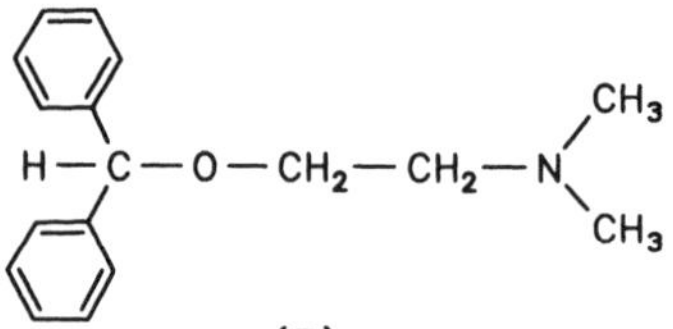

(E)

1308 Welche Verbindung zeigt – bei entsprechender Anregung – die intensivste Fluoreszenz?

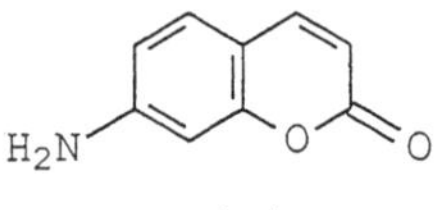

H_2N, O, O, OH, CH_2, C, O, CH_2

(A) 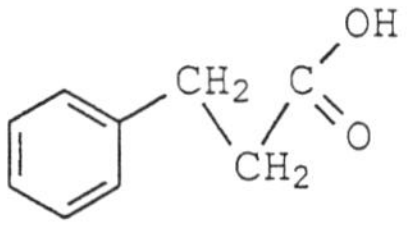 (B)

H, H, H, O, O

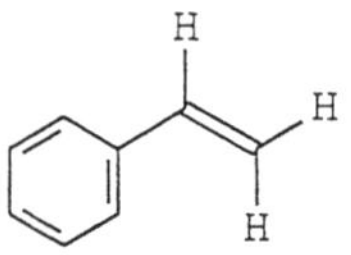

(C) 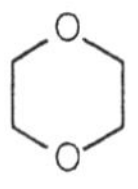 (D)

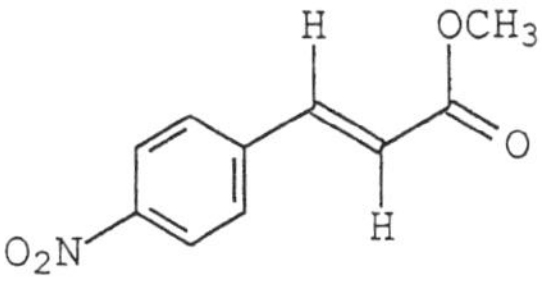

(E)

1309 Aluminium-Ionen können nach Zusatz eines geeigneten Reagenzes fluorimetrisch bestimmt werden.
Welches der abgebildeten Moleküle ist hierzu am besten geeignet?

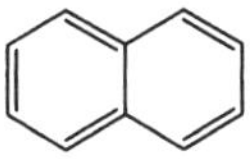

(A) 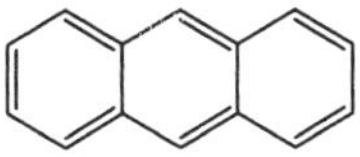 (B) 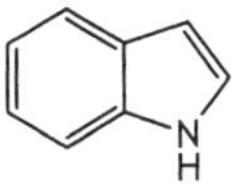 (C)

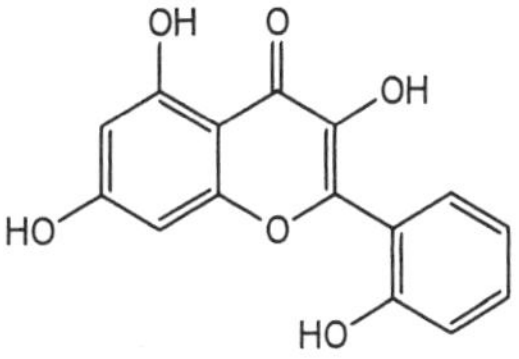

(D) 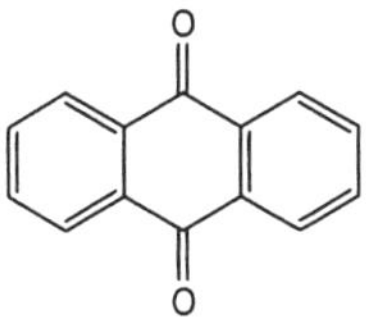 (E)

1310 Hämodialyselösungen sind Elektrolytlösungen, die nach dem Europäischen Arzneibuch einer Grenzprüfung auf Aluminium zu unterziehen sind.
Hierzu wird die Untersuchungslösung auf einen pH-Wert von 6,0 eingestellt und drei Mal mit einer Lösung von 8-Hydroxychinolin in Chloroform ausgeschüttelt. Die vereinigten Chloroformphasen werden fluoreszenzspektrometrisch gegen eine in gleicher Weise hergestellte Referenzlösung definierter Aluminiumkonzentration analysiert.

Welche Aussage trifft **nicht** zu?

(A) Aluminium bildet mit 8-Hydroxychinolin einen Chelatkomplex.
(B) 8-Hydroxychinolin bildet auch mit anderen mehrwertigen Kationen Oxinate.
(C) Der pH-Wert der Untersuchungslösung wird auf 6,0 eingestellt, um die Selektivität der Aluminium-Bestimmung zu erhöhen.
(D) Bei einer Anregungsstrahlung der Wellenlänge 518 nm emittiert die Analysenlösung grünes Fluoreszenzlicht der Wellenlänge 392 nm.
(E) Die Empfindlichkeit dieses Verfahrens erlaubt die Bestimmung des Aluminiumgehalts bis in den ppb-Bereich.

1311 Im Europäischen Arzneibuch sind zur Prüfung von Kaliumchlorid verschiedene Untersuchungen vorgesehen.
Welche der genannten Untersuchungen erfolgt durch Zugabe von Hydroxychinolin-Lösung zur Analysenlösung, Extraktion mit Chloroform und Auswertung der Fluoreszenz der Chloroform-Phase bei 392 nm (Anregung) und 518 nm (Emission)?

(A) die Gehaltsbestimmung von Kaliumchlorid
(B) die Reinheitsprüfung auf Bromid
(C) die Reinheitsprüfung auf Aluminium
(D) die Reinheitsprüfung auf Natrium
(E) die Identitätsprüfungen auf Kalium und auf Chlorid

1312 Die Analysenlösung einer stark fluoreszierenden Substanz zeigt eine relative Fluoreszenzintensität von 80.
Eine Referenzlösung mit der Konzentration von 10^{-7} mol/L zeigt eine relative Fluoreszenzintensität von 8.
Wie hoch ist die Konzentration der Analysenlösung?

(A) 10^{-12} mol/L
(B) 10^{-10} mol/L
(C) 10^{-6} mol/L
(D) 10^{-5} mol/L
(E) 10^{-2} mol/L

Fluoreszenzmarker

1313 Welche der folgenden Reagenzien sind als Fluoreszenzmarker für die fluorimetrische Bestimmung von primären Aminen geeignet?

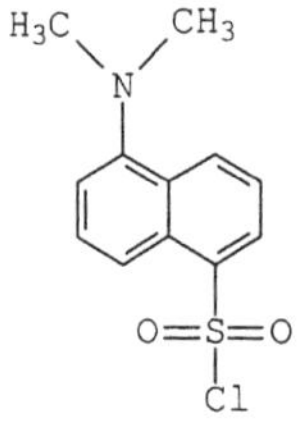

(1) 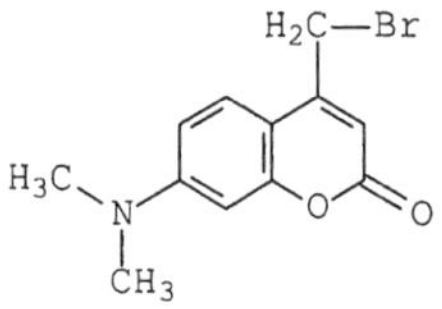 (2)

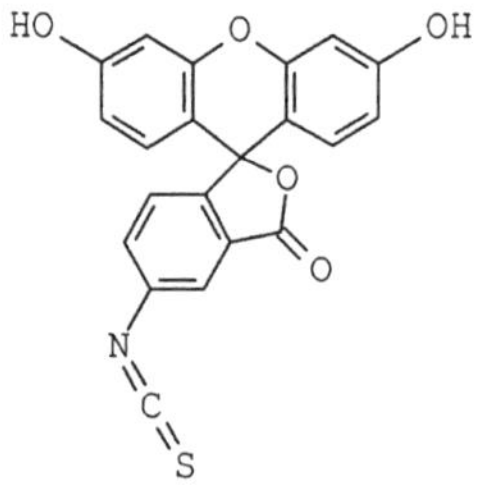

(3) 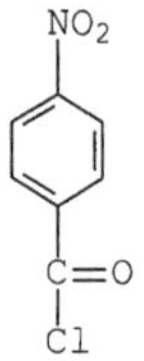 (4)

(A) nur 3 ist richtig
(B) nur 1 und 4 sind richtig
(C) nur 1, 2 und 3 sind richtig
(D) nur 2, 3 und 4 sind richtig
(E) 1 bis 4 = alle sind richtig

1314 Aliphatische Carbonsäurechloride sollen fluorimetrisch bestimmt werden.
Welche der folgenden Reagenzien sind als Fluoreszenzmarker zur direkten Derivatisierung des Säurechlorids geeignet?

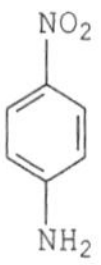

(1) 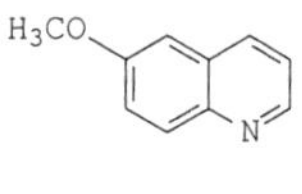 (2) (3)

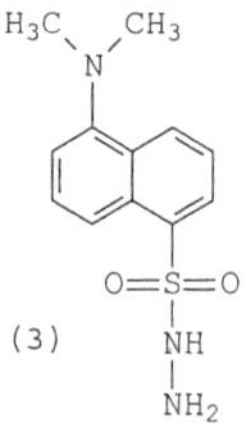

(A) nur 1 ist richtig
(B) nur 3 ist richtig
(C) nur 1 und 3 sind richtig
(D) nur 2 und 3 sind richtig
(E) 1 bis 3 = alle sind richtig

11.8 Grundlagen der Absorptionsspektroskopie im infraroten Spektralbereich (IR-Spektroskopie)

Zur IR-Spektroskopie siehe auch MC-Fragen Nr. 1546, 1553, 1557, 1562, 1566–1571, 1803.

11.8.1 Grundlagen der Lichtabsorption im IR

Molekülschwingungen

1315 Welche Aussagen zur Infrarotspektroskopie (inclusive NIR und Fern-IR) treffen zu?

(1) Sie ist ein emissionsspektroskopisches Verfahren.
(2) Durch IR-Strahlen werden Molekülschwingungen angeregt.
(3) Auch Gase können IR-spektroskopisch vermessen werden.

(A) nur 2 ist richtig
(B) nur 3 ist richtig
(C) nur 1 und 2 sind richtig
(D) nur 1 und 3 sind richtig
(E) nur 2 und 3 sind richtig

1316 Welche Aussagen zur IR-Spektroskopie treffen zu?

(1) In der IR-Spektroskopie werden Moleküle durch Absorption von Strahlung in elektronisch angeregte Zustände angehoben.
(2) In der IR-Spektroskopie werden Moleküle durch Absorption von Strahlung zu Molekülschwingungen und -rotationen angeregt.
(3) Die IR-Spektroskopie ist eine emissionsspektroskopische Methode.
(4) Die IR-Spektroskopie ist eine absorptionsspektroskopische Methode.
(5) Als IR-Strahlung wird der Bereich des elektromagnetischen Spektrums mit Wellenlängen zwischen 800 nm und 500 µm bezeichnet.

(A) nur 1 ist richtig
(B) nur 2 und 4 sind richtig
(C) nur 1, 4 und 5 sind richtig
(D) nur 2, 3 und 5 sind richtig
(E) nur 2, 4 und 5 sind richtig

1317 Welche Aussagen zu IR- und Raman-Spektroskopie treffen zu?

(1) Eine Molekülschwingung, die eine IR-Absorption verursacht, kann keine Raman-Streuung verursachen.
(2) Eine Molekülschwingung verursacht nur dann eine IR-Bande, wenn sich während dieser Schwingung das Dipolmoment des untersuchten Moleküls ändert.
(3) Intensive Raman-Banden werden vor allem von funktionellen Gruppen mit symmetrischer Ladungsverteilung hervorgerufen.

(A) nur 1 ist richtig
(B) nur 2 ist richtig
(C) nur 3 ist richtig
(D) nur 2 und 3 sind richtig
(E) 1 bis 3 = alle sind richtig

Masseneinflüsse

1318* Welche Aussagen treffen zu?
Die Wellenzahl der IR-Absorptionsbande einer Molekülschwingung nimmt zu bei:

(1) zunehmenden Massen der beteiligten Atome bzw. Molekülteile
(2) abnehmenden Massen der beteiligten Atome bzw. Molekülteile
(3) zunehmender Bindungsstärke zwischen den beteiligten Atomen bzw. Molekülteilen
(4) abnehmender Bindungsstärke zwischen den beteiligten Atomen bzw. Molekülteilen

(A) nur 1 ist richtig
(B) nur 1 und 3 sind richtig
(C) nur 1 und 4 sind richtig
(D) nur 2 und 3 sind richtig
(E) nur 2 und 4 sind richtig

1319* Welche Aussagen zur IR-Spektroskopie treffen zu?

(1) Die Lage einer IR-Absorptionsbande hängt von den Massen der Atome ab, die an der zur Schwingung angeregten Bindung beteiligt sind.
(2) Je höher die Massen der an einer Bindung beteiligten Atome sind, desto niedriger ist die Wellen**zahl** der zur Schwingungsanregung notwendigen elektromagnetischen Strahlung.
(3) Die Anregung der Valenzschwingung einer Einfachbindung erfolgt bei niedrigerer Wellen**länge** als die einer Doppelbindung gleicher Atome.

(A) nur 1 ist richtig
(B) nur 2 ist richtig
(C) nur 1 und 2 sind richtig
(D) nur 2 und 3 sind richtig
(E) 1 bis 3 = alle sind richtig

1320* Welche Aussagen zur IR(MIR)-Spektroskopie treffen zu?

(1) Auch lineare Moleküle können IR-Strahlung absorbieren.
(2) Die Anregung der Valenzschwingung einer C-I-Bindung (in z. B. CH_2I_2) erfordert eine höhere Anregungsenergie als die Anregung der Valenzschwingung einer C-Cl-Bindung (in z. B. CH_2Cl_2).
(3) Oberschwingungen erfordern zu ihrer Anregung eine höhere Energie der elektromagnetischen Strahlung als die entsprechende Grundschwingung.
(4) Unterschiedliche Bindungsgrade chemischer Bindungen (z. B. Dreifachbindung, Doppelbindung) sind an deutlich unterschiedlichen Lagen der von ihnen verursachten IR-Absorptionsmaxima zu erkennen.

(A) nur 2 ist richtig
(B) nur 2 und 4 sind richtig
(C) nur 1, 2 und 3 sind richtig
(D) nur 1, 3 und 4 sind richtig
(E) nur 2, 3 und 4 sind richtig

1321* Welche Aussagen zur IR-Spektroskopie treffen zu?

(1) Die Lage einer IR-Absorptionsbande hängt von den Massen der Atome ab, die an der zur Schwingung angeregten Bindung beteiligt sind.
(2) Je kleiner die Massen der an einer Bindung beteiligten Atome sind, desto größer ist die Wellen**zahl** der zur Schwingungsanregung notwendigen elektromagnetischen Strahlung.
(3) Die Anregung der Valenzschwingung einer Einfachbindung zwischen zwei Atomen erfolgt bei niedrigerer Wellen**länge** als die einer Doppelbindung zwischen den gleichen Atomen.

(A) nur 1 ist richtig
(B) nur 2 ist richtig
(C) nur 1 und 2 sind richtig
(D) nur 2 und 3 sind richtig
(E) 1 bis 3 = alle sind richtig

1322* Das obere FT-IR-Spektrum ist das Ergebnis der Messung von Leitungswasser.
Durch Messung welcher Probe unter identischen Bedingungen wurde das untere Spektrum erhalten?

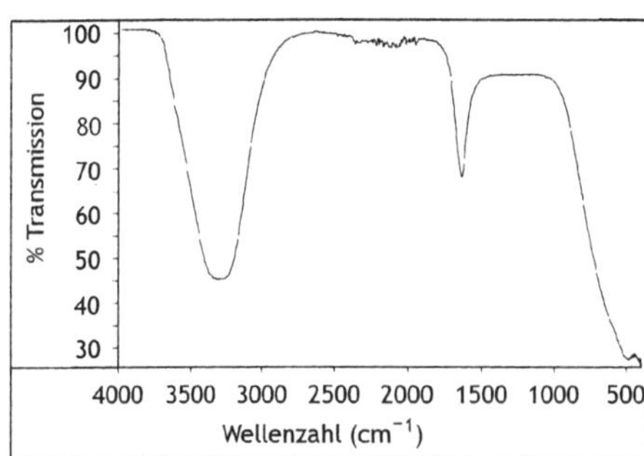

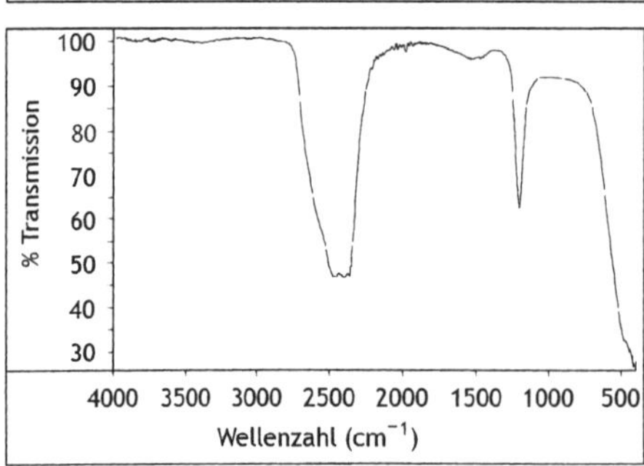

(A) Leitungswasser nach Zugabe von Trifluoressigsäure
(B) NMR-Lösungsmittel D_2O
(C) Gesättigte Kochsalzlösung
(D) Demineralisiertes Wasser (Ionenaustausch)
(E) Destilliertes Wasser (Glasapparatur)

Schwingungsarten

1323* Welche Aussage trifft zu?
In der IR-Spektroskopie versteht man unter dem Begriff „Streckschwingungen" (Valenzschwingungen):

(A) Schwingungen, die nur im fernen Infrarot zu Absorptionen führen
(B) Schwingungen, bei denen sich die Massenschwerpunkte der beteiligten Atome entlang der (gedachten) Bindungsachse verschieben
(C) Schwingungen, die im IR-Bereich nicht beobachtet werden können
(D) vorwiegend die im Wellenzahlbereich unterhalb von 1500 cm^{-1} festzustellenden Absorptionsbanden
(E) die auf geradkettige Alkane beschränkten, charakteristischen Schwingungen bei etwa 730 cm^{-1}

1324 Welche der folgenden Valenzschwingungen sind IR-inaktiv?

(1) $\overrightarrow{O}=C=\overleftarrow{O}$

(2) $\overleftarrow{O}=C=\overrightarrow{O}$

(3) $\overleftarrow{O}=\overrightarrow{C}=\overleftarrow{O}$

(4) $\overrightarrow{O}=\overleftarrow{C}=\overrightarrow{O}$

(A) nur 1 und 2 sind richtig
(B) nur 2 und 3 sind richtig
(C) nur 3 und 4 sind richtig
(D) nur 2, 3 und 4 sind richtig
(E) 1 bis 4 = alle sind richtig

1325* Dem Auftreten der intensivsten Absorptionsbande im FT-IR-Spektrum des Gases Kohlendioxid bei ca. 2350 cm^{-1} liegt eine Änderung des dynamischen Dipolmoments des Moleküls zugrunde.

Welcher der folgenden Vorgänge bewirkt diese Bande?

(A) π-π*-Übergang
(B) Nuclear-Overhauser-Enhancement
(C) Symmetrische Deformationsschwingung
(D) Symmetrische Streckschwingung
(E) Asymmetrische Valenzschwingung

1326 Welche Aussage trifft **nicht** zu?
Im IR-Spektrum treten Banden auf, die sowohl auf symmetrische als auch auf asymmetrische Valenzschwingungen der gekennzeichneten Moleküle oder Molekülteile zurückzuführen sind:

(A) 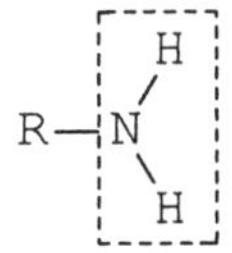 R–[NH_2]

(B) 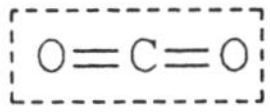 [O=C=O]

(C) R–H_2[C–O–C]H_2–R

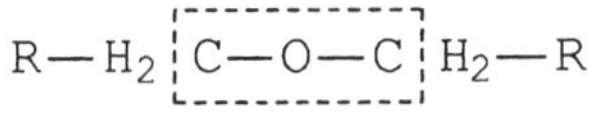

(D) 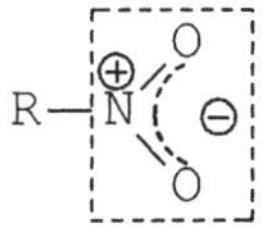 R–[$N^{\oplus}(O)O^{\ominus}$]

(E) 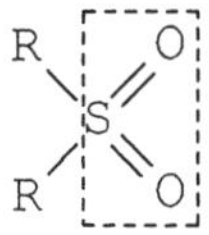 R_2[$S(=O)_2$]

1327* Welche Aussage trifft zu?
In der IR-Spektroskopie versteht man unter dem Begriff „Biegeschwingungen" (Deformationsschwingungen):

(A) die auf den Infrarotbereich oberhalb 2000 cm^{-1} beschränkten Schwingungen
(B) Schwingungen, bei denen sich die Massenschwerpunkte der beteiligten Atome entlang der (gedachten) Bindungsachse verschieben
(C) die auf flexible Cycloalkane beschränkten, charakteristischen Schwingungen
(D) Schwingungen, die durch eine Änderung von Bindungswinkeln charakterisiert sind
(E) Schwingungen in Richtung der Bindung zwischen zwei Atomen sehr unterschiedlicher Masse

1328* Welchem der dargestellten Wellenzahlengesamtbereiche sind Deformationsschwingungen zuzuordnen?

(A) 4000 bis 2800 cm^{-1}
(B) 2800 bis 2100 cm^{-1}
(C) 2100 bis 1500 cm^{-1}
(D) 4000 bis 1500 cm^{-1}
(E) 1600 bis 500 cm^{-1}

1329 Welche der nachfolgend aufgeführten Wellenzahlen liegt im charakteristischen Bereich der Deformationsschwingungen organischer Arzneistoffe?

(A) 1 cm^{-1}
(B) 10 cm^{-1}
(C) 100 cm^{-1}
(D) 1000 cm^{-1}
(E) 10000 cm^{-1}

1330 Welche Aussagen über Gerüstschwingungen eines Moleküls treffen zu?

(1) Die Gerüstschwingungen organischer Moleküle erzeugen häufig Absorptionen im IR-Bereich.
(2) Die Gerüstschwingungen eines Moleküls erzeugen in der Regel Absorptionen bei größerer Wellenzahl als die in ihm enthaltenen funktionellen Gruppen.
(3) Gerüstschwingungen eignen sich zur Identifizierung von Substanzen.

(A) nur 1 ist richtig
(B) nur 2 ist richtig
(C) nur 1 und 3 sind richtig
(D) nur 2 und 3 sind richtig
(E) 1 bis 3 = alle sind richtig

Lambert-Beer-Gesetz

1331 Mittels der IR-Spektroskopie sind Gehaltsbestimmungen organischer Arzneistoffe möglich.
Welche Größe einer ausgewählten Absorptionsbande kann dazu **nicht** herangezogen werden?

(A) Absorption
(B) Integrale Absorption
(C) Durchlässigkeit
(D) Absorptionswellenlänge
(E) Transmission

1332 Welche Aussage trifft zu?

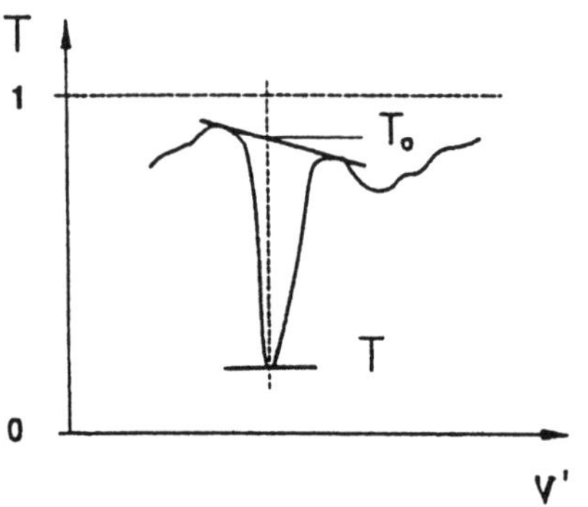

Zur Bestimmung der Konzentration einer Probelösung aus den Werten des abgebildeten Spektrums ist u. a. folgende Berechnung durchzuführen:

(A) $1 - T_0$
(B) T_0/T
(C) $T_0 - T$
(D) $T - T_0$
(E) $1 - T$

1333

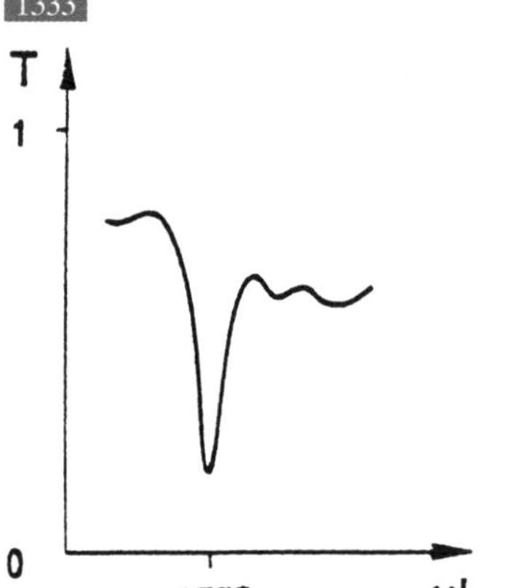

Welche der folgenden Schritte sind zur Bestimmung der Konzentration einer Lösung mit Hilfe der Bande bei 1750 cm^{-1} des abgebildeten Spektrums u. a. erforderlich?

(1) Festlegung einer Basislinie und Ermittlung von T_0
(2) Ermittlung von T
(3) Berechnung von $\lg(T_0/T)$

(A) nur 1 ist notwendig
(B) nur 2 ist notwendig
(C) nur 3 ist notwendig
(D) nur 1 und 2 sind notwendig
(E) 1 bis 3 = alle Schritte sind notwendig

11.8.2 Beziehungen zwischen Molekülstruktur und Lichtabsorption im IR

1334 Welche der folgenden Schwingungen tritt im IR-Spektrum der jeweils links genannten Verbindung **nicht** auf?

(A) HCl H-Cl-Deformationsschwingung
(B) CH_3–CH_3 C-H-Valenzschwingung
(C) CH_3–CCl_3 C-C-Valenzschwingung
(D) CH_2=CH_2 C-H-Valenzschwingung
(E) CH_3–CH_3 C-H-Deformationsschwingung

1335 Im IR-Spektrum einer farblosen organischen Flüssigkeit wird eine Bande bei 3300 cm^{-1} beobachtet.
Welche der genannten Molekülschwingungen kann diese Bande verursachen?

(A) (C=O)-Valenzschwingungen eines α,β-ungesättigten Aldehyds
(B) (C–H)-Valenzschwingungen eines terminalen Alkins
(C) (C–O)-Valenzschwingungen eines Ethers
(D) (C≡N)-Valenzschwingungen
(E) (C–H)-Deformationsschwingungen

1336 Im IR-Spektrum einer farblosen organischen Flüssigkeit wird eine intensive Bande bei 2995 cm^{-1} beobachtet.
Welche der folgenden Molekülschwingungen kann diese Bande verursachen?

(A) (C=O)-Valenzschwingung
(B) (C–H)-Valenzschwingung
(C) (C–O)-Valenzschwingung
(D) (C≡N)-Valenzschwingung
(E) (C–H)-Deformationsschwingungen

1337* Im IR-Spektrum einer organischen Flüssigkeit wird eine Bande bei 2240 cm^{-1} registriert. Welche der genannten Molekülschwingungen kann diese Bande verursachen?

(A) (C=O)-Valenzschwingung
(B) (C–H)-Valenzschwingung
(C) (C–O)-Valenzschwingung
(D) (C≡N)-Valenzschwingung
(E) (C–H)-Deformationsschwingung

1338 Im IR-Spektrum einer farblosen organischen Flüssigkeit wird eine intensive Bande bei 1735 cm^{-1} beobachtet.
Welche der folgenden Molekülschwingungen kann diese Bande verursachen?

(A) (C=O)-Valenzschwingung
(B) (C–H)-Valenzschwingung
(C) (C–O)-Valenzschwingung
(D) (C≡N)-Valenzschwingung
(E) (C–H)-Deformationsschwingungen

1339 Im IR-Spektrum einer farblosen organischen Flüssigkeit wird eine intensive Bande bei 1155 cm^{-1} beobachtet.
Welcher der folgenden Molekülschwingungen kann diese Bande zugeordnet werden?

(A) (C=O)-Valenzschwingung
(B) (C–H)-Valenzschwingung
(C) (C–O)-Valenzschwingung
(D) (C≡N)-Valenzschwingung
(E) (C–H)-Deformationsschwingungen

1340 Welche Aussagen treffen zu?
Im IR-Spektrum wird die Wellenzahl der C=O-Valenzschwingung durch folgende Faktoren beeinflusst:

(1) durch Konjugation, z.B. in α,β-ungesättigten Carbonylverbindungen
(2) durch die Elektronegativität des Substituenten X in Verbindungen der Struktur
X — C — R
  ||
  O
(3) durch Wasserstoffbrückenbindungen, an welchen der Sauerstoff der untersuchten C=O-Gruppe beteiligt ist

(A) nur 1 ist richtig
(B) nur 2 ist richtig
(C) nur 3 ist richtig
(D) nur 1 und 3 sind richtig
(E) 1 bis 3 = alle sind richtig

1341 Welches der folgenden Ketone ergibt im IR-Spektrum eine intensive Bande bei der für diese Stoffklasse auffallend hohen Wellenzahl von 1780 cm^{-1}?

(A) Aceton
(B) Benzophenon
(C) Cyclobutanon
(D) Cyclohexanon
(E) Ethylmethylketon (Butan-2-on)

1342 Welche Aussage trifft **nicht** zu?
Das IR-Spektrum von Essigsäureethylester weist mittelstarke bis starke Banden auf bei etwa:

(A) 2900 cm^{-1}
(B) 2200 cm^{-1}
(C) 1750 cm^{-1}
(D) 1450 cm^{-1}
(E) 1250 cm^{-1}

1343 Welche Molekülgruppierung ist im IR-Spektrum **nicht** durch eine Streckschwingung im Bereich zwischen 2900–2100 cm^{-1} zu erkennen (R = Alkyl)?

(A) R–C≡N
(B) R–C≡C–H
(C) R–C≡C–CH_3
(D) R–N=C=S
(E) R–CH=O

1344 Das IR-Spektrum einer Arzneistoffprobe weist

- (C–H)-Valenzschwingungen bei 3100–3000 cm^{-1},
- (C=C)-Valenzschwingungen bei 1600–1500 cm^{-1} und
- (C–H)-Deformationsschwingungen bei 900–680 cm^{-1} auf.

Welche Aussage lässt sich daraus ableiten?

(A) Der Arzneistoff liegt als Hydrochlorid vor.
(B) Es kann sich nur um einen Benzoesäureester handeln.
(C) Der Arzneistoff liegt in einem metastabilen Zustand vor.
(D) Die Verbindung ist wahrscheinlich aromatisch.
(E) Das Molekül ist mit hoher Wahrscheinlichkeit farbig.

1345* Ein KBr-Pressling eines Arzneistoffs wird IR-spektroskopisch untersucht.
Worauf deutet eine breite Absorptionsbande bei 3450 cm^{-1} hin?

(1) Die Verbindung ist wahrscheinlich aromatisch.
(2) Die Verbindung ist mit großer Sicherheit aliphatisch.
(3) Die Verbindung ist wahrscheinlich farbig.
(4) Die Verbindung enthält möglicherweise Kristallwasser.

(A) nur 1 ist richtig
(B) nur 2 ist richtig
(C) nur 3 ist richtig
(D) nur 4 ist richtig
(E) nur 1 und 3 sind richtig

1346 Welche Aussagen über Absorptionen von Valenzschwingungen $\nu_{X\text{-}H}$ von Einfachbindungen zwischen verschiedenen Atomen X und daran jeweils gebundenen Wasserstoffatomen im infraroten Spektralbereich (IR) treffen zu?

(1) Banden von O-H-Valenzschwingungen liegen im Allgemeinen bei größeren Wellenzahlen als Banden von N-H-Valenzschwingungen ($\nu_{O\text{-}H} > \nu_{N\text{-}H}$).
(2) Durch Ausbildung von Wasserstoffbrücken werden Banden von O-H-Valenzschwingungen zu größeren Wellenzahlen verschoben.
(3) Im IR-Spektrum einer Substanz mit einer NH_2-Gruppe werden Banden beobachtet, die auf eine symmetrische und eine asymmetrische N-H-Valenzschwingung zurückzuführen sind.
(4) Banden von C-H-Valenzschwingungen der Alkane liegen bei etwa 1730 cm^{-1}.

(A) nur 1 ist richtig
(B) nur 1 und 3 sind richtig
(C) nur 2 und 3 sind richtig
(D) nur 2, 3 und 4 sind richtig
(E) 1 bis 4 = alle sind richtig

1347 Welche Aussagen über die IR-Valenzschwingung $\nu_{X\text{-}H}$ des an verschiedene Atome X gebundenen Wasserstoffs treffen zu?

(1) $\nu_{O\text{-}H}$ erfolgt im Allgemeinen bei größeren Wellenzahlen als $\nu_{N\text{-}H}$.
(2) Die Bildung einer Wasserstoffbrücke bewirkt eine Verschiebung der $\nu_{O\text{-}H}$ zu größeren Wellenzahlen.
(3) Im Spektrum einer Substanz mit einer NH_2-Gruppe treten eine symmetrische und eine asymmetrische N-H-Valenzschwingung auf.
(4) $\nu_{C\text{-}H}$ von Alkanen tritt bei 1730 cm^{-1} auf.

(A) nur 1 ist richtig
(B) nur 1 und 3 sind richtig
(C) nur 1, 2 und 3 sind richtig
(D) nur 2, 3 und 4 sind richtig
(E) 1 bis 4 = alle sind richtig

1348 Abgebildet ist das IR-Spektrum des Arzneistoffs Lidocain.

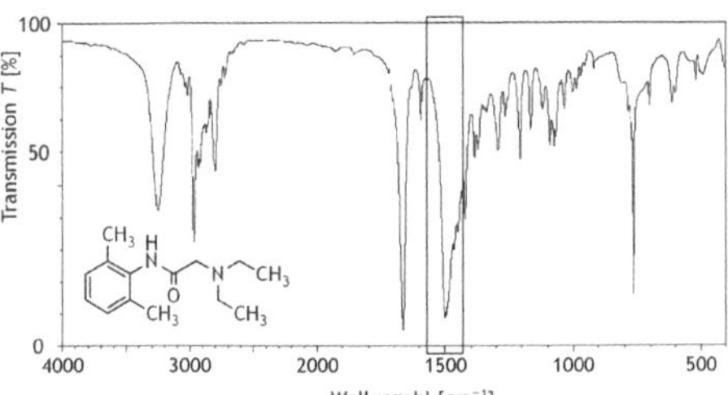

Worauf ist die gekennzeichnete Bande bei 1500 cm^{-1} zurückzuführen?

(A) (C-H)-Valenzschwingungen des Aromaten
(B) Oberschwingungen des Aromaten
(C) (C=C)-Valenzschwingungen des Aromaten
(D) (C-N)-Valenzschwingung des Carbonsäureamids
(E) Wasserspuren im KBr-Pressling

1349* Worauf ist die gekennzeichnete Bande des abgebildeten IR-Spektrums des Arzneistoffs Lidocain zurückzuführen?

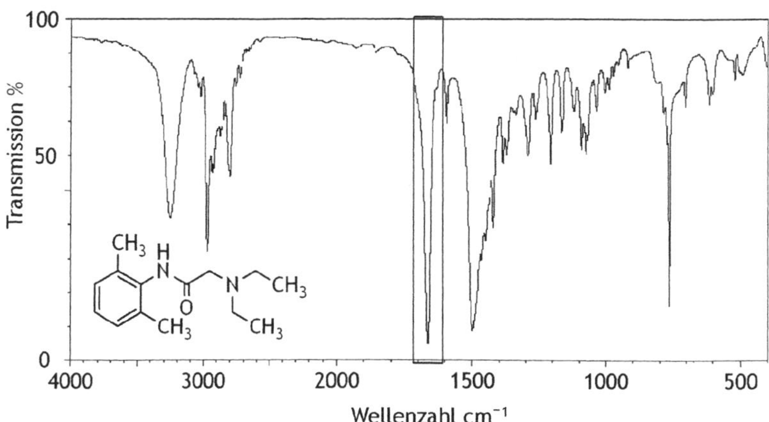

(A) (C–H)-Valenzschwingung des Aromaten
(B) Oberschwingungen des Aromaten
(C) (C=C)-Valenzschwingung des Aromaten
(D) (C=O)-Valenzschwingung des Amids
(E) Wasserspuren im KBr-Pressling

1350 Worauf ist der gekennzeichnete Bereich des abgebildeten IR-Spektrums des Arzneistoffs Benzocain zurückzuführen?

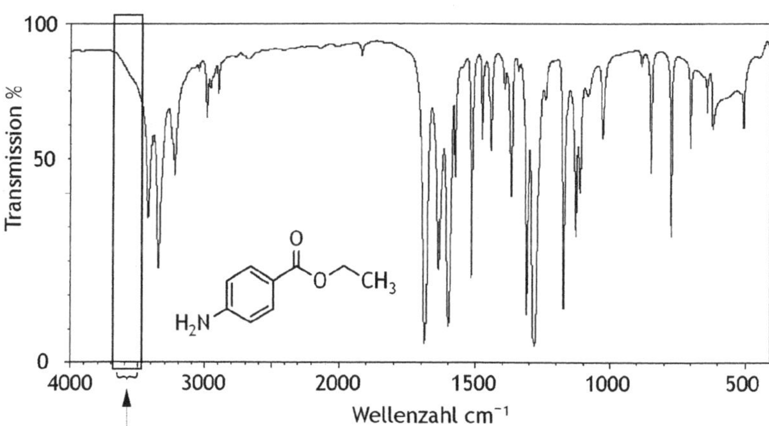

(A) (C–H)-Valenzschwingung des Aromaten
(B) (C-N)-Valenzschwingung
(C) (C=C)-Valenzschwingung des Aromaten
(D) (C=O)-Valenzschwingung der Carbonylgruppe
(E) Wasserspuren im KBr-Pressling: Schulter der zugehörigen OH-Bande

1351 Worauf ist der gekennzeichnete Bereich des abgebildeten IR-Spektrums des Arzneistoffs Carbamazepin zurückzuführen?

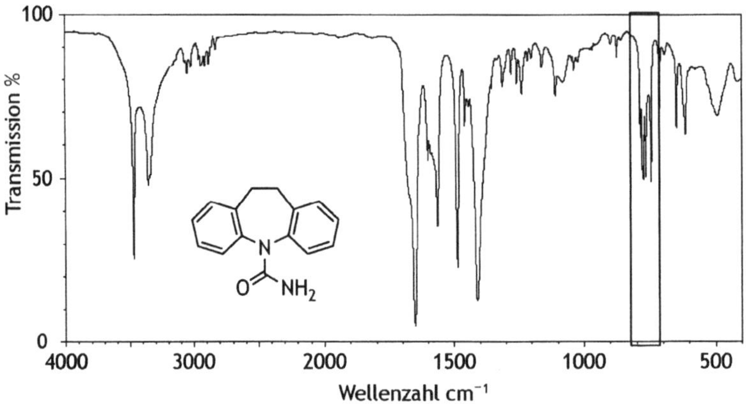

(A) (C–H)-Deformationsschwingungen der Aromaten
(B) (C–N)-Valenzschwingungen
(C) (C=C)-Valenzschwingungen der Aromaten
(D) (C=O)-Valenzschwingung der Harnstoff-Partialstruktur
(E) Wasserspuren im KBr-Pressling: Schulter der zugehörigen OH-Bande

Anwendungen zur Strukturanalyse

1352 Die nachstehend abgebildeten Verbindungen **1**, **2** und **3** werden jeweils IR-spektroskopisch vermessen. Dabei werden charakteristische Banden bei 1800 cm^{-1}, 1730 cm^{-1} bzw. 1655 cm^{-1} beobachtet.

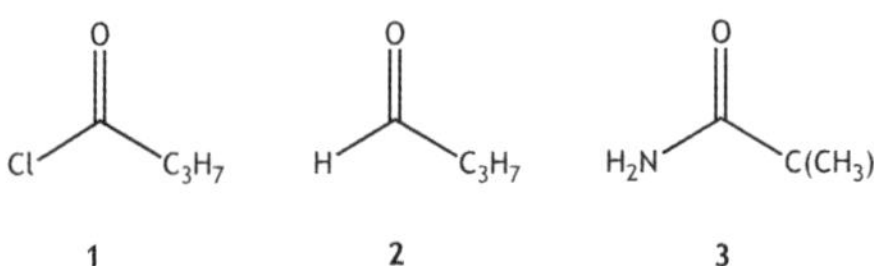

Welche Aussagen treffen zu?

(1) Die beobachteten Banden sind den Carbonyl-Streckschwingungen der Verbindungen **1**, **2** und **3** zuzuordnen.
(2) Das Spektrum mit dem Signal bei 1800 cm^{-1} ist Verbindung **1** zuzuordnen.
(3) Das Spektrum mit dem Signal bei 1730 cm^{-1} ist Verbindung **2** zuzuordnen.
(4) Das Spektrum mit dem Signal bei 1655 cm^{-1} ist Verbindung **3** zuzuordnen.

(A) nur 1 ist richtig
(B) nur 1 und 3 sind richtig
(C) nur 2 und 3 sind richtig
(D) nur 2, 3 und 4 sind richtig
(E) 1 bis 4 = alle sind richtig

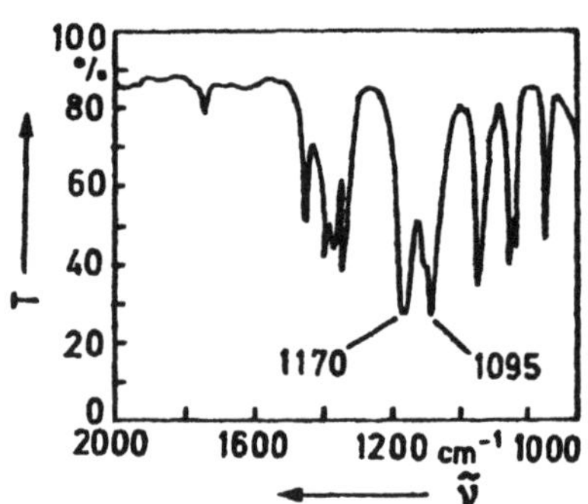

Das oben abgebildete IR-Spektrum trifft auf folgende Substanz zu:

(A) 1,4-Benzochinon
(B) Paraldehyd
(C) Campher
(D) Aceton
(E) Essigsäureethylester

1354 Ordnen Sie bitte dem abgebildeten IR-Spektrum diejenige Verbindung zu, die dieses Spektrum ergibt.

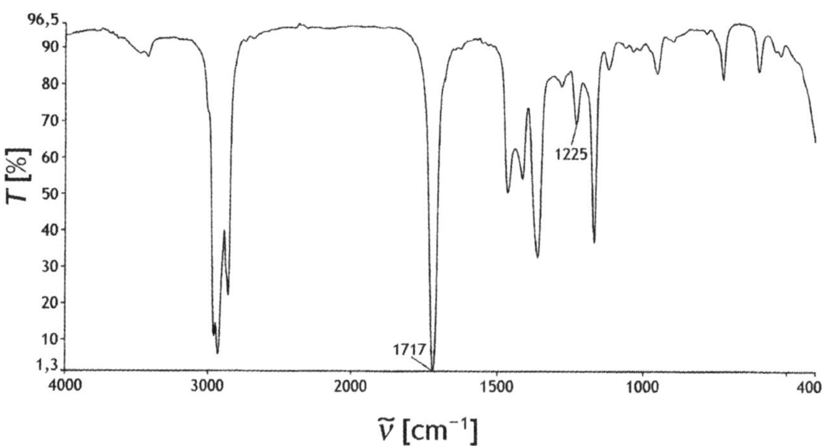

(A) Hexan-1-ol
(B) Hexan-2-on
(C) *n*-Hexan
(D) Hex-1-en
(E) Hex-1-in

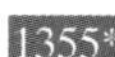

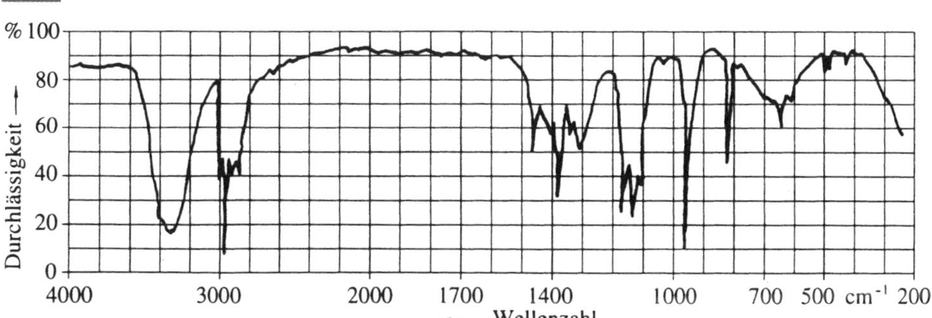

Für welche der folgenden Verbindungen gilt das obige IR-Spektrum?

(A) Aceton
(B) Chlorbenzen
(C) Chloroform
(D) *n*-Hexan
(E) Isopropanol

1356 Ordnen Sie bitte dem abgebildeten IR-Spektrum diejenige Verbindung zu, die dieses Spektrum ergibt.

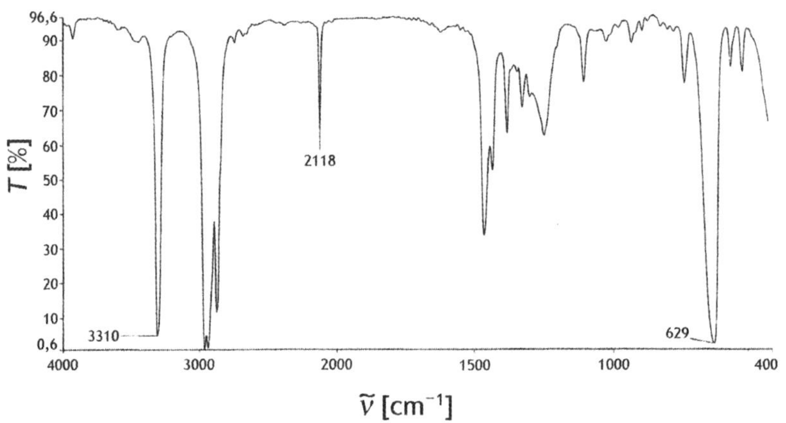

(A) Hexan-1-ol
(B) Hexan-2-on
(C) *n*-Hexan
(D) Hex-1-en
(E) Hex-1-in

1357 Eine unbekannte Substanz ergibt folgendes IR-Spektrum:

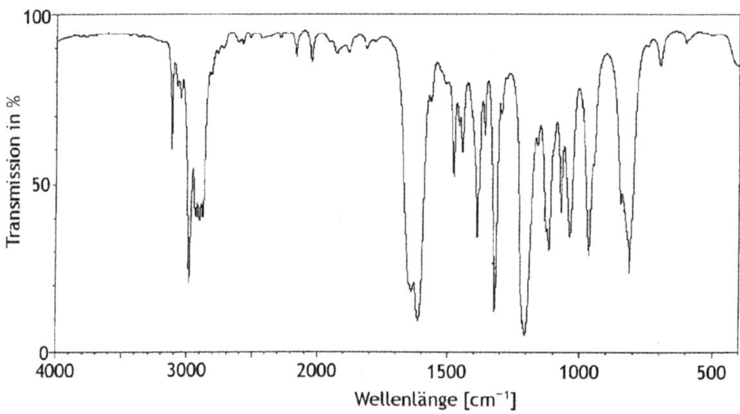

Um welche der nachfolgend aufgeführten Verbindungen kann es sich bei der Substanz handeln?

(A) 2-Methylpropanal
(B) Butan-2-on
(C) Ethylvinylether
(D) Benzonitril
(E) Hexafluoraceton

1358* Abgebildet ist das IR-Spektrum einer unbekannten Substanz:

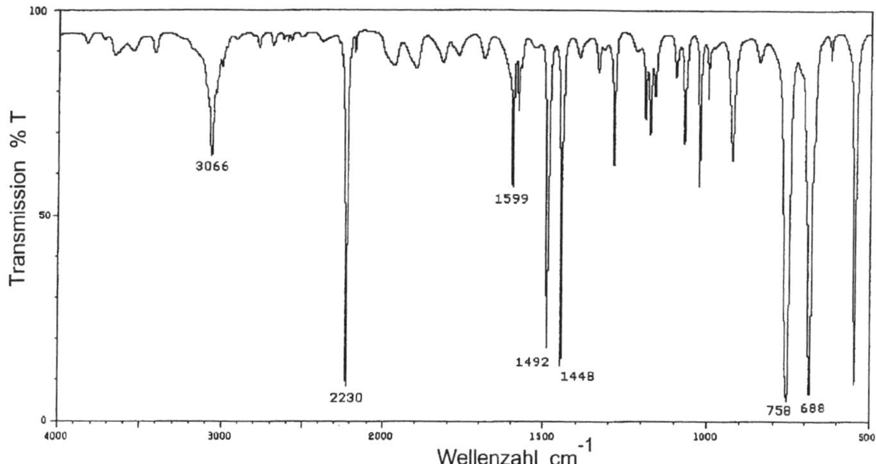

Um welche der nachfolgend aufgeführten Verbindungen kann es sich bei der Substanz handeln?

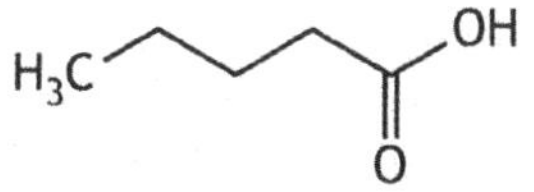

(A)

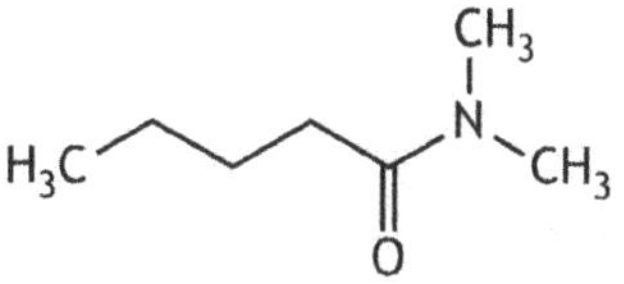

(B)

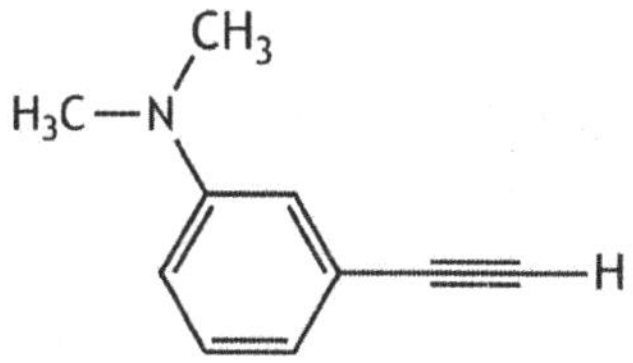

(C)

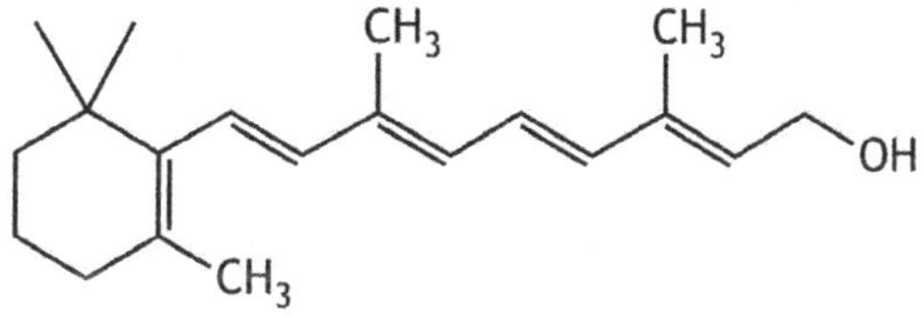

(D)

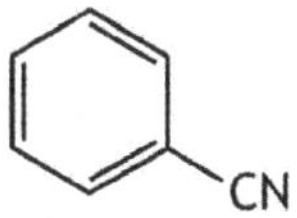

(E)

1359 Welche der abgebildeten Verbindungen ergibt das folgende IR-Spektrum?

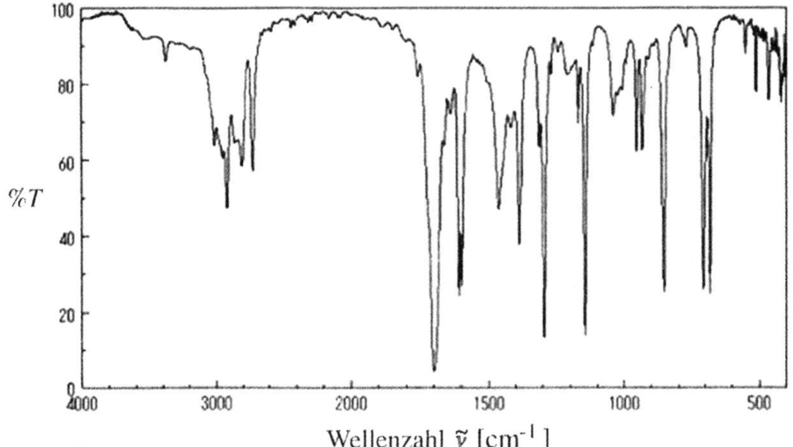

(A) CH_3, O

(B) O, H_3C, CH_3

(C)

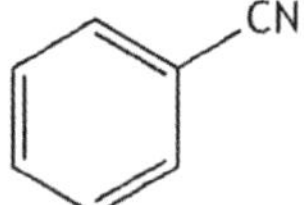

(D) COOH, H_2N

(E) CN

1360 Eine unbekannte Substanz ergibt folgendes IR-Spektrum:

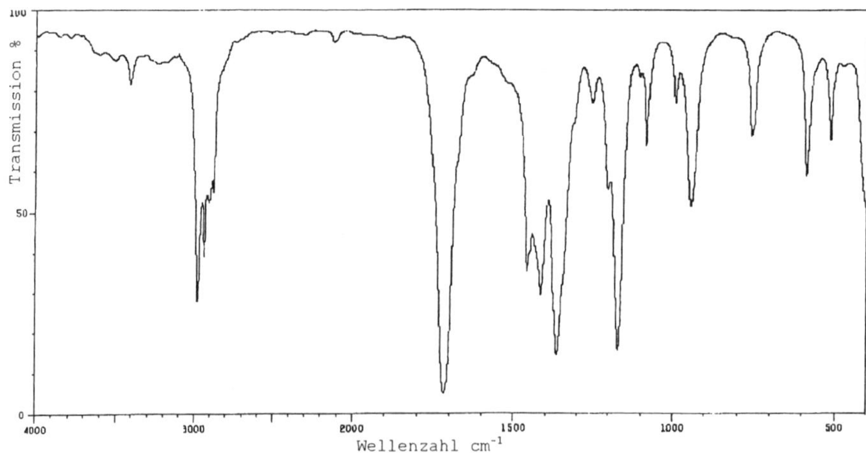

Um welche der nachfolgend aufgeführten Verbindungen kann es sich bei der Substanz handeln?

(A) Butan-2-on

(B) Cyclobutanol

(C) 2-Methyl-2-propen-1-ol

(D) Ethylvinylether

(E) Phenol

1361 Ein zur Identifizierung des Arzneistoffs Bumetanid (siehe Formel) aufgenommenes IR (MIR)-Spektrum einer Probe stimmt im Fingerprint-Bereich nicht vollständig mit dem IR (MIR)-Spektrum einer Referenzsubstanz überein.

Nachdem sowohl die Probe als auch die Referenzsubstanz in Aceton gelöst wurden, ergeben die jeweiligen Verdampfungsrückstände hingegen identische IR (MIR)-Spektren.

Welche Aussage trifft zu?
Der Arzneistoff Bumetanid

(A) lag in der Probe als Hydrochlorid vor
(B) zeigt Polymorphie
(C) lag in der Probe als Acetonid vor
(D) lag in der Probe als N-Oxid vor
(E) lag in der Probe als Natriumsalz vor

1362 Abgebildet ist das IR-Spektrum (KBr) der als Konservierungsmittel eingesetzten Sorbinsäure.

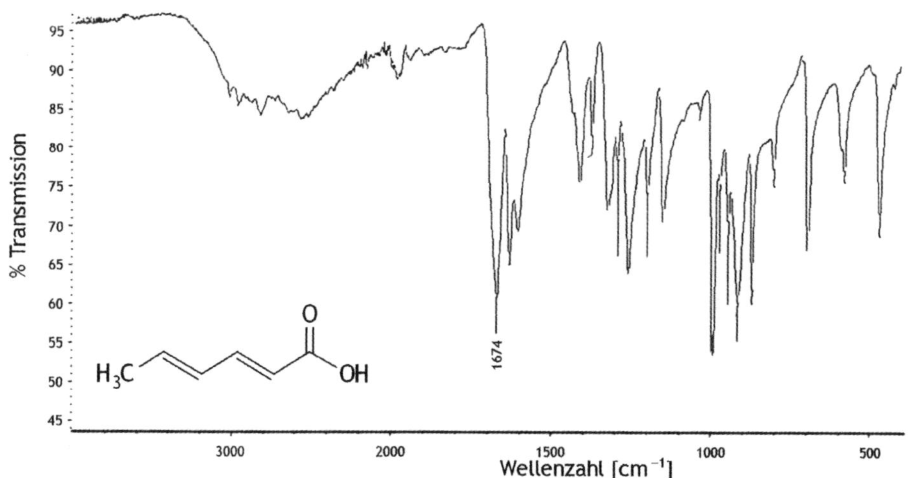

Welche Aussagen treffen zu?

(1) Absorptionen um 3000 cm^{-1} sind auf die O-H-Valenzschwingungen von Sorbinsäure-Dimeren (Assoziation der Carboxylgruppen durch Wasserstoffbrücken) zurückzuführen.
(2) Absorptionen zwischen 2700 cm^{-1} und 2500 cm^{-1} können von Ober- und Kombinationsschwingungen herrühren.
(3) Der Fingerprint-Bereich liegt zwischen 2000 cm^{-1} und 1500 cm^{-1}.
(4) Die Bande bei 1674 cm^{-1} ist der C=O-Valenzschwingung zuzuordnen.
(5) O-H-Deformationsschwingungen des H-Brücken-Assoziats treten nur in wässriger Lösung auf.

(A) nur 1 ist richtig
(B) nur 2 und 3 sind richtig
(C) nur 1, 2 und 4 sind richtig
(D) nur 2, 3 und 4 sind richtig
(E) 1 bis 5 = alle sind richtig

1363 Der Arzneistoff Nadolol liegt als Gemisch der Stereoisomere 1 bis 4 vor:

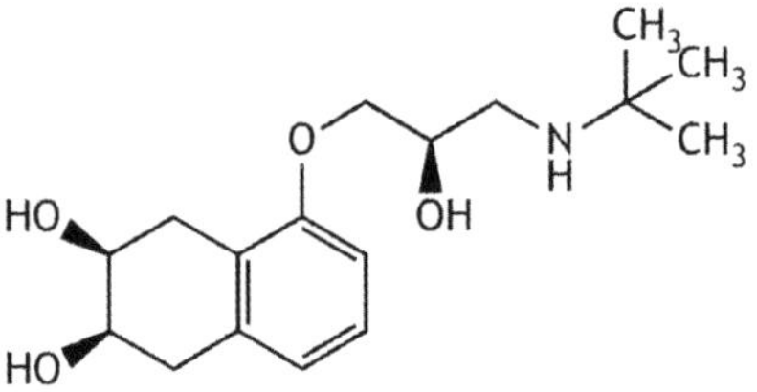

1

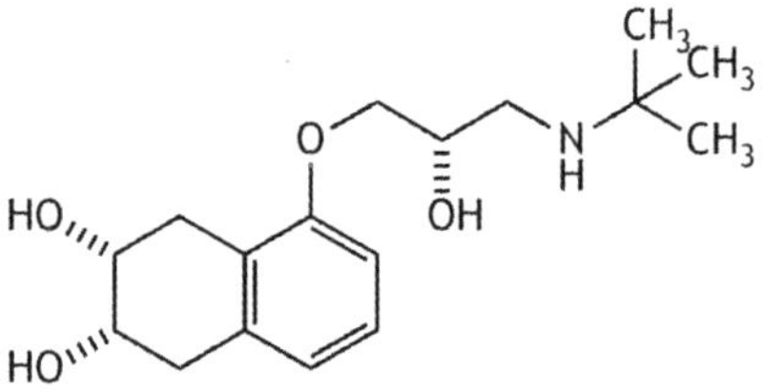

2

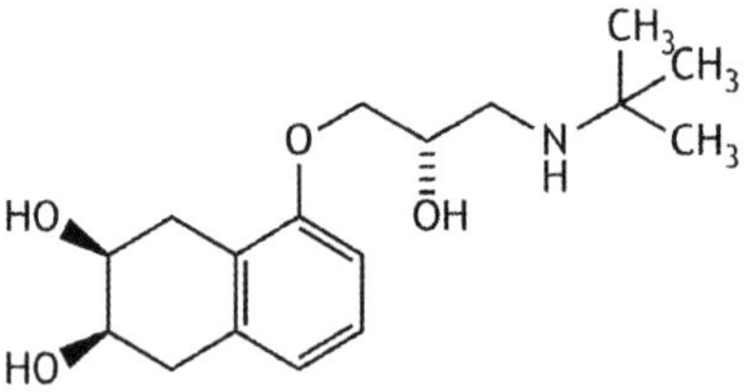

3

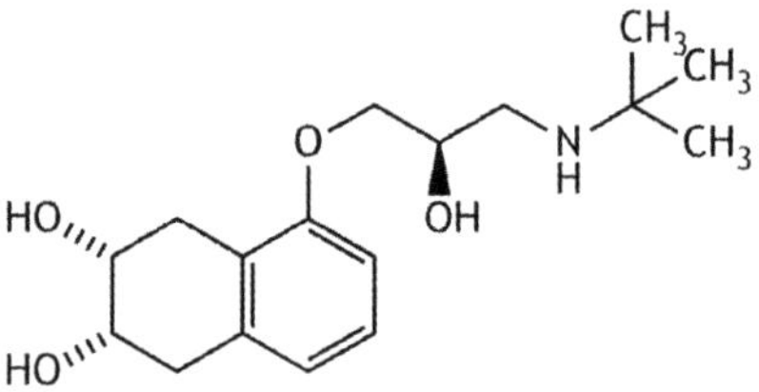

4

Zur Quantifizierung der Zusammensetzung des Arzneistoffs aus diesen Stereoisomeren wird das Verhältnis der Absorptionen der bei 1266 cm^{-1} und 1250 cm^{-1} auftretenden Banden im IR-Spektrum bestimmt.

Welches Stereoisomeren-Verhältnis wird hierbei quantifiziert?
Das Verhältnis von

(A) 1 + 2 zu 3 + 4
(B) 1 + 3 zu 2 + 4
(C) 1 + 4 zu 2+ 3
(D) 1 zu 2 + 3 + 4
(E) 1 + 2 +3 zu 4

1364 Abgebildet sind das IR-Spektrum **A** des Edukts einer chemischen Reaktion sowie das IR-Spektrum **B** ihres Produkts.

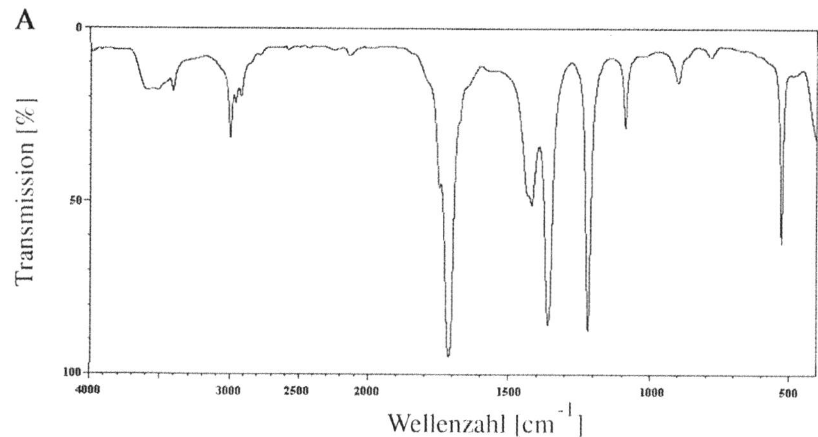

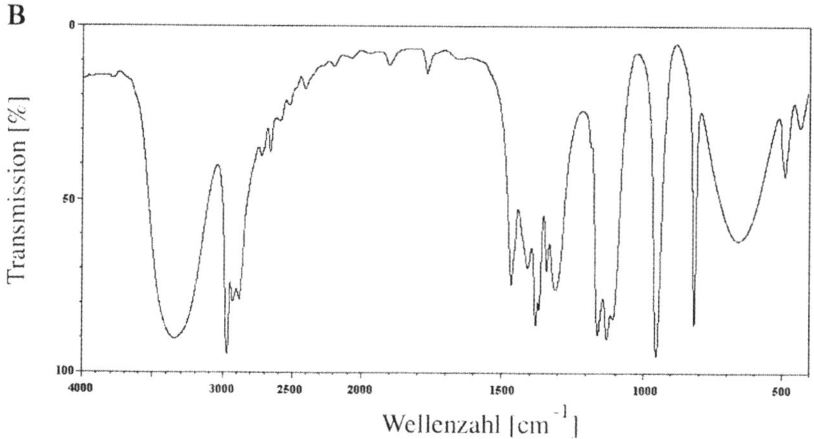

Um welche der genannten Umsetzungen kann es sich bei der untersuchten chemischen Reaktion handeln?

(A) Oxidation einer Carbonylverbindung zur Carbonsäure
(B) Reduktion einer Carbonylverbindung zum Alkohol
(C) Friedel-Crafts-Acylierung eines Phenols
(D) Hydrolyse eines Phenolesters
(E) Diazotierung eines primären aromatischen Amins

1365 Bei der IR-spektroskopischen Analyse fester Arzneistoffe muss mit dem Vorliegen polymorpher Formen gerechnet werden.
Worin können sich die IR-Spektren solcher polymorpher Formen unterscheiden?

(1) Bandenaufspaltungen
(2) Bandenformen
(3) Intensitätsverhältnisse der Banden
(4) Zahl der Absorptionsbanden

(A) nur 1 ist richtig
(B) nur 2 ist richtig
(C) nur 3 ist richtig
(D) nur 1 und 2 sind richtig
(E) 1 bis 4 = alle sind richtig

11.8.3 Messmethodik und instrumentelle Anordnung, insbesondere nach Arzneibuch

1366 Welche Aussagen treffen zu?
Zu den Bauteilen eines FT-IR-Spektrometers gehören:

(1) Monochromator
(2) Interferometer
(3) Quecksilberdampflampe
(4) Probenküvette aus Quarzglas

(A) nur 2 ist richtig
(B) nur 1 und 2 sind richtig
(C) nur 1 und 4 sind richtig
(D) nur 2 und 3 sind richtig
(E) 1 bis 4 = alle sind richtig

1367* Welche Aussagen treffen zu?
Übliche Materialien für Küvetten bei der IR-Spektroskopie im Bereich von 4000 bis 670 cm^{-1} sind:

(1) Natriumchlorid
(2) Quarz
(3) Kaliumbromid
(4) Teflon

(A) nur 1 ist richtig
(B) nur 1 und 3 sind richtig
(C) nur 2 und 4 sind richtig
(D) nur 1, 2 und 3 sind richtig
(E) 1 bis 4 = alle sind richtig

1368 Welche Aussage trifft zu?
Zur Kontrolle der Auflösung eines IR-Spektrometers eignet sich die Aufnahme des Spektrums eines:

(A) Polystyrolfilms
(B) Presslings aus einer Mischung aus Thallium(I)-bromid (TlBr) und Thallium(I)-iodid (TlI)
(C) Nujolfilms
(D) CaF_2-Presslings
(E) Quarzkristalls

1369 Zur Untersuchung von Arzneistoffen auf das Vorliegen inter- und/oder intramolekularer Wasserstoffbrücken eignet sich der Vergleich von IR-Spektren verschieden konzentrierter Lösungen in geeigneten Lösungsmitteln und geeigneten Messküvetten.

Welche Kombination aus Lösungsmittel und Küvettenmaterial ist geeignet?

(A) Chloroform in Quarzglas-Küvetten
(B) Aceton in Polystyren-Küvetten
(C) Wasser in KBr-Küvetten
(D) Tetrachlormethan in NaCl-Küvetten
(E) Aceton in Borosilikatglas-Küvetten

1370 Welche der folgenden Gase können bei einem Einstrahl-IR-Gerät durch Eigenabsorption zu Störungen führen?

(1) N_2
(2) O_2
(3) CO_2
(4) H_2O

(A) nur 1 ist richtig
(B) nur 4 ist richtig
(C) nur 2 und 3 sind richtig
(D) nur 3 und 4 sind richtig
(E) 1 bis 4 = alle sind richtig

1371 Zur Bestimmung von Kohlenmonoxid in medizinisch verwendetem Stickstoff kann die nicht-dispersive IR-Spektroskopie eingesetzt werden.
Welcher Detektor wird bei diesem Verfahren verwendet?

(A) pneumatischer Detektor, welcher Kohlenmonoxid enthält
(B) Photodioden-Array-Detektor
(C) Flammenionisations-Detektor
(D) voltammetrischer Detektor
(E) pyroelektrischer Detektor

1372* Das Signal-Rausch-Verhältnis bei IR-Spektren kann durch Signalmittelung verbessert werden. Mehrere Einzelaufnahmen (Scans) werden aufaddiert und rechnerisch gemittelt. Das Signal-Rausch-Verhältnis hängt dabei in folgender Weise von der Scan-Zahl ab:

$$\frac{S}{N} = \sqrt{n}\,\frac{S_x}{N_x}$$

$\frac{S}{N}$ = Signal-Rausch-Verhältnis nach der Mittelung

$\frac{S_x}{N_x}$ = Signal-Rausch-Verhältnis vor der Mittelung

n = Anzahl der Scans

Wie verändert sich das Signal-Rausch-Verhältnis eines IR-Spektrums, wenn statt 100 Scans (in 2 Minuten) 1000 Scans (in 20 Minuten) aufgenommen werden?

(1) Das Signal-Rausch-Verhältnis verbessert sich mit der Quadratwurzel der Scan-Zahl.
(2) Das Signal-Rausch-Verhältnis verbessert sich linear mit der Messzeit.
(3) Eine verdoppelte Scan-Zahl ergibt ein ungefähr verdoppeltes Signal-Rausch-Verhältnis.
(4) Eine verzehnfachte Messzeit ergibt ein ungefähr 3-fach verbessertes Signal-Rausch-Verhältnis.

(A) nur 1 ist richtig
(B) nur 1 und 4 sind richtig
(C) nur 2 und 3 sind richtig
(D) nur 1, 3 und 4 sind richtig
(E) nur 2, 3 und 4 sind richtig

1373 Abgebildet ist ein IR(MIR)-Spektrum von Coffein (siehe Formel).

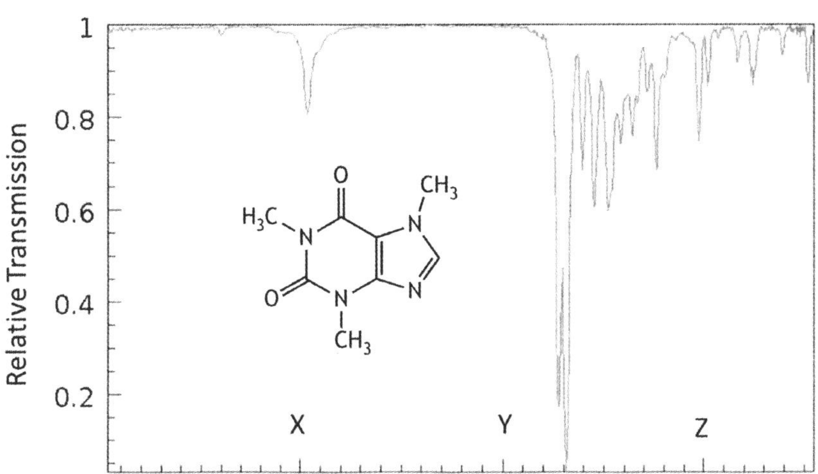

Welche Werte haben X, Y und Z auf der Wellenzahlen-Skala?

(A) X = 3000 cm^{-1}, Y = 2000 cm^{-1}, Z = 1000 cm^{-1}
(B) X = 30000 cm^{-1}, Y = 20000 cm^{-1}, Z = 10000 cm^{-1}
(C) X = 4500 cm^{-1}, Y = 6000 cm^{-1}, Z = 7500 cm^{-1}
(D) X = 7500 cm^{-1}, Y = 6000 cm^{-1}, Z = 4500 cm^{-1}
(E) X = 1000 cm^{-1}, Y = 2000 cm^{-1}, Z = 3000 cm^{-1}

Messung von IR-Spektren

1374 Welche Aussagen treffen zu?
Die IR-spektroskopische Identifizierung von Arzneistoffen kann nach dem Arzneibuch u.a. in den folgenden Formen ausgeführt werden:

(1) Flüssigkeit als Film
(2) Feststoff als Lösung
(3) Feststoff als Dispersion in Paraffin
(4) Gas in spezieller Gasküvette

(A) nur 1 ist richtig
(B) nur 1 und 2 sind richtig
(C) nur 2 und 3 sind richtig
(D) nur 1, 2 und 3 sind richtig
(E) 1 bis 4 = alle sind richtig

1375 Welche Aussage trifft **nicht** zu?
Zur Aufnahme eines IR-Spektrums im Bereich von 4000 bis 670 cm^{-1} eignen sich:

(A) Pressling mit KBr
(B) Paste in Paraffin zwischen NaCl-Platten
(C) Film zwischen NaCl-Platten
(D) Lösung in Quarz-Küvette
(E) Film auf Thalliumbromidiodid

1376 Welche Aussagen treffen zu?
Bei der Aufnahme eines Infrarotspektrums ist es möglich, die zu untersuchende Substanz zu messen

(1) als Film zwischen zwei plangeschliffenen NaCl-Platten, wenn eine wenig flüchtige Flüssigkeit vorliegt
(2) in Lösung (in der Regel in $CHCl_3$ oder CCl_4) in geeigneten Küvetten
(3) als Pressling in Kaliumbromid bei Festsubstanzen
(4) als Suspension in Paraffinöl („Nujol") bei Festsubstanzen

(A) nur 1 und 2 sind richtig
(B) nur 2 und 3 sind richtig
(C) nur 1, 3 und 4 sind richtig
(D) nur 2, 3 und 4 sind richtig
(E) 1 bis 4 = alle sind richtig

1377 Ein FT-IR-Spektrum des Arzneistoffs Lidocain (siehe Formel), vermessen als KBr-Pressling gegen Luft, wurde unter unvollständiger Kompensation mit der Umgebungsluft aufgenommen.
Welche der folgenden Erscheinungen deutet auf diesen Umstand hin?

O
N
H
N

(A) eine intensive Absorptionsbande bei ca. 2350 cm^{-1} (Kohlendioxid-Bande)
(B) das Ausbleiben der Carbonylabsorption bei 1750–1650 cm^{-1} (Säurequenching)
(C) eine extrem hohe Absorption von über 80 % im Bereich von 4000–3800 cm^{-1} (Streueffekt)
(D) das Auftreten charakteristischer Oberschwingungen im Fingerprint-Bereich (Signalaufspaltung)
(E) eine Verschiebung aller Signale um ca. 10 cm^{-1} zu kleineren Wellenzahlen *(Downfield-Shift)*

1378 Der CO_2-Gehalt der Luft in einem geschlossenen Laborraum steigt durch die vom Laborpersonal ausgeatmete Luft im Laufe der Zeit an.
Bei welchem analytischen Verfahren führt dieser Umstand bei fehlender Kompensation zur Beeinträchtigung des Messergebnisses?

(A) Quantitative Analyse mittels GC-MS
(B) Quantitative Analyse mittels CE und UV-Detektion
(C) Quantitative Analyse mittels Flammen-AES
(D) Arzneistoffidentifizierung mittels FT-IR-Spektroskopie
(E) Qualitative Analyse mittels Flammen-AAS

1379 Welche Aussagen zur Infrarotspektroskopie treffen zu?

(1) Unter NIR versteht man den IR-Bereich von 200 cm^{-1}–20 cm^{-1}.
(2) Unter FT-IR versteht man den IR-Bereich von 12500 cm^{-1}–4000 cm^{-1}.
(3) Unter der „ATR-Technik" versteht man die „Abgeschwächte Totalreflexions-IR-Spektroskopie".

(A) nur 1 ist richtig
(B) nur 2 ist richtig
(C) nur 3 ist richtig
(D) nur 1 und 3 sind richtig
(E) 1 bis 3 = alle sind richtig

1380 Der linke Teil der Abbildung zeigt ein FT-IR-Spektrum von Methenamin in der üblichen Darstellung (Transmission T als Funktion der Wellenzahl).
Im rechten Teil der Abbildung sehen Sie das gleiche Spektrum, bei dem für die Abszisse eine andere Auftragung gewählt wurde.

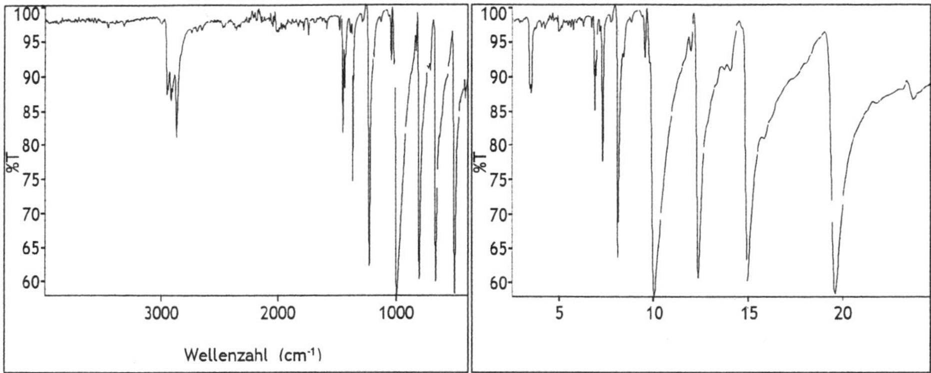

Welche Größe wurde auf der Abszisse aufgetragen?

(A) Frequenz in GHz
(B) Frequenz in MHz
(C) Wellenlänge in nm
(D) Wellenlänge in µm
(E) kinetische Energie in eV

11.8.4 Pharmazeutische Anwendungen, insbesondere nach Arzneibuch

1381 Welche Aussage trifft **nicht** zu?
Zur IR-spektroskopischen Gehaltsbestimmung von Arzneistoffen können folgende Größen herangezogen werden:

(A) spektrale Bandbreite
(B) prozentuale Durchlässigkeit
(C) integrale Absorption
(D) Transmission
(E) Absorption

1382 Mittels IR-Spektroskopie sind Gehaltsbestimmungen organischer Arzneistoffe möglich.
Welche Größe einer ausgewählten Absorptionsbande kann dazu **nicht** herangezogen werden?

(A) Absorption
(B) Integrale Absorption
(C) Durchlässigkeit
(D) Absorptionswellenlänge
(E) Transmission

11.8.5 Spektroskopie im nahen Infrarot (Nahinfrarotspektroskopie, NIR)

1383 Welche Aussagen zur NIR-Spektroskopie treffen zu?

(1) Der Spektralbereich des NIR umfasst Wellenlängen von etwa 800 nm bis etwa 2,5 µm.
(2) Es werden Oberschwingungen und Kombinationsschwingungen angeregt.
(3) Bei der NIR-Spektroskopie wird energiereichere elektromagnetische Strahlung eingesetzt als bei der IR (MIR)-Spektroskopie.
(4) Feststoffproben eines Arzneistoffs, die unterschiedliche Korngrößen aufweisen, können unterschiedliche NIR-Spektren ergeben.

(A) nur 3 ist richtig
(B) nur 2 und 3 sind richtig
(C) nur 2 und 4 sind richtig
(D) nur 1, 2 und 3 sind richtig
(E) 1 bis 4 = alle sind richtig

1384 Welche Aussagen über die bei der NIR-Spektroskopie eingesetzte elektromagnetische Strahlung treffen zu?

(1) Der NIR-Bereich des elektromagnetischen Spektrums wird auch als Terahertz-Bereich (THz) bezeichnet.
(2) Der Wellenlängenbereich von NIR-Strahlung liegt zwischen etwa 0,8 µm und etwa 2,5 µm.
(3) Der NIR-Bereich schließt sich im elektromagnetischen Spektrum direkt an den Bereich der Mikrowellenstrahlung an.
(4) NIR-Strahlung liegt im Wellenzahlenbereich von etwa 12500 cm^{-1} bis etwa 4000 cm^{-1}

(A) nur 1 und 2 sind richtig
(B) nur 2 und 4 sind richtig
(C) nur 3 und 4 sind richtig
(D) nur 1, 2 und 3 sind richtig
(E) 1 bis 4 = alle sind richtig

1385 Welche Aussage zur NIR-Spektroskopie trifft zu?

(A) Das Verfahren ist zur Vermessung von Festsubstanzen ungeeignet.
(B) Durch NIR-Strahlung werden nur Grundschwingungen, nicht jedoch störende Oberschwingungen angeregt.
(C) Beim Messverfahren der diffusen Reflexion ist die Absorption der elektromagnetischen Strahlung proportional zum Logarithmus ihrer Intensität.
(D) NIR-Strahlung ist energiereicher als die bei der IR-Spektroskopie eingesetzte MIR-Strahlung.
(E) Quantitative Bestimmungen können ohne Kalibrierung der Geräte vorgenommen werden.

1386 Welche Aussagen zur NIR-Spektroskopie treffen zu?

(1) Im nahen IR-Bereich zwischen $\tilde{\nu}$ = 12500 und 4000 cm^{-1} wirken höhere Energiebeträge auf die Moleküle ein als im normalen mittleren IR-Bereich.
(2) Mit der NIR-Spektroskopie lassen sich feste Substanzen **nicht** direkt vermessen.
(3) Die Suspension einer Substanz lässt sich mit der NIR-Spektroskopie prinzipiell **nicht** vermessen.
(4) Mit der NIR-Spektroskopie sind auch quantitative Bestimmungen möglich.
(5) Ein Messverfahren in der NIR-Spektroskopie ist die Messung der diffusen Reflexionen.

(A) nur 4 und 5 sind richtig
(B) nur 1, 2 und 3 sind richtig
(C) nur 1, 4 und 5 sind richtig
(D) nur 2, 3 und 4 sind richtig
(E) nur 3, 4 und 5 sind richtig

1387* Welche Aussage zur NIR-Spektroskopie trifft zu?

(A) Bei der NIR-Spektroskopie wird energieärmere elektromagnetische Strahlung eingesetzt als bei der IR (MIR)-Spektroskopie.
(B) Bei der NIR-Spektroskopie werden Ober- und Kombinationsschwingungen angeregt.
(C) Die NIR-Spektroskopie wird vorwiegend zur Spurenanalytik eingesetzt.
(D) Oberschwingungen erfordern zur Anregung typischerweise energieärmere elektromagnetische Strahlung als die entsprechende Grundschwingung.
(E) Die Aufnahme eines Spektrums im Transmissionsverfahren ist im Gegensatz zur IR (MIR)-Spektroskopie nicht möglich.

1388* Welche Aussage zur NIR-Spektroskopie trifft zu?

(A) Bei der NIR-Spektroskopie wird energieärmere elektromagnetische Strahlung eingesetzt als bei der IR (MIR)-Spektroskopie.
(B) Bei der NIR-Spektroskopie werden Ober- und Kombinationsschwingungen nur selten beobachtet.
(C) Die NIR-Spektroskopie wird vorwiegend zur Spurenanalytik eingesetzt.
(D) Die Anregung von Oberschwingungen erfordert energiereichere elektromagnetische Strahlung als die Anregung der entsprechenden Grundschwingung.
(E) Bei der NIR-Spektroskopie ist die Aufnahme eines Spektrums im Transmissionsverfahren – im Gegensatz zur IR (MIR)-Spektroskopie – **nicht** möglich.

1389* Welche der folgenden Substanzeigenschaften können das Erscheinungsbild eines NIR-Spektrums beeinflussen?

(1) Teilchengröße
(2) Kristallstruktur
(3) Molekülstruktur
(4) Kristallwassergehalt

(A) nur 1 und 2 sind richtig
(B) nur 1 und 3 sind richtig
(C) nur 2 und 3 sind richtig
(D) nur 1, 2 und 4 sind richtig
(E) 1 bis 4 = alle sind richtig

1390* Welche Aussage trifft zu?
Die NIR-Spektroskopie wird überwiegend eingesetzt zur:

(A) Identitätsprüfung von festen und halbfesten Analyten
(B) Unterscheidung von Enantiomeren
(C) Konformationsanalyse
(D) Strukturbestimmung
(E) Molekulargewichtsbestimmung

1391 Welche Aussagen treffen zu?
NIR-Spektroskopie ist ein Verfahren, das sich eignet

(1) zu Gehaltsbestimmungen
(2) zu Prüfungen von Arzneistoffen auf Identität
(3) zur Strukturaufklärung von Verbindungen unbekannter Struktur
(4) zur Unterscheidung unterschiedlicher Formen eines polymorphen Arzneistoffs

(A) nur 1 ist richtig
(B) nur 2 und 3 sind richtig
(C) nur 1, 2 und 4 sind richtig
(D) nur 1,3 und 4 sind richtig
(E) nur 2, 3 und 4 sind richtig

1392 Obwohl NIR-Spektren – im Vergleich zu IR-(MIR)-Spektren – bandenarm sind, lassen sich daraus vielfältige Informationen gewinnen.
Welche Aussagen zu Einsatzgebieten und Leistungsfähigkeit der NIR-Spektroskopie treffen zu?

(1) Unterschiedliche Kristallformen eines polymorphen Arzneistoffs können mittels NIR-Spektroskopie unterschieden werden.
(2) Mittels NIR-Spektroskopie kann eine Online-Prüfung auf Gleichförmigkeit des Gehalts von Tabletten durchgeführt werden.
(3) Die NIR-Spektroskopie ist (u.a. wegen der vergleichsweise hohen Eindringtiefe der NIR-Strahlung) zur Identifizierung getrockneter Pflanzenteile (Teedrogen) wie Pfefferminzblätter geeignet.
(4) Die NIR-Spektroskopie ist zur Identifizierung von Stammverreibungen von Arzneistoffen in Salbengrundlagen (Rezepturkonzentrate) geeignet.
(5) Die NIR-Spektroskopie ist zur Identifizierung farbloser Flüssigkeiten (z. B. Lösungsmittel) geeignet.

(A) nur 1 ist richtig
(B) nur 2 ist richtig
(C) nur 1, 2 und 4 sind richtig
(D) nur 1, 2, 3 und 4 sind richtig
(E) 1 bis 5 = alle sind richtig

11.9 Raman-Spektroskopie

1393 Ein bestimmtes schwingungsspektroskopisches Analyseverfahren zur Untersuchung von Molekülen kann folgendermaßen beschrieben werden:
Bei Einstrahlung monochromatischen Lichts (Wellenlänge z. B. 532 nm oder 785 nm oder 1064 nm) mittels eines Laserstrahls führt ein kleiner Teil der eingestrahlten Energie zur Anregung von Molekülschwingungen. Dabei tritt längerwelliges Streulicht auf, dessen Intensität in Abhängigkeit von seiner Wellenlänge als Spektrum registriert wird.
Auf welches der genannten Verfahren trifft diese Beschreibung zu?

(A) NMR-Spektroskopie
(B) UV/Vis-Spektroskopie
(C) Raman-Spektroskopie
(D) NIR-Spektroskopie
(E) IR (MIR)-Spektroskopie

1394 Welche Aussagen zur Raman-Spektroskopie treffen zu?

(1) Als Lichtquelle zur Anregung der Analyten ist monochromatische Laserstrahlung geeignet.
(2) Raman-Messungen werden durch Fluoreszenz-Erscheinungen gestört.
(3) Mittels Raman-Spektroskopie können Wirkstoffe in ungeöffneten Hartgelatine-Steckkapseln identifiziert werden.

(A) nur 1 ist richtig
(B) nur 2 ist richtig
(C) nur 3 ist richtig
(D) nur 2 und 3 sind richtig
(E) 1 bis 3 = alle sind richtig

1395 Bei der Raman-Spektroskopie wird die Intensität der Raman-Streustrahlung gemessen. Welche Aussagen treffen zu?

(1) Wegen der geringen Intensität der Raman-Streustrahlung wird zur Anregung der Analyten Licht hoher Intensität verwendet.
(2) Raman-Spektren von Feststoffen können im Allgemeinen unverdünnt und ohne Probenvorbereitung aufgenommen werden.
(3) Wässrige Lösungen von Arzneistoffen können in Primärpackmitteln aus Glas untersucht werden, ohne die Primärpackmittel zu öffnen.

(A) nur 1 ist richtig
(B) nur 2 ist richtig
(C) nur 3 ist richtig
(D) nur 2 und 3 sind richtig
(E) 1 bis 3 = alle sind richtig

1396 Welche Aussage zur Raman-Spektroskopie trifft zu?

(A) Die Raman-Spektroskopie ist eine Atomspektroskopie.
(B) Raman-Spektren sind Emissionsspektren.
(C) Im Raman-Spektrum besitzen alle Banden eine größere Wellenlänge als das Anregungslicht.
(D) Alle optischen Bauteile von Raman-Spektrometern, wie Linsen, Fenster, Küvetten, müssen aus Quarzglas hergestellt sein.
(E) Im Raman-Spektrum treten die Absorptionen der asymmetrischen Molekülschwingungen auf.

1397 Welche Aussagen zur Raman-Spektroskopie treffen zu?

(1) In einem Raman-Spektrum wird üblicherweise die Absorption elektromagnetischer Strahlung gegen die Wellenzahl aufgetragen.
(2) Raman-Streustrahlung tritt auf, wenn sich die Polarisierbarkeit der untersuchten Moleküle während einer Molekülschwingung ändert.
(3) Raman-Spektroskopie beruht auf der Beugung elektromagnetischer Wellen.

(A) nur 2 ist richtig
(B) nur 3 ist richtig
(C) nur 1 und 2 sind richtig
(D) nur 1 und 3 sind richtig
(E) 1 bis 3 = alle sind richtig

1398 Abgebildet ist ein Raman-Spektrum von Tetrachlormethan (CCl_4), in dem drei Bereiche gekennzeichnet sind:

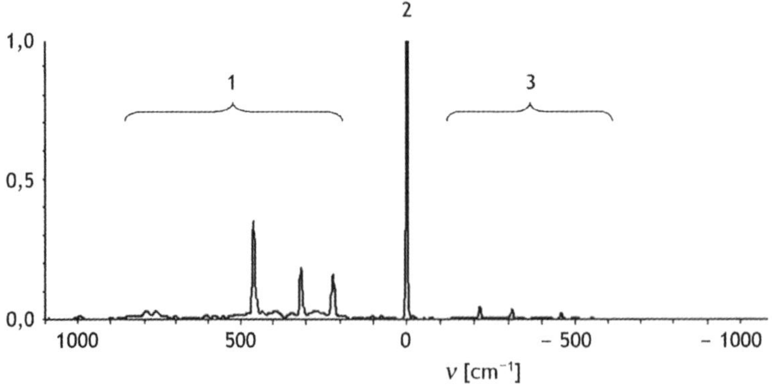

Welche Zuordnung der beobachteten Strahlung zu den Bereichen 1 bis 3 trifft zu?

(A) Bereich 1: Stokes-Strahlung;
Bereich 2: Rayleigh-Streuung;
Bereich 3: Anti-Stokes-Strahlung
(B) Bereich 1: Anti-Stokes-Strahlung;
Bereich 2: Stokes-Strahlung;
Bereich 3: Fluoreszenz-Strahlung
(C) Bereich 1: Rayleigh-Streuung;
Bereich 2: γ-Strahlung;
Bereich 3: Anti-Stokes-Strahlung
(D) Bereich 1: Rayleigh-Streuung;
Bereich 2: circulardichroistische Strahlung;
Bereich 3: Stokes-Strahlung
(E) Bereich 1: Rayleigh-Streuung;
Bereich 2: Raman-Streuung;
Bereich 3: diffuse Totalreflexionsstrahlung

1399 Bei der Raman-Spektroskopie werden Emissionsspektren aufgenommen.
Welche Aussagen treffen zu?

(1) Zur Schwingungsanregung ist monochromatische Laserstrahlung geeignet.
(2) Zur Schwingungsanregung ist sichtbares Licht geeignet.
(3) Raman-Messungen werden durch Fluoreszenz-Erscheinungen gestört.

(A) nur 1 ist richtig
(B) nur 2 ist richtig
(C) nur 3 ist richtig
(D) nur 2 und 3 sind richtig
(E) 1 bis 3 = alle sind richtig

1400 Bei der Raman-Spektroskopie wird die Intensität der Raman-Streustrahlung gemessen.
Welche Aussagen treffen zu?

(1) Raman-Spektrometer müssen mit einer intensiven Lichtquelle ausgestattet sein, da die Raman-Streustrahlung im Vergleich zur Rayleigh-Streustrahlung nur von geringer Intensität ist.
(2) Feststoffe können im Allgemeinen unverdünnt und ohne Probenvorbereitung der Raman-Spektroskopie unterzogen werden.
(3) Wässrige Lösungen von Arzneistoffen können wegen extrem starker Lichtstreuung durch das Lösungsmittel Wasser nicht untersucht werden.

(A) nur 1 ist richtig
(B) nur 2 ist richtig
(C) nur 3 ist richtig
(D) nur 1 und 2 sind richtig
(E) 1 bis 3 = alle sind richtig

1401* Welche Aussage zur Anwendbarkeit der Raman-Spektroskopie trifft zu?

(A) Raman-Spektroskopie kann ausschließlich zur qualitativen Charakterisierung von Analyten, nicht aber zu deren quantitativer Bestimmung dienen.
(B) Die Substanzproben können nur in Lösung analysiert werden.
(C) Da Wasser, insbesondere bei Anregung mit sichtbarem Licht sichtbarer Wellenlängen, sehr stark aktiviert wird, sind wässrige Probenlösungen zur Messung grundsätzlich ungeeignet.
(D) Eine durch die Anregungsstrahlung eventuell induzierte Eigenfluoreszenz organischer Moleküle stört die Messung grundsätzlich nicht.
(E) Raman-Spektroskopie kann zur Untersuchung der Polymorphie von Arzneistoffen genutzt werden.

1402* Welche Aussagen über Raman-Spektroskopie treffen zu?

(1) Raman-Spektroskopie zählt zu den emissionsspektroskopischen Verfahren.
(2) Analysiert wird die Intensität der nach inelastischer Streuung der Anregungsstrahlung emittierten Strahlung.
(3) Es werden Molekülschwingungen angeregt.
(4) Bei der Raman-Spektroskopie wird – verglichen mit der Infrarotspektroskopie – deutlich energieärmere Anregungsstrahlung eingesetzt.
(5) Raman-Spektroskopie kann sowohl auf qualitative als auch auf quantitative analytische Fragestellungen angewendet werden.

(A) nur 1 und 3 sind richtig
(B) nur 2 und 4 sind richtig
(C) nur 3 und 5 sind richtig
(D) nur 1, 2, 3 und 5 sind richtig
(E) nur 2, 3, 4 und 5 sind richtig

1403 Welche Aussage zu den Einsatzgebieten der IR (MIR)-, NIR- und Raman-Spektroskopie trifft **nicht** zu?

(A) Der Wassergehalt unterschiedlich feuchter Pulver kann mittels NIR-Spektroskopie untersucht werden.
(B) Die Identität eines kristallinen Arzneistoffs kann mittels IR (MIR)-Spektroskopie durch Vergleich mit einer kristallinen Referenzsubstanz bestätigt werden.
(C) Die Identität eines amorphen Arzneistoffs kann mittels IR (MIR)-Spektroskopie durch Vergleich mit einer amorphen Referenzsubstanz bestätigt werden.
(D) Arzneistoffe, die in wässriger Lösung vorliegen, können wegen der hohen Raman-Aktivität des polaren Lösungsmittels Wasser mittels Raman-Spektroskopie erst nach rückstandsfreier Entfernung des Wassers untersucht werden.
(E) Identitätsprüfungen von Fertigarzneimitteln in der Primärverpackung (z. B. mit Kunststofffolien verblisterte Tabletten) können mittels NIR- und Raman-Spektroskopie durchgeführt werden.

11.10 Kernresonanzspektroskopie (NMR)

Zur NMR-Spektroskopie siehe auch MC-Fragen Nr. 1322, 1550, 1556, 1558, 1559, 1566–1569, 1811.

11.10.1 Grundlagen der NMR-Spektroskopie

1404 Welcher der folgenden durch Energieeinwirkung induzierten Vorgänge im Molekül wird in der NMR-Spektroskopie ausgenutzt?

(A) Rotation des Moleküls um seinen Schwerpunkt
(B) Schwingungen innerhalb des Moleküls
(C) Anhebung von Bindungs- oder Außenelektronen auf höhere Energieniveaus
(D) Umorientierung von Kernen in einem Magnetfeld
(E) Ionisierung von Doppelbindungen

1405 Welche der folgenden Eigenschaften sind günstig für ein Kernresonanz-Experiment?

(1) „empfindliche Kerne“ (hohes gyromagnetisches Verhältnis)
(2) Kerne mit der Kernspinquantenzahl $I = ½$
(3) Kerne mit großem magnetischen Moment μ
(4) Kerne mit hoher natürlicher Häufigkeit

(A) nur 4 ist richtig
(B) nur 1 und 2 sind richtig
(C) nur 2 und 3 sind richtig
(D) nur 3 und 4 sind richtig
(E) 1 bis 4 = alle sind richtig

1406* Welche Aussagen treffen zu?
Ein Atomkern ist NMR-aktiv, wenn

(1) Ordnungszahl und Massenzahl gerade sind
(2) Ordnungszahl und Massenzahl ungerade sind
(3) die Ordnungszahl gerade und die Massenzahl ungerade ist
(4) die Ordnungszahl ungerade und die Massenzahl gerade ist

(A) nur 1 und 2 sind richtig
(B) nur 3 und 4 sind richtig
(C) nur 1, 2 und 3 sind richtig
(D) nur 1, 3 und 4 sind richtig
(E) nur 2, 3 und 4 sind richtig

1407* Welche Aussagen treffen zu?
Damit ein Isotop NMR-Messungen zugänglich ist,

(1) müssen Ordnungszahl und Massenzahl gerade Zahlen sein
(2) müssen die Elektronen eine Spinquantenzahl von +1/2 aufweisen
(3) muss die Spinquantenzahl seines Kerns größer null sein

(A) nur 1 ist richtig
(B) nur 2 ist richtig
(C) nur 3 ist richtig
(D) nur 2 und 3 sind richtig
(E) 1 bis 3 = alle sind richtig

1408 Welche der genannten Isotope haben ein gyromagnetisches Verhältnis von null?

(1) ^{1}H
(2) ^{12}C
(3) ^{13}C
(4) ^{14}N
(5) ^{32}S

(A) nur 1 und 3 sind richtig
(B) nur 2 und 4 sind richtig
(C) nur 2 und 5 sind richtig
(D) nur 1, 3 und 4 sind richtig
(E) nur 2, 3 und 5 sind richtig

1409* Welche der folgenden Atomkerne sind NMR-inaktiv?

(1) ^{1}H
(2) ^{19}F
(3) ^{12}C
(4) ^{16}O

(A) nur 1 ist richtig
(B) nur 2 ist richtig
(C) nur 1 und 2 sind richtig
(D) nur 3 und 4 sind richtig
(E) 1 bis 4 = alle sind richtig

1410 Welcher der folgenden Atomkerne ist **nicht** NMR-aktiv?

(A) ^{1}H
(B) ^{2}H (=D)
(C) ^{13}C
(D) ^{19}F
(E) ^{32}S

1411 Welche der folgenden Atomkerne sind für kernresonanzspektrometrische Untersuchungen geeignet?

(1) ^{1}H
(2) ^{2}H
(3) ^{12}C
(4) ^{15}N
(5) ^{32}S

(A) nur 1 ist richtig
(B) nur 1 und 5 sind richtig
(C) nur 2 und 3 sind richtig
(D) nur 1, 2 und 4 sind richtig
(E) 1 bis 5 = alle sind richtig

1412* Welche Atomkernsorte besitzt die Kernspinquantenzahl I = 1?

(A) ^{1}H
(B) ^{2}H(D)
(C) ^{13}C
(D) ^{19}F
(E) ^{31}P

1413

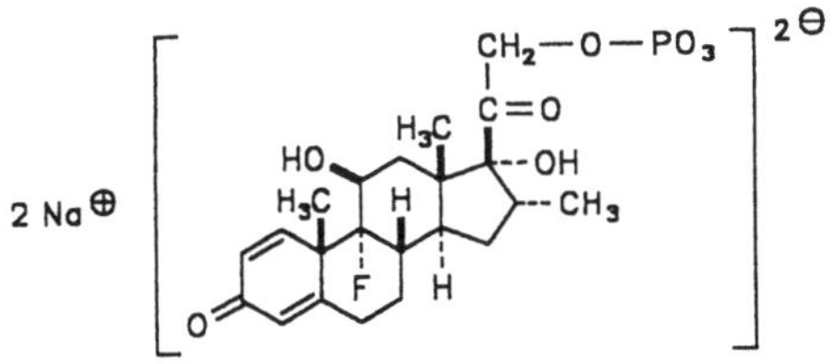

Von dem Arzneistoff „Dexamethasondihydrogenphosphat-Dinatrium“ (siehe obige Formel) werden NMR-Spektren mit einem PFT-Spektrometer aufgenommen.
Das NMR-Spektrum welchen Kerns liefert den größten Informationsgehalt über die Struktur des Grundgerüstes?

(A) ^{13}C
(B) ^{19}F
(C) ^{23}Na
(D) ^{17}O
(E) ^{31}P

1414

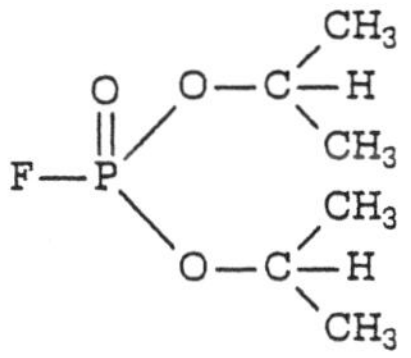

Welches Element in Fluostigmin (siehe obige Abbildung) lässt sich – natürliche Isotopenverteilung vorausgesetzt – am schlechtesten kernresonanzspektroskopisch erfassen?

(A) Wasserstoff
(B) Kohlenstoff
(C) Sauerstoff
(D) Phosphor
(E) Fluor

1415 Welche der gekennzeichneten Atome können in natürlicher Isotopenverteilung für die Kernresonanzspektroskopie der folgenden Verbindung herangezogen werden?

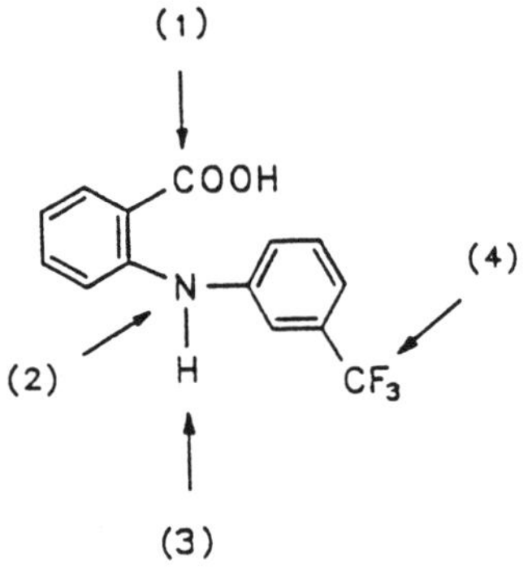

(1) COOH
(2) N
(3) H
(4) CF_3

(A) nur 1 ist richtig
(B) nur 3 ist richtig
(C) nur 1 und 3 sind richtig
(D) nur 1, 2 und 3 sind richtig
(E) 1 bis 4 = alle sind richtig

1416* Welche Aussage trifft zu?
Unter Relaxation versteht man in der NMR-Spektroskopie die

(A) Energieübertragung vom Sender auf das Spinsystem im Resonanzfall
(B) Zeit, welche zur Anregung des Systems gebraucht wird
(C) Justierung des TMS-Signals auf $\delta = 0$ ppm
(D) Desaktivierung angeregter Kerne (Übergang vom angeregten in den Ausgangszustand)
(E) Auftreten einer Quermagnetisierung

1417 Welche Aussage zur chemischen Äquivalenz von Kernen bei der NMR-Spektroskopie trifft **nicht** zu?

(A) Zwei Kerne sind chemisch äquivalent, wenn sie durch eine Symmetrieoperation des Moleküls wechselseitig aufeinander abgebildet werden können.
(B) Homotope Kerne sind chemisch äquivalent.
(C) Die beiden Protonen im 1,1-Difluorethen sind chemisch äquivalent.
(D) Die beiden Protonen im Difluormethan sind chemisch äquivalent.
(E) Wenn zwei Kerne chemisch äquivalent sind, dann sind sie auch magnetisch äquivalent.

11.10.2 Messmethodik und instrumentelle Anordnung

1418* Welche Aussagen treffen zu?
Zur Beobachtung kernmagnetischer Resonanzsignale von H-Atomkernen werden benötigt:

(1) ein Radiofrequenzsender
(2) ein homogenes Magnetfeld
(3) ein Radiofrequenzempfänger
(4) elektromagnetische Strahlung im Mikrowellenbereich

(A) nur 1 und 2 sind richtig
(B) nur 2 und 3 sind richtig
(C) nur 1, 2 und 3 sind richtig
(D) nur 1, 3 und 4 sind richtig
(E) nur 2, 3 und 4 sind richtig

1419 Welches Bauelement enthält ein NMR-Spektrometer typischerweise **nicht**?

(A) Empfängerspule
(B) Senderspule
(C) Hochfrequenzsender
(D) Prisma
(E) Magnet

1420 Bei der NMR-Spektroskopie wird Strahlung aus dem Spektralbereich der Radiowellen eingesetzt.
Wie groß ist die Frequenz von Radiowellen der Wellenlänge $\lambda = 1$ m?

(A) 100 MHz
(B) 200 kDa
(C) $300 \cdot 10^6\ s^{-1}$
(D) 400 GHz
(E) 500 hPa

1421* Welche Aussage trifft zu?
In der NMR-Spektroskopie ist das Maß für die Zahl der NMR-aktiven Kerne in der Probe

(A) die Fläche unter dem Resonanzsignal
(B) die bei halber Höhe gemessene Linienbreite des Signals
(C) die Größe der Kopplungskonstanten
(D) die Größe der chemischen Verschiebung δ
(E) die Höhe des Signals

1422 Welche NMR-spektroskopisch relevanten Größen sind von der magnetischen Flussdichte des äußeren Magnetfelds des NMR-Spektrometers abhängig?

(1) die chemische Verschiebung eines Protons relativ zum Standard TMS
(2) die Frequenz der Präzessionsbewegung eines Kerns
(3) die magnetische Quantenzahl eines Kerns
(4) die Wellenlänge der zur Anregung eines Kerns eingesetzten elektromagnetischen Strahlung

(A) nur 1 ist richtig
(B) nur 1 und 4 sind richtig
(C) nur 2 und 3 sind richtig
(D) nur 2 und 4 sind richtig
(E) nur 3 und 4 sind richtig

1423 Welche Aussage zur Fourier-Transformations-NMR-Spektroskopie (FT-NMR) trifft **nicht** zu?

(A) Ein sehr kurzer (µs-Bereich) Radiofrequenzimpuls enthält in einem breiten Anregungsband die Resonanzfrequenzen aller Kerne des zu untersuchenden Isotops.
(B) Das statische Hauptmagnetfeld wird mit Hilfe von supraleitenden Elektromagneten erzeugt, die mit flüssigem Helium und flüssigem Stickstoff gekühlt werden.
(C) Durch schnelle Rotation der Messzelle um ihre Längsachse werden Magnetfeld-Inhomogenitäten ausgemittelt.
(D) Die Fourier-Transformation ist ein Verfahren der multivariaten Statistik und kann die Vielzahl der Frequenzdaten auf eine geringe Zahl aussagekräftiger Linearkombinationen (Hauptkomponenten) reduzieren.
(E) Signal-Akkumulation durch mehrfache Messung einer Probe und Addition aller Spektren dient dazu, das Signal-Rausch-Verhältnis zu verbessern.

1424 Welche Aussagen zur Fourier-Transformations-NMR-Spektroskopie (FT-NMR) treffen zu?

(1) Signal-Akkumulation durch mehrfache Messung einer Probe und Addition aller Spektren dient dazu, das Signal-Rausch-Verhältnis zu verbessern.
(2) Das statische Hauptmagnetfeld wird mit Hilfe von supraleitenden Elektromagneten erzeugt, die mit flüssigem Helium und flüssigem Stickstoff gekühlt werden.
(3) Durch schnelle Rotation des Magneten erfahren die Kerne in der Messzelle die notwendige Beschleunigung entlang des äußeren Feldes.

(A) nur 1 ist richtig
(B) nur 2 ist richtig
(C) nur 1 und 2 sind richtig
(D) nur 2 und 3 sind richtig
(E) 1 bis 3 = alle sind richtig

1425 Welche Aussage zur Verwendung von flüssigem Stickstoff und flüssigem Helium in leistungsfähigen NMR-Spektrometern moderner Bauart trifft zu?

(A) Flüssiges Helium wird bei der ^{13}C-NMR-Spektroskopie als Lösungsmittel eingesetzt.
(B) Flüssiges Helium wird zur Kühlung des supraleitenden Kryomagneten benötigt.
(C) Flüssiger Stickstoff wird ^{1}H-NMR-Proben zur Quantifizierung als interner Standard zugesetzt.
(D) Flüssiges Helium wird ^{1}H-NMR-Proben zur Kalibrierung des Nullpunkts in den Spektren zugesetzt.
(E) Flüssiger Stickstoff dient der Verdrängung von Singulett-Sauerstoff aus der Probenlösung und führt so zu einer reduzierten Spin-Spin-Kopplung (*broad band decoupling*) in ^{13}C-NMR-Spektren.

Lösemittel

1426 Welche Aussage trifft **nicht** zu?
Folgende Substanzen werden üblicherweise als **Lösemittel** in der ^{1}H-NMR-Spektroskopie verwendet?

(A) Deuterochloroform ($CDCl_3$)
(B) Deuteriumoxid (D_2O)
(C) Deuteriertes Methanol (CD_3OD)
(D) Tetramethylsilan [$(CH_3)_4Si$]
(E) Deuterodimethylsulfoxid [$(CD_3)_2SO$]

1427 Welches der folgenden Lösungsmittel ist zur ^{1}H-NMR-spektroskopischen Untersuchung polarer, hydrophiler Analyte am besten geeignet?

(A) Hexadeuterodimethylsulfoxid (C_2D_6SO)
(B) Deuterochloroform ($CDCl_3$)
(C) Hexadeuterobenzen (C_6D_6)
(D) Kohlenstoffdisulfid (CS_2)
(E) Tetrachlormethan (CCl_4)

1428 In der ^{1}H-NMR-Spektroskopie wird Deuterochloroform ($CDCl_3$) anstelle des viel preisgünstigeren Chloroforms ($CHCl_3$) als Lösungsmittel eingesetzt, weil der Deuteriumkern in $CDCl_3$ im Gegensatz zum H-Atomkern in $CHCl_3$ kein störendes Signal im ^{1}H-NMR-Spektrum verursacht.
Was ist die zutreffende Begründung für dieses Phänomen?

(A) Moleküle, die den Kern ^2D enthalten, haben kein Magnetfeld und sind somit **nicht** NMR-aktiv.
(B) Der Kern ^2D hat keinen Kernspin und ist somit Kernresonanzmessungen **nicht** zugänglich.
(C) Es wird bei einer gegebenen Feldstärke des Magneten eine für den Kern ^1H geeignete Betriebsfrequenz eingestellt, bei der für ^2D-Kerne keine Kernresonanzsignale registriert werden.
(D) Deuterium wird durch Bestrahlung im NMR-Gerät in das kurzlebige, instabile und zudem stark entschirmte Isotop Tritium umgewandelt und so der Registrierung entzogen.
(E) Die Signale für ^2D-Kerne werden zwar registriert, aber durch Puls-Einstrahlung unterdrückt und mittels Fouriertransformation aus dem Datensatz entfernt (PFT-NMR), so dass sie **nicht** im bearbeiteten Spektrum erscheinen.

1429 Welches der folgenden Lösungsmittel benutzt man in der ^{13}C-NMR-Spektroskopie üblicherweise für polare, hydrophile Stoffe?

(A) Hexadeuterobenzen
(B) Deuterochloroform
(C) D_2O
(D) Kohlendisulfid
(E) Tetrachlormethan

Innerer Standard

1430 Welche Aussage trifft zu?
Für die Festlegung des Nullpunktes der δ [ppm]-Skala bei der ^1H-NMR-Spektrometrie wird als innerer Standard verwendet:

(A) Dimethylformamid
(B) Tetramethylsilan
(C) Tetrachlorethan
(D) Tetranitromethan
(E) Trichlormethylsilan

1431 Die beiden abgebildeten Substanzen sollen in Bezug auf ihre Eignung als innerer Standard in der ^1H-NMR-Spektroskopie im Lösungsmittel Deuteriumoxid (D_2O) verglichen werden.

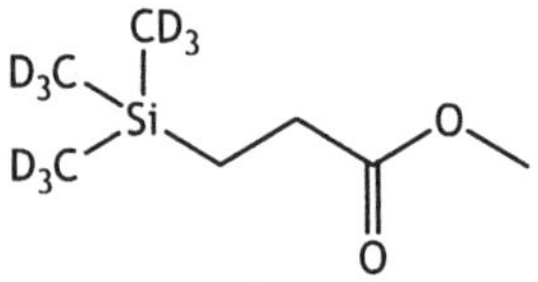

1

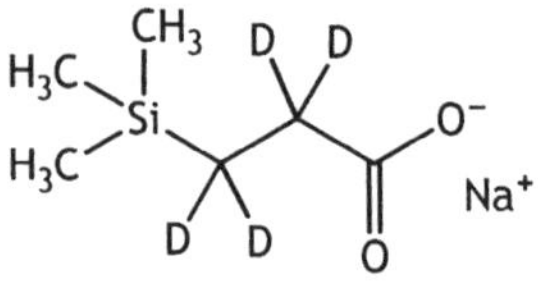

2

Welche Aussagen treffen zu?

(1) Die Verbindung **1** trägt neun chemisch äquivalente ^2H-Kerne.
(2) Die Verbindung **1** ergibt im ^1H-NMR-Spektrum ein Singulett der Intensität 9 H.
(3) Die Verbindung **2** ist polarer als die Verbindung **1**.
(4) Die Protonen der Verbindung **2** sind stärker abgeschirmt als die der Verbindung **1**.
(5) Die Verbindung **2** ist als interner Standard im Lösungsmittel D_2O besser geeignet als die Verbindung 1.

(A) nur 1 ist richtig
(B) nur 3 ist richtig
(C) nur 1, 2 und 4 sind richtig
(D) nur 1, 3, 4 und 5 sind richtig
(E) 1 bis 5 = alle sind richtig

1432 Das für ^1H-NMR-Messungen in organischen Lösungsmitteln als interner Standard üblicherweise eingesetzte Tetramethylsilan besitzt die Eigenschaft, kaum wasserlöslich zu sein.
Welche der folgenden Verbindungen ist als interner Standard für ^1H-NMR-Messungen in Deuteriumoxid (D_2O) anstelle von Tetramethylsilan am besten geeignet?

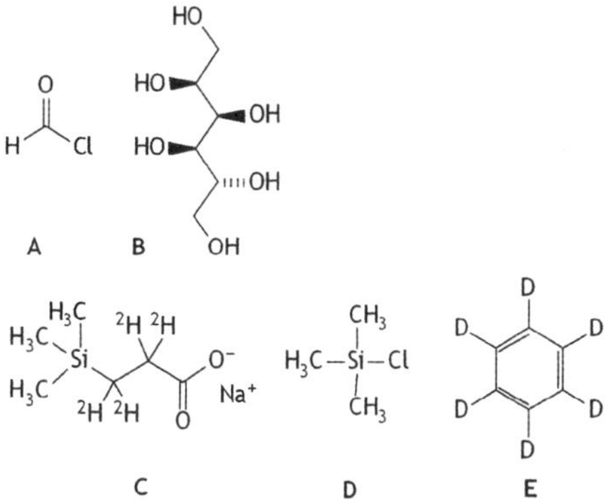

(A) Ameisensäurechlorid
(B) D-Glucitol
(C) Natrium-3-(trimethylsilyl)tetradeutero-propionat
(D) Trimethylsilylchlorid
(E) Hexadeuterobenzen

Berechnungen

1433 Welche Aussage trifft zu?
Tetramethylsilan gibt in einem ^{1}H-NMR-Experiment bei einer magnetischen Induktion von 2,35 Tesla bei ca. 100 MHz ein Resonanzsignal. Zur Beobachtung dieses Signals bei 400 MHz müsste folgende magnetische Induktion angewandt werden:

(A) 1,18 T
(B) 1,53 T
(C) 4,70 T
(D) 5,52 T
(E) 9,39 T

1434 Welche Aussage trifft zu?
Tetramethylsilan zeigt im ^{1}H-NMR-Spektrum bei einer Magnetfeldstärke von 2,35 Tesla ein Resonanzsignal bei 100 MHz. Bei Erhöhung der Feldstärke auf 4,70 Tesla ist das Signal zu erwarten bei:

(A) 25 MHz
(B) 50 MHz
(C) 100 MHz
(D) 200 MHz
(E) 400 MHz

1435 Welche Aussage trifft zu?
In einem mit einer Betriebsfrequenz von 60 MHz aufgenommenen ^{1}H-NMR-Spektrum entsprechen 0,5 ppm auf der δ-Skala:

(A) 1/120 Hz
(B) 30 Hz
(C) 60 Hz
(D) 90 Hz
(E) 120 Hz

1436* In einem bei einer Betriebsfrequenz von 400 MHz aufgenommenen ^{1}H-NMR-Spektrum wird ein Signal um 120 Hz tieffeldverschoben gegenüber Tetramethylsilan als innerem Standard registriert.
Wie groß ist die chemische Verschiebung δ_H?

(A) 0,30 ppm
(B) 1,20 ppm
(C) 3,00 ppm
(D) 4,00 ppm
(E) 12,00 ppm

11.10.3 Beziehungen zwischen Molekülstruktur und NMR-Spektrum

Chemische Verschiebung

1437 Welche der folgenden Eigenschaften des Moleküls können die chemische Verschiebung in der ^{1}H-NMR-Spektroskopie beeinflussen?

(1) van-der-Waals-Kräfte zwischen den Protonen
(2) Mesomerie-Effekte
(3) elektrische Dipole
(4) Wasserstoffbrücken

(A) nur 1 ist richtig
(B) nur 4 ist richtig
(C) nur 1 und 2 sind richtig
(D) nur 3 und 4 sind richtig
(E) 1 bis 4 = alle sind richtig

1438 Welche Aussagen zu den Grundlagen der NMR-Spektroskopie treffen zu?

(1) Die chemische Verschiebung eines Protons wird wesentlich von der Verteilung der Elektronendichte, von sterischen Effekten und Anisotropieeffekten beeinflusst.
(2) Die Fläche unter der Kurve eines ^{13}C-Resonanzsignals ist zwar korreliert mit der Zahl der an dieser Stelle des Spektrums absorbierenden Kerne, kann aber trotzdem nur eingeschränkt für quantitative Analysen herangezogen werden.
(3) Sind Protonen chemisch äquivalent, so sind sie auch magnetisch äquivalent.
(4) Der Resonanzbereich für acetylenische Protonen liegt gegenüber olefinischen Protonen prinzipiell tieffeldverschoben.

(A) nur 1 ist richtig
(B) nur 1 und 2 sind richtig
(C) nur 2 und 3 sind richtig
(D) nur 1, 3 und 4 sind richtig
(E) nur 2, 3 und 4 sind richtig

1439 Welche Aussagen treffen zu?
In der Kernresonanzspektroskopie bezeichnet man eine große chemische Verschiebung eines Signals gegenüber Tetramethylsilan als inneren Standard durch die folgenden synonymen Begriffe

(1) hohes Feld
(2) entschirmt
(3) größere ppm-Werte (δ-Werte)
(4) diamagnetischer Effekt

(A) nur 1 ist richtig
(B) nur 4 ist richtig
(C) nur 1 und 2 sind richtig
(D) nur 2 und 3 sind richtig
(E) nur 3 und 4 sind richtig

1440 Welche Aussagen zur ^{1}H-NMR-Spektroskopie treffen zu?

(1) Die chemische Verschiebung des Signals eines H-Atoms wird sowohl von der Verteilung der Elektronendichte als auch von sterischen Effekten und Anisotropieeffekten beeinflusst.
(2) Sind H-Atomkerne chemisch äquivalent, so sind sie auch magnetisch äquivalent.
(3) Der Resonanzbereich von Alkin-H-Atomen (wie z. B. in R-C ≡ C-**H**) liegt gegenüber dem olefinischer H-Atome (wie z. B. in R-C**H** = C**H**$_2$) hochfeldverschoben. (R: Methyl)

(A) nur 1 ist richtig
(B) nur 2 ist richtig
(C) nur 1 und 3 sind richtig
(D) nur 2 und 3 sind richtig
(E) 1 bis 3 = alle sind richtig

1441 Welche Aussage trifft zu?
Die folgenden Strukturelemente sind nach **zunehmender** chemischer Verschiebung der Methylgruppensignale im ^{1}H-NMR-Spektrum geordnet (OC = Carbonyl):

(A) $H_2C \cdot CH_3 < OC \cdot CH_3 < O \cdot CH_3$
(B) $H_2C \cdot CH_3 < O \cdot CH_3 < OC \cdot CH_3$
(C) $OC \cdot CH_3 < H_2C \cdot CH_3 < O \cdot CH_3$
(D) $O \cdot CH_3 < OC \cdot CH_3 < H_2C \cdot CH_3$
(E) $OC \cdot CH_3 < O \cdot CH_3 < H_2C \cdot CH_3$

1442 Welche Methylgruppen-Resonanz tritt im ^{1}H-NMR-Spektrum bei tiefstem Feld auf?

(A) $>C-CH_3$ (—C(|)(|)—CH₃)
(B) $=C(H)(CH_3)$
(C) $>N-CH_3$
(D) $-O-CH_3$
(E) $>Si-CH_3$ (—Si(|)(|)—CH₃)

1443 Welche Aussagen zur ^{1}H-NMR-Spektroskopie treffen zu?

(1) Die chemische Verschiebung des Signals eines H-Atoms wird wesentlich von der Verteilung der Elektronendichte, von sterischen Effekten und Anisotropieeffekten beeinflusst.
(2) Sind H-Atome chemisch äquivalent, so sind sie auch magnetisch äquivalent.

(3) Der Resonanzbereich des H-Atoms der funktionellen Gruppe eines Aldehyds (wie z. B. in R-CHO; R: Alkyl) liegt zwischen etwa 9 ppm und etwa 11 ppm.

(A) nur 1 ist richtig
(B) nur 2 ist richtig
(C) nur 1 und 3 sind richtig
(D) nur 2 und 3 sind richtig
(E) 1 bis 3 = alle sind richtig

1444 Welche Aussagen zur NMR-Spektroskopie treffen zu?

(1) Die Energie der eingesetzten elektromagnetischen Strahlung ist abhängig von der magnetischen Flussdichte des Magneten des NMR-Spektrometers.
(2) Abschirmung eines ^{1}H-Kerns führt zur Hochfeldverschiebung seines Resonanzsignals, Entschirmung dagegen zur Tieffeldverschiebung.
(3) Mittels NMR-Spektroskopie können nur gelöste Substanzen vermessen werden.
(4) Protonen-Breitband-Entkopplung führt zu einer Verkleinerung der Intensitäten der Signale im ^{13}C-NMR-Spektrum.

(A) nur 3 ist richtig
(B) nur 1 und 2 sind richtig
(C) nur 2 und 3 sind richtig
(D) nur 1, 3 und 4 sind richtig
(E) nur 2, 3 und 4 sind richtig

1445 Welche Aussage zu Signalen in ^{1}H-NMR-Spektren trifft zu?

(A) Aus Multiplizitäten und Aufspaltungsmustern von Resonanzsignalen kann die absolute Konfiguration eines enantiomerenreinen chiralen Arzneistoffs bestimmt werden.
(B) Aus der Lage der Resonanzsignale (chemische Verschiebung) und ihrer jeweiligen Aufspaltung (Kopplungskonstanten) können Informationen über die räumliche Anordnung von Molekülteilen zueinander gewonnen werden.
(C) Der interne Standard in der ^{1}H-NMR-Spektroskopie ist isotopenreiner Wasserstoff (Protium), der durch Trans-Membran-Systeme (TMS) generiert werden muss.
(D) Aufgrund der Verwendung deuterierter Lösungsmittel treten in den Spektren keine Lösungsmittelsignale auf.
(E) Da Spin-Spin-Kopplungen bei Raumtemperatur sowie durch Erschütterungen entarten, müssen Probenröhrchen bei sehr tiefer Temperatur (Kühlung mit flüssigem Helium) und statisch (unbewegt) vermessen werden.

Spin-Spin-Kopplung – Kopplungskonstante

1446 Welche Aussage zu Signalen in ^{1}H-NMR-Spektren trifft **nicht** zu?

(A) Feinstrukturen von Signalen sind auf Spin-Spin-Kopplungen zurückzuführen.
(B) Homonukleare Spin-Spin-Kopplungen sind zurückzuführen auf Wechselwirkungen der Spins der ^{1}H-Atomkerne über Valenzbindungen hinweg.
(C) Die effektive Stärke des Magnetfelds an einem Atomkern ist erhöht, wenn sich in Nachbarschaft dazu ein zweiter Atomkern parallelen Spins befindet.
(D) Den Linienabstand (gemessen in Hz) innerhalb eines zu einem Multiplett aufgespaltenen Signals bezeichnet man als Interferenzdifferenzmuster ΔM_I.
(E) Die Zahl der Linien, in die sich ein Signal aufspaltet (Multiplizität), richtet sich nach der Anzahl der koppelnden Atomkerne in der Umgebung und nach den möglichen Spin-Orientierungen direkt benachbarter Kerne.

1447 In einem bei einer Messfrequenz von 200 MHz aufgenommenen ^{1}H-NMR-Spektrum eines Arzneistoffs wird bei 4,0 ppm ein Dublett mit einer Kopplungskonstante von 10 Hz registriert.
Wie groß ist die Kopplungskonstante dieses Signals, wenn das Spektrum mit einem anderen Gerät bei einer Messfrequenz von 400 MHz aufgenommen wird?

(A) 5 Hz
(B) 10 Hz
(C) 20 Hz
(D) 30 Hz
(E) 40 Hz

Instrumentelle Analytik

1448 In einem bei einer Messfrequenz von 400 MHz aufgenommenen ^{1}H-NMR-Spektrum eines Arzneistoffs wird bei 7,0 ppm ein Dublett mit einer Kopplungskonstante von 20 Hz registriert.
Wie groß ist die Kopplungskonstante dieses Signals, wenn das Spektrum mit einem Gerät der Messfrequenz 600 MHz aufgenommen wird?

(A) 7 Hz
(B) 10 Hz
(C) 20 Hz
(D) 30 Hz
(E) 40 Hz

1449* Schematisch abgebildet ist ein Signal (Triplett) aus einem bei einer Messfrequenz von 200 MHz aufgenommenen NMR-Spektrum:

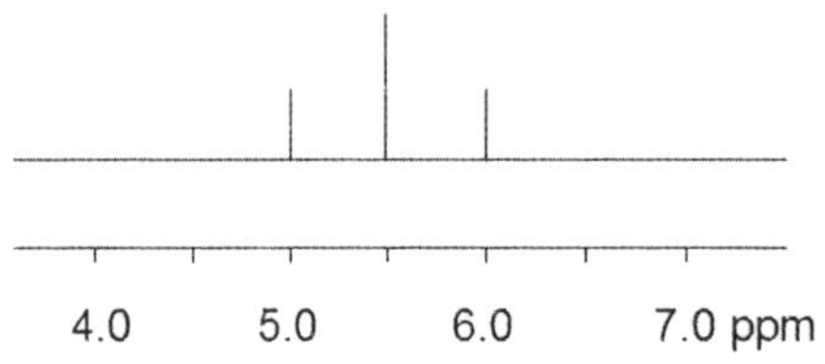

Welchen Wert hat die Kopplungskonstante des abgebildeten Signals?

(A) 40 Hz
(B) 50 Hz
(C) 60 Hz
(D) 65 Hz
(E) 100 Hz

1450 Schematisch abgebildet ist ein Signal (Triplett) aus einem bei einer Messfrequenz von 300 MHz aufgenommenen NMR-Spektrum:

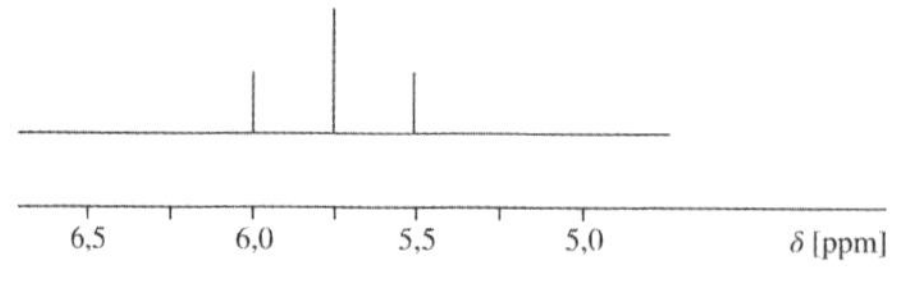

Welchen Wert hat die Kopplungskonstante des abgebildeten Signals?

(A) 40 Hz
(B) 50 Hz
(C) 60 Hz
(D) 75 Hz
(E) 100 Hz

1451 Die Abbildung zeigt (schematisch) ein aus 4 Linien bestehendes Signal aus einem NMR-Spektrum (Messfrequenz: 400 MHz).

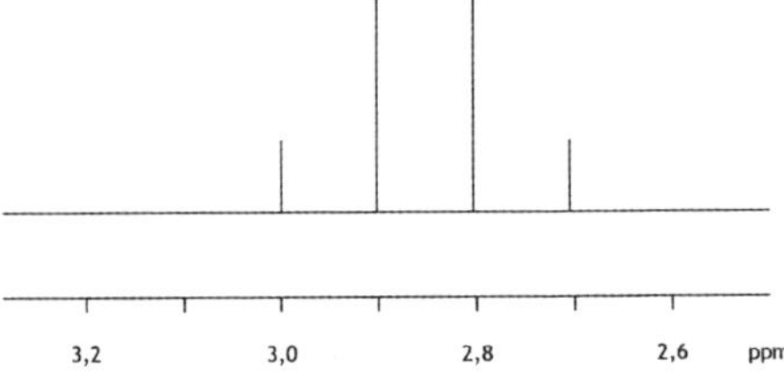

Wie groß ist die Kopplungskonstante dieses Signals?

(A) 40 Hz
(B) 60 Hz
(C) 120 Hz
(D) 200 Hz
(E) 400 Hz

1452 Die Abbildung zeigt (schematisch) ein aus vier Linien bestehendes Signal (Quadruplett) aus einem NMR-Spektrum (Messfrequenz: 600 MHz).

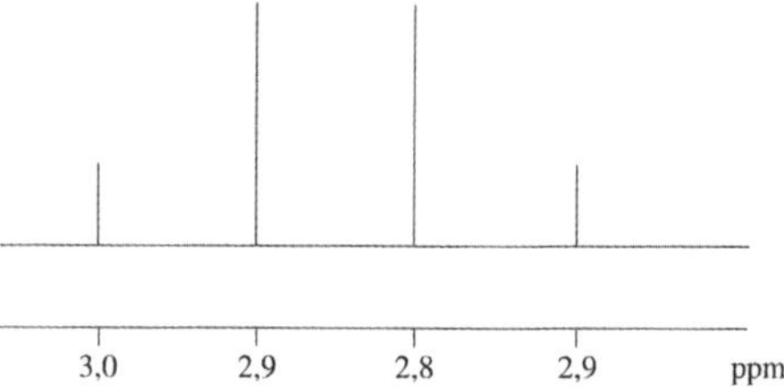

Wie groß ist die Kopplungskonstante dieses Signals?

(A) 40 Hz
(B) 60 Hz
(C) 120 Hz
(D) 200 Hz
(E) 400 Hz

1453 Abgebildet ist die Signalgruppe für ein Proton eines Arzneistoffs in einem ^{1}H-NMR-Spektrum (Messfrequenz: 400 MHz).

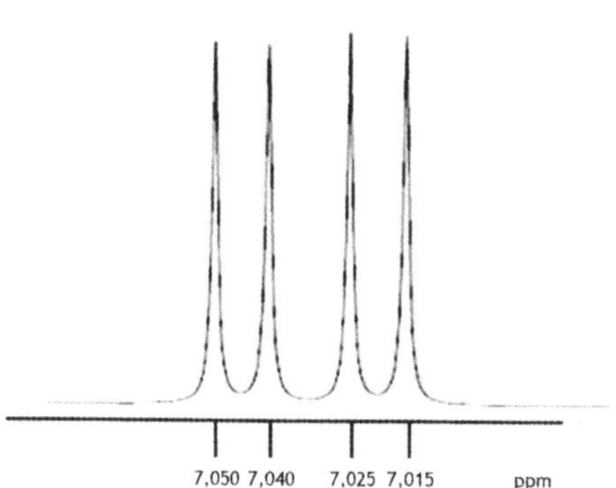

Welche Kopplungskonstante(n) hat diese Signalgruppe?

(A) 4 Hz
(B) 6 Hz
(C) 4 Hz und 6 Hz
(D) 4 Hz und 10 Hz
(E) 10 Hz

1454 Abgebildet ist die Signalgruppe eines Protons aus einem ^{1}H-NMR-Spektrum (700 MHz).

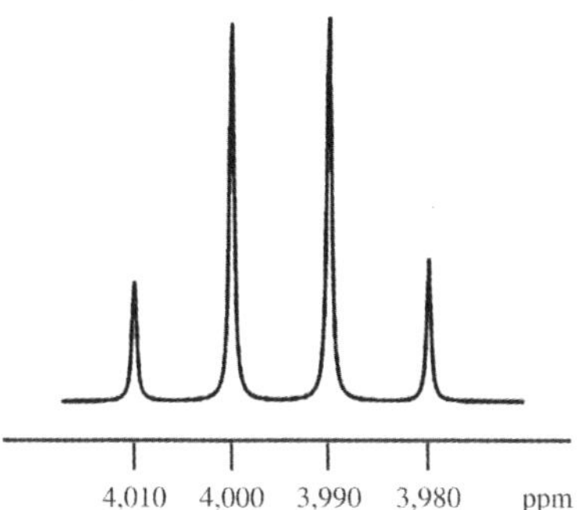

Welche Kopplungskonstante(n) hat diese Signalgruppe?

(A) 2,8 Hz
(B) 4,2 Hz
(C) 2,8 Hz und 4,2 Hz
(D) 2,8 Hz und 7,0 Hz
(E) 7,0 Hz

1455 Der abgebildete Ausschnitt eines mit einem 200 MHz-Spektrometer aufgenommenen ^{1}H-NMR-Spektrums eines Arzneistoffs zeigt zwei Signalgruppen mit einem Abstand benachbarter Linien von 0,035 ppm.

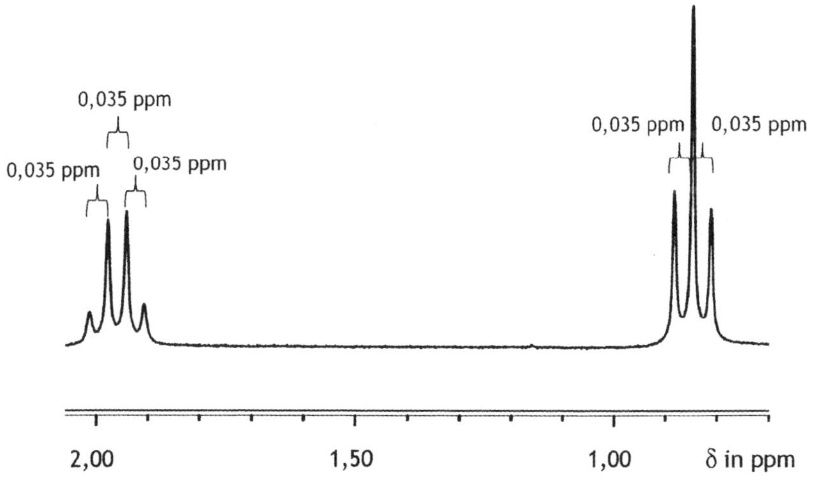

Wie groß ist näherungsweise die Kopplungskonstante J?

(A) 0,035 Hz
(B) 3,5 Hz
(C) 7,0 Hz
(D) 17,5 Hz
(E) 90 Hz

1456 Welche Aussage trifft zu?
Die Angabe ^2J für eine Kopplungskonstante in der NMR-Spektroskopie bezieht sich auf:

(A) die direkte Kopplung der Wasserstoffatome in H_2
(B) eine Kopplung über zwei Bindungen
(C) eine Kopplung zwischen zwei Heteroatom-Isotopen
(D) eine Kopplung zwischen zwei *ortho*-ständigen Aryl-H-Atomen
(E) eine „long-range"-Kopplung

Spin-Spin-Kopplung – Multiplizität

1457 Welches Signal zeigen die beiden Protonen in Position 1 von Ethanol in einem ^{1}H-NMR-Spektrum?

(A) 1H, Triplett
(B) 1H, Quartett
(C) 2H, Singulett
(D) 2H, Triplett
(E) 2H, Quartett

1458 Welche Multiplizität besitzt das Signal der Protonen in Position 2 von Ethanol im ^{1}H-NMR-Spektrum?

(A) Singulett
(B) Dublett
(C) Triplett
(D) Quartett
(E) Quintett

1459 Welche Multiplizität besitzt das Signal der Protonen in Position 4 des abgebildeten Ketons im ^{1}H-NMR-Spektrum?

$$H_3C-CH_2-\overset{\overset{\displaystyle O}{\|}}{C}-CH_3$$

(A) Dublett
(B) Triplett
(C) Quadruplett
(D) Quintett
(E) Sextett

1460 Welche Signale der genannten Multiplizitäten werden im ^{1}H-NMR-Spektrum von Essigsäureethylester (Lösungsmittel: $CDCl_3$) registriert?

(1) ein Singulett
(2) ein Dublett
(3) ein Triplett
(4) zwei Tripletts
(5) ein Quadruplett

(A) nur 2 und 3 sind richtig
(B) nur 2 und 4 sind richtig
(C) nur 3 und 5 sind richtig
(D) nur 1, 2 und 3 sind richtig
(E) nur 1, 3 und 5 sind richtig

1461 Abgebildet ist die Signalgruppe eines Protons aus einem ^{1}H-NMR-Spektrum.

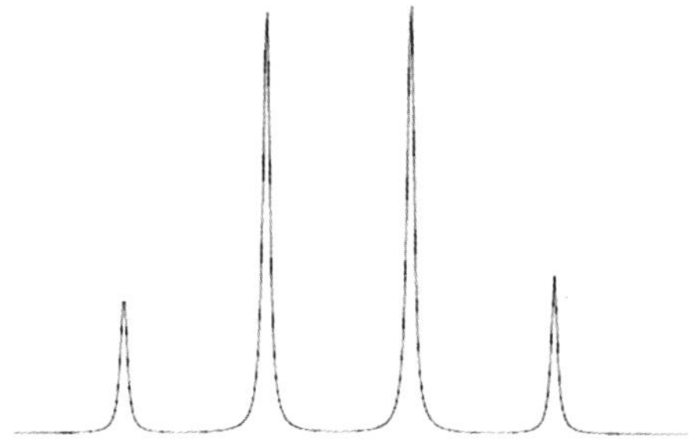

In welcher der folgenden Verbindungen kann das Proton in Position 3 (hervorgehoben durch Fettdruck) eine solche Signalgruppe verursachen?

(A) $Cl_3C-CHCl-CHCl-CH_3$
(B) $Cl_3C-CH_2-CHCl-CH_2Cl$
(C) $HCl_2C-CH_2-CHCl-CH_2Cl$
(D) $Cl_2C=CCl-CHCl-CH_3$
(E) $Cl_2C=CCl-CHCl-CH_2Cl$

1462 In dem abgebildeten Ausschnitt eines ^{1}H-NMR-Spektrums des Arzneistoffs Primidon in deuteriertem Dimethylsulfoxid lassen sich zwei Signalgruppen mit einer Kopplungskonstante J = 7,0 Hz erkennen.

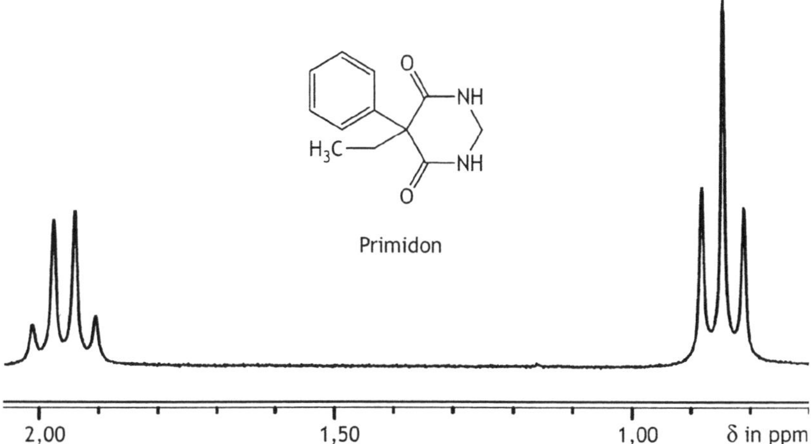

Die Kopplung welcher Kerne ruft dabei das Triplett hervor?

(A) Protonen der CH_3-Gruppe (Kopplung über zwei Bindungen)
(B) Protonen der CH_2-Gruppen, die mit den C-Atomen der gleichen Gruppe koppeln (Kopplung über eine Bindung)
(C) Protonen der Carbonsäureamid-Gruppen, die mit den Stickstoffatomen koppeln
(D) Protonen der CH_3-Gruppe, die mit den Protonen der benachbarten CH_2-Gruppe koppeln
(E) Protonen der CH_3-Gruppe, die mit den C-Atomen der gleichen Gruppe koppeln (Kopplung über eine Bindung)

1463* In dem abgebildeten Ausschnitt eines ^{1}H-NMR-Spektrums des Arzneistoffs Primidon in deuteriertem Dimethylsulfoxid lassen sich zwei Signalgruppen mit einer Kopplungskonstante J = 7,0 Hz erkennen.

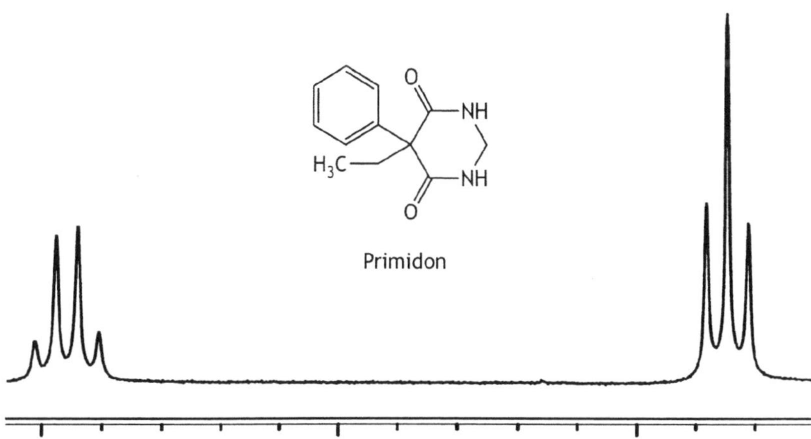

Welches Strukturelement ruft dabei das Quadruplett hervor?

(A) der Phenylring
(B) die Carbonsäureamidfunktion
(C) die Methylengruppe im Ring
(D) die Methylgruppe der Ethylgruppe
(E) die Methylengruppe der Ethylgruppe

1464 Bei der Aufnahme eines ^{1}H-NMR-Spektrums von Paracetamol (siehe Formel) im Lösungsmittel D_2O sind die beweglichen Protonen des Arzneistoffs infolge H-D-Austauschs der Messung entzogen.

Welche Signale der genannten Multiplizitäten werden unter diesen Bedingungen registriert?

(1) ein Singulett
(2) ein Dublett
(3) zwei Dubletts
(4) ein Triplett
(5) zwei Tripletts

(A) nur 1 und 3 sind richtig
(B) nur 2 und 4 sind richtig
(C) nur 3 und 5 sind richtig
(D) nur 1, 2 und 4 sind richtig
(E) nur 1, 3 und 5 sind richtig

Anwendungen zur Strukturanalyse

1465 Abgebildet ist ein ^{1}H-NMR-Spektrum.

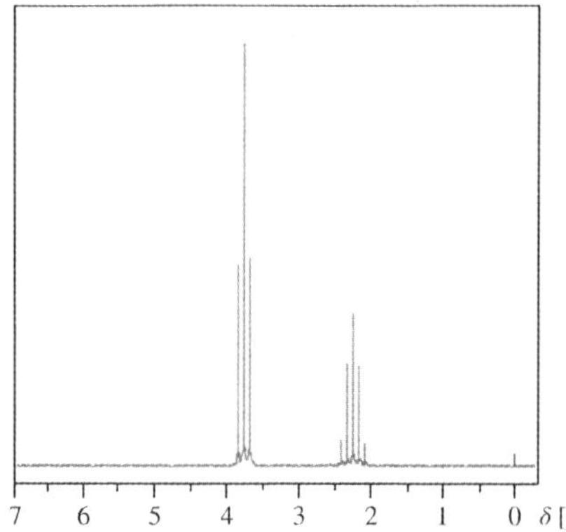

Welche der genannten Verbindungen ergibt dieses Spektrum?

(A) 1-Chlorpropan
(B) 2-Chlorpropan
(C) 1,1-Dichlorpropan
(D) 1,2-Dichlorpropan
(E) 1,3-Dichlorpropan

1466 Eine unbekannte, bei Raumtemperatur und Normaldruck flüssige Substanz ergibt folgendes ^{1}H-NMR-Spektrum, das ohne weitere Lösungsmittel aufgenommen wurde:

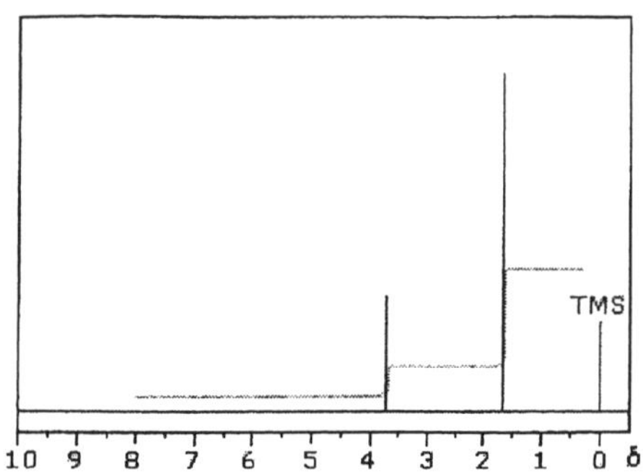

Um welche der folgenden Verbindungen handelt es sich?

(A) Methylacetat
(B) Ethylacetat
(C) Aceton
(D) *p*-Xylol
(E) 1,2-Dichlor-2-methylpropan

1467 Eine unbekannte, bei Raumtemperatur und Normaldruck flüssige Substanz ergibt folgendes ^{1}H-NMR-Spektrum, das ohne Lösungsmittel aufgenommen wurde:

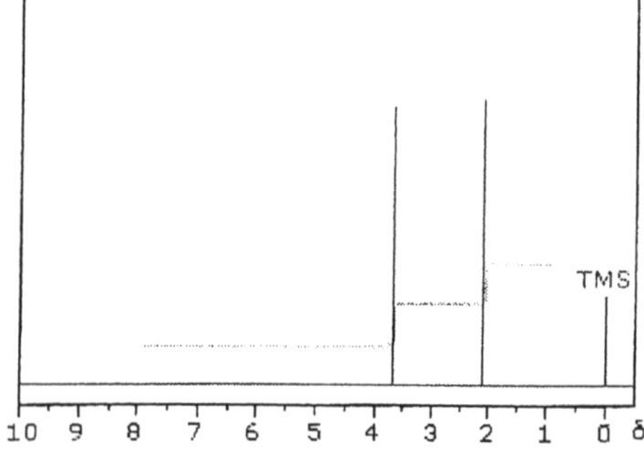

Um welche der folgenden Verbindungen handelt es sich?

(A) Essigsäuremethylester $H_3C{-}C(=O){-}O{-}CH_3$

(B) Essigsäureethylester $H_3C{-}C(=O){-}O{-}CH_2{-}CH_3$

(C) Aceton $H_3C{-}C(=O){-}CH_3$

(D) Methanol $H_3C{-}O{-}H$

(E) Propionsäuremethylester $H_3C{-}CH_2{-}C(=O){-}O{-}CH_3$

1468* Welche Aussage trifft zu?

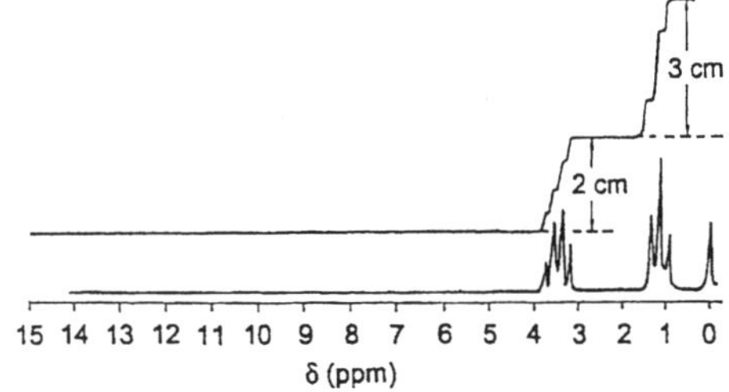

Obige Abbildung zeigt (gegen TMS als Standard) das ^{1}H-NMR-Spektrum von:

(A) $C_2H_5{-}O{-}CH_3$

(B) $C_2H_5{-}O{-}C_2H_5$

(C) $C_2H_5{-}C(=O){-}O{-}C_2H_5$

(D) $C_2H_5{-}O{-}C_6H_5$

(E) $C_2H_5{-}C(=O){-}CH_3$

1469 Abgebildet ist ein ^{1}H-NMR-Spektrum.

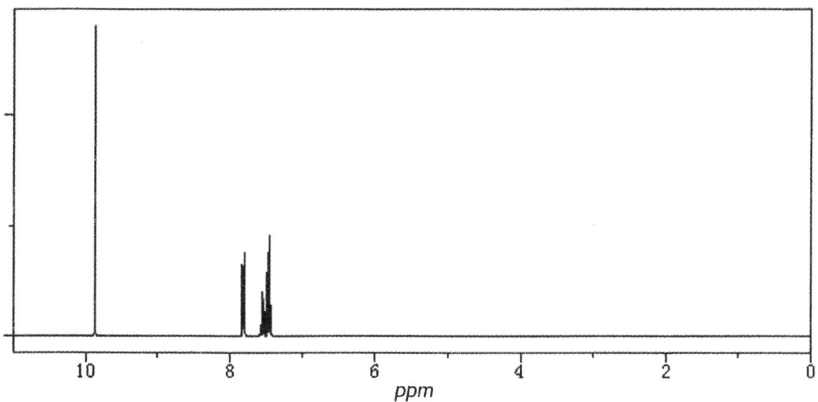

Weiche der folgenden Verbindungen ergibt dieses Spektrum?

(A) Benzaldehyd
(B) Ethanol
(C) Butan-2-on
(D) Laurinsäure ($C_{11}H_{23}COOH$)
(E) Toluen

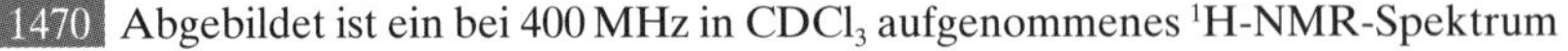

1470 Abgebildet ist ein bei 400 MHz in $CDCl_3$ aufgenommenes ^1H-NMR-Spektrum

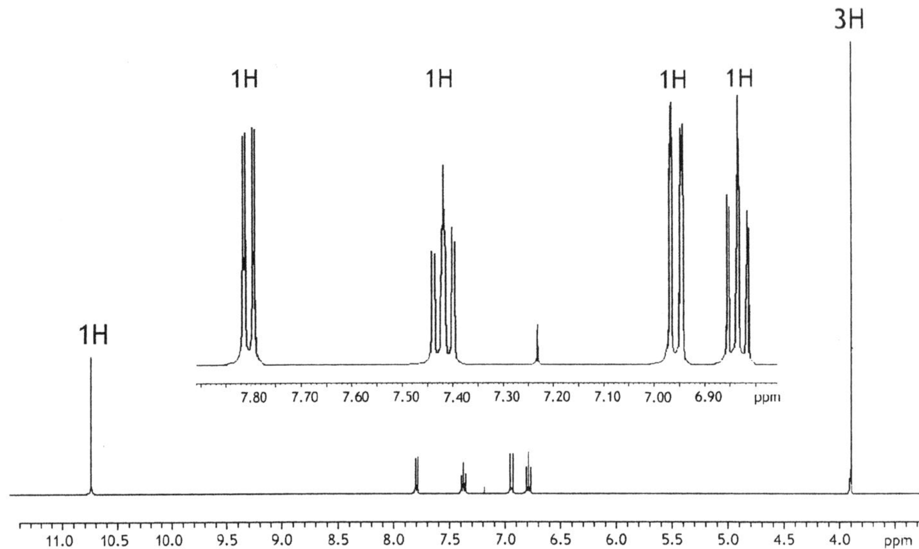

Welche der folgenden Substanzen ergibt dieses Spektrum?

(A) 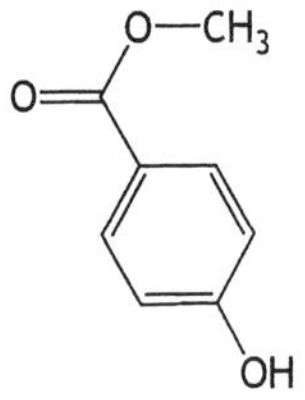 O—CH_3, O=, OH

(B) 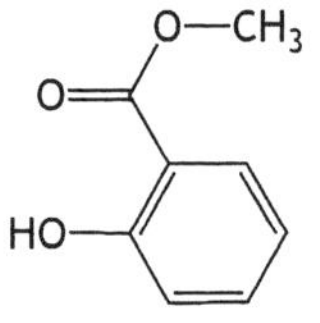 O—CH_3, O=, HO—

(C) 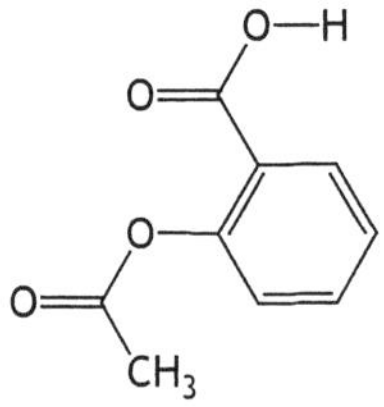 O—H, O=, O—, O=, CH_3

(D) 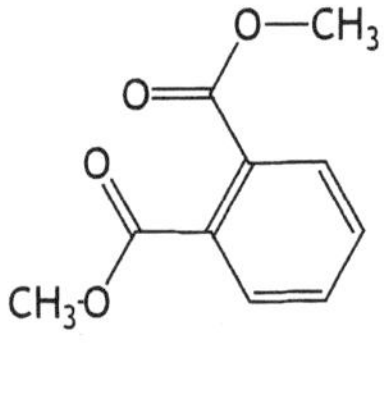 O—CH_3, O=, O, CH_3-O

(E) 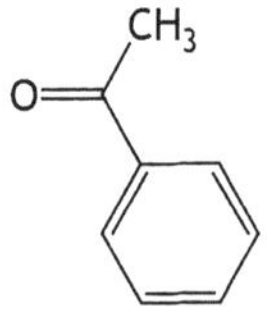 CH_3, O=

1471* Abgebildet ist ein bei 400 MHz in DMSO-d_6 aufgenommenes ^{1}H-NMR-Spektrum.

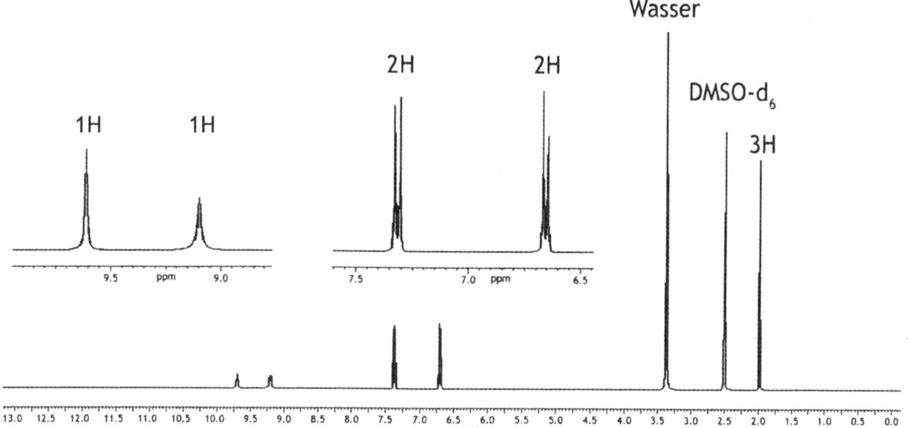

Welche der folgenden Substanzen ergibt dieses Spektrum?

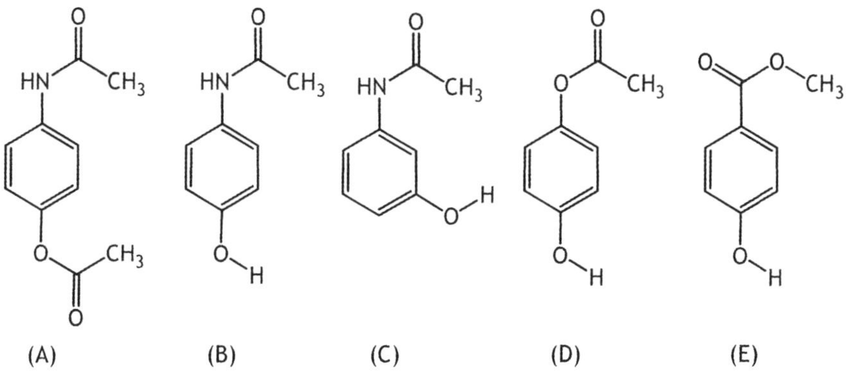

(A) (B) (C) (D) (E)

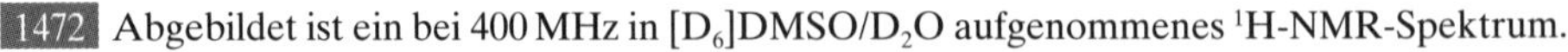

1472 Abgebildet ist ein bei 400 MHz in $[D_6]DMSO/D_2O$ aufgenommenes ^{1}H-NMR-Spektrum.

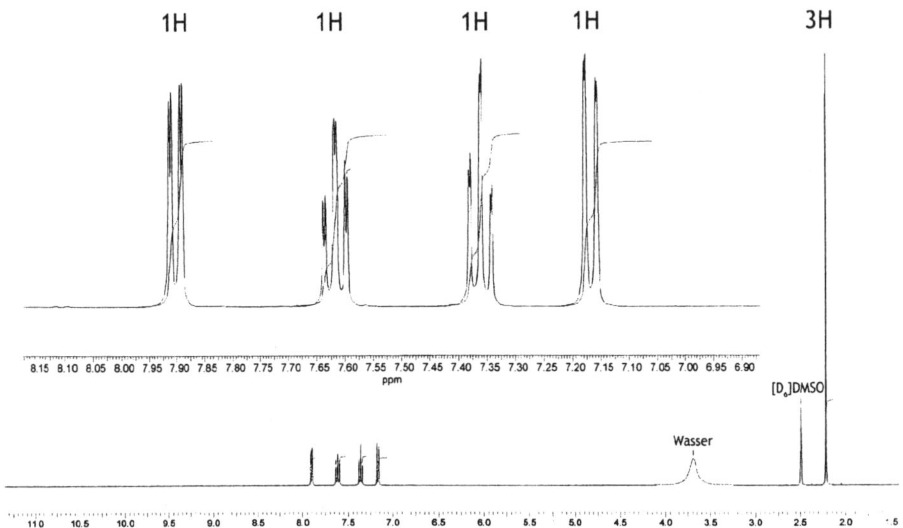

Welche der folgenden Substanzen ergibt dieses Spektrum?

(A) CO_2H, O, CH_3, O

(B) CO_2H, O, CH_3, O

(C) CO_2H, O, O, CH_3

(D) OH, O, O, CH_3

(E) CO_2H, O, O, CH_3

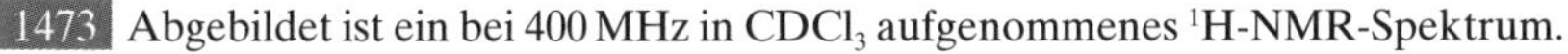

1473 Abgebildet ist ein bei 400 MHz in $CDCl_3$ aufgenommenes ^{1}H-NMR-Spektrum.

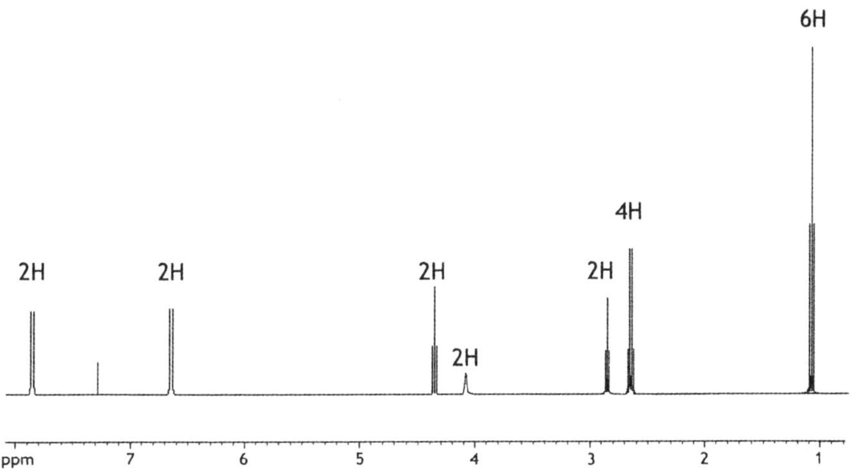

Welche der folgenden Substanzen ergibt dieses Spektrum?

(A)

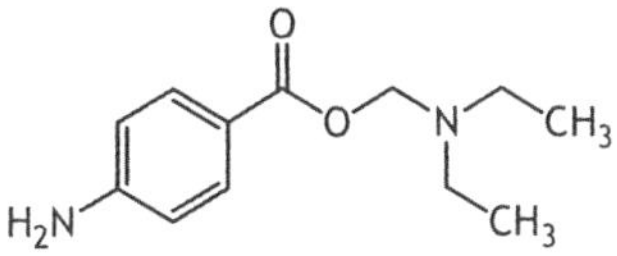

(B)

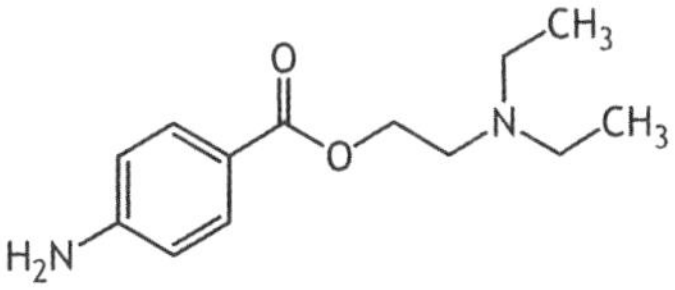

(C)

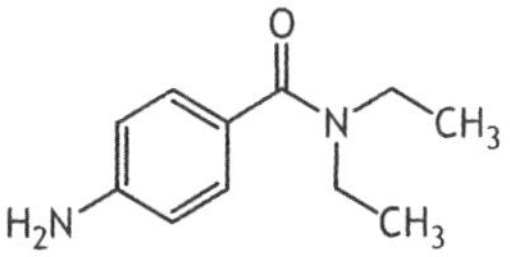

(D)

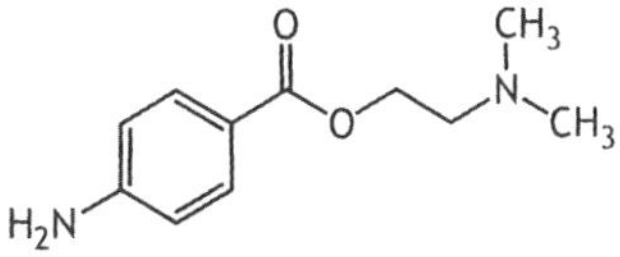

(E)

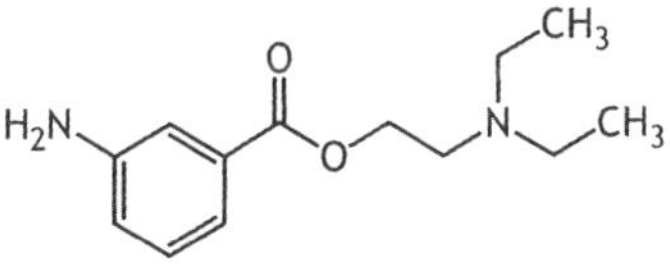

1474 Abgebildet ist ein bei 40 °C aufgenommenes ^{1}H-NMR-Spektrum (400 MHz, [D_6]DMSO):

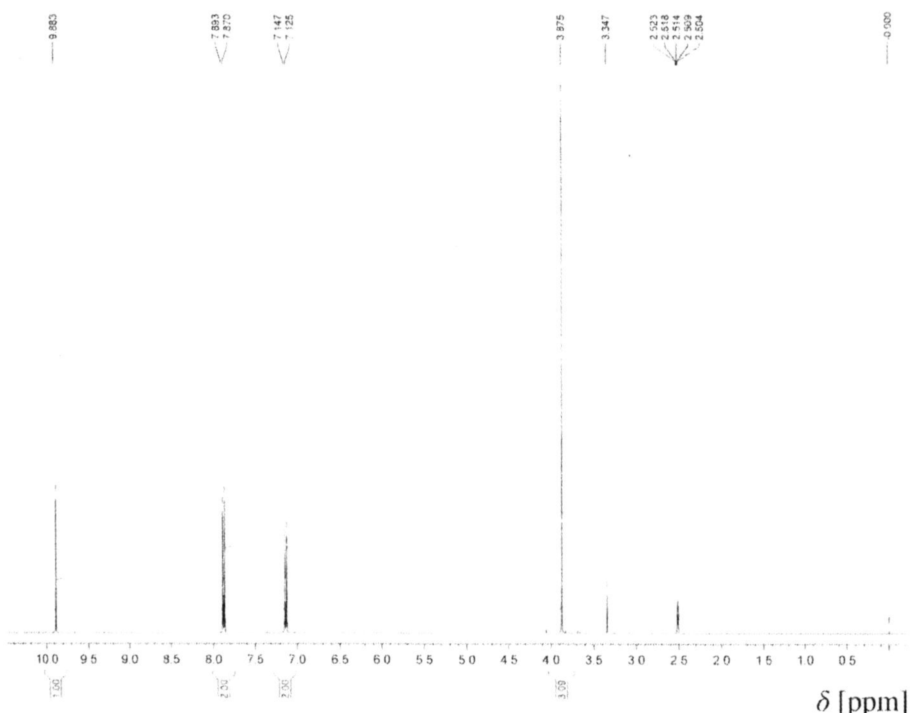

Welche der abgebildeten Substanzen ergibt dieses Spektrum?

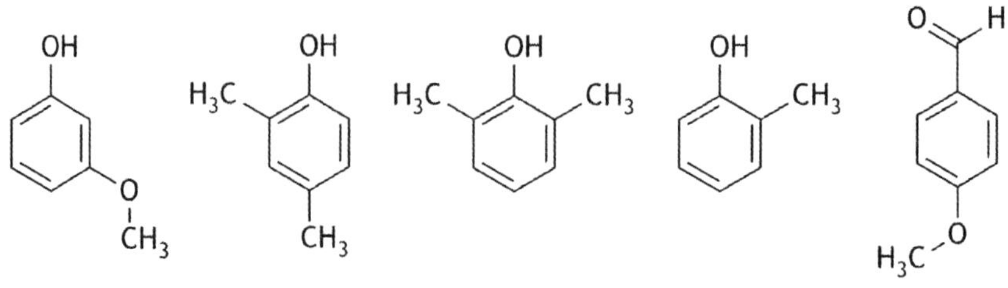

(A) (B) (C) (D) (E)

1475 Abgebildet ist ein bei 400 MHz in $CDCl_3$ aufgenommenes ^{1}H-NMR-Spektrum.

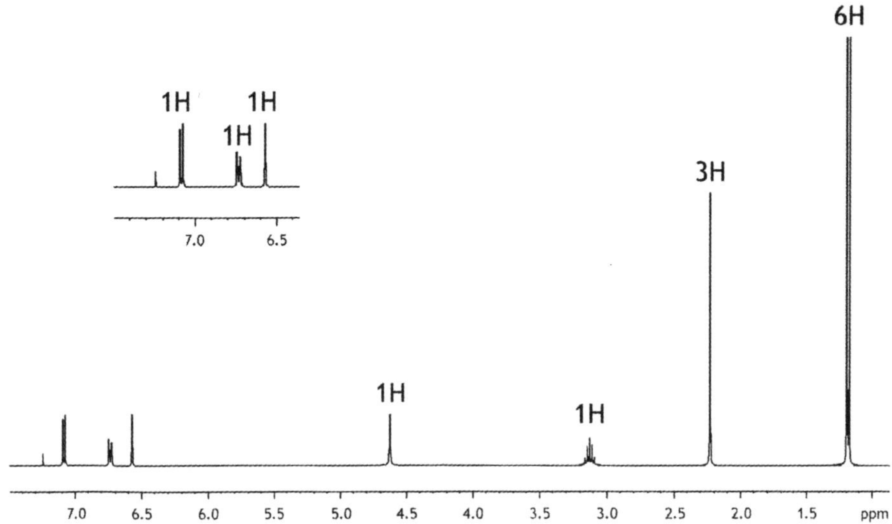

Welche der abgebildeten Substanzen ergibt dieses Spektrum?

(A) OH, CH_3, H_3C

(B) OH, CH_3, H_3C, O, O

(C) OH, CH_3, CH_3, CH_3, H_3C

(D) OH, CH_3, H_3C, CH_3

(E) OH, CH_3, CH_3, H_3C

1476 Im ^{1}H-NMR-Spektrum der abgebildeten Verbindung werden zwischen 7,5 ppm und 6,4 ppm die Signale 1 bis 6 registriert.

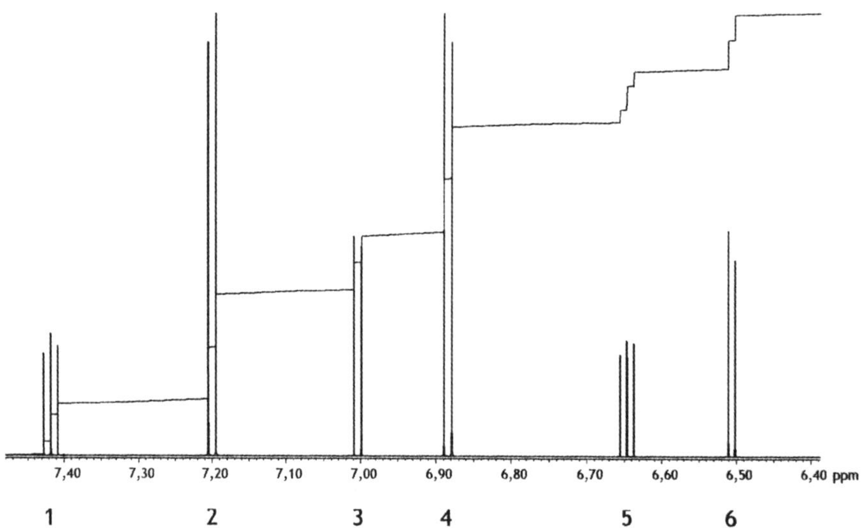

Welche der Signale 1 bis 6 sind den H-Atomen am Phenolring zuzuordnen?

(A) nur 1 ist richtig
(B) nur 1 und 5 sind richtig
(C) nur 2 und 4 sind richtig
(D) nur 1, 3, 5 und 6 sind richtig
(E) 1 bis 6 = alle sind richtig

1477 Abgebildet ist ein ^{1}H-NMR-Spektrum (400 MHz, $CDCl_3$) des Arzneistoffs Ibuprofen.

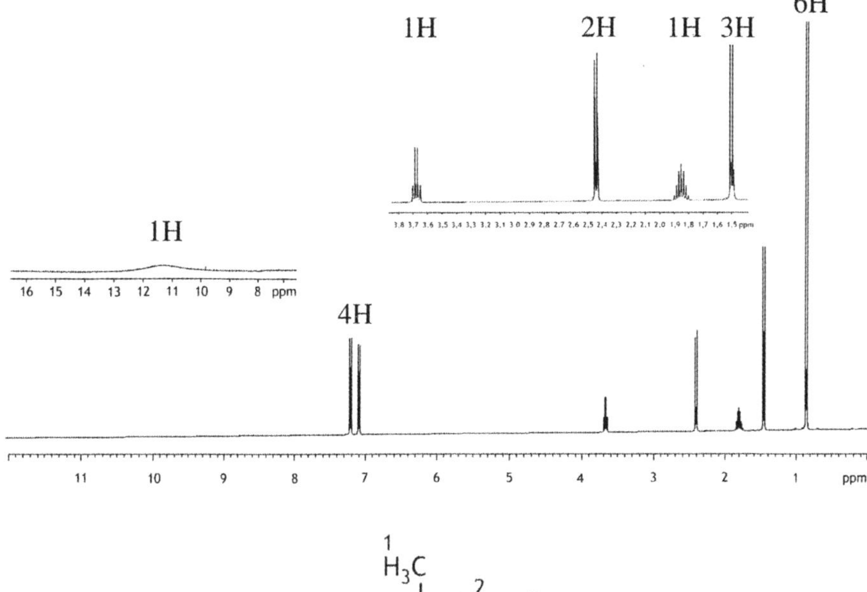

Ibuprofen

Welches Proton des Arzneistoffs verursacht das Signal bei δ = 1,83 ppm?

(A) H-1
(B) H-2
(C) H-3
(D) H-4
(E) H-5

1478 Abgebildet ist ein ^{1}H-NMR-Spektrum (400 MHz, $CDCl_3$) des Arzneistoffs Ibuprofen.

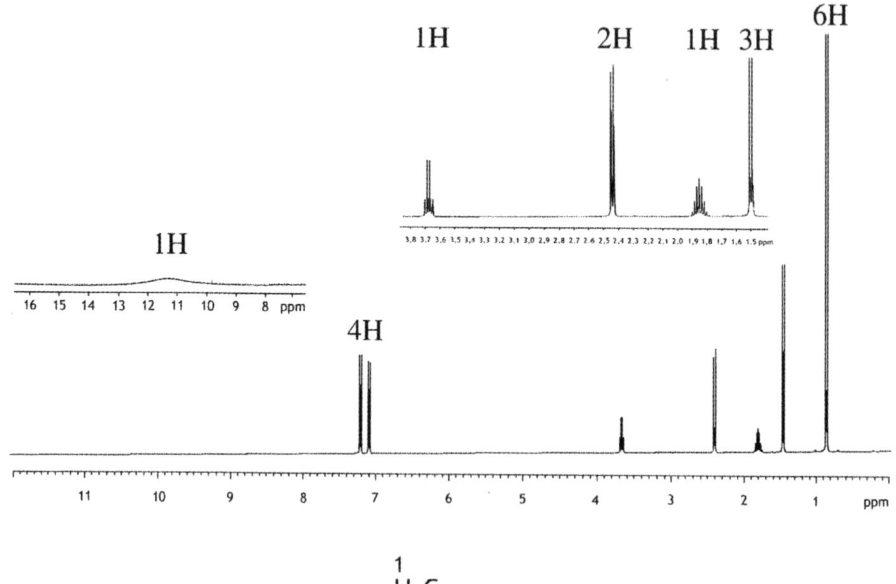

Ibuprofen

Welches Proton des Arzneistoffs verursacht das Signal bei $\delta = 11{,}26$ ppm?

(A) H-1
(B) H-2
(C) H-3
(D) H-4
(E) H-5

1479 Abgebildet ist ein ^{1}H-NMR-Spektrum (400 MHz, $CDCl_3$) des Arzneistoffs Methylsalicylat.

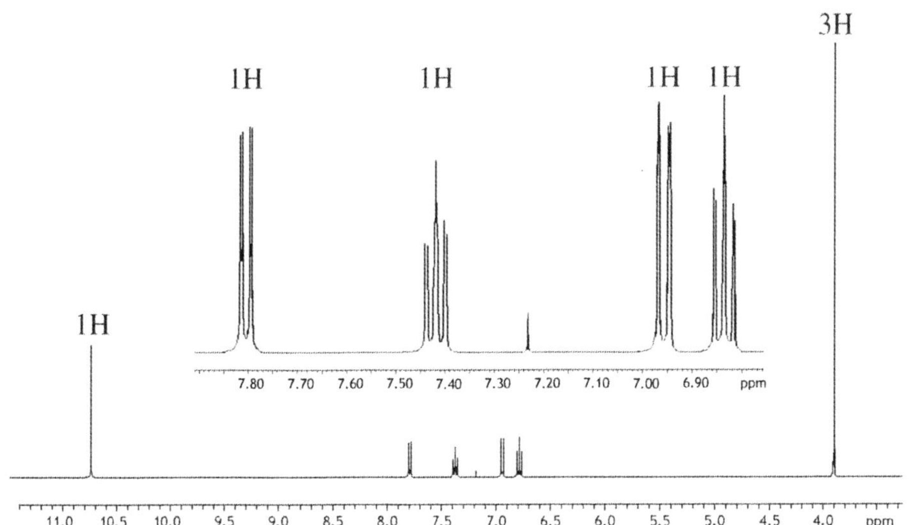

H⁵ H¹ H² H³ H⁴ H⁶ O

Methylsalicylat

Welches Proton verursacht das Signal bei $\delta = 6{,}96$ ppm?

(A) H-1
(B) H-2
(C) H-3
(D) H-4
(E) H-5

1480 Abgebildet ist ein ^{1}H-NMR-Spektrum (400 MHz, $CDCl_3$) des Arzneistoffs Methylsalicylat.

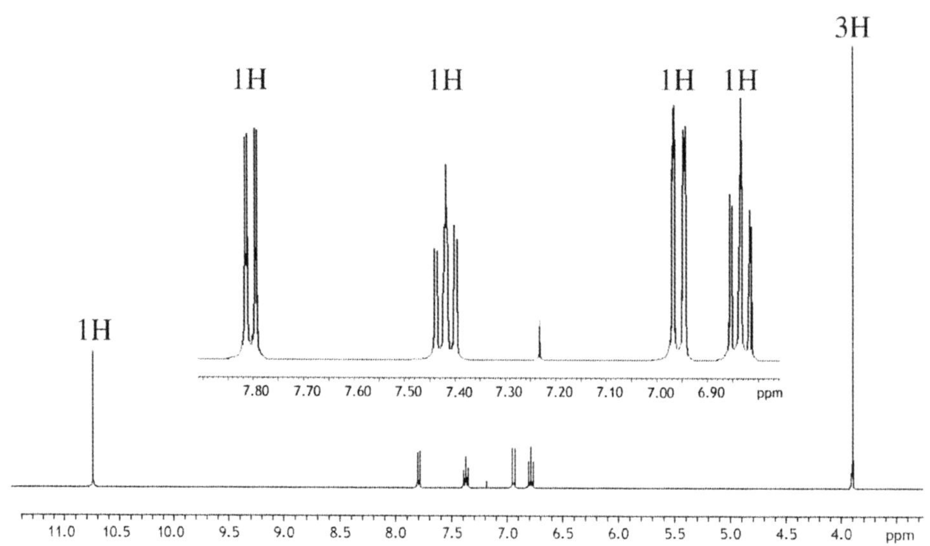

Methylsalicylat

Welches Proton verursacht das Signal bei $\delta = 7{,}80$ ppm?

(A) H-1
(B) H-2
(C) H-3
(D) H-4
(E) H-5

1481* Eine Lösung von Acetylaceton (Pentan-2,4-dion) in $CDCl_3$ ergibt bei Raumtemperatur das nachstehende ^{1}H-NMR-Spektrum (200 MHz), welches mit der abgebildeten Strukturformel allein **nicht** erklärt werden kann.

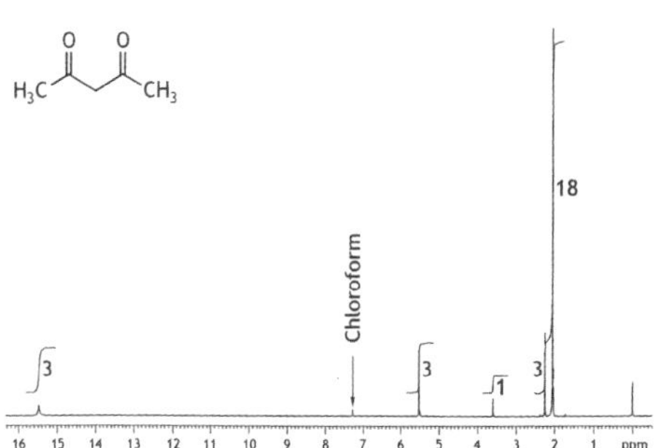

Welche Aussagen treffen zu?

(1) Die Signale bei 2,25 ppm und 3,60 ppm sind der abgebildeten Strukturformel (Pentan-2,4-dion) zuzuordnen.
(2) Die Signale deuten auf ein Tautomerengleichgewicht hin.
(3) Die Signale bei 2,05 ppm, 5,50 ppm und 15,50 ppm sind mit dem Vorliegen der Verbindung (*Z*)-4-Hydroxypent-3-en-2-on zu erklären.
(4) Die Integrale deuten auf das Vorliegen zweier Verbindungen im Verhältnis 1:1 hin.

(A) nur 1 ist richtig
(B) nur 4 ist richtig
(C) nur 1 und 4 sind richtig
(D) nur 3 und 4 sind richtig
(E) nur 1, 2 und 3 sind richtig

1482* Acetylaceton (Pentan-2,4-dion) liegt bei Raumtemperatur in einem Tautomerengleichgewicht vor:

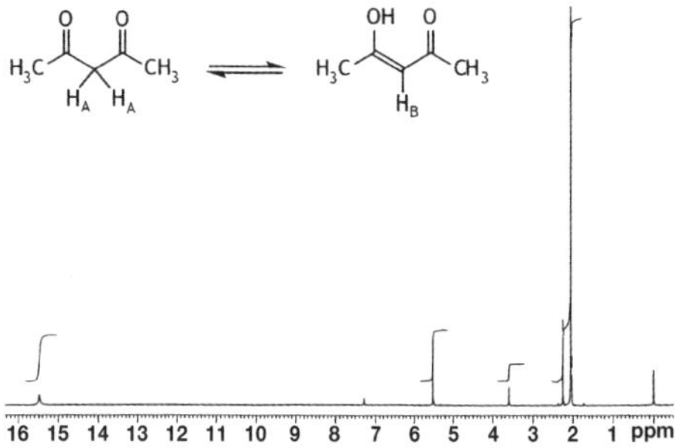

Welche Aussagen zu dem bei Raumtemperatur in $CDCl_3$ aufgenommenen ^{1}H-NMR-Spektrum (200 MHz) von Acetylaceton treffen zu?

(1) Das Spektrum zeigt ausschließlich die Signale der Ketoform.
(2) Das Spektrum zeigt ausschließlich die Signale der Enolform.
(3) Es treten mehrere Singuletts auf.
(4) Es tritt mehr als ein Signal für die Methyl-Gruppen auf.
(5) Das Signal von H_B der Enolform erscheint bei tieferem Feld als das Signal von H_A der Ketoform.

(A) nur 1 ist richtig
(B) nur 1 und 4 sind richtig
(C) nur 1, 3 und 4 sind richtig
(D) nur 2, 3 und 4 sind richtig
(E) nur 3, 4 und 5 sind richtig

1483 Welche Aussage zu Analytik und Eigenschaften der Verbindungen **1** bzw. **2** trifft zu?

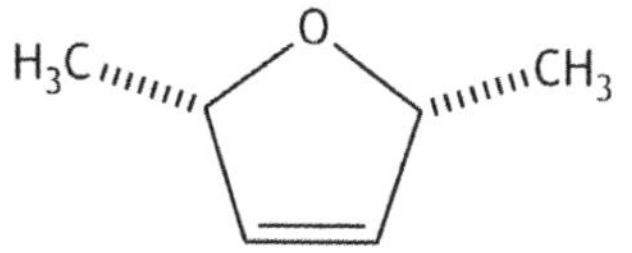

1

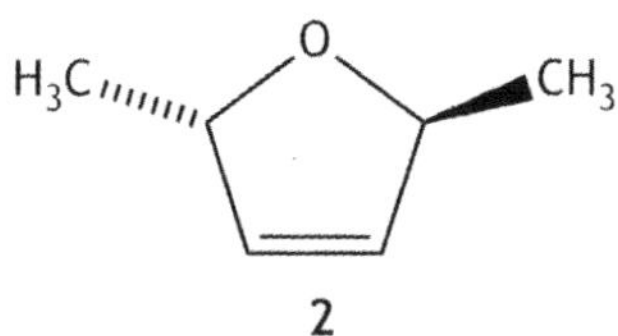

2

(A) Im ^{1}H-NMR-Spektrum ($CDCl_3$) der Verbindung **1** werden für die Protonen der beiden Methylgruppen Resonanzsignale unterschiedlicher chemischer Verschiebung registriert.
(B) Die Verbindungen **1** und **2** sind zueinander enantiomer.
(C) Die Methylgruppen der Verbindung **1** sind zueinander diastereotop.
(D) Die Verbindung **2** ist optisch aktiv.
(E) Im ^{1}H-NMR-Spektrum ($CDCl_3$) der Verbindung **2** werden für die beiden olefinischen Protonen Resonanzsignale unterschiedlicher chemischer Verschiebung registriert.

1484* Fünf Proben eines fetten Öls (Rapsöl) wurden auf jeweils unterschiedliche Weise behandelt: Probe 1 wurde bei Raumtemperatur gelagert, während die anderen Proben unterschiedlich lang auf 170 °C erhitzt wurden: Probe 2 (30 min), Probe 3 (60 min), Probe 4 (120 min) und Probe 5 (180 min). Danach wurden alle Proben ^{1}H-NMR-spektroskopisch ($CDCl_3$) untersucht, wobei (ausschnittsweise) die folgenden Spektren erhalten wurden:

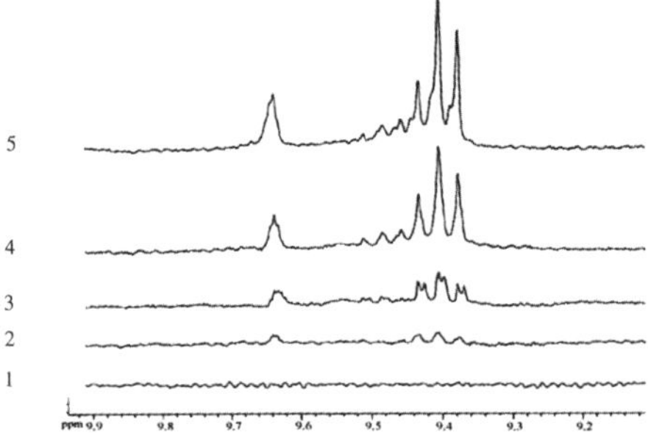

Welche Aussage trifft zu?
Aus dem Auftreten der Signale zwischen δ = 9,3 bis 9,7 ppm kann geschlossen werden, dass beim Erhitzen unter Zutritt von Licht und Luft

(A) *E*/*Z*-Isomerisierungen ablaufen
(B) Doppelbindungen hydriert werden
(C) Aldehyde gebildet werden
(D) Umesterungen unter Bildung von Fettsäurelactonen ablaufen
(E) thermisch induzierte Ringschlussreaktionen von Glycerol zu Oxetanen ablaufen

^{13}C-NMR-Spektren

Siehe auch MC-Fragen Nr. 1408, 1409, 1410, 1412, 1413, 1415, 1425, 1429, 1438, 1444, 1844.

1485* Abgebildet ist (schematisch) ein NMR-Spektrum der Substanz L-Ascorbinsäure.

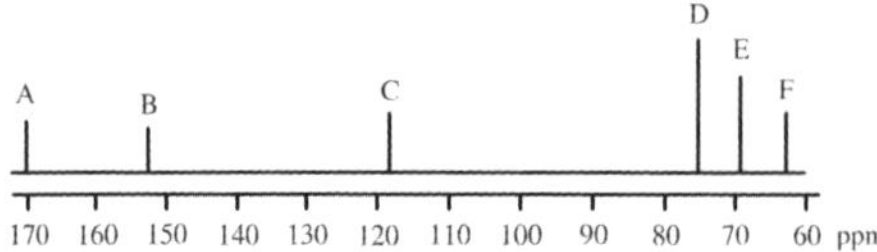

Welche Aussagen zu diesem Spektrum treffen zu?

(1) Es handelt sich um ein breitbandentkoppeltes ^{13}C-NMR-Spektrum.
(2) Es handelt sich um ein gepulstes ^{16}O-NMR-Spektrum.
(3) Das Spektrum kann ohne Integrale ausgewertet werden.
(4) Die Signale D, E erscheinen als ein für Endiole typisches Kopplungsmuster.
(5) Das Signal A ist auf das Carbonyl-C-Atom zurückzuführen.

(A) nur 1 ist richtig
(B) nur 2 ist richtig
(C) nur 2 und 3 sind richtig
(D) nur 4 und 5 sind richtig
(E) nur 1, 3 und 5 sind richtig

1486 Abgebildet ist ein Ausschnitt eines bei 40 °C aufgenommenen ^{13}C-NMR-Spektrums (100 MHz, D_2O) des Hydrats von Adenosinmonophosphat-Dinatrium.

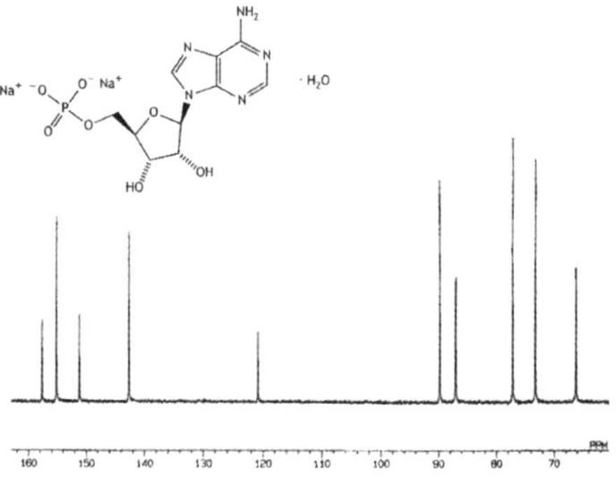

δ [ppm]

Welche Aussagen treffen zu?

Die Signale bei δ [ppm] =

(1) 73,3 und 77,2 können C-Atomen des Riboseanteils zugeordnet werden
(2) 87,1 und 89,8 können C-Atomen des Riboseanteils zugeordnet werden
(3) 120,8 und 142,6 können C-Atomen des Riboseanteils zugeordnet werden
(4) 155,2 und 157,7 können C-Atomen des Adeninanteils zugeordnet werden

(A) nur 1 ist richtig
(B) nur 4 ist richtig
(C) nur 2 und 3 sind richtig
(D) nur 1, 2 und 4 sind richtig
(E) 1 bis 4 = alle sind richtig

1487 Welches der mit C1 bis C5 bezeichneten C-Atome von 3-Methyl-2-cyclohexenon verursacht im ^{13}C-NMR-Spektrum ($CDCl_3$, siehe Abbildung) das Signal der chemischen Verschiebung $\delta = 162{,}7$ ppm?

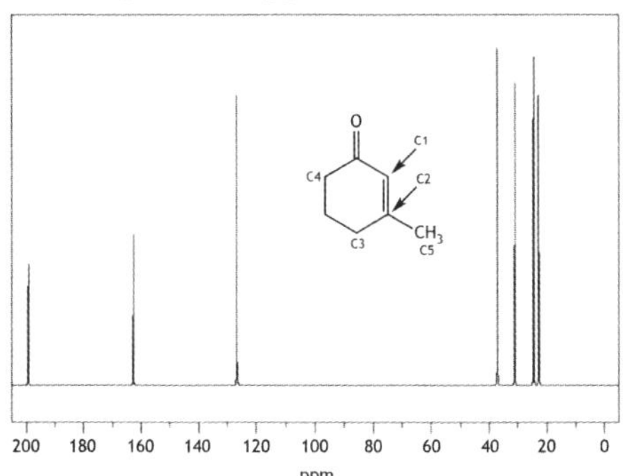

(A) C1
(B) C2
(C) C3
(D) C4
(E) C5

1488 Welches der mit C1 bis C5 bezeichneten C-Atome von 3-Methyl-2-cyclohexenon verursacht im ^{13}C-NMR-Spektrum ($CDCl_3$, siehe Abbildung) das Signal der chemischen Verschiebung $\delta = 199{,}3$ ppm?

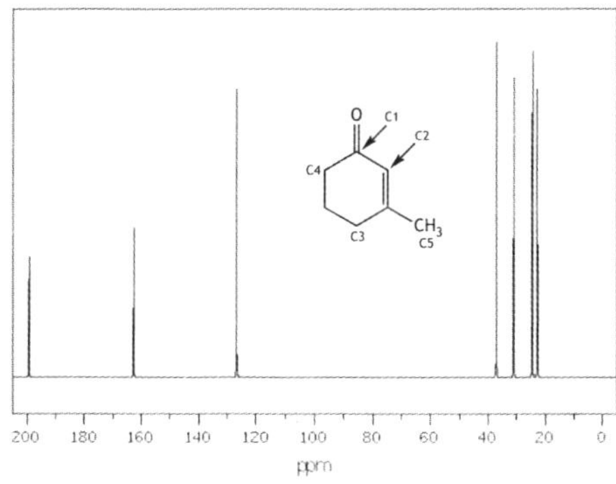

(A) C1
(B) C2
(C) C3
(D) C4
(E) C5

11.11 Massenspektrometrie (MS)

Zur Massenspektrometrie siehe auch MC-Fragen Nr. 1556, 1557, 1560, 1568, 1808.

Grundlagen der MS

1489 Welcher Vorgang gehört **nicht** zu den Grundprinzipien der EI-Massenspektrometrie?

(A) Ionisation der Moleküle
(B) Fragmentierung der Moleküle
(C) Trennung der Teilchen nach ihrem Masse/Ladungverhältnis
(D) Detektion der Ionen
(E) Sammeln der Molekülbruchstücke in präparativem Maßstab

1490 Welche Aussagen zur Massenspektrometrie treffen zu?

(1) Bei der Massenspektrometrie werden Ionen detektiert.
(2) Quantifizierungen sind mittels Massenspektrometrie **nicht** möglich.
(3) Bei der EI-Massenspektrometrie wird das Signal, das der molaren Masse des Analyten entspricht, als Basispeak bezeichnet.

(A) nur 1 ist richtig
(B) nur 2 ist richtig
(C) nur 3 ist richtig
(D) nur 1 und 3 sind richtig
(E) nur 2 und 3 sind richtig

1491 Welche Aussagen zur Massenspektrometrie treffen zu?

(1) Die Registrierung der Fragmente im Elektronenstoß-Ionisationsmassenspektrum erfolgt nach ihrer relativen Häufigkeit.
(2) Das Signal mit der höchsten relativen Intensität wird auch als Basispeak verwendet, auf den andere Fragmentintensitäten bezogen werden.
(3) Elektronenstoß-Ionisation ist ein schonendes Ionisierungsverfahren.
(4) Proteine sind als Analyte für die Elektronenstoßionisations-Massenspektrometrie im Allgemeinen ungeeignet.

(A) nur 2 ist richtig
(B) nur 3 und 4 sind richtig
(C) nur 1, 2 und 3 sind richtig
(D) nur 1, 2 und 4 sind richtig
(E) nur 1, 3 und 4 sind richtig

1492* Welche Aussagen zur massenspektrometrischen Untersuchung organischer Arzneistoffe treffen zu?

(1) Analyten werden atomisiert.
(2) Analyten werden ionisiert.
(3) Geladene Teilchen werden im elektrischen Feld beschleunigt.
(4) Ungeladene Teilchen werden im Hochvakuum beschleunigt.
(5) Ungeladene Teilchen werden in Hochdruckkammern beschleunigt.

(A) nur 1 ist richtig
(B) nur 2 ist richtig
(C) nur 1 und 4 sind richtig
(D) nur 1 und 5 sind richtig
(E) nur 2 und 3 sind richtig

1493 Welche Aussage zur Massenspektrometrie trifft **nicht** zu?

(A) Bei Ionisierung von Molekülen durch Elektronenstoß erfolgt Beschuss mit Elektronen, die von einem glühenden Heizdraht ausgesendet werden.
(B) Bei Chemischer Ionisation (CI) erfolgt die Erzeugung von Ionen über Reaktionen der gasförmigen Analytmoleküle mit Ionen, die aus einem Hilfsgas (Reaktandgas) gebildet werden.
(C) Im Massenanalysator werden gasförmige Ionen entsprechend ihres Masse/Ladungsverhältnisses (m/z) getrennt.
(D) Zum Nachweis der getrennten Ionen im Analysator werden Sekundärelektronenvervielfacher (SEV) als Detektor eingesetzt.
(E) Bei HPLC-MS-Experimenten werden die Analytionen durch einen TOF-Analysator (*time of flight*) im präparativen Maßstab aufgetrennt, isoliert und erneut in das LC/MS-System eingespeist.

1494* Welche der folgenden Begriffe bezeichnen Methoden zur Ionentrennung bei der Massenspektrometrie?

(1) MALDI (matrix assisted laser desorption ionization)
(2) FAB (fast atom bombardment)
(3) TOF (time of flight)
(4) FD (Feld-Desorption)
(5) FIB (fast ion bombardment)

(A) nur 3 ist richtig
(B) nur 1 und 3 sind richtig
(C) nur 2 und 5 sind richtig
(D) nur 3 und 4 sind richtig
(E) 1 bis 5 = alle sind richtig

Ionisierungsmethoden

1495 Welche der genannten Methoden können bei der Massenspektrometrie zur Ionisierung von Analyten eingesetzt werden?

(1) MALDI (matrix assisted laser desorption ionization)
(2) FAB (fast atom bombardment)
(3) TOF (time of flight)
(4) FD (Feld-Desorption)
(5) FIB (fast ion bombardment)

(A) nur 1 und 2 sind richtig
(B) nur 2 und 3 sind richtig
(C) nur 3 und 4 sind richtig
(D) nur 1, 2, 4 und 5 sind richtig
(E) 1 bis 5 = alle sind richtig

1496* Welche Aussagen treffen zu?
Zu den weichen Ionisationsmethoden in der Massenspektrometrie, bei denen die zu untersuchende Substanz nicht oder nur geringfügig fragmentiert, zählen:

(1) Elektronenstoß-Ionisation (EI)
(2) Fast Atom Bombardment (FAB)
(3) Elektrospray-Ionisation (ESI)
(4) Matrix Assisted Laser Desorption Ionisation (MALDI)

(A) nur 1 ist richtig
(B) nur 1 und 2 ist richtig
(C) nur 2 und 3 sind richtig
(D) nur 3 und 4 sind richtig
(E) nur 2, 3 und 4 sind richtig

1497 Welche der folgenden Verfahren werden in der Massenspektrometrie zur Ionenerzeugung eingesetzt?

(1) Elektronenstoß-Ionisation (EI)
(2) Elektrospray-Ionisation (ESI)
(3) Atmosphärendruck-Photoionisation (APPI)
(4) Chemische Ionisation (CI)

(A) nur 1 und 2 sind richtig
(B) nur 1 und 4 sind richtig
(C) nur 2 und 3 sind richtig
(D) nur 3 und 4 sind richtig
(E) 1 bis 4 = alle sind richtig

1498 Welche der folgenden Ionisationsverfahren in der Massenspektrometrie finden im Hochvakuum statt?

(1) EI (Elektronenstoß-Ionisation)
(2) ESI (Elektrospray-Ionisation)
(3) MALDI (Matrix Assisted Laser Desorption Ionisation)

(A) nur 2 ist richtig
(B) nur 1 und 2 sind richtig
(C) nur 1 und 3 sind richtig
(D) nur 2 und 3 sind richtig
(E) 1 bis 3 = alle sind richtig

1499 Welche Aussage zur massenspektrometrischen Fragmentierung nach Elektronenstoß-Ionisation trifft **nicht** zu?

(A) Zur Spaltung chemischer Bindungen muss die vom Molekül durch Elektronenbeschuss aufgenommene Überschussenergie mindestens der Aktivierungsenergie der Zerfallsreaktion entsprechen.
(B) Bei der Fragmentierung des Molekülions entsteht immer ein geladenes Fragment.
(C) Molekülionen mit geringer Überschussenergie werden entsprechend ihrer Massenzahl als Molpeak registriert.
(D) Radikalionen werden im Massenspektrometer als doppelt geladene Fragmentionen registriert.
(E) Nur ionische Fragmente können in Folgeschritten weiter fragmentiert und registriert werden.

1500* Welche Aussagen zur massenspektrometrischen Fragmentierung nach Elektronenstoß-Ionisation treffen zu?

(1) Zur Spaltung chemischer Bindungen muss die von einem Molekül durch Elektronenbeschuss aufgenommene Überschussenergie mindestens so groß sein wie die Aktivierungsenergie der Zerfallsreaktion.
(2) Durch Fragmentierung des Molekülions entsteht immer eine ebenfalls geladene Spezies (Fragmention).
(3) Aus der Spaltung des Molekülions resultierende Fragmentionen sind immer Radikale.
(4) Fragmentionen können in Folgeschritten weiter fragmentieren.

(A) nur 1 und 2 sind richtig
(B) nur 1 und 3 sind richtig
(C) nur 2 und 4 sind richtig
(D) nur 1, 2 und 4 sind richtig
(E) 1 bis 4 = alle sind richtig

1501 Welche Aussage zur Massenspektrometrie mit Elektronenstoß-Ionisation (EI) trifft **nicht** zu?

(A) Die Energie, die zur Abspaltung eines Elektrons aus einem Molekül erforderlich ist, beträgt etwa 7 eV bis etwa 15 eV.
(B) Es werden vorrangig Radikalkationen gebildet.
(C) Homolytische Bindungsbrüche führen zum Auftreten von Fragmentionen.
(D) Fragmentionen haben Massen, die der Hälfte, einem Drittel, einem Viertel usw. der relativen Molekülmasse M_r des Analyten entsprechen.
(E) Es können auch Radikalanionen gebildet werden.

1502 Welche Aussagen zur Elektronenstoß-Ionisation in der Massenspektrometrie treffen zu?

(1) Bei Kopplung von HPLC mit der Massenspektrometrie (MS) ist die Elektronenstoß-Ionisation (EI) das bevorzugte Ionisierungsverfahren.
(2) Der Beschuss eines Moleküls mit energiereichen Elektronen kann im ersten Schritt unter Verlust eines Elektrons zur Bildung eines Radikalkations führen.
(3) Das Ionisierungspotential ist die zur Entfernung eines Elektrons aus dem höchsten besetzten Molekülorbital eines Moleküls aufzuwendende Energie.
(4) Zur Fragmentierung von Molekülionen kommt es infolge der Überschussenergie, welche die Moleküle beim Elektronenbeschuss aufnehmen.

(A) nur 2 ist richtig
(B) nur 1 und 4 sind richtig
(C) nur 2 und 3 sind richtig
(D) nur 1, 2 und 3 sind richtig
(E) nur 2, 3 und 4 sind richtig

1503* Welche der folgenden Begriffe bezeichnen **weiche** Ionisationsverfahren bei der Massenspektrometrie?

(1) Elektronenstoß-Ionisation
(2) Chemische Ionisation
(3) Matrix-Assistierte Laser-Desorptions-Ionisation
(4) Elektrospray-Ionisation
(5) Fourier-Transformations-Ionisation

(A) nur 2 ist richtig
(B) nur 1 und 2 sind richtig
(C) nur 1 und 3 sind richtig
(D) nur 2, 3 und 4 sind richtig
(E) 1 bis 5 = alle sind richtig

1504 Welche Aussagen zu Massenspektren nach Elektronenstoß-Ionisation (EI) treffen zu?

(1) Der Molekülion-Peak wird auch als Basispeak bezeichnet.
(2) Radikalkation-Fragmente resultieren aus der Abspaltung eines ungeladenen Fragments aus dem Precursor-Ion.
(3) Nach Elektronenstoß-Ionisation von Peptiden werden häufig mehrfach geladene Molekülionen detektiert.
(4) Chlorhaltige Fragmentionen können am Auftreten eines Signalpaars gleicher Intensität mit der Massendifferenz 2 erkannt werden.

(A) nur 2 ist richtig
(B) nur 1 und 3 sind richtig
(C) nur 1 und 4 sind richtig
(D) nur 1, 2 und 3 sind richtig
(E) nur 2, 3 und 4 sind richtig

1505* Welche Aussagen zur massenspektrometrischen Untersuchung organischer Arzneistoffe mittels Elektronenstoß-Ionisation (EI) und Magnet-Fokussierung treffen zu?

(1) Gebildete Kationen bzw. Radikalkationen mit den Massen m und den Ladungen z werden aufgrund unterschiedlicher Quotienten m/z getrennt.
(2) In der EI-Massenspektrometrie ist die Ionenladung z der erzeugten Teilchen meist +1.
(3) Die graphische Darstellung der Quotienten m/z aus der Masse m und der Ladung z der erzeugten Teilchen auf der Abszisse und der relativen Intensität der Teilchen (% Häufigkeit) auf der Ordinate ergibt ein Massenspektrum.
(4) Die Höhe der Signale ist direkt proportional zu den Quotienten m/z aus der Masse m und der Ladung z der erzeugten Teilchen.
(5) Die Höhe der Signale korreliert weitgehend mit der Häufigkeit, mit der die jeweiligen Teilchen gebildet werden.

(A) nur 1 und 5 sind richtig
(B) nur 2 und 5 sind richtig
(C) nur 1, 3 und 4 sind richtig
(D) nur 1, 2, 3 und 4 sind richtig
(E) nur 1, 2, 3 und 5 sind richtig

1506* Wenn das Molekülion in einem EI-Massenspektrometer (70 eV) ganz überwiegend fragmentiert und der Molekularpeak daher nicht registriert werden kann, müssen zu diesem Zweck alternative Verfahren angewendet werden.
Welche der folgenden Möglichkeiten ist **keinesfalls** geeignet, den Molekularpeak der Substanz doch zu detektieren?

(A) Erniedrigung der Elektronenenergie auf 10 bis 30 eV
(B) Einsatz von CI (Chemische Ionisation) statt EI (Elektronenstoß-Ionisation)
(C) Einsatz von FI (Feld-Ionisation) statt EI (Elektronenstoß-Ionisation)
(D) Anwendung der Verschiebungstechnik (Shift-Technik)
(E) Einsatz der FAB-MS (Fast Atom Bombardment)

1507* Welche Aussagen zu so genannten Isobaren in der Massenspektrometrie treffen zu?
Isobare

(1) werden bei gleichen Druckverhältnissen ionisiert
(2) besitzen bei Atmosphärendruck denselben Siedepunkt
(3) besitzen gleiche nominelle Massen
(4) unterscheiden sich in ihren exakten Massen
(5) zeigen nach chemischer Ionisation das gleiche Fragmentierungsmuster

(A) nur 1 und 2 sind richtig
(B) nur 2 und 4 sind richtig
(C) nur 3 und 4 sind richtig
(D) nur 3 und 5 sind richtig
(E) nur 1, 2 und 4 sind richtig

1508* Welche Aussagen zur Elektrospray-Ionisation (ESI) bei der Massenspektrometrie treffen zu?

(1) Dieses Ionisationsverfahren ist zur Kopplung mit flüssigchromatographischen Verfahren geeignet.
(2) Zur Beschleunigung der Desolvatation der geladenen Flüssigkeitstropfen kann ein beheizter Stickstoffstrom eingesetzt werden.
(3) Bei der Ionisation von Peptiden entstehen häufig mehrfach geladene Ionen.
(4) Aufgrund der schonenden Bedingungen des Ionisationsprozesses finden Fragmentierungen der gebildeten Ionen nur in untergeordnetem Ausmaß statt.
(5) Typischerweise werden bei diesem Ionisationsverfahren Quasimolekülionen detektiert.

(A) nur 1, 2 und 3 alle sind richtig
(B) nur 1, 4 und 5 alle sind richtig
(C) nur 2, 3 und 5 alle sind richtig
(D) nur 2, 4 und 5 alle sind richtig
(E) 1 bis 5 = alle sind richtig

1509 Welche Aussagen zur Elektrospray-Ionisation bei der Massenspektrometrie treffen zu?

(1) Die gelöste Probe wird durch eine Mikrokapillare in die Ionisationskammer geleitet, wobei zwischen Mikrokapillare und Eingang zum Analysator eine Spannung angelegt wird.
(2) Die Erzeugung des Sprays erfordert einen sehr hohen Überdruck (200-facher Atmosphärendruck).
(3) Kontinuierlicher Lösemittelverlust der Elektrolyttröpfchen durch Verdampfung führt zur Erhöhung der Ladungsdichte an deren Oberfläche.
(4) Desolvatisierung der Analytionen kann mit Hilfe eines entgegen strömenden Trockengases erreicht werden.
(5) Neben gasförmigen Quasianalytionen treten Adduktionen in den Massenanalysator ein.

(A) nur 1 ist richtig
(B) nur 2 ist richtig
(C) nur 1, 2 und 3 sind richtig
(D) nur 1, 3, 4 und 5 sind richtig
(E) nur 2, 3, 4 und 5 sind richtig

1510 Abgebildet ist ein EI-Massenspektrum (Elektronenstoß-Ionisation) von Methan:

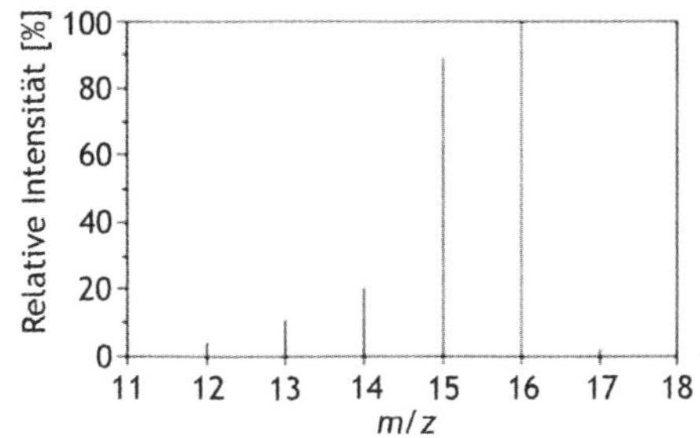

Welche Aussagen treffen zu?

(1) Der Molekülion-Peak ist hier identisch mit dem Basispeak.
(2) Das Molekülion fragmentiert unter Verlust von Wasserstoffatomen.
(3) Die relative Intensität der Signale korreliert mit der Häufigkeit des Auftretens der zugehörigen Ionen.
(4) Die relative Intensität der Signale korreliert mit dem Gehalt an Verunreinigungen in der Probe.

(A) nur 1 und 3 sind richtig
(B) nur 1 und 4 sind richtig
(C) nur 2 und 3 sind richtig
(D) nur 2 und 4 sind richtig
(E) nur 1, 2 und 3 sind richtig

1511 Welche Aussagen zur Massenspektrometrie treffen zu?

(1) Die Signalsätze der EI-Massenspektren von *n*-Octan (M_r 114) bzw. 2,2-Dimethylhexan (M_r 114) sind sowohl bezüglich der jeweiligen *m/z*-Werte als auch bezüglich der Signalintensitäten identisch.
(2) Die Intensität eines Signals im Massenspektrum hängt von der Stabilität des zugehörigen (Fragment)ions ab.
(3) Die Auswertung eines EI-Massenspektrums ist nur bei Vorhandensein des Molekülion-Peaks möglich.

(A) nur 1 ist richtig
(B) nur 2 ist richtig
(C) nur 3 ist richtig
(D) nur 1 und 2 sind richtig
(E) nur 1 und 3 sind richtig

1512 Welche Aussagen zur Matrix-unterstützten Laser-Desorptions-Ionisation (MALDI) in der Massenspektrometrie treffen zu?

(1) MALDI wird bevorzugt mit Flugzeit-Analysatoren kombiniert.
(2) Die Analytmoleküle werden durch Übertragung von Protonen der Matrixmoleküle positiv geladen.
(3) Zur effektiven Ionisation wird ein Laser verwendet, der Licht im Bereich der Absorptionsmaxima der Matrixsubstanzen abstrahlt.
(4) Aufgrund der hohen Energie des vom Laser abgestrahlten Lichts kommt es zur ausgeprägten Fragmentierung der ionisierten Analytmoleküle.
(5) Bei Einsatz von MALDI werden generell **keine** Molekülfragmente detektiert.

(A) nur 2 und 4 sind richtig
(B) nur 1, 2 und 3 sind richtig
(C) nur 1, 3 und 4 sind richtig
(D) nur 2, 4 und 5 sind richtig
(E) nur 3, 4 und 5 sind richtig

1513 Abgebildet ist ein nach Elektrospray-Ionisation erhaltenes Massenspektrum eines organischen Arzneistoffs. Unterhalb eines Masse/Ladungsverhältnisses (m/z) von 93 sind keine weiteren Signale aufgetreten.

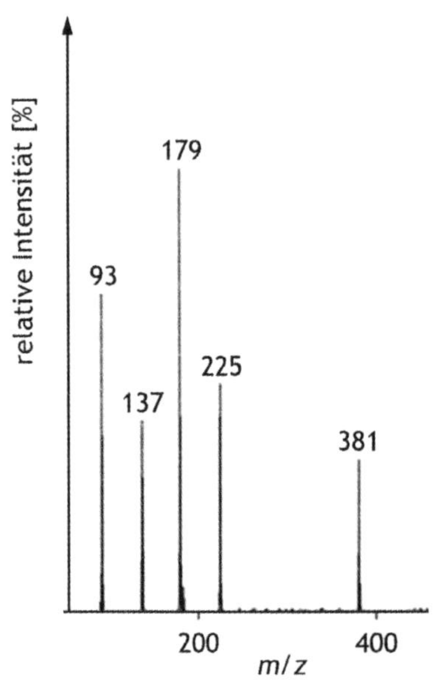

Bei welchem Masse/Ladungsverhältnis (m/z) liegt der Basispeak?

(A) 93
(B) 137
(C) 179
(D) 225
(E) 381

1514 Bei der ESI-massenspektrometrischen Untersuchung eines Peptids (M_r 5735) mit einem Triple Quadrupol Massenspektrometer (Positiv-Modus) wird kein einfach geladenes Quasimolekülion mit $m/z = 5736$ detektiert. Ein Signal mit hoher relativer Intensität wird dagegen bei $m/z = 1148$ registriert.
Welche Aussage trifft zu?

(A) Peptide können grundsätzlich **nicht** massenspektrometrisch analysiert werden.
(B) Nur Peptide mit relativen Molekülmassen $M_r < 5000$ können massenspektrometrisch erfasst werden.
(C) Das Peptid wird durch die drastischen ESI-Bedingungen vollständig fragmentiert; das **häufigste** Bruchstück wird bei $m/z = 1148$ registriert.
(D) Das Peptid wird durch die drastischen ESI-Bedingungen vollständig fragmentiert; das **schwerste** Bruchstück wird bei $m/z = 1148$ registriert.
(E) Das untersuchte Peptid wird durch Mehrfachionisierung unter anderem als 5-fach protoniertes Quasimolekülion registriert.

1515* Welche Aussagen zur chemischen Ionisation (CI) in der Massenspektrometrie treffen zu?

(1) Durch den Beschuss mit beschleunigten Elektronen wird das Reaktandgas ionisiert.
(2) Aufgrund der hohen kinetischen Energie der beschleunigten Elektronen kommt es zu ausgeprägten Fragmentierungsreaktionen der resultierenden Molekülionen.
(3) Bei Verwendung von Methan als Reaktandgas werden üblicherweise Quasimolekülionen der Analyte beobachtet.
(4) Chemische Ionisation lässt nur in Kombination mit einem Quadrupol-Analysator exakte Massenbestimmungen der Molekülionen zu.

(A) nur 1 und 2 sind richtig
(B) nur 1 und 3 sind richtig
(C) nur 1 und 4 sind richtig
(D) nur 2 und 4 sind richtig
(E) nur 1, 3 und 4 sind richtig

1516 Welche Aussagen zur chemischen Ionisation (Cl) bei der Massenspektrometrie treffen zu?

(1) Die Probenmoleküle werden durch Beschuss mit beschleunigten Elektronen ionisiert.
(2) Cl zählt zu den weichen lonisationsmethoden.
(3) Bei Verwendung von Methan als Reaktandgas werden Quasimolekülionen der Analyte gebildet.

(A) nur 1 ist richtig
(B) nur 3 ist richtig
(C) nur 1 und 2 sind richtig
(D) nur 1 und 3 sind richtig
(E) nur 2 und 3 sind richtig

1517 Welche der folgenden Gase können bei der Massenspektrometrie mit chemischer Ionisation (Cl) als Reaktandgas eingesetzt werden?

(1) Wasserstoff
(2) Methan
(3) Ammoniak
(4) Stickstoff
(5) Helium

(A) nur 2 ist richtig
(B) nur 1 und 3 sind richtig
(C) nur 4 und 5 sind richtig
(D) nur 1, 4 und 5 sind richtig
(E) 1 bis 5 = alle sind richtig

1518 Abgebildet ist ein nach Chemischer Ionisation (Cl) aufgenommenes Massenspektrum von D-Mannose (M_r 180,2).

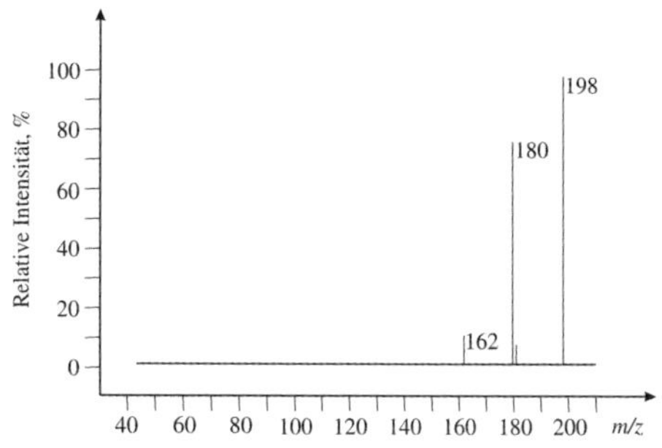

Welche Aussage trifft zu?

(A) Es wurde Methan als Reaktandgas verwendet.
(B) Es wurde Isobutan als Reaktandgas verwendet.
(C) Ein unter gleichen Bedingungen aufgenommenes Spektrum von D-Glucose unterscheidet sich hinsichtlich der *m/z*-Werte und Intensitäten deutlich von dem abgebildeten Spektrum der D-Mannose.
(D) Der Peak bei *m/z* =180 wird als Basispeak bezeichnet.
(E) Der Peak bei *m/z* =198 wird als Quasimolekülion-Peak bezeichnet.

1519 Abgebildet ist ein nach chemischer Ionisation der Substanz D-Mannose (M_r 180,2) erhaltenes Massenspektrum:

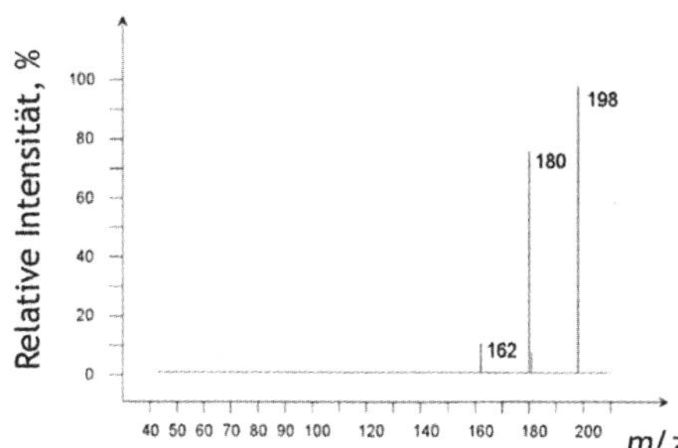

Welche Aussagen treffen zu?

(1) Chemische Ionisation zählt zu den weichen lonisationsverfahren.
(2) Der Peak bei *m/z* = 198 wird als Quasimolekülion-Peak bezeichnet.
(3) Der Peak bei *m/z* = 198 kann aus der Verwendung von Ammoniak als Reaktandgas resultieren.
(4) Der Peak bei *m/z* = 198 wird als Basispeak bezeichnet.

(A) nur 1 ist richtig
(B) nur 4 ist richtig
(C) nur 2 und 3 sind richtig
(D) nur 1, 3 und 4 sind richtig
(E) 1 bis 4 = alle sind richtig

1520 Abgebildet ist ein nach Chemischer Ionisation (Cl) aufgenommenes Massenspektrum von D-Mannose (M_r 180,2).

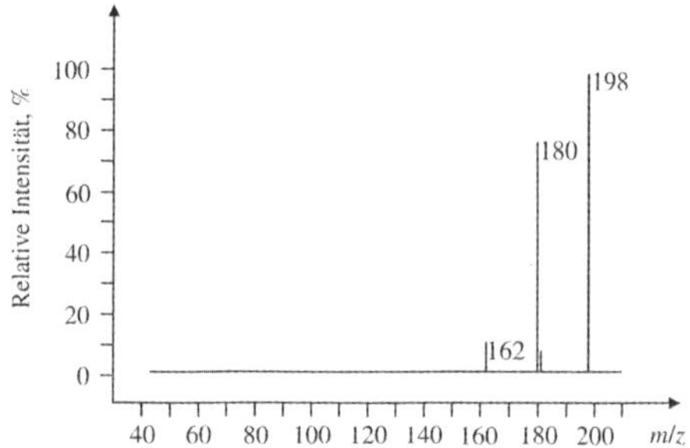

Welche Aussagen treffen zu?

(1) Es wurde Ammoniak als Reaktandgas verwendet.
(2) Ein unter gleichen Bedingungen aufgenommenes Spektrum von D-Glucose unterscheidet sich hinsichtlich der *m/z*-Werte und Intensitäten deutlich von dem abgebildeten Spektrum von D-Mannose.
(3) Der Peak bei *m/z*- =180 wird als Basispeak bezeichnet.
(4) Der Peak bei *m/z*- = 198 wird als Quasimolekülion-Peak bezeichnet.

(A) nur 1 und 2 sind richtig
(B) nur 1 und 4 sind richtig
(C) nur 2 und 4 sind richtig
(D) nur 1, 2 und 3 sind richtig
(E) 1 bis 4 = alle sind richtig

1521 Welche Aussagen zu massenspektrometrischen Ionisierungstechniken treffen zu?

(1) Bei harter Ionisierung ist die zugeführte Energie so hoch, dass zusätzlich zur Ionisation Fragmentierungsreaktionen ausgelöst werden.
(2) Bei harter Ionisierung treten Fragmentierungen ein, die Rückschlüsse auf die Struktur des Analyten erlauben.
(3) Fragmentierungen durch Elektronenstoß-Ionisation (EI) führen überwiegend zu nicht-reproduzierbaren Effekten, die die Strukturaufklärung erschweren.
(4) Bei der Chemischen Ionisierung (Cl) treten intensive Molekülpeaks von Molekül- oder Quasimolekülionen (z.B. $[M+H]^+$) auf.

(A) nur 1 ist richtig
(B) nur 2 ist richtig
(C) nur 3 und 4 sind richtig
(D) nur 1, 2 und 4 sind richtig
(E) nur 1, 3 und 4 sind richtig

Massenspektrometer/Analysatoren

1522 Die Abbildung zeigt schematisch den Aufbau eines Massenspektrometers.
Welche Bauteile sind vertauscht?

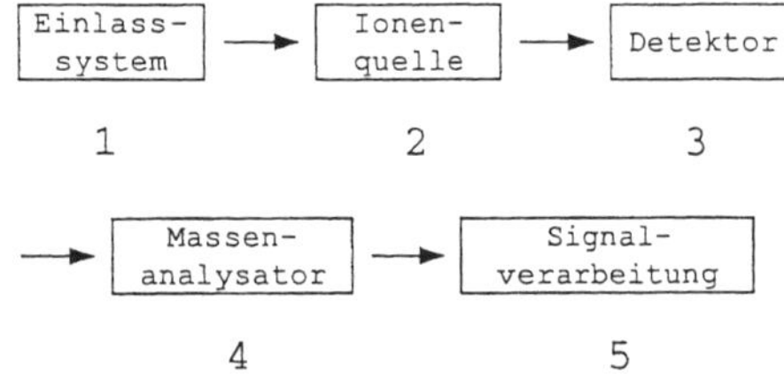

(A) 1 mit 2
(B) 2 mit 4
(C) 3 mit 4
(D) 3 mit 5
(E) 4 mit 5

1523* Welche der folgenden Bauteile sind Bestandteil eines Massenspektrometers?

(1) Ionenquelle
(2) Photodiodenarray
(3) Vakuumpumpe
(4) Analysator

(A) nur 1 und 2 sind richtig
(B) nur 1 und 3 sind richtig
(C) nur 2 und 4 sind richtig
(D) nur 1, 2 und 4 sind richtig
(E) nur 1, 3 und 4 sind richtig

1524* Welche Aussage trifft zu?
In der Massenspektrometrie ist zur Ionentrennung als Analysator **nicht** geeignet:

(A) magnetischer Analysator
(B) elektrostatischer Analysator
(C) Quadrupol-Analysator
(D) Polarisations-Analysator
(E) Flugzeit-Analysator

1525 Welcher Analysator wird in der Massenspektrometrie **nicht** eingesetzt?

(A) Magnetsektor-Analysator
(B) Quadrupol-Analysator
(C) Ioneneinfang-Analysator
(D) Flugzeit-Analysator
(E) Elektroneneinfang-Analysator

1526 Welcher der folgenden Analysatoren wird **nicht** in der Massenspektrometrie eingesetzt?

(A) Desorptions-Analysator
(B) Sektorfeld-Analysator (doppeltfokussierend)
(C) Flugzeit-Analysator (Time-of-flight, TOF)
(D) Quadrupol-Analysator
(E) Kombination aus Flugzeit- und Quadrupol-Analysator (Q-TOF)

1527* In einem MALDI-TOF-Massenspektrometer werden eine matrixgestützte Laser-Desorptions-Ionisation und ein Time of Flight (TOF)-Massenanalysator eingesetzt.
Welche Aussage trifft **nicht** zu?

(A) Als Energiequelle für die Desorption werden Stickstoff-Laser-Impulse (z.B. der Wellenlänge 337 nm) eingesetzt.
(B) Die Wellenlänge für die Desorption muss so gewählt sein, dass die Matrix selbst keine Absorption aufweist und die Analytmoleküle überwiegend direkt angeregt werden.
(C) Als Matrix sind organische Säuren wie 2,5-Dihydroxybenzoesäure oder α-Cyano-4-hydroxyzimtsäure geeignet.
(D) Aus einem Molekül M werden vorwiegend $(M+H)^{+}$-Ionen und $(M+2H)^{2+}$-Ionen gebildet.
(E) Die Flugzeit eines Ions ist direkt proportional zur Quadratwurzel seines Masse/Ladungsverhältnisses m/z.

1528* Welche Aussagen zu den in der Massenspektrometrie gebräuchlichen Quadrupol-Massen-Analysatoren treffen zu?

(1) Sie dienen zur Detektion ungeladener Moleküle.
(2) Sie dienen zur Ionentrennung.
(3) Die Ionentrennung wird durch Ablenkung der Massen mittels elektrischer Felder erreicht.
(4) Ihr Bauprinzip besteht in der kreuzförmigen Anordnung von vier Helium-Neon-Lasern.
(5) Analytmoleküle werden im Focus des Quadrupols mittels eines Laserstrahls thermisch fragmentiert.

(A) nur 1 ist richtig
(B) nur 2 ist richtig
(C) nur 1 und 4 sind richtig
(D) nur 2 und 3 sind richtig
(E) nur 1, 4 und 5 sind richtig

1529 Auf welchem Prinzip beruht die in der Massenspektrometrie ausgenutzte Ionentrennung mittels Quadrupol-Massen-Analysatoren?

(A) Unter variierten Spannungsverhältnissen kann ein Ion in Abhängigkeit von seiner Masse eine stabile Oszillierung ausführen, das System durchfliegen und den Detektor erreichen, während Ionen anderer Massen ausgeblendet werden.
(B) Durch Anlegen einer konstanten Hochspannung am terminalen Ende werden Ionenpakete im Quadrupol stark beschleunigt, wobei Ionen niedriger Masse den Detektor vor den Ionen hoher Masse erreichen.
(C) Ionenpakete werden zunächst auf der Oberfläche des Quadrupols absorbiert und dissoziieren im Hochvakuum sequentiell in Abhängigkeit von ihrer Masse.
(D) Der Quadrupol-Analysator ist mit einem engmaschigen Polymergerüst (Massenfilter) gefüllt, durch das die Ionen entsprechend ihrer Größe im Inertgasstrom unter hohem Druck zum Detektor penetrieren.
(E) Der variable Austrittsspalt des Quadrupols wird über einen elektrostatischen Sensor so geregelt, dass nur ein selektierter Ionenstrahl in den Analysator gelassen wird.

1530 Welche Aussage zur Massenspektrometrie trifft **nicht** zu?

(A) Im Massenanalysator werden die Massen der im Detektor registrierten Ionen integriert und statistisch analysiert.
(B) In der Ionenquelle können Ionisierungen und Fragmentierungen stattfinden.
(C) Im Detektor werden die durch geladene Teilchen verursachten (schwachen) elektrischen Ströme verstärkt.
(D) Im Probeneinlasssystem wird die Probe verdampft bzw. vom Lösungsmittel befreit.
(E) Im Datensystem wird durch Signalverarbeitung ein Massenspektrum aufgezeichnet, in dem die Signalintensitäten gegen die Masse/Ladungsverhältnisse (*m/z*) aufgetragen sind.

Fragmentierungen

1531 Welche Reaktion ist für die EI-Massenspektrometrie **nicht** typisch?

(A) Alkylspaltung
(B) Allylspaltung
(C) Oniumspaltung
(D) McLafferty-Umlagerung
(E) Beckmann-Umlagerung

1532 Welche der folgenden Prozesse sind typische, im Massenspektrometer ablaufende Fragmentierungen von Ionen?

(1) α-Spaltung von Carbonylverbindungen
(2) Retro-Diels-Alder-Reaktion
(3) Allylspaltung
(4) Hofmann-Eliminierung
(5) Onium-Umlagerung

(A) nur 1 und 2 sind richtig
(B) nur 1, 3 und 5 sind richtig
(C) nur 2, 3 und 4 sind richtig
(D) nur 1, 2, 3 und 5 sind richtig
(E) 1 bis 5 = alle sind richtig

1533 Welche Aussagen zu Fragmentierungsreaktionen organischer Verbindungen im Massenspektrometer treffen zu?

(1) Nach Elektronenstoß-Ionisation werden in der Regel Fragmentierungsreaktionen beobachtet.
(2) Umlagerungsreaktionen wie z. B. die McLafferty-Umlagerung treten bevorzugt nach Elektrospray-Ionisation auf.
(3) Bei Fragmentierungsreaktionen können keine ungeladenen Fragmente entstehen.

(A) nur 1 ist richtig
(B) nur 2 ist richtig
(C) nur 3 ist richtig
(D) nur 2 und 3 sind richtig
(E) 1 bis 3 = alle sind richtig

1534 Im EI-Massenspektrum von Propen finden sich bei *m/z* = 41 bzw. 27 bzw. 15 drei Signale, die den durch Fragmentierungen entstandenen Kationen **1** bzw. **2** bzw. **3** zugeordnet werden können:

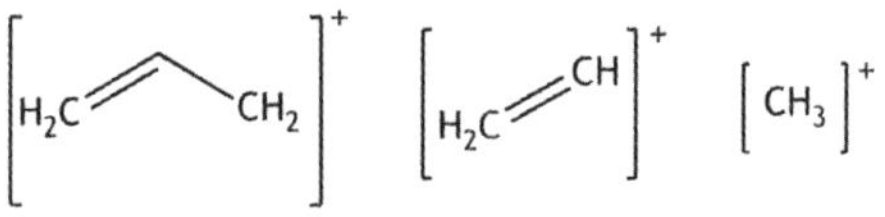

$[H_2C{=}CH{-}CH_2]^+$ m/z = 41 **1**

$[H_2C{=}CH]^+$ m/z = 27 **2**

$[CH_3]^+$ m/z = 15 **3**

Welche Reihung der Intensitäten $I(1)$, $I(2)$ und $I(3)$ dieser Signale trifft zu?

(A) $I(1) > I(2) > I(3)$
(B) $I(2) > I(3) > I(1)$
(C) $I(3) > I(1) > I(2)$
(D) $I(2) > I(1) > I(3)$
(E) Die drei Signale besitzen die gleiche Intensität.

1535 Das in Massenspektren häufig registrierte Fragmentionen-Signal *m/z* = 149 kann ein Indiz für Verunreinigungen einer Probe durch Kontakt mit Kunststoffoberflächen von Laborgeräten sein.
Welche der abgebildeten Verbindungen können einen Basispeak *m/z* = 149 im Massenspektrum verursachen?

(1)

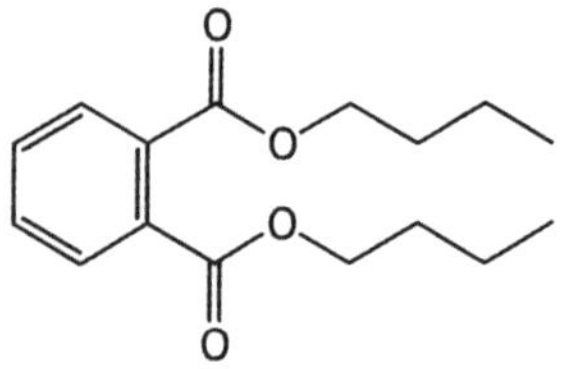

(2)

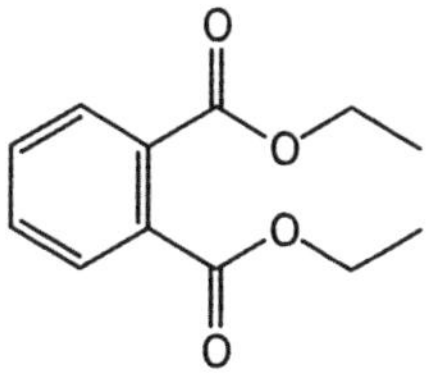

(3)

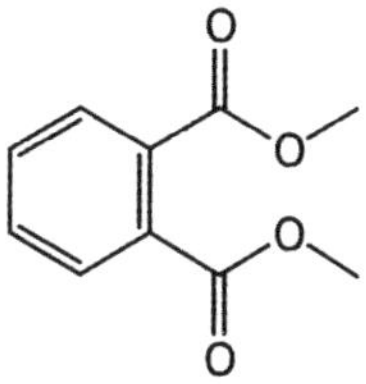

(A) nur 1 ist richtig
(B) nur 2 ist richtig
(C) nur 3 ist richtig
(D) nur 2 und 3 sind richtig
(E) 1 bis 3 = alle sind richtig

1536* Das in Massenspektren häufig registrierte Fragmentionen-Signal $m/z = 149$ kann ein Indiz für Verunreinigungen einer Probe durch Phthalsäureester wie z. B. Phthalsäuredibutylester sein.

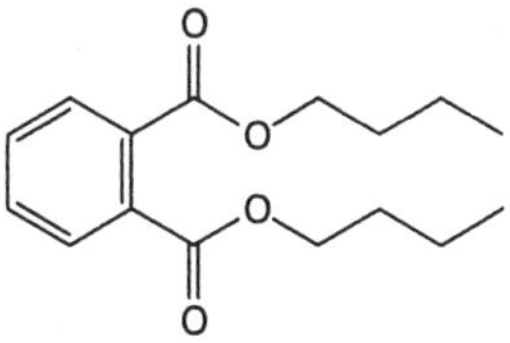

Phthalsäuredibutylester

Welche der nachfolgend abgebildeten Spezies können im Massenspektrum ebenfalls einen Peak mit $m/z = 149$ verursachen?

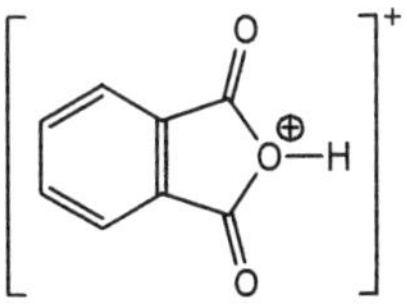

1

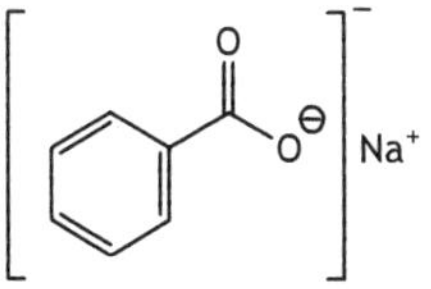

2

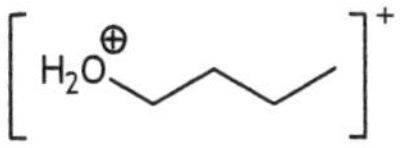

3

(A) keine der abgebildeten Spezies ist richtig
(B) nur 1 ist richtig
(C) nur 2 ist richtig
(D) nur 3 ist richtig
(E) 1 bis 3 = alle sind richtig

Anwendungen MS

1537 Welche Aussage zur Strukturaufklärung organischer Moleküle mittels Massenspektrometrie trifft zu?

(1) Bei gerader Massenzahl kann die Anwesenheit von Stickstoffatomen im Molekül ausgeschlossen werden.
(2) Bei ungerader Massenzahl kann die Anwesenheit von Stickstoffatomen im Molekül ausgeschlossen werden.
(3) Ein im Analyt-Molekül vorhandener Benzylsubstituent ist im Massenspektrum an einem Signal bei $m/z = 91$ (Tropyliumkation) zu erkennen.

(A) nur 1 ist richtig
(B) nur 2 ist richtig
(C) nur 3 ist richtig
(D) nur 1 und 3 sind richtig
(E) nur 2 und 3 sind richtig

1538 Welche Aussagen zu Massenspektren organischer Moleküle treffen zu?

(1) Bei gerader Massenzahl des Molekülpeaks kann die Anwesenheit von Stickstoffatomen im Analyt-Molekül ausgeschlossen werden.
(2) Bei ungerader Massenzahl des Molekülpeaks kann die Anwesenheit von Stickstoffatomen im Analyt-Molekül ausgeschlossen werden.
(3) Bei Anwesenheit eines Bromatoms werden zwei etwa gleich intensive Signale mit der Massendifferenz 2 registriert.

(A) nur 1 ist richtig
(B) nur 2 ist richtig
(C) nur 3 ist richtig
(D) nur 1 und 3 sind richtig
(E) 1 bis 3 = alle sind richtig

1539 Intensitätsverhältnisse bestimmter Signale in Massenspektren von Halogenverbindungen erlauben häufig Rückschlüsse auf Anzahl und Art der in den zugehörigen Fragment- bzw. Molekülionen jeweils enthaltenen Halogenatome.
Welche Aussage zur Isotopenzusammensetzung von Halogenen trifft zu?

(A) Iod, Brom, Chlor und Fluor sind monoisotopisch zusammengesetzt.
(B) Iod und Fluor sind aus jeweils drei häufig vorkommenden, stabilen Isotopen zusammengesetzt.
(C) Brom und Chlor sind aus jeweils zwei häufig vorkommenden stabilen Isotopen zusammengesetzt.
(D) Iod, Brom, Chlor und Fluor sind aus jeweils mehr als drei häufig vorkommenden stabilen Isotopen zusammengesetzt.
(E) Fluor ist aus zwei jeweils häufig vorkommenden stabilen Isotopen zusammengesetzt.

1540 Rückstände von metallhaltigen Katalysatoren in Arzneistoffen können durch massenspektrometrische Verfahren bestimmt werden.
Welche Aussage trifft zu?

(A) Die Massenspektrometrie mit induktiv gekoppeltem Plasma (ICP-MS) ist ein sehr empfindliches Verfahren zur Bestimmung nahezu aller Elemente.
(B) Bei der Elektrospray-Ionisation werden Schwermetallatome durch einen Hochspannungslichtbogen in eine Metalldampfwolke übergeführt und detektiert.
(C) Bei der Matrix-Assisted Laser Desorption/Ionisation (MALDI-MS) werden Erdalkali-Kationen durch energiereiche Strahlung direkt angeregt und die Quantenenergie des abgestrahlten Lichts gemessen.
(D) Bei Flugzeit-Analysatoren wird ausgenutzt, dass Leichtmetallatome wesentlich länger durch ein starkes Magnetfeld fliegen als Schwermetallatome und demzufolge den Detektor später erreichen.
(E) Im Magnet-Analysator (magnetischer Sektorfeld-Analysator) werden ungeladene Metallpartikel entsprechend ihres gyromagnetischen Verhältnisses getrennt.

1541 Wird in einem Massenspektrum eines organischen Arzneistoffs ein Signalpaar mit einem Abstand von 2 Masseneinheiten zwischen den Signalen dieses Paars detektiert, so kann dieser Umstand eine diagnostisch wertvolle Information beinhalten.
Welche Aussage trifft zu?
Ein Unterschied von 2 Masseneinheiten eines Signalpaars

(A) kann auf das Vorhandensein eines Chlorsubstituenten hindeuten
(B) kann auf das Vorhandensein eines Iodsubstituenten hindeuten
(C) deutet darauf hin, dass eine gerade Zahl von Sauerstoffatomen in der Probensubstanz enthalten sein müssen
(D) deutet darauf hin, dass eine gerade Zahl von Stickstoffatomen in der Probensubstanz enthalten sein müssen
(E) deutet darauf hin, dass eine gerade Zahl von Schwefelatomen in der Probensubstanz enthalten sein müssen

1542 Abgebildet sind zwei Massenspektren von Glucose (M_r 180,2).

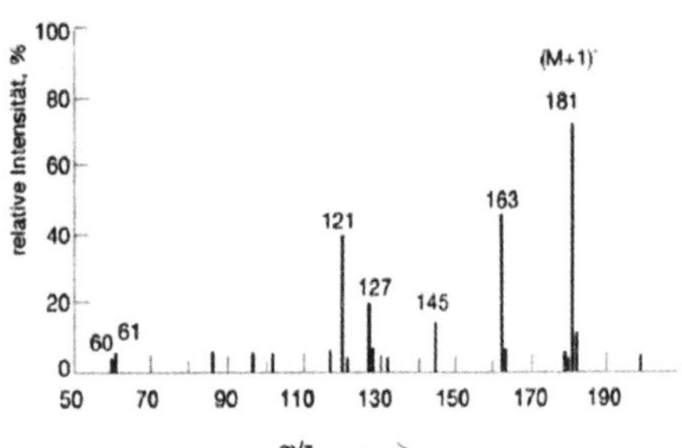

Spektrum 1

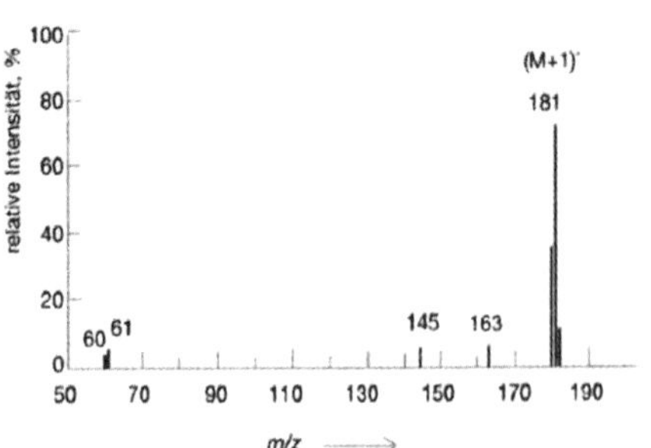

Spektrum 2

Welche Aussage trifft zu?

(A) Die Spektren wurden mit den beiden Enantiomeren α-L-Glucose (Spektrum 1) und α-D-Glucose (Spektrum 2) erhalten.
(B) Die Spektren wurden mit den beiden Anomeren α-D-Glucose (Spektrum 1) und β-D-Glucose (Spektrum 2) erhalten.
(C) Zur Aufnahme der Spektren wurden Glucose-Lösungen unterschiedlicher Konzentrationen verwendet.
(D) Die Spektren wurden mit unterschiedlichen Ionisationstechniken erzeugt.
(E) Die Spektren wurden nach chemischer Ionisation mit unterschiedlichen Reaktandgasen erhalten.

1543 Abgebildet ist ein nach Elektronenstoß-Ionisation (EI) erhaltenes Massenspektrum des Arzneistoffs Hydrochlorothiazid (M_r 297). Der Molekülion-Peak bei *m/z* = 297 wird durch $^{12}C_7\ ^{1}H_8\ ^{35}Cl\ ^{14}N_3\ ^{16}O_4\ ^{32}S_2$ hervorgerufen.

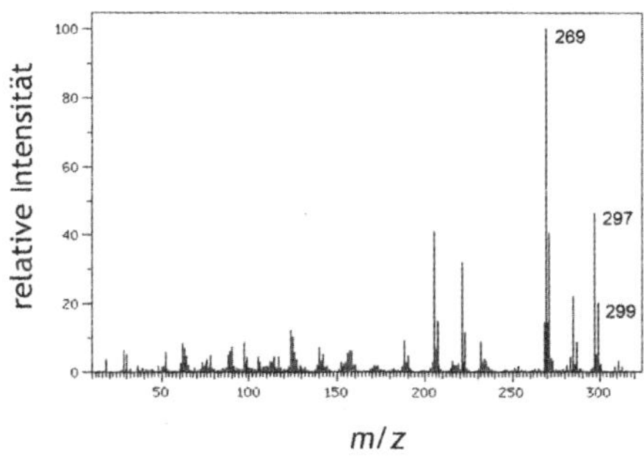

Welche Aussagen treffen zu?

(1) Das Signal mit der höchsten Intensität (bei *m/z* = 269) wird als Basispeak bezeichnet.
(2) Das Signal bei *m/z* = 299 kann durch $^{12}C_7\ ^{1}H_8\ ^{37}Cl\ ^{14}N_3\ ^{16}O_4\ ^{32}S_2$ hervorgerufen werden.
(3) Das Signal bei *m/z* = 299 kann durch $^{12}C_7\ ^{1}H_8\ ^{35}Cl\ ^{14}N_3\ ^{16}O_4\ ^{32}S_1\ ^{34}S_1$ hervorgerufen werden.

(A) nur 1 ist richtig
(B) nur 2 ist richtig
(C) nur 3 ist richtig
(D) nur 2 und 3 sind richtig
(E) 1 bis 3 = alle sind richtig

Fragen zu radiochemischen Analysenverfahren einschließlich der Fragen über radioaktive Strahlen sind in **Ehlers, Prüfungsfragen – Chemie I** mit aufgelistet!

11.12 Themenübergreifende Fragen zu optischen und spektroskopischen Analysenverfahren

1544 Welche der folgenden Analysenmethoden können zu quantitativen Bestimmungen von Analyten eingesetzt werden?

(1) Elektrophorese
(2) IR-Spektroskopie
(3) NMR-Spektroskopie
(4) Refraktometrie

(A) keine der genannten Analysenmethoden
(B) nur 1 und 2 sind richtig
(C) nur 2 und 3 sind richtig
(D) nur 1, 2 und 3 sind richtig
(E) 1 bis 4 = alle sind richtig

1545 Welche Aussagen treffen zu?
Zwei Enantiomere einer chiralen Substanz können prinzipiell unterschieden werden durch:

(1) Messung der optischen Drehung
(2) CD-Spektroskopie
(3) IR-Spektroskopie
(4) HPLC an chiralen (optisch aktiven) Phasen

(A) nur 1, 2 und 3 sind richtig
(B) nur 1, 2 und 4 sind richtig
(C) nur 1, 3 und 4 sind richtig
(D) nur 2, 3 und 4 sind richtig
(E) 1 bis 4 = alle sind richtig

1546 Gase, die zu medizinischen Zwecken eingesetzt werden, müssen zur Prüfung auf Reinheit instrumentell analytisch auf toxische Verunreinigungen wie Kohlenmonoxid untersucht werden.
Welche der folgenden Methoden eignet sich zur quantitativen Bestimmung von Kohlenmonoxid in gasförmigem Stickstoff?

(A) ^{1}H-NMR-Spektroskopie
(B) Absorptionsspektroskopie im sichtbaren Spektralbereich
(C) Nicht-dispersive IR-Spektroskopie
(D) Polarimetrie
(E) Polarographie

1547 Welche Aussage trifft **nicht** zu?
Reines Glycerol kann von einer Glycerol-Wasser-Mischung (1:1) unterschieden werden durch

(A) Bestimmung der relativen Dichte
(B) Bestimmung der Absorption von Licht bei 240 nm
(C) Bestimmung der Brechzahl
(D) Titration nach Malaprade
(E) Wasserbestimmung durch azeotrope Destillation

1548 Welche Aussage trifft zu?
Eine Verunreinigung von Atropin (= *R*/*S*-Hyoscyamin) durch *S*-Hyoscyamin kann am besten ermittelt werden mit der:

(A) Infrarotspektroskopie
(B) Ultraviolettspektroskopie
(C) Polarimetrie
(D) Refraktometrie
(E) Atomabsorptionsspektroskopie

1549 Mit welcher Methode lassen sich folgende Isomere am besten unterscheiden?

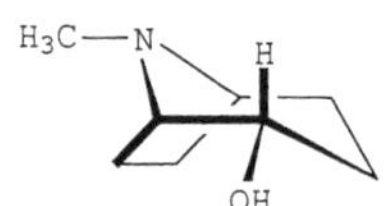

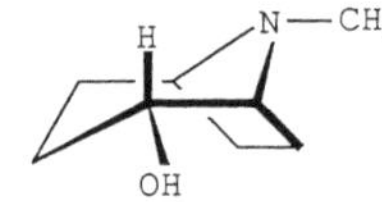

(A) Polarimetrie
(B) UV-Spektroskopie
(C) IR-Spektroskopie
(D) Kolorimetrie
(E) Schmelztemperatur

1550* Nachstehend abgebildet sind zwei isomere Tropanole.
Mit welcher der folgenden Methoden lassen sich die beiden Verbindungen am besten unterscheiden?

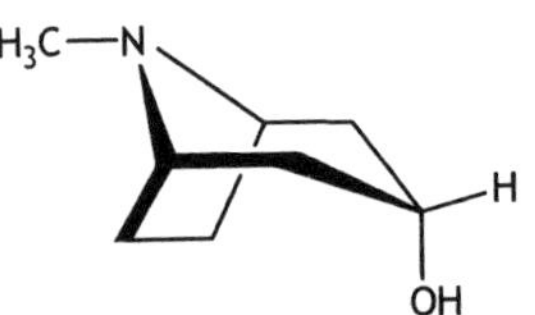

(A) Polarimetrie
(B) UV-Spektroskopie
(C) Fluorimetrie
(D) Kolorimetrie
(E) ^{1}H-NMR-Spektroskopie

1551 Der nachfolgend abgebildete Arzneistoff Granisetronhydrochlorid kann mit der rechts abgebildeten Verbindung verunreinigt sein.

Welche Aussagen zur Reinheitsuntersuchung von Granisetronhydrochlorid treffen zu?

(1) Die Verbindungen unterscheiden sich im Vorzeichen der optischen Drehung $[\alpha]_D^{20}$.
(2) Die Verbindungen unterscheiden sich im Betrag ihrer optischen Drehung $[\alpha]_D^{20}$.
(3) Die Verbindungen sind zueinander enantiomer, wobei die links abgebildete die (*R*)-, die rechts abgebildete die (*S*)-Konfiguration aufweist.
(4) Der Arzneistoff und die Verunreinigung können HPLC-chromatographisch an einer achiralen stationären Phase getrennt werden.
(5) Der Arzneistoff und die Verunreinigung können HPLC-chromatographisch an einer chiralen stationären Phase getrennt werden.

(A) nur 1 ist richtig
(B) nur 2 ist richtig
(C) nur 4 und 5 sind richtig
(D) nur 1, 2, 3 und 5 sind richtig
(E) 1 bis 5 = alle sind richtig

1552* Welche Aussagen treffen zu?
Zu den emissionsspektroskopischen Verfahren gehören die:

(1) Flammenphotometrie
(2) Kolorimetrie
(3) Fluorimetrie
(4) UV-Spektroskopie

(A) nur 1 ist richtig
(B) nur 3 ist richtig
(C) nur 1 und 3 sind richtig
(D) nur 2, 3 und 4 sind richtig
(E) 1 bis 4 = alle sind richtig

1553* Welche der folgenden Methoden sind der Absorptionsspektroskopie zuzurechnen?

(1) Fluorimetrie
(2) UV-Vis-Spektroskopie
(3) IR-Spektroskopie
(4) Flammenphotometrie
(5) Kolorimetrie

(A) nur 2 und 3 sind richtig
(B) nur 4 und 5 sind richtig
(C) nur 1, 2 und 3 sind richtig
(D) nur 2, 3 und 5 sind richtig
(E) nur 2, 3, 4 und 5 sind richtig

1554 Fosfomycin wird als Dinatrium-Salz, als Monohydrat seines Calciumsalzes und als Trometamolsalz eingesetzt (siehe Formeln).

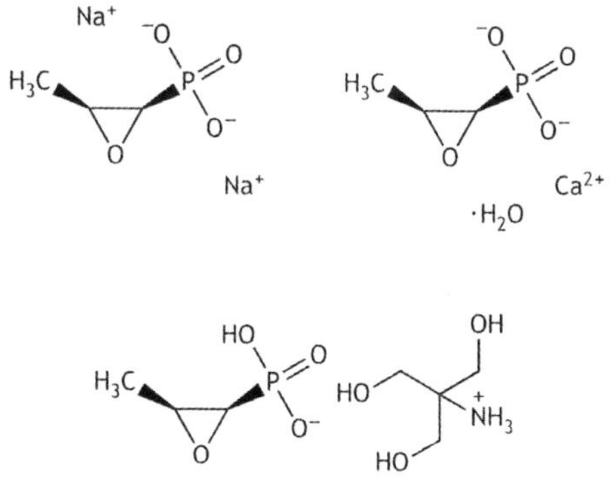

Welche Aussage zur Analytik dieser drei Verbindungen trifft zu?

(A) Das Trometamolsalz reagiert stark alkalisch und färbt Phenolphthaleinlösung rot.
(B) Wässrige Lösungen des Dinatriumsalzes lassen eine von null verschiedene optische Drehung erwarten.
(C) Für DC-Untersuchungen des Calciumsalz-Monohydrats sind DC-Platten mit Lumineszenzindikator für eine Detektion mittels UV-Lampe (254 nm) geeignet.
(D) Die MIR-Spektren des Dinatriumsalzes und des Calciumsalz-Monohydrats sind **nicht** unterscheidbar.
(E) Die MIR-Spektren des Trometamolsalzes und des Calciumsalz-Monohydrats sind **nicht** unterscheidbar.

1555 Nach Arzneibuch wird die Identität von Lithium-Ionen in Lithiumsalzen durch das Auftreten einer roten Flammenfärbung nachgewiesen.
Das Verfahren, durch welches die Färbung erhalten wird, gehört in den Bereich der:

(A) Kolorimetrie
(B) Atomabsorptionsspektroskopie
(C) Atomemissionsspektroskopie
(D) Konduktometrie
(E) UV-Vis-Photometrie

1556 Welche der folgenden Analysenmethoden sind für die Strukturaufklärung einer unbekannten organischen achiralen Verbindung geeignet?

(1) Coulometrie
(2) Polarimetrie
(3) MS (Massenspektrometrie)
(4) NMR-Spektroskopie

(A) nur 1 ist richtig
(B) nur 2 ist richtig
(C) nur 4 ist richtig
(D) nur 3 und 4 sind richtig
(E) 1 bis 4 = alle sind richtig

1557 Bei welchen analytischen Verfahren werden die zu bestimmenden Substanzen chemisch verändert?

(1) NMR-Spektroskopie
(2) IR-Spektroskopie
(3) Massenspektrometrie
(4) Atomabsorptionsspektroskopie

(A) nur 1 und 2 sind richtig
(B) nur 2 und 3 sind richtig
(C) nur 3 und 4 sind richtig
(D) nur 1, 2 und 4 sind richtig
(E) 1 bis 4 = alle sind richtig

1558 Mit welcher Methode lassen sich die Halogenalkane CH_3-CH_2-F und CH_3-CH_2-Cl am besten unterscheiden?

(A) Polarimetrie
(B) UV-Spektroskopie
(C) Vis-Spektroskopie
(D) Kolorimetrie
(E) ^{1}H-NMR-Spektroskopie

1559 Welche Aussagen treffen zu?
Eine Verunreinigung von Cyclohexan mit ca. 5 % Benzen kann nachgewiesen werden durch:

(1) Bestimmung der Lichtabsorption bei ca. 255 nm
(2) Aufnahme eines ^{1}H-NMR-Spektrums im Bereich von $\delta = 6$ bis 8 ppm (TMS als Standard)
(3) Messung der IR-Absorption zwischen 2300 bis 2800 cm^{-1}

(A) nur 1 ist richtig
(B) nur 3 ist richtig
(C) nur 1 und 2 sind richtig
(D) nur 2 und 3 sind richtig
(E) 1 bis 3 = alle sind richtig

1560 Welche Aussage trifft zu?
Zur analytischen Unterscheidung von ^{13}C-Harnstoff und gewöhnlichem Harnstoff ist von den nachfolgend genannten Verfahren am besten geeignet:

(A) Massenspektrometrie
(B) Dünnschichtchromatographie
(C) Polarographie
(D) Polarimetrie
(E) UV-Spektroskopie

1561 ^{13}C-Harnstoff wird für diagnostische Zwecke bei Ulcus-Erkrankungen verwendet. Welche Aussagen zu Charakterisierung, Reinheits- und Gehaltsbestimmung dieser Verbindung treffen zu?

(1) Die Gehaltsbestimmung von ^{13}C-Harnstoff kann nach der Kjeldahl-Methode erfolgen, gestattet aber keine quantitative Aussage über die Isotopenzusammensetzung.
(2) Die Fläche unter der Kurve der ^{13}C-Resonanzsignale im NMR-Spektrum ist (bei gleichem Probengehalt) bei ^{13}C-Harnstoff gegenüber der entsprechenden Fläche für Harnstoff mit natürlicher Isotopenverteilung stark erhöht.
(3) Die Überprüfung der Isotopenreinheit von ^{13}C-Harnstoff kann durch HPLC an chiralen stationären Phasen erfolgen.

(A) nur 2 ist richtig
(B) nur 1 und 2 sind richtig
(C) nur 1 und 3 sind richtig
(D) nur 2 und 3 sind richtig
(E) 1 bis 3 = alle sind richtig

Untersuchung polymorpher Formen

1562 Welche analytischen Verfahren sind gut geeignet, einen Anhaltspunkt zu liefern, ob zwei aus Wasser gewonnene kristalline Proben der abgebildeten Substanz Thiaminchloridhydrochlorid in verschiedenen polymorphen Formen vorliegen?

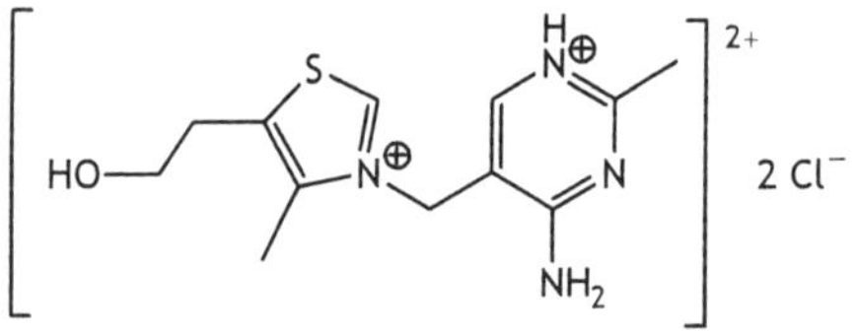

Thiaminchloridhydrochlorid

(1) Thermische Analysenverfahren
(2) Gaschromatographische Analysenverfahren
(3) Massenspektrometrische Verfahren
(4) UV/Vis-spektroskopische Verfahren
(5) IR-spektroskopische Verfahren

(A) nur 1 ist richtig
(B) nur 2 ist richtig
(C) nur 1 und 5 sind richtig
(D) nur 2 und 3 sind richtig
(E) nur 2, 3 und 4 sind richtig

1563 Mit welchen spektroskopischen Verfahren können unterschiedliche Modifikationen polymorpher Arzneistoffe unterschieden werden?

(1) IR-Spektroskopie (ATR-Verfahren)
(2) Raman-Spektroskopie
(3) NIR-Spektroskopie
(4) Massenspektrometrie mit dem Ionisationsverfahren MALDI

(A) nur 1 ist richtig
(B) nur 2 ist richtig
(C) nur 3 ist richtig
(D) nur 1 und 4 sind richtig
(E) nur 1, 2 und 3 sind richtig

1564 Bei kristallinen Arzneistoffen kann Polymorphie auftreten.
Mit welchen der genannten Methoden können unterschiedliche polymorphe Formen eines Arzneistoffs unterschieden werden?

(1) Gaschromatographie
(2) HPLC
(3) UV/Vis-Spektroskopie
(4) thermische Analysenverfahren

(A) nur 1 ist richtig
(B) nur 4 ist richtig
(C) nur 1 und 2 sind richtig
(D) nur 1 und 3 sind richtig
(E) nur 2 und 3 sind richtig

Verfolgung von Reaktionsabläufen

1565 Welche der genannten analytischen Verfahren sind zur Unterscheidung von Dexamfetamin (**1**) und seiner Synthesevorstufe 1-Phenylpropan-2-on (**2**) geeignet?

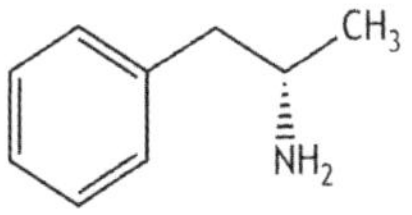

CH_3 NH_2 CH_3 O

1 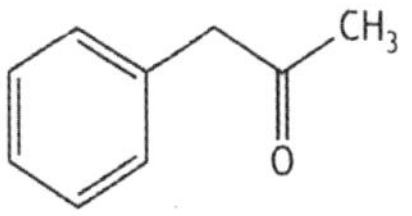 2

(1) Massenspektrometrie
(2) Polarimetrie
(3) ^{1}H-Kernresonanzspektroskopie
(4) IR-Spektroskopie
(5) Raman-Spektroskopie

(A) nur 2 ist richtig
(B) nur 1 und 3 sind richtig
(C) nur 1, 2 und 4 sind richtig
(D) nur 1, 3 und 5 sind richtig
(E) 1 bis 5 = alle sind richtig

1566 Die Reduktion des Ketons **A** führt unter geeigneten Bedingungen zu dem racemischen Produkt **B**.

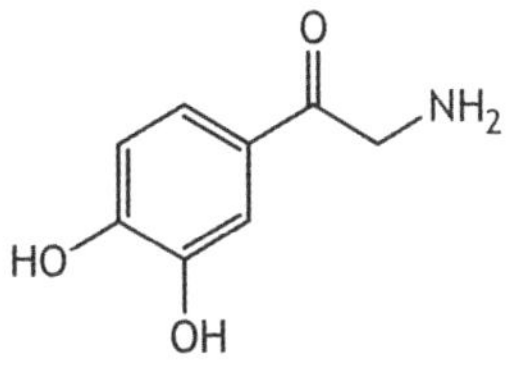

O NH_2 HO OH

A

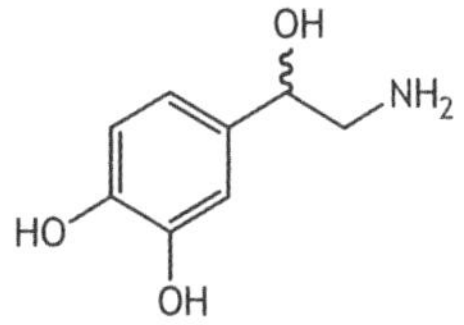

OH NH_2 HO OH

B

Durch welche der folgenden instrumentell-analytischen Methoden können **A** und **B** unterschieden werden?

(1) UV-Spektroskopie
(2) ^{1}H-NMR-Spektroskopie
(3) IR-Spektroskopie
(4) HPLC
(5) Polarimetrie

(A) nur 2 und 4 sind richtig
(B) nur 1, 3 und 5 sind richtig
(C) nur 2, 3 und 4 sind richtig
(D) nur 1, 2, 3 und 4 sind richtig
(E) 1 bis 5 = alle sind richtig

1567 Wie lässt sich die Oxidation von 4-Phenylpropan-2-ol zu 4-Phenylpropan-2-on analytisch verfolgen?

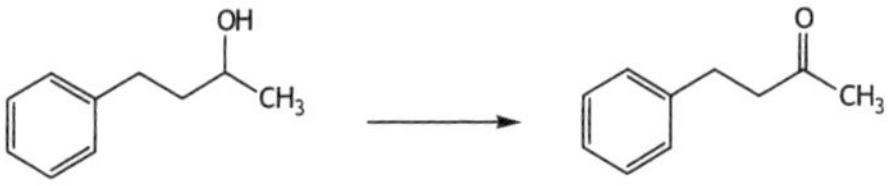

(1) Auftreten einer Bande im Bereich von 1730–1700 cm^{-1} im IR-Spektrum des Produkts
(2) Geringerer R_f-Wert des Produkts im Vergleich zum Edukt bei der DC unter Verwendung von Kieselgel als stationärer Phase
(3) Auftreten eines Singuletts im Bereich von ca. 2,5 – 1,5 ppm im ^{1}H-NMR-Spektrum des Produkts

(A) nur 2 ist richtig
(B) nur 1 und 2 sind richtig
(C) nur 1 und 3 sind richtig
(D) nur 2 und 3 sind richtig
(E) 1 bis 3 = alle sind richtig

Untersuchung von β-Lactamen

1568 Die chemisch eng verwandten Wirkstoffe Ampicillin (**1**) und Amoxycillin (**2**) können mit diversen instrumentell-analytischen Methoden untersucht werden

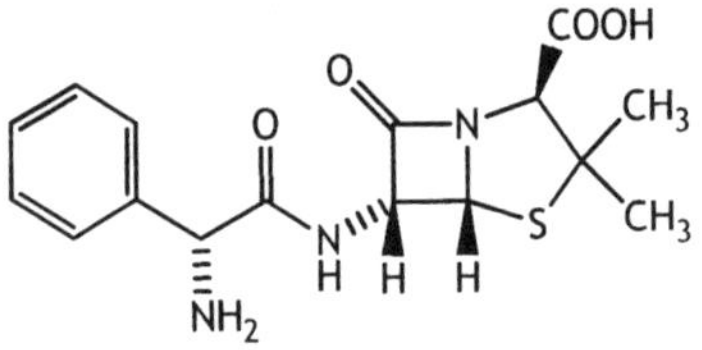

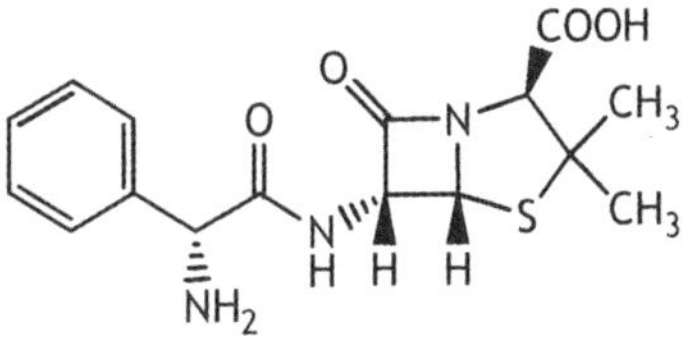

1

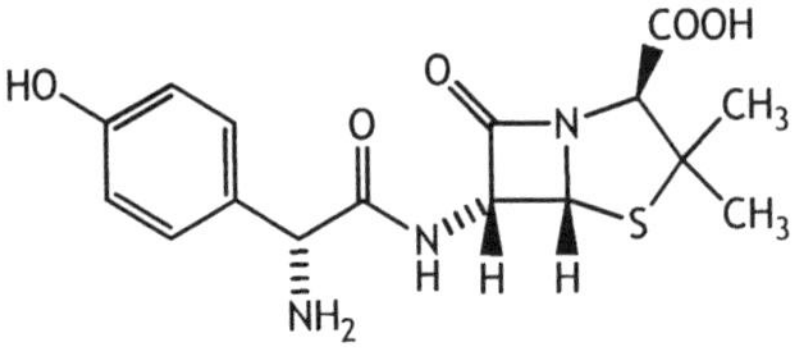

2

In welchen analytischen Informationen unterscheiden sich die Substanzen?

(1) FT-IR-Spektren von KBr-Presslingen
(2) Signale der aromatischen Protonen in den ^{1}H-NMR-Spektren (500 MHz, D_2O)
(3) Retentionszeiten in HPLC-Chromatogrammen (RP–18-Säule)
(4) *m/z*-Verhältnisse der Molpeaks im Massenspektrum (Elektrospray)
(5) Lage der Absorptionsmaxima (der jeweiligen Lösungen in Natronlauge der Konzentration c = 0,1 $mol \cdot L^{-1}$) in den UV-Vis-Spektren

(A) nur 2 ist richtig
(B) nur 3 ist richtig
(C) nur 1, 2 und 4 sind richtig
(D) nur 3, 4 und 5 sind richtig
(E) 1 bis 5 = alle sind richtig

1569 Die Wirkstoffe Ampicillin (**1**) und dessen Trihydrat (**2**) können mit diversen instrumentell-analytischen Methoden untersucht werden

1

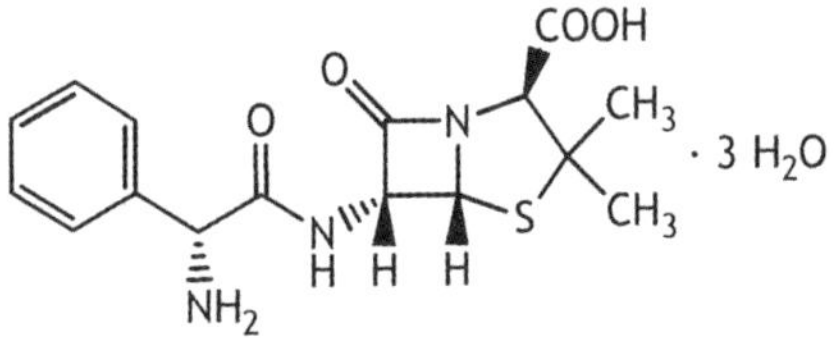

$\cdot\ 3\ H_2O$

2

In welchen analytischen Informationen unterscheiden sich die Substanzen?

(1) FT-IR-Spektren ihrer KBr-Presslinge
(2) Signale der Aryl-H-Atome in ^{1}H-NMR-Spektren (500 MHz, D_2O)
(3) Retentionszeiten in HPLC-Chromatogrammen
(4) *m/z*-Quotienten der Molpeaks in ihren Massenspektren (Elektrospray)
(5) Schmelzverhalten

(A) nur 2 ist richtig
(B) nur 3 ist richtig
(C) nur 1 und 5 sind richtig
(D) nur 3, 4 und 5 sind richtig
(E) 1 bis 5 = alle sind richtig

1570* Der Wirkstoff Ampicillin (**1**) und die darin als Verunreinigung auftretende Verbindung L-Ampicillin (**2**) können mit diversen instrumentell-analytischen Methoden untersucht werden

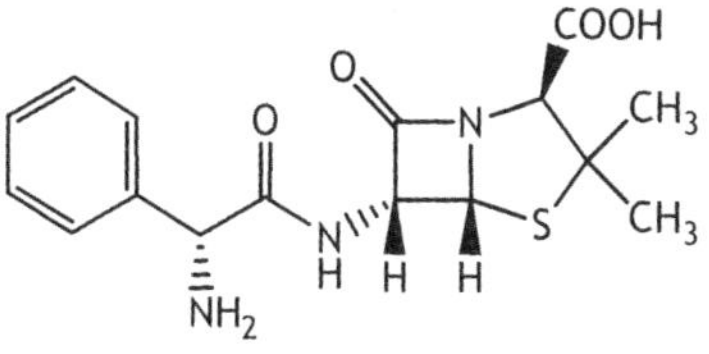

1

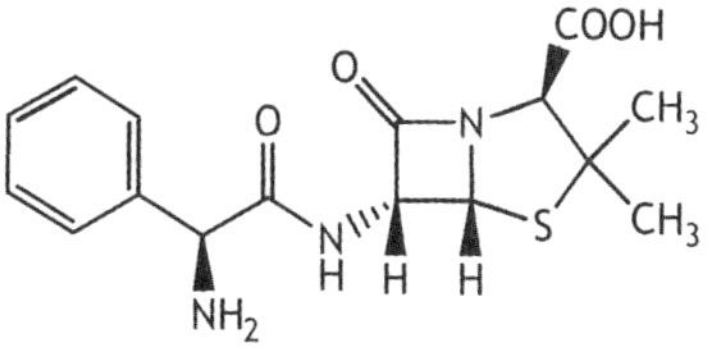

2

In welchen Analysedaten unterscheiden sich die Substanzen **1** und **2**?

(1) FT-IR-Spektren ihrer KBr-Presslinge
(2) Signalmultiplizität der aromatischen Protonen in den ^{1}H-NMR-Spektren (500 MHz, D_2O)
(3) Retentionszeiten in HPLC-Chromatogrammen an achiralen stationären RP-18-Phasen unter Verwendung nicht-chiraler mobiler Phasen
(4) C,H,N-Zusammensetzung durch Mikroanalyse (Elementaranalyse)
(5) Schmelzpunkte

(A) nur 2 ist richtig
(B) nur 3 ist richtig
(C) nur 1, 3 und 5 sind richtig
(D) nur 3, 4 und 5 sind richtig
(E) 1 bis 5 = alle sind richtig

1571 Der Wirkstoff Ampicillin kann in zwei unterschiedlichen polymorphen Formen vorkommen.

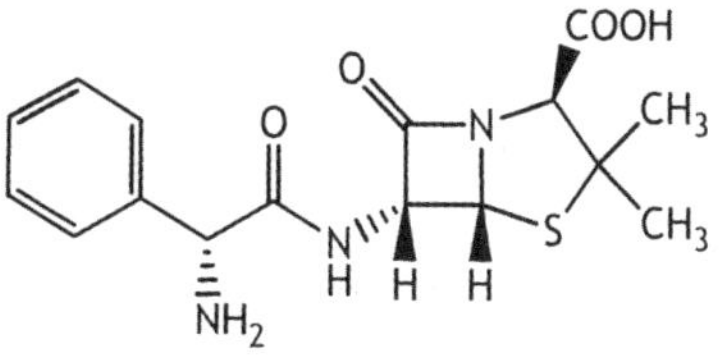

Mit welchen analytischen Informationen können diese beiden polymorphen Formen unterschieden werden?

(1) FT-IR-Spektren ihrer KBr-Presslinge
(2) Signale der aromatischen Protonen in den ^{1}H-NMR-Spektren (500 MHz, D_2O)
(3) Retentionszeiten in HPLC-Chromatogrammen
(4) Schmelzpunkte
(5) UV-Vis-Spektren

(A) nur 3 ist richtig
(B) nur 1 und 4 sind richtig
(C) nur 3 und 4 sind richtig
(D) nur 2, 3 und 5 sind richtig
(E) 1 bis 5 = alle sind richtig

1572 Durch Umsetzung des Natriumsalzes **1** der 2-Ethylhexansäure (racemisch) mit Carbonsäuren lassen sich diese bei Bedarf in ihre jeweiligen Natriumcarboxylate überführen. Das auf diese Weise aus dem Penicillin Amoxicillin gewonnene Natriumsalz **2** kann demnach – herstellungsbedingt – mit **1** verunreinigt sein.

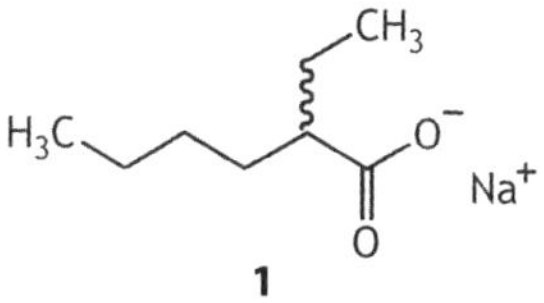

1

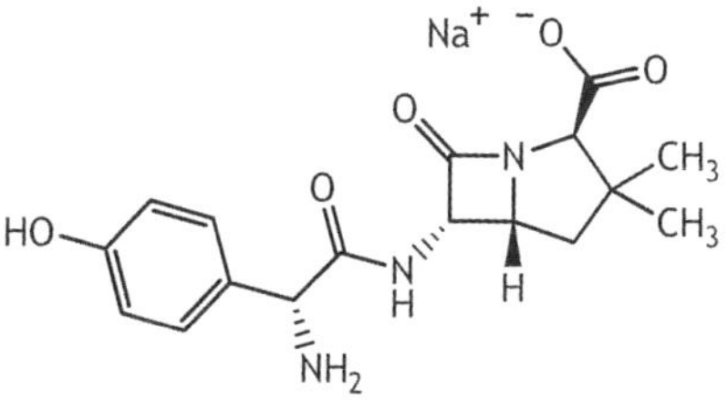

2

Welche Aussage zur Analytik von Amoxicillin-Natrium (**2**) trifft zu?

(A) Im IR-Spektrum darf im Carbonyl-Bereich von 1650 cm^{-1} - 1750 cm^{-1} keine intensive Bande zu sehen sein.
(B) Im ^{1}H-NMR-Spektrum darf kein Signal im Bereich von 1–2 ppm auftreten.
(C) Eine gelbe Flammenfärbung beweist, dass noch 2-Ethylhexansäure-Natriumsalz (**1**) als Verunreinigung vorliegt.
(D) Die Verunreinigung mit **1** kann mittels UV-Vis-Spektroskopie bei 589 nm (Natrium-D-Linie) erkannt werden.
(E) Zur Reinheitsprüfung auf 2-Ethylhexansäure ist die Anwendung der Gaschromatographie sinnvoll.

1573 Der Wirkstoff Ampicillin (**1**) kann mit dem chemisch verwandten Diketopiperazin **2** verunreinigt sein.

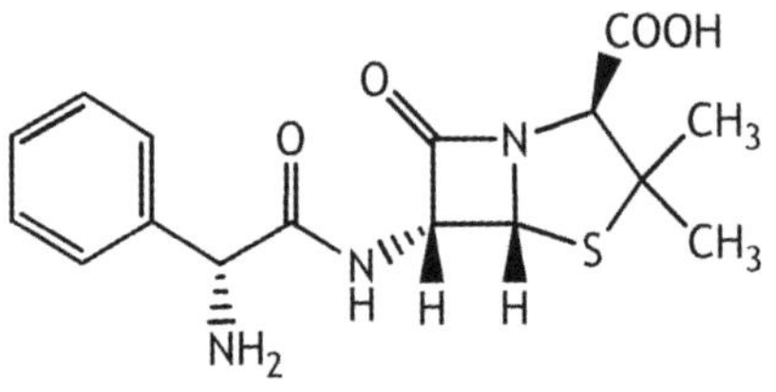

1

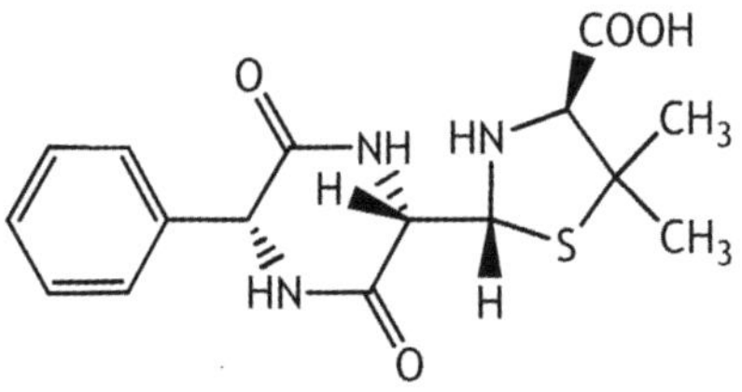

2

In welchen Daten unterscheiden sich diese beiden Substanzen?

(1) in den FT-IR-Spektren ihrer KBr-Presslinge
(2) in den Signalen der ^{13}C-NMR-Spektren (125 MHz, $CDCl_3$/DMSO-[D_6])
(3) in den Retentionszeiten in HPLC-Trennsystemen an RP-18-Phasen
(4) in der C,H,N-Zusammensetzung
(5) in den Schmelzpunkten

(A) nur 2 und 4 sind richtig
(B) nur 3 und 4 sind richtig
(C) nur 1, 3 und 4 sind richtig
(D) nur 1, 2, 3 und 5 sind richtig
(E) 1 bis 5 = alle sind richtig

12 Chromatographische Analysenverfahren

12.1 Grundlagen

Zu chromatographischen Analysenverfahren siehe auch MC-Fragen Nr. 366–391, 1545, 1561, 1572, 1564, 1566–1573.

1574 Welche Aussagen treffen zu?
Die essentiellen Bestandteile **aller** chromatographischen Verfahren sind:

(1) mobile Phase
(2) stationäre Phase
(3) Gegenstromverteilung
(4) Absorptionsvorgänge

(A) nur 1 und 2 sind richtig
(B) nur 1 und 3 sind richtig
(C) nur 2 und 4 sind richtig
(D) nur 1, 2 und 3 sind richtig
(E) 1 bis 4 = alle sind richtig

1575* Welche Aussagen treffen zu?
Bei chromatographischen Prozessen kann die Trennung eines Stoffgemischs in einzelne Stoffe u. a. erfolgen aufgrund von

(1) unterschiedlichen Polaritäten der Substanzen
(2) unterschiedlichen Verteilungskoeffizienten zwischen zwei miteinander nicht mischbaren Phasen
(3) unterschiedlichen Molekülgrößen der Substanzen
(4) Ionenaustauschvorgängen

(A) nur 1 und 4 sind richtig
(B) nur 2 und 3 sind richtig
(C) nur 2 und 4 sind richtig
(D) nur 3 und 4 sind richtig
(E) 1 bis 4 = alle sind richtig

1576* Aufgrund welcher Parameter kann eine Trennung eines Analysengemischs in einzelne Stoffe mit chromatographischen Verfahren erfolgen?

(1) Molekülmassen
(2) pK_a-Werte
(3) Lipophilie
(4) spezifische Affinität zu funktionellen Gruppen der stationären Phase

(A) nur 1 ist richtig
(B) nur 2 ist richtig
(C) nur 1, 2 und 3 sind richtig
(D) nur 1, 3 und 4 sind richtig
(E) 1 bis 4 = alle sind richtig

1577 Welche Aussagen treffen zu?
Zur Trennung von Stoffgemischen können folgende Eigenschaften der Analyte ausgenutzt werden:

(1) Molekülgröße
(2) Ladungen
(3) Polarität
(4) Chiralität
(5) Löslichkeit in miteinander nicht mischbaren Lösungsmitteln

(A) nur 1 und 5 sind richtig
(B) nur 2 und 3 sind richtig
(C) nur 1, 4 und 5 sind richtig
(D) nur 2, 3, 4 und 5 sind richtig
(E) 1 bis 5 = alle sind richtig

1578* Bei welchen der angegebenen chromatographischen Methoden sind die physikalisch-chemischen Vorgänge, welche jeweils Grundlage der Stofftrennung sind, zutreffend beschrieben?

(1) HPLC: unterschiedliches Beschleunigungsverhalten und unterschiedliche maximal erreichbare Fließgeschwindigkeit der Analyten
(2) Größenausschlusschromatographie (SEC): aufgrund unterschiedlicher Molekülgröße eintretende inverse Siebeffekte
(3) Gas-Flüssigchromatographie (GC): unterschiedliches Verteilungsverhalten der Analyten zwischen Gasphase und flüssiger Phase
(4) Säulenchromatographie (SC): unterschiedliches Ausmaß der reversiblen Bindung an Sorbensoberflächen

(A) nur 1 und 2 sind richtig
(B) nur 1 und 3 sind richtig
(C) nur 1, 2 und 3 sind richtig
(D) nur 1, 2 und 4 sind richtig
(E) nur 2, 3 und 4 sind richtig

1579 Bei welchen chromatographischen Verfahren liegt ein inneres Chromatogramm vor?

(1) DC
(2) GC
(3) HPLC
(4) PC

(A) nur 3 ist richtig
(B) nur 1 und 4 sind richtig
(C) nur 2 und 3 sind richtig
(D) nur 1, 2 und 3 sind richtig
(E) 1 bis 4 = alle sind richtig

1580 Bei welchen chromatographischen Methoden liegt ein äußeres Chromatogramm vor?

(1) DC
(2) GC
(3) HPLC
(4) PC

(A) nur 3 ist richtig
(B) nur 1 und 4 sind richtig
(C) nur 2 und 3 sind richtig
(D) nur 1, 2 und 3 sind richtig
(E) 1 bis 4 = alle sind richtig

Chromatographische Größen

1581 Welche Aussagen zu chromatographischen Kenngrößen treffen zu?

(1) Zur Charakterisierung der Effizienz einer Trennsäule kann die Bodenhöhe H dienen.
(2) Der Kapazitätsfaktor k' gibt das Verhältnis der Aufenthaltszeit eines Analyten in der stationären Phase zu seiner Aufenthaltszeit in der mobilen Phase an.
(3) Die Auflösung R_s ist ein Maß für die Qualität der chromatographischen Trennung zweier Substanzen.

(A) nur 1 ist richtig
(B) nur 2 ist richtig
(C) nur 3 ist richtig
(D) nur 2 und 3 sind richtig
(E) 1 bis 3 = alle sind richtig

1582*

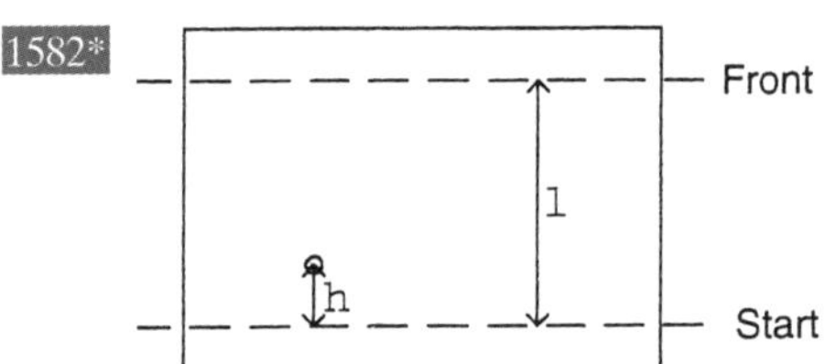

Der R_F-Wert eines Substanzflecks (siehe obige Abbildung) in der Dünnschichtchromatographie ist definiert als:

(A) h/l
(B) l/h
(C) h in cm
(D) h in mm
(E) (1–h) in cm

1583* Welche Größe der Gaschromatographie hat die gleiche Bedeutung wie der R_{St}-Wert in der Dünnschichtchromatographie?

(A) Nettoretentionszeit
(B) Totzeit
(C) relative Retention
(D) Gesamtretentionszeit
(E) linearer Retentionsindex

1584 Zur Charakterisierung der Trennung zweier Substanzen in der Chromatographie dient die relative Retention.
Welche der folgenden Größen wird zu deren Berechnung benötigt?

(A) Säulenlänge *L*
(B) Trennstufenzahl *N*
(C) Trennstufenhöhe *H*
(D) Totzeit t_d
(E) Ausmaß des Hintergrundrauschens *h*

1585 Welche Kenngrößen charakterisieren die Trennung zweier Substanzpeaks in der Chromatographie?

(1) Auflösung
(2) Trennfaktor
(3) Peaksymmetrie
(4) Peak-Tal-Verhältnis
(5) Signal-Rausch-Verhältnis

(A) nur 1 und 5 sind richtig
(B) nur 2 und 5 sind richtig
(C) nur 1, 2 und 4 sind richtig
(D) nur 2, 3 und 4 sind richtig
(E) nur 1, 3, 4 und 5 sind richtig

Trennstufenhöhe – Trennstufenzahl

1586 Welche Aussagen treffen zu?
Die Trennstufenzahl bei einer flüssigchromatographischen Trennung wird beeinflusst durch:

(1) Länge der Säule
(2) Partikelgröße der stationären Phase
(3) Oberflächeneigenschaften der stationären Phase

(A) nur 1 ist richtig
(B) nur 2 ist richtig
(C) nur 1 und 3 sind richtig
(D) nur 2 und 3 sind richtig
(E) 1 bis 3 = alle sind richtig

1587* Welche der Kurven beschreibt die Abhängigkeit der gaschromatographischen Trennstufenhöhe (Bodenhöhe) von der linearen Trägergasgeschwindigkeit prinzipiell zutreffend?

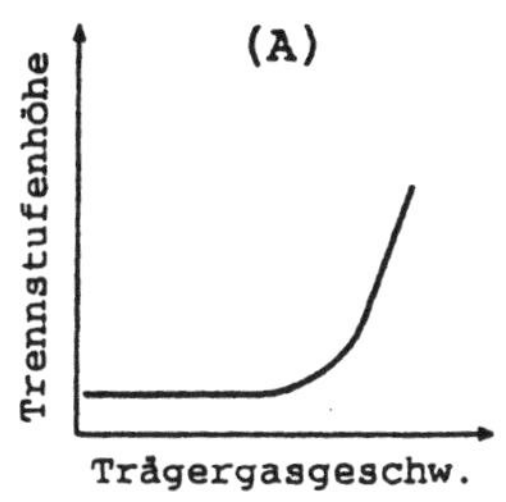

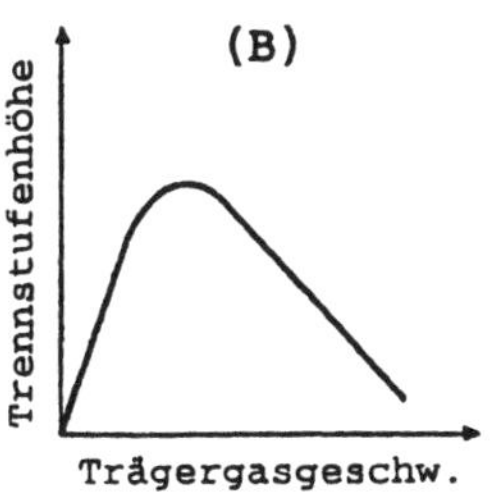

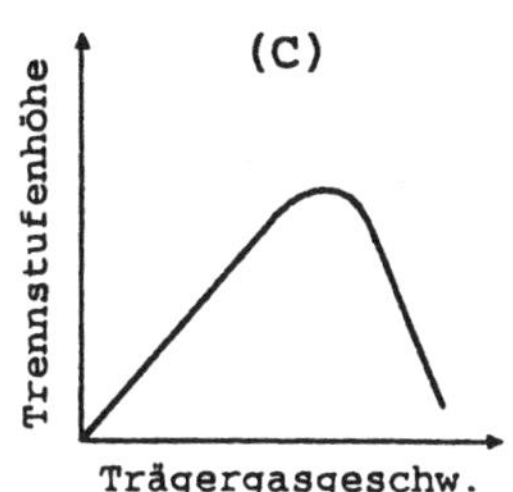

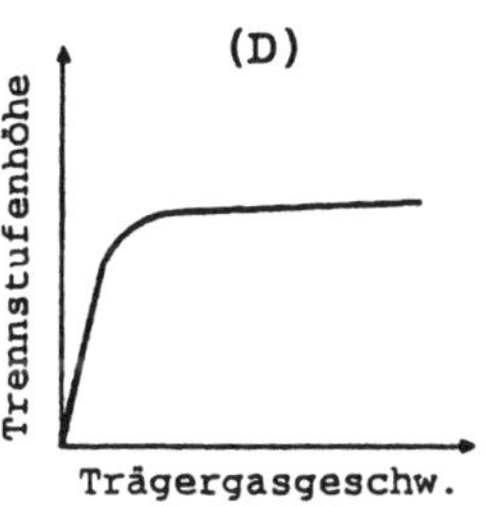

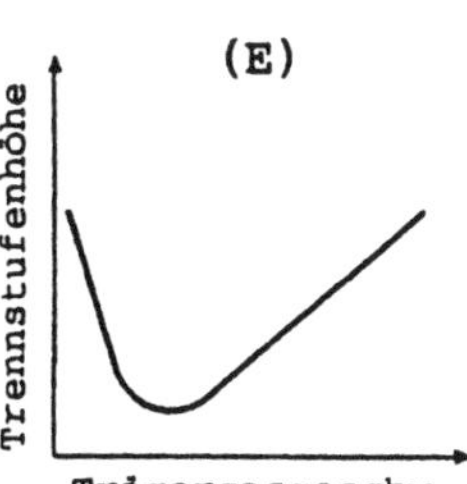

1588* Welche der dargestellten Kurven gibt die Abhängigkeit der **Trennstufenzahl** N einer bestimmten Säule von der linearen Trägergasgeschwindigkeit u bei der Gaschromatographie schematisch richtig wieder?

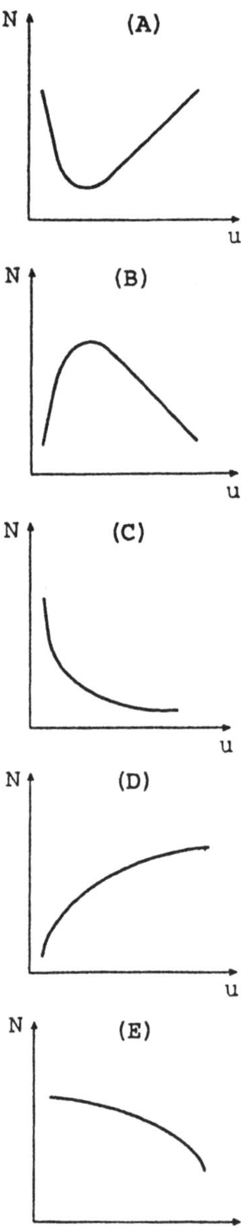

van-Deemter-Gleichung/HETP

1589 Welche Aussage trifft für folgende Abbildung zu?

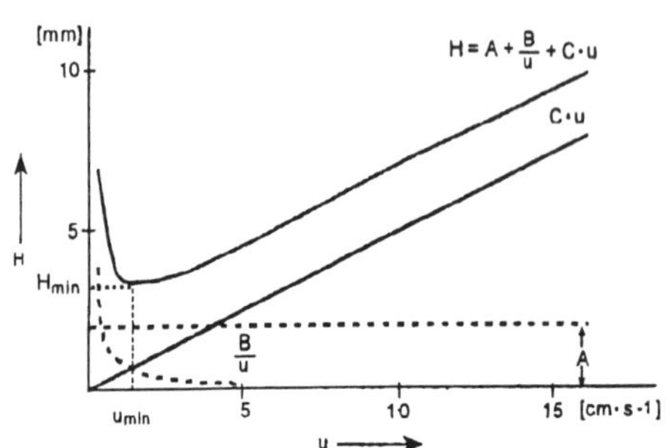

(A) Die van-Deemter-Gleichung in der einfachsten Form stellt die Abhängigkeit der theoretischen Trennstufenhöhe H von der linearen Strömungsgeschwindigkeit u ($cm \cdot s^{-1}$) der mobilen Phase einer chromatographischen Analyse her.
(B) Die Abbildung stellt eine Anwendung der Langmuirschen Adsorptionsisotherme dar und gestattet die Abschätzung der Ausbildung monomolekularer Grenzflächenbeladungen H in mm.
(C) Der initiale Abfall des Partialdruckes in mm beim Durchströmen eines porösen Festkörpers mit metallischem Quecksilber ist abhängig von der Strömungsgeschwindigkeit und erlaubt die Berechnung des Porenvolumens.
(D) Die Höhe der Stufe eines differentiellen Pulspolarogramms H in mm kann unter Kenntnis der Geschwindigkeit des ausströmenden Quecksilbers u ($cm \cdot s^{-1}$) zur Charakterisierung von reversiblen Redoxprozessen herangezogen werden.
(E) Die Abhängigkeit der oszillometrisch ermittelten Leitfähigkeit in CE-Leitfähigkeitsdetektoren von der Schichtdicke und der Fließgeschwindigkeit lässt sich als Hyperbel darstellen.

1590 Welche Aussage zur van-Deemter-Kurve trifft zu?
Sie beschreibt für gas- und flüssigchromatographische Trennungen den Zusammenhang zwischen der Strömungsgeschwindigkeit der mobilen Phase und der

(A) Trennstufenhöhe (Bodenhöhe)
(B) Auflösung
(C) Peakbreite
(D) Peakfläche
(E) Peakhöhe

1591 Welche Aussage zur van-Deemter-Gleichung in der Chromatographie trifft zu?

(A) Die Gleichung beschreibt den Zusammenhang zwischen der Strömungsgeschwindigkeit der mobilen Phase und der Peakhöhe.
(B) Zur Fließrichtung der mobilen Phase longitudinale Diffusionsvorgänge werden nicht berücksichtigt.
(C) Der sogenannte „C-Term“ beschreibt den Massentransfer zwischen stationärer und mobiler Phase.
(D) Die Gleichung beschreibt Vorgänge in der Dünnschichtchromatographie.
(E) Die Gleichung beschreibt den linearen Zusammenhang zwischen der Partikelgröße der chromatographischen Packung und der Peakhalbwertsbreite.

1592 Welche Aussagen zur van-Deemter-Gleichung treffen zu?

(1) Es besteht ein linearer Zusammenhang zwischen der Fließgeschwindigkeit der mobilen Phase und der chromatographischen Auflösung.
(2) Die Gleichung kann zur Bestimmung der optimalen Fließgeschwindigkeit bei der Chromatographie herangezogen werden.
(3) Die Gleichung gibt die Abhängigkeit der theoretischen Bodenhöhe von physikalisch-chemischen Parametern wie z. B. dem Massenübergang zwischen mobiler und stationärer Phase oder der Fließgeschwindigkeit der mobilen Phase wieder.
(4) Die Gleichung gibt den Zusammenhang zwischen der Partikelgröße der stationären Phase und dem Rückdruck des chromatographischen Systems wieder.

(A) nur 1 ist richtig
(B) nur 1 und 3 sind richtig
(C) nur 2 und 3 sind richtig
(D) nur 2 und 4 sind richtig
(E) nur 1, 2 und 4 sind richtig

1593 Welche der folgenden Größen werden zur Bestimmung des Höhenäquivalents einer theoretischen Trennstufe (HETP) benötigt?

(1) die Retentionszeit des Peaks
(2) die Halbwertsbreite des Peaks
(3) die Säulenlänge

(A) nur 1 ist richtig
(B) nur 2 ist richtig
(C) nur 3 ist richtig
(D) nur 1 und 2 sind richtig
(E) 1 bis 3 = alle sind richtig

1594 Welche Aussagen über HETP (Höhenäquivalent einer theoretischen Trennstufe) bei einer GC-Trennung treffen zu?

(1) Je größer HETP ist, um so kleiner ist die Trennleistung der Säule.
(2) Die optimalen Trägergasgeschwindigkeiten von H_2 und N_2 sind verschieden.
(3) Bei Übergang zu Trägergasgeschwindigkeiten, die kleiner als der optimale Wert sind, steigt HETP an.

(A) nur 1 ist richtig
(B) nur 2 ist richtig
(C) nur 3 ist richtig
(D) nur 2 und 3 sind richtig
(E) 1 bis 3 = alle sind richtig

Trennleistung

1595 Von welchen der folgenden Parameter hängt die Trennleistung in der HPLC ab?

(1) Strömungsgeschwindigkeit
(2) Teilchengröße der stationären Phase
(3) Empfindlichkeit des Detektors

(A) nur von 1
(B) nur von 2
(C) nur von 1 und 2
(D) nur von 2 und 3
(E) von 1 bis 3 (von allen)

1596 Welche Aussage trifft zu?
Die Leistungsfähigkeit einer chromatographischen Säule vorgegebener Länge wird am besten charakterisiert durch:

(A) die Auflösung
(B) das Signal-Rausch-Verhältnis
(C) die Bruttoretentionszeit
(D) die Peakhöhe
(E) die Trennstufenzahl

1597 Welche Aussagen zu chromatographischen Kenngrößen treffen zu?

(1) Zur Charakterisierung der Trennleistung einer Säule kann die Bodenhöhe dienen.
(2) Bei Verwendung chiraler stationärer Phasen kann die Bodenzahl **nicht** berechnet werden.
(3) In der Gaschromatographie ist der Kapazitätsfaktor *k* ein Maß für die Aufenthaltszeit einer Substanz in der mobilen Phase.
(4) Die Auflösung ist ein Maß für die Qualität einer chromatographischen Trennung.

(A) nur 4 ist richtig
(B) nur 1 und 4 sind richtig
(C) nur 2 und 3 sind richtig
(D) nur 1, 3 und 4 sind richtig
(E) nur 2, 3 und 4 sind richtig

1598 Abgebildet ist ein bei einer HPLC-Analyse erhaltenes Chromatogramm:

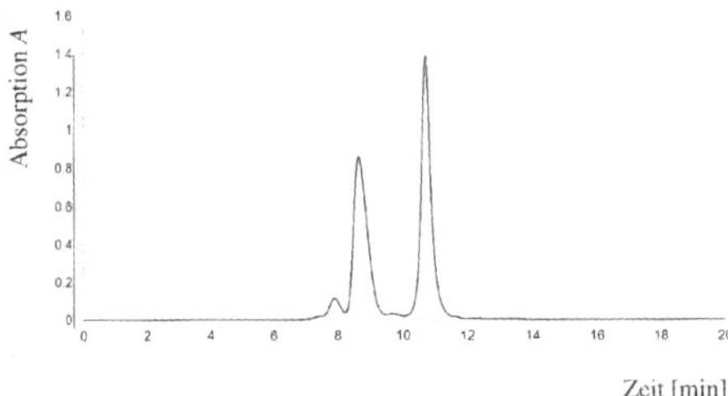

Etwa wie groß ist die Trennstufenzahl für den Peak mit der höchsten Retentionszeit (t_R = 10,8 min, $w_{0,5}$ = 0,3 min), berechnet auf Basis von dessen Halbwertsbreite $w_{0,5}$ und dessen Retentionszeit t_R?

(A) 700
(B) 1000
(C) 7000
(D) 60 000
(E) 300 000

Adsorptionsisotherme

1599 Wie muss eine Adsorptionsisotherme verlaufen, damit es in der Chromatographie (z. B. DC) zum so genannten Tailing (Schwanzbildung) kommt? (m_A = absorbierte Masse [bezogen auf Masse Adsorbens], c_M = Konzentration in der mobilen Phase)

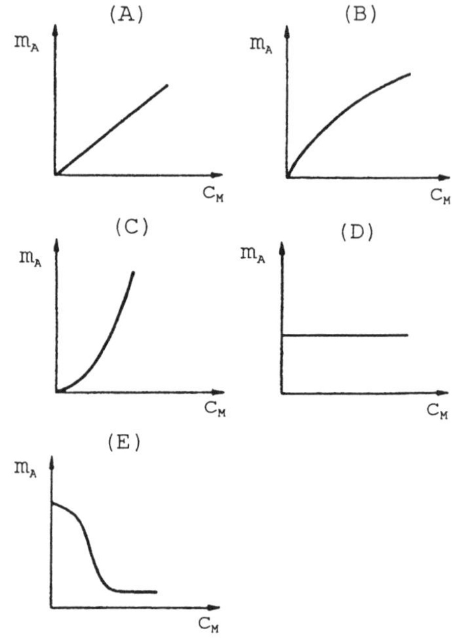

12.2 Dünnschicht-chromatographie (DC)

1600 Welche Aussage zur DC-Analytik organischer Arzneistoffe trifft zu?

(A) Die Masse eines Analyten in einem Substanzfleck ist homogen verteilt.
(B) Zu Beginn der Analyse muss die Startlinie in das Laufmittelgemisch eintauchen.
(C) Auf DC-Platten mit Lumineszenzindikator erscheinen die meisten Arzneistoffe bei Bestrahlung mit UV-Licht (254 nm) als fluoreszierende Flecke.
(D) Für die Auswertung günstig sind R_F-Werte zwischen 0,2 und 0,8.
(E) Octan-1-ol/Wasser im Verhältnis 50:50 ist ein bewährtes Laufmittelgemisch zur Alkaloid-Trennung.

1601 Die Beiträge funktioneller Gruppen bzw. Strukturelemente von Analyten zum Retentionsverhalten bei der Dünnschichtchromatographie auf Kieselgel (Normalphasen-DC) mit dem Elutionsmittel *n*-Pentan können abgeschätzt werden.
Welche Aussage trifft zu?

An einem aliphatischen Molekülgerüst führt

(A) ein Chlorsubstituent zu einer stärkeren Retention als eine Carboxygruppe
(B) ein Fluorsubstituent zu einer stärkeren Retention als eine Hydroxygruppe
(C) eine Nitrogruppe zu einer stärkeren Retention als ein Fluorsubstituent
(D) eine Hydroxygruppe zu einer stärkeren Retention als eine Carboxygruppe
(E) ein Chlorsubstituent zu einer stärkeren Retention als eine primäre Aminogruppe

1602* Welche Aussagen treffen zu?
Zur quantitativen Auswertung eines Dünnschichtchromatogramms sind geeignet:

(1) Vergleich von Größe und Farbintensität des Flecks mit einem Vergleichsfleck, für den die Masse der aufgetragenen Substanz bekannt ist
(2) Spektralphotometrische Direktauswertung des Chromatogramms (Remissionsmessung)
(3) Auskratzen des Sorbens mit Fleck, Extraktion des Flecks mit einem geeigneten Lösungsmittel und photometrische Bestimmung der Lösung

(A) nur 1 ist richtig
(B) nur 3 ist richtig
(C) nur 1 und 2 sind richtig
(D) nur 1 und 3 sind richtig
(E) 1 bis 3 = alle sind richtig

1603* Bei welchem quantitativen Analysenverfahren werden Remissions-Orts-Kurven registriert?

(A) Differenz-Scanning-Kalorimetrie (DSC)
(B) Differentielle Puls-Polarographie mit Quecksilbertropfelektrode
(C) Quantitative Dünnschichtchromatographie mit Scanner
(D) Differenzthermoanalyse (DTA) mit Thermo-Ofen
(E) Quantitative Raman-Spektroskopie

Mobile Phase/Eluotrope Reihe

1604* Welche Folge gibt die eluotrope Reihe der genannten mobilen Phasen für die Chromatographie an Kieselgel richtig wieder?

(A) Diethylether, Petroläther, Aceton, Methanol, Wasser
(B) Petroläther, Diethylether, Aceton, Methanol, Wasser
(C) Diethylether, Petroläther, Aceton, Wasser, Methanol
(D) Aceton, Petroläther, Diethylether, Methanol, Wasser
(E) Diethylether, Aceton, Petroläther, Wasser, Methanol

1605 In welcher Reihenfolge sind die Lösungsmittel mit zunehmender Elutionskraft für die Chromatographie an Kieselgel (Normalphase) geordnet (eluotrope Reihe; von links nach rechts)?

(A) Hexan, Dichlormethan, Toluen, Acetonitril
(B) Dichlormethan, Toluen, Acetonitril, Hexan
(C) Toluen, Dichlormethan, Hexan, Acetonitril
(D) Hexan, Toluen, Dichlormethan, Acetonitril
(E) Acetonitril, Toluen, Hexan, Dichlormethan

1606 Welche der folgenden Reihenfolgen stellt eine eluotrope Reihe für die DC an Kieselgel dar?

(A) Aceton, Ethanol, Dichlormethan, Wasser
(B) Cyclohexan, Dichlormethan, Ethanol, Wasser
(C) Dichlormethan, Ethylacetat, Wasser, Ethanol
(D) Cyclohexan, Aceton, Diethylether, Wasser
(E) Dimethylformamid, Dichlormethan, Cyclohexan, Ethanol

1607* Welche Reihenfolge trifft zu?
Ordnen Sie bitte die folgenden in der Chromatographie verwendeten Fließmittel von links nach rechts nach zunehmender Elutionskraft an Kieselgel als stationärer Phase!

(1) *n*-Pentan
(2) Wasser
(3) Essigsäureethylester
(4) Diethylether
(5) Ethanol

(A) 3 < 5 < 1 < 4 < 2
(B) 1 < 3 < 4 < 2 < 5
(C) 1 < 4 < 3 < 5 < 2
(D) 4 < 1 < 5 < 2 < 3
(E) 4 < 1 < 5 < 3 < 2

R_F-Werte

1608* Welche Aussagen treffen zu?
In der Dünnschichtchromatographie auf Kieselgel erfolgt üblicherweise eine Erhöhung des R_F-Werts bei sonst unveränderten Parametern mit **abnehmender**

(1) Polarität des Fließmittels
(2) Polarität der zu untersuchenden Substanz
(3) Aktivität der stationären Phase
(4) relativer Feuchte der Atmosphäre, in der die DC-Platte vorher aufbewahrt wurde

(A) nur 1 ist richtig
(B) nur 4 ist richtig
(C) nur 1 und 4 sind richtig
(D) nur 2 und 3 sind richtig
(E) nur 1, 3 und 4 sind richtig

1609* Welche der Aussagen treffen zu?
Bei der Dünnschichtchromatographie an einer Umkehrphase (RP; Alkyl-substituiertes Kieselgel) erfolgt üblicherweise eine Erhöhung des R_F-Werts bei sonst unveränderten Parametern mit **zunehmender**

(1) Polarität des Fließmittels
(2) Polarität des Analyten
(3) Kettenlänge des Alkylrestes an der Umkehrphase

(A) nur 1 ist richtig
(B) nur 2 ist richtig
(C) nur 3 ist richtig
(D) nur 1 und 3 sind richtig
(E) 1 bis 3 = alle sind richtig

1610* Welche Aussagen treffen zu?
Bei der Dünnschichtchromatographie auf Kieselgel erfolgt üblicherweise eine Erhöhung des R_F-Werts bei sonst unveränderten Parametern mit **zunehmender**

(1) Polarität des Fließmittels
(2) Polarität der zu untersuchenden Substanz
(3) Aktivität der stationären Phase

(A) nur 1 ist richtig
(B) nur 2 ist richtig
(C) nur 3 ist richtig
(D) nur 1 und 2 sind richtig
(E) nur 1 und 3 sind richtig

1611 Welcher Parameter in der DC beeinflusst den R_F-Wert einer Substanz **nicht**?

(A) Polarität des Fließmittels
(B) Polarität der stationären Phase
(C) Nachweisgrenze des Detektionsmittels
(D) Temperatur
(E) Dissoziationsgrad der Substanz

1612* Eine Carbonsäure zeigt bei der dünnschichtchromatographischen Untersuchung (Kieselgel; Laufmittel: Toluen) einen sehr niedrigen R_F-Wert.
Welche der genannten Substanzen bewirken als Zusatz zum Fheßmittel Toluen eine Erhöhung des R_F-Werts?

(1) Cyclohexan
(2) *n*-Hexan
(3) Eisessig
(4) Methanol

(A) nur 1 ist richtig
(B) nur 2 ist richtig
(C) nur 1 und 4 sind richtig
(D) nur 2 und 3 sind richtig
(E) nur 3 und 4 sind richtig

1613* Ein stark basischer Arzneistoff besitzt im Dünnschichtchromatogramm (Kieselgel; Laufmittel: Toluen) einen sehr niedrigen R_F-Wert.
Welche der genannten Substanzen sind als Zusatz zum Laufmittel Toluen geeignet, eine Erhöhung des R_F-Werts eines solchen Arzneistoffs zu bewirken?

(1) Cyclohexan
(2) Benzen
(3) Methanol
(4) Dimethylamin

(A) nur 1 ist richtig
(B) nur 1 und 2 sind richtig
(C) nur 2 und 3 sind richtig
(D) nur 3 und 4 sind richtig
(E) nur 2, 3 und 4 sind richtig

1614 Ein stark basischer Arzneistoff besitzt im Dünnschichtchromatogramm (Kieselgel; Laufmittel: Toluen) einen sehr niedrigen R_F-Wert.
Welche der genannten Substanzen sind als Zusatz zum Laufmittel Toluen geeignet, eine Erhöhung des R_F-Werts zu bewirken?

(1) Cyclohexan
(2) *n*-Heptan
(3) Ethanol

(A) nur 1 ist richtig
(B) nur 2 ist richtig
(C) nur 3 ist richtig
(D) nur 1 und 2 sind richtig
(E) 1 bis 3 = alle sind richtig

Stationäre Phase

1615 Welches der folgenden Materialien ist zum Einsatz als stationäre Phase in der Planarchromatographie **nicht** geeignet?

(A) Kieselgel
(B) Cellulose
(C) Umkehrphasenkieselgel
(D) Polyethylenglycol
(E) Papier

1616* Welcher Stoff verursacht bei der Dünnschichtchromatographie auf einer Platte mit Kieselgel GF_{254} praktisch **keine** Fluoreszenzminderung?

(A) Benzoesäure
(B) Zimtsäure
(C) Essigsäure
(D) Benzaldehyd
(E) Acetophenon

1617 Ein Gemisch von Arzneistoffen mit aromatischen Ringsystemen wird dünnschichtchromatographisch (Kieselgel F 254) in einem geeigneten Laufmittel getrennt.
Welche Aussagen treffen zu?

(1) F 254 ist eine Korngrößenbezeichnung des Kieselgels.
(2) Das Kieselgel enthält eine Indikatorsubstanz, die bei Bestrahlung mit Licht einer Wellenlänge von 254 nm eine starke Lumineszenz zeigt.
(3) Die Arzneistoffe bilden mit der Indikatorsubstanz fluoreszierende Komplexe.
(4) Die Arzneistoffe löschen die Lumineszenz des Indikators durch Absorption.
(5) Die Lumineszenzauswertung kann auch nach Behandlung der Platte mit Sprühreagenzien uneingeschränkt durchgeführt werden.

(A) nur 1 ist richtig
(B) nur 2 und 3 sind richtig
(C) nur 2 und 4 sind richtig
(D) nur 1, 3 und 5 sind richtig
(E) nur 2, 4 und 5 sind richtig

1618* Welche Reihenfolge trifft zu?
Werden funktionelle Gruppen in einen aromatischen Kohlenwasserstoff wie Benzen eingeführt, so erhöht sich die Adsorptionsaffinität auf Kieselgel in der Reihenfolge (von links nach rechts):

(A) $-CH_3$, $-C(H){=}O$, $-O{-}CH_3$, $-COOH$, $-OH$
(B) $-COOH$, $-OH$, $-O{-}CH_3$, $-C(H){=}O$, $-CH_3$
(C) $-CH_3$, $-O{-}CH_3$, $-C(H){=}O$, $-OH$, $-COOH$
(D) $-CH_3$, $-OH$, $-O{-}CH_3$, $-C(H){=}O$, $-COOH$
(E) $-COOH$, $-C(H){=}O$, $-O{-}CH_3$, $-OH$, $-CH_3$

Pharmazeutische Anwendungen

1619 Propylgallat und Gallussäure werden, in Aceton gelöst, dünnschichtchromatographisch analysiert.

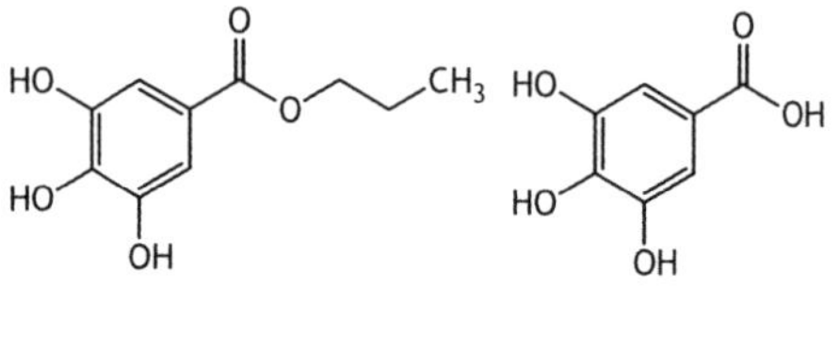

Propylgallat Gallussäure

Welche Aussage trifft **nicht** zu?

(A) Propylgallat hat auf Kieselgel einen höheren R_F-Wert als Gallussäure.
(B) Ein Elutionsmittelgemisch aus Toluol/Ethylformiat mit einem Zusatz von 10 % Ameisensäure ist geeignet, das Tailing saurer Analyten zurückzudrängen.
(C) Sowohl Propylgallat als auch Gallussäure sind auf Kieselgel GF_{254}-Platten durch Lumineszenzminderung bei 254 nm detektierbar.
(D) Sowohl Propylgallat als auch Gallussäure sind auf Kieselgel GF_{254}-Platten durch intensive rote Eigenfluoreszenz bei 486 nm detektierbar.
(E) Sowohl Propylgallat als auch Gallussäure lassen sich mit Eisen(III)-chlorid-Sprühreagenz zu farbigen Chelatkomplexen umsetzen.

1620* In der Monographie Propylgallat des Europäischen Arzneibuchs wird gefordert, dass eine mögliche Verunreinigung der Substanz mit Gallussäure einen festgelegten Grenzwert nicht überschreiten darf.

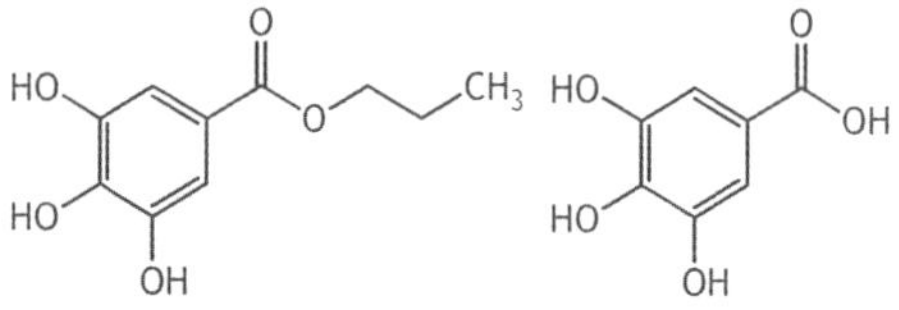

Propylgallat Gallussäure

Welche Aussage zur Reinheitsprüfung von Propylgallat trifft zu?

(A) Nach Zugabe von Eisen(III)-chlorid-Lösung zur Untersuchungssubstanz auf der Tüpfelplatte bildet sich nur bei Anwesenheit von Gallussäure ein blaues Eisenchelat.
(B) Nach Zugabe von Hydroxylaminhydrochlorid-Lösung und Eisen(III)-chlorid zu einer Prüflösung tritt nur bei Anwesenheit von Gallussäure eine bläulich rote oder rote Färbung auf.
(C) Gallussäure ist kräftig blau gefärbt und im Neßler-Zylinder gegen eine verdünnte Farb-Stammlösung quantifizierbar.
(D) Nur bei Anwesenheit von Gallussäure wird Silbernitrat-Lösung unter Bildung von elementarem Silber (grauer Niederschlag) reduziert.
(E) Nach dünnschichtchromatographischer Trennung lassen sich sowohl Propylgallat als auch Gallussäure mit Eisen(III)-chlorid-Sprühreagenz zu blauen Chelatkomplexen umsetzen.

1621 In der Monographie Propylgallat des Europäischen Arzneibuchs wird gefordert, dass eine mögliche Verunreinigung der Substanz mit Gallussäure einen festgelegten Grenzwert nicht überschreiten darf. Zu dieser Reinheitsprüfung werden beide Substanzen auf einer Kieselgel 60 GF_{254}-Platte chromatographiert.

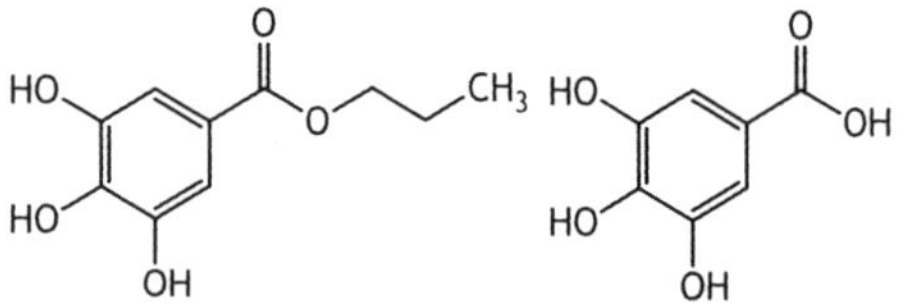

Propylgallat Gallussäure

Nebeneinander aufgetragen (Spuren **1** bis **2**) werden jeweils 5 µL folgender Untersuchungs- und Referenzlösungen der jeweiligen Substanzen:

Spur **1**: Lösung **1**: 200 mg Propylgallat-Analysensubstanz in 10 mL Aceton
Spur **2**: Lösung **2**: 1 mg Gallussäure-Vergleichssubstanz *R* in 10 mL Aceton

Bei der Auswertung zeigt das Chromatogramm in Spur **1** einen Gallussäurefleck, der kleiner ist als der Fleck in Spur **2**.

Welche Aussage über die untersuchte Probe trifft zu?

Sie enthält

(A) weniger als 99,5 % Propylgallat
(B) weniger als 99 % Propylgallat
(C) nicht mehr als 95 % Propylgallat
(D) nicht mehr als 0,5 % Gallussäure
(E) mehr als 1 % Gallussäure

1622 Die Arzneistoffe Salicylsäure **(1)** und Diflunisal **(2)** sollen mittels Normalphasen-Dünnschichtchromatographie auf Kieselgel F_{254} getrennt werden.

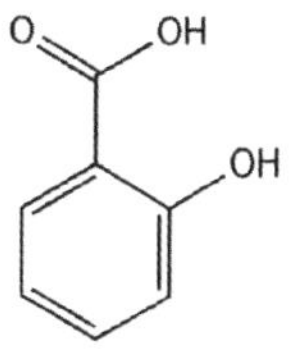

1 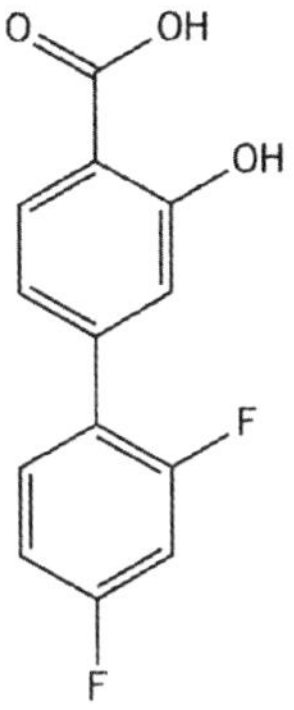 **2**

Welche Aussagen treffen zu?

(1) Für **1** ist ein kleinerer R_F-Wert zu erwarten als für **2**.
(2) Für **2** ist ein kleinerer R_F-Wert zu erwarten als für **1**.
(3) Eine dünnschichtchromatographische Trennung von **1** und **2** ist unmöglich, da die polaren funktionellen Gruppen beider Arzneistoffe die gleichen sind.
(4) Der difluorierte Phenylsubstituent in **2** führt dazu, dass **2** eine stärkere Retention erfährt als **1**.
(5) Sowohl **1** als auch **2** bewirken eine Lumineszenzminderung bei 254 nm.

(A) nur 1 ist richtig
(B) nur 1 und 5 sind richtig
(C) nur 2 und 4 sind richtig
(D) nur 3 und 5 sind richtig
(E) nur 2, 4 und 5 sind richtig

1623 Welches der genannten Verfahren ist zur Trennung des Substanzpaares Hydrocortison/ Prednisolon am besten geeignet?

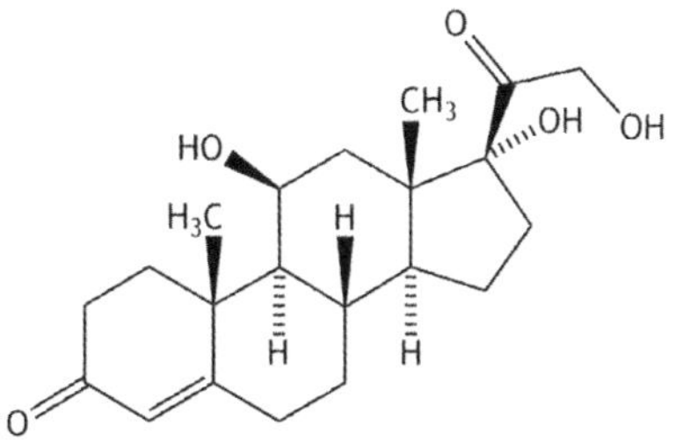

Hydrocortison

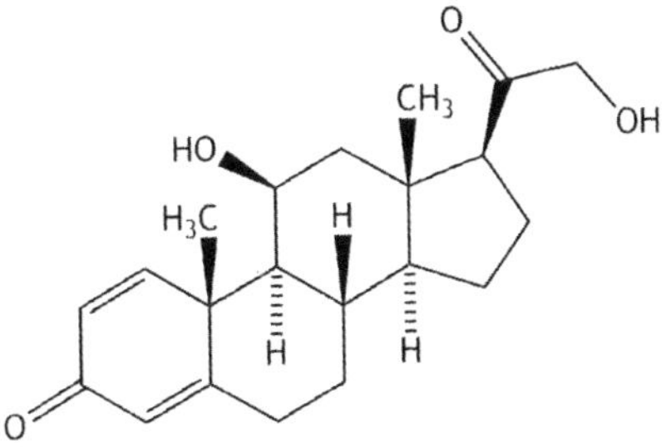

Prednisolon

(A) Ionenaustauschchromatographie; mobile Phase: wässriger Puffer (pH 5)
(B) Größenausschlusschromatographie; mobile Phase: NaCl-Lösung
(C) Isoelektrische Fokussierung; Elektrolyt: Ampholyt-Gemisch in wässriger Lösung
(D) Dünnschichtchromatographie; mobile Phase: Dichlormethan/Methanol
(E) Kapillarzonenelektrophorese; Elektrolyt: wässriger Phosphatpuffer (pH 3)

12.3 Papierchromatographie (PC)

1624 Welche Aussagen zur Papierchromatographie treffen zu?

(1) Die Papierchromatographie gehört zu den planar-chromatographischen Trennverfahren.
(2) Die Trennung der Stoffe beruht wesentlich auf ihrem unterschiedlichen Verteilungsverhalten zwischen stationärer und mobiler Phase.
(3) Die Trennung der Stoffe beruht wesentlich auf ihrer unterschiedlichen Fähigkeit zur Bildung von Cellulose-Einschlussverbindungen (Clathrate).
(4) Die Trennung der Stoffe beruht zu einem geringeren Anteil auch auf Adsorptionsvorgängen.

(A) nur 3 ist richtig
(B) nur 1 und 3 sind richtig
(C) nur 3 und 4 sind richtig
(D) nur 1, 2 und 4 sind richtig
(E) nur 1, 3 und 4 sind richtig

12.4 Gaschromatographie (GC)

1625 Welche Gleichgewichtsvorgänge können bei der Gaschromatographie stattfinden?

(1) Adsorption
(2) Verteilung zwischen Gas und Flüssigkeit
(3) Verteilung zwischen Gas und chemisch gebundener Phase

(A) nur 1 ist richtig
(B) nur 2 ist richtig
(C) nur 1 und 2 sind richtig
(D) nur 2 und 3 sind richtig
(E) 1 bis 3 = alle sind richtig

1626 Welche Aussagen zur Gaschromatographie (GC) treffen zu?

(1) Hochreiner Sauerstoff ist ein nahezu universell einsetzbares Trägergas.
(2) Bei Verwendung eines Flammenionisationsdetektors sind die erfassten Peakflächen weitgehend unabhängig vom Trägergasstrom.
(3) Zur Analyse polarer Substanzen werden üblicherweise polare stationäre Phasen eingesetzt.
(4) Als stationäre Phasen in der Kapillar-GC können substituierte Polysiloxane eingesetzt werden.

(A) nur 2 ist richtig
(B) nur 1 und 2 sind richtig
(C) nur 1 und 3 sind richtig
(D) nur 2 und 4 sind richtig
(E) nur 2, 3 und 4 sind richtig

Gaschromatograph

1627* Welche Aussage trifft **nicht** zu?
Üblich sind bei der Durchführung der Gaschromatographie folgende Geräteteile:

(A) Säulenofen
(B) Einspritzvorrichtung
(C) Entwicklungskammer
(D) Detektor
(E) Strömungsregler

1628* Welches Geräteteil wird bei der Gaschromatographie **nicht** verwendet?

(A) Detektor
(B) Einspritzvorrichtung
(C) Polarisator
(D) Strömungsregler
(E) Säulenofen

Trägergase

1629 Welches der folgenden Gase kann in der Gaschromatographie grundsätzlich **nicht** als Trägergas verwendet werden?

(A) Argon
(B) Acetylen
(C) Helium
(D) Stickstoff
(E) Wasserstoff

1630 Welche Gase sind bei der Gaschromatographie als Trägergase geeignet?

(1) Helium
(2) Wasserstoff
(3) gasförmiges Wasser
(4) Stickstoff

(A) nur 2 ist richtig
(B) nur 1 und 4 sind richtig
(C) nur 2 und 3 sind richtig
(D) nur 1, 2 und 4 sind richtig
(E) 1 bis 4 = alle sind richtig

1631 Welche Gase werden bei der Gaschromatographie üblicherweise als Trägergas verwendet?

(1) H_2
(2) He
(3) O_2
(4) N_2

(A) nur 2 ist richtig
(B) nur 4 ist richtig
(C) nur 1 und 3 sind richtig
(D) nur 1 und 4 sind richtig
(E) nur 1, 2 und 4 sind richtig

1632 Welche der folgenden Trägergase werden in der Gaschromatographie bei Verwendung eines Flammenionisationsdetektors üblicherweise eingesetzt?

(1) Helium
(2) Stickstoff
(3) Luft

(A) nur 1 ist richtig
(B) nur 3 ist richtig
(C) nur 1 und 2 sind richtig
(D) nur 1 und 3 sind richtig
(E) nur 2 und 3 sind richtig

Stationäre Phase

1633 Bestimmte lineare Polymere können in der Gaschromatographie mit Kapillarsäulen als stationäre Phase in Form eines dünnen Films eingesetzt werden.
Aus welchem Monomer bestehen solche Polymere für stark polare stationäre Phasen formal?

(A) Styren
(B) β-D-Fructose
(C) Ethen
(D) Vinylchlorid
(E) Ethylenglycol

1634* Vertreter welcher der aufgeführten Substanzklassen werden am weitaus häufigsten als dünner Film in Kapillarsäulen als stationäre Phase für die gaschromatographische Analyse eingesetzt?

(A) Polystyrene
(B) Cyclodextrine
(C) Cellulosen
(D) Polysiloxane
(E) Polyurethane

1635 Bestimmte lineare Polymere können als dünner Film in Kapillarsäulen als stationäre Phase für die gaschromatographische Analyse eingesetzt werden.
Welches Monomer wird zur Herstellung solcher Polymere für stark polare stationäre Phasen verwendet?

(A) 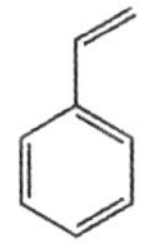
(B) 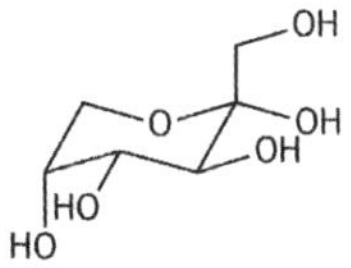 OH, O, OH, OH, HO, HO
(C) 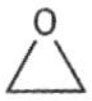 O
(D) 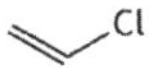 Cl
(E) $H_2C{=}CH_2$

1636 Welche Reihenfolge trifft zu?
Ordnen Sie bitte die folgenden stationären gaschromatographischen Phasen nach steigender Polarität!

(1) Polydimethylsiloxan
(2) Polyethylenglycol
(3) Poly(dimethyl)(phenyl)siloxan
(4) Poly(cyanopropyl)(phenylmethyl)siloxan

(A) $1<2<3<4$
(B) $1<3<4<2$
(C) $2<3<4<1$
(D) $4<2<3<1$
(E) $3<1<2<4$

1637 Polyethylenglycole werden in der Gaschromatographie in Form eines dünnen Films als flüssige stationäre Phase in Kapillarsäulen eingesetzt.
Welche Aussagen zu dieser flüssigen stationären Phase treffen zu?
Sie ist

(1) unpolar
(2) stark polar
(3) für die Untersuchung von Aminen geeignet
(4) für die Untersuchung von Aldehyden geeignet
(5) für die Untersuchung von Fettsäuren geeignet

(A) nur 1 ist richtig
(B) nur 2 ist richtig
(C) nur 1 und 5 sind richtig
(D) nur 1, 3, 4 und 5 sind richtig
(E) nur 2, 3, 4 und 5 sind richtig

Detektoren

1638 Welcher der folgenden chromatographischen Detektoren setzt **nicht** zwangsläufig eine chemische Veränderung bei der Detektion erfasster Moleküle voraus?

(A) Elektroneneinfangdetektor
(B) Flammenionisationsdetektor
(C) Massenselektiver Detektor
(D) Thermionischer Detektor
(E) Wärmeleitfähigkeitsdetektor

1639 Welche Aussage trifft **nicht** zu?
Als Detektoren in der Gaschromatographie können eingesetzt werden:

(A) Flammenionisationsdetektor
(B) Elektroneneinfangdetektor
(C) Brechzahldetektor
(D) Wärmeleitfähigkeitsdetektor
(E) Massenselektiver Detektor

1640 Der in der Gaschromatographie verwendete Flammenionisationsdetektor (FID) spricht prinzipiell nur auf in Knallgas umsetzbare Verbindungen an.
Welche Aussagen zu diesem Detektor treffen zu?

(1) Die Verbindungen H_2O, N_2 und CO_2 werden vom FID **nicht** erfasst.
(2) Das vom FID erzeugte Primärsignal muss durch ein Kalorimeter in ein Sekundärsignal umgewandelt werden.
(3) Die unter Verwendung eines FID erfassten Peakflächen werden in hohem Maße von Schwankungen des Trägergasstroms beeinträchtigt.

(A) nur 1 ist richtig
(B) nur 2 ist richtig
(C) nur 3 ist richtig
(D) nur 2 und 3 sind richtig
(E) 1 bis 3 = alle sind richtig

1641 Welche Aussagen zum in der Gaschromatographie verwendeten Flammenionisationsdetektor (FID) treffen zu?

(1) Das Signal des FID ist zur umgesetzten Stoffmenge proportional.
(2) N_2 und He sind mit der Fl-Detektion kompatible Trägergase.
(3) Die unter Verwendung eines FID erfassten Peakflächen sind in hohem Maße von Schwankungen des Trägergasstroms abhängig.

(A) nur 1 ist richtig
(B) nur 2 ist richtig
(C) nur 3 ist richtig
(D) nur 1 und 2 sind richtig
(E) nur 2 und 3 sind richtig

1642 Welche der folgenden Aussagen über den Elektroneneinfangdetektor trifft zu?
Gemessen wird

(A) die Stromstärke, die u.a. durch die thermisch erzeugten Ionen verursacht wird
(B) die durch eine Untersuchungssubstanz verursachte Änderung der Wärmeleitfähigkeit gegenüber dem Trägergas
(C) die durch eine Untersuchungssubstanz verursachte Änderung der Wärmeleitfähigkeit gegenüber der ionisierten Substanz
(D) die durch ein radioaktives Präparat ausgelöste Ionisation der Analysensubstanz
(E) die Durchlässigkeit einer Flamme für UV-Strahlung

1643* Welche Aussage trifft zu?
Der Elektroneneinfangdetektor in der Gaschromatographie ionisiert das Trägergas (z.B. Helium), wobei langsame Elektronen freigesetzt werden. Diese Ionisierung wird erzwungen durch:

(A) ein Lichtbogen-Thermoelement
(B) einen β-Strahler
(C) Beschuss mit Hydrid-Ionen (im Vakuum)
(D) Hochspannung (im Vakuum)
(E) UV-C-Strahlung

1644* Welche der folgenden Verbindungen ist bei der Gaschromatographie durch den Flammenionisationsdetektor (FID) am schlechtesten (oder gar nicht) bestimmbar?

(A) Cyclohexan
(B) *n*-Hexan
(C) Toluen
(D) Wasser
(E) Dichlormethan

1645 Welche Aussage trifft zu?
Der Gehalt eines pharmazeutischen Hilfsstoffs an chlorierten Kohlenwasserstoffen soll nach Anreicherung gaschromatographisch bestimmt werden.
Als Detektor eignet sich hierfür am besten ein:

(A) Wärmeleitfähigkeitsdetektor
(B) Elektroneneinfangdetektor
(C) Flammenionisationsdetektor
(D) infrarotspektroskopischer Detektor
(E) Brechzahldetektor

Gaschromatogramm

1646*

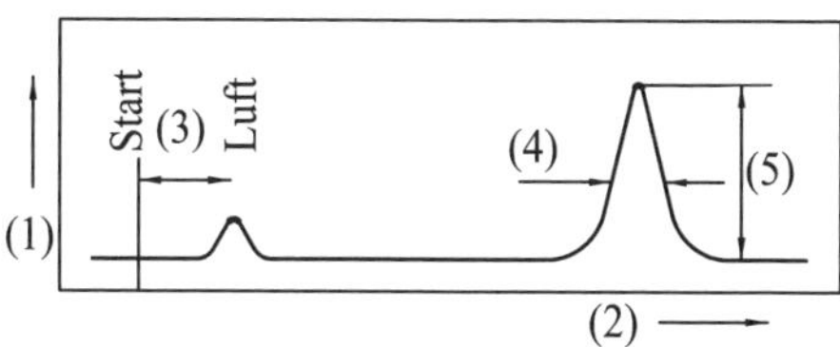

(1) Schreiberausschlag
(2) Retentionszeit
(3) Halbwertsbreite
(4) Totzeit
(5) Signalintensität

Welche Bezeichnungen in obigem Gaschromatogramm sind vertauscht?

(A) 1 mit 2
(B) 2 mit 3
(C) 3 mit 4
(D) 4 mit 5
(E) 2 mit 5

1647 Welche Bedeutung besitzt die in nachfolgendem Gaschromatogramm mit t_R bezeichnete Größe?

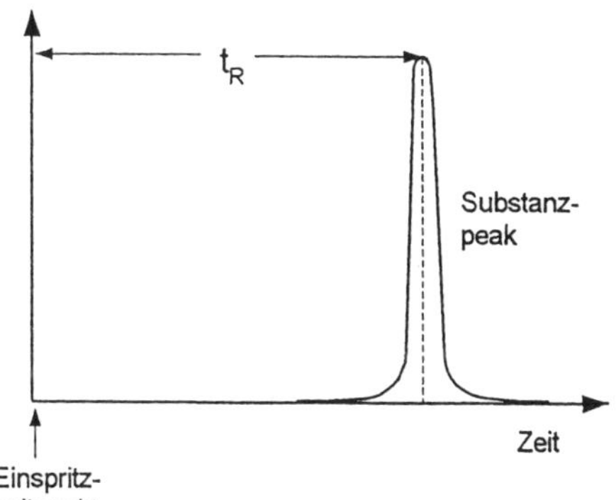

(A) relative Retentionszeit
(B) Nettoretentionszeit
(C) Gesamtretentionszeit
(D) relative Trennzeit
(E) Totzeit

1648 Wie ist die Nettoretentionszeit bei der Gaschromatographie charakterisiert?

(A) Summe der Aufenthaltszeiten einer Substanz in der stationären und in der mobilen Phase
(B) Aufenthaltszeit einer Substanz in der stationären Phase
(C) Aufenthaltszeit einer Substanz in der mobilen Phase
(D) Differenz der Bruttoretentionszeit und der Aufenthaltszeit einer Substanz in der stationären Phase
(E) Differenz der Aufenthaltszeiten einer Substanz in mobiler und stationärer Phase

1649 Die chromatographische Auftrennung eines Gemisches aus zwei Substanzen ergibt in drei verschiedenen chromatographischen Systemen folgende Peaks:

System I

Peak 1/I Peak 2/I

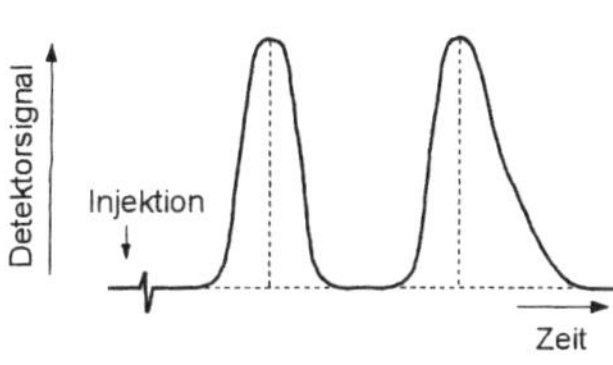

System II

Peak 1/II Peak 2/II

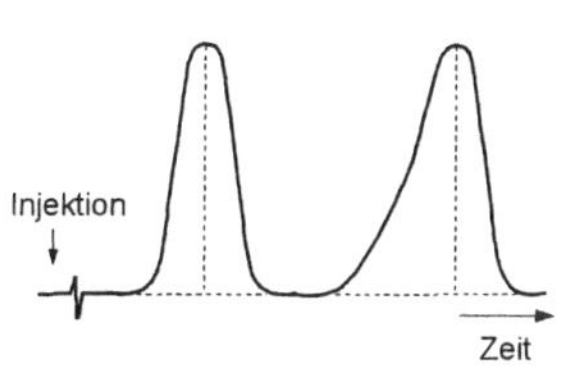

System III

Peak 1/III Peak 2/III

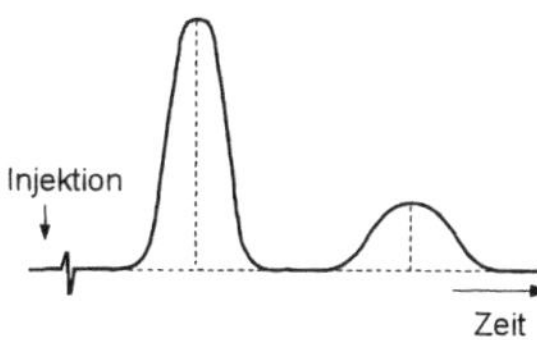

Welcher der dargestellten Peaks zeigt eine Schwanzbildung (Tailing)?

(A) Peak 2/I
(B) Peak 1/II
(C) Peak 2/II
(D) Peak 1/III
(E) keiner der dargestellten Peaks

1650* Bei HPLC- und GC-Trennungen kann das so genannte Tailing (Abflachen der abfallenden Flanke eines Peaks) beobachtet werden. Wodurch wird das Ausmaß dieser Peakasymmetrie **nicht** beeinflusst?

(A) Totvolumina im Aufgabesystem
(B) Totvolumina im Detektor
(C) Adsorption von stärker polaren Substanzen an aktiven Oberflächen des Aufgabesystems
(D) Zersetzung der Probe während des chromatographischen Prozesses
(E) Auftreten von mesomeren Grenzformen des Analyten

Chromatographische Größen

1651* Welche Aussagen treffen zu?
Bei einer gaschromatographischen Analyse eines Gemischs von Fettsäuremethylestern an einer gepackten Säule (z. B. Macrogoladipat auf einem Trägermaterial) kann eine Erhöhung der Zahl der Trennstufen pro Meter erreicht werden durch:

(1) Erhöhung des Durchmessers der Teilchen des Trägermaterials
(2) Verminderung der Dicke des Films der stationären Phase (geringe Beladung der Säule vorausgesetzt)
(3) Ersatz eines kugelförmigen Trägermaterials durch ein unregelmäßig geformtes Trägermaterial, um möglichst breite Peaks zu erhalten

(A) nur 1 ist richtig
(B) nur 2 ist richtig
(C) nur 1 und 2 sind richtig
(D) nur 2 und 3 sind richtig
(E) 1 bis 3 = alle sind richtig

1652* Welche Aussagen treffen zu?
In der Gaschromatographie wird, sachgemäße Durchführung vorausgesetzt, die Gesamtretentionszeit einer Probesubstanz beeinflusst durch:

(1) die Temperatur der Trennsäule
(2) die Strömungsgeschwindigkeit des Trägergases
(3) die Polarität (Lipophilie) der stationären Phase
(4) die Polarität der Probesubstanz

(A) nur 3 ist richtig
(B) nur 1 und 3 sind richtig
(C) nur 2 und 4 sind richtig
(D) nur 1, 2 und 4 sind richtig
(E) 1 bis 4 = alle sind richtig

1653* Welche Aussage trifft **nicht** zu?
In der Gaschromatographie wird die Retentionszeit einer Probesubstanz beeinflusst durch:

(A) die Temperatur der Trennsäule
(B) den Verteilungskoeffizienten zwischen stationärer und mobiler Phase
(C) die Polarität der stationären flüssigen Phase
(D) die Trägergasgeschwindigkeit
(E) die Art des Detektors

1654* Welche Aussage trifft zu?
In der Gaschromatographie ist die Nettoretentionszeit (t_r) einer Substanz (t_{dr} = Gesamtretentionszeit; t_d = Totzeit) wie folgt definiert:

(A) $t_r = t_{dr} + t_d$
(B) $t_r = t_{dr} - t_d$
(C) $t_r = t_d - t_{dr}$
(D) $t_r = t_d \cdot t_{dr}$
(E) $t_r = \frac{t_{dr}}{t_d}$

1655 Welcher Parameter in der GC beeinflusst die Retentionszeit **nicht**?

(A) Strömungsgeschwindigkeit des Trägergases
(B) Dampfdruck der Probensubstanz
(C) Empfindlichkeit des Detektors
(D) Temperatur der Trennsäule
(E) Polarität der stationären Phase

1656* Welcher Effekt tritt bei der gaschromatographischen Analyse durch Erhöhung der Temperatur der Trennsäule **nicht** auf?

(A) Verkürzung der Nettoretentionszeit
(B) Verkleinerung der Peak-Halbwertsbreite
(C) Erhöhung der Säulenkapazität
(D) Anwachsen der Peakhöhe
(E) Verkürzung der Totzeit

1657 Welche Aussagen treffen zu?
Im Vergleich zu einem unter isothermen Bedingungen (180 °C) aufgenommenen Gaschromatogramm eines Gemischs von Palmitinsäure- und Stearinsäuremethylester ergeben sich bei Anwendung eines Temperaturgradienten (während der ersten 5 min 180 °C bis 200 °C) folgende Änderungen:

(1) Die Retentionszeit des Stearinsäuremethylesters wird kleiner.
(2) Die Retentionszeit des Palmitinsäureesters wird größer.
(3) Das Verhältnis der Peakflächen beider Ester bleibt weitgehend konstant.

(A) nur 1 ist richtig
(B) nur 2 ist richtig
(C) nur 3 ist richtig
(D) nur 1 und 2 sind richtig
(E) nur 1 und 3 sind richtig

1658 Die folgende Abbildung zeigt das Ergebnis einer gaschromatographischen Trennung.
Welche Aussagen zu dieser gaschromatographischen Trennung treffen zu?

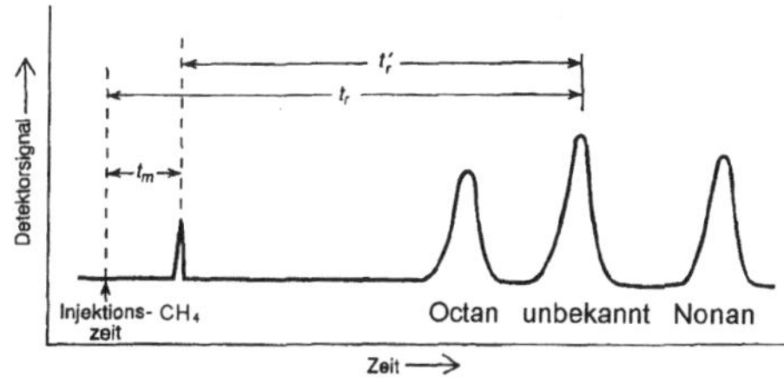

(1) Die Zeit t_m für alle Substanzen kann durch Messung der Retentionszeit t_r von Methangas ermittelt bzw. abgeschätzt werden.
(2) Die unbekannte Substanz ist wahrscheinlich Heptan.
(3) Je länger eine Substanz auf der Säule verweilt, desto größer ist ihr Kapazitätsfaktor (Retentionsfaktor) k' mit

$$k' = \frac{t_r - t_m}{t_m}$$

(4) Je größer die relative Retention α ist, desto kleiner ist die Trennung zweier Probenbestandteile 1 und 2 für

$$\alpha = \frac{t_{r2}}{t_{r1}}$$

(A) nur 1 ist richtig
(B) nur 2 ist richtig
(C) nur 1 und 3 sind richtig
(D) nur 2 und 4 sind richtig
(E) nur 2, 3 und 4 sind richtig

1659 Welche Aussagen treffen zu?
Die folgenden chromatographischen Kenngrößen (Definition nach Arzneibuch) sind sowohl für die Gaschromatographie (isotherm) als auch für die Flüssigchromatographie (isokratisch) nach den jeweils gleichen Formeln zu berechnen:

(1) Symmetriefaktor
(2) Auflösung
(3) Anzahl der theoretischen Böden

(A) nur 1 ist richtig
(B) nur 2 ist richtig
(C) nur 3 ist richtig
(D) nur 1 und 2 sind richtig
(E) 1 bis 3 = alle sind richtig

1660 Welche Aussage zum Symmetriefaktor trifft **nicht** zu?

(A) Der Symmetriefaktor muss für jeden Peak separat ermittelt werden.
(B) S = 0 symmetrischer Peak
(C) S < 1 Leading-Peak
(D) S > 1 Tailing-Peak (Schwanzbildung)
(E) Der Symmetriefaktor wird auch als Tailing-Faktor bezeichnet.

Auflösung

1661* Welche der folgenden Größen charakterisieren die chromatographische Trennung zweier Substanzen?

(1) Auflösung R_S
(2) Trennfaktor (Selektivität) α
(3) Zahl der theoretischen Böden N
(4) Peak-Tal-Verhältnis p/v
(5) Trennstufenhöhe H

(A) nur 1 und 2 sind richtig
(B) nur 2 und 4 sind richtig
(C) nur 1, 2 und 4 sind richtig
(D) nur 1, 3 und 5 sind richtig
(E) nur 1, 2, 4 und 5 sind richtig

1662 Welche Kenngrößen charakterisieren die Trennung zweier Substanzpeaks in der Chromatographie?

(1) Auflösung
(2) Peakhöhe
(3) Peaksymmetrie
(4) Peak-Tal-Verhältnis
(5) Signal-Rausch-Verhältnis

(A) nur 1 und 4 sind richtig
(B) nur 1, 3 und 5 sind richtig
(C) nur 2, 3 und 4 sind richtig
(D) nur 2, 4 und 5 sind richtig
(E) nur 1, 2, 4 und 5 sind richtig

1663 Welche der genannten Größen können zur Berechnung der Auflösung in der Chromatographie herangezogen werden?

(1) Retentionsfaktor
(2) Peakhöhe
(3) Bodenzahl
(4) Peakbreite in halber Höhe
(5) Retentionszeit

(A) nur 1 und 2 sind richtig
(B) nur 2 und 5 sind richtig
(C) nur 3 und 4 sind richtig
(D) nur 2, 3 und 4 sind richtig
(E) nur 1, 3, 4 und 5 sind richtig

1664 Welche Faktoren können die chromatographische Auflösung (R_S) beeinflussen?

(1) Peaktailing
(2) Zusammensetzung der mobilen Phase
(3) Säulentemperatur
(4) Konzentration der Probelösung

(A) nur 1 und 2 sind richtig
(B) nur 2 und 3 sind richtig
(C) nur 3 und 4 sind richtig
(D) nur 1, 2 und 4 sind richtig
(E) 1 bis 4 = alle sind richtig

1665 Welche Aussagen treffen zu?
Bei der Gaschromatographie (nach Arzneibuch) hängt die Auflösung zwischen zwei gemessenen Peaks ab von:

(1) der Differenz ihrer Retentionszeiten
(2) der Summe ihrer Nettoretentionszeiten
(3) der Totzeit
(4) der Summe ihrer Peakbreiten in halber Peakhöhe
(5) ihren Symmetriefaktoren

(A) nur 2 ist richtig
(B) nur 5 ist richtig
(C) nur 1 und 4 sind richtig
(D) nur 3 und 5 sind richtig
(E) nur 2, 4 und 5 sind richtig

1666 Welche Aussagen zur chromatographischen Auflösung treffen zu?

(1) Die Auflösung ist definiert als Quotient aus den Nettoretentionszeiten der zu trennenden Substanzen.
(2) Die Auflösung kann errechnet werden aus der Differenz der Retentionszeiten der Peaks und der Peakbreite auf halber Höhe.
(3) Die Auflösung steigt mit steigenden Retentionszeiten der Peaks.
(4) Ab einer Auflösung von R_s = 1,5 liegt eine Basislinientrennung vor.
(5) Bei Peaks mit hohen Symmetriefaktoren (starkes Tailing) kann die Auflösung **nicht** sicher berechnet werden.

(A) nur 1 und 2 sind richtig
(B) nur 1 und 3 sind richtig
(C) nur 2, 3 und 4 sind richtig
(D) nur 2, 4 und 5 sind richtig
(E) 1 bis 5 = alle sind richtig

1667 Welche Reihenfolge trifft zu?
Ordnen Sie bitte die nachfolgenden Chromatogramme nach fallendem Auflösungs- bzw. Resolutionsfaktor R für die Komponenten 1 und 2! (α = Trenn- bzw. Separationsfaktor)!

(1)

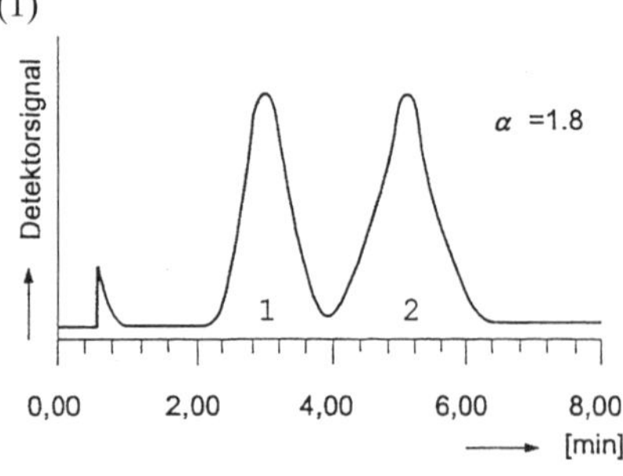

(2)

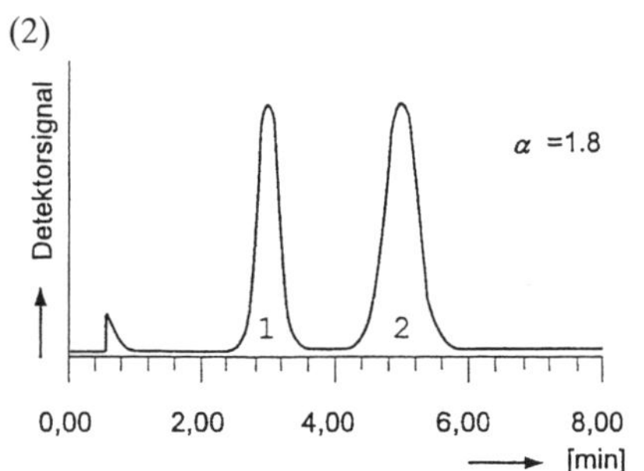

(3)

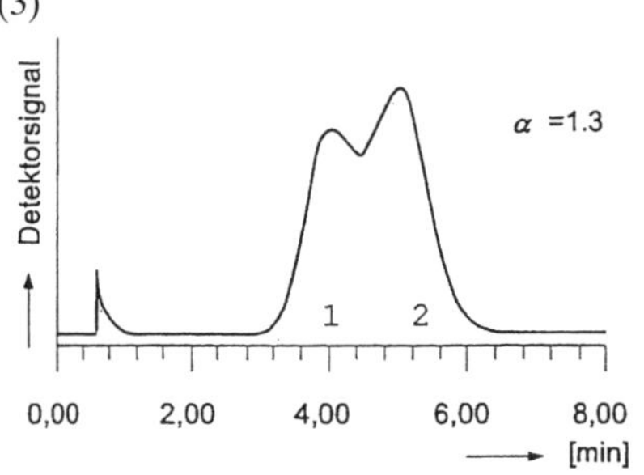

(A) 3 > 2 > 1
(B) 1 > 2 > 3
(C) 2 > 1 > 3
(D) 1 = 2 > 3
(E) 1 = 2 = 3

1668* In der Chromatographie ist die Auflösung R_s ein Maß für die Qualität einer Trennung. Für R_s gilt folgender Zusammenhang, auf dessen Basis die Optimierung von Trennsystemen vorgenommen werden kann:

$$R_S = 0{,}25 \cdot \frac{\alpha - 1}{\alpha} \cdot \frac{k}{1+k} \cdot \sqrt{N}$$

α: Trennfaktor
k: Retentionsfaktor
N: Zahl der theoretischen Trennstufen

Welche Aussagen treffen zu?

(1) Eine optimale Substanztrennung wird erreicht, wenn der Trennfaktor den Wert $\alpha = 1{,}0$ annimmt.

(2) Der Term $\frac{k}{1+k}$ kann bei Trennungen, die überwiegend auf Adsorptionsvorgängen beruhen, vor allem durch die Polarität der mobilen Phase sowie die Aktivität der stationären Phase beeinflusst werden.

(3) Der Term $\frac{k}{1+k}$ kann bei Trennungen, die überwiegend auf Verteilungsvorgängen beruhen, vor allem durch die Polarität der mobilen Phase sowie die Aktivität der stationären Phase beeinflusst werden.

(4) Soll die Auflösung R_S einer Trennung verdoppelt werden, so muss die Anzahl N der theoretischen Trennstufen vervierfacht werden.

(A) nur 2 ist richtig
(B) nur 1 und 3 sind richtig
(C) nur 1 und 4 sind richtig
(D) nur 2 und 4 sind richtig
(E) nur 1, 2 und 3 sind richtig

1669 Abgebildet ist ein Chromatogramm einer Trennung der Enantiomere eines chiralen Arzneistoffs mit folgenden Charakteristika der beiden Peaks:
1. Peak: $t_R = 280$ s; $w_0 = 4{,}5$ s; $w_h = 2{,}7$ s
2. Peak: $t_R = 300$ s; $w_0 = 6{,}0$ s; $w_h = 3{,}3$ s

(t_R: Retentionszeit; w_0: Basispeakbreite; w_h: Halbwertsbreite).

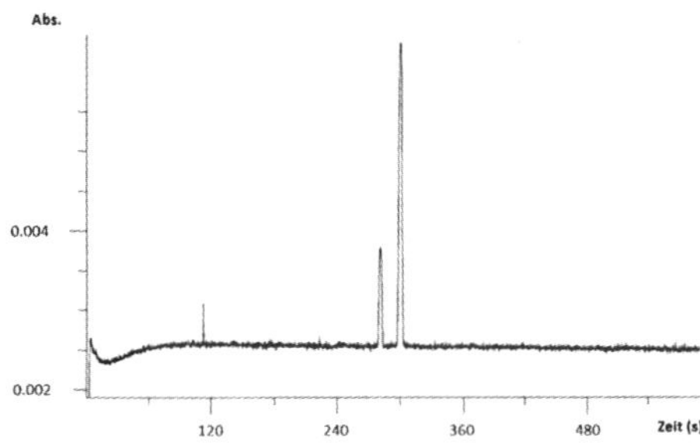

Etwa wie groß ist die Auflösung der erhaltenen Signale?

(A) 0,004
(B) 0,04
(C) 0,4
(D) 4
(E) 40

Signal-Rausch-Verhältnis

1670 Welche Aussage trifft zu?
Die Bestimmung des Signal-Rausch-Verhältnisses (S/N) bei einer chromatographischen Trennung erfolgt nach folgender Beziehung, in der H die Signalhöhe und h den Schwankungsbereich des Untergrundrauschens bezeichnen.

(A) S/N = H/h
(B) S/N = 2 H/h
(C) S/N = H–h
(D) S/N = H–2 h
(E) S/N = h/H

1671 Nachstehend abgebildet ist der Ausschnitt eines Chromatogramms mit einem Substanzsignal (Peak). Die Höhe des Peaks beträgt $H = 3$ cm; seine Halbwertsbreite beträgt $b_{0,5} = 0,2$ cm.
Chromatogramm mit Substanzsignal

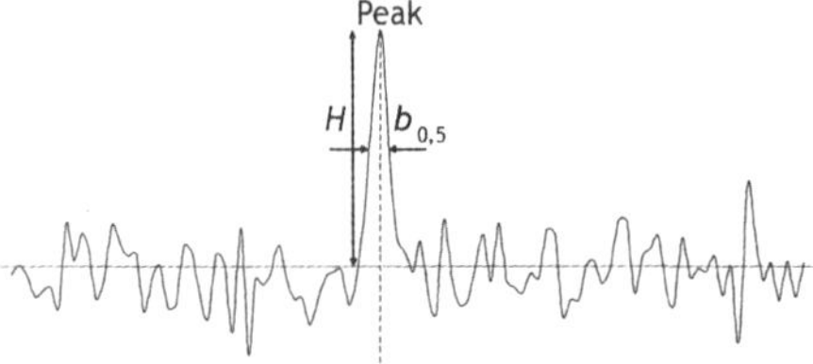

Zur Ermittlung des Untergrundrauschens wurde das Chromatogramm einer Blindprobe aufgenommen und wie nachstehend abgebildet ausgewertet. Die Höhe h des Untergrundrauschens (über einen Bereich von $20\,b_{0,5}$) beträgt $h = 1,6$ cm.

Chromatogramm einer Blindprobe

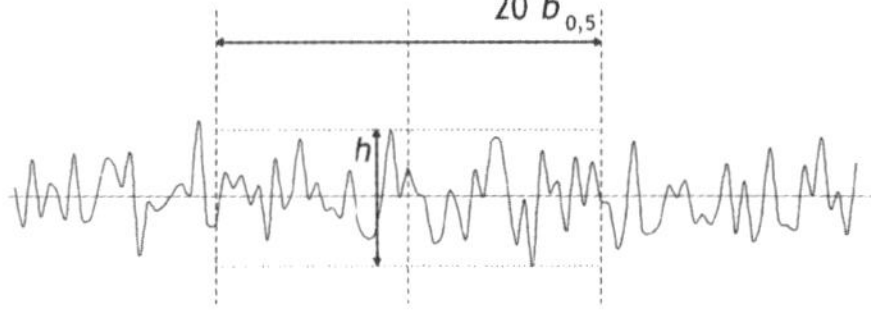

Wie groß ist das Signal-Rausch-Verhältnis?

(A) 1,25
(B) 1,88
(C) 3,00
(D) 3,75
(E) 5,50

Trennfaktor/Trenneffizienz

1672 Bei der chromatographischen Analyse eines Substanzgemischs wird zunächst das Chromatogramm **1** und nach versuchter Methodenoptimierung das Chromatogramm **2** erhalten.

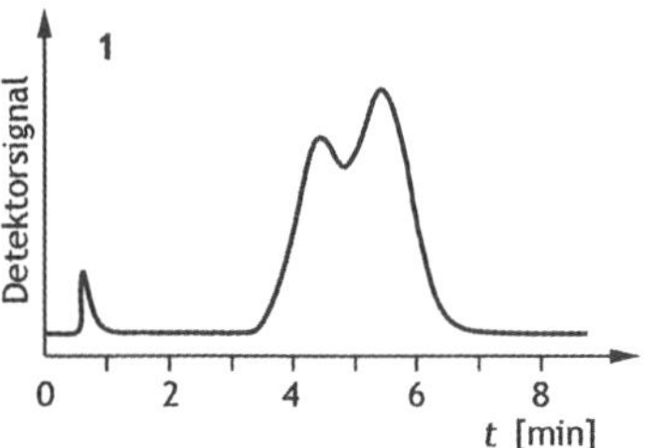

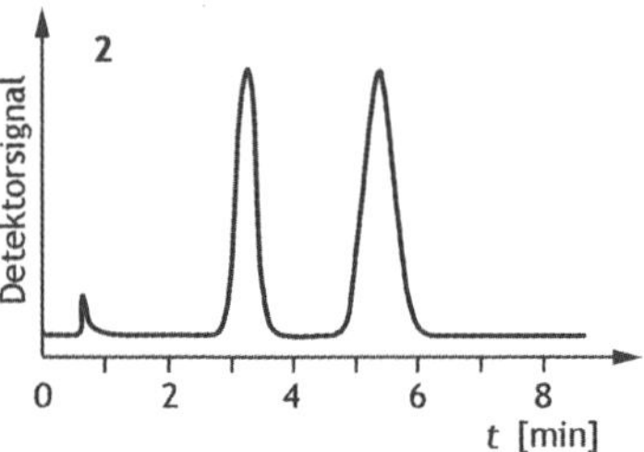

Worin unterscheidet sich das Chromatogramm **2** vom Chromatogramm **1**?

(A) Verbesserung des Trennfaktors unter Verschlechterung der Trenneffizienz
(B) Verbesserung des Trennfaktors ohne Veränderung der Trenneffizienz
(C) Verbesserung der Trenneffizienz ohne Veränderung des Trennfaktors
(D) Verbesserung von Trennfaktor und Trenneffizienz
(E) Verbesserung des Signal-Rausch-Verhältnisses

1673 Bei der chromatographischen Analyse eines Substanzgemischs wird zunächst das Chromatogramm **1** und nach versuchter Methodenoptimierung Chromatogramm **2** erhalten:

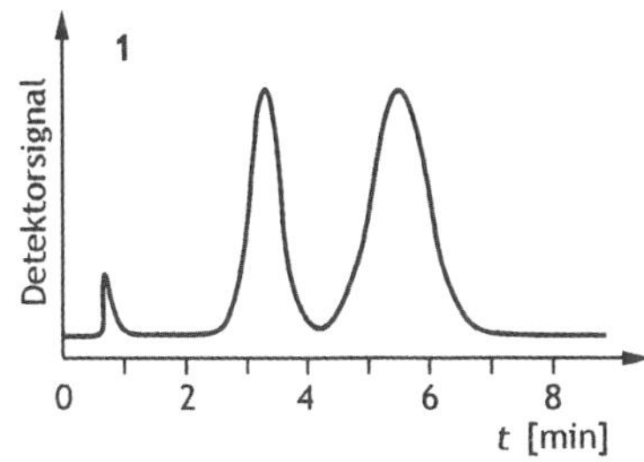

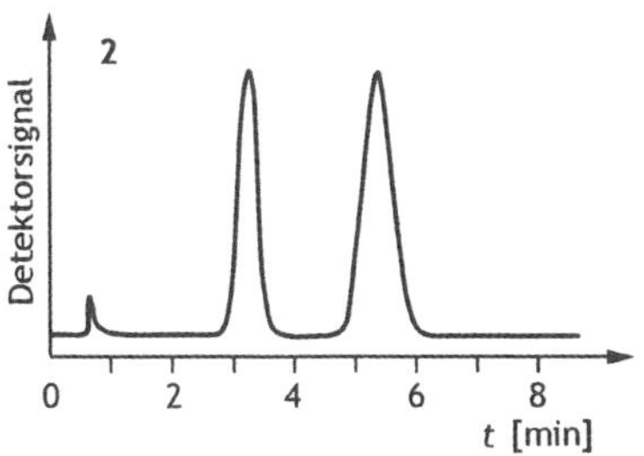

Worin unterscheidet sich das Chromatogramm **2** von dem Chromatogramm **1**?

(A) Verschlechterung der Peaksymmetrie
(B) Verschlechterung der Auflösung
(C) Erhöhung der Trenneffizienz
(D) Erhöhung des Trennfaktors
(E) Erhöhung sowohl des Trennfaktors als auch der Trenneffizienz

1674 Bei der chromatographischen Analyse eines Substanzgemischs wird zunächst das Chromatogramm **1** und nach Variation der Trennbedingungen das Chromatogramm **2** erhalten.

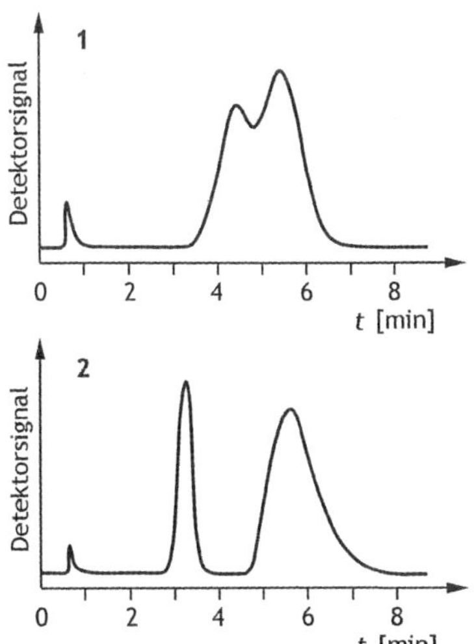

Welche Aussage trifft zu?
Chromatogramm **2** unterscheidet sich von Chromatogramm **1** wesentlich durch:

(A) Verbesserung der Peaksymmetrie
(B) Verschlechterung der Auflösung
(C) Verbesserung der Trenneffizienz ohne Veränderung des Trennfaktors
(D) Verbesserung des Trennfaktors
(E) Verbesserung des Signal-Rausch-Verhältnisses

Auswertung des Chromatogramms

1675* Welche Aussagen treffen zu?
Die quantitative Auswertung eines Gaschromatogramms kann – symmetrische Peaks vorausgesetzt – näherungsweise erfolgen durch Vergleich:

(1) der Peakhöhen
(2) der Produkte aus Halbwertsbreite und Peakbasisbreite
(3) der Produkte aus Peakhöhe und Halbwertsbreite
(4) der Quotienten aus Halbwertsbreite und Retentionszeit
(5) der Quotienten aus Retentionszeit und Totzeit

(A) nur 1 und 3 sind richtig
(B) nur 2 und 4 sind richtig
(C) nur 3 und 5 sind richtig
(D) nur 1, 2 und 3 sind richtig
(E) nur 3, 4 und 5 sind richtig

1676 Bei der quantitativen Auswertung eines Chromatogramms kann der Anteil einer oder mehrerer Komponenten in dem Analysengemisch als prozentualer Anteil bezogen auf die Fläche des Hauptpeaks oder die Gesamtfläche aller Peaks angegeben werden. (Die Peaks des Lösungsmittels oder von Substanzen unterhalb der Bestimmungsgrenze werden nicht berücksichtigt).
Wie bezeichnet man diese Vorgehensweise der Auswertung zutreffend?

(A) Normalisierung (Flächennormalisierung, 100 %-Methode)
(B) Externer-Standard-Methode
(C) Interner-Standard-Methode
(D) Standardadditionsverfahren
(E) Kalibrierung (Mehrpunktkalibrierung)

1677* Welche Aussage trifft zu?

Die quantitative Auswertung eines Gaschromatogramms kann nach folgender Gleichung erfolgen:

c_x : gesuchte Konzentration
c : Konzentration des Standards
F_x : zur Konzentration c_x gehörende Fläche
F : zur Konzentration des Standards gehörende Fläche

(A) $c_x = c \cdot \frac{F}{F_x}$

(B) $c_x = \frac{1}{c} \cdot F \cdot F_x$

(C) $c_x = c \cdot \frac{F + F_x}{2}$

(D) $c_x = c \cdot \frac{F_x}{F}$

(E) $c_x = \frac{1}{c} \cdot \frac{F}{F_x}$

1678 Welche Aussagen über einen internen Standard in der quantitativen Gaschromatographie treffen zu?

Er

(1) ist eine Substanz, die allen Probelösungen in gleicher Konzentration zugesetzt wird
(2) dient zur Korrektur der bei der Probeninjektion auftretenden Dosierfehler
(3) muss der zu untersuchenden Substanz chemisch möglichst unähnlich sein
(4) wird ausschließlich in einem separaten chromatographischen Lauf gemessen

(A) nur 3 ist richtig
(B) nur 4 ist richtig
(C) nur 1 und 2 sind richtig
(D) nur 3 und 4 sind richtig
(E) nur 2, 3 und 4 sind richtig

1679 Welche Aussagen über einen in der GC eingesetzten internen Standard treffen zu?

(1) Er muss der zu untersuchenden Substanz chemisch unähnlich sein.
(2) Die relative Retention von Substanz und Standard muss möglichst groß sein.
(3) Seine Anwesenheit in der zu analysierenden Substanz sollte ausgeschlossen sein.
(4) Er darf keine chemischen Reaktionen mit Komponenten des Analysengemischs eingehen.

(A) nur 1 ist richtig
(B) nur 1 und 2 sind richtig
(C) nur 1 und 4 sind richtig
(D) nur 2 und 4 sind richtig
(E) nur 3 und 4 sind richtig

Pharmazeutische Anwendungen

1680 Welche der folgenden Stoffe lassen sich in der abgebildeten Form unzersetzt mittels GC bestimmen?

(1) Diclofenac-Kalium

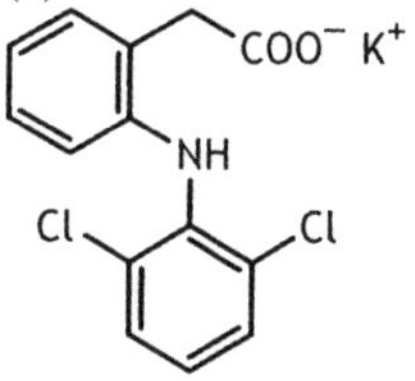

(2) Menthol

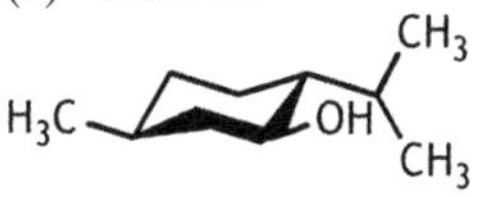

(3) Stearylalkohol

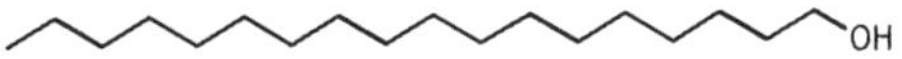

(4) Digitoxin

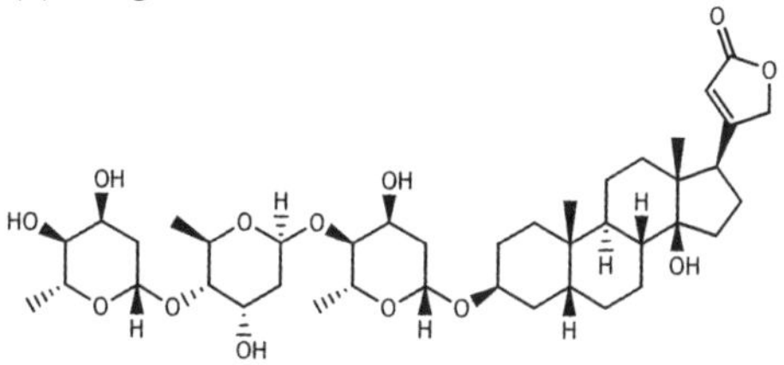

(5) Nicotin

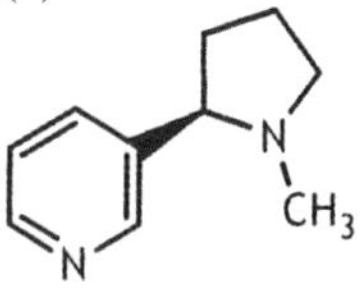

(A) nur 1 ist richtig
(B) nur 2 und 5 sind richtig
(C) nur 3 und 4 sind richtig
(D) nur 1, 3 und 4 sind richtig
(E) 1 bis 5 = alle sind richtig

1681 Welche Verfahren werden in der Gaschromatographie bei schwer flüchtigen Proben angewandt, um eine stärkere Verdampfung zu erreichen?

(1) Temperaturerhöhung im Einspritzblock
(2) Lyophilisation
(3) Derivatisierung

(A) nur 1 ist richtig
(B) nur 1 und 2 sind richtig
(C) nur 1 und 3 sind richtig
(D) nur 2 und 3 sind richtig
(E) 1 bis 3 = alle sind richtig

1682* Welche Gründe gibt es für die Derivatisierung in der GC?

(1) Erhöhung der Flüchtigkeit von Substanzen
(2) Verringerung der Polarität von Substanzen
(3) Verbesserung der Detektion

(A) nur 1 ist richtig
(B) nur 2 ist richtig
(C) nur 3 ist richtig
(D) nur 2 und 3 sind richtig
(E) 1 bis 3 = alle sind richtig

1683 Welche Aussage trifft zu?
Zur gaschromatographischen Trennung werden Fettsäuren im Allgemeinen derivatisiert. Für die Bildung leichter flüchtiger Derivate der Fettsäuren ist geeignet:

(A) Trifluoressigsäureanhydrid
(B) Diazomethan
(C) Essigsäureanhydrid
(D) Trichlormethylsilan
(E) Tetramethylsilan

1684 Welche Aussagen treffen zu?
Für die Gaschromatographie von Alkoholen bzw. Phenolen geeignete Derivate können durch folgende Umsetzungen erhalten werden (R = Alkyl):

(1) $R{-}OH \xrightarrow{(H_3C)_3Si{-}Cl} R{-}O{-}Si(CH_3)_3$

(2) $R{-}OH \xrightarrow{(H_3CCO)_2O} R{-}O{-}C(=O){-}CH_3$

(3) $R{-}OH \xrightarrow{CS_2\ +\ NaOH} R{-}O{-}C(=S){-}S^{\ominus}\ Na^{\oplus}$

(4) $C_6H_5{-}OH \xrightarrow{\text{Diazomethan}} C_6H_5{-}OCH_3$

(5) $R{-}OH \xrightarrow{\text{Phthalsäureanhydrid}} C_6H_4(C(=O){-}OH)(C(=O){-}OR)$

(A) nur 1 und 3 sind richtig
(B) nur 1 und 5 sind richtig
(C) nur 2 und 3 sind richtig
(D) nur 1, 2 und 4 sind richtig
(E) nur 3, 4 und 5 sind richtig

1685 Ein Gemisch aus zwei Verbindungen wurde gaschromatographisch bei unterschiedlichen Säulenofentemperaturen an der gleichen stationären Phase analysiert. Dabei wurden die Chromatogramme 1 bzw. 2 erhalten.

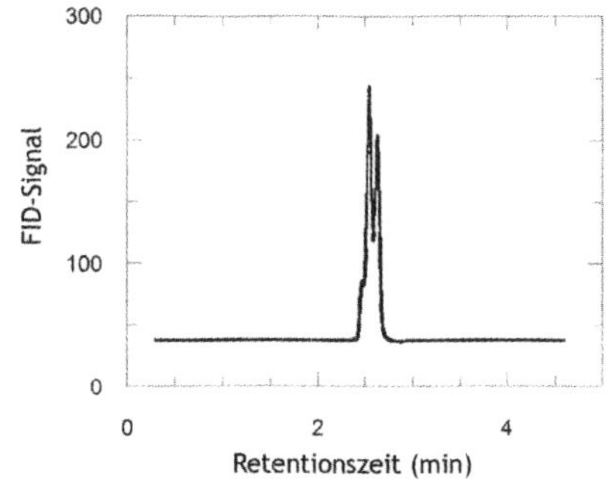

Chromatogramm 1

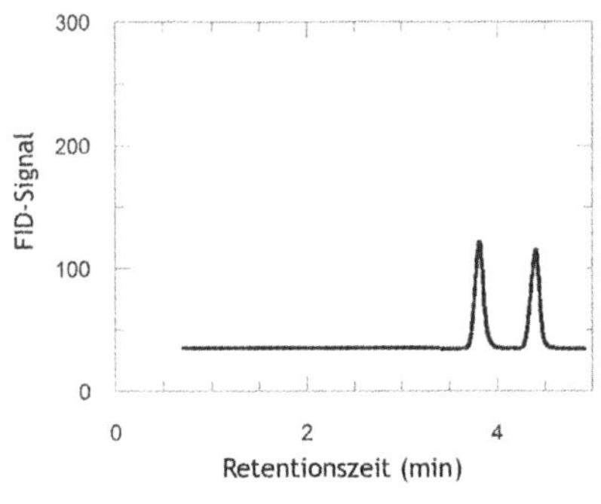

Chromatogramm 2

Welche Aussagen treffen zu?

(1) Chromatogramm 1 wurde bei einer höheren Säulenofentemperatur erhalten als Chromatogramm 2.
(2) Das Injektionsvolumen war im Fall des Chromatogramms 1 ungefähr viermal so groß wie im Fall des Chromatogramms 2.
(3) Zur Aufnahme von Chromatogramm 2 wurde die Empfindlichkeit des Detektors um den Faktor 5 herabgesetzt.

(A) nur 1 ist richtig
(B) nur 2 ist richtig
(C) nur 3 ist richtig
(D) nur 2 und 3 sind richtig
(E) 1 bis 3 = alle sind richtig

1686 Das Fischöl Lebertran ist reich an Omega-3-Fettsäuren. Sein unverseifbarer Anteil besteht etwa zur Hälfte aus Cholesterol (**1**), dessen Anteil im Öl insgesamt ca. 1 % beträgt.
Nach Verseifungs- und Extraktionsschritten sowie gegebenenfalls Vorsäulenmodifizierung kann eine Untersuchungslösung erhalten werden, die für die gaschromatographische Analyse unter Einsatz eines Flammenionisationsdetektors geeignet ist.

HO H H

1

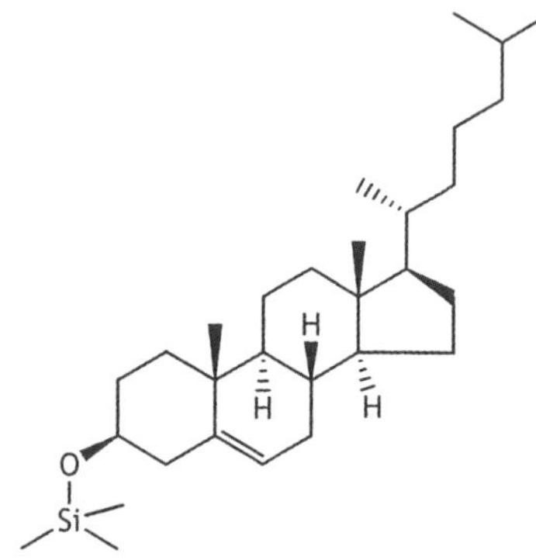

2

Welche Aussage zu einer solchen gaschromatographischen Analyse trifft **nicht** zu?

(A) Während der Trennung in der auf über 260 °C beheizten Quarzglaskapillare wird aus Cholesterol (**1**) durch Reaktion mit der Kapillarwand das Silyl-Derivat **2** gebildet.
(B) Die aus der Säule austretenden Substanzen werden in einer Knallgasflamme verbrannt.
(C) Flammenionisationsdetektoren sind unempfindlich gegenüber solchen Substanzen, die entweder nicht verbrennen oder bei deren Verbrennung praktisch keine Radikale und in der Folge keine Ionen auftreten.
(D) Gemessen wird der Stromfluss, der von den bei der Verbrennung aus Radikalen entstehenden Ionen verursacht wird.
(E) Als Trägergas ist Wasserstoff geeignet.

Headspace-Technik

1687 Welche Aussagen treffen zu?
Das Verfahren der Headspace-GC

(1) beruht auf dem thermodynamischen Verteilungsgleichgewicht zwischen Gasphase und Probe
(2) ist zur Analytik wässriger Proben ungeeignet
(3) ist zur Analytik flüchtiger Substanzen in Pulvern geeignet

(A) nur 1 ist richtig
(B) nur 2 ist richtig
(C) nur 3 ist richtig
(D) nur 1 und 3 sind richtig
(E) nur 2 und 3 sind richtig

1688* In einer Blutprobe soll Ethanol quantitativ bestimmt werden.
Welches der folgenden Verfahren ist hierzu besonders gut geeignet, da störende Matrixeffekte konstruktionsbedingt minimiert werden können?

(A) Quantitative Dünnschichtchromatographie mit Scanner
(B) HPLC-Analyse mit Photodiodenarray (PDA)-Detekor
(C) GC-Analyse mit Headspace-Technik
(D) Atomabsorptionsspektroskopie
(E) Atomemissionsspektroskopie mit induktiv gekoppeltem Plasma (ICP)

1689 Ein Arzneistoff-Hydrochlorid ist mit Acrylsäuremethylester (Propensäuremethylester) verunreinigt. Das Ausmaß dieser Verunreinigung darf 250 ppm nicht überschreiten. Zur Analyse der Arzneistoffprobe wird das Arzneistoff-Hydrochlorid in Wasser, das mit einer kleinen, genau bekannten Menge Propan-1-ol versetzt wurde, gelöst und in einem geschlossenen Gefäß 5 Minuten lang auf 90 °C erhitzt. Der Gasraum über der Probelösung wird mittels Headspace-GC analysiert. Das Chromatogramm wird unter Verwendung eines Flammenionisationsdetektors registriert.
Welche Aussage trifft zu?
Zu erwarten und für die Auswertung relevant sind

(A) insgesamt zwei Peaks: für Propan-1-ol und Acrylsäuremethylester
(B) insgesamt drei Peaks: für Acrylsäure-*n*-propylester, Acrylsäure und Methanol
(C) insgesamt vier Peaks: für Wasser, Chlorwasserstoff, Acrylsäure-*n*-propylester und Methanol
(D) insgesamt fünf Peaks: für Wasser, Chlorwasserstoff, Propan-1-ol, Acrylsäure und Methanol
(E) insgesamt sechs Peaks: für Wasser, Chlorwasserstoff, Acrylsäure, Methanol, Acrylsäuremethylester und Acrylsäure-*n*-propylester

12.5 Flüssigchromatographie (LC)

1690 Welches der folgenden chromatographischen Trennverfahren wird **nicht** in der HPLC angewendet?

(A) Ausschlusschromatographie (Größenausschlusschromatographie)
(B) Affinitätschromatographie
(C) Radialchromatographie
(D) Verteilungschromatographie
(E) Adsorptionschromatographie

1691 Welches der folgenden chromatographischen Trennverfahren wird **nicht** in der HPLC angewendet?

(A) Adsorptionschromatographie
(B) Verteilungschromatographie
(C) Ionenpaarchromatographie
(D) Ionen(austausch)chromatographie
(E) Micellare elektrokinetische Chromatographie

Mobile Phase/Elution

1692 Elutionsmittelgemische in der HPLC-Analytik müssen hohen Anforderungen genügen.
Welche Aussagen treffen zu?

(1) Vor Befüllung der HPLC-Anlage kann eine Entgasung des Elutionsmittelgemischs mithilfe von Ultraschall in Verbindung mit vermindertem Druck durchgeführt werden.
(2) Eine Entgasung des Elutionsmittelgemischs kann durch Online-Inertgasspülung mit hochreinem Stickstoff unter Normaldruck zwischen Injektionsventil und Vorsäule erreicht werden.
(3) Gelöster Sauerstoff macht auf Grund seiner blauen Eigenfärbung den Detektionswellenlängenbereich von 400 nm – 500 nm unauswertbar.
(4) Bei Druckentlastung in der Detektorzelle kann es durch Bildung von Gasblasen zu Störsignalen kommen.

(A) nur 2 ist richtig
(B) nur 1 und 4 sind richtig
(C) nur 2 und 3 sind richtig
(D) nur 1, 2 und 4 sind richtig
(E) 1 bis 4 = alle sind richtig

Instrumentelle Analytik

1693 Elutionsmittelgemische in der HPLC-Analytik müssen hohen Anforderungen genügen.
Welche Aussagen treffen zu?

(1) Eine Entgasung des Elutionsmittelgemischs kann durch kontinuierliche Inertgasspülung in den Vorratsgefäßen mit dem wenig löslichen Edelgas Helium erreicht werden.
(2) Beim Ansaugen durch die Pumpen kann es durch Bildung von Gasblasen zu Abweichungen von der programmierten Fließmittelförderung kommen.
(3) Zur Verhinderung der Bildung von Schwebstoffen durch bakteriellen Stoffwechsel muss Wasser für die Chromatographie (water for chromatographical use) mit 1 % Trifluoressigsäure versetzt sein.
(4) Unlösliche Verunreinigungen im Elutionsmittelgemisch sollten mithilfe von engporigen Glas-Fritten abgetrennt werden.
(5) Unlösliche Verunreinigungen im Elutionsmittelgemisch können im ungünstigsten Fall bis zur Verstopfung der Vorsäule führen.

(A) nur 1 ist richtig
(B) nur 2 und 3 sind richtig
(C) nur 3 und 4 sind richtig
(D) nur 1, 2, 4 und 5 sind richtig
(E) 1 bis 5 = alle sind richtig

1694* Was versteht man unter „isokratischer" Arbeitsweise in der HPLC?

(A) Der Druck wird konstant gehalten.
(B) Die Zusammensetzung der mobilen Phase wird konstant gehalten.
(C) Es wird mit einem Brechzahldetektor gearbeitet.
(D) Als mobile Phase wird ein Puffer verwendet.
(E) Die Trennung beruht auf Ionenaustauschprozessen (Ionenchromatographie).

1695 Bei der HPLC-Analyse von Arzneistoffen kann die Elutionsmittelförderung isokratisch erfolgen
Welche Aussagen treffen zu?

(1) Die Zusammensetzung der mobilen Phase bleibt während der Elution konstant.
(2) Die mobile Phase besteht nur aus einem reinen Lösungsmittel, keinesfalls aus Mischungen von Lösungsmitteln.
(3) Die Detektor-Basislinie steigt während der Trennung kontinuierlich an.
(4) Die Detektor-Basislinie fällt während der Trennung kontinuierlich ab.
(5) Mindestens zwei HPLC-Pumpen sind erforderlich.

(A) nur 1 ist richtig
(B) nur 2 ist richtig
(C) nur 1 und 3 sind richtig
(D) nur 2, 3 und 5 sind richtig
(E) nur 2, 4 und 5 sind richtig

1696* Was versteht man unter Gradientenelution?

(A) Die Zusammensetzung der mobilen Phase bleibt über den Zeitraum der Analyse gleich.
(B) stufen- oder schrittweise Veränderung der Temperatur der mobilen Phase
(C) kontinuierlicher Zusatz eines Lösungsmittels mit höherer Elutionskraft zur mobilen Phase
(D) graduelle Änderung der Detektionswellenlänge
(E) kontinuierliche Erhöhung der Fließgeschwindigkeit der mobilen Phase

Stationäre Phase/Träger

1697* Welches der folgenden Materialien ist zum Einsatz als stationäre Phase in der Flüssigchromatographie **nicht** geeignet?

(A) Aluminiumoxid
(B) Kieselgel
(C) Cyanopropyl-derivatisiertes Kieselgel
(D) RP-Kieselgel C 30 (RP: *Reversed Phase*)
(E) Hartparaffin

1698 Welche Aussage zur Beschaffenheit der stationären Phase von HPLC-Säulen trifft **nicht** zu?

(A) Der Teilchendurchmesser beträgt im Allgemeinen weniger als 25 µm.
(B) Die Teilchen können kugelförmig (sphärisch) geformt sein.
(C) Die Teilchen können unregelmäßig (gebrochen) geformt sein.
(D) „RP-8"-Reversed Phase-Teilchen sind mit Silikonöl überzogene monodisperse Glaspartikel mit 8 µm Durchmesser.
(E) Die Trenneffizienz der Säule ist im Allgemeinen umso höher, je niedriger der Teilchendurchmesser ist.

1699 Welche Aussagen treffen zu?
Bei der HPLC führt die Verkleinerung der Partikelgröße der stationären Phase unter Beibehaltung der übrigen experimentellen Parameter in der Regel zur

(1) Erhöhung des Säulenrückdrucks
(2) Erhöhung der Fließgeschwindigkeit der mobilen Phase
(3) Verringerung der Peakhalbwertsbreite
(4) Erhöhung der Auflösung
(5) Verringerung der Bodenzahl

(A) nur 2 und 3 sind richtig
(B) nur 2 und 4 sind richtig
(C) nur 1, 3 und 4 sind richtig
(D) nur 1, 4 und 5 sind richtig
(E) 1 bis 5 = alle sind richtig

1700 Um kürzere Analysenzeiten für die Untersuchung von Noradrenalinhydrochlorid gemäß Arzneibuch zu realisieren, soll eine HPLC-Säule ausgewählt werden, deren Füllmaterial sich durch eine hohe Porosität und einen geringen Druckwiderstand auszeichnet. Auf welche stationäre Phase trifft dieses Anforderungsprofil zu?

(A) monolithischer Stab, der durch Polymerisation in der Säule erzeugt und anschließend chemisch modifiziert wurde (monolithisches Octadecylsilyl-Kieselgel)
(B) partikuläre Packung aus stark gebrochenen, unmodifizierten Kieselgel-Teilchen
(C) partikuläre Packung aus stark gebrochenen, unmodifizierten Aluminiumoxid-Teilchen
(D) partikuläre Packung aus sphärischen, monodispersen Glaspartikeln (*controlled pore glass*), die in der Säule mit Siliconöl imprägniert wurden
(E) Gele aus Styren-Divinylbenzen-Copolymeren (2 % Divinylbenzen) in Siliconöl

Vorsäule/Derivatisierung

1701 In HPLC-Anlagen werden vor der eigentlichen Trennsäule häufig sehr kurze Vorsäulen eingesetzt.
Welche Aussage trifft zu?

(A) Vorsäulen müssen als stationäre Phase ein anderes Material enthalten als die Hauptsäule.
(B) Vorsäulen müssen als stationäre Phase dasselbe Material enthalten wie die Hauptsäule.
(C) Die Vorsäule soll in der Probe enthaltene Verunreinigungen zurückhalten und damit zur Schonung der eigentlichen Trennsäule beitragen.
(D) Die Vorsäule ist notwendig, um den in der HPLC erforderlichen hohen Druck aufzubauen.
(E) In der Probe enthaltene Moleküle werden in der Vorsäule derivatisiert, um schärfere Peaks zu erhalten.

1702* Zur Analyse von Aminosäuren mittels HPLC kann eine Vorsäulenderivatisierung durch Umsetzung der Analyte mit *o*-Phthaldialdehyd und *N*-Isobutyryl-D-cystein vorgenommen werden. Diese Umsetzung führt, wie am Beispiel von L-Valin abgebildet, zur Bildung eines Isoindolderivats:

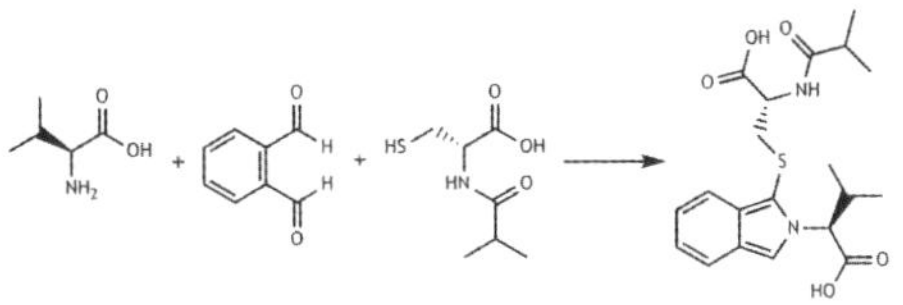

Welche Aussagen treffen zu?

(1) Derartige Isoindol-Derivate sind – im Gegensatz zu aliphatischen Aminosäuren – UV-spektrophotometrisch bei 254 nm detektierbar.
(2) Bei Verunreinigung von L-Valin mit D-Valin entsteht nur das abgebildete Isoindol-Derivat.
(3) Bei Verunreinigung von L-Valin mit D-Valin entsteht auch das Enantiomer des abgebildeten Isoindol-Derivats.
(4) Bei Verunreinigung von L-Valin mit D-Valin entsteht neben dem oben abgebildeten Isoindol-Derivat auch ein Diastereomer desselben.

(A) Keine der Aussagen trifft zu.
(B) nur 2 ist richtig
(C) nur 3 ist richtig
(D) nur 1 und 2 sind richtig
(E) nur 1 und 4 sind richtig

Temperatureinflüsse

1703* Welche Aussage trifft **nicht** zu?
Bei unter vergleichbaren isothermen Bedingungen erhaltenen HPLC-Chromatogrammen

(A) nimmt die Peakbreite mit zunehmender Retentionszeit zu
(B) nimmt die Peakhöhe mit zunehmender Retentionszeit ab
(C) ist die Peakfläche von der Retentionszeit weitgehend unabhängig
(D) ist das Produkt aus Peakbreite und zugehöriger Retentionszeit proportional der den Peak hervorrufenden Stoffmenge
(E) erhält man durch die Retentionszeit ähnliche Informationen wie durch den R_F-Wert eines Dünnschichtchromatogramms

1704 Welche der genannten Effekte können bei der HPLC infolge einer Erhöhung der Säulentemperatur eintreten?

(1) Erhöhung der Viskosität der mobilen Phase
(2) Verkürzung der Retentionszeiten der Analyte
(3) Verringerung der Halbwertsbreiten der Substanzpeaks
(4) Zunahme der Peakhöhen der Substanzpeaks

(A) nur 2 ist richtig
(B) nur 3 ist richtig
(C) nur 1 und 2 sind richtig
(D) nur 1, 3 und 4 sind richtig
(E) nur 2, 3 und 4 sind richtig

Sonstige Parameter

1705 Welche Aussagen über einen internen Standard in der HPLC treffen zu?

(1) Er muss der zu untersuchenden Substanz chemisch unähnlich sein.
(2) Die relative Retention von Substanz und Standard muss möglichst groß sein.
(3) Seine Anwesenheit in der ursprünglichen Substanz oder Analysenmischung sollte ausgeschlossen sein.
(4) Er darf keine chemischen Reaktionen mit Komponenten des Analysengemisches eingehen.

(A) nur 1 ist richtig
(B) nur 1 und 2 sind richtig
(C) nur 1 und 4 sind richtig
(D) nur 2 und 4 sind richtig
(E) nur 3 und 4 sind richtig

1706 In HPLC-Chromatogrammen kann das Phänomen der Peakverbreiterung beobachtet werden.
Was trägt zur Peakverbreiterung **nicht** bei?

(A) Probemoleküle wandern in der Säule, abweichend vom idealen Verlauf, nicht linear, sondern auf „Zick-Zack-Wegen" (Streu- oder Eddy-Diffusion).
(B) Probemoleküle bewegen sich zwischen zwei Säulenpartikeln schneller als in deren unmittelbarer Nähe, wodurch eine Strömungsverteilung entsteht.
(C) Probemoleküle diffundieren in der mobilen Phase selbst (Längsdiffusion).
(D) Zwischen der mobilen Phase, der stationären Phase und der in den Poren eingeschlossenen „stagnierenden" mobilen Phase findet Stoffaustausch statt.
(E) Probemoleküle können in mesomeren Grenzformen mit deutlich unterschiedlicher Polarität vorliegen, die stark unterschiedlich wandern.

1707 Welche Aussagen zu den Anwendungsgebieten der HPLC-MS-Kopplungstechnik mit ESI-Interface (Elektrospray-Ionisation) treffen zu?
Das Verfahren

(1) ist nicht zur Untersuchung thermisch labiler Peptidantibiotika geeignet
(2) wird für die quantitative Bestimmung niedermolekularer Arzneistoffe eingesetzt
(3) ist zum Nachweis von Pestiziden in Arzneidrogen geeignet

(A) nur 1 ist richtig
(B) nur 1 und 2 sind richtig
(C) nur 1 und 3 sind richtig
(D) nur 2 und 3 sind richtig
(E) 1 bis 3 = alle sind richtig

Chromatographische Kenngrößen

1708 Welche Kenngrößen eines Chromatogramms werden zur Bestimmung des Peak-Tal-Verhältnisses zweier unvollständig getrennter Peaks verwendet?

(1) Höhe (über der extrapolierten Basislinie) des niedrigsten Punkts zwischen den beiden Peaks
(2) Höhe (über der extrapolierten Basislinie) des größeren Peaks
(3) Höhe der theoretischen Trennstufe des kleineren Peaks
(4) Höhe des Untergrundrauschens, betrachtet über das 20-fache der Peakbreite
(5) Höhe (über der extrapolierten Basislinie) des kleineren Peaks

(A) nur 1 und 5 sind richtig
(B) nur 2 und 4 sind richtig
(C) nur 1, 3 und 4 sind richtig
(D) nur 2, 4 und 5 sind richtig
(E) nur 1, 2, 3 und 5 sind richtig

1709 Abgebildet ist ein HPLC-Chromatogramm:

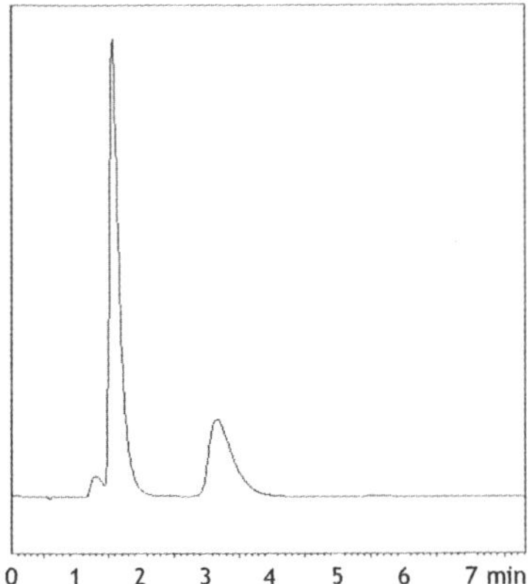

Wie groß ist die Trennstufenzahl, berechnet für den Peak mit der höchsten Retentionszeit?

(A) < 500
(B) ca. 3000
(C) ca. 8000
(D) ca. 30000
(E) $> 3 \cdot 10^5$

1710 Welche Aussagen treffen zu?
Der Verteilungskoeffizient eines Arzneistoffs in der HPLC-Analytik hängt ab von:

(1) der Kristallstruktur des Arzneistoffs vor der Auflösung
(2) dem Dampfdruck der mobilen Phase
(3) der Polarität der stationären Phase
(4) der Polarität der mobilen Phase

(A) nur 3 ist richtig
(B) nur 1 und 4 sind richtig
(C) nur 3 und 4 sind richtig
(D) nur 1, 3 und 4 sind richtig
(E) 1 bis 4 = alle sind richtig

1711 Bei der Trennung von Toluen und 1,3-Xylen mittels HPLC werden aus dem Chromatogramm folgende Informationen erhalten:
Gesamtretentionszeit von Toluen:
$t_{R(Toluen)} = 8{,}0$ min
Gesamtretentionszeit von 1,3-Xylen:
$t_{R(1,3\text{-}Xylen)} = 9{,}0$ min
Peakbreite in halber Höhe des Toluen-Peaks:
$W_{h\,(Toluen)} = 0{,}29$ min (Halbwertsbreite)
Peakbreite in halber Höhe des 1,3-Xylen-Peaks:
$W_{h(1,3\text{-}Xylen)} = 0{,}30$ min (Halbwertsbreite)
Totzeit des Systems: $t_0 = 2{,}0$ min

Beide Peaks weisen die Form einer Gaußschen Glockenkurve auf.
Welche Aussagen treffen zu?

(1) Die Auflösung beträgt:

$$R_S = 1{,}18 \cdot \left(\frac{t_{R\,(1,3\text{-}Xylen)} - t_{R\,(Toluen)}}{W_{h\,(1,3\text{-}Xylen)} + W_{h\,(Toluen)}} \right) = 2{,}0$$

(2) Die Auflösung beträgt:
$R_S = 1{,}18 \cdot (W_{h(1,3\text{-}Xylen)} - W_{h(Toluen)}) = 0{,}018$
(3) Die Auflösung beträgt:
$R_S = 1{,}18 \cdot (W_{h(1,3\text{-}Xylen)} - t_{R(Toluen)}) = 1{,}18$
(4) Es wurde Basislinientrennung erreicht.
(5) Es wurde **keine** Basislinientrennung erreicht.

(A) nur 1 und 4 sind richtig
(B) nur 1 und 5 sind richtig
(C) nur 2 und 4 sind richtig
(D) nur 2 und 5 sind richtig
(E) nur 3 und 5 sind richtig

1712 Die Stoffe Toluen und 1,3-Xylen wurden mittels einer 125 mm langen HPLC-Säule chromatographisch getrennt. Dem Chromatogramm konnten folgende Informationen entnommen bzw. daraus berechnet werden:
Retentionszeit von Toluen:
$t_{R(Toluen)} = 8{,}0$ min
Retentionszeit von 1,3-Xylen:
$t_{R(1,3\text{-}Xylen)} = 9{,}0$ min
Halbwertsbreite des Toluen-Peaks:
$W_{h(Toluen)} = 0{,}29$ min
Halbwertsbreite des 1,3-Xylen-Peaks:
$W_{h(1,3\text{-}Xylen)} = 0{,}30$ min

Das Erscheinungsbild der beiden Peaks entspricht jeweils dem einer Gaußschen Glockenkurve.
Die Anzahl der theoretischen Trennstufen $N_{1,3\text{-}Xylen}$ von 1,3-Xylen errechnet sich nach folgender Formel zu:

$$N_{1,3\text{-}Xylen} \approx 5{,}54\left(\frac{t_{R(1,3\text{-}Xylen)}}{W_{h(1,3\text{-}Xylen)}}\right)^2 \approx 4986$$

Welche Aussagen treffen zu?

(1) Die theoretische Bodenzahl und die theoretische Bodenhöhe können zur Beurteilung der Effizienz einer Trennsäule herangezogen werden.
(2) Für die Anzahl der theoretischen Trennstufen gilt: $N_{1,3\text{-}Xylen} > N_{Toluen}$
(3) Die theoretische Bodenhöhe von 1,3-Xylen beträgt $H = 125$ µm.
(4) Die theoretische Bodenhöhe von 1,3-Xylen beträgt $H = 25$ µm.

(A) nur 2 ist richtig
(B) nur 3 ist richtig
(C) nur 1 und 3 sind richtig
(D) nur 2 und 4 sind richtig
(E) nur 1, 2 und 4 sind richtig

1713 Die Stoffe Toluen und 1,3-Xylen wurden mittels HPLC getrennt. Aus dem Chromatogramm bzw. durch Rechnung wurden folgende Informationen erhalten:

Kapazitätsfaktor von Toluen:
$k_{Toluen} = 3{,}0$
Kapazitätsfaktor von 1,3-Xylen:
$k_{1,3\text{-}Xylen} = 3{,}6$
Peakbreite in halber Höhe des Toluen-Peaks:
$W_{h\,(Toluen)} = 0{,}29$ min (Halbwertsbreite)
Peakbreite in halber Höhe des 1,3-Xylen-Peaks:
$W_{h\,(1,3\text{-}Xylen)} = 0{,}30$ min (Halbwertsbreite)
Verteilungskoeffizient von Toluen:
$K_{Toluen} = 30$
Verteilungskoeffizient von 1,3-Xylen:
$K_{1,3\text{-}Xylen} = 36$

Welche Aussage trifft zu?
Der Trennfaktor α (Selektivitätskoeffizient) beträgt:

(A) 0,8
(B) 1,0
(C) 1,2
(D) 100
(E) 120

1714 Die Stoffe Toluen und 1,3-Xylen wurden chromatographisch mittels HPLC getrennt. Dem Chromatogramm konnten folgende Informationen entnommen werden:

Gesamtretentionszeit von Toluen:	8,0 min
Gesamtretentionszeit von 1,3-Xylen:	9,2 min
Totzeit des Systems:	2,0 min
Basispeakbreite des Toluen-Peaks: (bestimmt in 1 % der Peakhöhe)	0,72 min
Basispeakbreite des 1,3-Xylen-Peaks: (bestimmt in 1 % der Peakhöhe)	0,88 min

Welche Aussage trifft zu?

(A) Der Kapazitätsfaktor von Toluen beträgt $k_{Toluen} = 0{,}72$.
(B) Der Kapazitätsfaktor von Toluen beträgt $k_{Toluen} = 3{,}0$.
(C) Der Kapazitätsfaktor von 1,3-Xylen beträgt $k_{1,3\text{-}Xylen} = 2{,}0$.
(D) Der Kapazitätsfaktor von 1,3-Xylen beträgt $k_{1,3\text{-}Xylen} = 8{,}0$.
(E) Der Kapazitätsfaktor von 1,3-Xylen beträgt $k_{1,3\text{-}Xylen} = 9{,}2$.

1715 Die Stoffe Toluen und 1,3-Xylen wurden chromatographisch mittels HPLC getrennt. Dem Chromatogramm konnten folgende Informationen entnommen werden:

Gesamtretentionszeit von Toluen: 8,0 min
Gesamtretentionszeit von 1,3-Xylen: 9,2 min
Totzeit des Systems: 2,0 min
Basispeakbreite des Toluen-Peaks: 0,72 min
(bestimmt in 1 % der Peakhöhe)
Basispeakbreite des 1,3-Xylen-Peaks: 0,88 min
(bestimmt in 1 % der Peakhöhe)

Welche Aussage trifft zu?

(A) Der Retentionsfaktor (Kapazitätsfaktor) von Toluen beträgt: $k_{Toluen} = 0{,}72$.
(B) Der Retentionsfaktor (Kapazitätsfaktor) von Toluen beträgt: $k_{Toluen} = 2{,}0$.
(C) Der Retentionsfaktor (Kapazitätsfaktor) von 1,3-Xylen beträgt: $k_{1,3\text{-}Xylen} = 3{,}6$.
(D) Der Retentionsfaktor (Kapazitätsfaktor) von 1,3-Xylen beträgt: $k_{1,3\text{-}Xylen} = 8{,}0$.
(E) Der Retentionsfaktor (Kapazitätsfaktor) von 1,3-Xylen beträgt: $k_{1,3\text{-}Xylen} = 9{,}2$.

1716 Abgebildet ist ein HPLC-Chromatogramm. Der bei der Retentionszeit von etwa 0,6 min beobachtete kleine negative Peak (markiert durch einen Pfeil) ist auf die Elution eines Totzeitmarkers zurückzuführen.

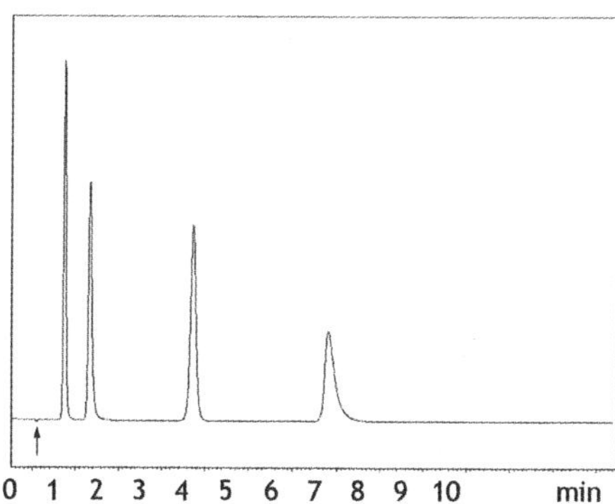

Etwa wie groß ist der Retentionsfaktor k (früher: Kapazitätsfaktor k') des Peaks mit der höchsten Retentionszeit?

(A) 3
(B) 6
(C) 9
(D) 12
(E) 15

Detektion

1717* Für einen Arzneistoff mit dem Absorptionsmaximum λ_{max} bei 232 nm soll eine HPLC-Methode entwickelt werden.
Welches Lösungsmittel ist als Komponente in der mobilen Phase im Rahmen einer UV-Messung dabei **nicht** geeignet?

(A) Wasser
(B) Methanol
(C) *n*-Hexan
(D) Toluen
(E) Cyclohexan

1718* Zur Substanzdetektion in einer Normalphasen-HPLC wird ein Festwellenlängendetektor bei 240 nm Wellenlänge benutzt.
Welches Lösungsmittel ist als Bestandteil der mobilen Phase **am wenigsten** geeignet?

(A) *n*-Hexan
(B) Diethylether
(C) Ethanol
(D) Aceton
(E) Propan-2-ol

1719* Welche der folgenden Methoden können als Detektionsverfahren in der HPLC eingesetzt werden?

(1) Refraktometrie
(2) Photometrie
(3) Fluorimetrie
(4) Amperometrie

(A) nur 1 ist richtig
(B) nur 3 ist richtig
(C) nur 1 und 4 sind richtig
(D) nur 2 und 3 sind richtig
(E) 1 bis 4 = alle sind richtig

1720 Welcher der folgenden Detektoren ist für den Einsatz in der HPLC an Umkehrphasen prinzipiell **nicht** geeignet?

(A) Fluoreszenzdetektor
(B) Flammenionisationsdetektor
(C) UV-Detektor
(D) Photodiodenarray-Detektor
(E) Amperometrischer Detektor

1721* Welche Aussage trifft zu?
Ein Differentialrefraktometer kann als Detektor eingesetzt werden bei der:

(A) Dünnschichtchromatographie (DC, TLC)
(B) Papierchromatographie (PC)
(C) Gaschromatographie (GC)
(D) Hochdruckflüssigkeitschromatographie (HPLC)
(E) hochauflösenden Dünnschichtchromatographie (HPTLC)

1722 Multikanalphotometer mit Durchlaufküvetten werden häufig als so genannte PDA-Detektoren (Photodiodenarray-Detektoren) in der HPLC eingesetzt.
Welche Aussage trifft **nicht** zu?

(A) Hunderte nebeneinander aufgereihter Photodioden ermöglichen die gleichzeitige Aufnahme der Absorption in einem bestimmten Wellenlängenbereich (z. B. 200 nm–800 nm).
(B) Die Aufnahme eines Spektrums in einem bestimmten Wellenlängenbereich (z. B. 200 nm–800 nm) erfordert nur Sekundenbruchteile.
(C) Jede Photodiode des Arrays emittiert Licht einer auf 1 nm genau definierten Wellenlänge, das von der Detektorzelle registriert wird.
(D) Zur Verbesserung des Signal-Rausch-Verhältnisses können viele Spektren in einem Rechner addiert werden.
(E) Die registrierten UV/Vis-Spektren können zur Reinheitskontrolle der einzelnen HPLC-Signale herangezogen werden (Peak-Reinheit).

1723 Welche der nachfolgenden Anordnungen stellt eine Mikrodurchflusszelle für die HPLC mit besonders günstigem Verhältnis von Lichtweg zu Füllvolumen dar?

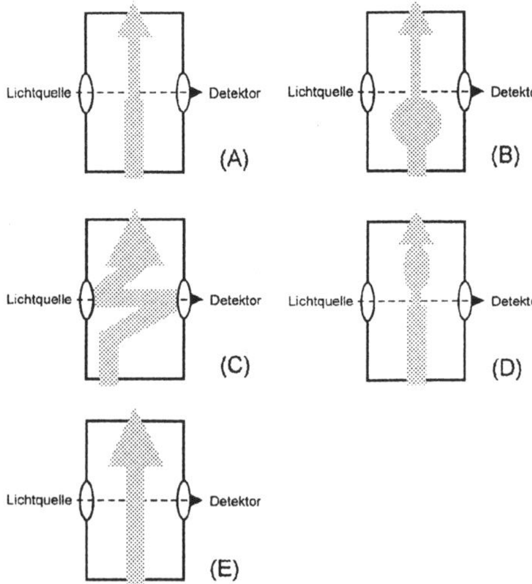

1724 Die unten stehende Abbildung zeigt das Bauprinzip eines elektrochemisch arbeitenden HPLC-Detektors.

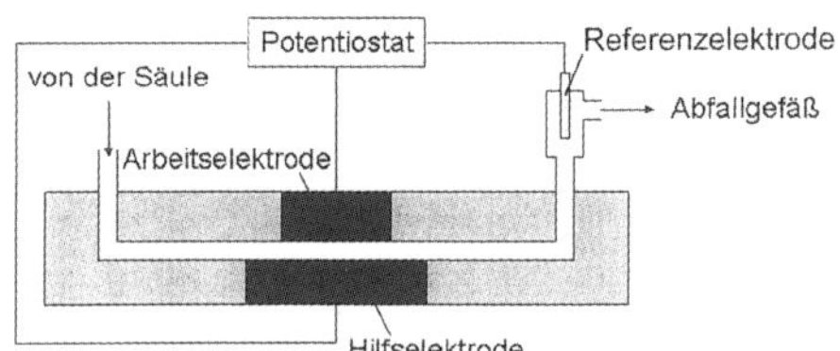

Welche Aussagen zu Bauart und Detektionsmöglichkeiten dieses Detektortyps treffen zu?

(1) Die Anordnung ist als amperometrische Dünnschicht-Durchflusszelle geeignet.
(2) Der Stromfluss während der Detektion eines erfassbaren Analyten wird hauptsächlich zwischen Arbeits- und Referenzelektrode gemessen.
(3) *o*-Diphenolische Verbindungen wie Adrenalin sind oxidativ detektierbar.
(4) Nitroaromatische Verbindungen sind reduktiv detektierbar.

(A) nur 1 ist richtig
(B) nur 1 und 4 sind richtig
(C) nur 2 und 3 sind richtig
(D) nur 1, 3 und 4 sind richtig
(E) 1 bis 4 = alle sind richtig

1725 Elektrochemische Detektoren werden bei der HPLC vorwiegend eingesetzt zur Analyse von Substanzen, die oxidiert werden können.
Welche der nachfolgend formulierten Umsetzungen (R: Alkyl) ist zur Analyse des jeweils abgebildeten Edukts mit einem elektrochemischen HPLC-Detektor im Oxidationsmodus geeignet?

(A)

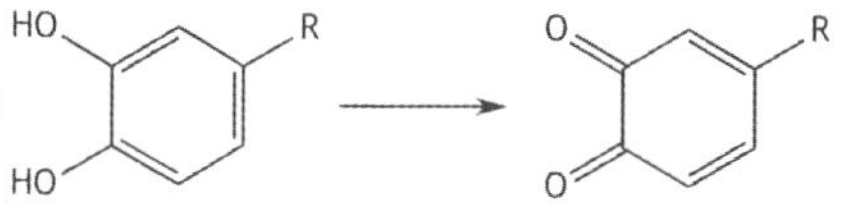

(B)

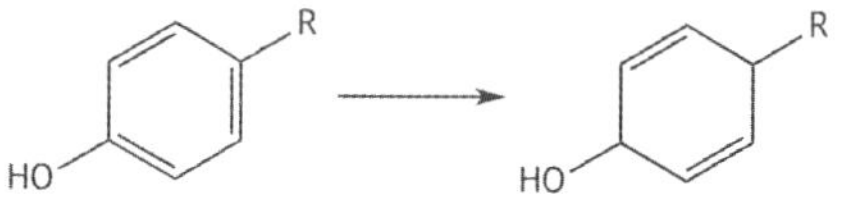

(C)

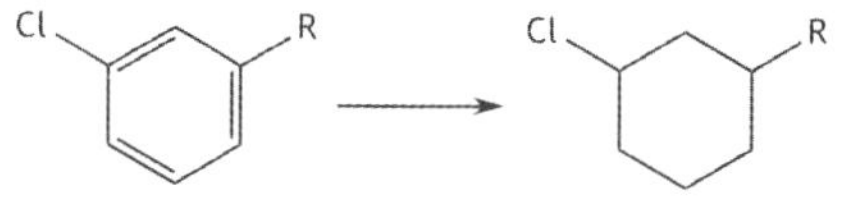

(D)

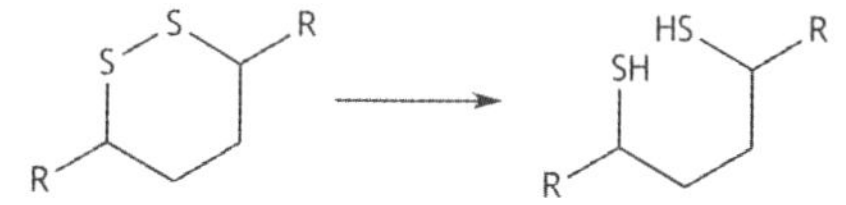

(E)

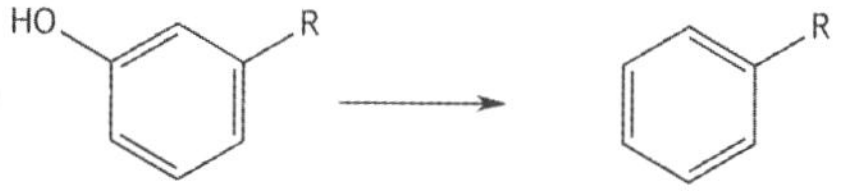

1726 Bei einer HPLC-Analyse unter Verwendung eines UV-Detektors kann sich eine Änderung der Detektionswellenlänge auf das Signal-Rausch-Verhältnis einzelner Substanzpeaks auswirken.
Auf welche der genannten Größen kann sich eine Änderung der Detektionswellenlänge ebenfalls auswirken?

(1) Bestimmungsgrenze
(2) Detektionsgrenze
(3) Kapazitätsfaktor

(A) nur auf 3
(B) nur auf 1 und 2
(C) nur auf 1 und 3
(D) nur auf 2 und 3
(E) auf 1 bis 3 = auf alle

1727 Bei einer HPLC-Analyse unter Verwendung eines UV-Detektors kann sich eine Änderung der Detektionswellenlänge auf das Signal-Rausch-Verhältnis einzelner Substanzpeaks auswirken.
Auf welche der genannten Größen kann sich eine Änderung der Detektionswellenlänge ebenfalls auswirken?

(1) Bestimmungsgrenze
(2) Empfindlichkeit
(3) Retentionszeit
(4) Richtigkeit

(A) nur auf 2
(B) nur auf 4
(C) nur auf 1 und 3
(D) nur auf 1, 2 und 4
(E) nur auf 1, 3 und 4

1728 Bei der HPLC-Analyse einer Probe des Arzneistoffs Diclofenac-Natrium wurde folgendes Chromatogramm erhalten:

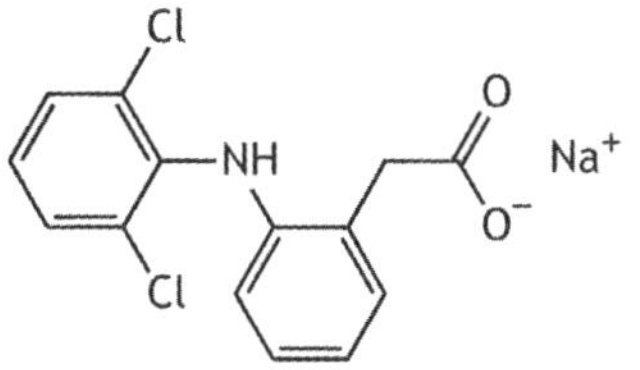

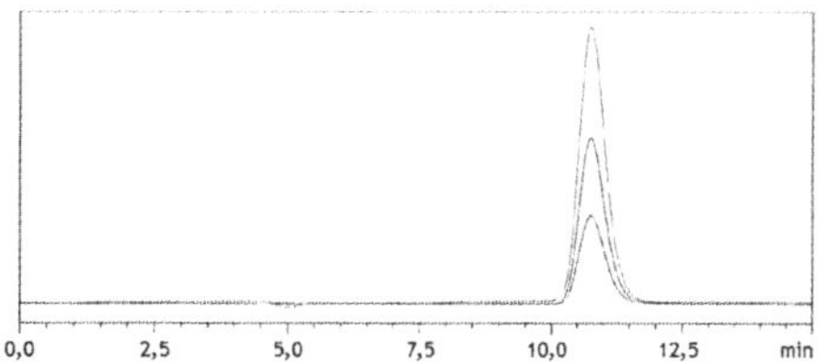

(Photodiodenarray-Detektion: 220 nm, 254 nm, 272 nm. Chromatographische Bedingungen: RP-18e, MeOH/H_2O (7:3; 0,1 % HCOOH in H_2O), Fließgeschwindigkeit: 0,2 mL/min)
Welche Aussagen treffen zu?

(1) Die untersuchte Probe enthält Diclofenac, Diclofenac-Kalium und Diclofenac-Natrium im Verhältnis 1:2:3.
(2) Die drei Signale bei der Retentionszeit von etwa 10,7 Minuten resultieren aus einer Auswertung unter Anwendung des Standardadditionsverfahrens.

(3) Wegen Überlagerung dreier Substanzen kann das Chromatogramm nicht ausgewertet werden.
(4) Die drei Signale bei der Retentionszeit von etwa 10,7 Minuten wurden bei drei verschiedenen Wellenlängen detektiert.

(A) Keine der Aussagen trifft zu.
(B) nur 2 ist richtig
(C) nur 3 ist richtig
(D) nur 4 ist richtig
(E) nur 1 und 3 sind richtig

1729 Abgebildet sind zwei HPLC-Chromatogramme ein und derselben Lösung, die die Steroide Estradiol (t_R ~ 8,5 min) und Testosteronpropionat (t_R ~ 27,2 min) in jeweils gleichen Konzentrationen (1 mg/mL) enthält.

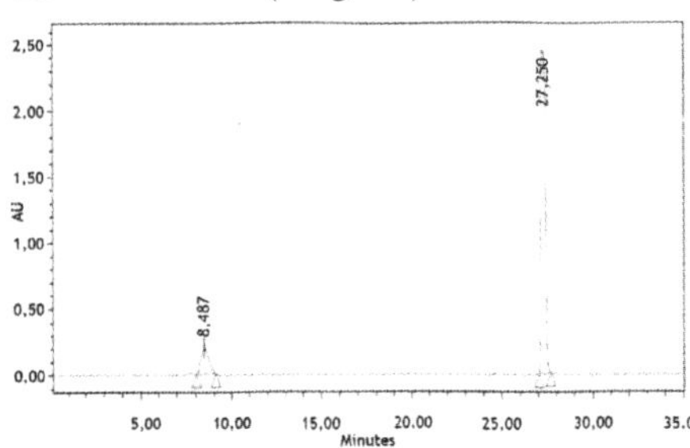

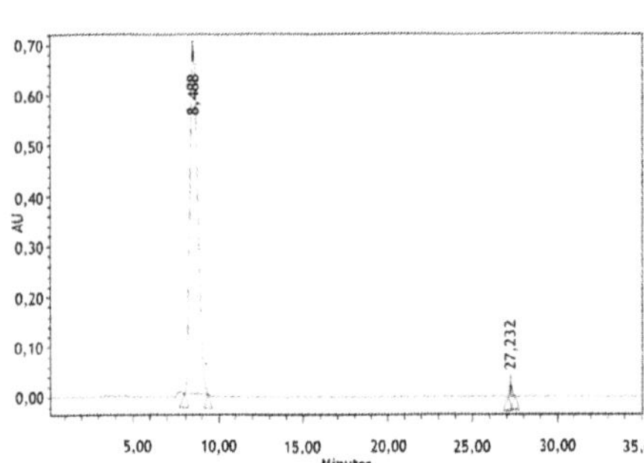

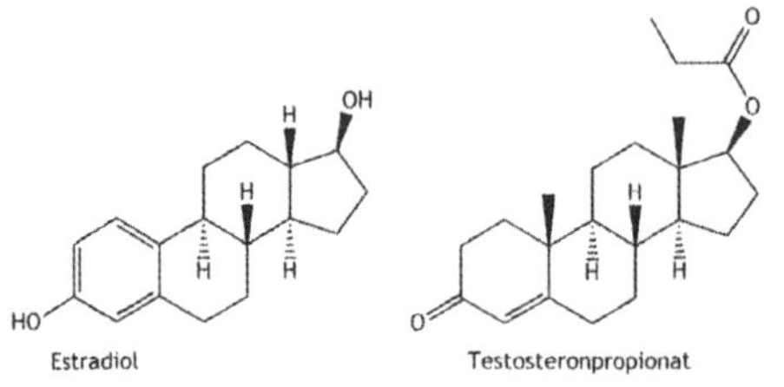

Welche Aussagen treffen zu?
Die in den beiden Chromatogrammen unterschiedlichen Peakhöhen für die einzelnen Substanzen

(1) könnten aus der Injektion unterschiedlicher Volumina ein und derselben Lösung der Analysenprobe resultieren
(2) könnten aus der Vermessung unterschiedlich verdünnter Lösungen der Analysenprobe unter ansonsten gleichen Bedingungen resultieren
(3) könnten aus der Vermessung ein und derselben Analysenprobe mit Detektion bei zwei unterschiedlichen Wellenlängen resultieren

(A) nur 1 ist richtig
(B) nur 2 ist richtig
(C) nur 3 ist richtig
(D) nur 1 und 3 sind richtig
(E) 1 bis 3 = alle sind richtig

1730 Eine Untersuchungslösung enthält die Steroide Estradiol (**E**) und Testosteronpropionat (**T**).

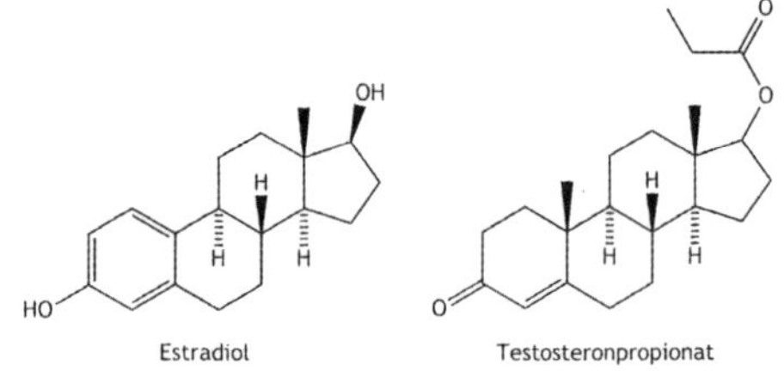

Die HPLC-Analyse dieser Lösung ergibt unter UV-Vis-Detektion bei zwei unterschiedlichen Detektionswellenlängen die Chromatogramme 1 und 2. Dabei hat Estradiol (**E**) die Retentionszeit t_R = 8,5 min, Testosteronpropionat (**T**) hat die Retentionszeit t_R = 27,2 min.

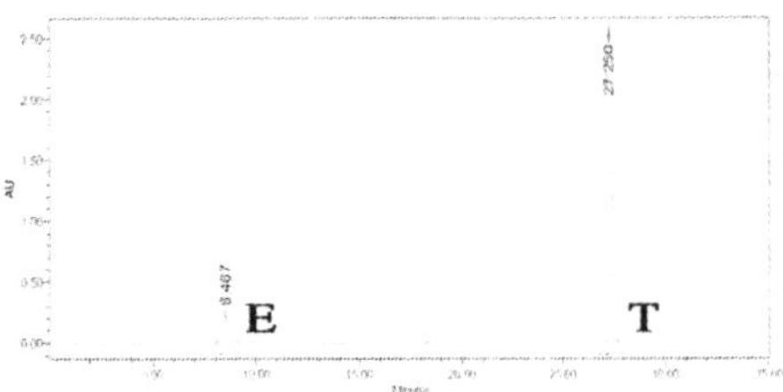

Chromatogramm 1

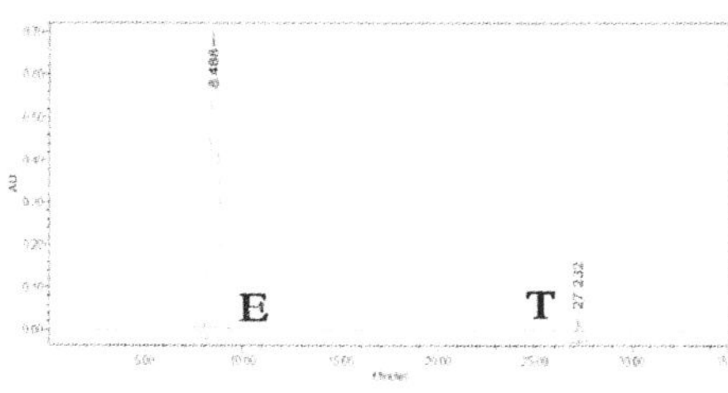

Chromatogramm 2

Welche Zuordnung der Detektionswellenlängen zu den Chromatogrammen 1 bzw. 2 trifft zu?

(A) Chromatogramm 1: 540 nm
Chromatogramm 2: 780 nm
(B) Chromatogramm 1: 240 nm
Chromatogramm 2: 280 nm
(C) Chromatogramm 1: 420 nm
Chromatogramm 2: 540 nm
(D) Chromatogramm 1: 780 nm
Chromatogramm 2: 420 nm
(E) Chromatogramm 1: 280 nm
Chromatogramm 2: 240 nm

Normalphasenchromatographie

1731 Kieselgelpartikel sind ein wichtiges Sorbensmaterial in der Flüssigchromatographie. Welche Aussage zu dem (schematisch für pH 2–3) abgebildeten Kieselgelpartikel trifft **nicht** zu?

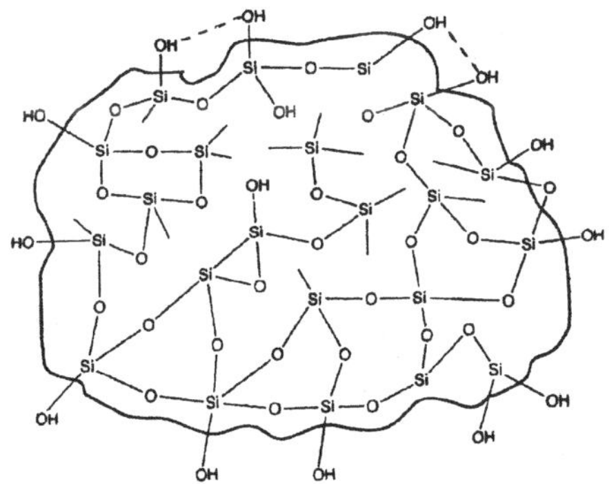

(A) Kieselgel enthält bei pH-Werten oberhalb von 3 zunehmend dissoziierte Si-O$^-$-Gruppen.
(B) Kieselgel enthält bei pH 6–7 isolierte Silanolgruppen.
(C) Kieselgel enthält bei pH 4–5 geminale Silanolgruppen.
(D) Kieselgel enthält bei pH 2–3 durch Wasserstoffbrückenbindungen assoziierte vicinale Silanolgruppen.
(E) Kieselgelpartikel sind unlöslich im pH-Bereich 1–14.

1732 Welche stationären Phasen können in der Normalphasenchromatographie eingesetzt werden?

(1) Kieselgel
(2) Cyanopropyl-derivatisiertes Kieselgel
(3) Octadecylsilyl-derivatisiertes Kieselgel

(A) nur 1 ist richtig
(B) nur 1 und 2 sind richtig
(C) nur 1 und 3 sind richtig
(D) nur 2 und 3 sind richtig
(E) 1 bis 3 = alle sind richtig

1733 Welche Aussagen zur Flüssigchromatographie treffen zu?

(1) In der Normalphasenchromatographie besitzt die stationäre Phase eine geringere Polarität als die mobile Phase.
(2) In der Normalphasenchromatographie werden die Analyte nach steigender Lipophilie eluiert.
(3) In der Normalphasenchromatographie wird generell nur Kieselgel als stationäre Phase eingesetzt.
(4) Mit Cyanopropylgruppen derivatisiertes Kieselgel kann sowohl in der Normalphasenchromatographie als auch in der Umkehrphasenchromatographie als stationäre Phase eingesetzt werden.
(5) In der Normalphasenchromatographie können organische Lösungsmittel wie *n*-Hexan und Methanol in der mobilen Phase eingesetzt werden.

(A) nur 2 und 3 sind richtig
(B) nur 4 und 5 sind richtig
(C) nur 1, 3 und 4 sind richtig
(D) nur 2, 4 und 5 sind richtig
(E) nur 1, 2, 4 und 5 sind richtig

1734 Welche Aussagen zur Normalphasenchromatographie treffen zu?

(1) Die stationäre Phase ist stets polarer als die mobile Phase.
(2) Cyanopropylkieselgel kann als stationäre Phase eingesetzt werden.
(3) *n*-Hexan kann als Bestandteil der mobilen Phase eingesetzt werden.
(4) Die lipophileren Analyte werden zuerst eluiert.
(5) Zwischen den analytischen Verfahren der Normalphasenchromatographie und der Massenspektrometrie ist Kopplung möglich.

(A) nur 1 und 4 sind richtig
(B) nur 2 und 3 sind richtig
(C) nur 3 und 5 sind richtig
(D) nur 1, 3 und 5 sind richtig
(E) 1 bis 5 = alle sind richtig

1735* Welche Aussagen zur Flüssigchromatographie treffen zu?
Bei der Normalphasenchromatographie

(1) ist die Polarität der mobilen Phase höher als die der stationären Phase
(2) werden die lipophileren Analyte zuerst eluiert
(3) können Fließmittelgemische aus *n*-Hexan und Ethylacetat eingesetzt werden

(A) nur 1 ist richtig
(B) nur 2 ist richtig
(C) nur 3 ist richtig
(D) nur 1 und 3 sind richtig
(E) nur 2 und 3 sind richtig

1736 Zur Substanzdetektion bei einer Normalphasen-HPLC werde ein Festwellenlängen-Detektor bei 240 nm benutzt.
Welches Lösungsmittel als Bestandteil der mobilen Phase ist hierbei **am wenigsten** geeignet?

(A) Cyclohexan
(B) Diethylether
(C) Ethanol
(D) Aceton
(E) Propan-2-ol

1737 Die nachstehend genannten Lösungsmittel sollen nach steigender Elutionskraft in der Flüssigchromatographie an einer Normalphase geordnet werden.
Welche Reihenfolge ist zutreffend?

(A) Methanol $<$ Acetonitril $<$ Toluen $<$ Dichlormethan $<$ Hexan $<$ Cyclohexan
(B) Methanol $<$ Acetonitril $<$ Dichlormethan $<$ Toluen $<$ Cyclohexan $<$ Hexan
(C) Hexan $<$ Cyclohexan $<$ Toluen $<$ Dichlormethan $<$ Acetonitril $<$ Methanol
(D) Cyclohexan $<$ Toluen $<$ Hexan $<$ Dichlormethan $<$ Methanol $<$ Acetonitril
(E) Dichlormethan $<$ Cyclohexan $<$ Hexan $<$ Toluen $<$ Acetonitril $<$ Methanol

1738 Die folgende Abbildung zeigt von links nach rechts die zeitliche Abfolge einer chromatographischen Trennung der Analyte A und B. Die stationäre Phase ist Kieselgel, das Elutionsmittel besteht aus Dichlormethan/Methanol im Verhältnis 95 : 5.

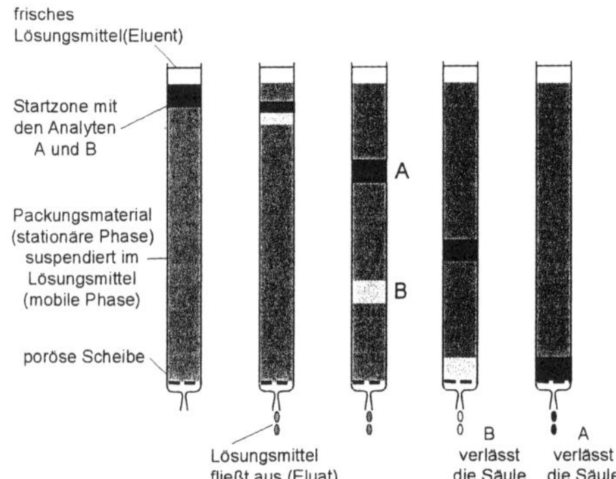

Welche Aussagen zu dieser chromatographischen Trennung treffen zu?

(1) Substanz A hat eine größere Affinität zu Kieselgel als Substanz B.
(2) Würde der Methanolanteil des Elutionsmittels verdoppelt, würde die Verweildauer der Substanzen A und B auf der Säule deutlich erhöht werden.
(3) Würde das Verhältnis von Dichlormethan zu Methanol umgekehrt, würde sich wahrscheinlich auch die Elutionsreihenfolge der Substanzen A und B umkehren.
(4) Die Zusammensetzung des sukzessiv auf die Säule gegebenen Elutionsmittelgemischs darf während einer chromatographischen Trennung keinesfalls verändert werden.

(A) nur 1 ist richtig
(B) nur 2 ist richtig
(C) nur 3 ist richtig
(D) nur 1 und 3 sind richtig
(E) nur 1, 2 und 4 sind richtig

1739 Die nachfolgend genannten Verbindungsklassen sollen chromatographisch an einer Normalphase getrennt werden.
Welche Elutionsreihenfolge (geordnet nach steigender Retentionszeit) ist zutreffend?

(A) aromatischer Kohlenwasserstoff < Ether < Aldehyd < Sulfon < Carbonsäure
(B) Carbonsäure < Aldehyd < Sulfon < aromatischer Kohlenwasserstoff < Ether
(C) Ether < Sulfon < Carbonsäure < Aldehyd < aromatischer Kohlenwasserstoff
(D) aromatischer Kohlenwasserstoff < Aldehyd < Ether < Carbonsäure < Sulfon
(E) aromatischer Kohlenwasserstoff < Sulfon < Ether < Aldehyd < Carbonsäure

1740* Welche Reihenfolge trifft zu?
Ordnen Sie bitte die abgebildeten Verbindungen nach steigenden Retentionszeiten in Bezug auf die isokratische HPLC-Trennung auf einer Normalphasen-Säule mit Hexan/Propan-2-ol im Verhältnis 80:20 bei Raumtemperatur!

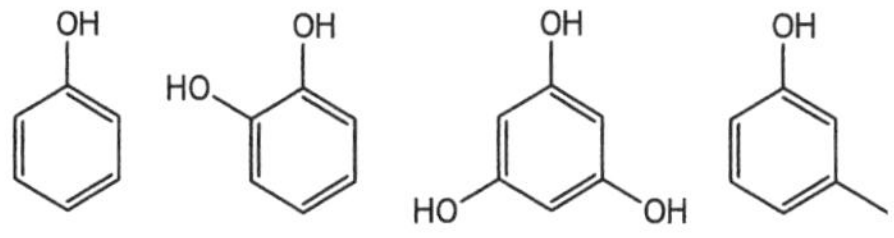

(A) 1, 2, 3, 4
(B) 2, 1, 4, 3
(C) 2, 3, 4, 1
(D) 3, 2, 1, 4
(E) 4, 1, 2, 3

1741 Die Beiträge funktioneller Gruppen und Strukturelemente von Analyten zum Retentionsverhalten bei einer Normalphasen-SC auf Kieselgel mit dem Elutionsmittel *n*-Pentan können abgeschätzt werden.
Welche Aussage trifft zu?
An einem aromatischen Molekülgerüst führt

(A) eine Nitrogruppe zu einer stärkeren Retention als ein Fluorsubstituent
(B) eine Methylgruppe zu einer stärkeren Retention als ein Nitrilsubstituent
(C) ein Fluorsubstituent zu einer stärkeren Retention als eine Hydroxygruppe
(D) eine Hydroxygruppe zu einer stärkeren Retention als eine Carboxygruppe
(E) ein Chlorsubstituent zu einer stärkeren Retention als eine Carboxygruppe

Umkehrphasenchromatographie

1742 Was versteht man in der Flüssigkeitschromatographie unter Umkehrphasenchromatographie?

(A) Verwendung von hydrophilen Laufmitteln an polaren Trägern
(B) Trennung an polaren, unbehandelten stationären Phasen
(C) Dünnschichtchromatographische Auftrennung eines Substanzgemischs durch erneute Entwicklung eines Chromatogramms nach Drehen der DC-Platte um 90 °
(D) Trennung an stationären Phasen, die mit längerkettigen Kohlenwasserstoffen modifiziert sind
(E) Gradientenelutionstechnik mit schrittweiser Senkung der Elutionskraft des Eluenten

1743 Welche Aussagen zur Umkehrphasenchromatographie treffen zu?

(1) Die mobile Phase ist stets polarer als die stationäre Phase.
(2) Cyanopropyl-Kieselgel kann als stationäre Phase eingesetzt werden.
(3) *n*-Hexan ist häufig Bestandteil der mobilen Phase.
(4) Umkehrphasenchromatographie ist zur Kopplung mit der Massenspektrometrie ungeeignet.

(A) nur 1 ist richtig
(B) nur 2 ist richtig
(C) nur 1 und 2 sind richtig
(D) nur 3 und 4 sind richtig
(E) nur 2, 3 und 4 sind richtig

1744 Welche Aussage zur Umkehrphasen-Chromatographie trifft **nicht** zu?

(A) Das Verfahren wird zur Analyse hydrophiler Analyten eingesetzt.
(B) Als mobile Phasen werden polare Lösungsmittelgemische verwendet.
(C) Cyanopropyl-Kieselgel ist als stationäre Phase ungeeignet.
(D) Wird der Anteil des organischen Bestandteils der mobilen Phase erhöht, so resultiert eine Verkürzung der Retentionszeiten der Analyten.
(E) Wässrige Puffer können Bestandteil der mobilen Phase sein.

1745 Welche Materialien können als stationäre Phasen in der Umkehrphasenchromatographie eingesetzt werden?

(1) Kieselgel
(2) Cyanopropyl-derivatisiertes Kieselgel
(3) Octadecylsilyl-derivatisiertes Kieselgel
(4) Polysiloxane

(A) nur 1 und 2 sind richtig
(B) nur 2 und 3 sind richtig
(C) nur 3 und 4 sind richtig
(D) nur 1, 2 und 3 sind richtig
(E) 1 bis 4 = alle sind richtig

1746 Welche der abgebildeten Verbindungen ist als Reagenz geeignet, um aus Kieselgel ein Umkehrphasenmaterial für die RP-HPLC zu erhalten?

(A) F … CH_3

(B) H_3C–O–SO_2–…O…O…CH_3

(C) H_3C…$SiCl_2$…CH_3

(D) H_3C–O–SO_2–…O…O…O…O…O…OH

(E) F … CH_3

1747 Beim Test einer RP-18-HPLC-Trennsäule mit der Testsubstanz Toluen ergibt sich eine gegenüber früheren Trennungen bei ansonsten identischen chromatographischen Bedingungen unveränderte Bodenzahl. Gleichwohl werden bei der Trennung von Aminen auf dieser Trennsäule stärker asymmetrische Peaks registriert.
Welche Aussagen treffen zu?

(1) Das Testergebnis ist ein Indiz für eine unverminderte Packungsqualität des RP-18-Säulenmaterials.
(2) Das Testergebnis ist ein Beweis dafür, dass das Säulenmaterial chemisch in unveränderter Form vorliegt.
(3) Eine mögliche Ursache für die erhöhte Asymmetrie der Peaks bei der Trennung von Aminen ist eine zunehmende Dichte von Silanolgruppen im Säulenmaterial.
(4) Eine mögliche Ursache für die erhöhte Asymmetrie der Peaks bei der Trennung von Aminen ist eine abnehmende Dichte von Silanolgruppen im Säulenmaterial.
(5) Die zunehmende Asymmetrie der Peakformen bei der Trennung von Aminen ist ein Beweis für eine verminderte Packungsqualität des RP-18-Säulenmaterials.

(A) nur 5 ist richtig
(B) nur 1 und 2 sind richtig
(C) nur 1 und 3 sind richtig
(D) nur 1 und 4 sind richtig
(E) nur 2 und 5 sind richtig

1748 Welche Bedeutung hat eine Beschriftung RP-18 auf der folgenden Anordnung?

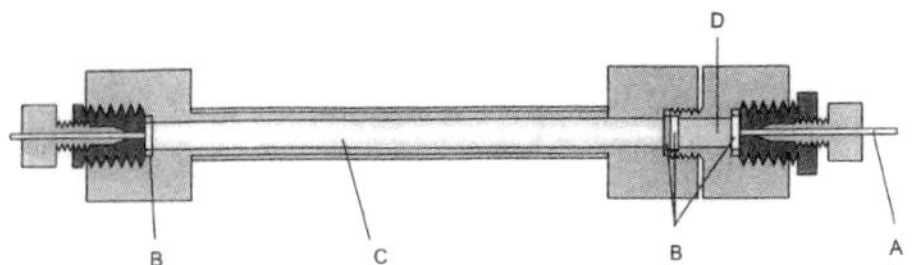

(A) Bauteil A enthält octadecylsilyliertes Kieselgel.
(B) Bauteile B sind aus RP-18-Stahl.
(C) Bauteil C enthält octadecylsilyliertes Kieselgel.
(D) Bauteil D enthält Polystyren mit einer mittleren Molmasse von 18 000.
(E) Der durchschnittliche Radius der verwendeten Sorbenspartikel beträgt 18 µm.

1749 Octadecylsilyliertes Kieselgel kann durch Nachsilanisieren verbliebener Silanolgruppen in seinen Eigenschaften verändert werden.
Welcher bei chromatographischen Trennungen unerwünschte Effekt kann durch Verwendung so behandelten Kieselgels zurückgedrängt werden?

(A) die Ausbildung von Doppelpeaks
(B) ein zu starker Druckanstieg bei Erhöhung der Flussrate
(C) das Tailing von basischen Arzneistoffen
(D) die Ausbildung von Packungsrissen durch Druckschwankungen bei der Injektion
(E) Instabilität der Basislinie bei Gradientenverfahren

1750 Durch welche Behandlung kann octadecylsilyliertes Kieselgel in seinen Eigenschaften so verändert werden, dass der unerwünschte Effekt des so genannten *Tailings* von basischen Arzneistoffen zurückgedrängt werden kann?

(A) Äquilibrieren der verwendeten Säule mit wässriger Natronlauge ($c = 10\ mol \cdot L^{-1}$)
(B) Sequentielles Waschen mit Salzsäure und Wasser
(C) Wiederholtes Spülen mit Octadecylalkohol
(D) Nachsilanisieren verbliebener Silanolgruppen
(E) Sintern bei 780 °C

1751 Welche Aussage zur Umkehrphasen-Chromatographie trifft **nicht** zu?

(A) Wasser besitzt eine höhere Elutionsstärke als Methanol.
(B) Als mobile Phasen werden polare Lösungsmittelgemische verwendet.
(C) Cyanopropyl-Kieselgel kann als stationäre Phase eingesetzt werden.
(D) Wird der Anteil des organischen Bestandteils der mobilen Phase erhöht, so resultiert eine Verkürzung der Retentionszeiten der Analyten.
(E) Wässrige Puffer können Bestandteil der mobilen Phase sein.

1752 Welche Reihenfolge trifft zu?
Ordnen Sie bitte die abgebildeten Verbindungen nach steigenden Retentionszeiten in Bezug auf die isokratische HPLC-Trennung auf einer RP-18-Säule mit Acetonitril/Wasser im Verhältnis 70:30 bei Raumtemperatur!

OH 1   HO OH 2   HO OH OH 3   OH 4

(A) 1, 2, 3, 4
(B) 2, 1, 4, 3
(C) 2, 3, 4, 1
(D) 3, 2, 1, 4
(E) 4, 1, 2, 3

1753 In welcher Reihenfolge werden die abgebildeten Substanzen bei der Umkehrphasenchromatographie an einer RP-8 Phase (mobile Phase: Natriumphosphat-Puffer/Methanol/Tetrabutylammoniumhydroxid) eluiert?

O HN CH₃ OH 1   O HN CH₃ Cl 2

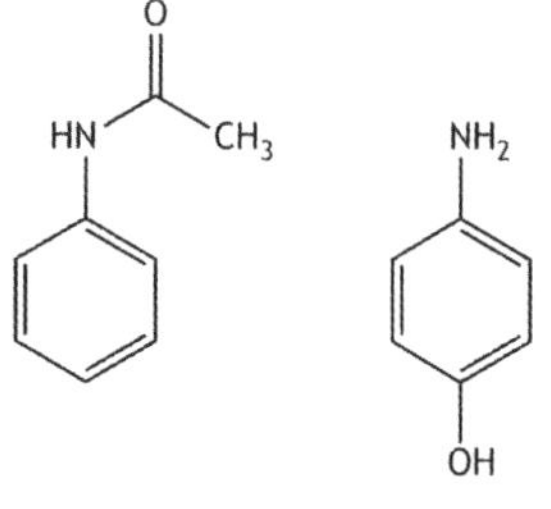

(A) 1, 3, 4, 2
(B) 4, 1, 3, 2
(C) 3, 1, 4, 2
(D) 2, 3, 4, 1
(E) 4, 3, 2, 1

1754 Eine Kopfschmerztablette enthält ein Gemisch der nachstehend abgebildeten Verbindungen **1** bis **3**. Eine säulenchromatographische Trennung mit einem unpolaren Elutionsmittel an einer Kieselgel-Normalphase ergab dabei die Elutionsreihenfolge **1< 2 < 3** (geordnet nach steigender Retentionszeit).

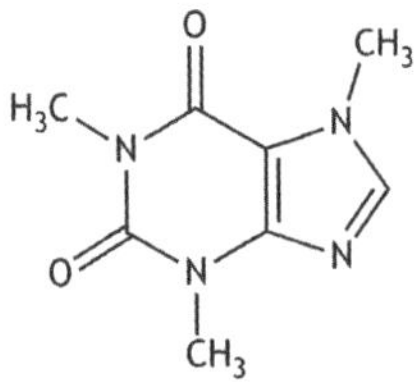

1 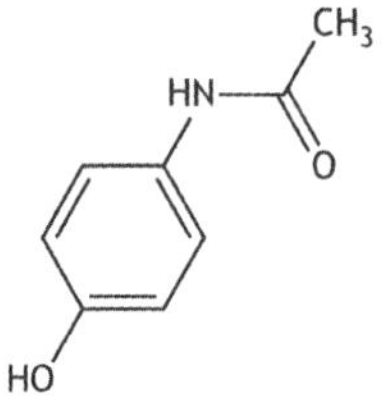 **2**

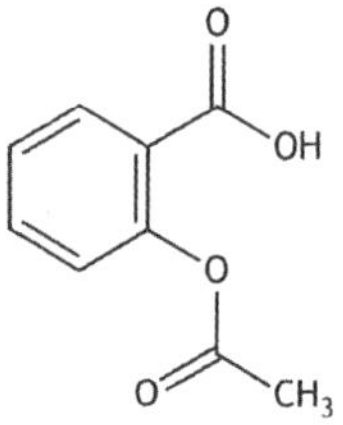

3

Welche Elutionsreihenfolge (geordnet nach steigender Retentionszeit) ist zu erwarten, wenn eine Trennung unter Verwendung einer C-18 Umkehrphase und einem polaren Elutionsmittelgemisch durchgeführt würde?

(A) 1 < 2 < 3
(B) 1 < 3 < 2
(C) 2 < 3 < 1
(D) 3 < 1 < 2
(E) 3 < 2 < 1

1755* Eine arzneilich verwendete Lösung enthält Paracetamol, Coffein und Natriumbenzoat.

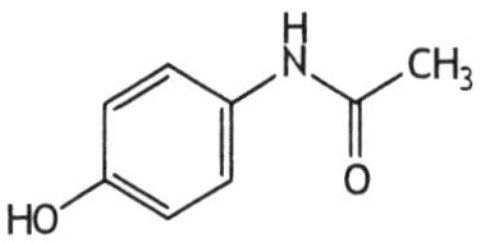

Paracetamol

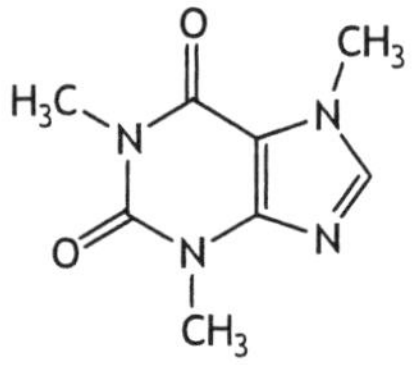

Coffein

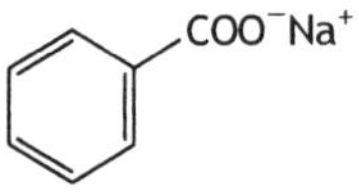

Natriumbenzoat

Welche Aussagen zur chromatographischen Trennung der Substanzen treffen zu?

(1) Unter Verwendung einer C-18-Umkehrphase und einer Methanol/Wasser-Mischung als mobiler Phase wird zuerst Natriumbenzoat, dann Paracetamol und zuletzt Coffein eluiert.
(2) Bei Verwendung einer unmodifizierten Kieselgelsäule wird zuerst Natriumbenzoat eluiert.
(3) Die Elution von Natriumbenzoat von einer C-18-Umkehrphase erfordert den Zusatz des Ionenpaarbildners Natriumoctylsulfonat.

(A) nur 1 ist richtig
(B) nur 2 ist richtig
(C) nur 1 und 2 sind richtig
(D) nur 1 und 3 sind richtig
(E) nur 2 und 3 sind richtig

Anwendungen

1756 Der abgebildete Arzneistoff Ethambutoldihydrochlorid wird zur Reinheitsprüfung mittels HPLC an octadecylsilyliertem Kieselgel nach Vorsäulenderivatisierung mit (*R*)-(+)-α-Methylbenzylisocyanat analysiert. Die Detektion erfolgt spektrophotometrisch bei 215 nm.

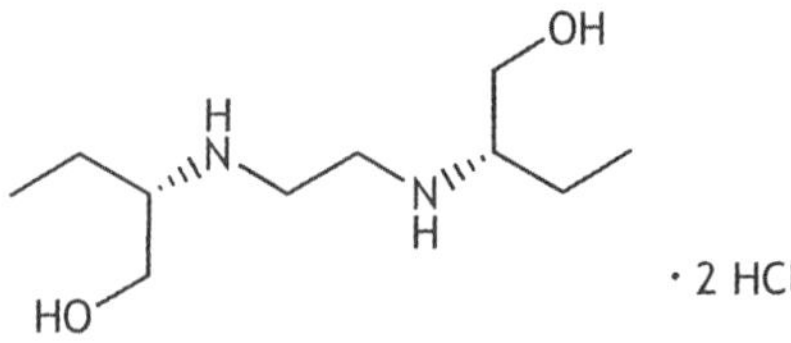

· 2 HCl

Welche Aussagen treffen zu?

(1) Ethambutol und sein möglicherweise als Verunreinigung vorliegendes Enantiomer werden durch die Reaktion mit (R)-(+)-α-Methylbenzylisocyanat in diastereomere Derivate übergeführt.

(2) Durch Reaktion von Ethambutol mit dem chiralen Derivatisierungsreagenz entstehen Urethane.
(3) Ethambutol kann auch ohne Vorsäulenderivatisierung direkt bei 215 nm detektiert werden.

(A) nur 1 ist richtig
(B) nur 2 ist richtig
(C) nur 3 ist richtig
(D) nur 1 und 2 sind richtig
(E) 1 bis 3 = alle sind richtig

1757 Welches der genannten Verfahren ist zur analytischen Trennung des Substanzpaares Hydrocortison/Hydrocortisonacetat am besten geeignet?

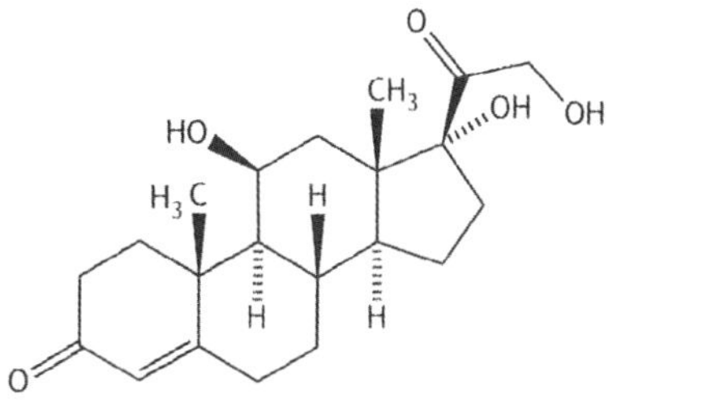

Hydrocortison

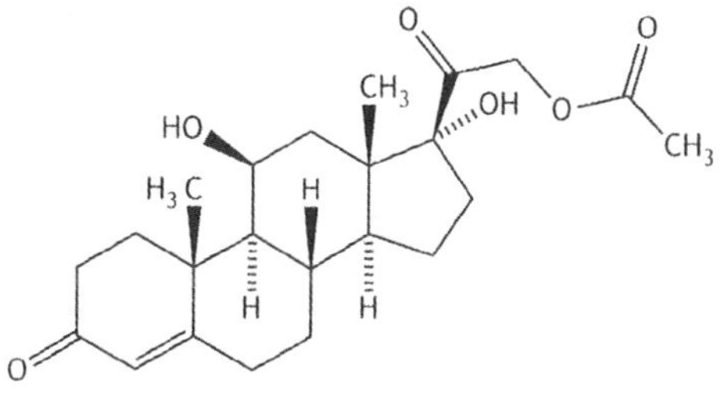

Hydrocortisonacetat

(A) Ionenchromatographie (IC)
mobile Phase: wässrige Puffer-Lösung
(B) Größenausschlusschromatographie (SEC)
mobile Phase: wässrige Puffer-Lösung
(C) Hochleistungsflüssigchromatographie (HPLC) mobile Phase: Methanol/Wasser
(D) Gaschromatographie (GC)
mobile Phase: Helium
(E) Kapillarzonenelektrophorese (CZE) mit wässrigem Phosphatpuffer

1758 Die abgebildeten Analyten **1** und **2** sollen mittels HPLC an RP-18-modifiziertem Kieselgel als stationärer Phase getrennt werden.

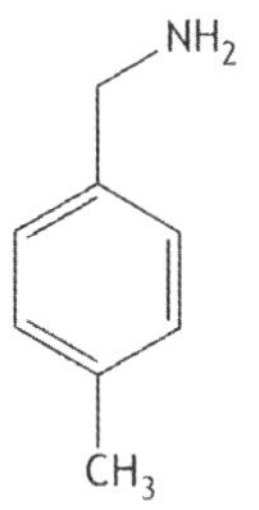

1 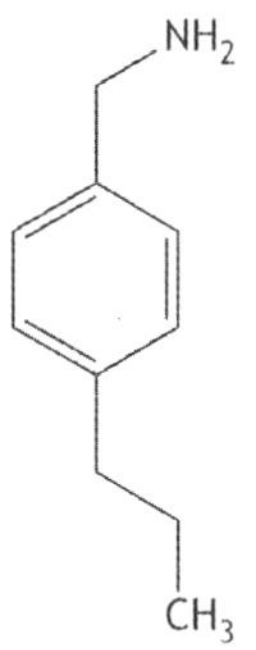 2

Welche Aussagen treffen zu?

(1) Optimale Trennbedingungen bestehen bei Verwendung eines stark sauren Elutionsmittelgemischs.
(2) Analyt **2** hat einen größeren hydrophoben Molekülanteil als Analyt **1**.
(3) Analyt **2** wird stärker an der stationären Phase (RP) zurückgehalten als Analyt **1**.

(A) nur 1 ist richtig
(B) nur 2 ist richtig
(C) nur 1 und 2 sind richtig
(D) nur 1 und 3 sind richtig
(E) nur 2 und 3 sind richtig

Enantiomerentrennung

1759* Welche Verfahren eignen sich prinzipiell zur Trennung von Enantiomeren kleiner organischer Moleküle?

(1) Hochleistungsflüssigchromatographie
(2) Gaschromatographie
(3) Polarimetrie
(4) Dünnschichtchromatographie

(A) nur 2 ist richtig
(B) nur 3 ist richtig
(C) nur 1, 2 und 3 sind richtig
(D) nur 1, 2 und 4 sind richtig
(E) 1 bis 4 = alle sind richtig

1760 Worauf kann eine chromatographische Enantiomerentrennung beruhen?

(1) Bildung diastereomerer Komplexe zwischen den Enantiomeren und einer chiralen stationären Phase
(2) Bildung diastereomerer Komplexe zwischen den Enantiomeren und einer chiralen Komponente der mobilen Phase
(3) unterschiedliche Adsorption der Enantiomere an unbehandeltes Kieselgel

(A) nur 1 ist richtig
(B) nur 2 ist richtig
(C) nur 3 ist richtig
(D) nur 1 und 2 sind richtig
(E) 1 bis 3 = alle sind richtig

1761* Bei der Enantiomerentrennung mittels HPLC können stationäre Phasen zum Einsatz kommen, die durch Proteine oder Peptide modifiziert sind, welche als chirale Selektoren fungieren.
Welche Aussagen treffen zu?

(1) Diese Proteine bzw. Peptide können kovalent an stationären Phasen verankert sein.
(2) Es dürfen keine wasserhaltigen Elutionsmittelgemische verwendet werden.
(3) Die Enantiomerentrennung beruht auf der kontrollierten reversiblen Denaturierung der Proteine bzw. Peptide durch die Analyten.

(A) nur 1 ist richtig
(B) nur 2 ist richtig
(C) nur 3 ist richtig
(D) nur 1 und 2 sind richtig
(E) 1 bis 3 = alle sind richtig

1762* Welche Aussage über die chromatographische Trennung eines racemischen Arzneistoffs trifft **nicht** zu?
Bei der **indirekten** Enantiomerentrennung

(A) werden Derivate des Arzneistoffs getrennt, die Diastereomere sind
(B) wird der Arzneistoff vor der Trennung mit einem enantiomerenreinen Derivatisierungsreagenz umgesetzt
(C) wird für die Derivatisierung des Arzneistoffs die Reaktivität funktioneller Gruppen ausgenutzt
(D) erfolgt die Trennung typischerweise an einer chiralen stationären Phase
(E) kann das enantiomerenreine Derivatisierungsreagenz zusätzlich einen Fluorophor besitzen

1763 Die Prüfung chiraler Arzneistoffe auf Enantiomerenreinheit mittels HPLC kann nach Derivatisierung mit dem chiralen Reagenz (*R*)-(–)-1-(1-Naphthyl)-ethylisocyanat erfolgen.

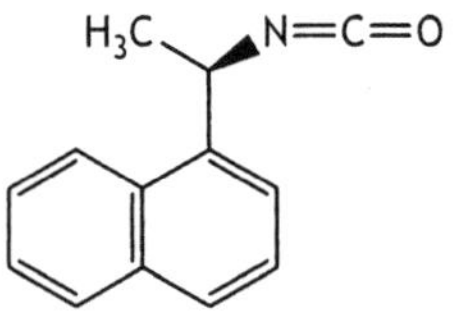

H_3C N=C=O

Auf welche der folgenden Verbindungsklassen kann dieses Verfahren angewendet werden?

(1) Alkohole
(2) primäre Amine
(3) tertiäre Amine
(4) Thiole

(A) nur 1 ist richtig
(B) nur 3 ist richtig
(C) nur 2 und 3 sind richtig
(D) nur 3 und 4 sind richtig
(E) nur 1, 2 und 4 sind richtig

1764 Vor der Prüfung chiraler Arzneistoffe auf Enantiomerenreinheit mittels HPLC kann eine Derivatisierung vorgenommen werden.
Welches der folgenden chiralen Derivatisierungsreagenzien ist für die direkte Umsetzung von primären Aminen **nicht** geeignet?

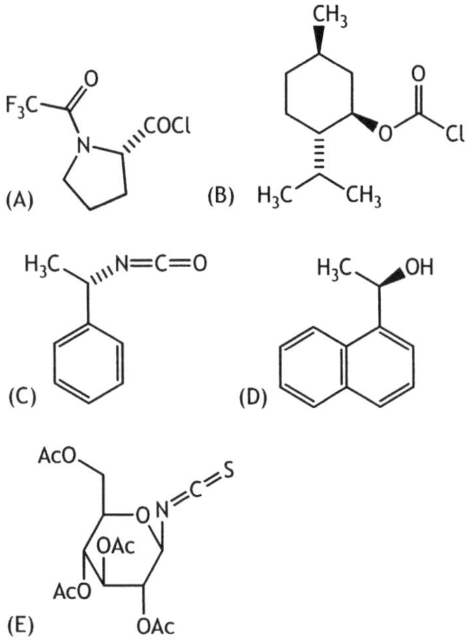

(A) F_3C, O, N, COCl
(B) CH_3, O, O, Cl, H_3C, CH_3
(C) H_3C, N=C=O
(D) H_3C, OH
(E) AcO, O, N=C=S, OAc, AcO, OAc

1765 Abgebildet ist der Arzneistoff Ibuprofen.

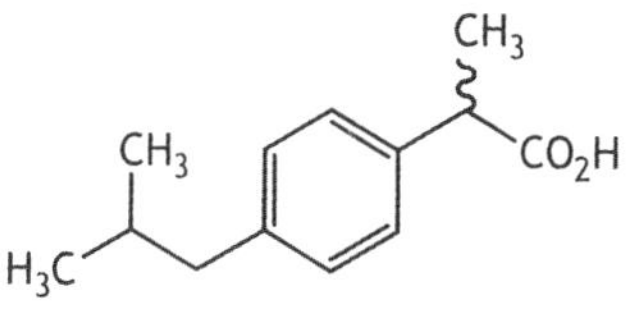

Welche der folgenden Verfahren sind zu dessen Racemattrennung prinzipiell geeignet?

(1) Fraktionierende Kristallisation der mit (*R*)-1-Phenylethylamin gebildeten diastereomeren Salze.
(2) Fraktionierende Kristallisation der mit (*S*)-1-Phenylethylamin gebildeten diastereomeren Salze.
(3) HPLC unter Verwendung einer β-Cyclodextrin-Phase.
(4) HPLC unter Verwendung einer Cellulose-tris(4-methylbenzoat)-Phase.

(A) nur 1 ist richtig
(B) nur 2 und 3 sind richtig
(C) nur 1, 3 und 4 sind richtig
(D) nur 2, 3 und 4 sind richtig
(E) 1 bis 4 = alle sind richtig

1766 Abgebildet ist der Arzneistoff Fluoxetin:

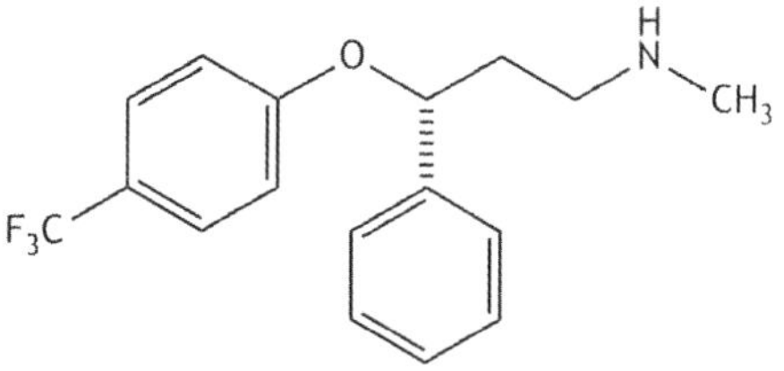

und Enantiomer (1:1)

Welche der folgenden Verfahren sind zu dessen Racemattrennung prinzipiell geeignet?

(1) Fraktionierende Kristallisation der mit L-(+)-Weinsäure gebildeten diastereomeren Salze
(2) Fraktionierende Kristallisation der mit D-(-)-Weinsäure gebildeten diastereomeren Salze
(3) HPLC unter Verwendung einer β-Cyclodextrin-Phase
(4) HPLC unter Verwendung einer Cellulose-tris(4-methylbenzoat)-Phase

(A) nur 1 ist richtig
(B) nur 2 und 3 sind richtig
(C) nur 1, 3 und 4 sind richtig
(D) nur 2, 3 und 4 sind richtig
(E) 1 bis 4 = alle sind richtig

1767 Das makrocyclische Antibiotikum Vancomycin (siehe Abbildung) wird als Bestandteil stationärer Phasen in der HPLC verwendet.

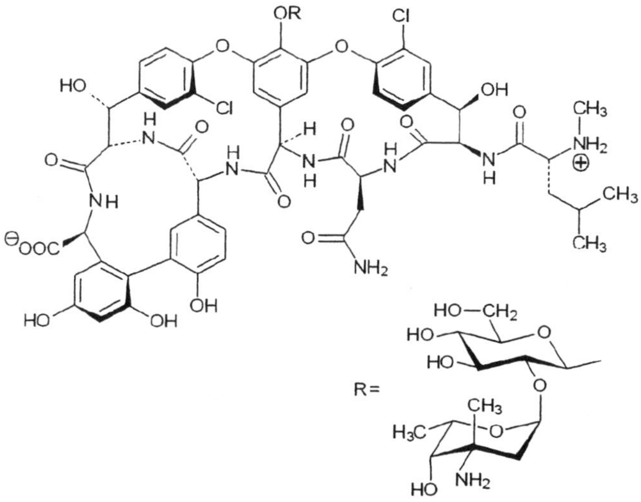

Welche Aussagen treffen zu?
Vancomycin

(1) dient hierbei der chiralen Diskriminierung
(2) ist ein Cyclodextrin
(3) kann hierbei zur Analytik von α-Aminocarbonsäuren herangezogen werden
(4) soll hierbei die Verkeimung des Pumpenkopfs der HPLC-Pumpe bei Verwendung wässriger Pufferlösungen verhindern

(A) nur 1 ist richtig
(B) nur 2 ist richtig
(C) nur 1 und 3 sind richtig
(D) nur 2 und 4 sind richtig
(E) 1 bis 4 = alle sind richtig

1768 Die flüssigchromatographische Trennung von 2,00 mg eines Gemischs der Verbindungen **1** und **2** ergibt, dass in diesem Gemisch 1,60 mg der Verbindung **1** neben 0,40 mg der Verbindung **2** enthalten sind.

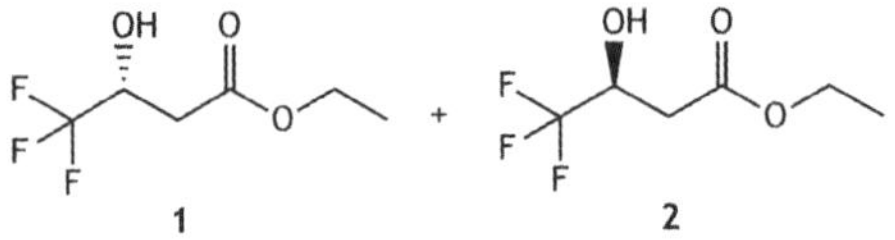

OH O F F F O + OH O F F F O
1 2

Welche Aussagen zu diesem Analysenergebnis treffen zu?

(1) Der Enantiomerenüberschuss beträgt 60 %.
(2) Der Enantiomerenüberschuss beträgt 4,00.
(3) Das Enantiomerenverhältnis beträgt 80:20.
(4) Das Enantiomerenverhältnis beträgt 60 %.
(5) Der Diastereomerenüberschuss beträgt 40 %

(A) nur 2 ist richtig
(B) nur 1 und 3 sind richtig
(C) nur 2 und 4 sind richtig
(D) nur 1, 3 und 5 sind richtig
(E) nur 2, 3 und 5 sind richtig

1769* Der abgebildete Arzneistoff Granisetronhydrochlorid kann mit der darunter abgebildeten Verbindung verunreinigt sein.

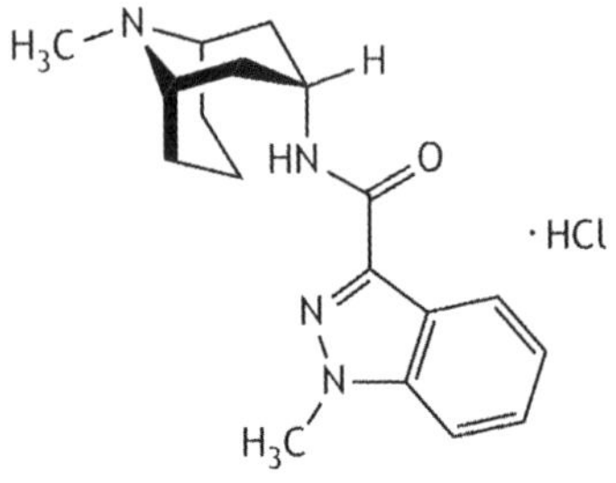

H_3C–N H HN O ·HCl N N H_3C

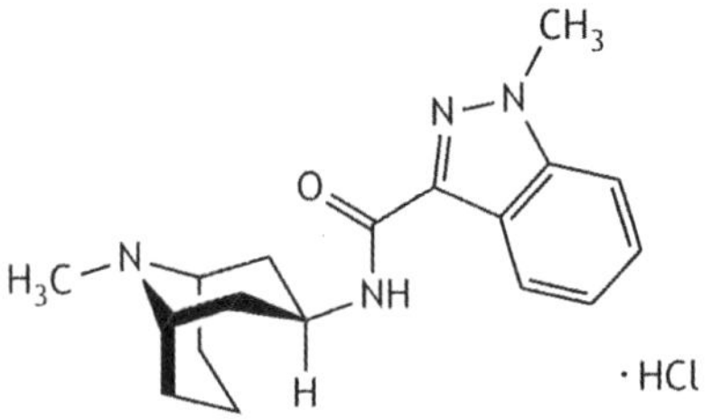

CH_3 N–N O H_3C–N NH H ·HCl

Welche Aussagen zur Reinheitsuntersuchung von Granisetronhydrochlorid mittels HPLC treffen zu?

(1) Der Arzneistoff und die Verunreinigung können HPLC-chromatographisch an einer achiralen stationären Phase getrennt werden.
(2) Der Arzneistoff und die Verunreinigung können HPLC-chromatographisch nur unter chiralen Bedingungen getrennt werden.
(3) Nach Trennung der Substanzen ist zu deren Detektion ein UV-Detektor ausreichend.
(4) Nach Trennung der Substanzen ist zu deren Detektion ein polarimetrischer Detektor erforderlich.
(5) Nach Trennung der Substanzen ist zur Quantifizierung der Verunreinigung ein Zirkulardichroismus-Detektor erforderlich.

(A) nur 2 sind richtig
(B) nur 1 und 3 sind richtig
(C) nur 2 und 3 sind richtig
(D) nur 2 und 4 sind richtig
(E) nur 2 und 5 sind richtig

12.6 Ausschlusschromatographie (SEC)

1770 Welche der nachfolgenden chromatographischen Methoden ist zur (näherungsweisen) Bestimmung von Molekülmassen von Proteinen oder Peptiden am besten geeignet?

(A) Gaschromatographie
(B) Hochdruckflüssigkeitschromatographie an Silicagel
(C) Hochdruckflüssigkeitschromatographie an einer RP-Phase
(D) Dünnschichtchromatographie an Kieselgur
(E) Ausschlusschromatographie

1771 Wichtigster Trennparameter der Ausschlusschromatographie (SEC) ist die Molekülgröße.
Welche Aussagen zu diesem Parameter der SEC treffen zu?

(1) Verbindungen mit identischer molarer Masse können prinzipiell getrennt werden, wenn sich ihre Größe (Raumerfüllung) hinreichend unterscheidet.
(2) Verbindungen mit identischer molarer Masse können prinzipiell **nicht** getrennt werden.
(3) Die unterschiedliche Hydratisierung von Molekülen beim Wechsel von Lösungsmitteln ist **ohne** praktische Bedeutung für die SEC.
(4) Bei der Bestimmung der molaren Masse per SEC ist eine Kalibrierung mit Standards erforderlich.

(A) nur 1 ist richtig
(B) nur 2 ist richtig
(C) nur 1 und 4 sind richtig
(D) nur 2 und 3 sind richtig
(E) nur 2, 3 und 4 sind richtig

1772 Welche Aussage zur Ausschlusschromatographie trifft zu?

(A) Die Substanztrennung in der Ausschlusschromatographie beruht vorwiegend auf Adsorptionsvorgängen.
(B) Das Verfahren eignet sich bevorzugt zur Trennung geladener Substanzen.
(C) Das Elutionsvolumen einer Substanz ist direkt proportional zu ihrer relativen Molekülmasse.
(D) Die sogenannte Permeationsgrenze charakterisiert diejenige Molekülgröße, ab der Verbindungen vollständig in die Poren der stationären Phase eindringen.
(E) Voraussetzung für die Trennbarkeit von Verbindungen ist ein Unterschied ihrer relativen Molekülmassen um mindestens den Faktor 2.

1773 Welche Aussagen zur Größenausschlusschromatographie (SEC) treffen zu?

(1) Der Wert des scheinbaren Verteilungskoeffizienten (Verteilungskonstante) einer Substanz ist in der Regel größer als 1.
(2) Die Elutionsvolumina der Substanzen sind direkt proportional zu den relativen Molekülmassen der Substanzen.
(3) Substanzen, die vollständig in die Poren der stationären Phase eindringen, werden mit dem so genannten Totvolumen eluiert.
(4) Das Verfahren kann zur Bestimmung der relativen Molekülmasse polymerer Substanzen eingesetzt werden.

(A) nur 4 ist richtig
(B) nur 1 und 2 sind richtig
(C) nur 2 und 3 sind richtig
(D) nur 1, 2 und 4 sind richtig
(E) nur 1, 3 und 4 sind richtig

1774 Welche der genannten Größen ist die zur Größenausschlusschromatographie gehörige Kenngröße?

(A) relative Retention
(B) Austauschkapazität
(C) Molekülgröße
(D) Ionenbeweglichkeit
(E) R_F-Wert

1775* Welche Aussage trifft zu?
Bei der Ausschlusschromatographie wird der Verteilungskoeffizient K_D einer Substanz wie folgt berechnet:
(V_o = Elutionsvolumen einer nicht permeierenden Substanz,
V_t = Elutionsvolumen einer total permeierenden Substanz,
V_e = Elutionsvolumen der zu prüfenden Substanz)

(A) $K_D = \frac{V_e \cdot V_t}{V_o}$

(B) $K_D = \frac{V_e - V_o}{V_t - V_o}$

(C) $K_D = \frac{V_t - V_o}{V_e}$

(D) $K_D = \frac{V_t}{V_e \cdot V_o}$

(E) $K_D = \frac{V_e \cdot V_o}{V_t - V_o}$

1776 Welches der genannten Verfahren ist zur Trennung von Polyethylenglycol 5000 und Polyethylenglycol 10 000 am besten geeignet?

(A) Ionenaustauschchromatographie; mobile Phase: wässriger Puffer (pH 5)
(B) Größenausschlusschromatographie; mobile Phase: NaCl-Lösung
(C) Isoelektrische Fokussierung; Elektrolyt: Ampholyt-Gemisch in wässriger Lösung
(D) Dünnschichtchromatographie; mobile Phase: Dichlormethan/Methanol
(E) Kapillarzonenelektrophorese; Elektrolyt: wässriger Phosphatpuffer (pH 3)

12.7 Ionenchromatographie (IC)

1777 Welche Aussage zu Ionenpaar-Reagenzien in der Chromatographie trifft zu?

(A) Ionenpaar-Reagenzien werden in der Gaschromatographie zur Modifikation der stationären Phase verwendet.
(B) Ionenpaarbildung erfolgt unabhängig von der Temperatur des Fließmittels.
(C) Bevorzugtes Einsatzgebiet von Ionenpaar-Reagenzien ist die Analyse apolarer Verbindungen.
(D) Werden bei RP-chromatographischer Analyse protonierter Amine als Ionenpaar-Reagenzien *n*-Alkylsulfonate eingesetzt, so steigen die Retentionszeiten der Analyte mit wachsender Kettenlänge der *n*-Alkylsulfonate.
(E) *n*-Alkylsulfonate werden nicht an eine RP-18 Umkehrphase adsorbiert.

1778 Welches der genannten Verfahren ist zur analytischen Trennung des Substanzpaares Natriumsulfat/Kaliumsulfat am besten geeignet?

(A) Ionenchromatographie (IC) mobile Phase: wässrige Puffer-Lösung
(B) Größenausschlusschromatographie (SEC) mobile Phase: wässrige Puffer-Lösung
(C) Hochleistungsflüssigchromatographie (HPLC) mobile Phase: Methanol/Wasser
(D) Gaschromatographie (GC) mobile Phase: Helium
(E) Kapillarzonenelektrophorese (CZE) mit wässrigem Phosphatpuffer

12.8 Superkritische Flüssigchromatophie (SFC)

1779 Die Fluidchromatographie mit CO_2 wird als SFC (supercritical/subcritical fluid chromatography) bezeichnet. Dabei kann die Polarität der mobilen Phase durch Beimischung eines organischen Lösungsmittels (Modifier) variiert werden.
Welche Aussage trifft **nicht** zu?

(A) Überkritisches CO_2 zeichnet sich durch eine niedrige Viskosität und ein gasähnliches Diffusionsvermögen aus.
(B) Überkritisches CO_2 ähnelt im Elutionsvermögen dem Alkan n-Heptan.
(C) Überkritisches CO_2 ohne Zusatz eines organischen Lösungsmittels (Modifier) eignet sich für die Normalphasenchromatographie.
(D) Die SFC kann sowohl zu analytischen als auch zu präparativen Zwecken eingesetzt werden.
(E) Der Energieaufwand zur Evaporation getrennter Fraktionen ist bei der Verwendung von CO_2 ohne Zusatz eines organischen Lösungsmittels (Modifier) besonders hoch.

13 Thermische Analysenverfahren (TA)

Siehe auch MC-Fragen Nr. 1562, 1564.

1780 Welche der folgenden Aufgaben und Fragestellungen können mit den Methoden der Thermoanalyse gelöst werden?

(1) Bestimmung von Kristallwasser
(2) Untersuchung von Reaktionsmechanismen nichtisothermer Prozesse
(3) Aufstellung von Phasendiagrammen
(4) Untersuchungen zur Kristallinität von Polymeren
(5) Bestimmung von Enthalpien u. a. thermochemischen Daten

(A) nur 1 ist richtig
(B) nur 2 ist richtig
(C) nur 1und 3 sind richtig
(D) nur 2 und 4 sind richtig
(E) 1 bis 5 = alle sind richtig

1781 Welche einen organischen Arzneistoff betreffende Sachverhalte bzw. Vorgänge können mit dem Verfahren der Differenzthermoanalyse analysiert werden?

(1) Vorliegen polymorpher Modifikationen
(2) Schmelzen von Kristallen
(3) thermische Zersetzung
(4) Reinheit
(5) intramolekulare Kondensation

(A) nur 3 ist richtig
(B) nur 1 und 2 sind richtig
(C) nur 2, 4 und 5 sind richtig
(D) nur 1, 2, 3 und 5 sind richtig
(E) 1 bis 5 = alle sind richtig

1782 Welcher der folgenden chemischen bzw. physikalischen Prozesse lässt sich **nicht** mittels Thermogravimetrie verfolgen?

(A) Abgabe physikalisch gebundenen Wassers aus einem Arzneistoff
(B) Abgabe von Wasser aus einem kristallwasserhaltigen Salz
(C) Schmelzen eines organischen Arzneistoffs
(D) Wasseraufnahme eines hygroskopischen organischen Arzneistoffs
(E) Zersetzung eines organischen Arzneistoffs durch thermische Decarboxylierung

1783 Im Europäischen Arzneibuch ist für bestimmte analytische Fragestellungen die Anwendung der Thermogravimetrie vorgesehen.
Welche der genannten Veränderungen eines organischen Arzneistoffs sind mit diesem Verfahren detektierbar?

(1) Umwandlung polymorpher Modifikationen
(2) Abgabe von Kristallwasser
(3) Schmelzen des Arzneistoffs
(4) thermisch induzierte *cis*/*trans*-Isomerisierung

(A) nur 2 ist richtig
(B) nur 1 und 3 sind richtig
(C) nur 2 und 3 sind richtig
(D) nur 2 und 4 sind richtig
(E) 1 bis 4 = alle sind richtig

1784* In der Thermogravimetrie werden Massenänderungen von Substanzproben unter dem Einfluss eines äußeren Temperaturprogramms untersucht. Graphisch dargestellt wird die Masse *m* der Substanzprobe als Funktion der Temperatur *T*.
Welche Informationen können solchen Thermogravimetrie-Kurven entnommen werden?

(1) die Temperatur, bei der eine Kristallwasser enthaltende Substanz das Kristallwasser verliert
(2) die Temperatur, bei der eine Substanz zersetzungsfrei schmilzt
(3) die Stabilität einer Substanz bezüglich Oxidation durch Luftsauerstoff

(A) nur 1 ist richtig
(B) nur 2 ist richtig
(C) nur 3 ist richtig
(D) nur 1 und 3 sind richtig
(E) 1 bis 3 = alle sind richtig

1785 Im Europäischen Arzneibuch ist für bestimmte analytische Fragestellungen die Anwendung der Thermogravimetrie vorgesehen.
Welche der genannten Veränderungen eines organischen Arzneistoffs sind mit diesem Verfahren detektierbar?

(1) Umwandlung polymorpher Modifikationen
(2) Abgabe von Kristallwasser
(3) Schmelzen des Arzneistoffs
(4) thermische Decarboxylierung

(A) nur 2 ist richtig
(B) nur 1 und 3 sind richtig
(C) nur 2 und 3 sind richtig
(D) nur 2 und 4 sind richtig
(E) 1 bis 4 = alle sind richtig

1786 Bei der Thermogravimetrie besitzt das Spülen des Ofens mit Hinblick auf niedrige Bestimmungsgrenzen und gute Reproduzierbarkeit eine erhebliche Bedeutung.
Welche Aussagen zur Spülung des Ofens treffen zu?

(1) Der Spülvorgang trägt durch Abtransport von Zersetzungsprodukten zur Schaffung einer kontinuierlichen Atmosphäre im Probenraum des Ofens bei.
(2) Als kühlende Spülflüssigkeit wird ein Gemisch von Fluorchlorkohlenwasserstoffen eingesetzt.
(3) Als inertes Spülgas kann Stickstoff eingesetzt werden.
(4) Zu oxidativen Zersetzungsuntersuchungen kann Sauerstoff eingesetzt werden.
(5) Zu oxidativen Zersetzungsuntersuchungen kann Luft eingesetzt werden.

(A) nur 1 ist richtig
(B) nur 2 ist richtig
(C) nur 1 und 2 sind richtig
(D) nur 1, 3 und 4 sind richtig
(E) nur 1, 3, 4 und 5 sind richtig

1787 Das abgebildete Diagramm wird bei der thermoanalytischen Untersuchung eines Arzneistoffs erhalten. Dargestellt ist der Verlauf der Masse *m* einer Substanzprobe in Abhängigkeit von der Temperatur *T*.

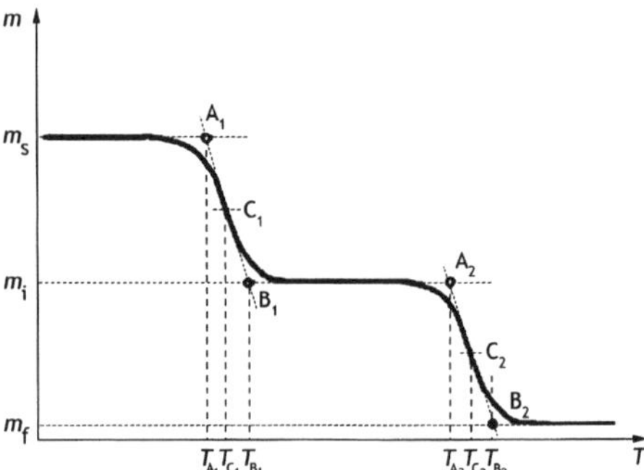

Welches thermoanalytische Verfahren ergibt ein solches Diagramm?

(A) Elektrothermische Analyse
(B) Thermogravimetrie
(C) Differentialthermogravimetrie
(D) Differenzthermoanalyse
(E) Differenzscanningkalorimetrie

1788 Bei der thermogravimetrischen Untersuchung von 50 mg der Substanz $CuSO_4 \cdot 5\,H_2O$ (M_r 249,67) wird die folgende Kurve erhalten. Aufgetragen ist die beim Erwärmen der Probe in einem Ofen gemessene Massendifferenz Δm gegen die Temperatur *T*.

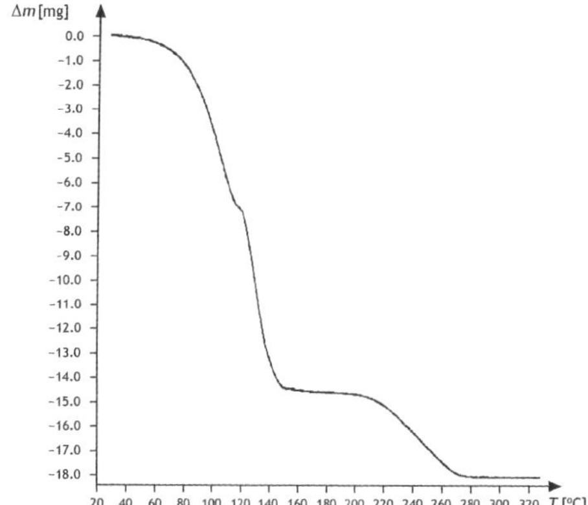

Welche Aussage lässt sich aus dem Kurvenverlauf **nicht** ableiten?

(A) $CuSO_4 \cdot 5\,H_2O$ ist bei ca. 120 °C in das Trihydrat übergegangen.
(B) Bei 180 °C liegt Kupfersulfat als Monohydrat vor.
(C) Ab ca. 280 °C liegt wasserfreies $CuSO_4$ vor.
(D) $CuSO_4 \cdot 5\,H_2O$ schmilzt zwischen 140 °C und 220 °C.
(E) Bis 320 °C hat noch keine Zersetzung zu CuO und SO_3 stattgefunden.

1789* Bei der Analyse von 50 mg der Substanz $CuSO_4 \cdot 5\,H_2O$ (M_r 249,67) mit dem Verfahren der Thermogravimetrie wird die abgebildete Kurve erhalten. Aufgetragen ist die beim Erwärmen der Probe in einem Ofen gemessene Massendifferenz Δm gegen die Temperatur *T*.

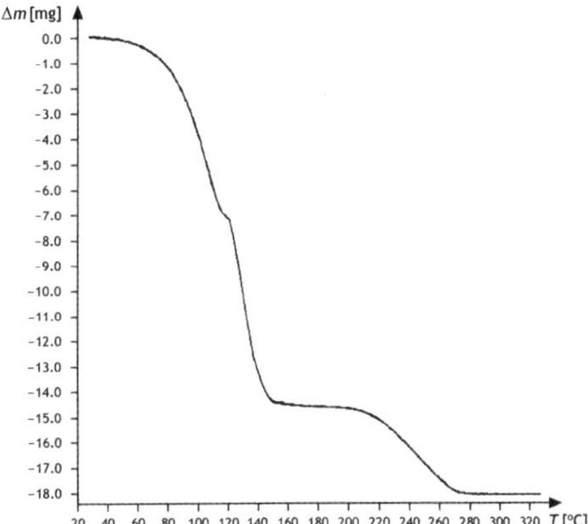

Welche Information kann aus dieser Thermogravimetrie-Kurve erhalten werden?

(A) Cu^{2+} wird zu Cu^{+} reduziert.
(B) $CuSO_4 \cdot 5\,H_2O$ ist bei ca. 120 °C in das Trihydrat übergegangen.
(C) $CuSO_4 \cdot 5\,H_2O$ schmilzt im Temperaturbereich von ca. 140 °C – 150 °C.
(D) $CuSO_4 \cdot 5\,H_2O$ schmilzt im Temperaturbereich von ca. 200 °C – 260 °C.
(E) Sulfat wird zu Peroxodisulfat oxidiert.

Instrumentelle Analytik

14 Themenübergreifende Fragen

14.1 Anorganische Substanzen

1790* Welche der folgenden Methoden eignen sich zur quantitativen Blei-Bestimmung?

(1) elektrolytisch als PbO_2 (anodisch)
(2) gravimetrisch als Oxinat
(3) als Bleichromat durch Fällungstitration (geeignete Indizierung vorausgesetzt)
(4) kolorimetrisch mit Dithizon

(A) nur 1 ist richtig
(B) nur 1 und 4 sind richtig
(C) nur 2 und 3 sind richtig
(D) nur 1, 3 und 4 sind richtig
(E) 1 bis 4 = alle sind richtig

1791 Mit welchen der folgenden Methoden kann Blei quantitativ bestimmt werden?

(1) Flammenfärbung
(2) Atomabsorptionsphotometrie
(3) photometrisch nach Reaktion mit Diphenylthiocarbazon
(4) gravimetrische Bestimmung nach Fällung mit überschüssiger Natriumhydroxid-Lösung

(A) nur 1 ist richtig
(B) nur 2 ist richtig
(C) nur 1 und 2 sind richtig
(D) nur 2 und 3 sind richtig
(E) nur 2 und 4 sind richtig

1792 Welche Aussage trifft zu?
Zur Bestimmung von Bleispuren unter 40 ppb eignet sich als unmittelbares Verfahren (also ohne vorherige chemische Anreicherung) am besten die

(A) Polarimetrie
(B) CD-Spektroskopie
(C) Inverse Voltammetrie
(D) IR-Spektroskopie
(E) NMR-Spektroskopie

1793* Welche der genannten Maßlösungen sind zur direkten Titration von Fe^{2+} in schwefelsaurer Lösung geeignet?

(1) Cer(IV)-nitrat-Maßlösung
(2) Kaliumdichromat-Maßlösung
(3) Natriumarsenit-Maßlösung
(4) Kaliumpermanganat-Maßlösung

(A) nur 1 und 3 sind richtig
(B) nur 2 und 3 sind richtig
(C) nur 1, 2 und 4 sind richtig
(D) nur 1, 3 und 4 sind richtig
(E) nur 2, 3 und 4 sind richtig

1794* Welche Aussagen treffen zu?
Arsen(III)-oxid (As_4O_6) kann maßanalytisch nach folgenden Methoden bestimmt werden:

(1) alkalimetrisch durch Titration mit NaOH-Maßlösung
(2) acidimetrisch durch Titration mit HCl-Maßlösung
(3) oxidimetrisch durch Titration mit Cer(IV)-Salz-Maßlösung in saurem Milieu
(4) oxidimetrisch durch Titration mit $KBrO_3$-Maßlösung in saurem Milieu
(5) oxidimetrisch durch Titration mit Iod-Maßlösung in Anwesenheit von $KHCO_3$

(A) nur 5 ist richtig
(B) nur 1 und 5 sind richtig
(C) nur 1, 2 und 3 sind richtig
(D) nur 1, 3 und 5 sind richtig
(E) nur 3, 4 und 5 sind richtig

1795 Welche Aussage trifft **nicht** zu?
Zink(II) zeigt folgende analytisch wichtige Eigenschaften und Reaktionen:

(A) Maßanalytisch kann Zink(II) durch direkte Titration mit Natrium-EDTA-Lösung bestimmt werden.
(B) Zink(II) kann aus einer mit Natriumacetat gepufferten wässrigen Lösung mit H_2S als weißes Zink(II)-sulfid gefällt werden.
(C) Zur gravimetrischen Gehaltsbestimmung kann Zink(II) als $NH_4ZnPO_4 \cdot 6\,H_2O$ gefällt und nach dessen Glühen als $Zn_2P_2O_7$ ausgewogen werden.
(D) Nach Zugabe von $HgCl_2$-Lösung zu einer Zink(II)-Salzlösung fällt ein grauer, später schwarz werdender Niederschlag aus.
(E) In wässriger Ammoniak-Lösung ist $Zn(OH)_2$ unter Komplexsalzbildung löslich.

1796* Zuckeralkohole wie Mannitol müssen nach *Ph. Eur.* auf eine mögliche Verunreinigung mit Nickel geprüft werden, wobei der Gehalt 1 ppm nicht übersteigen darf.
Welche Aussagen zu dieser Reinheitsprüfung treffen zu?

(1) Nickel kann durch die Verwendung von Raney-Nickel als Hydrierungskatalysator eingeschleppt worden sein.
(2) „1 ppm Nickel" bedeutet, dass höchstens 1 ppm Nickel(II)-hydroxid enthalten sein darf.
(3) „1 ppm Nickel" bedeutet, dass höchstens 1 ppm des Bis(dimethylglyoximato) nickel(II)-Komplexes enthalten sein darf.
(4) Die Reinheitsprüfung kann atomabsorptionsspektrometrisch erfolgen.
(5) Die Reinheitsprüfung kann polarimetrisch vorgenommen werden.

(A) nur 1 und 2 sind richtig
(B) nur 1 und 3 sind richtig
(C) nur 1 und 4 sind richtig
(D) nur 2, 4 und 5 sind richtig
(E) nur 3, 4 und 5 sind richtig

1797* Welche Aussagen treffen zu?
Die Gehaltsbestimmung von Ammoniumchlorid kann erfolgen:

(1) argentometrisch nach Volhard
(2) durch Titration mit Base gegen Methylorange-Mischindikator
(3) durch Titration mit Base nach Zusatz von Formaldehyd gegen Phenolphthalein
(4) durch Titration mit Perchlorsäure in wasserfreier Essigsäure unter Zusatz von $Hg(OAc)_2$

(A) nur 1 ist richtig
(B) nur 1 und 2 sind richtig
(C) nur 2 und 3 sind richtig
(D) nur 1, 2 und 3 sind richtig
(E) nur 1, 3 und 4 sind richtig

1798* Mit welchen Verfahren kann Ammoniumchlorid quantitativ bestimmt werden?

(1) argentometrisch nach Volhard
(2) nach Zusatz von Formaldehyd durch Titration mit Natriumhydroxid-Maßlösung gegen Phenolphthalein
(3) durch Titration mit Salzsäure-Maßlösung gegen Methylorange

(A) nur 1 ist richtig
(B) nur 2 ist richtig
(C) nur 1 und 2 sind richtig
(D) nur 1 und 3 sind richtig
(E) 1 bis 3 = alle sind richtig

1799* Welche der folgenden Aussagen zu Borsäure trifft zu?

(A) Mit Wasser reagiert Borsäure gemäß folgender Reaktionsgleichung:
$H_3BO_3 + H_2O \rightleftharpoons H_2BO_3^- + H_3O^+$
(B) Borsäure ist in Wasser eine starke Mineralsäure mit $pK_s < 0$.
(C) Durch Umsetzung von Borsäure mit mehrwertigen Alkoholen wie z. B. Mannitol entsteht eine einbasige Säure (pK_s ca. 5 bis 6,5), die mit NaOH-Maßlösung titriert werden kann.
(D) Bei der Umsetzung von Borsäure mit Methanol und konzentrierter H_2SO_4 entsteht die abgebildete Verbindung, die aufgrund ihrer grünen Flammenfärbung identifiziert wird.

$O^{\ominus}$ / H—$B^{\oplus}$—O—CH_3 / H

(E) Orthoborsäure und Metaborsäure sind zueinander regioisomere Verbindungen.

1800 Auf welche Weise lassen sich Chlorid, Iodid und Sulfid simultan quantitativ bestimmen?

(1) argentometrisch mit einer silberselektiven Elektrode
(2) mittels Ionenchromatographie
(3) durch Titration mit Tetrabutylammoniumhydroxid-Maßlösung in wasserfreiem Milieu
(4) elektrogravimetrisch

(A) nur 3 ist richtig
(B) nur 1 und 2 sind richtig
(C) nur 3 und 4 sind richtig
(D) nur 2, 3 und 4 sind richtig
(E) 1 bis 4 = alle sind richtig

1801 Wie kann der Gehalt an Fluorid-Ionen in einer ungefärbten wässrigen Mundspüllösung (z.B. 0,2 %ig) maßanalytisch bestimmt werden?

(A) Ausfällung als schwer lösliches Calciumfluorid und Rücktitration des Überschusses an Ca^{2+}-Ionen mit Natriumedetat-Maßlösung in gepufferter Lösung
(B) direkte Titration mit Salzsäure-Maßlösung gegen Thymolphthalein
(C) direkte Bestimmung mit Natriumedetat-Maßlösung gegen Calcon im Sauren
(D) Versetzen mit Kaliumiodid, Redoxtitration des gebildeten Iods mit Thiosulfat-Maßlösung in Anwesenheit von Stärke-Lösung
(E) direkte Fällungstitration mit Silbernitrat-Maßlösung gegen Eosin

1802 Welche Aussage trifft **nicht** zu?
Iodide lassen sich wie folgt quantitativ bestimmen:

(A) durch argentometrische Titration bei Indikation mit Iod und Stärke
(B) nach Fajans mit Eosin als Indikator
(C) durch Titration mit Iodat-Lösung in stark salzsaurem Milieu
(D) argentometrisch nach Volhard
(E) durch Titration mit Kaliumdichromat-Lösung und Diphenylamin als Indikator

14.2 Organische Substanzen

1803 Welche der folgenden analytischen Verfahren sind zur Identifizierung organischer Stoffe geeignet?

(1) Biamperometrie (mit zwei Indikatorelektroden)
(2) IR-Spektrometrie
(3) Massenspektrometrie
(4) NMR-Spektrometrie

(A) nur 3 ist richtig
(B) nur 4 ist richtig
(C) nur 1 und 3 sind richtig
(D) nur 1 und 4 sind richtig
(E) nur 2, 3 und 4 sind richtig

1804 Welche Aussagen treffen zu?
Die abgebildeten Verbindungen können prinzipiell mit folgenden Verfahren unterschieden werden:

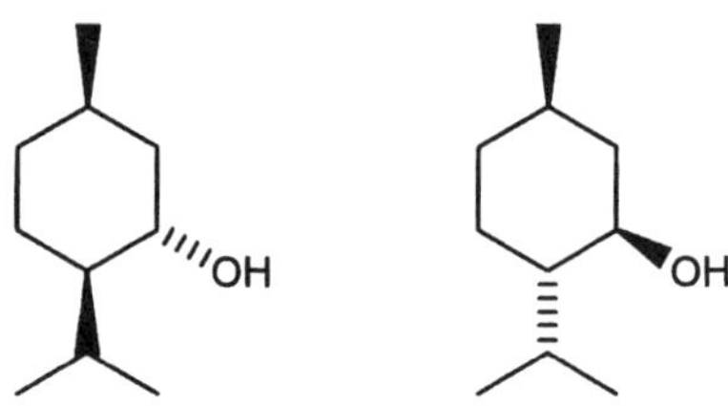

(1) Schmelzpunktbestimmung
(2) Gaschromatographie
(3) Flüssigchromatographie
(4) Kapillarzonenelektrophorese
(5) Bestimmung der optischen Drehung

(A) nur 1 und 3 sind richtig
(B) nur 2, 3 und 4 sind richtig
(C) nur 2, 4 und 5 sind richtig
(D) nur 2, 3, 4 und 5 sind richtig
(E) 1 bis 5 = alle sind richtig

1805 Welche Verfahren eignen sich zur Trennung von Enantiomeren kleiner organischer Moleküle?

(1) Ultrazentrifugation
(2) Gaschromatographie
(3) Kapillarelektrophorese
(4) Hochleistungsflüssigchromatographie
(5) Polarimetrie

(A) nur 1 und 2 sind richtig
(B) nur 1 und 4 sind richtig
(C) nur 2 und 5 sind richtig
(D) nur 2, 3 und 4 sind richtig
(E) nur 2, 3 und 5 sind richtig

1806 Welche Bedingungen sind zur Titration von Hydrochloriden primärer aliphatischer Amine geeignet?

(1) Tetrabutylammoniumhydroxid-Maßlösung, Dimethylformamid als Lösungsmittel
(2) wässrige Natriumhydroxid-Maßlösung, Ethanol als Lösungsmittel
(3) wässrige Natriumhydroxid-Maßlösung, Zusatz von Formaldehyd-Lösung, Wasser als Lösungsmittel
(4) wässrige Natriumhydroxid-Maßlösung, Wasser als Lösungsmittel

(A) nur 1 ist richtig
(B) nur 2 ist richtig
(C) nur 2 und 4 sind richtig
(D) nur 1, 2 und 3 sind richtig
(E) nur 1, 3 und 4 sind richtig

1807 Welche Bedingungen sind zur Titration von Hydrochloriden tertiärer Amine geeignet?

(1) Tetrabutylammoniumhydroxid-Maßlösung, Dimethylformamid als Lösungsmittel
(2) wässrige Natriumhydroxid-Maßlösung, Ethanol als Lösungsmittel
(3) wässrige Natriumhydroxid-Maßlösung, Zusatz von Formaldehyd-Lösung, Wasser als Lösungsmittel
(4) wässrige Natriumhydroxid-Maßlösung, Wasser als Lösungsmittel

(A) nur 3 ist richtig
(B) nur 1 und 2 sind richtig
(C) nur 2 und 3 sind richtig
(D) nur 2 und 4 sind richtig
(E) nur 1, 3 und 4 sind richtig

1808* Welche Aussage trifft **nicht** zu?
Quartäre Ammoniumchloride der allgemeinen Formel

$$\left[\begin{array}{c} R \\ | \\ R-N-R \\ | \\ R \end{array}\right]^+ Cl^-;\ R = \text{Alkyl}$$

lassen sich prinzipiell bestimmen:

(A) mit Natriumhydroxid-Lösung in einem Lösungsmittelgemisch aus Chloroform/Ethanol/Wasser
(B) argentometrisch nach Volhard
(C) nach Zusatz von Quecksilber(II)-acetat in wasserfreiem Milieu
(D) nach Ionenaustausch an einem stark basischen Ionenaustauscher
(E) mit Hilfe des Kjeldahl-Verfahrens

1809* Welche Aussagen treffen zu?
In einer Mischung von 4-Aminobenzoesäureethylester und 4-Hydroxybenzoesäureethylester lässt sich **einer** der beiden Stoffe spezifisch bestimmen durch:

(1) Bromometrie
(2) quantitative Acylierung (Hydroxylzahl)
(3) alkalimetrische Bestimmung der Säure nach Hydrolyse der Estergruppe
(4) Nitritometrie

(A) nur 2 ist richtig
(B) nur 4 ist richtig
(C) nur 1 und 3 sind richtig
(D) nur 2 und 3 sind richtig
(E) nur 1, 2 und 4 sind richtig

1810 Welches der nachstehend skizzierten Analyseverfahren ist zur Trennung von *p*-Hydroxybenzoesäureethylester und *p*-Hydroxybenzoesäureethylester am besten geeignet?

(A) lonenaustauschchromatographie (schwach saurer Anionenaustauscher/wässriger Puffer, pH 5)
(B) Ausschlusschromatographie (quervernetzte Agarose / Wasser)
(C) Kapillarelektrophorese (Quarzglaskapillare/wässriger Puffer, pH 3)
(D) Dünnschichtchromatographie (RP-18-Kieselgel/Methanol-Wasser-Essigsäure-Mischung)
(E) Isoelektrische Fokussierung (Polyacrylamidgel/wässriger Puffer, pH 7)

1811 Welche Aussage trifft zu?
Die Fettsäuren Ölsäure ((*Z*)-Octadec-9-ensäure) und Elaidinsäure ((*E*)-Octadec-9-ensäure) können eindeutig unterschieden werden durch:

(A) das visuell wahrnehmbare Verhalten bei tropfenweiser Zugabe von Brom-Lösung zu einer ethanolischen Lösung der jeweiligen Fettsäure
(B) ihre jeweilige spezifische Drehung
(C) das jeweilige Masse/Ladungsverhältnis (*m/z*) der Molekülionen ihrer Methylester in EI-Massenspektren
(D) den jeweiligen Verbrauch an NaOH-Maßlösung (c = 0,1 mol/L) bei der Titration von je 10 mL der Lösung der jeweiligen Fettsäure in Methanol (c = 0,1 mol/L)
(E) die jeweiligen Signale der olefinischen Protonen in den ^{1}H-NMR-Spektren

1812 Welche Bestimmungsmethoden für α-Aminosäuren sind grundsätzlich möglich?

(1) Titration mit einer Base in wasserfreiem Medium
(2) Titration mit einer Säure in wasserfreiem Medium
(3) Rücktitration mit (c = 0,1 mol · L^{-1}) nach Lösen in überschüssiger NaOH (c = 0,1 mol · L^{-1})
(4) Formoltitration

(A) nur 1 ist richtig
(B) nur 2 ist richtig
(C) nur 1 und 3 sind richtig
(D) nur 3 und 4 sind richtig
(E) nur 1, 2 und 4 sind richtig

1813 Die Proteine Humaninsulin (M_r 5,8 kDa; IEP = 5,3) und Trastuzumab (M_r 145,5 kDa; IEP = 8,45) sollen analytisch voneinander getrennt werden.
Welche der genannten Methoden sind hierzu geeignet?

(1) Flüssigchromatographie (HPLC)
(2) Größenausschlusschromatographie (SEC)
(3) Isoelektrische Fokussierung
(4) Gaschromatographie (GC)
(5) Micellare Elektrokinetische Chromatographie

(A) nur 1 und 3 sind richtig
(B) nur 3 und 5 sind richtig
(C) nur 1, 3 und 5 sind richtig
(D) nur 1, 2, 3 und 5 sind richtig
(E) nur 1, 2, 4 und 5 sind richtig

Analytik von Wirkstoffen

1814 Acetylsalicylsäure (**1**) kann unter anderem die abgebildeten Verunreinigungen **2** und **3** enthalten.

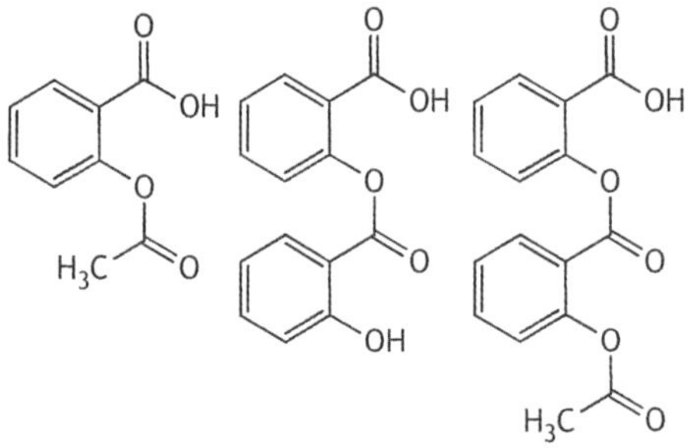

Welche analytischen Verfahren sind geeignet, um **2** und **3** als Verunreinigungen in Acetylsalicylsäure (**1**) zu detektieren bzw. nachzuweisen?

(1) Polarimetrische Vermessung einer wässrig/ethanolischen Prüflösung
(2) HPLC-Analyse unter Einsatz einer Umkehrphasentrennsäule (RP-18-Kieselgel)
(3) Erhitzen mit NaOH-Lösung zum Sieden, Zugabe von H_2SO_4 nach dem Abkühlen; Abfiltrieren, Waschen und Trocknen des Niederschlags; Bestimmung der Schmelztemperatur des so gewonnenen Niederschlags

(A) nur 2 ist richtig
(B) nur 3 ist richtig
(C) nur 1 und 2 sind richtig
(D) nur 2 und 3 sind richtig
(E) 1 bis 3 = alle sind richtig

1815 Welche Aussage trifft **nicht** zu?
Eine Gehaltsbestimmung von *p*-Aminobenzensulfonamid ist prinzipiell möglich durch:

(A) „Diazotitration" mit Nitrit in saurer Lösung
(B) bromometrische Titration
(C) acidimetrische Titration in wässriger Lösung mit Salzsäure-Maßlösung (c = 0,1 mol/L) und Methylrot als Indikator
(D) Spektralphotometrie im Bereich zwischen 250 und 350 nm
(E) Oxidation zu Sulfat und dessen gravimetrische Bestimmung als $BaSO_4$

1816 Welche Aussagen treffen zu?
Argininhydrochlorid (siehe Formel) lässt sich prinzipiell titrieren:

$$\left[{}^{\ominus}OOC-\underset{\underset{\oplus NH_3}{|}}{CH}-(CH_2)_3-\underset{H}{\overset{\oplus}{N}}=C\begin{matrix} NH_2 \\ NH_2 \end{matrix} \right] \quad Cl^{\ominus}$$

(1) in geeignetem wasserfreiem Milieu mit Perchlorsäure-Maßlösung ohne Zusatz von Quecksilberacetat
(2) in geeignetem wasserfreiem Milieu mit Perchlorsäure-Maßlösung in Gegenwart von Quecksilberacetat
(3) in Wasser mit Natriumhydroxid-Maßlösung
(4) in Wasser mit Salzsäure-Maßlösung

(A) nur 1 und 3 sind richtig
(B) nur 2 und 4 sind richtig
(C) nur 1, 2 und 3 sind richtig
(D) nur 2, 3 und 4 sind richtig
(E) 1 bis 4 = alle sind richtig

1817* Welche der genannten Maßlösungen ($c = 0{,}1\ mol \cdot L^{-1}$) ist zur Titration von Ascorbinsäure **nicht** geeignet?

(A) Ammoniumcer(IV)-nitrat-Maßlösung
(B) Iod-Maßlösung
(C) Tetrabutylammoniumhydroxid-Maßlösung
(D) Perchlorsäure-Maßlösung in Eisessig
(E) Kaliumhydroxid-Maßlösung

1818 Welche der genannten Maßlösungen ist zur Titration von Ascorbinsäure **nicht** geeignet?

(A) Ammoniumeisen(III)-sulfat-Maßlösung
(B) Zinksulfat-Maßlösung
(C) Iod-Maßlösung
(D) Natriumhydroxid-Maßlösung
(E) Kaliumhydroxid-Maßlösung

1819 Welche Aussagen zur Analytik von Ascorbinsäure treffen zu?

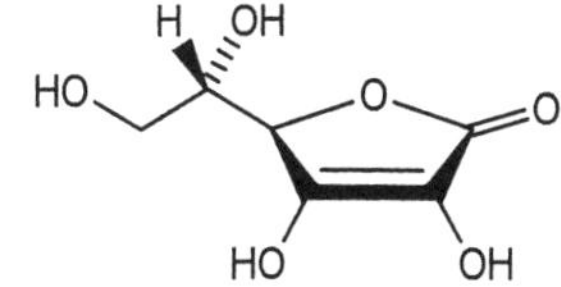

(1) Der Gehalt kann durch Titration mit Kaliumiodat-Maßlösung unter Zusatz von Stärkelösung bestimmt werden.
(2) Der Gehalt kann durch Titration mit Kaliumbromat-Maßlösung und potentiometrischer Endpunktsanzeige bestimmt werden.
(3) Der Gehalt kann durch Titration mit Cer(IV)-Maßlösung und Ferroin als Indikator bestimmt werden.

(A) nur 1 ist richtig
(B) nur 2 ist richtig
(C) nur 1 und 2 sind richtig
(D) nur 2 und 3 sind richtig
(E) 1 bis 3 = alle sind richtig

1820 Zur Gehaltsbestimmung von Ascorbinsäure schreibt das Europäische Arzneibuch folgende Verfahrensweise vor:
0,150 g Substanz werden in einer Mischung aus 10 mL verdünnter Schwefelsäure und 80 mL kohlendioxidfreiem Wasser gelöst. Nach Zusatz von 1 mL Stärkelösung wird mit Iod-Maßlösung ($c = 0{,}05\ mol \cdot L^{-1}$) bis zur bleibenden Blauviolettfärbung titriert.

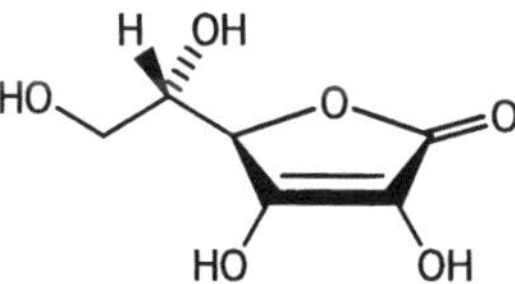

Welche Aussagen treffen zu?

(1) Iod wirkt als Oxidationsmittel.
(2) Das Redoxpotential der Ascorbinsäure ist pH-abhängig.
(3) Die Blauviolettfärbung am Äquivalenzpunkt resultiert aus der Oxidation von Stärke durch Iod.

(A) nur 1 ist richtig
(B) nur 2 ist richtig
(C) nur 1 und 2 sind richtig
(D) nur 2 und 3 sind richtig
(E) 1 bis 3 = alle sind richtig

1821 Welche Aussagen zur Gehaltsbestimmung von Ascorbinsäure treffen zu?

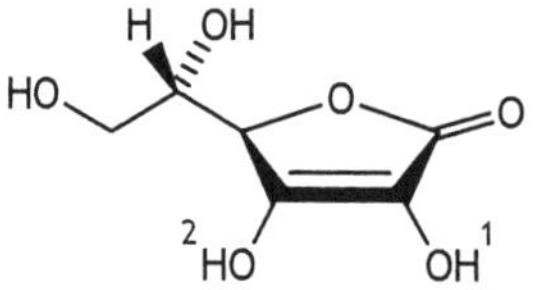

(1) Bei der Titration mit NaOH-Maßlösung wird Proton 1 erfasst.
(2) Bei der Titration mit NaOH-Maßlösung wird Proton 2 erfasst.
(3) Bei der Titration mit NaOH-Maßlösung wird der Lactonring geöffnet.
(4) Der Gehalt kann durch Titration mit Natriumthiosulfat-Maßlösung nach Zugabe von Kaliumiodid-Lösung bestimmt werden.

(A) nur 1 ist richtig
(B) nur 2 ist richtig
(C) nur 1 und 3 sind richtig
(D) nur 1 und 4 sind richtig
(E) nur 2 und 4 sind richtig

1822 Welche der folgenden Verfahren sind zur Gehaltsbestimmung von Ascorbinsäure einsetzbar?

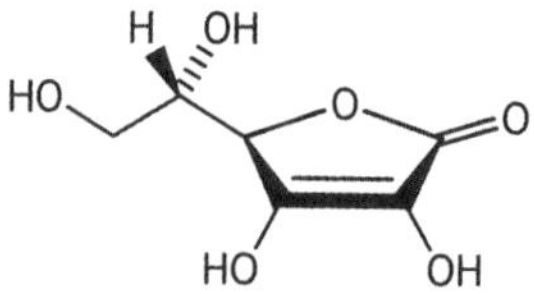

(1) Titration mit NaOH-Maßlösung (c = 0,1 mol/L) gegen Phenolphthalein
(2) Titration mit KOH-Maßlösung (c = 0,1 mol/L) bei potentiometrischer Indikation
(3) Iodometrische Titration gegen Stärke als Indikator
(4) Komplexometrische Titration mit Magnesiumedetat-Maßlösung (Substitutionstitration)

(A) nur 1 ist richtig
(B) nur 2 ist richtig
(C) nur 1 und 3 sind richtig
(D) nur 1, 2 und 3 sind richtig
(E) 1 bis 4 = alle sind richtig

1823 Abgebildet ist der Arzneistoff Bromhexinhydrochlorid.

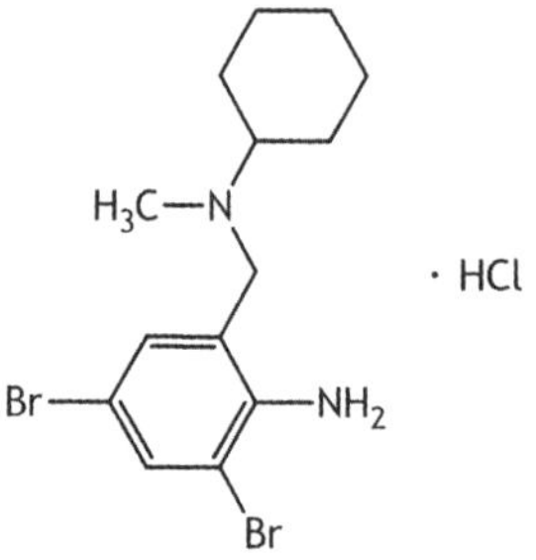

Welche Aussage trifft **nicht** zu?

Bromhexinhydrochlorid kann quantitativ bestimmt werden durch Titration

(A) in Ethanol mit NaOH-Maßlösung bei potentiometrischer Indikation
(B) nach Lösen und Erwärmen in Ameisensäure/Acetanhydrid mit $HClO_4$-Maßlösung bei potentiometrischer Indikation
(C) in Eisessig nach Zusatz von Quecksilber(II)-acetat mit $HClO_4$-Maßlösung gegen Kristallviolett
(D) in salzsaurer Lösung mit $NaNO_2$-Maßlösung bei biamperometrischer Indikation
(E) in salzsaurer Lösung mit $NH_4Fe(SO_4)_2$-Maßlösung bei konduktometrischer Indikation

1824 Abgebildet ist das Antiphlogistikum Bufexamac.

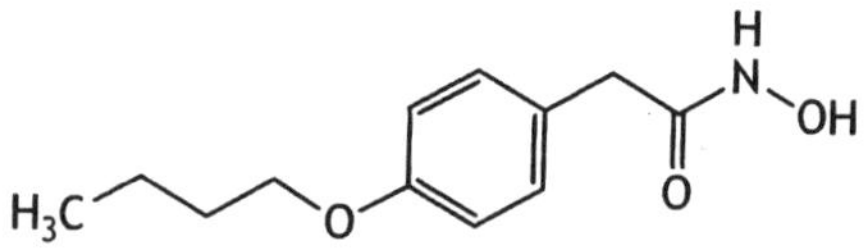

Welche Aussagen zur Analytik der Substanz treffen zu?

(1) Im IR-Spektrum findet man im Bereich zwischen 1600 und 1700 cm^{-1} eine intensive Bande, die auf die C=O-Valenzschwingung zurückzuführen ist.
(2) In saurer wässriger Lösung (pH < 5) spaltet sie spontan in der für Carbamidsäuren typischen Weise CO_2 ab.

(3) In methanolischer Lösung liegt ihr Absorptionsmaximum im UV/Vis-Spektrum bei 485 nm.
(4) Sie kann mittels der Schöniger-Methode quantitativ bestimmt werden.

(A) nur 1 ist richtig
(B) nur 1 und 2 sind richtig
(C) nur 2 und 3 sind richtig
(D) nur 2 und 4 sind richtig
(E) nur 1, 2 und 4 sind richtig

1825 Welche Aussagen treffen zu?

$[H_3C-(CH_2)_3-N(CH_3)\ldots]^{\oplus}\ Br^{\ominus}$

Eine Gehaltsbestimmung von Butylscopolaminiumbromid (siehe obige Formel) ist grundsätzlich möglich durch:

(1) Titration des Bromids nach Volhard
(2) Bestimmung der Lichtabsorption im Bereich zwischen 240 und 280 nm
(3) gravimetrische Bestimmung nach Fällung mit Natriumhydroxid-Lösung
(4) Titration mit Perchlorsäure in wasserfreier Essigsäure/Acetanhydrid (potentiometrische Endpunktsbestimmung)

(A) nur 1 und 2 sind richtig
(B) nur 1, 2 und 4 sind richtig
(C) nur 1, 3 und 4 sind richtig
(D) nur 2, 3 und 4 sind richtig
(E) 1 bis 4 = alle sind richtig

1826 Welche Aussagen treffen zu?

$2[\ldots] \cdot H_2SO_4 \cdot 2\,H_2O$

Chinidinsulfat lässt sich quantitativ bestimmen durch Titration

(1) in Acetanhydrid mit Perchlorsäure-Maßlösung ($c = 0{,}1\ mol \cdot L^{-1}$) bei einem Verbrauch von 3 Äquivalenten
(2) in Ethanol mit Natriumhydroxid-Maßlösung ($c = 0{,}1\ moL \cdot l^{-1}$) unter potentiometrischer Indikation
(3) mit Blei(II)-nitrat-Maßlösung ($c = 0{,}1\ mol \cdot L^{-1}$) unter potentiometrischer Indikation

(A) nur 1 ist richtig
(B) nur 2 ist richtig
(C) nur 3 ist richtig
(D) nur 1 und 3 sind richtig
(E) 1 bis 3 = alle sind richtig

1827* Welche Aussage trifft **nicht** zu?
Prinzipiell lässt sich der Gehalt von Cholinchlorid (siehe Formel)

$[HO\text{-}CH_2\text{-}CH_2\text{-}N(CH_3)_3]^{\oplus}\ Cl^{\ominus}$

bestimmen:

(A) durch Säulenchromatographie an einem stark basischen Ionenaustauscher (OH^--beladen) und anschließende Titration
(B) durch Säulenchromatographie an einem stark sauren Ionenaustauscher (H^+-beladen) und anschließende Titration
(C) als Anionbase
(D) als Kationsäure
(E) argentometrisch

1828* Welche Aussagen zur Analytik von Cinnarizin treffen zu?

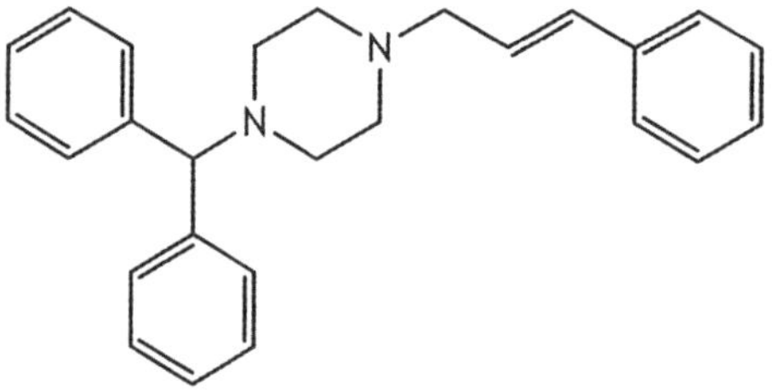

(1) Bei der wasserfreien Titration in einer Mischung aus Essigsäure and Ethylmethylketon (Butan-2-on) gegen Naphtholbenzein werden pro Substanz zwei Äquivalente Perchlorsäure-Maßlösung verbraucht.
(2) Das Alken-Strukturelement lässt sich durch Entfärbung von Brom-Lösung nachweisen.
(3) Das für eine photometrische Bestimmung von Cinnarizin am besten geeignete Absorptionsmaximum liegt bei etwa 480 nm.

(A) nur 1 ist richtig
(B) nur 2 ist richtig
(C) nur 3 ist richtig
(D) nur 1 und 2 sind richtig
(E) nur 2 und 3 sind richtig

1829* Abgebildet ist der Arzneistoff Clonidinhydrochlorid.

· HCl

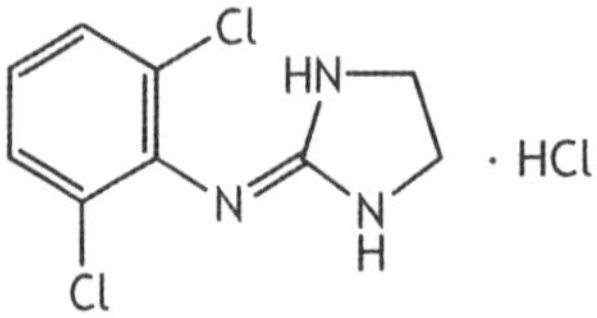

Welche Aussagen treffen zu?
Clonidinhydrochlorid kann quantitativ bestimmt werden durch Titration

(1) in Ethanol 96 % mit ethanolischer NaOH-Maßlösung bei potentiometrischer Indikation
(2) in Eisessig mit Perchlorsäure-Maßlösung nach Zusatz von Quecksilber(II)-acetat gegen Kristallviolett als Indikator
(3) in Acetanhydrid mit Perchlorsäure-Maßlösung bei potentiometrischer Indikation
(4) in Ethanol 40 % mit Iod-Maßlösung bei potentiometrischer Indikation

(A) nur 1 ist richtig
(B) nur 4 ist richtig
(C) nur 2 und 3 sind richtig
(D) nur 1, 2 und 3 sind richtig
(E) 1 bis 4 = alle sind richtig

1830 Welche Aussagen zur Analytik von Clonidinhydrochlorid treffen zu?

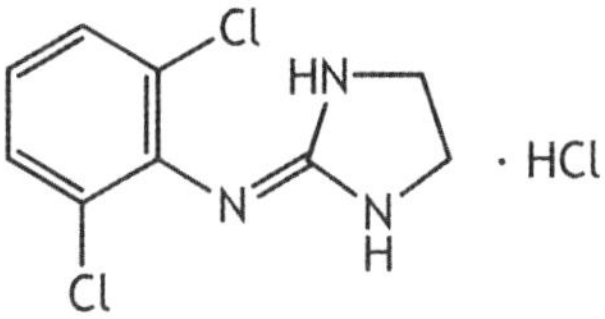

· HCl

(1) In Clonidinhydrochlorid ist das exocyclische Stickstoffatom protoniert.
(2) Bei der Titration mit ethanolischer Natriumhydroxid-Maßlösung wird pro Mol Substanz ein Äquivalent der Maßlösung verbraucht.
(3) Das Absorptionsmaximum in salzsaurer Lösung für eine UV-photometrische Bestimmung liegt bei 425 nm.

(A) nur 1 ist richtig
(B) nur 2 ist richtig
(C) nur 3 ist richtig
(D) nur 1 und 2 sind richtig
(E) nur 2 und 3 sind richtig

1831 Welche Aussagen zur Titration des nachstehend abgebildeten Arzneistoffs Coffein im wasserfreien Milieu treffen zu?

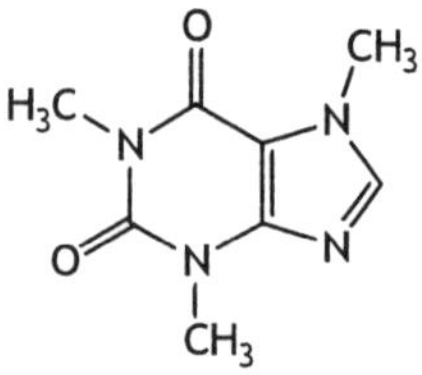

(1) Die Substanz kann als schwache Säure in DMF mit Tetrabutylammoniumhydroxid-Maßlösung titriert werden.
(2) Coffein kann im Lösungsmittelgemisch Essigsäure/Acetanhydrid/Toluol als einwertige Base mit Perchlorsäure-Maßlösung bestimmt werden.
(3) Im Lösungsmittel Ameisensäure liegt Coffein überwiegend als Dikation vor.
(4) Um Coffein acidimetrisch titrieren zu können, muss die Substanz zuvor durch saure Hydrolyse unter Ringöffnung in Coffeidin übergeführt werden.

(A) nur 2 ist richtig
(B) nur 1 und 2 sind richtig
(C) nur 1, 2 und 4 sind richtig
(D) nur 1, 3 und 4 sind richtig
(E) nur 2, 3 und 4 sind richtig

1832 Welche der genannten Verfahren sind zur quantitativen Bestimmung der Aminosäure Cystein geeignet?

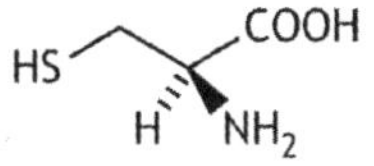

(1) Zusatz überschüssiger Iod-Maßlösung, gefolgt von einer Rücktitration mit Thiosulfat-Maßlösung
(2) Formoltritration
(3) Titration mit Perchlorsäure-Maßlösung in wasserfreiem Milieu

(A) nur 1 ist richtig
(B) nur 2 ist richtig
(C) nur 3 ist richtig
(D) nur 2 und 3 sind richtig
(E) 1 bis 3 = alle sind richtig

1833* Welche Aussage trifft **nicht** zu?
Zur Gehaltsbestimmung der nachstehend abgebildeten Verbindung Dimethylcarbamoyloxyphenyl-trimethyl-ammoniumbromid können folgende Wege beschritten werden:

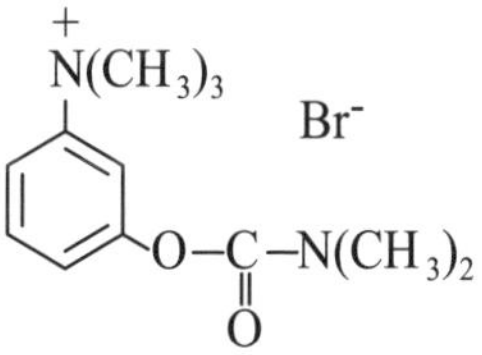

(A) argentometrische Bestimmung des Anions
(B) spektralphotometrische Bestimmung
(C) Titration als Kationsäure („Verdrängungstitration")
(D) Anionenaustausch am stark basischen Anionenaustauscher und anschließende Säure-Base-Titration
(E) Hydrolyse mit Natriumhydroxid-Lösung und anschließende acidimetrische Bestimmung des überdestillierten Dimethylamins

1834 Welche der folgenden Verfahrensweisen sind zur Titration von Ephedrinhydrochlorid mit ausreichender Präzision und Richtigkeit (Forderung des Arzneibuchs: Gehalt zwischen 99 % und 101 %) geeignet?

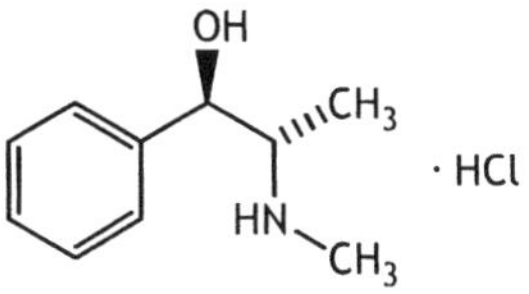

(1) Titration mit $HClO_4$-Maßlösung in Eisessig gegen Kristallviolett
(2) Titration mit $AgNO_3$-Maßlösung unter Zusatz von Kaliumchromat-Lösung (nach Mohr)
(3) Titration mit $HClO_4$-Maßlösung in Eisessig/Acetanhydrid (5/95) unter potentiometrischer Indikation
(4) Zusatz von H_2SO_4-Maßlösung; 1 h Erhitzen zum Sieden; Titration mit $HClO_4$-Maßlösung gegen Methylorange

(A) nur 1 ist richtig
(B) nur 2 ist richtig
(C) nur 2 und 3 sind richtig
(D) nur 2, 3 und 4 sind richtig
(E) 1 bis 4 = alle sind richtig

1835 Auf welche Weise kann Ephedrinhydrochlorid quantitativ bestimmt werden?

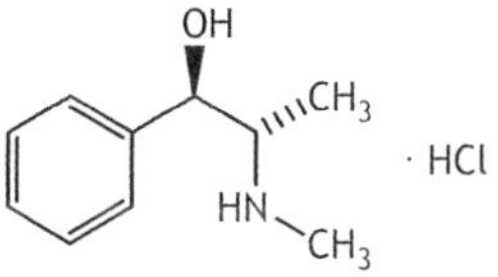

(1) durch Titration mit NaOH-Maßlösung gegen Methylrot als Indikator
(2) durch Titration mit NaOH-Maßlösung in Ethanol unter potentiometrischer Indikation
(3) durch Titration mit Perchlorsäure-Maßlösung in Acetanhydrid unter potentiometrischer Indikation
(4) argentometrisch gegen Kaliumchromat als Indikator

(A) nur 1 ist richtig
(B) nur 2 ist richtig
(C) nur 2 und 4 sind richtig
(D) nur 1, 3 und 4 sind richtig
(E) nur 2, 3 und 4 sind richtig

1836 Welche Aussage zu dem abgebildeten Arzneistoff Fentanyl trifft zu?

(A) Fentanyl löst sich in Natronlauge unter Rotfärbung auf.
(B) Fentanyl lässt sich durch fraktionierende Kristallisation mit Benzoesäure in zwei Enantiomere spalten.
(C) Bei der Bestimmung in wasserfreiem Milieu mit Perchlorsäure-Maßlösung (c = 0,1 mol/L) erfolgt Protonierung des basischen Piperidin-Stickstoffatoms.
(D) Im IR-Spektrum der Substanz liegt die intensivste Bande zwischen 2350 cm^{-1} und 2200 cm^{-1}.
(E) Im ^{1}H-NMR-Spektrum ($CDCl_3$) erscheint das Signal der Methylgruppe als Quadruplett bei ca. 4 ppm.

1837 Welche Aussage zur Analytik des hygroskopischen Zuckeralkohols D-Glucitol (D-Sorbitol) trifft **nicht** zu?

(A) Der Wassergehalt kann durch Karl-Fischer-Titration bestimmt werden.
(B) Auf Verunreinigung mit verwandten Polyolen kann durch eine HPLC-Bestimmung mit refraktometrischer Detektion geprüft werden.
(C) Das Vorliegen sauer reagierender Verunreinigungen kann mittels Leitfähigkeitsmessung untersucht werden.
(D) Eine polarimetrische Analyse ermöglicht die Quantifizierung von in Spuren vorliegenden Verunreinigungen durch elementares Blei und elementares Nickel.
(E) Bei Verunreinigung mit reduzierenden Zuckern fällt die Reaktion mit Fehlingscher Lösung positiv aus.

1838 Welche Aussagen zu Analytik und Eigenschaften des abgebildeten Arzneistoffs Hexamidindiisetionat (M_r 607) treffen zu?

(1) Bei der Titration mit Tetrabutylammoniumhydroxid-Maßlösung (c = 0,1 mol/L) in Dimethylformamid werden 2 Äquivalente Maßlösung verbraucht.
(2) Im IR-Spektrum wird eine Bande bei ca. 2100 cm^{-1} registriert.
(3) Eine wässrige Lösung der Substanz reagiert stark alkalisch (pH ca. 10).
(4) Das Absorptionsmaximum einer alkalischen Lösung von Hexamidin liegt bei etwa 405 nm.

(A) nur 1 ist richtig
(B) nur 2 ist richtig
(C) nur 1 und 4 sind richtig
(D) nur 2 und 3 sind richtig
(E) nur 3 und 4 sind richtig

1839 Welche Aussagen zur Analytik des Arzneistoffs Ketoprofen (M_r 254, 3; siehe Formel) treffen zu?

und Enantiomer (1:1)

(1) Das Absorptionsmaximum einer Lösung der Substanz in Ethanol liegt bei ca. 570 nm.
(2) Bei der Titration mit NaOH-Maßlösung (c = 0,1 mol/L) entspricht 1 mL Maßlösung 25,43 mg Ketoprofen.
(3) In wässriger Lösung reagiert die Substanz bei Raumtemperatur mit Hydroxylaminhydrochlorid zur Hydroxamsäure, die mit $FeCl_3$-Lösung einen farbigen Chelat-Komplex bildet.

(4) Reaktion mit Hydroxylaminhydrochlorid und Natriumacetat in Ethanol unter Rückfluss führt zur Oximbildung.

(A) nur 1 und 2 sind richtig
(B) nur 1 und 3 sind richtig
(C) nur 2 und 3 sind richtig
(D) nur 2 und 4 sind richtig
(E) 1 bis 4 = alle sind richtig

1840 Auf welche Weise kann Lysinhydrochlorid quantitativ bestimmt werden?

H NH2 H2N COOH · HCl

(1) nach Auflösen in wasserfreier Ameisensäure und Zusatz von wasserfreier Essigsäure durch Titration mit Perchlorsäure-Maßlösung in Eisessig unter potentiometrischer Indikation
(2) durch Titration mit ethanolischer NaOH-Maßlösung in Ethanol unter potentiometrischer Indikation
(3) durch Titration mit NaOH-Maßlösung gegen Phenolphthalein nach Zusatz von Formaldehyd (Formoltitration)
(4) argentometrisch

(A) nur 4 ist richtig
(B) nur 1 und 2 sind richtig
(C) nur 1 und 3 sind richtig
(D) nur 2, 3 und 4 sind richtig
(E) 1 bis 4 = alle sind richtig

1841 Unter welchen Bedingungen kann der Arzneistoff Maprotilinhydrochlorid (siehe Formel) titrimetrisch bestimmt werden?

H N CH3 · HCl

(1) in *N,N*-Dimethylformamid mit Tetrabutylammoniumhydroxid-Maßlösung bei potentiometrischer Indizierung
(2) in Ethanol mit wässriger NaOH-Maßlösung bei potentiometrischer Indizierung
(3) in Wasser mit wässriger NaOH-Maßlösung gegen Methylorange

(A) nur 1 ist richtig
(B) nur 3 ist richtig
(C) nur 1 und 2 sind richtig
(D) nur 2 und 3 sind richtig
(E) 1 bis 3 = alle sind richtig

1842* Welche Aussagen zur Analytik des abgebildeten Arzneistoffs Medazepam treffen zu?

CH3 N Cl N

(1) Die Nachweisreaktion auf primäre aromatische Amine verläuft positiv, nachdem die Substanz mit Salzsäure zum Sieden erhitzt wurde.
(2) Die Gehaltsbestimmung kann in wasserfreiem Milieu durch Titration mit Perchlorsäure-Maßlösung durchgeführt werden.
(3) Die Gehaltsbestimmung kann in wasserfreiem Milieu durch Titration mit Tetrabutylammoniumhydroxid-Maßlösung durchgeführt werden.

(A) nur 1 ist richtig
(B) nur 2 ist richtig
(C) nur 1 und 2 sind richtig
(D) nur 2 und 3 sind richtig
(E) 1 bis 3 = alle sind richtig

1843* Welche Aussagen zur quantitativen Bestimmung von Menadion treffen zu?

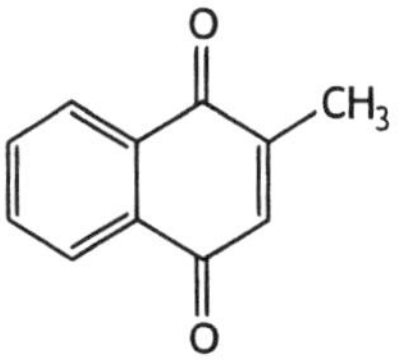

Menadion lässt sich quantitativ bestimmen durch:

(1) direkte Titration mit Natriumhydroxid-Maßlösung ($c = 0{,}1\ mol \cdot L^{-1}$)
(2) cerimetrische Titration nach Reaktion mit Zink und Salzsäure
(3) Titration mit Iod-Maßlösung ohne vorherige Reduktion
(4) polarographische Bestimmung

(A) nur 1 und 2 sind richtig
(B) nur 2 und 3 sind richtig
(C) nur 2 und 4 sind richtig
(D) nur 3 und 4 sind richtig
(E) 1 bis 4 = alle sind richtig

1844 Welche Aussagen zur Analytik des Arzneistoffs Metronidazolbenzoat treffen zu?

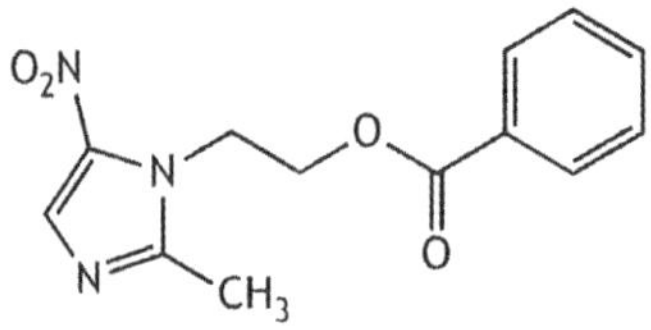

(1) Der Betrag der optischen Drehung einer 20%igen Lösung ist temperaturabhängig.
(2) Im ^{1}H-NMR-Spektrum ergeben die 3 Protonen der Methylgruppe ein gemeinsames Signal erster Ordnung (ein Singulett der relativen Intensität 3 H).
(3) Im breitbandentkoppelten ^{13}C-NMR-Spektrum ergeben die 6 C-Atome des Benzenkerns ein gemeinsames Signal höherer Ordnung (Oktett der relativen Intensität 6 C).

(A) nur 1 ist richtig
(B) nur 2 ist richtig
(C) nur 1 und 2 sind richtig
(D) nur 2 und 3 sind richtig
(E) 1 bis 3 = alle sind richtig

1845 Welche Aussage zur quantitativen Bestimmung anionischer Tenside wie z. B. Natriumdodecylsulfat (SDS) (siehe Formel) trifft zu?

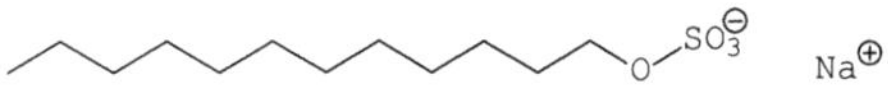

(A) Die Bestimmung beruht auf der quantitativen Bildung von Ionenpaaren mit zweiwertigen Metallionen.
(B) Die als Indikatoren eingesetzten anionischen Farbstoffe bilden mit SDS stabile Ionenpaare.
(C) Am Äquivalenzpunkt der Titration liegt die quantitative Bildung des Ionenpaares zwischen SDS und dem Indikator vor.
(D) Die eingesetzte Maßlösung enthält eine quartäre Ammoniumverbindung wie z. B. Benzethoniumchlorid.
(E) Überschüssiges Iodid wird nach dem Iodmonochloridverfahren bestimmt.

1846 Welche Aussage trifft zu?
Natriumdodecylsulfat

(A) ist zum Schutz von Proteinen vor Denaturierung geeignet
(B) ist ein kationisches Tensid
(C) zeigt optische Drehung bei $\lambda = 610\ nm$
(D) zeigt im UV-Spektrum eine ausgeprägte Absorption bei 280 nm
(E) wird bei der Micellaren Elektrokinetischen Chromatographie (MEKC) eingesetzt

1847 Welche Aussagen treffen zu?
Natriumdodecylsulfat

(1) ist ein kationisches Tensid
(2) kann zur Denaturierung von Proteinen eingesetzt werden
(3) zeigt im UV-Spektrum eine ausgeprägte Absorption bei 280 nm
(4) wird bei der Micellaren Elektrokinetischen Chromatographie (MEKC) eingesetzt

(A) nur 2 ist richtig
(B) nur 1 und 2 sind richtig
(C) nur 1 und 3 sind richtig
(D) nur 2 und 4 sind richtig
(E) nur 1, 2 und 3 sind richtig

1848 Welche Aussagen zur Analytik des abgebildeten Arzneistoffs Nitrazepam treffen zu?

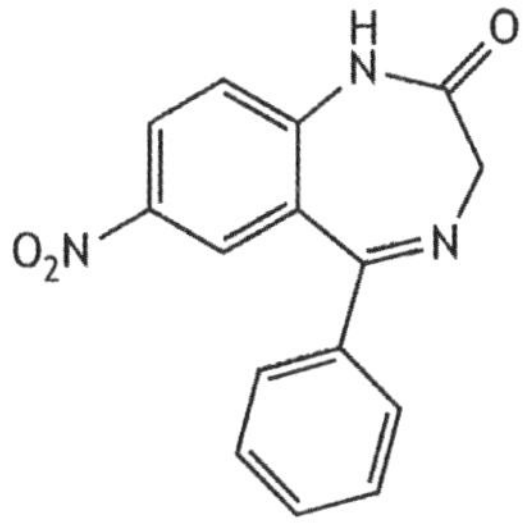

(1) Die Nachweisreaktion auf primäre aromatische Amine verläuft positiv, nachdem die Substanz mit Salzsäure zum Sieden erhitzt wurde.
(2) Die Gehaltsbestimmung kann in wasserfreiem Milieu durch Titration mit Perchlorsäure-Maßlösung durchgeführt werden.
(3) Die Gehaltsbestimmung kann in wasserfreiem Milieu durch Titration mit Tetrabutylammoniumhydroxid-Maßlösung durchgeführt werden

(A) nur 1 ist richtig
(B) nur 2 ist richtig
(C) nur 1 und 2 sind richtig
(D) nur 2 und 3 sind richtig
(E) 1 bis 3 = alle sind richtig

1849 Welche Aussagen zur Analytik und den Eigenschaften des abgebildeten Arzneistoffs Ofloxacin treffen zu?

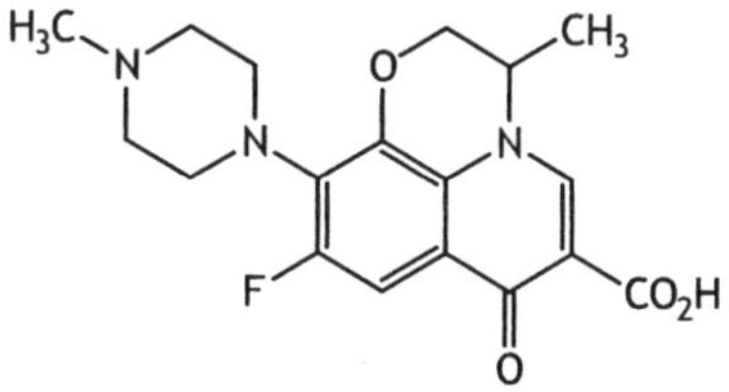

(1) Die Verbindung ist chiral
(2) Ofloxacin bildet mit mehrwertigen Metallkationen Chelatkomplexe.
(3) Der Gehalt kann durch Titration in wasserfreier Essigsäure mit Perchlorsäure-Maßlösung bestimmt werden.

(A) nur 1 ist richtig
(B) nur 2 ist richtig
(C) nur 3 ist richtig
(D) nur 1 und 3 sind richtig
(E) 1 bis 3 = alle sind richtig

1850 Welche der folgenden Methoden können zur quantitativen Oxalsäure-Bestimmung herangezogen werden?

(1) oxidimetrisch mit Kaliumpermanganat-Lösung
(2) alkalimetrisch mittels Natriumhydroxid-Lösung gegen Phenolphthalein als Indikator
(3) photometrisch nach Reaktion mit Oxin
(4) gravimetrisch durch Fällung mit $CaCl_2$-Lösung

(A) nur 1 und 4 sind richtig
(B) nur 2 und 3 sind richtig
(C) nur 1, 2 und 4 sind richtig
(D) nur 2, 3 und 4 sind richtig
(E) 1 bis 4 = alle sind richtig

1851 Auf welche Weise kann Papaverinhydrochlorid quantitativ bestimmt werden?

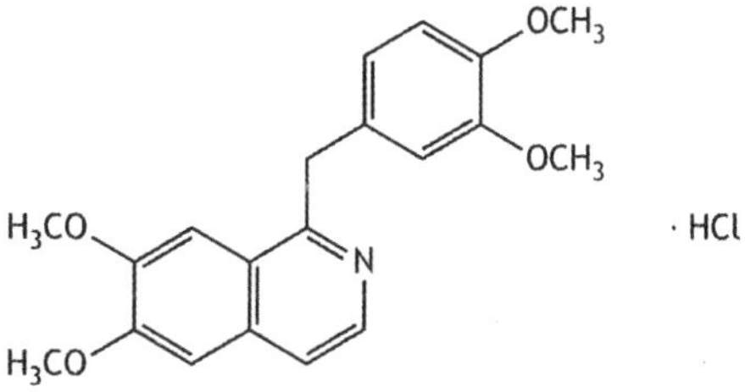

(1) in wässriger Lösung durch Titration mit NaOH-Maßlösung gegen Methylorange als Indikator
(2) in Ethanol durch Titration mit NaOH-Maßlösung unter potentiometrischer Indizierung
(3) argentometrisch gegen Kaliumchromat als Indikator

(A) nur 1 ist richtig
(B) nur 2 ist richtig
(C) nur 3 sind richtig
(D) nur 1 und 3 sind richtig
(E) nur 2 und 3 sind richtig

1852 Im Europäischen Arzneibuch ist zur Gehaltsbestimmung von Paracetamol folgende Verfahrensweise vorgesehen:

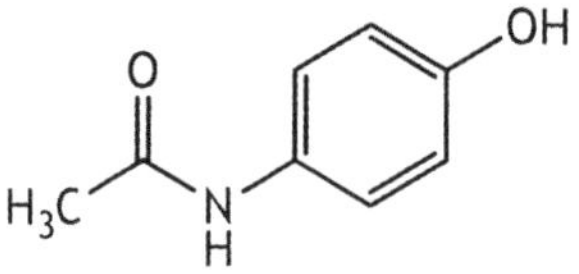

Die gegebene Substanzmenge wird in verdünnter Schwefelsäure eine Stunde unter Rückfluss erhitzt und anschließend abgekühlt. Nach Zugabe von Eis und verdünnter Salzsäure wird mit Cer(IV)-Maßlösung gegen Ferroin als Indikator titriert.

Welche Aussagen treffen zu?

(1) Die quantitative Bestimmung beruht auf einer Redoxreaktion.
(2) Der Indikator Ferroin wird durch Reaktion mit Cer(IV) reduziert.
(3) Bei der Titration mit Cer(IV) entsteht *p*-Chinonimin.

(A) nur 1 ist richtig
(B) nur 1 und 2 sind richtig
(C) nur 1 und 3 sind richtig
(D) nur 2 und 3 sind richtig
(E) 1 bis 3 = alle sind richtig

1853 Zur Gehaltsbestimmung des abgebildeten Arzneistoffs Paracetamol wird eine Probe der Substanz in verdünnter Schwefelsäure 1 h lang zum Rückfluss erhitzt und nach dem Abkühlen und Verdünnen cerimetrisch gegen den Indikator Ferroin (Komplex aus Fe(II) und 1,10-Phenanthrolin) titriert.

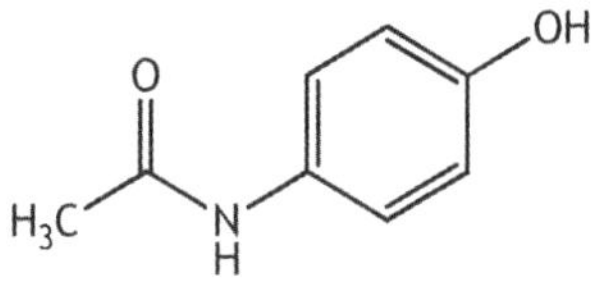

Welche Aussagen zu dieser Gehaltsbestimmung treffen zu?

(1) Durch Erhitzen von Paracetamol mit verdünnter Schwefelsäure tritt Hydrolyse zu 4-Aminophenol ein.
(2) Es handelt sich um eine Redoxtitration.
(3) Es handelt sich um eine komplexometrische Bestimmung.
(4) Als Maßlösung ist eine Lösung von $Ce(SO_4)_2$ geeignet.
(5) Als Maßlösung ist eine Lösung von $Ce_2(SO_4)_3$ geeignet.

(A) nur 1 ist richtig
(B) nur 2 ist richtig
(C) nur 1 und 3 sind richtig
(D) nur 2 und 5 sind richtig
(E) nur 1, 2 und 4 sind richtig

1854 Welche Aussagen treffen zu?

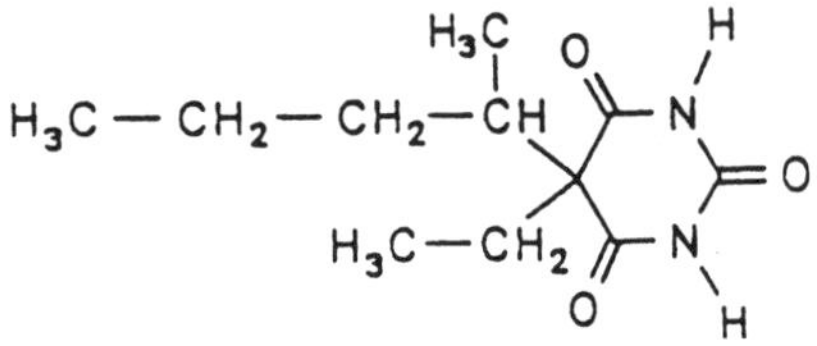

Die Gehaltsbestimmung der oben dargestellten Substanz (Pentobarbital) kann erfolgen:

(1) alkalimetrisch durch Titration mit Natriummethoxid-Maßlösung in Dimethylformamid ($0{,}1\ mol \cdot L^{-1}$)
(2) acidimetrisch durch Titration mit Perchlorsäure-Maßlösung in Eisessig ($0{,}1\ mol \cdot L^{-1}$)
(3) bromometrisch durch Umsetzung mit $KBr/KBrO_3$ in saurer Lösung und Rücktitration des Br_2-Überschusses

(A) nur 1 ist richtig
(B) nur 2 ist richtig
(C) nur 3 ist richtig
(D) nur 1 und 2 sind richtig
(E) nur 2 und 3 sind richtig

1855* Welche Aussage trifft **nicht** zu?
Phenobarbital (siehe Formel) kann bestimmt werden durch Titration:

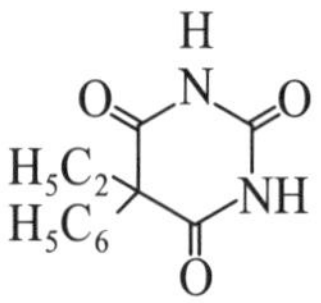

(A) nach Budde im Soda-alkalischen Milieu
(B) mit ethanolischer Natriumhydroxid-Lösung gegen Thymolphthalein nach Zusatz von Pyridin und Silbernitrat
(C) mit Lithiummethanolat in Dimethylformamid gegen Thymolphthalein
(D) mit Perchlorsäure in Essigsäure gegen Kristallviolett
(E) des Metallionen-Gehaltes (komplexometrisch) im Niederschlag nach Fällung eines geeigneten Schwermetall-Barbiturats

1856* Welche Aussagen treffen zu?
Eine quantitative Bestimmung von Phenol in wässriger Lösung ist möglich

(1) durch bromometrische Titration (Umsetzung mit Br_2-Überschuss, Zusatz von KI, Rücktitration mit Thiosulfat)
(2) durch photometrische Bestimmung bei etwa 280 nm
(3) durch Titration mit NaOH in wässriger Lösung und Methylorange als Indikator

(A) nur 2 ist richtig
(B) nur 3 ist richtig
(C) nur 1 und 2 sind richtig
(D) nur 2 und 3 sind richtig
(E) 1 bis 3 = alle sind richtig

1857 Welche Aussagen treffen zu?
Procainhydrochlorid

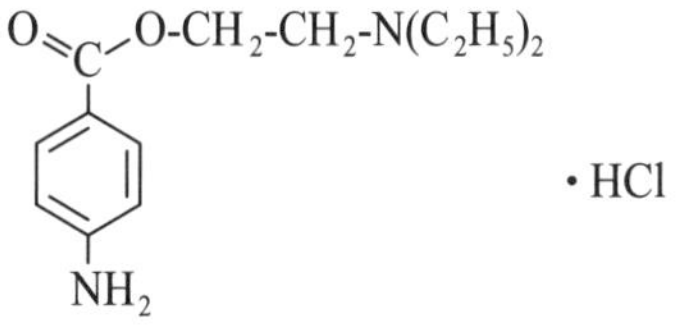

$O{=}C{-}O{-}CH_2{-}CH_2{-}N(C_2H_5)_2$ (C an 4-Aminophenyl, NH_2) $\cdot$ HCl

(1) gibt ein farbiges Produkt mit saurer 4-Dimethylaminobenzaldehyd-Lösung
(2) In Procainhydrochlorid ist nur die aromatische Aminogruppe protoniert.
(3) lässt sich nitritometrisch bestimmen

(A) nur 1 ist richtig
(B) nur 2 ist richtig
(C) nur 3 ist richtig
(D) nur 1 und 3 sind richtig
(E) 1 bis 3 = alle sind richtig

1858* Welche Aussagen treffen zu?

$H_2N{-}C_6H_4{-}C(=O){-}O{-}CH_2{-}CH_2{-}N^+H(C_2H_5)_2\ \ Cl^-$

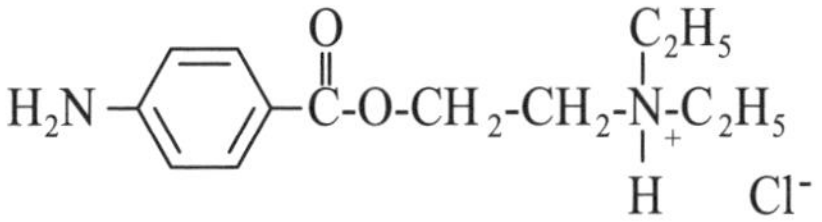

Procainhydrochlorid (siehe Formel) lässt sich prinzipiell titrieren:

(1) nitritometrisch
(2) bromometrisch
(3) argentometrisch
(4) Erhitzen mit überschüssiger NaOH-Maßlösung und Rücktitration mit HCl-Maßlösung

(A) nur 1 und 4 sind richtig
(B) nur 2 und 3 sind richtig
(C) nur 3 und 4 sind richtig
(D) nur 1, 2 und 3 sind richtig
(E) 1 bis 4 = alle sind richtig

1859* Pyridoxin liegt in wässriger Lösung bei den pH-Werten 5,5 bzw. 6,8 bzw. 8,9 jeweils überwiegend wie abgebildet vor:

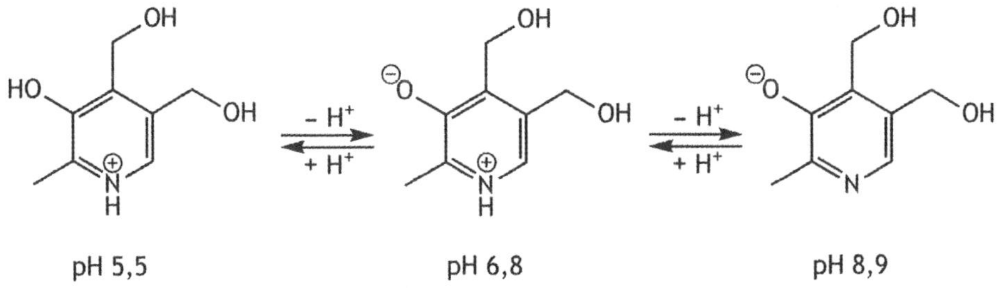

Welche Aussagen treffen zu?

(1) Pyridoxin weist ein Polymethingerüst auf und ist bei pH 8,9 tiefblau gefärbt.
(2) Wegen des amphoteren Charakters von Pyridoxin ist die UV-Absorption wässriger Lösungen der Substanz pH-abhängig.
(3) Aufgrund der Phenol-artigen Hydroxypyridin-Struktur geht Pyridoxin bei pH 5,5 mit Eisen(III)-chlorid eine Farbreaktion ein.
(4) Pyridoxin kann mit Salzsäure ein Hydrochlorid bilden.

(A) nur 1 ist richtig
(B) nur 2 ist richtig
(C) nur 1 und 4 ist richtig
(D) nur 2 und 3 sind richtig
(E) nur 2, 3 und 4 sind richtig

1860 Welche Aussagen über Salicylsäure treffen zu?

(1) Der pK_a-Wert der Carboxylgruppe ist kleiner als der pK_a-Wert von Benzoesäure.
(2) Sie gibt mit Fe(III) einen gefärbten Komplex.
(3) Der pK_a-Wert der OH-Gruppe ist größer als der pK_a-Wert von Phenol.

(A) nur 1 ist richtig
(B) nur 2 ist richtig
(C) nur 3 ist richtig
(D) nur 1 und 3 sind richtig
(E) 1 bis 3 = alle sind richtig

1861* Welche der genannten Verfahren sind zur quantitativen Bestimmung des Arzneistoffs Sulfadimidin geeignet?

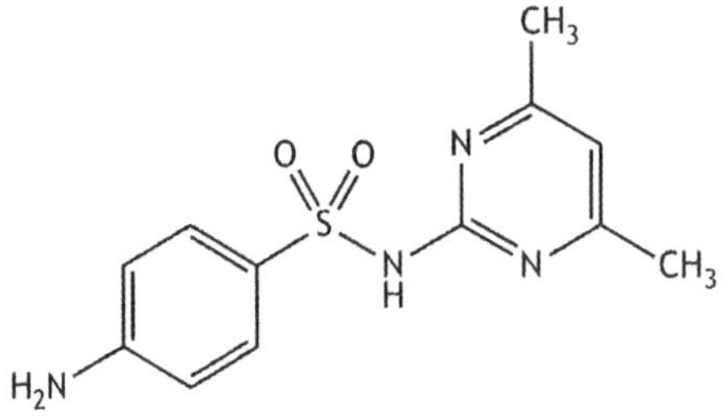

(1) Titration mit $NaNO_2$-Maßlösung unter biamperometrischer Indizierung
(2) Versetzen der angesäuerten Analyselösung mit Kaliumbromid, gefolgt von Kaliumbromat-Maßlösung; Zugabe von Kaliumiodid; Titration mit Thiosulfat-Maßlösung (nach Koppeschaar)
(3) Titration mit Tetrabutylammoniumhydroxid-Maßlösung

(A) nur 1 ist richtig
(B) nur 2 ist richtig
(C) nur 1 und 2 sind richtig
(D) nur 2 und 3 sind richtig
(E) 1 bis 3 = alle sind richtig

1862 Auf welchen der folgenden Wege lässt sich Sulfanilamid titrimetrisch bestimmen?

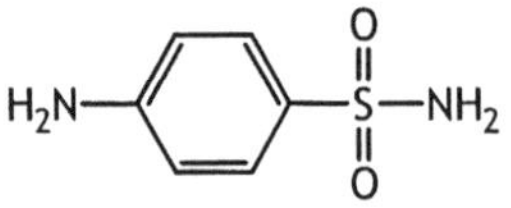

(1) Versetzen der Analysenlösung mit überschüssiger $AgNO_3$-Maßlösung; Abtrennung des Präzipitats; Titration von Ag^+ im Filtrat nach Volhard
(2) mit $NaNO_2$-Maßlösung unter biamperometrischer Indikation
(3) Versetzen der angesäuerten Analyselösung mit Kaliumbromid, gefolgt von Kaliumbromat-Maßlösung; Zugabe von Kaliumiodid; Titration mit Thiosulfat-Maßlösung (nach Koppeschaar)
(4) mit Lithiummethanolat-Maßlösung in DMF

(A) nur 1 ist richtig
(B) nur 2 ist richtig
(C) nur 2 und 3 sind richtig
(D) nur 1, 2 und 4 sind richtig
(E) 1 bis 4 = alle sind richtig

1863 Welche der genannten Methoden können zur Gehaltsbestimmung von Theophyllin (siehe Formel) angewendet werden?

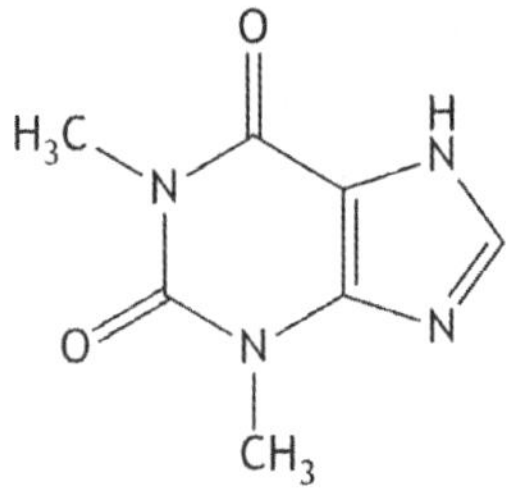

(1) Titration einer wässrigen Analysenlösung mit NaOH-Maßlösung gegen Phenolphthalein
(2) Zugabe von Silbernitrat-Lösung zu einer wässrigen Analysenlösung; dann Titration mit NaOH-Maßlösung gegen Bromthymolblau
(3) Titration in Ameisensäure/Acetanhydrid mit Perchlorsäure-Maßlösung (in Eisessig)
(4) HPLC-Bestimmung mit Theobromin als internem Standard

(A) nur 2 ist richtig
(B) nur 1 und 3 sind richtig
(C) nur 1 und 4 sind richtig
(D) nur 2, 3 und 4 sind richtig
(E) 1 bis 4 = alle sind richtig

1864 Unter welchen Bedingungen kann der Arzneistoff Trihexyphenidylhydrochlorid (siehe Formel) titrimetrisch bestimmt werden?

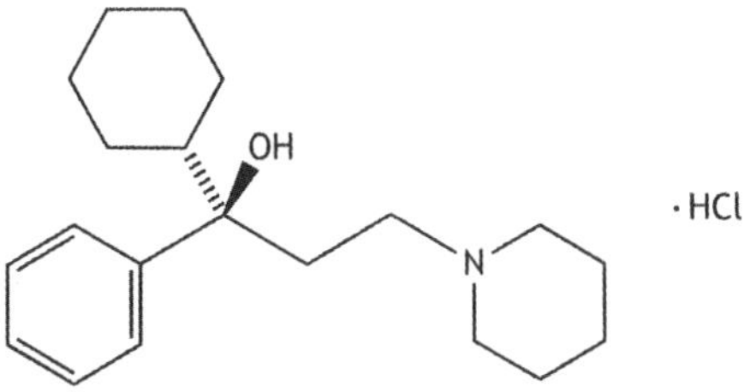

OH · HCl N

und Enantiomer (1:1)

(1) in Dimethylformamid mit Tetrabutylammoniumhydroxid-Maßlösung unter potentiometrischer Indizierung
(2) in Ethanol mit wässriger NaOH-Maßlösung unter potentiometrischer Indizierung
(3) in Wasser mit wässriger NaOH-Maßlösung gegen Methylorange

(A) nur 1 ist richtig
(B) nur 3 ist richtig
(C) nur 1 und 2 sind richtig
(D) nur 2 und 3 sind richtig
(E) 1 bis 3 = alle sind richtig

1865 Welche Aussagen zur Analyse des Arzneistoffs Trimethoprim treffen zu?

OCH_3 H_3CO H_3CO N NH_2 N NH_2

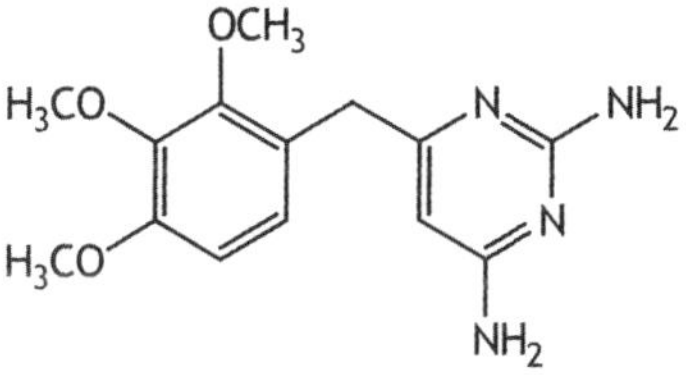

(1) Trimethoprim kann als NH-acide Verbindung in wässrigem Milieu mit NaOH-Maßlösung unter Zusatz von Silbernitrat titriert werden.
(2) Trimethoprim kann als Amidin mit Kaliumbromat-Lösung zu Hydrazin reduziert werden.
(3) Bei der Titration von Trimethoprim in Eisessig unter potentiometrischer Indikation wird 1 Äquivalent Perchlorsäure-Maßlösung verbraucht.

(A) nur 1 ist richtig
(B) nur 2 ist richtig
(C) nur 3 ist richtig
(D) nur 1 und 2 sind richtig
(E) nur 2 und 3 sind richtig

1866 Welche Aussagen zum abgebildeten Arzneistoff Trimethoprim treffen zu?

OCH_3 H_3CO H_3CO N NH_2 N NH_2

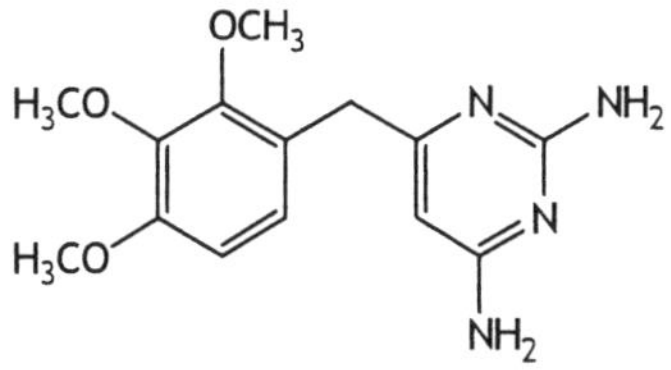

(1) Trimethoprin kann als Amidin mit Kaliumbromat-Lösung zu Hydrazin reduziert werden.
(2) Trimethoprim verbraucht bei der Titration in Eisessig 1 Äquivalent Perchlorsäure-Maßlösung.
(3) Als Amidin wird Trimethoprim im wasserfreien Milieu durch Perchlorsäure an den beiden exocyclischen Stickstoffatomen zum Dikation protoniert.
(4) Trimethoprim kann als NH-acide Verbindung im wässrigen Milieu mit Natronlauge-Maßlösung unter Zusatz von Silbernitrat titriert werden.

(A) nur 2 ist richtig
(B) nur 1 und 2 sind richtig
(C) nur 2 und 4 sind richtig
(D) nur 1, 3 und 4 sind richtig
(E) nur 2, 3 und 4 sind richtig

1867 Auf welche Weise kann Valinhydrochlorid quantitativ bestimmt werden?

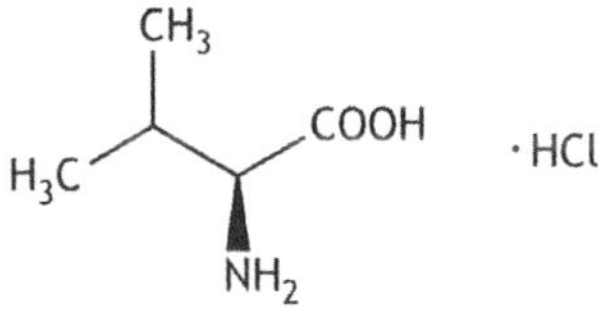

CH_3 H_3C COOH · HCl NH_2

(1) nach Auflösen in wasserfreier Ameisensäure und Zusatz von Acetanhydrid durch Titration mit Perchlorsäure-Maßlösung in Eisessig unter potentiometrischer Indikation
(2) durch Titration mit ethanolischer NaOH-Maßlösung in Ethanol unter potentiometrischer Indikation
(3) argentometrisch

(A) nur 1 ist richtig
(B) nur 2 ist richtig
(C) nur 3 ist richtig
(D) nur 1 und 2 sind richtig
(E) 1 bis 3 = alle sind richtig

1868 Welche Aussagen zur Analytik der Weinsäure treffen zu?

(1) Bei der Titration mit wässriger Natronlauge wird nur eines der beiden Protonen erfasst.
(2) Weinsäure lässt sich nur wasserfrei titrieren.
(3) Eine wässrige Weinsäure-Lösung reagiert stärker sauer als eine gleich konzentrierte Essigsäure-Lösung.
(4) Weinsäure ist ein geeigneter Chelatbildner für Cu(II)-Ionen.

(A) nur 1 ist richtig
(B) nur 1 und 4 sind richtig
(C) nur 2 und 3 sind richtig
(D) nur 3 und 4 sind richtig
(E) nur 1, 2 und 3 sind richtig

Kommentare

4 Grundlagen und allgemeine Arbeitsweisen der quantitativen pharmazeutischen Analytik

Nutzerhinweis: Die Fragen werden fortlaufend kommentiert, wobei ähnliche Fragen zusammenfassend beantwortet werden.

4.1 Größen und Einheiten

1 E 2 C 4 A

Auf den Begriff **Stoffmenge** treffen folgende Aussagen zu:

- Die Stoffmenge, abgekürzt durch das Symbol „**n**“, ist eine Basisgröße des internationalen SI-Systems (**S**ystème **i**nternational d´unités).
- Die Einheit der Stoffmenge ist das „**Mol**“, das Einheitenzeichen ist „**mol**“.
- Die Stoffmenge ist mittels einer *Teilchenzahl* definiert. **1 Mol** entspricht **6,022·10^{23}** Teilchen (Atome, Ionen, Moleküle). Diese Zahl wird auch als *Avogadro-Konstante* (N_A) bezeichnet.
- Die Stoffmenge ist keine volumenbezogene Größe. Zudem ist die Stoffmenge eine temperaturunabhängige Größe.

3 E

Die Stoffmenge (n) einer flüssigen Stoffportion kann berechnet werden aus:

- der *Masse* (m) der Stoffportion. Es gilt: Stoffmenge = Masse/Molmasse [n = m/M]
- dem *Volumen* (V) einer flüssigen Stoffportion. Es gilt: Stoffmenge = Volumen der Stoffportion/Volumen von 1 mol der Flüssigkeit [$n = V_x/V_{mol}$]
- der *Teilchenzahl* (N). Es gilt: Stoffmenge = Teilchenzahl/Avogadro-Konstante [$n = N/N_A$]
- der *Konzentration* (c). Es gilt: Stoffmenge = Konzentration · Volumen [n = c · V]

Die *Oberfläche* einer Flüssigkeit steht in *keinem* direkten Zusammenhang mit der Stoffmenge der betreffenden Flüssigkeit.

4 A

Das *Volumen* (V) einer Lösung sowie der *Nernstsche Verteilungskoeffizient* (K) sind temperaturabhängige Größen. Auch die elektrische *Spannung* (U) und die gemessene *Lichtabsorption* (A) bei konstanter Wellenlänge hängen von der Temperatur ab.

Hingegen ist die Stoffmenge (n) eines definierten Arzneistoffes von der Untersuchungstemperatur *unabhängig*.

5 A **6** C

Die **Stoffmengenkonzentration** (c) einer Lösung ist ein Maß für die Anzahl der gelösten Teilchen in einem vorgegebenen Volumen. Sie ist definiert als Quotient der Stoffmenge eines bestimmten Stoffes (n) zum Gesamtvolumen des Lösung (V) [c = n/V].

Die Stoffmengenkonzentration (c) kann auch berechnet werden als Quotient aus der Masse (m) des gelösten Stoffes und dem Produkt aus der molaren Masse (M) des Stoffes und dem Volumen (V) der Lösung:

$$c = n/V \rightarrow \mathbf{c = m/(M \cdot V)} \leftarrow n = m/M$$

7 A

Eine Blei(II)-nitrat-Lösung [$Pb(NO_3)_2$] ($c = 0{,}1\ mol \cdot L^{-1}$) enthält aufgrund der unterschiedlichen stöchiometrischen Zusammensetzung die *doppelte* Menge an Anionen im Vergleich zu einer Natriumnitrit-Lösung [$NaNO_2$] ($c = 0{,}1\ mol \cdot L^{-1}$) gleicher Konzentration.

Die Zahlenangabe der Stoffmengenkonzentration als ($c = x\ mol \cdot L^{-1}$) erfordert eine Spezifizierung der Teilchenart, auf die sich die betreffende Konzentrationsangabe bezieht.

Gleiche Stoffmengenkonzentrationen (= Molaritäten) verschiedener Teilchenarten bedeuten die gleiche Zahl von Teilchen (= Stoffmenge) im gleichen Volumen.

Die *Molarität* einer Maßlösung bzw. deren *Äquivalentkonzentration* werden in $\mathbf{mol \cdot L^{-1}}$ angegeben.

8 D

Mit der molaren Masse [$M_{(H_2O)} = 18$] enthält 1 Liter (m = 1000 g) reines *Wasser* die Stoffmengenkonzentration: c = m/M = 1000/18 = $\mathbf{55{,}6\ mol \cdot L^{-1}}$

9 A

Zur Umrechnung der *Stoffmengenkonzentration* ($c = m_{Stoff}/M_{Stoff}$) einer Lösung in den **Massengehalt** (*Massenanteil*) der betreffenden Lösung ($m_{Stoff}/m_{Lösung}$) benötigt man die *relative Molmasse* (M_{Stoff}) des gelösten Stoffes.

10 D

Unter **Massenanteil** (Massengehalt) (w) versteht man den Quotienten aus der Masse eines Stoffes i zur Gesamtmasse der Mischphase. Der Massenanteil ist eine dimensionslose Größe. [$w_i = m_i/m_{Gesamt}$]

Der dimensionslose **Volumenanteil** (φ_i) ist definiert als Wert des Quotienten aus dem anteiligen Volumen (V_i) der Komponente i und dem Gesamtvolumen (V_{Gesamt}) der Mischung. [$\varphi_i = V_i/V_{Gesamt}$]

Auch die **Volumenkonzentration** (σ_i) ist eine dimensionslose Gehaltsangabe; sie ist definiert als Quotient aus dem Volumen (V_i) der betrachteten Mischungskomponente und dem Gesamtvolumen (V) der Mischphase. [$\sigma_i = V_i/V$]

Die **Stoffmengenkonzentration** (c_i) eines Stoffes i ist definiert als Quotient der Stoffmenge (n) zum Gesamtvolumen des Lösung (V) [$c_i = n/V$]. Sie hat die Dimension $\mathbf{mol \cdot L^{-1}}$.

Die **Massenkonzentration** (β_i) eines Stoffes i berechnet sich aus dem Quotienten der Masse (m_i) des Stoffes und dem Volumen (V) der Lösung [$\beta_i = m_i/V$]. Dies führt dann zu einer Gehaltsangabe wie z.B. $\mathbf{mg \cdot L^{-1}}$.

11 E **12** C

Der **Gehalt** einer Probe kann angegeben durch:

- die *Volumenkonzentration* = Volumen einer Stoffportion pro Volumen der Mischphase
- den *Stoffmengenanteil* = Stoffmenge einer Substanz pro Gesamtstoffmenge

– den *Gewichts-* oder *Volumenanteil* in Prozent oder z.B. in ppb (parts per billion) oder in ppm (parts per million). Es wird aber vom Gebrauch dieser beiden Angaben abgeraten.

1ppb = 10^{-9} Anteile = 10^{-3} ppm
1ppm = 10^{-6} Anteile = 0,000 001

– den *Massenanteil* (*Massengehalt*) = Masse eines Stoffes pro Gesamtmasse eines Gemischs.

Die Stoffmenge pro Volumen wird als *Stoffmengenkonzentration* bezeichnet.

Die Masse pro Volumen wird als *Massenkonzentration* bezeichnet.

13 C

Der dimensionslose Massenanteil (w_{HCl}) einer Salzsäure-Maßlösung kann auch in *Prozent* (%) oder in *Promille* (‰) angeben werden. Damit sind folgende Angaben äquivalent:

$\mathbf{w_{HCl}}$ = $\text{Masse}_{HCl}/\text{Masse}_{\text{Lösung}}$ = 0,05 = 5% = 50 ‰ = 50 mg/g = 0,05 g/g

14 A

Mit 1 ppb = 10^{-9} Anteilen entsprechen 1000 ppb 10^{-6} Anteilen. Somit enthält 1 g der Substanz 10^{-6} = 1 µg an Blei. In 2 g der Substanzprobe sind daher **2 µg** an Blei enthalten.

15 A

2 mL einer Phosphat-Stammlösung werden mit 98 mL Wasser zu 100 mL (0,1 kg) Referenzlösung verdünnt (Verdünnungsfaktor: 0,02). Die Konzentration der Stammlösung an Phosphat beträgt 5 ppm. Dies entspricht 5 mg/kg und nach der Verdünnung 0,1 mg/kg. Folglich sind in **100 mL** der Referenzlösung insgesamt **0,01 mg** Phosphat enthalten.

16 C 17 D 18 E

Bei einem Zink(II)-Gehalt von 0,5% enthalten 100 mg Zink-Insulin 0,5 mg ($5 \cdot 10^{-4}$ g) an Zn(II)-Ionen. Der Arbeitsbereich der Bestimmungsmethode beträgt 50 µg/mL ($5 \cdot 10^{-5}$ g/mL). Somit sollten 100 mg einer Probe in einem Volumen von **10 mL** gelöst werden.

Bei einem Zink(II)-Gehalt von 0,5% enthalten 50 mg Zink-Insulin 0,25 mg ($2{,}5 \cdot 10^{-4}$ g) an Zn(II)-Ionen. Der Arbeitsbereich der Bestimmungsmethode beträgt 25 µg/mL ($2{,}5 \cdot 10^{-5}$ g/mL). Somit sollten 50 mg einer Probe in einem Volumen von **10 mL** gelöst werden.

Bei einem Zink(II)-Gehalt von 0,5% enthalten 50 mg Zink-Insulin 0,25 mg ($2{,}5 \cdot 10^{-4}$ g) an Zn(II)-Ionen. Der Arbeitsbereich der Bestimmungsmethode beträgt 10 µg/mL (10^{-5} g/mL). Somit sollten 50 mg einer Probe in einem Volumen von **25 mL** gelöst werden.

19 D

Die Berechnung erfolgt mithilfe des **Mischungskreuzes**, das eine praktische Anwendung der Erhaltung der Stoffmenge darstellt:
Gegeben: (a) Lösung 1 (c_1 = 0,1 g/mL) → (b-x) = (0,5-0,2) = **3** Anteile von Lösung 1
Gegeben: (b) Lösung 2 (c_2 = 0,5 g/mL) → (x-a) = (0,2-0,1) = **1** Anteil von Lösung 2
Gesucht: (x) Lösung (c = 0,2 g/mL)

Zur Herstellung von **100 mL** einer Schwefelsäure-Lösung der Konzentration (c = 0,2 g/mL) werden daher **75 mL** der Lösung mit c_1 und **25 mL** der Lösung c_2 miteinander gemischt.

20 A 21 E

Auf **Maßlösungen** des Arzneibuches treffen folgende Aussagen zu:
- Das *Europäische Arzneibuch* gibt die Konzentration von Maßlösungen als *Stoffmengenkonzentration* an (**c = mol·L^{-1}**). Bei einigen Maßlösungen wird die *Äquivalentstoffmengenkonzentration* angegeben.
- Die *Wiederholpräzision* (relative Wiederholstandardabweichung) von Maßlösungen darf nach Arzneibuch höchstens **0,2%** betragen.

Bei der Herstellung von Maßlösungen muss die eingewogene Menge *nicht* exakt der Molmasse eines Stoffes entsprechen. Auch aus flüchtigen Stoffen wie Iod können Maßlösungen hergestellt werden. In beiden Fällen ist der Gehalt durch die Einstellung der Maßlösung unmittelbar vor Gebrauch zu ermitteln.

Auch bei elektrochemischer Endpunktsanzeige volumetrischer Bestimmungen muss zuvor der *Faktor* (*f*) der verwendeten Maßlösung bestimmt werden.

22 A

Eine Natriumhydroxid-Maßlösung (M_r = 40 g/mol; c = 0,1 mol/L) enthält bei einem Faktor (Titer) von f = 0,95 in 100 mL Maßlösung insgesamt **0,38 g** NaOH [0,1 · 40 · 0,95/10].

23 B 24 D

20 mL einer HCl-Maßlösung (c = 0,1 mol·L^{-1}; f_{HCl} = 0,98) entsprechen 9,8 mL einer HCl-Maßlösung (c = 0,2 mol·L^{-1}; f_{HCl} = 1,00). Wenn diese Lösung mit 9,8 mL einer NaOH-Maßlösung (c = 0,2 mol·L^{-1}; f_{NaOH} = ?) eingestellt wurde, dann muss die NaOH-Maßlösung einen Faktor (Titer) von **f_{NaOH} = 1,00** besitzen.

20 mL einer HCl-Maßlösung (c = 0,1 mol·L^{-1}; f_{HCl} = 1,000) entsprechen 10 mL einer HCl-Maßlösung (c = 0,2 mol·L^{-1}; f_{HCl} = 1,00). Wenn die gesamte HCl-Lösung zur Einstellung von 9,8 mL einer NaOH-Maßlösung (c = 0,2 mol·L^{-1}; f_{NaOH} = ?) verbraucht wird, musste die NaOH-Maßlösung einen Faktor (Titer) von **f_{NaOH} = 1,020** besitzen. [10 : 9,8]

25 C

1 Liter einer Kaliumpermanganat-Lösung (M_r = 158,03; c = 0,1 mol/L) enthält bei einem Faktor (Titer) von f_{KMnO4} = 0,95 insgesamt **15,01 g** $KMnO_4$ [158,01 · 0,1 · 0,95].

26 B

Aufgrund der Reaktionsgleichung

$$5\ H_2C_2O_4 + 2\ MnO_4^- + 6\ H_3O^+ \rightarrow 10\ CO_2 + 2\ Mn^{2+} + 14\ H_2O$$

entsprechen **5** Äquivalente einer Oxalsäure-Maßlösung (c = 0,5 mol/L, f_{H2C2O4} = ?) **2** Äquivalenten einer Kaliumpermanganat-Maßlösung (c = 0,2 mol/L; f_{KMnO4} = 0,90). Dieses Verhältnis ist in den Konzentrationen beider Maßlösungen berücksichtigt. Wenn somit 25 mL der $KMnO_4$-Maßlösung exakt 25 mL der Oxalsäure-Maßlösung verbrauchen, muss diese ebenfalls den Faktor (Titer) von **f_{H2C2O4} = 0,90** besitzen.

27 C 28 A

Aufgrund der Reaktionsgleichung

$$I_2 + 2\ S_2O_3^{2-} + 2\ H_3O^+ \rightarrow 2\ HI + 2\ H_2O + S_4O_6^{2-}$$

entsprechen 1 mol Iod (I_2) [= 2 Äquivalente I; A_I = 126,9] 2 mol Thiosulfat ($S_2O_3^{2-}$). In 10 mL einer Thiosulfat-Maßlösung (c = 0,1 mol/L) sind 0,001 mol Thiosulfat enthalten. Dieser Stoffmenge sind

0,1269 g Iod (I) äquivalent. Wenn bei der Titerbestimmung insgesamt 0,2538 g Iod (I) verbraucht wurden, so hatte die Thiosulfat-Maßlösung einen Faktor (Titer) von **f = 2,000**.

Wenn zur Faktorbestimmung von 40 mL (4-fache Menge) einer Thiosulfat-Maßlösung (c = 0,1 mol/L) mit 0,2538 g Iod (I) die gleiche Menge verbraucht wird, so hatte die Natriumthiosulfat-Maßlösung einen Faktor (Titer) von **f = 0,500**.

29 D

1 Liter einer Silbernitrat-Maßlösung ($c = 0{,}1\ mol \cdot L^{-1}$) [$M_r = 169{,}87$ g/mol] mit einem Faktor von f = 0,92 enthält **15,63 g** $AgNO_3$ [169,87 · 0,1 · 0,92].

30 A

20 mL einer Natriumchlorid-Maßlösung ($c = 0{,}1\ mol \cdot L^{-1}$) werden gegen eine Vorlage von 20 mL einer Silbernitrat-Maßlösung ($c = 0{,}1\ mol \cdot L^{-1}$) eingestellt. Die $AgNO_3$-Lösung besitzt einen Faktor von f = 0,95. Aufgrund der Äquivalenzbeziehung [1 NaCl + 1 $AgNO_3$ = 1 AgCl + 1 $NaNO_3$] gilt: 20 · 0,1 · f = 20 · 0,1 · 0,95 → **f = 0,95**

31 C

Entsprechend der Formelgleichung des Reduktionsvorganges

$$Cr_2O_7^{2-} + 6\ e^- + 14\ H_3O^+ \rightarrow 2\ Cr^{3+} + 21\ H_2O \text{ (Äquivalentzahl } z = \mathbf{6})$$

besitzt *Kaliumdichromat* ($K_2Cr_2O_7$) [$M_r = 294{,}2$ g/mol] bei Reaktionen in saurer Lösung eine **Äquivalentmasse** von: $m^{eq} = 294{,}2/6 \approx$ **49 g/mol**

32 E

Aufgrund der Redoxgleichungen

$$1\ BrO_3^- + 5\ Br^- + 6\ H_3O^+ \rightarrow 3\ Br_2 + 9\ H_2O$$
$$3\ Br_2 + 6\ e^- \rightarrow 6\ Br^- \text{ [Äquivalentzahl } z = 6]$$

besitzt 1 **mL** einer Kaliumbromat-Maßlösung ($KBrO_3$), die 0,5 **mmol** Brom (Br_2) äquivalent ist, in saurer Lösung eine **äquivalente Stoffmengenkonzentration** von **c(1/6 $KBrO_3$)**.

33 C

Die **äquivalente Stoffmengenkonzentration** (c^{eq}), auch *Äquivalentkonzentration* genannt, berechnet sich aus der Stoffmengenkonzentration (c) nach:

$$\mathbf{c^{eq} = c \cdot z\ (mol \cdot L^{-1})}$$

Die Zahl z heißt *Äquivalentzahl* und entspricht bei Redoxvorgängen der Zahl der pro Mol Substanz aufgenommenen oder abgegebenen Elektronen (e^-).

Gemäß der Redoxgleichungen

$$Cr_2O_7^{2-} + 14\ H_3O^+ + \mathbf{6}\ e^- \rightarrow 2\ Cr^{3+} + 21\ H_2O\ (z = 6)$$
$$MnO_4^- + 8\ H_3O^+ + \mathbf{5}\ e^- \rightarrow Mn^{2+} + 12\ H_2O\ (z = 5)$$
$$BrO_3^- + 5\ Br^- + 6\ H_3O^+ \rightarrow 9\ H_2O + (3\ Br_2) + \mathbf{6}\ e^- \rightarrow 6\ Br^-\ (z = 6)$$
$$Ce^{4+} + \mathbf{1}\ e^- \rightarrow Ce^{3+}\ (z = 1)$$
$$AsO_3^{3-} + 3\ H_2O \rightarrow AsO_4^{3-} + 2\ H_3O^+ + \mathbf{2}\ e^-\ (z = 2)$$

besitzen folgende Maßlösungen eine äquivalente Stoffmengenkonzentration $\mathbf{c^{eq} = 0{,}1\ mol \cdot L^{-1}}$:

- 1/60 = 0,06 $mol \cdot L^{-1}$ Kaliumdichromat [$K_2Cr_2O_7$]
- 0,05 $mol \cdot L^{-1}$ Natriumarsenit [Na_3AsO_3]
- 1/60 = 0,06 $mol \cdot L^{-1}$ Kaliumbromat [$KBrO_3$)
- 0,02 $mol \cdot L^{-1}$ Kaliumpermanganat [$KMnO_4$]
- 0,1 $mol \cdot L^{-1}$ Ammoniumcer(IV)-sulfat [$(NH_4)_4Ce(SO_4)_4$]

34 C

Die *Äquivalentzahl* **z** entspricht bei Säure-Base-Reaktionen der Zahl der aufgenommenen oder abgegebenen Protonen (H^+) bzw. bei Redoxvorgängen der Zahl der übertragenen Elektronen (e^-) *pro Mol* Substanz.

Aufgrund der Reaktionsgleichungen

$$H_2SO_4 + 2\,H_2O \rightarrow SO_4^{2-} + \mathbf{2}\,H_3O^+ \ (z = 2)$$
$$\mathbf{2}\,S_2O_3^{2-} \rightarrow S_4O_6^{2-} + \mathbf{2}\,e^- \ (z = 1)$$
$$I_2 + \mathbf{2}\,e^- \rightarrow 2\,I^- \ (z = 2)$$
$$AgNO_3 \rightarrow \mathbf{1}\,Ag^+ + NO_3^- \ (z = 1)$$
$$Cr_2O_7^{2-} + 14\,H_3O^+ + \mathbf{6}\,e^- \rightarrow 2\,Cr^{3+} + 21\,H_2O \ (z = 6)$$

besitzen folgende Maßlösungen eine äquivalente Stoffmengenkonzentration $\mathbf{c^{eq} = 0{,}1\ mol{\cdot}L^{1}}$:
- 0,05 mol·L^{-1} Schwefelsäure (H_2SO_4)
- 0,1 mol·L^{-1} Natriumthiosulfat ($Na_2S_2O_3$)
- 0,05 mol·L^{-1} Iod (I_2)
- 0,1 mol·L^{-1} Silbernitrat ($AgNO_3$)
- 1/60 = 0,06 mol·L^{-1} Kaliumdichromat ($K_2Cr_2O_7$)

35 C

Bei der Titration von *Natriumtetraborat* (*Borax*) [$Na_2B_4O_7 \cdot 10\,H_2O$] mit einer HCl-Maßlösung gegen Methylrot oder nach Zusatz von Mannitol mit Natriumhydroxid-Maßlösung gegen Phenolphthalein werden nur **2** Äquivalente Säure bzw. Lauge verbraucht, da von 4 Borsäure-Molekülen bereits zwei im Borax neutralisiert sind.

Bei der Titration von *Natriumthiosulfat* ($Na_2S_2O_3$) mit Iod (I_2) gegen Stärke als Indikator wird **1** Äquivalent Iod (I) pro Thiosulfat-Ion verbraucht:

$$2\,S_2O_3^{2-} + I_2 \rightarrow S_4O_6^{2-} + 2\,I^-$$

Für die Titration von *Natriumcarbonat* (Na_2CO_3) mit einer Salzsäure-Maßlösung gegen Methylorange als Indikator werden 2 Äquivalente Säure benötigt.

$$CO_3^{2-} + 2\,H_3O^+ + 2\,Cl^- \rightarrow CO_2\!\rightarrow + 3\,H_2O + 2\,Cl^-$$

Bei der Titration von *Dinatriumoxalat* (NaOOC-COONa) mit einer Kaliumpermanganat-Maßlösung im sauren Milieu werden 10 Elektronen von 5 Oxalat-Molekülen abgegeben. Dies entspricht 2 Elektronen pro Oxalat-Molekül.

$$2\,MnO_4^- + 5\,{}^-OOC\text{-}COO^- + 16\,H_3O^+ \rightarrow 2\,Mn^{2+} + 10\,CO_2\uparrow + 24\,H_2O$$

4.2 Stöchiometrische Grundlagen quantitativer Analysen

4.3 Chemisches Gleichgewicht, Aktivität

36 D

Eine Substanz zerfällt gemäß der Gleichung ($AB \rightleftharpoons A + B$). Dabei entstehen gleiche Stoffmengen von A *und* B. Wird nun die Ausgangskonzentration (in 2 [AB]) verdoppelt, so erhöht sich die Gleichgewichtskonzentration von **[A]** um den Faktor $\sqrt{2}$.

Berechnung:

$$K = [A]{\cdot}[B]/[AB] =)\ [A]^2/[AB] \Rightarrow [A] = \sqrt{K \cdot [AB]}$$
$$K = [A]{\cdot}[B]/2\,[AB] = [A]^2/2\,[AB] \Rightarrow [A] = \sqrt{2} \cdot \sqrt{K \cdot [AB]}$$

37 B

Zwei Stoffe A und B reagieren miteinander zur Verbindung AB [$A + B \rightleftharpoons AB$]. Die Aktivitätskoeffizienten seien gleich 1 und die Gleichgewichtskonstante hat den Zahlenwert $K = 10^{-4}$. Wenn die Gleichgewichtskonzentration $[AB] = 10^{-6}\ mol{\cdot}L^{-1}$ ist, beträgt – unter Berücksichtigung, dass A und B im Verhältnis 1:1 miteinander reagieren – die Gleichgewichtskonzentration von $[A] = \mathbf{0{,}1}\ (10^{-1})\ \mathbf{mol{\cdot}L^{1}}$.

Berechnung: $K = [AB]/([A].[B]) = [AB]/[A]2 \Rightarrow 10^{-4} = 10^{-6}/[A]^2 \Rightarrow$
$[A] = \sqrt{10^{-6}/10^{-4}} = \sqrt{10^{-2}} = 10^{-1}\ mol/L$

38 B

Eine Substanz zerfällt gemäß der Gleichung ($AB \rightleftharpoons A + B$); die Stoffmengen von A und B sind gleich. Die Gleichgewichtskonstante hat den Zahlenwert $K = 10^{-6}\ mol{\cdot}L^{1}$ und mit der Gleichgewichtskonzentration $[AB] = 10^{-2}\ mol{\cdot}L^{1}$ ergibt sich im Gleichgewichtszustand die Konzentration von A zu: $\mathbf{[A] = 10^{-4}\ mol{\cdot}L^{-1}}$

Berechnung: $K = ([A]{\cdot}[B])/[AB] = [A]^2/[AB] \Rightarrow [A]^2 = [AB]{\cdot}K$
$[A] = \sqrt{10^{-2}.10^{-6}} = \sqrt{10^{-8}} = 10^{-4}\ mol/L$

39 D **40** A

Über **Aktivitätskoeffizienten** (f) lassen sich folgende Aussagen machen:

- Die Aktivitätskoeffizienten sind in konzentrierten Lösungen *Korrekturgrößen*, die den Einfluss von Wechselwirkungen zwischen den Teilchen eines chemischen Systems berücksichtigen.
- Die Aktivität (a) eines Stoffes ergibt sich, wenn dessen Stoffmengenkonzentration (c) mit dem betreffenden Aktivitätskoeffizienten (f) multipliziert wird, zu: $\mathbf{a = f \cdot c}$
- In *Elektrolytlösungen* hängen die Aktivitätskoeffizienten vom verwendeten *Lösungsmittel* und der *Ionenstärke* (I) der Lösung ab.
- Nach Debye-Hückel gilt für die Ionenart (i): $\mathbf{\log f_i = 0{,}509 \cdot (n_i)^2 \cdot \sqrt{I}}$, worin n die Ladung des Ions und I die Ionenstärke der Lösung bedeuten. Aus dieser Gleichung wird ersichtlich, dass die Aktivitätskoeffizienten für zweiwertige Ionen *nicht* halb so groß sind wie für einwertige Ionen.
- Die Aktivitätskoeffizienten liegen in der Regel im Bereich $\mathbf{0 \leq f \leq 1}$. In sehr verdünnten Lösungen wird $f = 1$ und die Aktivität eines Stoffes entspricht seiner Stoffmengenkonzentration.

41 E **42** C

Über die **Ionenstärke** einer Elektrolytlösung lassen sich folgende Aussagen machen:

- Die Ionenstärke einer Lösung hängt von der *Konzentration* (c) ***aller*** *Ionen* (Anionen wie Kationen) in der Lösung *und* deren *Ladung* (n) ab. Es gilt: $\mathbf{I = \frac{1}{2} \sum (n)^2 \cdot c}$
- Da in die Bestimmungsgleichung $(n)^2$ eingeht, kann die Ionenstärke einer Lösung mit zweiwertigen Ionen *nicht* doppelt so groß sein wie die einer gleich konzentrierten Lösung mit einwertigen Ionen.

$$MgSO_4\ (c = 0{,}1\ mol/L) = Mg^{2+} + SO_4^{2-}: I = \tfrac{1}{2}\,[2^2{\cdot}0{,}1(Mg^{2+}) + 2^2{\cdot}0{,}1(SO_4^{2-})] = 0{,}4$$
$$M\text{-}NaCl\ (c = 0{,}1\ mol/L) = Na^{+} + Cl^{-}: I = \tfrac{1}{2}\,[1^2{\cdot}0{,}1(Na^{+}) + 1^2{\cdot}0{,}1(Cl^{-})] = 0{,}1$$

- Jedoch besitzen gleichkonzentrierte Lösungen von Natriumchlorid (NaCl) und Kaliumnitrat (KNO_3) die gleiche Ionenstärke.
- Die Ionenstärke einer Lösung beeinflusst die *elektrolytische Dissoziation schwacher Elektrolyte* (Säuren, Basen). Man nutzt dies zum Beispiel bei der alkalimetrischen Gehaltsbestimmung von Phosphorsäure durch den Zusatz eines *Neutralsalzes* wie NaCl oder KCl.
- In verdünnten Lösungen eines starken Elektrolyten wie KCl bestimmt die Ionenstärke weitgehend den mittleren *Aktivitätskoeffizienten.*

43 D

Gemäß der Gleichung **I = ½ ∑ (n)² · c** berechnen sich die **Ionenstärken** *gleichkonzentrierter* Salzlösungen (c = 0,02 mol·L[1]) wie folgt:

- NaCl = $Na^+ + Cl^-$: I = ½ (1^2·0,02 + 1^2·0,02) = 0,02
- LiBr = $Li^+ + Br^-$: I = ½ (1^2·0,02 + 1^2·0,02) = 0,02
- $NaHCO_3 = Na^+ + HCO_3^-$: I = ½ (1^2·0,02 + 1^2·0,02) = 0,02
- $\mathbf{K_2HPO_4}$ = $K^+ + K^+ + HPO_4^{2-}$: I = ½ (1^2·0,02 + 1^2·0,02 + 2^2·0,02) = **0,06**
- $HClO_4 = H^+ + ClO_4^-$: I = ½ (1^2·0,02 + 1^2·0,02) = 0,02

44 C **45** D

■ Je *100 mL* der wässrigen Lösung eines Stoffes (X) mit dem Verteilungskoeffizienten **K = 3** [*n*-Octanol/Wasser = 3 : 1] wird einmal mit 300 mL *n*-Octanol (Versuch A) und dreimal mit je 100 mL (Versuch B) *n*-Octanol ausgeschüttelt. [Die in die *n*-Octanol-Phase übergetretenen Stoffmengen sind *kursiv* geschrieben.]

Versuch A: Schüttelt man die wässrige Lösung mit der dreifachen Menge (300 mL) *n*-Octanol aus, so geht die dreifache Menge an X in die *n*-Octanol-Phase über, also insgesamt ***90%***.

Versuch B: Schüttelt man die wässrige Phase mit dem gleichen Volumen (100 mL) *n*-Octanol aus, so befinden sich danach bei einem Verteilungskoeffizienten von K = 3 ***75%*** des Stoffes X in der organischen und 25% in der wässrigen Phase. Nach der zweiten Extraktion der verbliebenen 25% ergibt sich eine Produktverteilung [*n*-Octanol : Wasser = *18,75* : 6,25] und nach der dritten Extraktion [4,96 : 1,46]. Daher befinden sich nach den drei Extraktionen rund ***98,4 %*** [*75,00* + *18,75* + *4,69* = *98,45*] in der vereinigten *n*-Octanol-Phase.

4.4 Statistische Auswertung von Analysendaten

46 E

Bei der **Auswahl eines Analysenverfahrens** sind einige Parameter zu berücksichtigen, wobei an dieser Stelle nicht alle Parameter aufgelistet werden können:

- *Probenmatrix*: Unter einer Matrix fasst man die Summe aller Begleitstoffe zusammen (Verunreinigungen, Zersetzungsprodukte; in Arzneimitteln zählen dazu auch die Hilfsstoffe). Die Matrix beeinflusst die *Selektivität* bzw. *Spezifität* eines Verfahrens, d.h. die Richtigkeit eines Verfahrens in Gegenwart anderer Stoffe.
- *Bestimmungsbereich des Verfahrens*: Darunter versteht man den Bereich, in dem der Messwert der Stoffmenge proportional ist. Dabei ist die *Bestimmungsgrenze* definiert als die kleinste Menge oder den kleinsten Gehalt eines Analyten, der noch mit einer festgelegten *Präzision* richtig bestimmt werden kann.
- *Art des Analyten*: Beispielsweise muss man den Aggregatzustand des Analyten (gasförmig, flüssig, fest) bei der Auswahl der Methode berücksichtigen. Weiterhin spielen funktionelle Gruppen eine Rolle, ob sie die Möglichkeit zur Derivatisierung zulassen bzw. ein bestimmtes Verfahren überhaupt dafür geeignet ist. Zum Beispiel wird man für ein Molekül nur dann ein photometrisches Verfahren wählen, wenn dessen elektronische Eigenschaften dies ermöglichen.
- *Konzentration des Analyten* in einer Probe: Beispielsweise sind zur *Spurenanalytik* oft andere Methoden heranzuziehen als bei der Prüfung einer Reinsubstanz.
- *Empfindlichkeit* des *Verfahrens*: Die Empfindlichkeit einer Methode beschreibt, wie stark ein Messergebnis auf Konzentrationsänderungen anspricht. Bei einem empfindlichen Verfahren haben kleine Konzentrationsänderungen große Änderungen des Messwertes zur Folge.
- *Robustheit eines Verfahrens*: Hierunter versteht man, inwieweit eine Analysenmethode trotz Änderungen von Parametern noch korrekte Ergebnisse liefert.

47 D 48 A

■ Als *selektiv* bezeichnet man eine Analysenmethode, wenn verschiedene, nebeneinander zu bestimmende Komponenten ohne gegenseitige Störung erfasst werden können. *Selektivität* ist Grundvoraussetzung für die *Richtigkeit* der Methode. Unzureichende Selektivität führt zu *systematischen* Fehlern. Auch *zufällige Fehler*, zum Beispiel bei der Probenahme, beeinflussen das Messergebnis.
■ Die *Richtigkeit* einer Messung ist abhängig von der Abweichung des Mittelwertes vom wahren Wert, wohingegen die *Reproduzierbarkeit* (Präzision) des Messergebnisses umso besser wird, je geringer die Streuung um den Mittelwert ist. Richtigkeit und Reproduzierbarkeit eines Messergebnisses hängen also *nicht* ursächlich miteinander zusammen.
■ Die *Nachweisgrenze* gibt die niedrigste Menge eines Stoffes an, die *qualitativ* noch erfasst werden kann. Sie ist niedriger als die *Bestimmungsgrenze* einer Methode, welche die niedrigste Stoffmenge kennzeichnet, die unter den gegebenen Analysenbedingungen noch mit hinreichender *Richtigkeit* (*Präzision*) erfasst werden kann
■ Die *Empfindlichkeit* einer Analysenmethode beschreibt, wie stark ein Messergebnis auf Konzentrationsänderungen anspricht. Daher beeinflusst die Empfindlichkeit auch die Präzision einer Methode.
■ Die *Robustheit* charakterisiert die Störanfälligkeit einer Methode durch äußere Einflüsse. Sie kann deshalb in einem Ringversuch ermittelt werden.

49 D

■ Die *relative Unsicherheit* ist definiert als Quotient aus absoluter Unsicherheit und Messwert. Dabei versteht man unter *absoluter Unsicherheit* die mögliche Abweichung in der *letzten* Stelle des Messwertes.

50 E 51 E

■ Stellen einer Zahl werden **signifikante Stellen** genannt, wenn sie aussagekräftig sind. Dabei müssen möglich Abweichungen dieser Zahl innerhalb der Grenzen der Abweichung der letzten Stelle liegen. Führende Nullen sind nicht aussagekräftig. Eine nicht signifikante Null kann weggelassen werden. Ob endende Nullen signifikant sind, muss hinterfragt werden. Durch das Schreiben der Null wird sie als signifikant gekennzeichnet. Im Allgemeinen wird die letzte Ziffer als gerundet angenommen.
■ Daraus folgt: Die Ziffer **1005** besitzt *vier* signifikante Stellen und der Zahlenwert **3,0** hat *zwei* signifikante Stellen. Der Messwert **0,02** hat *eine* und der Zahlenwert **0,0200** hat *drei* signifikante Stellen. Die Zahl **1,020** · $\mathbf{10^4}$ besitzt vier signifikante Stellen.

52 D

■ Bei der Bildung der Summe von Dezimalzahlen (*Addition von Dezimalzahlen*) dürfen im Ergebnis nur so viele Stellen auftreten, wie der *Einzelwert mit der kleinsten Zahl* von Dezimalstellen besitzt. Dabei kann sowohl der Einzelwert als auch der Summenwert auf- bzw. abgerundet werden.

- 42,5+ 9,19 + 0,439 = (52,109) = **52,1**
- oder - 42,5 + 9,2 + 0,4 = **52,1**

53 C 54 B 55 C 56 D

■ Das Ergebnis einer Multiplikation oder Division von Zahlenwerten bekommt genauso viele signifikante Stellen wie die Zahl mit den wenigsten bekannten Stellen.

- 0,0**130** x **1,71** x 9,12335 = 0,202814 = **0,203**
- 0,0130 x **1,7** x 9,12345 = 0,201628 = **0,20**
- 0,0**130** x **1,70** x 9,12345 = 0,201628 = **0,202**
- 0,0120 x **1,6** x 8,49026 = 0,163012 = **0,16**

Kommentare

57 D

Die *Häufigkeitsverteilung* von Messwerten, die keinen systematischen Fehler aufweisen, können mithilfe einer **Normalverteilung** (Gauß-Kurve) beschrieben werden. Diese Kurve besitzt eine Glockenform.

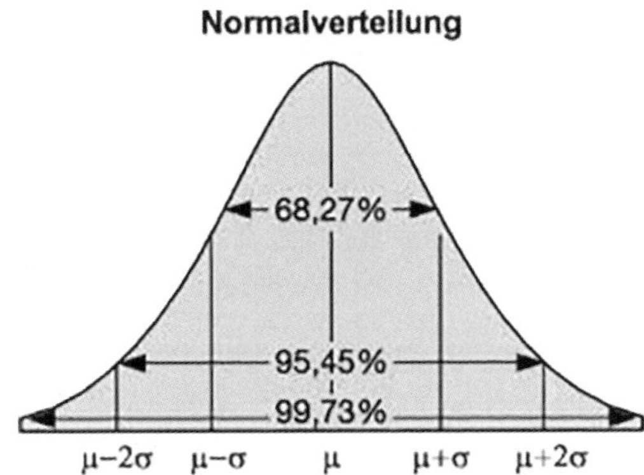

Die Standardabweichung (σ) [in der Literatur auch mit dem Symbol s abgekürzt] bestimmt die Breite der Glockenkurve. Kleine Standardabweichungen ergeben eine hohe, schlanke Kurve, große Standardabweichungen führen zu einer breiten, flachen Kurve. Somit ist die Standardabweichung ein Maß für die Messwertstreuung.

Das Kurvenmaximum gibt den *Mittelwert* an, der bei Vernachlässigung systematischer Fehler dem wahren Wert (μ) entspricht.

Bezüglich der Gestalt der Normalverteilungskurve ist weiterhin auszuführen:

- Im Intervall $\mu \pm \sigma$ finden sich 68,27% aller Messwerte.
- Im Intervall $\mu \pm 2\sigma$ finden sich 95,45% aller Messwerte.
- Im Intervall $\mu \pm 3\sigma$ finden sich 99,73% aller Messwerte.

58 B

Die Angabe eines *arithmetischen Mittelwertes* setzt eine symmetrische Häufigkeitsverteilung voraus, die zu einer Gaußschen Glockenkurve führt. Bei streuenden, *nicht* normalverteilten Messwerten ist die beste Auswertungsmöglichkeit die Angabe des **Medians** und der **Spannweite**. Der Median ist robust gegenüber Ausreißern.

Zur *Ermittlung* des *Medians* ordnet man die Messwerte in einer Reihe nach steigender Größe. Bei einer ungeraden Anzahl von Messwerten ist der mittlere Zahlenwert der Median. Bei einer geraden Zahl von Messwerten ergibt sich der Median als Mittelwert der beiden mittleren Zahlenwerte. Beispielsweise entspricht bei 9 Messwerten der 5. Zahlenwert dem Median, bei 8 Messwerten ist der Median der Mittelwert aus dem 4. und 5. Zahlenwert.

Als *Spannweite* bezeichnet man die Differenz zwischen dem größten und dem kleinsten Zahlenwert ($x_{max} - x_{min}$).

59 B **60** B **61** A **62** B **63** D

Die **Standardabweichung** (abgekürzt mit den Symbolen **s** oder **σ**) ist ein Maß für die *Streuung der Messwerte* (um den Mittelwert) und ist definiert als *Quadratwurzel* aus der *Varianz* [n = Anzahl der Messwerte, x = Messwert, $\overline{x}$ = Mittelwert]…

Standardabweichung: $$s = \sqrt{\frac{1}{n-1} \cdot \sum_{i=1}^{n} (x_i - \overline{x})^2}$$

Für die Messwertreihe 1,00/1,01/1,00/1,01/0,98/1,00/1/00 berechnet sich
- der Mittelwert zu: $\bar{x}$ = 1,00 + 1,01 + 1,00 + 1,01 + 0,98 + 1,00 + 1,00 = 7,00/7 = **1,00**
- die Standardabweichung zu:

$$s = \sqrt{1/6\,[(1{,}00-1{,}00)^2 + (1{,}01-1{,}00)^2 + (1{,}00-1{,}00)^2 + (1{,}01-1{,}00)^2 + (0{,}98-1{,}00)^2 + (1{,}00-1{,}00)^2 + (1{,}00-1{,}00)^2]}$$

$$= \sqrt{1/6\,[(0{,}01)^2 + (0{,}01)^2 + (0{,}02)^2]} = \sqrt{1/6\,(0{,}0001 + 0{,}0001 + 0{,}0004)} = \sqrt{1/6 \,.\, 0{,}0006} = \sqrt{1.10^{-4}}$$

$$= \mathbf{1 \cdot 10^{-2}}$$

Die Standardabweichung wird als Betrag (ohne Vorzeichen!) angegeben. Sie hat die gleiche Einheit (Dimension) wie das Analysenergebnis.

64 C

Der **t-Test** dient der Abschätzung *systematischer Fehler*. Im sogenannten *einfachen* t-Test prüft man anhand des Mittelwertes einer Stichprobe, ob der Mittelwert signifikant von einem vorgegebenen Sollwert abweicht. Im sogenannten *doppelten* t-Test prüft man anhand der Mittelwerte zweier unabhängiger Stichproben, ob die Mittelwerte einander gleich sind. Voraussetzung für den t-Test ist die Durchführung eines F-Testes (siehe Frage Nr. **65**).

65 C

Die *Standardabweichung* (s) bzw. deren Quadrat, die *Varianz* (s^2), kann auch als vergleichendes Maß für die Präzision zweier unterschiedlicher Analysenverfahren herangezogen werden (**F-Test**). Für den dabei ermittelten F-Wert gilt: $\mathbf{F = s_1^2/s_2^2}$, worin s_1^2 und s_2^2 die Varianzen zweier unabhängiger Stichproben bedeuten. Die Prüfgröße F sollte größer 1 sein, so dass die größere Stichprobenvarianz stets im Zähler steht ($s_1^2 > s_2^2$). Ist der Prüfquotient (F) größer als der theoretisch abgeleitete Tabellenwert, so besteht zwischen beiden Standardabweichungen ein signifikanter Unterschied und es ist nicht zulässig beide Stichproben zu einer Grundgesamteinheit zusammenzufassen.

4.5 Validierung von Verfahren

66 E

Ringversuche dienen dazu sicherzustellen, dass ein Labor mit seinen Analysen korrekte und präzise Ergebnisse liefert. Dabei wird eine **identische Probe** (Untersuchungsobjekt) an mehrere Labore versendet. Somit variieren bei einem Ringversuch das Analysenlabor, der Tag der Analyse und verschiedene Bearbeiter der Analyse können unterschiedliche Geräte benutzen.

67 E

Folgende *Arbeitsschritte* gehören zu einem *Analysenverfahren*: Probenahme - Probenvorbereitung (z.B. Derivatisierung, Lösen, usw.) - Messmethode und Messung - Aufzeichnung der Messdaten - Auswertung der Messdaten - Interpretation der Messdaten - Angabe des Ergebnisses und der Fehlerbreite

68 E 69 E 70 A

Wichtige analytische **Grundbegriffe** sind wie folgt definiert:
- **Richtigkeit**: *Übereinstimmung des Analysenergebnisses mit dem wahren Wert.* Beispielsweise korreliert die Abweichung des Mittelwertes aus vielen Messungen vom „wahren" Wert mit der **Richtigkeit** der Methode und hat ihre Ursache in *systematischen Fehlern.*
- **Präzision**: *Übereinstimmung von Messwerten bei Mehrfachbestimmungen.*

Die **Präzision** eines analytischen Verfahrens ist ein Maß für die Reproduzierbarkeit der Analysenergebnisse bei wiederholter Durchführung des Verfahrens.

- **Selektivität**: *Unabhängigkeit des Analysenergebnisses von der Anwesenheit von Begleitstoffen*, z. B. pharmazeutischen Hilfsstoffen.
- Die **Empfindlichkeit** eines Analysenverfahrens beschreibt, wie stark ein Messwert auf Konzentrationsänderungen anspricht. Zum Beispiel ist eine Methode umso empfindlicher, je größer die Zunahme des Messwertes bei minimaler Zunahme der Konzentration des zu bestimmenden Stoffes ist. Beispielsweise korreliert die Empfindlichkeit mit der *Steigung der Kalibrierfunktion*. Je steiler die Kalibrierkurve verläuft, desto empfindlicher ist die Methode.
- **Bestimmungsgrenze**: Kleinste Substanzmenge oder kleinste Stoffmengenkonzentration einer Substanz, die noch mit der erforderlichen *Präzision* quantifiziert werden kann.

71 E   72 D

Die **Robustheit**, welche die Störanfälligkeit und Belastbarkeit einer Analysenmethode gegenüber äußeren Parametern berücksichtigt, kann zahlenmäßig *nicht* erfasst aber mittels eines *Ringversuchs* untersucht werden.

- Die Robustheit kann durch gezielte Veränderungen relevanter Parameter überprüft werden, beispielsweise durch Untersuchungen im Hinblick auf die Veränderung der Streuung und im Hinblick auf systematische Fehler.

73 B   74 E

Der Validierungsparameter „*Richtigkeit*“ ist durch die Übereinstimmung des Mittelwertes der Messergebnisse mit dem wahren Wert definiert. Falls der wahre Wert der Analyse bekannt ist, wird die Richtigkeit durch den **relativen Fehler** angegeben.

75 A

Die **Bestimmungsgrenze** ist definiert als der niedrigste mit akzeptabler *Präzision* und *Richtigkeit* bestimmbare Substanzgehalt.

76 E

Das arithmetische Mittel (**Mittelwert**) ist definiert als Quotient aus der Summe aller Messwerte und der Anzahl der Messungen. Der Mittelwert ist umso richtiger, je kleiner der *systematische Fehler* ist. Daher heben sich Messfehler, die auf systematischen Fehlern beruhen, durch Bildung des Mittelwertes *nicht* auf.

77 A   78 D   79 C

Die **Empfindlichkeit** einer Analysenmethode beschreibt, wie stark sich ein Messergebnis bei einer Konzentrationsänderung des zu bestimmenden Stoffes verändert. Zum Beispiel ist die Empfindlichkeit einer Analysenmethode umso größer, je größer die Steigung ihrer Kalibrierfunktion ist.

- Bei der photometrischen Gehaltbestimmung eines Arzneistoffs kann z.B. die Empfindlichkeit (Steigung der Kalibrierfunktion) angegeben werden durch: **L/mg** (oder **mL/mg** bzw. **mL·mg^{-1}**)

80 C

Bei der Zweipunktkalibrierung einer Bestimmung mittels Kapillarelektrophorese ergibt sich die **Empfindlichkeit** der Methode aus der *Steigung* der *Kalibriergeraden* [Differenzwert auf der vertikalen Ordinatenachse (A) : Differenzwert auf der horizontalen Abszissenachse (β)], die sich aus den aufgelisteten Daten und Messpunkten (zweier Messpunkte) wie folgt berechnen lässt:

$(0{,}5800\ A - 0{,}2000\ A) : (60\ \beta\ L \cdot mg^{-1} - 20\ \beta\ L \cdot mg^{-1}) = (0{,}3800\ A : 40\ \beta\ L \cdot mg^{-1})$
$= 0{,}0095\ L \cdot mg^{-1} = \mathbf{9{,}5\ mL \cdot mg^{-1}}$

81 E   82 C

Die **Richtigkeit** gibt die Abweichung des Mittelwertes der Mehrfachbestimmung vom wahren Wert (Sollwert) an. Die Richtigkeit der beiden Messreihen (**3**) und (**4**) - siehe nachfolgende Abbildung - ist am besten.

Die **Präzision** ist ein Maß für die Reproduzierbarkeit der Analysenergebnisse bei wiederholter Durchführung der betreffenden Bestimmung. Die Präzision ist - siehe nachfolgende Abbildung - bei den Messreihen (**1**) und (**3**) am höchsten.

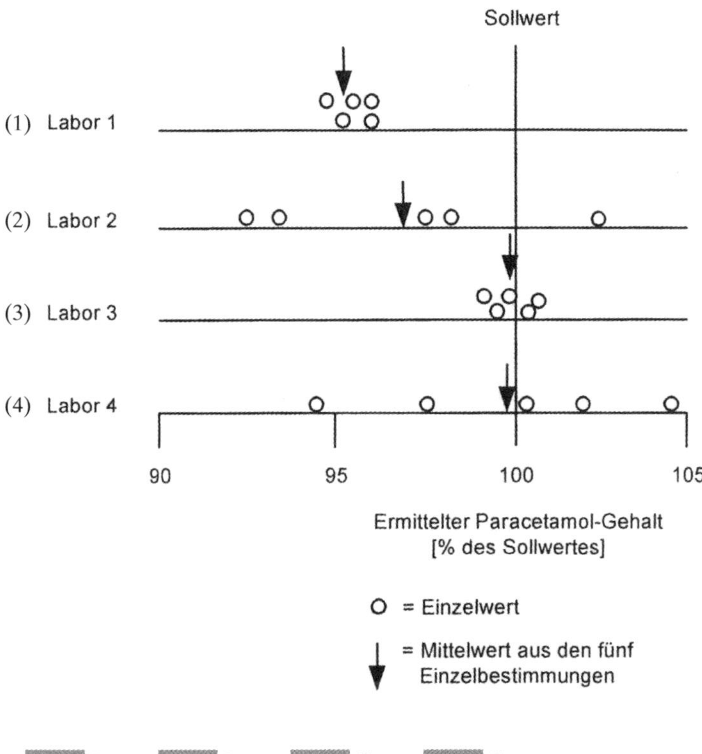

83 C   84 B   85 B   86 C   87 C

Der Validierungsparameter **Präzision** beschreibt die Streuung der einzelnen Messwerte eines analytischen Verfahrens. Sie kann in Form der Standardabweichung oder der relativen Standardabweichung (Variationskoeffizient) angegeben werden.

- Darüber hinaus ist die *Vergleichspräzision* ein Maß für die *Reproduzierbarkeit* von Messdaten bei wiederholter Durchführung der Analyse. Sie wird durch *zufällige Fehler* beeinflusst. Bei großen zufälligen (statistischen) Fehlern besitzt das Analysenverfahren nur eine geringe Präzision.
- Die *Präzision* macht Aussagen über die Reproduzierbarkeit des Ergebnisses einer analytischen Methode, wobei identische Bedingungen (Probe, Prüfer, Gerät, Reagenzien usw.) einzuhalten sind. [Der Ausdruck „*Wiederholgenauigkeit*" ist veraltet und sollte nicht mehr verwendet werden.]

88 B 89 D

Der Wirkstoffgehalt einer Tablette wird als Mehrfachbestimmung mit zwei unterschiedlichen Methoden ermittelt und die relative Standardabweichung (s_{rel}) wird berechnet. Als Methode 1 diente die UV-Spektroskopie (s_{rel} = 1%) und als Methode 2 wurde die HPLC-Analyse mit UV-Detektion (s_{rel} = 1,5) herangezogen. Aus den angegeben Zahlenwerten für $\mathbf{s_{rel}}$ lassen sich folgenden Aussagen treffen:

- Die *Präzision* der Methode 1 ist höher als die Präzision der Methode 2. Die Präzision kann zahlenmäßig durch die Standardabweichung charakterisiert werden. Eine kleine Standardabweichung (1 vs. 1,5) gibt in der Regel an, dass die gemessenen Werte näher um den Mittelwert herum liegen
- Der mit Methode 1 ermittelte Wert von 590 mg Arzneistoff (im Vergleich zu 495 mg nach Methode 2) kann wegen unzureichender *Selektivität* dieser Methode zu hoch ausgefallen sein, weil Fremdkomponenten wie z.B. pharmazeutische Hilfsstoffe miterfasst wurden.
- Bei vergleichenden Betrachtungen über die Eignung von Analysenmethoden ist ein Unterschied in der *Richtigkeit* wichtiger als der Unterschied in der *Präzision*. Die Richtigkeit gibt nämlich die Übereinstimmung des Mittelwertes mit einem anerkannten Referenzwert an.

90 B

Die Abkürzung **CRS** bedeutet *chemische Referenzsubstanz.*

4.6 Kalibrierung quantitativer Analysenverfahren

91 C 92 D 93 B 94 A 97 A

Das Bestimmen der Absorption in Abhängigkeit von der Konzentration bei einer spektralphotometrischen Messung wird **Kalibrieren** genannt. Die Kalibrierfunktion wird durch Auftragen der Absorption gegen die Konzentration erhalten.

Atomabsorptionsspektroskopie (AAS), Atomemissionsspektroskopie (AES), UV-Vis-Photometrie einschließlich Kolorimetrie, Fluorimetrie, IR-Spektroskopie, HPLC mit UV-Detektion (u.a.m.) sind analytische Verfahren, die eine Kalibrierung erfordern.

Bei *Titrationen* (Säure-Base-, Redox-, komplexometrische und fällungsanalytische Titrationen), elektrogravimetrischen Bestimmungen sowie bei konduktometrischen und coulometrischen Titrationen (u.a.m.) ist *keine Kalibrierung* zur Quantifizierung einer Stoffportion erforderlich.

95 C

Eine Analysenmethode ist umso empfindlicher, je größer die *Steilheit* der *Kalibriergeraden* ist.

Daher ist - aufgrund der abgebildeten **Kalibriergeraden** - die Messung bei einer Wellenlänge von 225 nm empfindlicher als die bei 275 nm. Darüber hinaus sind die bei 275 nm erhaltenen Analysenergebnisse mit einer größeren Unsicherheit behaftet also jene, die bei 225 nm erhalten wurden.

96 D

Aufgrund der größeren Steilheit der Kalibriergeraden ist die Messung bei einer Wellenlänge von 275 nm die empfindlichere und die bei 225 nm erhaltenen Analysenergebnisse werden mit einer größeren Unsicherheit behaftet sein.

97 A

Bei *Titrationen* (Säure-Base-, Redox-, komplexometrischen und fällungsanalytischen Titrationen), elektrogravimetrischen Bestimmungen sowie bei konduktometrischen und coulometrischen Titrationen (u.a.m.) ist *keine Kalibrierung* zur Quantifizierung einer Stoffportion erforderlich.

98 E

Aus der abgebildeten Kalibrierkurve (aufgetragen ist die Absorption A gegen die Konzentration c) können folgende Schlussfolgerungen gezogen werden:
- Die Kurve kann durch die allgemeine Gleichung einer Geraden $A = a \cdot c + b$ mit dem Ordinatenschnittpunkt $b = 0$ beschrieben werden.
- Im betrachteten (linearen) Konzentrationsbereich ist das *Lambert-Beer-Gesetz* [$A = \varepsilon \cdot c \cdot d$] erfüllt, nach dem die gemessene Absorption der Konzentration direkt proportional ist.
- Die Steigung der Kalibrierkurve (Gerade) korreliert mit der Empfindlichkeit der Methode.
- Die Streuung der Messwerte wird durch die Präzision eines analytischen Verfahrens beschrieben und durch die Angabe der Standardabweichung ausgedrückt.

99 E

Folgende Aussagen über die *einfache* **lineare** *Regression* bei einer Kalibriergeraden treffen zu:
- Mit der Regression wird versucht, einen Zusammenhang zwischen einer abhängigen Variablen durch eine oder mehrere unabhängige Variable zu finden. Die Variable, die vorhergesagt werden soll, wird als *abhängige Variable* bezeichnet; die Variable, die zur Vorhersage dient, heißt *unabhängige Variable.*
- Es wird angenommen, dass zwischen den beiden Variablen x und y ein linearer Zusammenhang **y = a + bx** besteht, worin a eine additive Konstante ist und den Schnittpunkt mit der y-Achse darstellt. b ist die Steigung (Regressionskoeffizient) der Kalibriergeraden. Bei *linearer Abhängigkeit* entspricht die *Empfindlichkeit* der *Steigung* der *Kalibriergeraden*, d.h. dem Regressionskoeffizienten.
- Der Zusammenhang zwischen den Variablen x und y ist umso besser, je näher sich der Regressionskoeffizient dem Wert ± 1 nähert. Bei $b = 0$ besteht kein Zusammenhang zwischen x und y. Ziel einer Regressionsanalyse ist es, den optimalen Zusammenhang zwischen den Variablen x und y zu ermitteln.

4.7 Maßanalyse

100 B 101 C 102 C 103 B

Die verschiedenen **Titrationsmethoden** der **Volumetrie** können wie folgt beschrieben werden:
- *Direkte Titration*: Zugabe von Maßlösung zur Probenlösung bis zum Erreichen des Äquivalenzpunktes.
- *Indirekte Titration*: Hier wird nicht die Probe selbst sondern eine bekannte Verbindung des Titranden (zu bestimmenden Stoffes) mit einer Maßlösung bestimmt und aus dem Verbrauch auf die darin enthaltene Probenmenge geschlossen. Ein Beispiel hierfür ist die iodometrische Bestimmung von Wasserstoffperoxid (H_2O_2), bei der nach Zugabe von Iodid (I^-) das durch H_2O_2 freigesetzte Iod (I_2) mit Thiosulfat-Maßlösung ($S_2O_3^{2-}$) bestimmt wird.
- *Inverse Titration*: Vorlage einer definierten Menge an Maßlösung, die mit der Probenlösung titriert wird.
- *Rücktitration*: Zugabe eines abgemessenen Überschusses einer Maßlösung zur Probenlösung und Titration des nicht verbrauchten Anteils dieser Maßlösung mit einer zweiten Maßlösung.
- *Substitutionstitration*: Die Substanz (Probe) wird nicht unmittelbar mit einer Maßlösung, sondern mit einer bekannten Verbindung des Titrators (Maßlösung) umgesetzt und die dabei freigesetzte, der Probe äquivalente Menge des Titrators zurücktitriert.
- *Simultantitration*: Zwei (oder mehr) Stoffe können nebeneinander mit ein und derselben Titration erfasst werden.

104 B

Der **Blindwert** entspricht dem Messwert, wenn die zu untersuchende Messgröße den Wert Null hat bzw. nicht vorhanden ist. Durch zufällige und/oder systematische Fehler weicht aber der Wert einer Blindprobe häufig von Null ab. Oft bezeichnet man als Blindwert das Messergebnis der substanzfreien Referenzprobe. Ein Blindwert dient dazu, das Messergebnis zu berichtigen.

105 D

Zu den abgebildeten **Titrationskurven** lässt sich ausführen:

- **Kurve A**: Es handelt sich um die *halblogarithmische* Darstellung (pH = -log a_{H+}) der Titration einer starken Säure mit einer Natriumhydroxid-Maßlösung. Der Wendepunkt der sigmoiden Kurve entspricht dem Äquivalenzpunkt.
- **Kurve B**: Es handelt sich um die halblogarithmische Titrationskurve einer starken Säure mit einer NaOH-Maßlösung und potentiometrischer Indizierung, wenn man anstelle des sich ändernden pH-Wertes das gemessene Potential (U = -0,059 pH) in mV aufträgt.
- **Kurve C** stellt die Titrationskurve der volumetrischen Bestimmung einer starken Säure mit einer NaOH-Maßlösung und *konduktometrischer* Indizierung des Titrationsendpunktes dar. Der Äquivalentverbrauch ergibt sich aus dem Schnittpunkt der beiden Kurvenäste.
- **Kurve D**: Abgebildet ist die Titrationskurve der *amperometrisch* indizierten *Diazotitration* bzw. der *Karl-Fischer-Titration.*
- **Kurve E**: Abgebildet ist die *lineare* (Veränderung a_{H+} gegen mL-Maßlösung) Titrationskurve der volumetrischen Bestimmung einer starken Säure mit einer NaOH-Maßlösung.

106 E

Für die **Auswertung** potentiometrisch indizierter **Titrationskurven** zur Ermittlung des *Äquivalenzpunktes* (ÄP) [Endpunktes der Titration] können folgende Verfahren herangezogen werden:

- **Tubbs-Verfahren** (auch bei asymmetrischen Titrationskurven): Man legt passende Kreise in die obere und untere Krümmung der halblogarithmischen Titrationskurve und ermittelt deren Mittelpunkt. Der Schnittpunkt der Verbindungslinie der beiden Kreismittelpunkte mit der Titrationskurve ergibt den Äquivalenzpunkt.

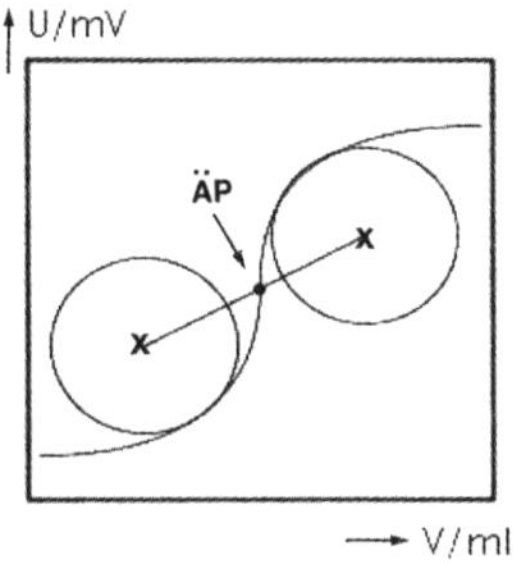

Tubbs-Verfahren

- **Differenzierte Titrationskurve**: 1. Ableitung der Titrationskurve liefert eine Peak-förmige Kurve, deren Maximum dem Äquivalenzpunkt entspricht.

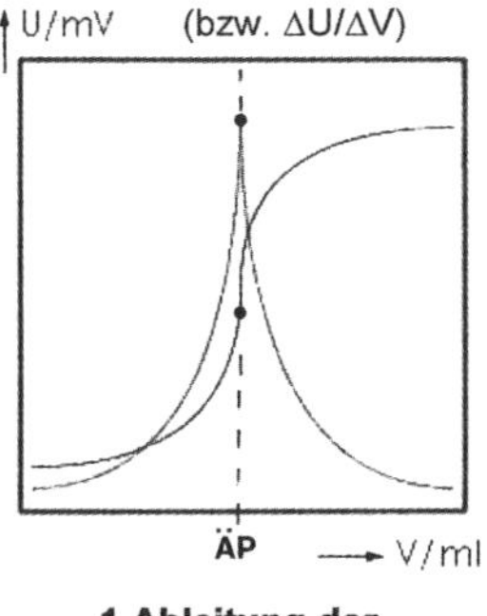

1.Ableitung der Titrationskurve

- **Tangenten-Verfahren**: Man legt an die obere und untere Krümmung der Titrationskurve die Tangenten an. Der Schnittpunkt ihrer Mittelparallelen mit der Titrationskurve entspricht dem Äquivalenzpunkt.

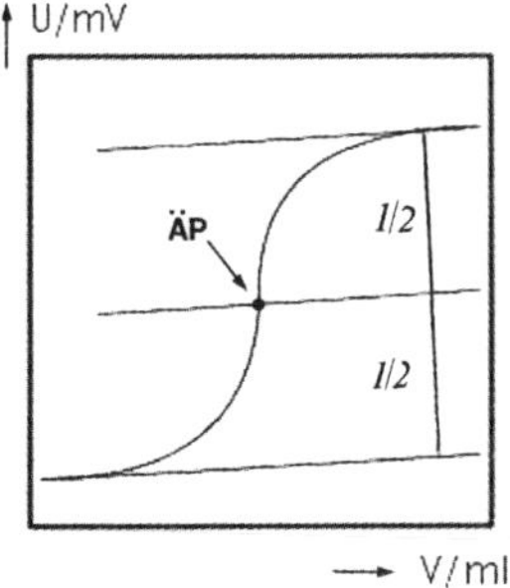

Tangenten-Verfahren

- **Gran-Verfahren**: Die Kurvenäste vor und nach dem Äquivalenzpunkt werden mithilfe einer speziellen Gleichung (Gran-Funktion) linearisiert. Der Schnittpunkt beider Kurvenäste entspricht dem Äquivalenzpunkt.

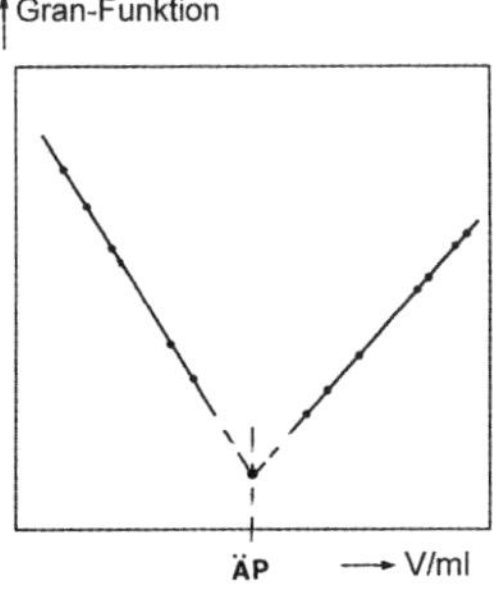

Gran-Verfahren

4.8 Standardadditionsverfahren

107 A

Beim **Standardadditionsverfahren** werden:

- die Messwerte gegen die Konzentration (c) aufgetragen. Der Messwert der Analysenlösung wird bei c = 0 eingetragen.
- die Messwerte bei den verschiedenen Zumischungen in positiver Richtung eingetragen.
- die einzelnen Messpunkte miteinander verbunden und die resultierende Gerade in negativer Richtung bis zum Schnittpunkt mit der Abszisse verlängert (extrapoliert).
- Der Wert, an dem diese Gerade die Abszisse schneidet, entspricht der Konzentration der Analysenlösung (in der abgebildeten Graphik von Frage Nr. **107** entspricht dies der **Strecke A**).

5 Gravimetrie

5.1 Grundlagen

108 B

Die **Gravimetrie** bietet gegenüber der *Fällungstitration* einige Vorteile:
- Durch Verwendung eines Reagenzüberschusses ist die Konzentration an zu bestimmender Substanz aufgrund des Überschusses an Fällungsreagenz geringer als bei volumetrischen Fällungsanalysen.
- Die Gravimetrie besitzt gegenüber einer Fällungstitration eine höhere *Präzision*, da keine Kalibrierung erforderlich ist und man keinen Indikator benötigt. Fast jede Fällungstitration verwendet einen eigenen, spezifischen Fällungsindikator.
- Die Wägung des Niederschlags besitzt im Vergleich zur volumetrischen Bestimmung eine höhere Genauigkeit.

Das *Löslichkeitsprodukt* einer schwer löslichen Verbindung ist unabhängig von der angewandten Bestimmungsmethode.

109 C

Folgende Eigenschaften des Fällungsproduktes sind für eine **gravimetrische Bestimmung** erforderlich:
- Schwerlöslichkeit des Niederschlags im verwendeten Lösungsmittel.
- optimale Partikelgröße für eine gute Filtrierbarkeit.
- chemische Reinheit des Produktes, keine Mitfällung von Fremdsubstanzen.
- definierte Zusammensetzung des Produktes; die Wägeform muss eine eindeutige stöchiometrische Zusammensetzung besitzen.

Die Farbe des Niederschlags zur visuellen Verfolgung der Fällung spielt für die Gravimetrie keine Rolle [zum Vergleich: *rote* Fällung von Diacetyldioximatonickel(II), *weißer* Niederschlag von Silberchlorid, *brauner* Niederschlag von Eisen(III)-hydroxid].

110 D

Auf die **Bildung** von **Niederschlägen** bei gravimetrischen Analysen treffen folgende Aussagen zu:
- Die Wägeform muss stets in gleicher stöchiometrischer Zusammensetzung herstellbar sein, sie muss jedoch nicht mit der Fällungsform übereinstimmen.
- Waschflüssigkeiten können einen Teil der Fällungsform enthalten.
- Umfällungen von Niederschlägen werden üblicherweise infolge mitgerissener Fremdionen (Fremdsubstanzen) durchgeführt.
- Das Löslichkeitsprodukt eines schwer löslichen Niederschlags ist unabhängig vom Volumen, in dem die Fällung durchgeführt wird.

111 D **112** D

Gravimetrische Bestimmungen können beeinflusst werden durch:
- **Okklusion**: Einschluss von Fremdsubstanzen in unregelmäßiger Anordnung in innere Hohlräume des auskristallisierenden Niederschlags.
- **Inklusion**: Einbau von Fremdsubstanzen in das Kristallgitter des Analyten unter Bildung von Mischkristallen.
- **Adsorption**: Adhäsion von Fremdsubstanzen an aktiven *Oberflächen* ausgefällter schwer löslicher Salze.
- **Alterung** (Reifung): alle physikalischen Veränderungen, denen der Niederschlag nach der Fällung ausgesetzt ist und die eine Minderung seines Energieinhaltes zur Folge haben.

Absorption: Die chemische Absorption beschreibt einen Vorgang der Aufnahme oder das Lösen von Stoffen in die Hohlräume (das freie Volumen) einer anderen Phase.

113 B

Bei der gravimetrischen **Bestimmung** von **Sulfat** (SO_4^{2-}) als Bariumsulfat ($BaSO_4$) treten oft zu hohe Analysenwerte infolge *Mitfällung des Fällungsreagenzes* Bariumchlorid ($BaCl_2$) auf.

114 E **115** B

Für ein Salz der Zusammensetzung A_mB_n ergibt sich das **Löslichkeitsprodukt** (K_L) zu:

$$\mathbf{K_L(A_mB_n) = [A]^m \cdot [B]^n\ (mol^{m+n} \cdot L^{-(m+n)})}$$

Das Löslichkeitsprodukt (K_L) beschreibt die Abhängigkeit des Fällungsvorganges von der *Gleichgewichtslage* der Fällungsreaktion und von der *Temperatur*.

116 D

■ *Je kleiner das Löslichkeitsprodukt* (K_L) *einer Verbindung ist, umso größer ist deren* pK_L*-Wert* ($\mathbf{pK_L = -log\ K_L}$) *und umso schwerer löslich ist die betreffende Verbindung.*
- *Aus dem Löslichkeitsprodukt* (K_L) *eines Salzes der allgemeinen Zusammensetzung* A_mB_n *errechnet sich die molare Löslichkeit* (L oder c_m) [*Sättigungskonzentration*] *zu:*

$$\mathbf{L = c_m = (K_L/m^m \cdot n^n)^{1/(m+n)}}$$

- *Im Allgemeinen nimmt die Löslichkeit eines Salzes bei Anwesenheit von Fremdionen zu.*

Auf der Basis dieser Aussagen lassen sich über **Silberchlorid** [$K_L(AgCl) \approx 10^{-10}$; $pK_L \approx 10$] und **Silberthiocyanat** [$K_L(AgSCN) \approx 10^{-12}$; $pK_L \approx 12$] folgende Aussagen machen:
- Silberthiocyanat ($pK_L \approx 12$) ist schwerer löslich als Silberchlorid ($pK_L \approx 10$).
- Das Löslichkeitsprodukt dieser Salze [$K_L = c_{Ag+} \cdot c_{X-}$ mit $X^- = Cl^-$ bzw. SCN^-] wird angegeben in **mol²/L²**.
- Die Löslichkeit von Silberthiocyanat berechnet aus dem Löslichkeitsprodukt zu: $\mathbf{c_m}(AgSCN) = \sqrt{\mathbf{K_L}(AgSCN)/1^2 . 1^2} = \sqrt{10^{-12}} = \mathbf{10^{-6}\ mol/L}$
- Die Löslichkeit beider Silbersalze ist in reinem Wasser kleiner als in einer Natriumnitrat-Lösung ($c = 0{,}1\ mol \cdot L^{-1}$), da Fremdionen die Löslichkeit erhöhen.

117 D

Das **Löslichkeitsprodukt** von *Silberiodid* (AgI) beträgt $\mathbf{K_L = 10^{-16}\ mol^2 \cdot L^{-2}}$. Daraus berechnet sich die *molare Löslichkeit* (c_m) zu:

$c_m = \sqrt{K_L} = \sqrt{10^{-16}} = \mathbf{10^{-8}\ mol \cdot L^{-1}}$

Die Löslichkeit von Silberiodid ist in reinem Wasser kleiner als in einer Kaliumnitrat-Lösung ($c = 0{,}1\ mol \cdot L^{-1}$), da Fremdionen im Allgemeinen die Löslichkeit eines Salzes erhöhen.

118 A

Das **Löslichkeitsprodukt** von *Blei*(II)-*sulfat* ($PbSO_4$) beträgt $\mathbf{K_L = 1{,}0 \cdot 10^{-8}\ mol^2{\cdot}L^{-2}}$. Daraus berechnet sich die *molare Löslichkeit* (c_m) zu:

$\mathbf{c_m}(PbSO_4) = \sqrt{K_L} = \sqrt{10^{-8}} = \mathbf{10^{-4}\ mol{\cdot}L^{-1}}$

Die Zahlenwerte der Angabe des Löslichkeitsprodukts eines Salzes beziehen sich auf *reines Wasser* als Lösungsmittel.

Im Allgemeinen nimmt die Löslichkeit eines Salzes mit steigender Temperatur zu; Salze sind in der Regel im warmen Wasser besser löslich als in kaltem.

Konzentrierte Alkalilaugen lösen Blei(II)-sulfat unter Bildung von Plumbat(II)-Ionen:

$$PbSO_4 + 2\ HO^- \rightarrow [Pb(OH)_3]^- + SO_4^{2-}$$

Blei(II)-sulfat ist bei gleicher Temperatur in reinem Wasser weniger gut löslich als in einer Natriumnitrat-Lösung (c = 0,1 mol/L).

119 B

Das **Löslichkeitsprodukt** von *Strontiumsulfat* ($SrSO_4$) beträgt $\mathbf{K_L = 3{,}0 \cdot 10^{-7}\ mol^2{\cdot}L^{-2}}$. Daraus berechnet sich die *molare Löslichkeit* (c_m) zu:

$\mathbf{c_m}(SrSO_4) = \sqrt{K_L} = \sqrt{3{,}0 \cdot 10^{-7}} = \mathbf{5{,}5 \cdot 10^{-4}\ mol{\cdot}L^{-1}}$

120 C

Das **Löslichkeitsprodukt** von *Calciumcarbonat* ($CaCO_3$) beträgt $\mathbf{K_L = 5 \cdot 10^{-9}\ mol^2{\cdot}L^{-2}}$. Daraus berechnet sich die *molare Löslichkeit* (c_m) zu:

$\mathbf{c_m}(CaCO_3) = \sqrt{K_L} = \sqrt{5 \cdot 10^{-9}} = \mathbf{7{,}1 \cdot 10^{-5}\ mol{\cdot}L^{-1}}$

121 E

Das **Löslichkeitsprodukt** von *Kupfer*(I)-*bromid* (CuBr) beträgt $\mathbf{K_L = 4 \cdot 10^{-8}\ mol^2{\cdot}L^{-2}}$. Daraus berechnet sich die *molare Löslichkeit* (c_m) zu:

$\mathbf{c_m}(CuBr) = \sqrt{K_L} = \sqrt{4 \cdot 10^{-8}} = \mathbf{2 \cdot 10^{-4}\ mol/L}$

122 A

Je kleiner das Löslichkeitsprodukt (K_L) *einer Verbindung ist, umso größer ist deren pK_L-Wert* (**pK_L = -log K_L**) *und umso schwerer löslich ist die betreffende Verbindung.*

Die genannten Sulfide - da sie die gleiche formelmäßige Zusammensetzung vom Typ [**AB**] besitzen - können aufgrund ihres Löslichkeitsprodukts in folgende Reihe zunehmender Löslichkeit geordnet werden: *Silbersulfid* [Ag_2S] (pK_L = 49) < *Cadmiumsulfid* [CdS] (pK_L = 27) < *Zinksulfid* [ZnS] (pK_L = 22) < *Mangansulfid* [MnS] (pK_L = 15) < *Calciumsulfid* [CaS]

Anzumerken ist, dass Calciumsulfid (CaS) in wässriger Lösung instabil ist und zu Calciumhydrogensulfid [$Ca(SH)_2$] und Calciumhydroxid [$Ca(OH)_2$] hydrolysiert.

$$CaS + H_2O \rightarrow Ca(HS)(OH) + H_2O \rightarrow Ca(OH)_2 + H_2S$$

123 B

Da sich *Magnesiumfluorid* (MgF_2) [$\mathbf{AB_2}$] in der Zusammensetzung von den übrigen Verbindungen [**AB**] unterscheidet, muss hier die molare Löslichkeit (L) [gelöste Stoffmenge/Volumen] der Salze zum Vergleich ihrer Löslichkeitseigenschaften herangezogen werden.

Aufgrund der (gerundeten) Löslichkeitsprodukte [$K_L(AgBr) \approx 10^{-13} < K_L(AgCl) \approx 10^{-10} < K_L(MgF_2) \approx 10^{-9} < K_L(PbSO_4) \approx 10^{-8}$] ergibt sich folgende Reihe zunehmender Löslichkeit:
$L(AgBr) \approx (10^{-13})^{1/2} = \mathbf{10^{-6,5}} < L(AgCl) \approx (10^{-10})^{1/2} = \mathbf{10^{-5}} < L(PbSO_4) \approx (10^{-8})^{1/2} = \mathbf{10^{-4}} < L(MgF_2) \approx (10^{-9})^{1/3} = \mathbf{10^{-3}\ mol{\cdot}L^{-1}}$

124 D

Die *Löslichkeit* der Erdalkalisulfate nimmt in Wasser kontinuierlich vom Magnesiumsulfat zum Bariumsulfat hin ab und kann in folgende Reihe fallender Löslichkeit geordnet werden: *Magnesiumsulfat* [Bittersalz] ($MgSO_4$) > *Calciumsulfat* [Gips] ($CaSO_4$) > Strontiumsulfat ($SrSO_4$) > *Bariumsulfat* [Schwerspat] ($BaSO_4$)

125 C

Die **Löslichkeitsangaben** des *Europäischen Arzneibuchs* - bezogen auf die ungefähre Anzahl an Volumenteilen des verwendeten Lösungsmittels in Milliliter je Gramm Substanz - sind wie folgt definiert:
- *praktisch unlöslich*: > (über) 1 g Substanz/10000 mL Lösungsmittel
- *sehr schwer löslich*: 1 g Substanz in 1000 bis 10000 mL Lösungsmittel
- *schwer löslich*: 1 g Substanz in 100 bis 1000 mL Lösungsmittel
- *wenig löslich*: 1 g Substanz/30 bis 100 mL Lösungsmittel
- *löslich*: 1 g Substanz/10 bis 30 mL Lösungsmittel
- *leicht löslich*: 1 g Substanz/1 bis 10 mL Lösungsmittel
- *sehr leicht löslich*: < (weniger als) 1 g Substanz/1 mL Lösungsmittel

126 B

Gegeben: $K_L(BaSO_4) = 10^{-10}\ mol^2{\cdot}L^{-2}$
$c(Ba^{2+}) = 10^{-3}$ (0,001) $mol{\cdot}L^{-1}$ (aus $BaCl_2$)
$c(SO_4^{2-}) = 10^{-4}$ (0,0001) $mol{\cdot}L^{-1}$ (aus Na_2SO_4)

Gesucht: Milliliter Sulfat-Lösung zur Herstellung einer gesättigten Lösung?

Berechnung: $K_L(BaSO_4) = [Ba^{2+}]{\cdot}[SO_4^{2-}] = 10^{-10}\ mol^2{\cdot}L^{-2}$
$[SO_4^{2-}] = K_L/[Ba^{2+}] = 10^{-10}/10^{-3} = \mathbf{10^{-7}\ mol{\cdot}L^{-1}}$
1000 mL Lösung enthalten $n = 10^{-4}$ mol an Sulfat (aus Na_2SO_4)
1 mL Lösung enthält $n = 10^{-7}$ mol an Sulfat (zur Herstellung der gesättigten Lösung)

127 D

Fremdionige Zusätze, die keine Ionen des zu fällenden, schwer löslichen Salzes enthalten,
- haben Einfluss auf die Löslichkeit des Salzes, in dem sie die *Ionenstärke* (I) der Lösung *erhöhen* und damit die *Aktivitätskoeffizienten* (f) der Ionen des Salzes *erniedrigen*.
- *erhöhen* in der Regel die Löslichkeit des Salzes, da $f < 1$ wird [$c = a/f$].

128 D

Die *Löslichkeit von Salzen sehr starker* Säuren (z.B. Perchlorate wie $KClO_4$) wird durch den Zusatz einer weiteren Säure nicht beeinflusst, da das Anion des betreffenden Salzes eine äußerst schwache Base darstellt.

Die *Löslichkeit* von *Salzen schwacher Säuren* (Carbonate, Hydroxide, Sulfide, Oxalate, Chromate, Oxinate) in Mineralsäuren beruht darauf, dass die schwache Säure aus ihren Salzen freigesetzt wird, sodass die Anionenkonzentration nicht mehr ausreicht, das Löslichkeitsprodukt des betreffenden Salzes zu überschreiten bzw. die schwache Säure in undissoziierter Form instabil ist und sich weiter umwandelt.

$$ZnS + 2\ H_3O^+ \rightarrow Zn^{2+} + H_2S\uparrow + 2\ H_2O$$

$$BaCO_3 + 2\ H_3O^+ \rightarrow Ba^{2+} + 2\ H_2O + (H_2CO_3) \rightarrow H_2O + CO_2\uparrow$$

$$MgNH_4PO_4 + 3\ H_3O^+ \rightarrow Mg^{2+} + NH_4^+ + H_3PO_4$$

$$Mg(Ox)_2 + 2\ H_3O^+ \rightarrow Mg^{2+} + 2\ H_2O + 2\ \text{Ox-H}\ [\text{Ox-H} = \text{8-Hydroxychinolin}]$$

129 B **130** E

Im Vergleich zu reinem Wasser (H_2O) und binären Elektrolyten ($LiNO_3$, KNO_3, HNO_3), die in ein Anion und ein Kation dissoziieren, ist die Löslichkeit von *Silberchlorid* (AgCl) in einer Na_2SO_4-Lösung gleicher Konzentration am größten, da das Salz in drei Ionen dissoziiert [$Na_2SO_4 \rightarrow Na^+ + Na^+ + SO_4^{2-}$] und somit die Ionenstärke der Lösung am stärksten erhöht.

Aus dem gleichen Grund ist die Löslichkeit von *Silberchlorid* (AgCl) im Vergleich zu reinem Wasser (H_2O) und den binären Elektrolyten ($LiNO_3$, KNO_3, HNO_3] in einer $Ca(NO_3)_2$-Lösung am größten [$Ca(NO_3)_2 \rightarrow Ca^{2+} + NO_3^- + NO_3^-$].

131 B

Der Zusatz von Natriumcarbonat [*Soda*] (Na_2CO_3) zu einer Natriumchlorid-Lösung (NaCl) erhöht die Konzentration der Natrium-Ionen in der Lösung.

- Darüberhinaus erhöht der Soda-Zusatz die Ionenstärke der Lösung und erniedrigt auf diese Weise die Aktivität der Chlorid-Ionen (Cl^-) in der Lösung.
- Natriumcarbonat reagiert in wässriger Lösung alkalisch, so dass die Aktivität der H_3O^+-Ionen abnimmt.

$$CO_3^{2-} + H_2O \rightarrow HCO_3^- + HO^-$$
$$HO^- + H_3O^+ \rightarrow 2\,H_2O$$

- Phosgen ($COCl_2$), das Dichlorid der Kohlensäure löst sich in Wasser unter allmählicher Zersetzung:

$$COCl_2 + 2\,H_2O \rightarrow CO_2 + 2\,HCl$$

132 D

Auf **gravimetrische Bestimmungen** treffen folgende Aussagen zu:

- Das *Löslichkeitsprodukt* des gefällten Niederschlags sollte möglichst *klein* sein. Je kleiner das Löslichkeitsprodukt ist, desto schwerer löslich ist der Niederschlag und desto kleiner ist die in Lösung verbleibende Restmenge des zu bestimmenden Ions.
- Die *Fällungsform* kann durch Trocknen oder Glühen in eine stöchiometrisch einheitliche Wägeform übergeführt werden. Dabei sollte die molare Masse der *Wägeform* möglichst groß sein, was einen kleinen *gravimetrischen Faktor* zur Folge hat.
- In der Regel wird das *Fällungsreagenz im Überschuss* eingesetzt, was zu einer kleineren Restmenge an zu bestimmendem Ion in der Lösung führt.

133 A **134** B

Chloride wie Silberchlorid (AgCl), *Sulfate* wie Bariumsulfat ($BaSO_4$) oder Blei(II)-sulfat ($PbSO_4$) werden in dieser Form gefällt und ausgewogen. Auch *Diacetyldioximatonickel*(II)) oder *Kaliumtetraphenylborat* $K[B(C_6H_5)_4]$ können in dieser Form gefällt und ausgewogen werden.

Schwer lösliche *Hydroxide* wie z. B. Aluminiumhydroxid [$Al(OH)_3$] werden in wasserhaltiger Form gefällt und kommen nach Trocknen und Glühen als Oxide zur Auswaage.

$$2\,Al^{3+} + 6\,HO^- \rightarrow 2\,Al(OH)_3\downarrow \rightarrow Al_2O_3 + 3\,H_2O$$

Eine Reihe von Kationen wie Magnesium oder Zink werden als *Ammoniumphosphate* gefällt und nach Trocknen und Glühen in Diphosphate als Wägeform übergeführt.

$$2\,Mg^{2+} + 2\,NH_4^+ + 2\,PO_4^{3-} \rightarrow 2\,Mg(NH_4)PO_4\downarrow \rightarrow Mg_2P_2O_7 + 2\,NH_3 + H_2O$$

135 B

Der **gravimetrische Faktor** berechnet sich wie folgt:

$$\text{Gravimetrischer Faktor} = \frac{\text{Atommasse des Elements} \cdot \text{Zahl der Atome}}{\text{Formelmasse der Verbindung}}$$

Für Bariumsulfat [$BaSO_4$] mit [$M_r(BaSO_4) = 240$ und $M_r(SO_4^{2-}) = 96$] ergibt sich der gravimetrische Faktor F_{SO4} zu: $\mathbf{F_{SO4}} = SO_4/BaSO_4 = 96 : 240 =$ **0,4**

136 A

Bei der gravimetrischen Bestimmung einer Arzneistoffzubereitung (Einwaage 1000 mg) beträgt die Auswaage 500 mg bei einem gravimetrischen Faktor von 0,2. Wie viel Prozent Wirkstoff sind in der Zubereitung enthalten?
Berechnung: %-Wirkstoff = 100·Faktor·Auswaage/Einwaage = 100·0,2·500/1000 = **10%**

5.2 Pharmazeutisch relevante gravimetrische Bestimmungen

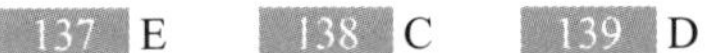
137 E 138 C 139 D

Barium-Ionen können als schwer lösliches Carbonat ($BaCO_3$), Oxalat (BaC_2O_4), Chromat ($BaCrO_4$) oder als Sulfat ($BaSO_4$) gravimetrisch bestimmt werden.

Diacetyldioxim (Dimethylglyoxim) dient zur gravimetrischen Bestimmung von **Nickel(II)-Ionen** unter Bildung des roten Chelatkomplexes *Diacetyldioximatonickel*(II), wobei aus dem Aquakomplex $[Ni(H_2O)_6]^{2+}$ in ammonikalischer Lösung zunächst der Amminkomplex $[Ni(NH_3)_6]^{2+}$ entsteht, der sich dann in das rote Präzipitat umwandelt.

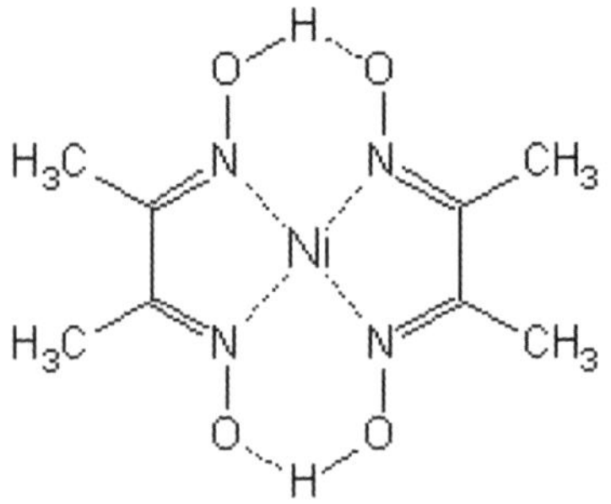

140 B **141** D **142** C

8-Hydroxychinolin (Oxin) ist ein zweizähniger Ligand, der die gravimetrische Bestimmung vieler zwei- und dreiwertiger Kationen [Mg(II), Cu(II), Mg(II), Zn(II), Fe(III), Al(III), u.a.] ermöglicht.

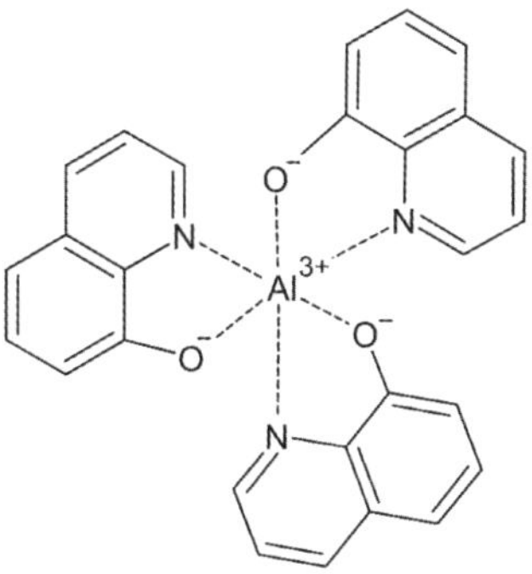

Alkali-Ionen [Li^+, Na^+, K^+] und Ammonium-Ionen (NH_4^+) stören die Fällungsreaktionen mit Oxin *nicht*.

143 B **144** C

Bei der *Grenzprüfung* auf **Sulfatasche** nach Europäischem Arzneibuch wird die Substanz in Gegenwart geringer Mengen Schwefelsäure solange bei 600 ± 50 °C geglüht, bis der Rückstand vollständig verascht ist.

Die Sulfatasche enthält nicht nur *Sulfate* sondern auch anorganisch-mineralische Bestandteile. Darüber hinaus:

- wird die Verflüchtigung von Alkalihalogeniden vermieden, da sie in Alkalisulfate umgewandelt werden.
- wandelt der Zusatz von Ammoniumcarbonat [$(NH_4)_2CO_3$] und erneutes Glühen Pyrosulfate (Disulfate) [$S_2O_7^{2-}$] in Sulfate [SO_4^{2-}] um. Die Bildung von Pyrosulfaten kann zu Abweichungen im Ergebnis führen (Überschreitung des Grenzwertes):

$$S_2O_7^{2-} + CO_3^{2-} \rightarrow 2\, SO_4^{2-}\downarrow + CO_2\uparrow$$

Anmerkung: *Ph.Eur.10* verzichtet auf den Zusatz von Ammoniumcarbonat und lässt stattdessen nach Zusatz von Schwefelsäure den Glühvorgang bis zur Massekonstanz wiederholen.

145 E

Fette sind die Triester des Glycerols (Triglyceride) mit langkettigen Carbonsäuren (Fettsäuren) wie z.B. Ölsäure, die bei der Verseifung mit einer Alkalihydroxid-Lösung in Glycerol (Propan-1,2,3-triol) und in die Alkalisalze von Fettsäuren (Kaliumseife, Natriumseife) gespalten werden. Aus der erhaltenen Verseifungslösung lassen sich die unverseifbaren Anteile mit Ether oder einem anderen geeigneten organischen Lösungsmittel extrahieren.

Zu den **unverseifbaren Anteilen** zählen Paraffinkohlenwasserstoffe, Mineralöle bei vorliegender Verfälschung, höhere Alkohole (Cetyl-, Stearyl- oder Myristylalkohol), Sterine (Sterole), Triterpene, Lipochrome (Carotinoide, Chlorophyll), fettlösliche Vitamine und Antioxidantien.

6 Säure-Base-Titrationen

6.1 Grundlagen

146 E

Nach **Brönsted** gibt eine **Säure** ein Proton (H^+) ab und geht in ihre *korrespondierende Base* über. (In den nachfolgenden Beispielen sind die korrespondierenden Basen fett gedruckt.)

Hydroxid-Ion $HO^- \rightarrow H^+ + \mathbf{O^{2-}}$ Oxid-Ion
Wasser $H_2O \rightarrow H^+ + \mathbf{HO^-}$ Hydroxid-Ion
Monohydrogenphosphat-Ion $HPO_4^{2-} \rightarrow H^+ + \mathbf{PO_4^{3-}}$ Phosphat-Ion

147 A

Das Dimethylammonium-Ion [$(CH_3)_2NH_2^+$] ist eine einbasige Säure und geht durch Deprotonierung in Dimethylamin [$(CH_3)_2NH$] über.
Das Acetat-Ion [CH_3-COO^-] ist eine einsäurige Base und geht unter Protonierung in Essigsäure [CH_3-COOH] über.
Das Acetacidium-Ion [CH_3-$COOH_2^+$] ist ein zweibasige Säure, die über Essigsäure [CH_3-COOH] als Zwischenstufe zu Acetat [CH_3-COO^-] deprotoniert werden kann.
Pyridin [C_5H_5N] ist eine einsäurige Base, die zum Pyridinium-Ionen [$C_5H_5NH^+$] protoniert wird.
Pyridinium-Ionen sind einbasige Säuren, die sich zu Pyridin deprotonieren lassen.

148 D

Dihydrogenphosphat-Ionen [$H_2PO_4^-$], Aluminiumhydroxid [$Al(OH)_3$] und das Hydrogensulfat-Ion [HSO_4^-] sind *amphotere Substanzen*, die sowohl protoniert als auch deprotoniert werden können. Eisen(III)-hydroxid [$Fe(OH)_3$] ist ein *nicht* amphoteres Hydroxid.

Phosphorsäure $H_3PO_4 \leftarrow H_2PO_4^- \rightarrow HPO_4^{2-}$ Monohydrogenphosphat-Ion
Aluminium-Kation $Al^{3+} \leftarrow Al(OH)_3 \rightarrow [Al(OH)_4]^-$ Tetrahydroxoaluminat-Ion
Schwefelsäure $H_2SO_4 \leftarrow HSO_4^- \rightarrow SO_4^{2-}$ Sulfat-Ion

149 E

Monohydrogenoxalat [HOOC-COO^-], Zinkhydroxid [$Zn(OH)_2$], Aluminiumhydroxid [$Al(OH)_3$] und das Hydrogensulfat-Ion [HSO_4^-] sind *amphotere Substanzen*, die sowohl protoniert als auch deprotoniert werden können. Das Phosphat-Ion [PO_4^{3-}] ist *nicht* amphoter, sondern stellt eine Brönsted-Base dar, die zum Monohydrogenphosphat-Ion [HPO_4^{2-}] protoniert werden kann.

Zink-Ionen $Zn^{2+} \leftarrow Zn(OH)_2 \rightarrow [Zn(OH)_4]^{2-}$ Tetrahydroxozincat
Oxalsäure HOOC-COOH ← $HOOC\text{-}COO^- \rightarrow {}^-OOC\text{-}COO^-$ Oxalat-Ionen

150 D

Über die **Aciditätskonstante** (K_a bzw. K_s) einer Säure (HA) lassen sich folgende Aussagen machen:

- Sie entspricht der Gleichgewichtskonstanten der Reaktion der Säure (HA) mit Wasser (der Dissoziation der Säure in Wasser).

$$HA + H_2O \rightleftharpoons H_3O^+ + A^- \Rightarrow K_s = [H_3O^+]\cdot[A^-]/[HA]$$

- Ihr Wert hängt wie der aller Gleichgewichtskonstanten von der *Temperatur* ab.
- Sie ist ein Maß für das Vermögen eines Stoffes, Protonen auf Wasser zu übertragen. *Je größer die Aciditätskonstante ist, desto stärker ist die betreffende Säure.*

Bei der Ermittlung der Aciditätskonstanten in wasserfreiem Milieu, z.B. in wasserfreier Essigsäure, sind zwei Teilschritte zu berücksichtigen, die Ionisation mit der Ionisationskonstanten (K_I) und die Dissoziation mit der Dissoziationskonstanten (K_D). Daraus folgt:

$$HA + HOAc \rightleftharpoons [H_2OAc^+\cdot A^-] \rightleftharpoons H_2OAc^+ + A^- \Rightarrow \mathbf{K_s = (K_D\cdot K_I)/(1+K_I)}$$

Protolyte K_I Ionenpaar K_D Ionen

151 A

Die exakte thermodynamische *Aciditätskonstante* für $\mathbf{H_3O^+}$ beträgt $\mathbf{K_a = 1}$.

$$H_3O^+ + H_2O \rightleftharpoons H_2O + H_3O^+ \Rightarrow K_a = [H_3O^+]\cdot[H_2O]/[H_2O]\cdot[H_3O^+] = 1$$

152 D

Bei einem korrespondierenden Säure-Base-Paar addieren sich pK_s- und pK_b-Wert bei 25 °C zum Wert 14.

$$K_s\cdot K_b = [H_3O^+]\cdot[HO^-] = K_w = 10^{-14} \Rightarrow \mathbf{pK_s + pK_b = pH + pOH = pK_w = 14}$$

Eine Base mit der Basizitätskonstanten $K_b = 10^{-2}$ mol·L^{-1} ($pK_b = -\log K_b = 2$) korreliert mit einem pK_s-Wert von 12 für die korrespondierende Säure: $\mathbf{pK_s} = 14 - pK_b = 14 - 2 = \mathbf{12}$

153 C

Das Analgetikum **Morphin** besitzt eine schwach saure phenolische Hydroxygruppe ($pK_a = 9,85$) und eine basische tertiäre Amin-Partialstruktur ($pK_b = 5,93$) [entsprechend einem pK_a-Wert für das Hydrochlorid von pK_a = **8,07**].

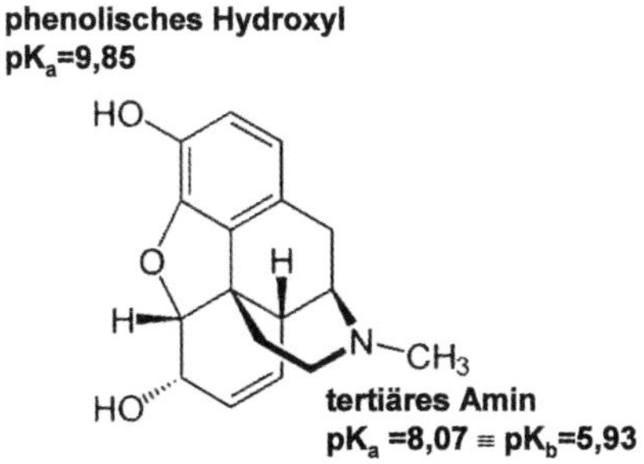

phenolisches Hydroxyl
pK_a=9,85

HO
O
H
H
N–CH_3
HO

tertiäres Amin
pK_a =8,07 ≡ pK_b=5,93

154 E

Die genannten Verbindungen lassen sich in folgende Reihe *zunehmender Säurestärke* (abnehmendem pK_a-Wert) ordnen: **Benzamid** [4] (C_6H_5-$CONH_2$) [pK_a = 23,35 in DMSO] < **Phenol** [3] (C_6H_5-OH) [pK_a = 9,91] < **Benzoesäure** [2] (C_6H_5-COOH) [pK_a = 4,12] < **Benzensulfonsäure** [1] (C_6H_5-SO_3H) [pK_a = 0,7] (**4<3<2<1**).

155 A

Die genannten Verbindungen lassen sich in folgende Reihe mit *zunehmendem pK_a-Wert* (fallender Säurestärke) ordnen: **Eisen(III)-chlorid** ($FeCl_3$) [pK_a = 2,22] < **Benzoesäure** (C_6H_5-COOH) [pK_a = 4,21] < **Essigsäure** (CH_3-COOH) [pK_a = 4,76] < **Kaliumdihydrogenphosphat** (KH_2PO_4) [pK_a = 7,21]

156 D

Für Säure-Base-Gleichgewichte der allgemeinen Form [HA + B $\rightleftharpoons$ A^- + BH^+], an denen zwei korrespondierende Säure-Base-Paare beteiligt sind, berechnet sich der pK-Wert der Reaktion wie folgt:

$$\mathbf{pK = pK_a(HA) - pK_a(BH^+)}$$

Daher gilt für die Umsetzung von Acetat (CH_3-COO^-) [pK_b = 9,3] – entsprechend einem pK_a = 4,7 für die korrespondierende Essigsäure (CH_3-COOH) – mit Ameisensäure (HCOOH) [pK_a = 3,7]:

$$\text{H-COOH} + CH_3\text{-}COO^- \rightleftharpoons \text{H-}COO^- + CH_3\text{-COOH}$$

$$pK = 3{,}7 - 4{,}7 = -1 \text{ ; mit } pK = -\log K \text{ wird } \mathbf{K = 10}$$

157 A

Für die Reaktion des sauren Ammonium-Ions (NH_4^+) [pK_a = 9,25] mit dem basischen Pyridin (pK_b = 8,75) unter Bildung von Pyridinium-Ionen (pK_a = 5,25) berechnet sich die Gleichgewichtskonstante zu:

$$pK = pK_a(HA) - pK_a(BH^+) = 9{,}25 - 5{,}25 = 4 \text{ ; mit } pK = -\log K \text{ wird } \mathbf{K = 10^{-4}}$$

158 C

Für die Reaktion von Essigsäure [pK_a = 4,75] mit dem basischen Pyridin (pK_b = 8,75) unter Bildung von Pyridinium-Ionen (pK_a = 5,25) berechnet sich die Gleichgewichtskonstante zu:

$$pK = pK_a(HA) - pK_a(BH^+) = 4{,}75 - 5{,}25 = -0{,}5 \text{ ; mit } pK = -\log K \text{ wird } \mathbf{K = 3{,}2}$$

159 D

Für die Umsetzung von Acetat (CH_3-COO^-) [pK_b = 9,25] – entsprechend einem pK_a = 4,75 für die korrespondierende Essigsäure (CH_3-COOH) – mit Oxalsäure (HOOC-COOH) [pK_{a1} = 1,45] gilt [**Acetat-Nachweis**!]:

$$\text{HOOC-COOH} + CH_3\text{-}COO^- \rightleftharpoons \text{HOOC-}COO^- + CH_3\text{-COOH}$$

$$pK = 1{,}45 - 4{,}75 = -3{,}3 \text{ ; mit } pK = -\log K \text{ wird } \mathbf{K = 10^{3,3}}$$

160 B

Auf **Oxalsäure** (HOOC-COOH) treffen folgende Aussagen zu:

- Oxalsäure besitzt die Säureexponenten pK_{a1} = 1,23 und pK_{a2} = 4,19. Die Säure ist in der ersten Protolysestufe eine starke und in der zweiten Protolysestufe eine schwache Säure.
- Oxalsäure (pK_{a1} = 1,23) ist in der ersten Protolysestufe eine stärkere Säure als Essigsäure (pK_a = 4,76) und vermag deshalb Essigsäure aus ihren Salzen freizusetzen (siehe Frage Nr. **159**).

161 E

Auf **Salicylsäure** (*o*-Hydroxybenzoesäure) treffen folgende Aussagen zu:
- Salicyclsäure besitzt die pK-Werte: pK_{a1} = 2,97 für die Carboxylgruppe und pK_{a2} = 11,79 für das phenolische Hydroxyl.
- Salicylsäure (pK_{a1} = 2,97) ist somit stärker sauer als Benzoesäure (pK_a = 4,21).
- Die phenolische Hydroxygruppe der Salicylsäure (pK_{a2} = 11,97) besitzt einen höheren pK_a-Wert als Phenol (pK_a = 9,91).
- Salicylsäure ergibt mit Fe^{3+}-Ionen einen gefärbten Chelatkomplex [positive Eisen(III)-chlorid-Reaktion].

162 C

Bei vielen mehrbasigen anorganischen Sauerstoffsäuren beträgt die Differenz ihrer pK_a-Werte etwa 5 ($\Delta pK \approx 5$):
- H_2SO_4 (pK_a = –3) / HSO_4^- (pK_a = 1,92) ⇒ $\Delta pK \sim 5$
- H_3PO_4 (pK_a = 1,96) / $H_2PO_4^-$ (pK_a = 7,21) ⇒ $\Delta pK \sim 5$
- $H_2PO_4^-$ (pK_a = 7,21) / HPO_4^{2-} (pK_a = 12,32) ⇒ $\Delta pK \sim 5$

Bernsteinsäure [HOOC-$(CH_2)_2$-COOH] besitzt die pK_a-Werte: pK_{a1} = 4,16 und pK_{a2} = 5,61. Bei organischen Dicarbonsäuren ist die Differenz zwischen den pK_a-Werten im Allgemeinen geringer.

163 C

Bei 22 °C beträgt die **Autoprotolysekonstante** (Ionenprodukt) von Wasser:

$$\log K_w = pK_w = pH + pOH = 14$$

- Bei 100 °C nimmt im Vergleich zu 25 °C die Eigendissoziation des Wassers zu und es gilt: $\mathbf{pK_{w,100°C} < 14}$. Der pH-Wert von reinem Wasser liegt bei 100 °C nahe bei pH ≈ 6.

164 E

Starke Säuren wie Perchlorsäure (pK_a = –9), Chlorwasserstoff (pK_a = –3), Salpetersäure (pK_a = –1,32) und Schwefelsäure (pK_{a1} = –3) werden im *amphiprotischen Lösungsmittel Wasser* auf die Stufe der in diesem Medium stärksten stabilen Säure *nivelliert.* In Wasser ist es das **Hydroxonium-Ion** [H_3O^+] (pK_a = –1,74).

Schwache Säuren wie Essigsäure (pK_a = 4,76) werden in Wasser *nicht* nivelliert.

165 C

Starke Basen wie das Hydrid-Ion (H^-) im Natriumhydrid [NaH] (pK_b = –24,6), das Amid-Ion (NH_2^-) in Natriumamid [$NaNH_2$] (pK_b = –9) oder das Methanolat-Ion (CH_3O^-) in Natriummethanolat [CH_3ONa] (pK_b = –1,5) werden in wässriger Lösung auf die stärkste, in Wasser existenzfähige Base, das **Hydroxid-Ion** [HO^-], nivelliert.

Schwache Basen wie Ammoniak (pK_b = 4,76) oder Pyridin (pK_b = 8,77) werden in Wasser als Lösungsmittel *nicht* nivelliert.

166 E

Für den pH-Wert einer starken Säure gilt: $\mathbf{pH = -\log a_{H^+}}$

Für eine Wasserstoffionen-Aktivität von a = $3{,}2 \cdot 10^{-6}$ $mol \cdot L^{-1}$ berechnet sich der pH-Wert zu: **pH** = $-\log 3{,}2 \cdot 10^{-6} = -\log 3{,}2 - \log 10^{-6} = -0{,}5 + 6{,}0 =$ **5,5**

167 C

Für eine Wasserstoffionen-Aktivität von a = $3{,}2 \cdot 10^{-8}$ mol·L^{-1} berechnet sich der pH-Wert zu:

pH = $-\log 3{,}2 \cdot 10^{-8} = -\log 3{,}2 - \log 10^{-8} = -0{,}5 + 8 =$ **7,5**

In wässriger Lösung addieren sich der pH-Wert und pOH-Wert zum Zahlenwert 14, so dass für obige Lösung gilt: **pOH** = 14 – pH = 14 – 7,5 = **6,5**

168 A

Der pH-Wert der Salzsäure-Lösung kann aufgrund der fehlenden Konzentrationsangabe *nicht* berechnet werden.

169 E

Gegeben: Starke Säure (c = 0,01 mol·L^{-1}), Aktivitätskoeffizient: f = 1
Gesucht pH-Wert der Säure-Lösung?
Berechnung: $a_{H+} = f \cdot c_{H+} = 0{,}01 \cdot 1 = 0{,}01$
pH = $-\log a_{H+} = -\log 0{,}01 = -\log 10^{-2} =$ **+2**

170 B

Für eine schwache Säure wie das Ammonium-Ion [NH_4^+] im Ammoniumchlorid [NH_4Cl] mit c = 0,01 mol·L^{-1} und $pK_a(NH_4^+) = 9{,}21$ berechnet sich der pH-Wert der Lösung zu:

pH = $\frac{1}{2}\, pK_a - \frac{1}{2} \log c_{säure} = \frac{1}{2} \cdot 9{,}21 - \frac{1}{2} \log 10^{-2} \approx 4{,}6 + 1{,}0 =$ **5,6**

171 B

Für eine schwache Säure wie *Nicotinsäure* (c = 0,01 mol·L^{-1}; $K_a = 10^{-5}$ mol·L^{-1} ≡ $pK_a = 5$) berechnet sich der pH-Wert zu:

pH = $\frac{1}{2}\, pK_a - \frac{1}{2} \log c_{H+} = \frac{1}{2} \cdot 5 - \frac{1}{2} \log 10^{-2} = 2{,}5 + 1{,}0 =$ **3,5**

172 D

Für eine schwache Säure (c = 0,01 mol·L^{-1}) mit der Dissoziationskonstanten $K_a = 10^{-6}$ mol/L – entsprechend einem $pK_a = 6$ – ergibt sich der pH-Wert der wässrigen Lösung zu:

pH = $\frac{1}{2}\, pK_a - \frac{1}{2}\, c_{säure} = \frac{1}{2} \cdot 6 - \frac{1}{2} \log 10^{-2} = 3 + 1 =$ **4**

173 D

10 mL Salzsäure-Lösung (c = 0,1 mol·L^{-1}) werden mit 11 mL Natriumhydroxid-Lösung (c = 0,1 mol·L^{-1}) neutralisiert. Es verbleibt ein Überschuss von 1 mL NaOH-Lösung (c = 0,1 mol·L^{-1}), der den pH-Wert bestimmt. Durch Verdünnen auf 100 mL wird c_{NaOH} = 0,001 mol/L und pOH = –log [HO^-] = $-\log 10^{-3} = 3$. Daraus berechnet sich der pH-Wert des Titrationsgemischs zu: **pH** = 14 – pOH = 14 – 3 = **11**

174 A

Bei einer Hydroxidionen-Aktivität (a = 10^{-5} mol·L^{-1}) berechnet sich der pOH-Wert zu:
pOH = $-\log 10^{-5} = 5$. Daraus ergibt sich der pH-Wert zu: **pH** = 14 – pOH = 14 – 5 = **9**

175 E

Der pH-Wert einer schwachen, einsäurigen Base (c = 0,1 mol/L; $pK_b = 1{,}75$) berechnet sich zu:
pH = $14 - \frac{1}{2}\, pK_b + \frac{1}{2} \log c_b = 14 - \frac{1}{2} \cdot 1{,}75 + \frac{1}{2} \cdot 10^{-1} = 14 - 0{,}88 - 0{,}5 = 12{,}62 \approx$ **13**

176 A

Eisen(III)-nitrat** $[Fe(NO_3)_3]$ löst sich in Wasser unter Bildung hydratisierter Eisen(III)-Ionen, die eine *starke* Kationsäure ($pK_s \approx 2{,}22$) darstellen.

$$Fe(NO_3)_3 + n\,H_2O \rightarrow 3\,(NO_3^-)_{aq} + \mathbf{[Fe(H_2O)_6]^{3+}} + H_2O \rightarrow [Fe(OH)(H_2O)_5]^{2+} + H_3O^+$$

Ammoniumchlorid (NH_4Cl), Bariumchlorid ($BaCl_2$) und Hydrazin-Hydrochlorid ($H_2N\text{-}NH_3^+Cl^-$) sind Salze starker Säuren mit schwachen Basen; ihre wässrigen Lösungen reagieren *schwach* sauer.

Natriumperchlorat ($NaClO_4$) ist ein *Neutralsalz* aus einer starken Säure und einer starken Base.

177 E

Durch Zugabe einer Salzsäure-Lösung der Konzentration ($c = 10^{-7}$ mol·L^{-1}) verändert sich die Eigendissozation des Wassers nicht. [***Anmerkung***: Zur exakten Berechnung des pH-Werts fehlt aber die Angabe der Temperatur].

Zur Berechnung des pH-Werts ist der Massenanteil einer Säure wie Essigsäure oder eines Salzes wie Ammoniumchlorid in die Stoffmengenkonzentration umzurechnen, wozu eine Volumenangabe erforderlich ist. Zudem reagiert eine wässrige Ammoniumchlorid-Lösung $[NH_4Cl]$ schwach sauer.

Eine wässrige Lösung von Dinatriumhydrogenphosphat $[Na_2HPO_4]$ reagiert schwach alkalisch.

Für ein korrespondierendes Säure-Base-Paar addieren sich der pK_s-Wert der Säure (HA) und der pK_b-Wert der korrespondierenden Base (A^-) zum Wert 14.

$$\mathbf{pK_s(HA) + pK_b(A^-) = pH + pOH = 14}$$

178 E

Auf **Pufferlösungen** treffen folgende Aussagen zu:

- Sie enthalten eine *schwache Säure* und ihre *korrespondierende* (konjugierte) *Base* als Bestandteile.
- Die Pufferkapazität (β) ist begrenzt. Die Pufferkapazität ist proportional zum Differentialquotienten der Konzentration einer zugesetzten Base und der dadurch verursachten Änderung des pH-Wertes: $\boldsymbol{\beta = dc_{base}/d(pH)}$
- Der pH-Wert einer Pufferlösung hängt von der Dissoziationskonstanten (bzw. dem pK_s-Wert) der schwachen Säure ab und ergibt sich aus der *Henderson-Hasselbalch-Gleichung* zu:

$$\mathbf{pH = pK_s(Säure) + \log\,[korr.\ Base]/[Säure]}$$

179 C

Neutralsalze wie *Natriumchlorid* (NaCl) können *nicht* bestimmender Bestandteil eines Puffersystems sein.

180 A

Die **Pufferkapazität** (β) eines Acetatpuffers hat ein Maximum bei $pH = pK_s(HOAc)$. Die Pufferkapazität ist begrenzt; sie ist jedoch umso größer, je höher die Gesamtkonzentration des Puffergemischs in der Lösung ist.

181 D

Ein Neutralsalz wie Kaliumchlorid greift über die Ionenstärke der Lösung in das Puffergleichgewicht ein und wird bei einem Acetatpuffer durch Einbeziehung des mittleren *Aktivitätskoeffizienten* (γ) von Essigsäure in die *Henderson-Hasselbalch-Gleichung* wie folgt berücksichtigt:

$$pH = pK_s(HOAc) + \log\,[OAc^-]\cdot\gamma/[HOAc]$$

182 C

Gegeben: Natriumacetat [$c = 10^{-5}$ mol·L^{-1}); Essigsäure ($c = 10^{-4}$ mol·L^{-1})
pK_a(Essigsäure) = 5
Zusatz von Kaliumchlorid – Aktivitätskoeffizient $\gamma = 0{,}8$ mit $\log \gamma = -0{,}1$

Gesucht: pH-Wert der Lösung?

Berechnung: **pH** $= pK_a + \log$ [Natriumacetat].γ/[Essigsäure]
$= pK_a + \log [NaOAc] + \log \gamma - \log [HOAc]$
$= 5 + \log 10^{-5} + \log 0{,}8 - \log 10^{-4} = 5 - 5 - 0{,}1 + 4 =$ **3,9**

183 E

Eine schwache Säure ($pK_a = 6$) wird mit Natriumhydroxid-Lösung partiell (bis pH = 8) neutralisiert, so dass eine Pufferlösung aus schwacher Säure und ihrer korrespondierenden Base (Salz) entsteht. Die Zusammensetzung des Puffergemischs kann mithilfe der Henderson-Hasselbalch-Gleichung ermittelt werden.

Berechnung $pH = pK_a + \log$ [Salz]/[Säure]
$\log$ [Salz]/[Säure] $= pH - pK_a = 8 - 6 = 2$
[Salz] : [Säure] = 100 : 1

184 D

Wenn in einer Pufferlösung das Verhältnis $c_{säure} : c_{salz} = 10 : 1$ wird, ändert sich – aufgrund des Konzentrationsgliedes in der Henderson-Hasselbalch-Gleichung – der pH-Wert um ca. **1 pH-Einheit** ($\log 10/1 = 1$)

185 D

Voraussetzung für die Säure-Base-Titration in einem amphiprotischen Lösungsmittel (Autoprotolysekonstante K_L) unter Verwendung eines Säure-Base-Indikators (Indikatorkonstante K_{ind}) ist die höhere Acidität bzw. Basizität der zu titrierenden Substanz (ausgedrückt durch den pK_a-Wert des Analyten). Daher gilt:

$$\mathbf{pK_a < pK_L} \text{ und } \mathbf{pK_a < pK_{ind}}$$

186 D **187** D

Entscheidend für den Verbrauch an Maßlösung ist die Konzentration des Analyten und nicht dessen pK-Wert.

Ein Arzneistoff mit $pK_s < 1$ ist eine sehr starke Säure, dessen Acidität auf die des H_3O^+-Ions in wässriger Lösung nivelliert wird. Der Äquivalenzpunkt der Titration dieser Säure liegt daher am Neutralpunkt.

Ein Arzneistoff mit einem $pK_s > 9$ ist eine sehr schwache Säure. Sofern sie in wässriger Lösung direkt bestimmbar ist, liegt der pH-Wert am Äquivalenzpunkt im Alkalischen (pH > 7).

Ein Arzneistoff mit einem $pK_b < 6$ ist eine schwache Base. Sofern sie in wässrigem Medium direkt titrierbar ist, liegt der Äquivalenzpunkt im schwach sauren pH-Bereich (pH < 7).

188 B **189** C

Bei Direkttitrationen, die ohne weitere Zusätze gegen einen *Farbindikator* in einem amphiprotischen Lösungsmittel (Autoprotolysekonstante K_L mit $pK_L = -\log K_L$) durchgeführt werden, gilt für die Titrierbarkeit:

$$\mathbf{pK_L - pK_a \geq 8}$$

Wasser besitzt einen pK_L-Wert von 14, sodass Säuren oder Basen mit $\mathbf{pK_s\ (pK_b) \leq 6}$ in wässriger Lösung direkt durch Titration gegen einen Farbindikator bestimmbar sind.

Anzumerken ist, dass Protolyte in wässriger Lösung noch bis zu $pK_a \approx 8$ mit hinreichender Genauigkeit zu titrieren sind, wenn die Endpunkt der Titration mithilfe der *Potentiometrie* ermittelt wird.

190 E

Essigsäure ($pK_s = 4{,}76$) [CH_3COOH], *Monochloressigsäure* ($pK_s = 2{,}85$) [$ClCH_2COOH$], *Dichloressigsäure* ($pK_s = 1{,}30$) [$Cl_2CHCOOH$] und *Trichloressigsäure* ($pK_s = 0{,}89$) [Cl_3CCOOH] sind in wässriger Lösung mit einer NaOH-Maßlösung gegen Farbindikatoren titrierbar.

191 C **192** D

Phenylbutazon (pK_s = 4,89) [M_r = 308] besitzt aufgrund seiner 1,3-Dicarbonyl-Struktur [-CO-C**H**-CO-] an C-4 ein hinreichend acides H-Atom. Der Arzneistoff kann in Aceton gelöst mit NaOH-Maßlösung gegen Bromthymolblau bestimmt werden. Es wird 1 Äquivalent Lauge zur Neutralisation verbraucht, sodass 1 mL einer Natriumhydroxid Maßlösung (c = 0,1 mol/L) **30,8 mg** Phenylbutazon entspricht.

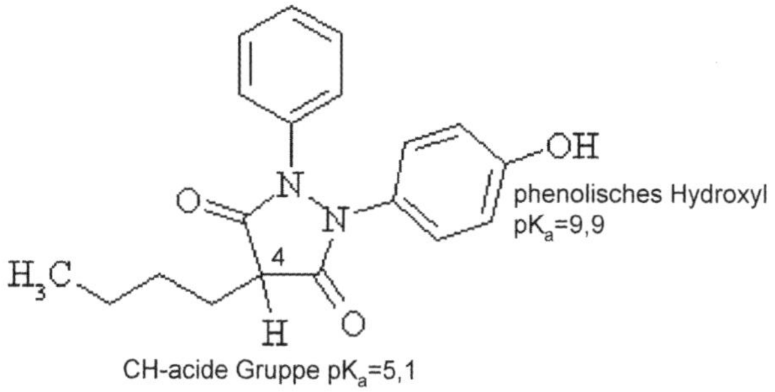

OH
phenolisches Hydroxyl
pK_a=9,9
N N 4 H_3C O O H
CH-acide Gruppe pK_a=5,1

193 A

4′-Nitrobenzanilid [C_6H_5-CO-N**H**-C_6H_4-NO_2] ist aufgrund der *para*-ständigen Nitrogruppe ein NH-acides Amid, das *stärker sauer* reagiert als *N-Methylbenzamid* [C_6H_5-CO-NH-CH_3] oder *Acetanilid* [CH_3-CO-NH-C_6H_5].

194 A **195** A

Die Arzneistoffe *Glibenclamid* und *Glipizid* sind NH-acide *Sulfonylharnstoffe* [R-SO_2-N**H**-CO-NH-R′], die in Ethanol gelöst sich unter Verbrauch von 1 Äquivalent NaOH-Maßlösung gegen Phenolpthalein als Indikator direkt titrieren lassen. Es wird nur das acide H-Atom der Amidosulfonylgruppe erfasst.

196 A **197** E

Vanillin [3-Methoxy-4-hydroxybenzaldehyd] (M_r = 152,1; pK_s = 7,4) ist eine *phenyloge Ameisensäure*, deren Acidität aufgrund des –M-Effektes der Formylgruppe größer ist als die von Phenol. Vanillin kann in Aceton als Lösungsmittel mit NaOH-Maßlösung gegen Thymolphthalein titriert werden. Dabei entspricht 1 mL einer Natriumhydroxid-Maßlösung (c = 0,1 mol/L) **15,21 mg** Vanillin.

198 A

Guanidin [$(H_2N)_2C$=NH] (**1**) [pK_b = 0,30] ist eine starke Base und kann in wässriger Lösung mit Salzsäure-Lösung (c = 0,1 mol/L) gegen Methylrot titriert werden.

Harnstoff [$(H_2N)_2C$=O] (3) [pK_b = 13,82] und *Acetamid* [CH_3-CO-NH_2] (4) [pK_b = 13,37] reagieren schwach basisch und lassen sich *nicht* in Wasser acidimetrisch bestimmen.

Acetonoxim [$(H_3C)_2C$=N-OH] (2) ist eine sehr schwache Base, die nur mit den stärksten Säuren unter Dehydratisierung reagiert (Beckmann-Umlagerung).

199 B

Ramipril (1) und *Ursodesoxycholsäure* (4) sind Carbonsäuren (R-COO**H**), die in alkoholischer Lösung mit Natriumhydroxid-Maßlösung quantitativ bestimmbar sind. *Isoniazid* (3) wird bromometrisch und *Ritonavir* (2) wird mittels HPLC quantitativ erfasst.

200 B

Weinsäure [(*2R,3R*)-2,3-Dihydroxybutandisäure] (HOOC-CHOH-CHOH-COOH) ist eine zweibasige Säure ($pK_{a1} = 2{,}95$; $pK_{a2} = 4{,}23$), die in Wasser mit NaOH-Maßlösung gegen Phenolphthalein unter Verbrauch von **2** *Äquivalenten* Lauge titriert werden kann. Der pH-Wert des Äquivalenzpunktes liegt im *schwach Alkalischen* (pH ≈ 7,5-8,5).

201 B **202** D

Citronensäure [2-Hydroxypropan-1,2,3-tricarbonsäure] ($pK_{a1} = 3{,}14$; $pK_{a2} = 4{,}77$; $pK_{a3} = 6{,}39$; $M_r = 192{,}1$) wird in wässriger Lösung unter Verbrauch von **3** Äquivalenten Natriumhydroxid-Maßlösung gegen Phenolphthalein titriert. Daher entspricht 1 mL NaOH-Maßlösung **64,03 mg** Citronensäure.

203 C

Prinzipiell lassen sich im *Codeinphosphat* ($(R_2NH\text{-}CH_3]^+H_2PO_4^-$) das Kation ($[R_2NH\text{-}CH_3]^+$) als Säure und das amphotere Dihydrogenphosphat-Anion ($H_2PO_4^-$) als Säure oder als Base titrieren.

204 D

Coffein wird nach Arzneibuch in wasserfreier Essigsäure als schwache Base mit Perchlorsäure-Maßlösung titriert. Der Endpunkt wird potentiometrisch bestimmt.

Natriumcitrat wird als Salz einer Carbonsäure in wasserfreier Essigsäure mit Perchlorsäure-Maßlösung gegen Naphtholbenzein als Indikator titriert.

Formaldehyd-Lösung wird im Alkalischen iodometrisch bestimmt.

Natriumhydrogencarbonat ($NaHCO_3$) lässt sich als Anionsäure mit Salzsäure-Maßlösung gegen Methylorange oder mit potentiometrischer Indizierung titrieren.

Der Gehalt einer *Wasserstoffperoxid-Lösung* wird nach Arzneibuch permanganometrisch bestimmt.

205 E **206** A **207** C

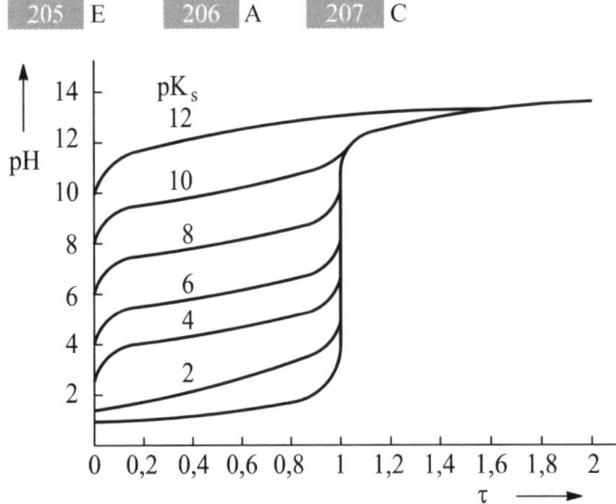

Obige Abbildung zeigt die **Titrationskurven** gleich konzentrierter Protolyte ($c = 0{,}1\ mol \cdot L^{-1}$) unterschiedlicher Säurestärke. Als Ordinate ist der pH-Wert, als Abszisse der Titrationsgrad (τ) aufgetragen.

Die unterste Titrationskurve entspricht der alkalimetrischen Bestimmung einer einbasigen starken Säure (c = 0,1 mol/L) wie **Salzsäure**. Der Äquivalenzpunkt liegt bei $pH_{ÄP} \approx 7$.

Die drittunterste Kurve entspricht der Titrationskurve einer 0,1 molaren schwachen Säure (c = 0,1 mol/L) wie **Essigsäure** [$pK_a \approx 4{,}7$]. Der Ausgangs-pH-Wert liegt bei pH ≈ 2,9 und der pH-Wert am Äquivalenzpunkt bei $pH_{ÄP} \approx 8{,}8$. Der Halbneutralisationspunkt entspricht dem pK_a-Wert der schwachen Säure.

Die zweitoberste Kurve zeigt den Titrationsverlauf einer sehr schwachen Säure (c = 0,1 mol/L) wie **Borsäure** [$pK_a = 9{,}14$]. Eine solche Säure kann in wässriger Lösung – ohne weitere Zusätze – *nicht* mehr mit hinreichender Genauigkeit gegen einen Farbindikator titriert werden.

208 B

Wurden 90% (Titrationsgrad $\tau = 0{,}9$) einer Salzsäure-Lösung ($c = 0{,}01\ mol \cdot L^{-1}$) mit Natriumhydroxid-Lösung neutralisiert, so verbleiben noch 10% der ursprünglichen HCl-Menge in Lösung. Dies entspricht einer Konzentration von $c = 0{,}001\ mol \cdot L^{-1}$ und einem **pH-Wert** von: **pH** $= -\log c(H_3O^+) = -\log 0{,}001 = -\log 10^{-3} = \mathbf{3}$

209 A

10 mL Lösung einer einsäurigen, starken Base (c = 0,1 mol/L; $pK_b = 1{,}75$) werden mit 10 mL einer Salzsäure-Maßlösung (c = 0,1 mol/L; f = 1,00) gerade neutralisiert, so dass der pH-Wert des Titrationsgemischs bei **pH ≈ 7** liegt.

210 C

Wenn eine Salzsäure-Lösung (c = 0,01 mol/L) mit einer NaOH-Maßlösung um 0,1% (Titrationsgrad $\tau = 1{,}001$) übertitriert wurde, dann beträgt die überschüssige Hydroxid-Ionenkonzentration 0,00001 $= 10^{-5}\ mol \cdot L^{-1}$ ($0{,}01 \cdot 0{,}001$). Dies entspricht einem pOH-Wert von:

$pOH = -\log [HO^-] = -\log 10^{-5} = 5$.

Daraus ergibt sich für den pH-Wert des Titrationsgemischs: **pH** = 14 – pOH = 14 – 5 = **9**.

211 D

Eine Salzsäure-Lösung (c = 0,001 mol/L) wird mit einer NaOH-Maßlösung (c = 0,1 mol/L) zu 20% übertitriert (Titrationsgrad $\tau = 1{,}2$). 20% von c = 0,01 mol/L sind $c = 0{,}002 = 2 \cdot 10^{-3}$ mol/L. Daraus berechnet sich der pOH-Wert des Titrationsgemischs zu:

$pOH = \log [HO^-] = -\log 2 \cdot 10^{-3} = -\log 2 - \log 10^{-3} = -0{,}3 + 3{,}0 = 2{,}7$
pH = 14 – pOH = 14 – 2,7 = **11,3**

212 D

Eine Natriumhydroxid-Lösung (c = 0,01 mol/L) wird zu 90% mit einer Salzsäure-Maßlösung (c = 0,1 mol/L) neutralisiert. Somit verbleiben noch $c = 10\% = 0{,}001 = 10^{-3}$ mol/L NaOH, die nicht neutralisiert wurden. Daraus berechnet sich der pH-Wert des Titrationsgemischs zu:

pH $= 14 - pOH = 14 + \log [HO^-] = 14 + \log 10^{-3} = 14 - 3 = \mathbf{11}$

213 D

Sehr starke *einbasige* Säuren wie *Perchlorsäure* [$HClO_4$] ($pK_s = -9$), *Chlorwasserstoff* (Salzsäure) [HCl] ($pK_s = -3$) oder *Salpetersäure* [HNO_3] ($pK_s = -1{,}32$) werden in wässriger Lösung auf die Stufe des Hydroxonium-Ions (H_3O^+) nivelliert. Gleichkonzentrierte Lösungen dieser Säuren zeigen daher in wässriger Lösung den *gleichen* pH-Wert und ergeben die *gleiche* Titrationskurve.

Schwefelsäure [H_2SO_4] ist eine *zweibasige*, Phosphorsäure [H_3PO_4] eine *dreibasige* Säure. Ihre Titrationskurven zeigen einen anderen Verlauf.

214 D

Hat ein Stoff einen Wert von $pK_s < 1$, so handelt es sich um eine starke Säure und der Äquivalenzpunkt der Titration liegt im Neutralen.

Der Verbrauch an Maßlösung ist abhängig von der Konzentration der vorgelegten Säure und korreliert *nicht* mit deren pK_s-Wert.

Ein saurer Arzneistoff mit $pK_s > 9$ kann in wässriger Lösung *nicht* direkt alkalimetrisch bestimmt werden. Die Bestimmung muss im wasserfreien Milieu erfolgen.

215 E

Bei der alkalimetrischen Titration einer einbasigen Säure mit potentiometrischer Indizierung des Äquivalenzpunktes hängt der Potentialsprung (ΔE) ab:

- von der Stärke der Säure und damit von ihrem pK_s-Wert. Je stärker die Säure, desto größer wird ΔE.
- der Anfangskonzentration (c_o) die Säure. Je größer c_o, desto höher ΔE.
- der Autoprotolysekonstante ($pK_{LM} = -\log K_{LM}$) des verwendeten amphiprotischen Lösungsmittels. So lassen sich manche Säuren anstelle in Wasser noch in Ethanol ($pK_{LM} = 18{,}9$) als Lösungsmittel titrieren. Ethanol besitzt im Vergleich zu Wasser ($pK_{LM} = 14{,}0$) die geringere Autoprotolysekonstante. Je geringer der K_{LM}-Wert, desto größer ist der pK_{LM}-Wert.

216 C

Das Hydrochlorid einer organischen Base ($R_3NH^+Cl^-$) wird mit NaOH-Lösung bei potentiometrischer Indizierung titriert. Aus der Titrationskurve können folgende Daten ermittelt werden:

- der pH-Wert des Halbneutralisationspunktes entspricht dem pK_a-Wert der protonierten Base (R_3NH^+).
- mit dem Äquivalentverbrauch kann die Stoffmenge (n) des zu titrierenden Stoffes ermittelt werden. Aus der Masse (m) der Einwaage und dem Äquivalentverbrauch lässt sich dann die relative Molekülmasse des Hydrochlorids bzw. die relative Molekülmasse (M) der freien Base ermitteln: **M = m/n**

217 B

Für die **Bestimmung** der **Stoffmenge** eines sauren Arzneistoffs mittels Titration sind folgende Informationen erforderlich:

- die Stöchiometrie der ablaufenden Neutralisationsreaktion,
- der Verbrauch an NaOH-Maßlösung bis zum Äquivalenzpunkt,
- die Konzentration der NaOH-Maßlösung.

Das Volumen der Titrationslösung und die Einwaage (Masse m) des sauren Arzneistoffs spielen für die Berechnung der Stoffmenge keine Rolle.

218 B

Über die **Titration von Essigsäure** (pK_s = 4,76) mit Natriumhydroxid-Maßlösung in wässriger Lösung treffen folgende Aussagen zu:
- Der Äquivalenzpunkt der Titration liegt im alkalischen pH-Bereich.
- Der Halbneutralisationspunkt entspricht annähernd dem pK_s-Wert der Essigsäure.
- Es ändert sich am Verbrauch an NaOH-Maßlösung *nichts*, wenn anstelle von Essigsäure die *gleiche Stoffmenge* einer stärkeren Säure titriert wird.

219 D

Am **Halbneutralisationspunkt** (Titrationsgrad τ = 0,5) der volumetrischen Gehaltsbestimmung einer schwachen Säure (HA) mit einer starken Base
- ist die Pufferkapazität am größten, weil bei τ = 0,5 ein äquimolares Gemisch aus schwacher Säure und ihrer korrespondierenden Base vorliegt.
- ist der pH-Wert der Titrationslösung annähernd gleich dem pK_a-Wert der zu titrierenden Säure.
- liegt die Hälfte der zu titrierenden Säure (HA) als Anion (korr. Base A^-) vor.
- besitzt die Titrationskurve innerhalb des Bereichs τ = 0 bis τ =1 (Äquivalenzpunkt) die geringste Steigung.
- entspricht der pH-Wert am Halbneutralisationspunkt *nicht* dem arithmetischen Mittel des pH-Wertes am Äquivalenzpunkt (pT-Wert) [z.B.: HOAc (c = 0,1 mol/L): $pH_{\tau=0,5} = pK_a(HOAc) = 4,76$ und $pH_{\tau=1} = pH_{ÄP} = 8,88$].

220 A

Das basische Acetat-Ion wird mit Salzsäure-Maßlösung zu 50% (zur Hälfte) neutralisiert. Es liegt somit ein äquimolares Puffergemisch aus Essigsäure und Acetat vor. Nach der *Henderson-Hasselbalch-Gleichung* entspricht dann der pH-Wert des Titrationsgemischs dem pK_s-Wert der Essigsäure [$\mathbf{pH = pK_s = 4,75}$].

221 C

10 mmol einer einbasigen Säure werden in 90 mL Wasser gelöst und mit 10 mL einer Maßlösung bis zum Äquivalenzpunkt (ÄP) von pH = 9 titriert. Die Konzentration der zu titrierenden Säure in 100 mL Titrationsgemisch beträgt $c_s = 10^{-1}$ mol/L. Gefragt ist nach dem pK_s-Wert der vorgelegten Säure, der sich mit Hilfe folgender Gleichung berechnen lässt:

$pH_{ÄP} = pT = \frac{1}{2}\, pK_w + \frac{1}{2}\, pK_s + \frac{1}{2} \log c_s$

$\mathbf{pK_s} = 2\, pH_{ÄP} - pK_w - \log c_s - = 2 \cdot 9 - 14 - \log 10^{-1} = 18 - 14 + 1 = \mathbf{5}$

222 C

In die Berechnung des **pH-Wertes** am **Äquivalenzpunkt** ($pH_{ÄP}$) [pT-Wert] der *Titration* einer *schwachen Säure* mit einer starken Base in *wässriger* Lösung gehen folgende Größen ein:
- das Ionenprodukt des Lösungsmittels Wasser (pK_w),
- der pK_a-Wert der zu titrierenden schwachen Säure,
- die Ausgangskonzentration (c_s) der zu titrierenden schwachen Säure.

Der pH-Wert am Äquivalenzpunkt der Titration (pT-Wert) einer schwachen Säure berechnet sich nach:

$$\mathbf{pH_{ÄP} = pT = \frac{1}{2}\, pK_w + \frac{1}{2}\, pK_a + \frac{1}{2} \log c_s}$$

223 B

In die Berechnung des **pH-Wertes** am **Äquivalenzpunkt** ($pH_{ÄP}$) [pT-Wert] der *Titration* einer *schwachen Base* mit einer starken Säure in *wässriger* Lösung gehen folgende Größen ein:
- das Ionenprodukt des Lösungsmittels Wasser (pK_w),
- der pK_b-Wert der schwachen Base bzw. der pK_a-Wert ihrer konjugierten Säure,
- die Ausgangskonzentration (c_b) der zu titrierenden schwachen Base.

Der pH-Wert am Äquivalenzpunkt der Titration einer schwachen Base berechnet sich nach:

$$\mathbf{pH_{ÄP} = pT = \frac{1}{2}\, pK_w - \frac{1}{2}\, pK_b - \frac{1}{2} \log c_b = \frac{1}{2}\, pK_a - \frac{1}{2} \log c_b}$$

224 C

Gegeben: Schwache Base ($c = 0{,}01 = 10^{-2}$ mol·L^{-1}; $K_a = 10^{-8}$ mol·L^{-1})
Gesucht: pH-Wert am Äquivalenzpunkt?
Berechnung: $pK_a = -\log K_a = -\log 10^{-8} = 8$
$\mathbf{pH_{ÄP}} = pT = \frac{1}{2}\, pK_a - \frac{1}{2} \log c = \frac{1}{2} \cdot 8 - \frac{1}{2} \log 10^{-2} = 4 + 1 = \mathbf{5}$

225 C

Gegeben: Schwache Base mit $K_b = 10^{-5}$ mol·L^{-1} und $c = 0{,}1 = 10^{-1}$ mol·L^{-1}
Gesucht: pH-Wert am Äquivalenzpunkt ($pH_{ÄP}$)?
Berechnung: – $-\log K_b = pK_b = -\log 10^{-5} = 5$
$\mathbf{pH_{ÄP}} = pT = \frac{1}{2}\, pK_w - \frac{1}{2}\, pK_s - \frac{1}{2} \log c = \frac{1}{2} \cdot 14 - \frac{1}{2} \cdot 5 - \frac{1}{2} \log 10^{-1}$
$= 7 - 2{,}5 + 0{,}5 = \mathbf{5}$

226 B

Gegeben: Schwache Base mit $K_a = 10^{-10}$ mol·L^{-1} und $c = 0{,}01 = 10^{-2}$ mol·L^{-1}
Gesucht: pH-Wert am Äquivalenzpunkt ($pH_{ÄP}$)?
Berechnung: $-\log K_a = pK_a = -\log 10^{-10} = 10$
$\mathbf{pH_{ÄP}} = pT = \frac{1}{2}\, pK_a - \frac{1}{2} \log c = \frac{1}{2} \cdot 10 - \frac{1}{2} \log 10^{-2} = 5 + 1 = \mathbf{6}$

227 C

Gegeben: Schwache Base mit $pK_b = 5$ ($pK_a = 9$) und
$c = 10^{-2}$ mol·L^{-1} – ad **100 mL** entspricht dies: $c = 10^{-1}$ mol·L^{-1}
Gesucht: pH-Wert am Äquivalenzpunkt ($pH_{ÄP}$)?
Berechnung: $\mathbf{pH_{ÄP}} = pT = \frac{1}{2}\, pK_a - \frac{1}{2} \log c = \frac{1}{2} \cdot 9 - \frac{1}{2} \log 10^{-1} = 4{,}5 + 0{,}5 = \mathbf{5}$

228 D

Gegeben: Schwache Base mit $c = 0{,}01 = 10^{-2}$ mol·L^{-1}
pH-Wert am Äquivalenzpunkt = 6
Gesucht: pK_a-Wert der Base?
Berechnung: $pH_{ÄP} = \frac{1}{2}\, pK_a - \frac{1}{2} \log c$
$\mathbf{pK_a} = 2\, pH_{ÄP} + \log c = 2 \cdot 6 + \log 10^{-2} = 12 - 2 = \mathbf{10}$

229 B

Gegeben: 10 mmol Natriumacetat [pK_a(Essigsäure) = 4,75] ad 100 mL
entsprechen $c = 10^{-1}$ mol/L.
Gesucht: pH-Wert am Äquivalenzpunkt?
Berechnung: $\mathbf{pH_{ÄP}} = \frac{1}{2}\, pK_a - \frac{1}{2} \log c = \frac{1}{2} \cdot 4{,}75 - \frac{1}{2} \log 10^{-1} = 2{,}38 + 0{,}5 = \mathbf{2{,}88}$

230 B

Gegeben: Schwache Säure mit $c = 0{,}1 = 10^{-1}$ mol·L^{-1}
Halbneutralisationspunkt pH = 5 entspricht dem pK_a-Wert der Säure
Gesucht: pH-Wert am Äquivalenzpunkt ($pH_{ÄP}$)?
Berechnung: $\mathbf{pH_{ÄP}} = \frac{1}{2}\, pK_w + \frac{1}{2}\, pK_a + \frac{1}{2} \log c = \frac{1}{2} \cdot 14 + \frac{1}{2} \cdot 5 + \frac{1}{2} \log 10^{-1}$
$= 7 + 2{,}5 - 0{,}5 = \mathbf{9{,}0}$

231 A

Gegeben: Schwache Säure mit $c = 0{,}01 = 10^{-2}$ mol·L^{-1} und $pK_a = 6$
Gesucht: Ausgezeichnete pH-Werte beim Titrationsgrad $\tau = 0$, $\tau = 0{,}5$ und $\tau = 1$?
Berechnung für $\boldsymbol{\tau = 0}$: $\mathbf{pH} = \frac{1}{2}\, pK_a - \frac{1}{2} \log c = \frac{1}{2} \cdot 6 - \frac{1}{2} \log 10^{-2} = 3 + 1 = \mathbf{4}$
$\boldsymbol{\tau = 0{,}5}$: $\mathbf{pH} = pK_a = \mathbf{6}$
$\boldsymbol{\tau = 1}$: $\mathbf{pH_{ÄP}} = \frac{1}{2}\, pK_w + \frac{1}{2}\, pK_a + \frac{1}{2} \log c$
$= \frac{1}{2} \cdot 14 + \frac{1}{2} \cdot 6 + \frac{1}{2} \log 10^{-2} = 7 + 3 - 1 = \mathbf{9}$

Der pH-Wert der Ausgangslösung ($\tau = 0$) beträgt *nicht* pH = 1, sondern pH = 4.

232 C

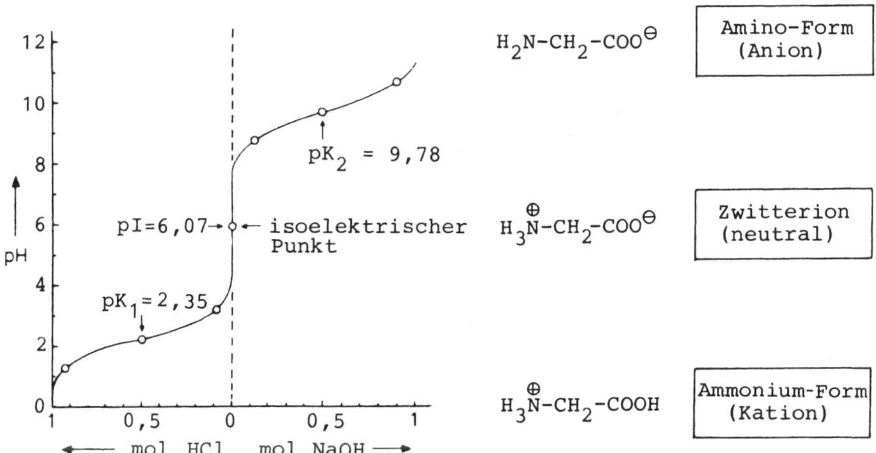

Wie obige **Titrationskurve** von **Glycin** [H_2N-CH_2-COOH] belegt, entspricht der **pH-Wert** am Titrationspunkt ($\tau = 0{,}5$) dem pK_{a1}-Wert ($pK_{a1} = 2{,}35$), am Punkt (τ=1) dem isolektrischen Punkt (pI = 6,07) und am Punkt ($\tau = 1{,}5$) dem pK_{a2}-Wert ($pK_{a2} = 9{,}78$). Der Ausgangs-pH-Wert (bei $\tau = 0$) einer wässrigen Glycinhydrochlorid-Lösung ($c = 0{,}1$ mol·L^{-1}) liegt bei etwa pH $\approx$ 1,7.

233 D

Die in der Frage abgebildete **zweistufige Titrationskurve** kann herrühren von der Titration
- einer zweibasigen Säure mit deutlich unterschiedlichen pK-Werten für die erste und zweite Protolysestufe.
- eines Gemischs zweier unterschiedlich starker einbasiger, gleichkonzentrierter Säuren (äquidistanter Abstand der beiden Äquivalenzpunkte).

Bei einer zweisäurigen Base fällt der pH-Wert im Verlaufe der Titration ab.

Kommentare

Bei einer dreiprotonigen Säure müssten bei deutlich unterschiedlichen pK-Werten und der Erfassung *aller* Protonen drei Titrationsstufen zu beobachten sein.

Eine Monoaminocarbonsäure (H_3N^+-CHR-COO^-) wird als einbasige Säure mit einer Hydroxid-Maßlösung titriert.

234 E

Bei der abgebildeten **Titrationskurve**

- handelt es sich um die Titration eines Säuregemischs zweier einbasiger Säuren mit deutlich unterschiedlichen pK-Werten und unterschiedlicher Konzentration, wobei der Verbrauch an Maßlösung bis zum ersten Wendepunkt (Äquivalenzpunkt) der Stoffmenge an stärkerer Säure entspricht. Darüber hinaus ist die Konzentration der schwächeren Säure im Gemisch kleiner als die der stärkeren Säure (5 Skalenteile bis zum 1.Äquivalenzpunkt, 2,5 Skalenteile zwischen 1. und 2. Äquivalenzpunkt)
- handelt es sich um die Titration eines Säuregemischs einer stärkeren zweibasigen Säure und einer schwächeren Säure.

Bei der Titrationskurve kann es sich *nicht* um die Titration *einer* zweibasigen Säure handeln, da dann der Äquivalentverbrauch bis zum 1. Äquivalenzpunkt dem Verbrauch zwischen 1. und 2. Äquivalenzpunkt entsprechen müsste.

235 D

Es wird ein **Säuregemisch** aus 1 Teil *Salzsäure* ($pK_a = -3$) und 3 Teilen *Essigsäure* ($pK_a = 4{,}76$) mit Natriumhydroxid-Lösung titriert. Bis zum 1.Äquivalenzpunkt (Wendepunkt) wird die stärkere Salzsäure neutralisiert, danach wird bis zum 2.Wendepunkt die schwächere Essigsäure titriert. Aufgrund der Mengenanteile (1:3) muss sich auch der Äquivalentverbrauch für beide *einbasigen* Säuren wie **1:3** verhalten, was nur für die Titrationskurve (**D**) zutrifft.

236 E

Folgende Substanzpaare können nebeneinander maßanalytisch bestimmt werden (**Simultantitration**):

- **Hydroxid neben Carbonat**: Titriert man das Gemisch (HO^-/CO_3^{2-}) zunächst mit einer Salzsäure-Maßlösung gegen *Phenolphthalein* (Verbrauch „1"), so werden die HO^--Ionen neutralisiert und der Carbonat-Anteil wird in HCO_3^- umgewandelt. Anschließend titriert man mit HCl-Maßlösung gegen *Methylorange* (Verbrauch „2"), wobei die HCO_3^--Ionen in CO_2 umgewandelt werden. Der Verbrauch „2" ist äquivalent zum Carbonat-Gehalt und aus der Differenz von Verbrauch „1" und „2" kann die Konzentration an Hydroxid-Ionen ermittelt werden.
  1. Bestimmung: $HO^- + H_3O^+ \rightarrow 2\,H_2O$ und $CO_3^{2-} + H_3O^+ \rightarrow HCO_3^- + H_2O$
  2. Bestimmung: $HCO_3^- + H_3O^+ \rightarrow 2\,H_2O + CO_2\uparrow$
- **Carbonat neben Hydrogencarbonat**: Titriert man das Gemisch (CO_3^{2-}/HCO_3^-) mit starken Säuren gegen Phenolphthalein, so wird *nur* der Carbonat-Anteil erfasst; bei der acidimetrischen Titration gegen Methylorange erhält man die Summe aus Carbonat und Hydrogencarbonat.
- **Phosphorsäure neben Dihydrogenphosphat**: In der 1. Stufe [$pK_a(H_3PO_4) = 1{,}96$] ist Phosphorsäure in wässriger Lösung eine starke Säure, in der 2.Stufe [$pK_a(H_2PO_4^-) = 7{,}21$] nur eine schwache Säure, während das dritte Proton [$pK_a(HPO_4^{2-}) = 12{,}32$] unter den üblichen Bedingungen in wässriger Lösung *nicht* erfasst wird. Der Verbrauch an Maßlösung bis zum 1. Wendepunkt (Äquivalenzpunkt) entspricht daher der Deprotonierung der Phosphorsäure (H_3PO_4), während zwischen dem 1. und 2. Wendepunkt der Titrationskurve die Dihydrogenphosphat-Ionen ($H_2PO_4^-$) erfasst werden.

237 B **238** D

Bei der Bestimmung des Carbonat-Gehalts in **Kaliumhydroxid** (KOH) [nach Arzneibuch] gibt man zunächst eine Bariumchlorid-Lösung ($BaCl_2$) hinzu. Es bildet sich ein schwer löslicher Niederschlag von Bariumcarbonat ($BaCO_3$). Bei der nachfolgenden 1. Titration gegen *Phenolphthalein* werden nur die HO^--Ionen erfasst. Die 2. Titration gegen *Bromphenolblau* dient dann der Bestimmung des Carbonat-Gehalts; aus gefälltem $BaCO_3$ wird CO_2 freigesetzt.

1. Titration: $HO^- + H_3O^+ \rightarrow 2\ H_2O$
2. Titration: $BaCO_3\downarrow + 2\ H_3O^+ \rightarrow Ba^{2+} + 3\ H_2O + CO_2\uparrow$

239 A

Zur Neutralisation von Carbonat (CO_3^{2-}) in **Natriumcarbonat** (Na_2CO_3; $M_r = 106{,}0$) werden **2** Äquivalente Salzsäure-Maßlösung verbraucht. 1 mL Salzsäure-Maßlösung ($c = 1{,}0\ mol \cdot L^{-1}$) entspricht daher **53,0 mg** Na_2CO_3.

$$CO_3^{2-} + 2\ H_3O^+ \rightarrow 3\ H_2O + CO_2\uparrow$$

240 E

Der *Gehalt* einer **dreibasigen Säure** (H_3A) mit deutlich unterschiedlichen pK-Werten, was zu drei getrennten Stufen in der Titrationskurve führt, lässt sich berechnen aus dem Verbrauch an Maßlösung:

- bis zum Erreichen des 1. Äquivalenzpunktes (1. Äquivalent: $H_3A \rightarrow H_2A^-$)
- zwischen dem 1. und 2. Äquivalenzpunkt (1 Äquivalent: $H_2A^- \rightarrow HA^{2-}$)
- zwischen dem 2. und 3. Äquivalenzpunkt (1 Äquivalent: $HA^{2-} \rightarrow A^{3-}$)
- bis zum Erreichen des 2. Äquivalenzpunktes (2 Äquivalente: $H_3A \rightarrow HA^{2-}$)
- zwischen dem 1. und 3. Äquivalenzpunkt (2 Äquivalente: $H_2A^- \rightarrow A^{3-}$)
- bis zum Erreichen des 3. Äquivalenzpunktes: (3 Äquivalente $H_3A \rightarrow A^{3-}$)

241 B

Der *Gehalt* einer **zweibasigen Säure** (H_2A) – mit deutlich unterschiedlichen pK-Werten und daher zwei getrennten Stufen in der Titrationskurve – lässt sich aus dem Verbrauch an Maßlösung berechnen:

- zwischen dem Ausgangspunkt (**a**) und dem 2. Wendepunkt (Äquivalenzpunkt) (**d**) der abgebildeten Titrationskurve ($H_2A \rightarrow A^{2-}$).

242 D

Der pH-Wert des **1.** Äquivalenzpunktes der Titration einer **dreibasigen Säure** (H_3A) mit Natriumhydroxid-Maßlösung ergibt sich näherungsweise aus dem arithmetischen Mittel von pK_{a1} und pK_{a2}.

243 B

Der pH-Wert des **1.** Äquivalenzpunktes der Titration einer **zweibasigen Säure** (H_2A) mit Natriumhydroxid-Maßlösung ergibt sich näherungsweise aus dem arithmetischen Mittel von pK_{a1} und pK_{a2}.

244 B

Bei der Neutralisation von wässriger **Schwefelsäure** [H_2SO_4] ($c = 0{,}1\ mol \cdot L^{-1}$) mit NaOH-Maßlösung werden bis zum Farbumschlag des Indikators *Bromthymolblau* oder des Indikators *Methylorange* bzw. bei *potentiometrischer Indizierung* des Endpunktes **2** Äquivalente Maßlösung verbraucht. In wässriger Lösung sind die beiden Protolysestufen der Schwefelsäure *nicht* getrennt erfassbar.

245 B

Zu 100 mL Phosphorsäure-Lösung (H_3PO_4), die 10 mmol H_3PO_4 enthält [entspricht c = 0,01 mol/L] werden 21 mL einer NaOH-Maßlösung (c = 1 mol/L) [entspricht 0,021 mol/L] hinzugegeben. Somit werden in wässriger Lösung zwei Äquivalente an Protonen neutralisiert und es liegen im Titrationsgemisch Monohydrogenphosphat-Ionen (HPO_4^{2-}) vor.

$$H_3PO_4 \rightarrow H_2PO_4^- \rightarrow \mathbf{HPO_4^{2-}}$$

246 C

Der **Äquivalenzpunkt** der 2. Protolysestufe der **Phosphorsäure** [H_3PO_4] (pK_{a1} = 1,96; pK_{a2} = 7, 21; pK_{a3} = 12,32] berechnet sich näherungsweise nach folgender Gleichung, worin c_s = Anfangskonzentration der Säure und pK_w = Ionenexponent des Wassers bedeuten:

$$\mathbf{pH_{ÄP3} = ½\,(pK_w + pK_{a3} + \log c_s)}$$

247 D

Die dreibasige Phosphorsäure [H_3PO_4] hat nach Aufgabentext die pK-Werte: pK_{a1} = 2; pK_{a2} = 7; pK_{a3} = 12. Das Dihydrogenphosphat-Anion [$H_2PO_4^-$] in **Natriumdihydrogenphosphat** [NaH_2PO_4] wird in *wässriger* Lösung mit NaOH-Maßlösung als *einbasige Anionsäure* titriert, wobei der Äquivalenzpunkt dem arithmetischen Mittel von pK_{a2} und pK_{a3} der Phosphorsäure (Äquivalenzpunkt der 2. Stufe) entspricht:

$\mathbf{pH_{ÄP}}$ = ½ (pK_{a2} + pK_{a3}) = ½ (7 + 12) = **9,5**

248 E

Piperazin-Hexahydrat ist eine *zweisäurige* Base. Sein Dihydrochlorid besitzt die pK-Werte: pK_{a1} = 5,6 und pK_{a2} = 9,8. Daher beträgt der pH-Wert am Äquivalenzpunkt der Titration von Piperazin mit Salzsäure-Maßlösung:

$\mathbf{pH_{ÄP}}$ = ½ (pK_{a1} + pK_{a2}) = ½ (5,4 + 9,8) = **7,7**

249 D

Gegeben: Die zweisäurige Base Chinin mit pK_{b1} = 6 und pK_{b2} = 10
Gesucht: pH-Wert am Äquivalenzpunkt bei der Titration mit HCl-Maßlösung?
Berechnung: pK_{a1} = 14 – pK_{b1} = 14 – 6 = 8
pK_{a2} = 14 – pK_{b2} = 14 – 10 = 4
$\mathbf{pH_{ÄP}}$ = ½ (pK_{a1} + pK_{a2}) = ½ (8 + 4) = **6**

250 E

Phosphorsäure (H_3PO_4) ist eine dreibasige Säure. Bei der Titration der Phosphorsäure in *wässriger Lösung* werden jedoch nur zwei Äquivalente Lauge verbraucht. Der pH-Wert des 2. Äquivalenzpunktes [pT_2 = ½ (pK_{a2} + pK_{a3}) = ½ (7+12) = 9,5] liegt im Alkalischen.

- Die Analysenlösung enthält 10 mmol = 0,01 mol H_3PO_4. In 25 mL NaOH-Maßlösung (c = 1 mol/L) sind 0,025 mol Hydroxid-Ionen enthalten, so dass mehr als 2 Äquivalente HO^--Ionen hinzugefügt wurden. Der pH-Wert des Titrationsgemischs liegt somit bei **pH ≈ 12.**

251 B

Folgende Aussagen zu **Säure-Base-Titrationen** treffen zu:

- Die Umsetzung einer *stöchiometrischen* Menge einer *starken* Säure [HA] mit einer *starken* Base [B] führt zu einem *neutral* reagierenden *Salz* [BH^+A^-]. Die Reaktion zwischen einer *starken* Säure mit einer *schwachen* Base führt zu einem *sauer* reagierenden Salz, während bei der Umsetzung einer *schwachen* Säure mit einer *starken* Base ein *alkalisch* reagierendes Salz gebildet wird.
- *Ampholyte* (amphotere Substanzen) sind Verbindungen, die sowohl Protonen aufnehmen als auch abgeben können.
- *Amphiprotische Lösungsmittel* (Wasser, Ethanol, u.a.) besitzen sowohl saure als auch basische Eigenschaften und sind zur *Autoprotolyse* befähigt.
- *Farbindikatoren* müssen einen Umschlagsbereich (pK_{Ind}-Wert) besitzen, der mit dem Äquivalenzpunkt der Titration nahezu übereinstimmt [$\mathbf{pH_{ÄP} \approx pK_{Ind}}$]. Darüber hinaus sind acidobasische Indikatoren im Allgemeinen selbst schwache Säuren oder Basen, die daher schwächere acidobasische Eigenschaften aufweisen müssen, als die zu bestimmende Substanz [$\mathbf{pK_a < pK_{Ind}}$].

252 B

Folgende Aussagen zu **Säure-Base-Titrationen** treffen zu:

- *Citronensäure* kann in wässriger Lösung unter Verbrauch von 3 Äquivalenten Natriumhydroxid-Maßlösung gegen Phenolphthalein titriert werden.
- Der *Äquivalenzpunkt* der Titration einer *schwachen* Säure mit einer *starken* Base liegt im *alkalischen* pH-Bereich.
- Der pH-Wert am *Äquivalenzpunkt* der Titration einer schwachen Säure mit NaOH-Maßlösung hängt vom pK_a-Wert der zu bestimmenden Substanz ab:

$$\mathbf{pHÄP = pT = 7 + \tfrac{1}{2}\, pKa + \tfrac{1}{2} \log c}$$

- *Aprotische Lösungsmittel* wie Benzen können zur Titration schwacher Basen in wasserfreiem Milieu eingesetzt werden.
- Zur Einstellung einer Natriumhydroxid-Maßlösung kann *Benzoesäure* als *Urtiter* verwendet werden.

253 D

Als Maßlösungen können *nicht nur* Säuren oder Basen mit der Äquivalentzahl z = 1 eingesetzt werden, wie die Verwendung einer Schwefelsäure-Maßlösung mit der Äquivalentzahl z = 2 belegt.

Der Verlauf der *Titrationskurve* einer *starken* Base mit einer *starken* Säure hängt von der Ausgangskonzentration der Base ab.

Der pH-Wert am *Äquivalenzpunkt* ($pH_{ÄP}$ = pT-Wert) der Titration einer Base mit einer Säure ergibt sich aus der Protolysereaktion des am Äquivalenzpunkt vorliegenden Salzes. Titriert man eine *starke* Base mit einer *starken* Säure, so bildet sich ein *Neutralsalz* und der Äquivalenzpunkt entspricht dem Neutralpunkt. Bei der Titration einer *schwachen* Säure mit einer *starken* Base bildet sich ein *basisches Salz* und der Äquivalenzpunkt liegt im Alkalischen. Die Titration einer *schwachen* Base mit einer *starken* Säure führt zu einem *sauren Salz* und der Äquivalenzpunkt liegt im sauren pH-Bereich.

254 C

Citronensäure kann in wässriger Lösung unter Verbrauch von 3 Äquivalenten Natriumhydroxid-Maßlösung gegen Phenolphthalein titriert werden.

Der pH-Wert am Äquivalenzpunkt der Titration einer schwachen Säure mit einer starken Base liegt immer im Alkalischen.

■ Der pH-Wert am Äquivalenzpunkt der Titration einer schwachen Säure mit NaOH-Maßlösung hängt von der Konzentration und dem pK_a-Wert des Analyten ab:

$$pH_{ÄP} = pT = ½\ pK_w + ½\ \mathbf{pK_s} + ½ \log \mathbf{c}$$

■ Zur Titration schwacher Basen sind auch aprotische Lösungsmittel geeignet. Beispielsweise können einige stickstoffhaltige Basen in Aceton als Lösungsmittel mit Perchlorsäure-Maßlösung bestimmt werden.
■ Zur Einstellung einer NaOH-Maßlösung kann auch *Benzoesäure* als Urtiter verwendet werden.

255 A

■ *Phthaleine* [z.B. Phenolphthalein], Azobenzenderivate (1,2-Diazenderivate) [z.B. Methylorange], Triphenylmethan [z.B. Naphtholbenzein] und Sulfothaleine [z.B. Phenolrot] zählen zu den acidobasischen Indikatoren.
■ In der Gruppe der hochgiftigen *Tetrachlordibenzodioxine* finden sich *keine* Vertreter von Säure-Base-Indikatoren.

256 B

■ *Phenolphthalein*, *Methylrot*, *Methylorange* und *Bromthymolblau* sind Indikatoren zur Indizierung von Säure-Base-Titrationen.
■ *Xylenolorange* ist ein Indikator für komplexometrische Titrationen.

257 C

■ *Dimethylgelb*, *Methylorange* und *Methylrot* sind **Azofarbstoffe** (1,2-Diazenderivate) und können als Derivate des Azobenzens [Ar-N=N-Ar] aufgefasst werden.
■ *Phenolphthalein* zählt zu den *Phthaleinen* und *Bromphenolblau* zu den *Sulfophthaleinen*.

258 B

■ *Phenolrot* und *Bromphenolblau* zählen zu den Sulfophthalein-Farbstoffen.
■ *Phenolphthalein* und *Thymolphthalein* sind Phthaleine.
■ *Methylrot* ist ein Azofarbstoff.

259 C

■ *Bromphenolblau*, *Bromthylmolblau* und *Phenolphthalein* sind acidobasische Indikatoren mit einer Triarylmethan-Partialstruktur (**Ar_3C**-X)
■ *Methylorange* und *Methylrot* zählen zu den Azofarbstoffen (Ar-**N=N**-Ar).

260 B **261** B

■ *Phenolphthalein* und *Thymolphthalein* zählen zu den *einfarbigen* Indikatoren.
■ *Methylrot*, *Bromcresolgrün* und *Methylorange* sind *zweifarbige* Indikatoren.
■ *Thymolblau* und *Phenolrot* zählen aufgrund ihres Umschlagverhaltens zu den zweifarbigen Indikatoren.

262 C **263** C **264** B

■ Der Farbwechsel (**Umschlagspunkt**) eines *zweifarbigen* Säure-Base-Indikators hängt vom pK_a-Wert der Indikatorsäure ab und erfolgt bei **pH = pK_a**. Dort herrscht die *Mischfarbe* vor.
■ Der **Umschlagspunkt** eines *einfarbigen* Säure-Base-Indikators hängt vom pK_a-Wert *und* von der *Totalkonzentration* (c_I) des Indikators ab [subjektiv erkennbare Grenzkonzentration der farbigen Indika-

tor-Form]. Bezeichnet man mit c_{HIn} die für das Auge wahrnehmbare Konzentration der farbigen Form, so gilt: $\mathbf{pH = pK_a - log\ c_I + log\ C_{HIn}}$

265 D

Der *Farbton* eines *Gemischs* aus *zwei Farbstoffen* wird vom Auge nur dann als „*rein*" erkannt, wenn der zweite Farbton weitgehend verschwunden ist. Dies ist erfahrungsgemäß der Fall bei einem Verhältnis von Indikatorsäure [Hin] zu Indikatorbase [In^-] von 10:1 bzw. 1:10, so dass daraus ein **Umschlagsintervall von 2 pH-Einheiten** resultiert: $\mathbf{pH = pK_a \pm 1}$ mit pK_a (pK_I) dem Indikatorexponenten.

266 B

Phenolphthalein und *Thymolphthalein* sind Säure-Base-Indikatoren, die im alkalischen pH-Bereich (pH > 7) umschlagen.

Methylrot, *Bromcresolgrün* und *Methylorange* sind acidobasische Indikatoren, die im sauren pH-Bereich (pH < 7) umschlagen.

267 E 268 A

Die aufgelisteten Säure-Base-Indikatoren können wie folgt nach *steigenden* pH-Werten ihres jeweiligen **Umschlagbereichs** geordnet werden:
- *Bromphenolblau* (pH = 2,8-4,6) < *Bromthymolblau* (pH = 5,8-7,4) < *Thymolphthalein* (pH = 9,3-10)
- *Bromphenolblau* (pH = 2,8-4,6) < *Bromcresolpurpur* (pH = 5,2-6,8) < *Thymolblau* (pH = 8,0-9,6)

269 A 270 E

Der Zusatz eines neutral reagierenden Salzes in hoher Konzentration zur Titrationslösung bewirkt eine Verschiebung des Umschlagbereichs von acidobasischen Phthalein-Indikatoren. Dieser Effekt wird als **Salzeffekt** bezeichnet und wird verursacht durch die Erhöhung der Ionenstärke der Titrationslösung, was mit einer Änderung des Aktivitätskoeffizienten der ionischen Form einhergeht.

Ph.Eur. 10 nutzt den Salzeffekt bei der Gehaltsbestimmung von *Phosphorsäure* (H_3PO_4) durch Titration mit NaOH-Maßlösung gegen Phenolphthalein nach Zusatz des Neutralsalzes *Natriumchlorid.*

Aufgrund der Gleichung [$pH = pK_a - \log c_I + \log c_{Hin}$] muss bei Erhöhung der Konzentration (c_I) eines einfarbigen Indikators wie Phenolphthalein um den Faktor 10 mit einer Verschiebung seines Umschlagbereichs zu niedrigeren pH-Werten gerechnet werden.

271 E 272 B

Indikatoren wie *Azoviolett* oder *Alizaringelb* [Ar-N=N-Ar-OH] werden bei der alkalimetrischen Gehaltsbestimmung schwacher Säuren eingesetzt. Dem Farbumschlag liegt dabei die Deprotonierung einer *para*-ständigen Hydroxygruppe zugrunde.

$$\text{Ar-N=N-Ar-O}\mathbf{H} + \text{B} \rightarrow \text{Ar-N=N-Ar-}\mathbf{O}^- + \text{BH}^+$$

273 A

Phenolrot und *Bromphenolblau* zählen zu den Sulfophthalein-Farbstoffen.

Phenolphthalein ist ein Phthalein-Derivat und *Methylrot* ein Azofarbstoff.

274 D

Lässt man eine *Thymolphthalein*-Lösung, die durch Zugabe von Natronlauge gerade blau gefärbt ist, einige Zeit an der Luft stehen, so tritt Entfärbung ein durch Aufnahme von CO_2 aus der Luft. Dies wird verursacht durch die Umwandlung von Kohlendioxid in Carbonat, was mit dem Verbrauch von Hydroxid-Ionen verbunden ist.

$$CO_2 + 2\,HO^- \rightarrow H_2O + CO_3^{2-}$$

275 E 276 D 277 C 278 D 279 B 280 C

Phenolphthalein – der einfachste Vertreter der *einfarbigen* Phthaleine – weist ein Triarylmethan-Strukturelement auf und besitzt in fester Form bzw. in saurer Lösung eine *farblose Lacton*-Struktur und geht im alkalischen Milieu (durch Zugabe z.B. von Natriumhydroxid-Lösung) bei pH = 8-10 unter Öffnung des Lactonringes in das *para-chinoide, rote,* mesomeriestabilisierte *Dianion* über. Im roten Dianion liegt auch ein System mit konjugierten Doppelbindungen über mehrere Ringe vor. In sehr stark alkalischer Lösung (pH > 12) wird durch Anlagerung von HO^--Ionen das *farblose, benzoide Trianion* gebildet. Auch durch Anlagerung von Sulfit-Ionen kann das Dianion entfärbt werden.

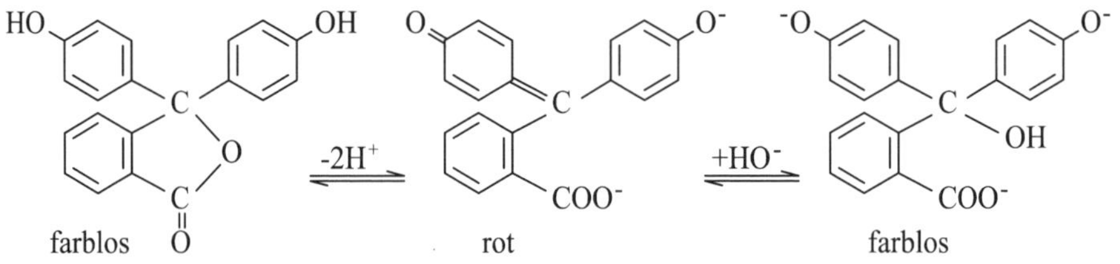

HO OH C O C O farblos $\xrightleftharpoons{-2H^+}$ O C O⁻ COO⁻ rot $\xrightleftharpoons{+HO^-}$ ⁻O O⁻ C OH COO⁻ farblos

Phenolphthalein ist aufgrund seines Umschlagbereichs (pH = 8,2-10,0) im Alkalischen zur maßanalytischen Bestimmung *starker Säuren* sowie *schwacher Säuren* wie Essigsäure mit starken Basen geeignet.

281 C

Bei der direkten Titration einer Säure ist der Indikator vor seinen Farbumschlag protoniert. Es liegt die Indikatorsäure vor. Der Farbumschlag erfolgt dann durch Deprotonierung der Indikatorsäure durch die zugesetzte Maßlösung.

Optimal für das Erkennen des Endpunkts einer Titration ist, wenn der pK_a-Wert der Indikatorsäure mit dem pH-Wert am Umschlagspunkt (pH-Wert am Äquivalenzpunkt $pH_{ÄP}$ bzw. pT-Wert) nahezu übereinstimmt.

282 D

Über **Säure-Base-Indikatoren** lassen sich folgende Aussagen machen:

- Säure-Base-Indikatoren sind organische Farbstoffe, die einen schwach *sauren* oder *basischen* Charakter besitzen.
- Man unterscheidet zwischen *einfarbigen* und *zweifarbigen* Säure-Base-Indikatoren, je nachdem ob die Säure-Form oder die konjugierte Base-Form oder beide Formen gefärbt sind.
- Aufgrund der sauren oder basischen Eigenschaften der Indikatoren hat die Konzentration des zugesetzten Indikators Einfluss auch den Verlauf der Titrationskurve. Zudem ist die Lage des Umschlagpotentials einfarbiger Indikatoren von deren Konzentration abhängig.
- Mischindikatoren enthalten neben dem Säure-Base-Indikator noch einen indifferenten Farbstoff.

Eriochromschwarz T ist ein gebräuchlicher Indikator für komplexometrische Titrationen.

283 D

Bei der Titration einer schwachen Säure mit einer starken Basen liegt der pH-Wert des Äquivalenzpunktes (pT-Wert) im Alkalischen (pH > 7). Beispielsweise ist für die Titration der schwachen Essigsäure mit einer NaOH-Maßlösung Phenolphthalein (Umschlagsbereich pH = 8-10) als Indikator geeignet.

Zur Einstellung einer Salzsäure-Maßlösung mit einer Natriumhydroxid-Maßlösung ist aufgrund der steilen pH-Änderung in der Nähe des Äquivalenzpunktes („steiler Sprung in der Titrationskurve") auch ein Indikator geeignet, bei etwa pH ≈ 6 oder bei etwa pH ≈ 8 umschlägt. Der Äquivalenzpunkt der Titration einer starken Säure mit einer starken Base liegt am Neutralpunkt.

284 A

Im Gemisch der starken Salzsäure [pK_s(HCl) = –3] und der weniger starken Kationsäure Hydroxylaminhydrochlorid [$pK_s(HONH_3^+)$ = 5,82] lässt sich die Salzsäure selektiv alkalimetrisch bestimmen mit einem Indikator, der im schwachen Sauren umschlägt, wie z.B. Methylorange (pH ~ 3,0-4,4).

285 A 286 D

Für die Titration einer schwachen Säure mit einer starken Base ist von den genannten Indikatoren *Phenolphthalein* am besten geeignet, das im Alkalischen (**pH ≈ 8-10**) umschlägt. Als Beispiel für eine solche Bestimmung wäre die Titration einer schwachen, einbasigen Säuren mit einem pK_a = 6 zu nennen.

Die acidobasischen Indikatoren *Bromphenolblau* (2,8-4,4), *Dimethylgelb* (2,9-4,0), *Bromcresolgrün* (3,6-5,2) und *Methylrot* (4,4-6,0) schlagen im schwach sauren pH-Bereich um und sind daher für diese Titration *nicht* geeignet.

287 D

Zur Bestimmung des Endpunkts der alkalimetrischen Bestimmung einer *starken Säure* können aufgrund des ausgeprägten, steilen Sprungs in der Titrationskurve auch Indikatoren verwendet werden, die im schwach sauren (*Methylrot*), neutralen (*Phenolrot*) oder schwach alkalischen pH-Bereich (*Phenolphthalein*) umschlagen.

Die Stoffmengenkonzentration einer starken Säure kann durch Messung der Leitfähigkeit zwischen zwei platinierten Platinblech-Elektroden bestimmt werden (*konduktometrische Titration*).

Die *Biamperometrie* unter Verwendung von zwei Pt-Elektroden ist für die Indizierung des Endpunktes einer Säure-Base-Titration *nicht* geeignet.

288 D

Die schwache *Propionsäure* [$CH_3CH_2COO\mathbf{H}$] kann mit Natriumhydroxid-Maßlösung gegen einen Farbindikator wie *Phenolphthalein* titriert werden, der im schwach alkalischen pH-Bereich umschlägt. Der Endpunkt dieser Titration lässt sich auch *potentiometrisch* oder *konduktometrisch* erkennen.

Methylorange (Umschlagsbereich: 3,0-4,4) ist dafür *nicht* als Farbindikator zum Erkennen des Äquivalenzpunktes geeignet.

289 E

Zur Indizierung der alkalimetrischen Titration einer Säure mit pK_a = 4 ist die Biamperometrie unter Verwendung einer Doppel-Platinelektrode *nicht* geeignet.

Geeignet sind hingegen Verfahren wir die Potentiometrie oder Leitfähigkeitsmessungen bzw. die Verwendung von Farbindikatoren wie Phenolphthalein oder Thymolphthalein, die im alkalischen pH-Bereich umschlagen.

290 A **291** B

Für die Titration einer einbasigen schwachen Säure ($pK_a = 5$) ist zum Erkennen des Äquivalenzpunktes die Potentiometrie unter Verwendung einer Glaselektroden-Einstab-Messkette oder der Einsatz von Farbindikatoren geeignet, die im alkalischen pH-Bereich umschlagen.

292 C

Kaliumdichromat ($K_2Cr_2O_7$), **Kaliumbromat** ($KBrO_3$) und **Natriumchlorid** (NaCl) können in hoher Reinheit hergestellt werden, so dass der Faktor der betreffenden Maßlösungen aus der Einwaage ermittelt werden kann. Eine Einstellung gegen einen Urtiter ist nicht erforderlich.

Kaliumpermanganat- ($KMnO_4$) und *Natriumhydroxid*-Maßlösungen (NaOH) müssen gegen eine Urtitersubstanz eingestellt werden.

293 D **294** E **295** C

Auf die *Herstellung* und *Einstellung* einer **Natriumhydroxid-Maßlösung** treffen folgende Aussagen zu:

- Die *Einstellung* kann mit *Benzoesäure* (C_6H_5-COOH) oder *Kaliumhydrogenphthalat* [*o*-HOOC-C_6H_4-COO^-K^+) als Urtiter unter *potentiometrischer Endpunktsanzeige* erfolgen. Zur Einstellung ist auch eine eingestellte *Salzsäure*-Maßlösung gegen *Methylorange* oder *Phenolphthalein* als Indikator geeignet. Das Arzneibuch lässt die Maßlösung mit Salzsäure gegen Phenolphthalein einstellen.
- Durch Aufnahme von CO_2 aus der Luft, das dabei in Carbonat (CO_3^{2-}) umgewandelt wird, sind bei längerer Lagerung der Maßlösung je nach Indikator unterschiedliche Volumina an Salzsäure-Maßlösung zur Neutralisation erforderlich. So erhält man bei der Einstellung gegen Phenolphthalein einen kleineren Faktor als bei Verwendung von Methylorange. Bei der Einstellung gegen Phenolphthalein wird nämlich der Carbonat-Anteil miterfasst.

$$2\,HO^- + CO_2\downarrow \rightarrow CO_3^{2-} + H_2O$$

Zur Faktoreinstellung einer NaOH-Maßlösung kann anstelle von Wasser Essigsäure als Lösungsmittel *nicht* verwendet werden, da sie als Säure mit der NaOH-Lösung unter Bildung von Natriumacetat reagiert.

Wasserfreies **Natriumcarbonat** [*Soda*] (Na_2CO_3) ist löslich in Wasser unter stark alkalischer Reaktion und unter starker Wärmeentwicklung. Es ist schwer löslich in konzentrierter Natronlauge, so dass es beim Einleiten von CO_2 in eine NaOH-Lösung ausfällt.

$$2\,NaOH + CO_2\downarrow \rightarrow Na_2CO_3\downarrow + H_2O$$

Säure-Base-Reaktionen (Protonenübertragungen) in Wasser sind immer schnelle Reaktionen.

296 E

Auf Titrationen mit **Kaliumhydroxid-Maßlösung** (KOH) treffen folgende Aussagen zu:

- Die Einstellung der KOH-Maßlösung kann gegen Kaliumhydrogenphthalat als Urtiter erfolgen.
- Säure Base-Reaktionen in wässriger Lösung zählen zu den schnellsten chemischen Reaktionen.
- Für Titrationen in wasserfreiem Medium kann auch eine *ethanolische* KOH-Maßlösung eingesetzt werden.

297 B

Urtitersubstanzen werden in der Volumetrie zur Einstellung von Maßlösungen verwendet. Einige Oxidationsmittel sind aber selbst Urtiter ($KBrO_3$, KIO_3, $K_2Cr_2O_7$) und können daher zur Herstellung der betreffenden Maßlösungen verwendet werden. Der Faktor der Maßlösung wird dann aus der Einwaage bestimmt.

Urtiter wie Kaliumhydrogenphthalat oder Oxalsäure sind organische Verbindungen.

Als *interner Standard* bezeichnet man Substanzen, die man z.B. der Analytlösung in der Gaschromatographie oder der NMR-Spektroskopie zur Erleichterung der Spektrenauswertung zusetzt.

298 A 299 D

Natriumchlorid [NaCl] (für die Argentometrie), **Natriumoxalat** [NaOOC-COONa] (für die Permanganometrie), **Arsen(III)-oxid** [As_4O_6] (für die Iodometrie) und **Kaliumbromat** [$KBrO_3$] (für die Bromatometrie) sind als Urtitersubstanzen geeignet.

Natriumhydroxid (NaOH) und *Kaliumhydroxid* (KOH) können *nicht* als Urtitersubstanzen in der Volumetrie verwendet werden.

300 C

Arsen(III)-oxid [As_4O_6] (für die Iodometrie), **Benzoesäure** [C_6H_5-COOH] (für die Alkalimetrie), **Sulfanilsäure** [*p*-H_2N-C_6H_4-SO_3H] (für die Nitritometrie) und **Oxalsäure** [HOOC-COOH] (für die Permanganometrie) sind als *Urtitersubstanzen* geeignet.

Ammmoniumcarbonat [$(NH_4)_2CO_3$] ist *kein* Urtiter.

301 D 302 E

Kaliumiodat [KIO_3] (für die Iodometrie), **Kaliumbromat** [$KBrO_3$] (für die Bromatometrie), **Kaliumdichromat** ($K_2Cr_2O_7$) (für die Chromatometrie), **Kaliumhydrogencarbonat** [$KHCO_3$] (für die Acidimetrie), **Kaliumhydrogenphthalat** [*o*-HOOC-C_6H_4-COOK] (für Perchlorsäure-Titrationen) und **Natriumchlorid** [NaCl] (für die Argentometrie) sind als *Urtitersubstanzen* geeignet.

Kaliumperchlorat [$KClO_4$] und *Natriumtetraphenylborat* [$Na^{+-}B(C_6H_5)_4$] sind *keine* Urtiter

303 E 304 C

Zur Faktoreinstellung einer Salzsäure-Maßlösung können **Natriumcarbonat** [Na_2CO_3] und **Kaliumhydrogencarbonat** [$KHCO_3$] als *Urtiter* verwendet werden.

- Bariumchlorid [$BaCl_2$], Natriumchlorid [NaCl], Natriumhydroxid [NaOH] oder Kaliumhydroxid [KOH] sind hierfür *nicht* geeignet.

305 D

Zur *Herstellung* des **Natriumcarbonat-Urtiters** leitet man bei Raumtemperatur in eine filtrierte, gesättigte Na_2CO_3-Lösung Kohlendioxid (CO_2) ein. Der Niederschlag wird abfiltriert und bis zur Massekonstanz getrocknet.

306 E

Zur Reindarstellung wird **Benzoesäure** [C_6H_5-COOH] in einer geeigneten Apparatur *sublimiert.*

307 D

Kaliumbromat [$KBrO_3$], **Kaliumhydrogenphthalat** [*o*-HOOC-C_6H_4-COOK] und **Sulfanilsäure** [*p*-H_2N-C_6H_4-SO_3H] können durch Umkristallisieren in Wasser zur Verwendung als Urtiter gereinigt werden.

Eine gesättigte *Natriumchlorid*-Lösung wird mit konzentrierter Salzsäure versetzt. Die ausgefallenen Kristalle werden abfiltriert, auf dem Wasserbad erwärmt und dann bei 300 °C bis zur Massekonstanz getrocknet.

6.2 Titrationen von Säuren und Basen in wässrigen Lösungen, insbesondere nach Arzneibuch

308 D

Dihydrogenphosphate ($H_2PO_4^-$) können als *Anionsäure* mit Natriumhydroxid-Maßlösung gegen einen geeigneten Indikator titriert werden.

309 D

Hydrogencarbonate (HCO_3^-) können als *Anionsäure* mit Natriumhydroxid-Maßlösung gegen einen geeigneten Indikator titriert werden.

310 D

Eine wässrige Lösung von **Kohlendioxid** (CO_2) reagiert schwach sauer (pH = 4-5). In einer solchen Lösung treten nebeneinander folgende Gleichgewichte auf:

$$(1)\ CO_2 + H_2O \rightleftharpoons (H_2CO_3) \qquad pK_s = 3{,}16$$
$$(2)\ (H_2CO_3) + H_2O \rightleftharpoons H_3O^+ + HCO_3^- \qquad pK_{s1} = 3{,}30$$
$$(3)\ HCO_3^- + H_2O \rightleftharpoons H_3O^+ + CO_3^{2-} \qquad pK_{s2} = 10{,}40$$

Das Gleichgewicht (1) liegt bei 20 °C ziemlich stark auf der linken Seite; etwa 99% des gelösten Kohlendioxids liegen als physikalisch gelöste CO_2-Moleküle vor. Die Stoffmengenkonzentration an CO_2 ist somit in wässriger Lösung größer als die von (H_2CO_3).
Durch Zusammenfassen der Gleichgewichte (1) und (2) erhält man die erste (tatsächliche) Dissoziationskonstante der Kohlensäure, d.h. der Säurekonstante für gelöstes CO_2. Kohlensäure ist daher in Wasser keine starke Säure (pK_{s1} = 3,3), sondern – gemäß Gleichung (4) – nur eine *schwache* Säure.

$$(4)\ CO_2 + 2\ H_2O \rightleftharpoons H_3O^+ + HCO_3^- \qquad pK_{seff} = 6{,}46$$

Aufgrund der pK_s-Werte kann Kohlensäure bei potentiometrischer Indizierung des Äquivalenzpunktes nur als *einbasige* Säure mit Natriumhydroxid-Lösung titriert werden. Die zweite Protolysestufe wird in wässriger Lösung *nicht* erfasst. Mit Bariumhydroxid-Lösung gegen Phenolphthalein als Indikator werden hingegen 2 Äquivalente HO^--Ionen verbraucht.

$$(CO_2)_{aq} + Ba(OH)_2 \rightarrow BaCO_3\downarrow + H_2O$$

311 A

100 mg *Propionsäure* (M_r = 74,1) entsprechen 0,00135 mol. Diese Menge wird mit einer NaOH-Maßlösung (c = 0,1 mol/L) titriert, wobei 1 mL = 0,0001 mol Hydroxid-Ionen zur Neutralisation enthalten. Daher werden bei der Titration **13,5 mL** Maßlösung verbraucht.

312 C

1 mL einer NaOH-Maßlösung (c = 0,1 mol/L) enthalten 0,0001 mol Hydroxid-Ionen. Diese sind 0,0001 mol = **49,4 mg** *Glibenclamid* (M_r = 494,4) äquivalent.

313 B

1 mL einer NaOH-Maßlösung (c = 0,5 mol/L) enthalten 0,0005 mol Hydroxid-Ionen. Diese sind 0,0005 mol = **172,7 mg** (*S*)-*Omeprazol* (M_r = 345,4) äquivalent.

314 E

Sulindac liegt als *Z*-Isomer vor. Formel (1) ist das *E*-Isomer von Sulindac und bewirkt somit als Verunreinigung den gleichen Verbrauch an Maßlösung. Die Verbindungen (2) und (3) besitzen eine davon abweichende molekulare Zusammensetzung und bewirken daher auch einen abweichenden Verbrauch an NaOH-Maßlösung.

315 A

Der Gehalt von **Aminosäuren** [R-CH(NH_2)-COOH], die keine zusätzlichen sauren oder basischen Gruppen tragen, wird nach *Arzneibuch* als schwache Base durch Titration mit Perchlorsäure-Maßlösung ermittelt.

N-Acetylaminosäuren [R-CH($NHCOCH_3$)-COOH] wie *N-Acetyltyrosin* oder *N-Acetyltryptophan* können unter Verbrauch von **1** Äquivalent mit Natriumhydroxid-Maßlösung volumetrisch erfasst werden. Der Endpunkt wird mit Hilfe der Potentiometrie bestimmt.

Saure Aminosäuren wie Asparaginsäure (*Aspartinsäure*) [HOOC-CH_2-CH(NH_2)-COOH] werden mit Natriumhydroxid-Maßlösung gegen Bromthymolblau als Indikator titriert. Es wird **1** Äquivalent Lauge verbraucht und die γ-ständige Carboxylgruppe wird neutralisiert.

Aminosäurehydrochloride [R-CH($NH_3^+Cl^-$)-COOH] wie *Histidinhydrochlorid* oder *Ornithinhydrochlorid* können unter Verbrauch von **1** Äquivalent Lauge bestimmt werden. Es wird die Ammoniumgruppe (R-$NH_3^+Cl^-$) deprotoniert.

Glutaminsäurehydrochlorid verbraucht bei der Titration in wässriger Lösung **2** Äquivalente Natriumhydroxid-Maßlösung. Es werden die δ-ständige Carboxylgruppe und die α-ständige Ammoniumgruppe deprotoniert.

316 D

Glutaminsäure [HOOC-$(CH_2)_2$-CH(NH_2)-COOH] wird nach Arzneibuch mit Natriumhydroxid-Maßlösung titriert. Unter Verbrauch von **1** Äquivalent Lauge wird die δ-ständige Carboxylgruppe zum Anion deprotoniert.

Die unten abgebildete Titrationskurve der Glutaminsäure zeigt zwei Potentialsprünge (pH-Sprünge).

Anmerkung: Die Aussage, dass der 1. Potentialsprung größer ist als der zweite, kann nach der abgebildeten Titrationskurve nicht nachvollzogen werden, so dass auch (A) eine korrekte Antwortalternative wäre!

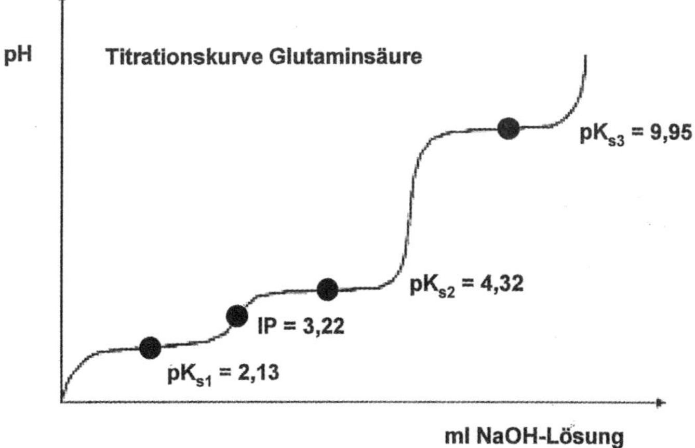

Kommentare

317 E

Zur Bestimmung von **Aminhydrochloriden** [$R_3NH^+Cl^-$; $R_2NH_2^+Cl^-$; $RNH_3^+Cl^-$] wie *Amantadinhydrochlorid*, *Amitriptylinhydrochlorid* oder *Clonidinhydrochlorid* werden 0,15-0,25 g der betreffenden Substanz in 50 mL Ethanol (96%) und 5 mL Salzsäure (c = 0,01 mol·L^{-1}) gelöst und das bei potentiometrischer Endpunktsanzeige zwischen den beiden Krümmungspunkten zugesetzte Volumen an Natriumhydroxid-Lösung (c = 0,1 mol·L^{-1}) abgelesen.

Erst nach der Neutralisation des HCl-Überschusses (1. Wendepunkt) wird die zu bestimmende Kationsäure zur freien Base (2. Wendepunkt) deprotoniert. Der Verbrauch zwischen 1. und 2. Wendepunkt entspricht somit der Menge an Analyt.

318 C

Bei der Bestimmung von **Chininhydrochlorid** nach Arzneibuch (siehe auch Frage Nr. **317**) wird der kationische Molekülteil [$R_3NH^+Cl^-$] erfasst. Dabei entspricht das Volumen zwischen den beiden Wendepunkten der Titrationskurve **1** Äquivalent an Natriumhydroxid-Maßlösung.

Da das sp^3-hybridisierte Chinuclidin-Stickstoffatom basischer ist als das sp^2-hybridisierte Chinolin-Stickstoffatom, liegt der Chinuclidin-Stickstoff protoniert vor und wird bei der Bestimmung zur freien Chinuclidin-Base deprotoniert.

Der Gehalt kann aber auch durch Titration in wasserfreiem Medium mit Perchlorsäure-Maßlösung bestimmt werden. Hierbei werden das Chlorid-Ion und der Chinolin-Stickstoff erfasst und daher **2** Äquivalente Maßlösung verbraucht.

319 B **320** C

Zur Durchführung der volumetrischen Bestimmung von **Ephedrinhydrochlorid** in 96%igem Ethanol siehe Frage Nr. **317**.

- Bei der Bestimmung reagiert Ephedrinhydrochlorid $\mathbf{[R_2NH_2]}^+Cl^-$ als schwache Kationsäure.
- Der 1. Potentialsprung der zweistufigen Titrationskurve rührt von der Titration der insgesamt vorhandenen Salzsäure her, d.h. der Menge an zugesetzter Salzsäure sowie dem eventuell in der Probe enthaltenen Chlorwasserstoff.
- Zur Berechnung des Gehalts an Ephedrinhydrochlorid wird das Volumen der zwischen den beiden Wendepunkten der Titrationskurve verbrauchten NaOH-Maßlösung herangezogen.

321 D

Auf die **Titration** von **Basen** treffen folgende Aussagen zu:

- Protonenübertragungsreaktionen in Wasser sind schnelle chemische Reaktionen.
- Die Reaktionsprodukte reagieren bei einer starken Base neutral, bei einer schwachen Base liegt der pH-Wert am Äquivalenzpunkt im schwach sauren pH-Bereich. Titriert wird immer mit der Maßlösung einer starken Säure.
- Bei der volumetrischen Bestimmung von Basen kann auch Eisessig als Lösungsmittel verwendet werden. Die zu titrierende Base liegt dann protoniert als Ammoniumacetat [$R_3NH^+$$\mathbf{CH_3COO^-}$] vor. Erfasst wird daher das Acetat-Anion, z.B. durch Titration mit Perchlorsäure-Maßlösung.
- Maßlösungen müssen *nicht* täglich neu eingestellt werden. Über die Häufigkeit der Einstellung einer Maßlösung macht das Arzneibuch keine Angaben.

322 B

Im **Natriumhydrogencarbonat** ($NaHCO_3$) kann das Hydrogencarbonat-Ion (HCO_3^-) mit Salzsäure-Maßlösung als *Anionbase* titriert werden.

323 C

1 mL einer *einbasigen* Salzsäure-Maßlösung (c = 1,0 mol/L) enthalten 0,001 mol HCl. Zur Neutralisation von *wasserfreiem* Natriumcarbonat [Na_2CO_3] (M_r = 106,1) werden **2** Äquivalente Maßlösung benötigt. Dies entspricht 0,0005 mol bzw. **52,99 mg** Na_2CO_3.

324 C

10 mL der *zweibasigen* Schwefelsäure-Maßlösung (c = 0,5 mol/L) enthalten 0,005 mol. Dies ist äquivalent mit 0,005 mol wasserfreiem Natriumcarbonat (M_r = 106,0) entsprechend **530 mg** Na_2CO_3.

325 A

1 mL einer Salzsäure-Maßlösung (c = 1,0 mol/L) entsprechen 53,0 mg Na_2CO_3 (siehe Frage Nr. **323**). Bei Verbrauch von 5 mL Maßlösung zur Neutralisation einer Probe muss diese **265,0 mg** Na_2CO_3 enthalten haben.

326 A

Alkalimetrische Gehaltsbestimmungen (als Rücktitration vorgelegter, überschüssiger Natriumhydroxid-Maßlösung), in deren Verlauf eine Hydrolyse (*Verseifung*) stattfindet, sind möglich bei folgenden Substanzen und Substanzklassen: *Carbonsäureester* [R-COO-R´] (B), geminale Trihalogenide wie *Chloralhydrat* [Cl_3C-$CH(OH)_2$] (C), *Carbonsäureanhydride* [$(RCO)_2O$] (D) oder *Lactone* (E)

Acetale [R-CH$(OR')_2$] (A) sind alkalistabil und *nicht* durch **Verseifungstitration** mit NaOH-Maßlösung bestimmbar.

327 A **328** A

Alkalimetrische Gehaltsbestimmungen (als Rücktitration vorgelegter Natriumhydroxid-Maßlösung), in deren Verlauf eine *Hydrolyse* (Verseifung) erfolgt, können durchgeführt werden mit: *Carbonsäurealkyl-* [R-COO-Alk] und *Carbonsäurephenylestern* [R-COO-Ph] wie Acetylsalicylsäure (*o*-Acetoxybenzoesäure), Essigsäuremethylester (Methylacetat) oder Mandelsäurebenzylester (Benzylmandelat), *Carbonsäurechloriden* [R-CO-Cl] wie Benzoylchlorid [C_6H_5-CO-Cl], *Carbonsäureanhydriden* [R-CO-O-CO-R] wie Acetanhydrid [CH_3-CO-O-CO-CH_3] oder den inneren Estern der Milchsäure bzw. anderer α-Hydroxycarbonsäuren, den sogenannten *Lactiden*.

O O
H3C O O
O O CH3

γ-Lacton **Lactid**

Tetraalkylammoniumchloride [$R_4N^+Cl^-$] wie Tetramethylammoniumchlorid [$(CH_3)_4N^+Cl^-$] lassen sich als quartäre Ammoniumsalze im Allgemeinen *nicht* durch eine Verseifungstitration bestimmen.

329 E

Acetanhydrid (1), *Menthylacetat* [Essigsäurementhylester] (2) und 2,4-*Dinitrobenzoylchlorid* (3) können durch eine Verseifungstitration volumetrisch bestimmt werden.

Kommentare

330 D

Über **4-Hydroxybenzoesäuremethylester** [Methyl-4-hydroxybenzoat] lassen sich folgende Aussagen machen:

- Der Ester kann durch Erhitzen mit Natriumhydroxid-Maßlösung zum Bisnatriumsalz [$Na^{+-}O-C_6H_4-COO^-Na^+$] verseift werden. Es liegt somit am Endpunkt der Verseifung das Phenolat-Anion des 4-Hydroxybenzoats vor.
- Bei der Rücktitration mit Schwefelsäure-Maßlösung wird der Überschuss an Natriumhydroxid-Maßlösung erfasst und das Phenolat-Anion wird protoniert. Es liegt dann am Endpunkt der Titration 4-Hydroxybenzoat-Natrium [*p*-$HO-C_6H_4-COO^-Na^+$] vor.
- In *Ph.Eur.10* wird der Gehalt des Esters mittels Flüssigchromatographie bestimmt.

331 E

Bei der Umsetzung von **Dibutylphthalat** (M_r = 278,34) werden mit überschüssiger ethanolischer Kaliumhydroxid-Maßlösung beide Estergruppen hydrolysiert (Verbrauch von **2** Äquivalenten). Setzt man der alkalischen Verseifungslösung Phenolphthalein zu, so färbt sich die Lösung *Rot.* Anschließend titriert man den Laugenüberschuss mit einer Salzsäure-Maßlösung bis zum Umschlag des Indikators nach *Farblos* zurück.

- Aus dem Verbrauch von **2** Äquivalenten Hydroxid-Ionen folgt, dass 1 mL der ethanolischen KOH-Maßlösung **69,59 mg** Dibutylphthalat entspricht.

332 C **333** C

Auf die *Gehaltsbestimmung* von **Acetylsalicylsäure** treffen folgende Aussagen zu:

- Acetylsalicylsäure wird nach Arzneibuch 1 Stunde bei Raumtemperatur mit überschüssiger Natriumhydroxid-Maßlösung behandelt. Dabei werden **2** *Äquivalente* Natriumhydroxid verbraucht und der Ester wird zu *Acetat* und *Salicylat* hydrolysiert. Durch den Überschuss an NaOH wird das phenolische Hydroxyl im Salicylat-Monoanion noch in das Salicylat-Dianion umgewandelt.
- Danach wird der Überschuss an Natriumhydroxid mit Salzsäure-Maßlösung gegen Phenolphthalein zurücktitriert. Zudem wird das Salicylat-Dianion zum Salicylat-Monoanion protoniert.
- Phenolphthalein kann bei der Rücktitration *nicht* durch Methylorange ersetzt werden, da im sauren Umschlagsbereich (pH = 3,0-4,4) des Indikators die Carboxygruppen partiell protoniert würden, was einen Mehrverbrauch an HCl-Maßlösung bei der Rücktitration zur Folge hätte.
- Die Bestimmung kann auch unter potentiometrischer Endpunktsanzeige durchgeführt werden.

334 B

Carbasalat-Calcium [M_r = 458,4] ist das wasserlösliche Calciumsalz der Acetylsalicylsäure, das einen 1:1-Komplex mit Harnstoff bildet. Die Gehaltsbestimmung erfolgt durch Esterhydrolyse der Acetoxygruppe (CH_3-CO-O-Ar) mit überschüssiger Natriumhydroxid-Lösung unter Verbrauch von **2** Äquivalenten NaOH. Daher entspricht 1 mL Natriumhydroxid-Maßlösung (c = 0,1 $mol \cdot L^{-1}$) **22,92 mg** Carbasalat-Calcium.

335 D **336** C

Bei der *Gehaltsbestimmung* von **Chloralhydrat** (Trichloracetaldehyd-Hydrat) [$Cl_3C-CH(OH)_2$] wird die Substanz mit **1** Äquivalent Natriumhydroxid-Lösung zu Chloroform ($HCCl_3$) und Formiat ($HCOO^-$) verseift.

$$Cl_3C\text{-}CH(OH)_2 + HO^- \rightarrow HCCl_3 + HCOO^-$$

Der Laugenüberschuss muss rasch mit Schwefelsäure-Maßlösung gegen Phenolphthalein zurücktitriert werden, da bei längerem Stehenlassen im Alkalischen das gebildete Chloroform unter Verbrauch von 4 Äquivalenten Natriumhydroxid zu Formiat hydrolysiert.

$$HCCl_3 + 4\,HO^- \rightarrow HCOO^- + 3\,Cl^- + 2\,H_2O$$

337 A 338 A

Über die **Verseifungszahl** (VZ) lassen sich folgende Aussagen machen:

- Die Verseifungszahl gibt an, wie viel Milligramm Kaliumhydroxid zur Neutralisation der freien Säuren und zur Verseifung der Ester von 1 Gramm Substanz notwendig sind.
- Die Bestimmung der Verseifungszahl dient der Charakterisierung von Fetten, Wachsen oder synthetischen, fettähnlichen Estern.
- Die Verseifungszahl erlaubt Rückschlüsse auf die Art des Fettes (Esters) und dessen *relativer, mittlerer Molekülmasse*. Fette (Triglyceride), in denen überwiegend *kurzkettige Carbonsäuren* vorliegen, weisen *hohe Verseifungszahlen* auf.
- Die Verseifung von Fetten wird mit ethanolischer Kaliumhydroxid-Maßlösung durchgeführt. Zur Rücktitration des KOH-Überschusses gegen Phenolphthalein als Indikator wird eine Salzsäure-Maßlösung verwendet. Ein Blindversuch wird durchgeführt.
- Die Verseifungszahl berechnet sich nach (n_2 = HCl-Verbrauch in mL, n_1 = HCl-Verbrauch in mL im Blindversuch, m = Substanzeinwaage in g):

$$\mathbf{VZ = 28{,}05\ (n_2 - n_1)/m}$$

339 C

Bei der *Verseifung* von Triestern des Glycerols (E) werden 3 Äquivalente, von Diestern des Ethan-1,2-diols (D) 2 Äquivalente NaOH-Maßlösung verbraucht. Zur Verseifung der Monoester (A, B, C) wird 1 Äquivalent Lauge benötigt. Je höher der Äquivalentbedarf ist, desto geringer ist der Verbrauch an Salzsäure bei der Rücktitration.

Bei gleicher Substanzeinwaage des Buttersäuremethylesters (A), des Essigsäurepropylesters (B) und des Buttersäurepropylesters (C) hat letzterer die größte molare Masse (M), so dass bei gleicher Einwaage in (C) die kleinste Stoffmenge (n = m/M) vorliegt und der geringste Bedarf an NaOH-Maßlösung besteht. Hieraus resultiert für den Ester [H_7C_3-CO-O-C_3H_7] **(C)** der größte Salzsäure-Verbrauch bei der Rücktitration.

340 A

Bei gleicher Substanzeinwaage (m) ist die zu analysierende Stoffmenge (n) am kleinsten, je größer die *molare* Masse (M) ist [n = m/M]. Je kleiner jedoch die Stoffmenge ist, desto kleiner ist auch die Verseifungszahl. Ein Fett mit der **VZ = 155** hat damit von den aufgelisteten Verseifungszahlen die größte molare Masse (M).

341 B 342 E

Die **Esterzahl** (EZ) gibt an, wie viel Milligramm KOH zur Verseifung der in 1 g Substanz vorhandenen Ester notwendig sind; sie errechnet sich aus der Differenz von Verseifungszahl (VZ) und Säurezahl (SZ): **EZ = VZ – SZ**

Die Berechnung der Esterzahl kann generell auf folgenden Wegen durchgeführt werden:

- Aus der Definition der Esterzahl ergibt sich: EZ = mg_{KOH}/g_{Fett}
- Berücksichtigt man mit dem Faktor 10^3 die Umrechnung von g in mg, so gilt:

$$\mathbf{EZ} = 10^3\ mg_{KOH}/mg_{Fett} = \mathbf{10^3\ m_{KOH}/m_{Fett}}$$

Hierin bedeutet m_{KOH} die Masse an KOH, die zur Verseifung der Masse m_{Fett} erforderlich ist.

- Zur Verseifung eines Triglycerids werden 3 Äquivalente KOH benötigt. Somit gilt für die Stoffmengen: $n_{Fett} = 3\ n_{KOH}$
- Ferner gelten folgende Beziehungen: $m_{Fett} = M_{Fett} \cdot n_{Fett}$ und $m_{KOH} = M_{KOH} \cdot n_{KOH}$
- Daher gilt auch: $\mathbf{EZ = 3 \cdot 10^3 \cdot M_{KOH}/M_{Fett}}$

Hierin bedeuten M_{KOH} = molare Masse von KOH und M_{Fett} = mittlere molare Masse des Fettes.

343 B 344 C 345 C

Mittels *Oximtitration* wird in der Monographie „**Paraldehyd**" (2,4,6-Trimethyl-1,3,5-trioxan) eine mögliche Verunreinigung mit *Acetaldehyd* (CH_3-CH=O) auf 0,4 mmol in 5,0 mL Paraldehyd begrenzt. Reaktionsprodukt ist *Acetaldehydoxim* (CH_3-CH=N-OH). Die Oximtitration ist hier eine *Reinheitsprüfung*.

- Bei der Oximtitration reagieren Aldehyde oder Ketone mit überschüssiger ethanolischer Hydroxylaminhydrochlorid-Lösung [$H_2NOH \cdot HCl$] unter Oximbildung. Dabei wird eine der Stoffmenge der Carbonylverbindung äquivalente Menge an Protonen freigesetzt, die anschließend mit ethanolischer KOH-Maßlösung gegen Methylorange zurücktitriert wird.

346 D 347 C 348 C

Auf die **Formoltitration** treffen folgende Aussagen zu:

- Die Formoltitration ist ein Analysenverfahren in wässrigem Milieu, bei dem anorganische Ammoniumsalze ($NH_4^+X^-$), Ammoniumsalze von primären oder sekundären Aminen (R-$NH_3^+X^-$, $R_2NH_2^+X^-$) oder α-Aminosäuren (R-$CHNH_2$-COOH) in Gegenwart von *Formaldehyd* (H_2C=O) mit *Natriumhydroxid-Maßlösung* gegen Phenolphthalein als Indikator quantitativ bestimmt werden.
- Das Prinzip der Methode beruht darauf, dass die Basizität von Ammoniak oder von primären bzw. sekundären Aminen durch Reaktion mit Formaldehyd erheblich abgeschwächt wird.

$$\text{R-NH}_2 + \text{H}_2\text{C=O} \rightarrow \text{R-N=CH}_2 + \text{H}_2\text{O}$$

- Titriert man anorganische Ammoniumsalze wie **Ammoniumchlorid** [NH_4Cl] oder **Ammoniumsulfat** [$(NH_4)_2SO_4$], so wird der bei der Titration entstehende Ammoniak durch den zugesetzten Formaldehyd in das schwach basische *Methenamin* (*Hexamethylentetramin*) umgewandelt. Ammoniak (NH_3) lässt sich daher mithilfe der Formoltitration *nicht* quantitativ bestimmen.
- Da eine schwache *Kationsäure* (NH_4^+) titriert wird, benötigt man einen Indikator wie *Phenolphthalein*, der im schwach alkalischen pH-Bereich umschlägt. Phenolphthalein kann daher *nicht* durch Methylrot als Indikator ersetzt werden, der im sauren pH-Bereich umschlagen würde.
- Pro mol Ammonium-Ionen (NH_4^+) wird 1 mol Natriumhydroxid benötigt. Bei der Bestimmung von Ammoniumsulfat werden daher 2 Äquivalente Lauge verbraucht.

349 A 350 A

Einige schwach NH-, SH-, HO- oder CH-acide Verbindungen, die ein schwer lösliches Silbersalz oder einen stabilen Silberkomplex bilden, lassen sich alkalimetrisch nach Zusatz von *Silbernitrat*-Lösung bestimmen. Die Zugabe von *Pyridin* verhindert ein Ausfallen von Silberoxid (Ag_2O) und bindet die freigesetzten Protonen als Pyridinium-Ionen. Zu den Substanzklassen, die sich maßanalytisch durch eine **Argentoalkalimetrie** bestimmen lassen, zählen:

- **Xanthine**: *Theobromin* (1,7-Dimethylxanthin) [$pK_s = 10{,}0$] und *Theophyllin* (1,3-Dimethylxanthin) [$pK_s = 8{,}6$] sind schwach NH-acide Verbindungen, die ein schwer lösliches Monosilbersalz bilden, so dass sie nach Zusatz von Silbernitrat/Pyridin unter Verbrauch von **1** Äquivalent Lauge alkalimetrisch bestimmbar sind. *Coffein* (1,3,7-Trimethylxanthin) besitzt hingegen *keine* NH-acide Funktion und lässt sich auf diese Weise *nicht* erfassen.

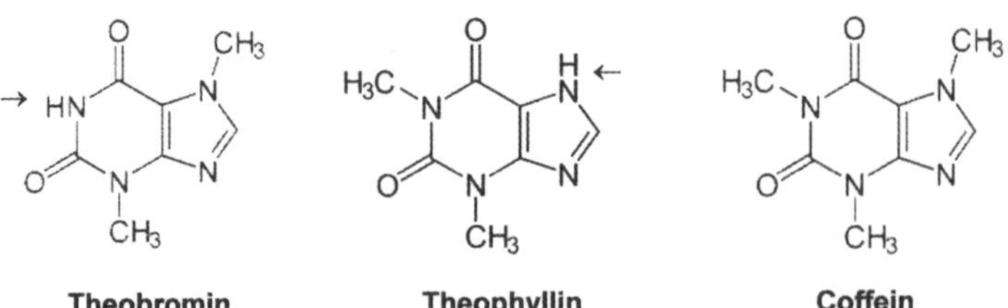

- **Thiouracile** wie *Propylthiouracil* bilden schwer lösliche, praktisch undissoziierte Disilbersalze, so dass auf $AgNO_3$-Zusatz pro Molekül **2** Protonen freigesetzt werden, die maßanalytisch mit Lauge neutralisiert werden.
- **Hydantoine**: *Phenytoin* (Diphenylhydantoin) ist aufgrund seiner Imid-Partialstruktur [R-CO-N**H**-CO-R´] eine schwach NH-acide Verbindung, während die Amid-Funktion [R-CO-NH-R´] weitgehend neutral reagiert. Daher wird für die argentoalkalimetrische Bestimmung nur **1** Äquivalent Natriumhydroxid-Maßlösung benötigt.

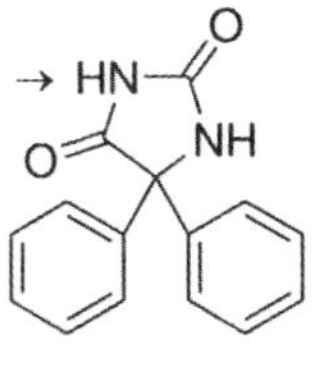

Phenytoin 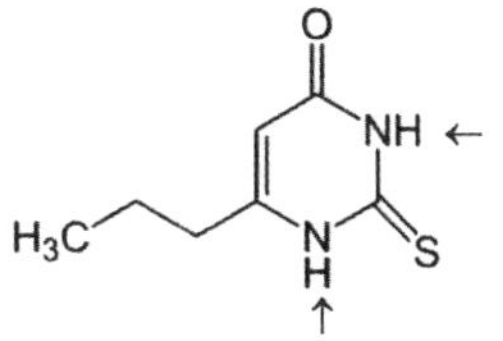 **Propylthiouracil**

- **Barbiturate** wie *Phenobarbital* setzen bei der Umsetzung mit Silbernitrat/Pyridin pro Wirkstoffmolekül **2** Protonen frei, während für die argentoalkalimetrische Bestimmung von *N*-Methylbarbituraten wie *Methylphenobarbital* nur **1** Äquivalent Lauge verbraucht wird. Auch Natriumsalze wie *Amobarbital-Natrium*, *Phenobarbital-Natrium* oder *Secobarbital-Natrium* setzen pro Molekül auf Zugabe von $AgNO_3$-Lösung nur **1** Proton frei.

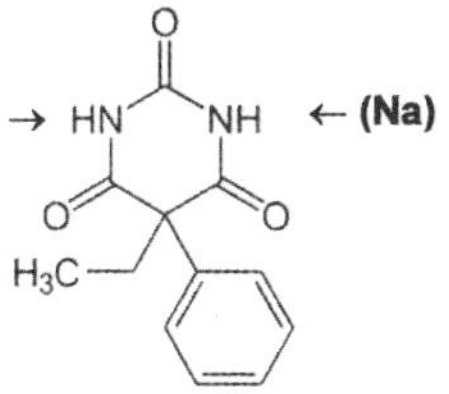

Phenobarbital **Methylphenobarbital**
Phenobarbital-Natrium

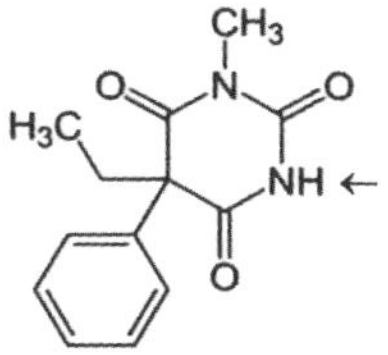

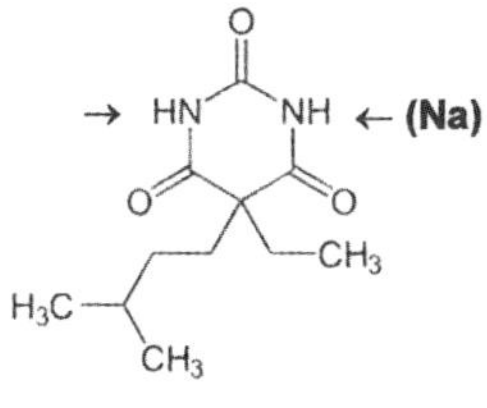

Amobarbital **Secobarbital**
Amobarbital-Natrium **Secobarbital-Natrium**

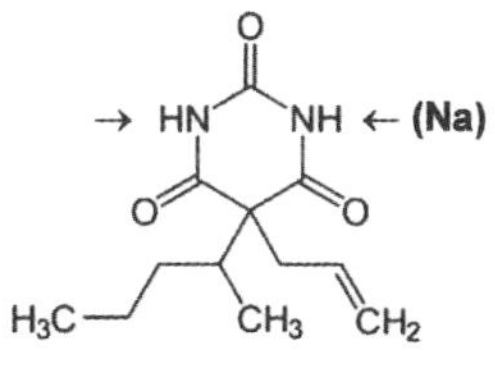

- **Alkine**: Arzneistoffe mit einer *Ethinyl-Gruppe* (R-C≡C**H**) wie *Norethisteron* oder *Ethinylestradiol* sind CH-acid und können in Tetrahydrofuran nach Zugabe von $AgNO_3$-Lösung unter Verbrauch von **1** Äquivalent Lauge alkalimetrisch bestimmt werden.

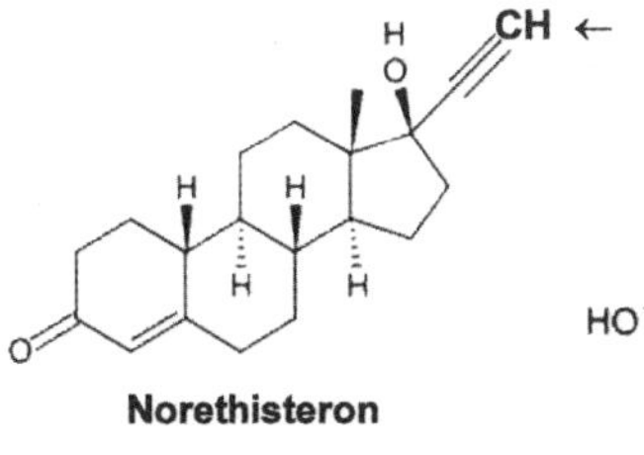

Norethisteron 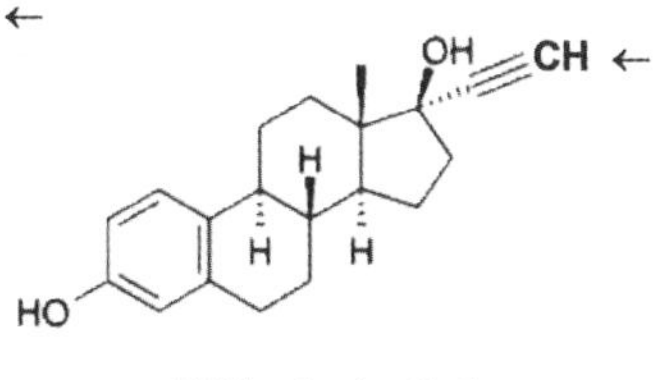 **Ethinylestradiol**

351 D

Phenytoin-Natrium wird zur Bestimmung mit überschüssiger Schwefelsäure-Maßlösung versetzt und dabei in das NH-acide *Phenytoin* [Strukturformel siehe Frage Nr. **349**) umgewandelt. Unter potentiometrischer Indizierung wird der Säureüberschuss mit Lauge neutralisiert (1. Wendepunkt der Titrationskurve – Abschnitt C). Nach Zugabe von Silbernitrat/Pyridin werden pro mol Substanz **1** mol Protonen freigesetzt unter Bildung des Silbersalzes von Phenytoin. Die Titration mit Natriumhydroxid-Lösung wird fortgesetzt (2. Wendepunkt der Titrationskurve). Der Laugen-Verbrauch zwischen 1. und 2. Krümmungspunkt (Abschnitt **D**) entspricht dann dem Phenytoin-Anteil.

352 C **353** B

Theophyllin (M_r = 180,2) [Strukturformel siehe Frage Nr. **349**] ist eine N**H**-acide Verbindung die mit **1** Äquivalent Silber-Ionen (Ag^+) reagiert, wobei eine dem Theophyllin äquivalente Menge an Protonen freigesetzt wird, die anschließend durch Titration mit NaOH-Maßlösung gegen Bromthymolblau erfasst werden.

- Aufgrund der Äquivalenzbeziehung entspricht daher **1 mL** Natriumhydroxid-Maßlösung (c = 0,1 mol/L) **18,02 mg** Theophyllin

354 E

Von den gezeigten Strukturformeln enthält nur Verbindung (E) eine Ethinylgruppe (R-C≡C**H**), die sich argentoalkalimetrisch bestimmen lässt.

355 E

Bei der argentoalkalimetrischen Gehaltsbestimmung von *Norethisteron* [Strukturformel siehe Frage Nr. **349**] reagiert die Alkin-Funktion (R-C≡C**H**) mit Ag^+-Ionen unter Freisetzung der äquivalenten Menge an Protonen (**H^+**), die als Pyridinium-Ionen (C_5H_5N**H^+**) gebunden werden.

356 B

Bei der argentoalkalimetrischen Bestimmung von **Ethinylestradiol** wird das Proton (3) der *Ethinyl-Gruppe* (R-C≡C**H**) erfasst. Phenolisches (1) und alkoholisches Hydroxyl (2) reagieren *nicht* mit Silbernitrat.

357 A **358** D **359** E

Die **Bestimmung** der **Hydroxylzahl** kann nach Arzneibuch mithilfe folgender Reagenzien durchgeführt werden:

- Veresterung mit *Acetanhydrid* (H_3C-CO-O-CO-CH_3) in Gegenwart von *Pyridin* (C_5H_5N) als Protonenakzeptor (Methode A).
- Veresterung mit *Propionsäureanhydrid* (H_3CCH_2CO-O-CO-CH_2CH_3) in Gegenwart von *p*-Toluolsulfonsäure als Katalysator und Essigsäure als Lösungsmittel (Methode B).

Primäre (R-NH_2) und **sekundäre** (R_2NH) **Amine**, **Enole** (R_2C=CR-OH), **Alkohole** (R-OH) und **Phenole** (Ar-OH) sowie **Wasser** reagieren mit dem jeweiligen Acylierungsgemisch.

Tertiäre Amine (R_3N) sowie *primäre* (R-CO-NH_2) und *sekundäre* (R-CO-NH-R′) *Amide* reagieren *nicht* mit dem Acylierungsgemisch und sind daher mittels Hydroxylzahl-Bestimmung *nicht* quantitativ erfassbar. Auch Carbonylverbindungen wie Aldehyde (R-CHO) und Ketone (R^1-CO-R^2) werden unter diesen Bedingungen *nicht* erfasst.

360 B

Die **Hydroxylzahl** (OHZ) berechnet sich nach:

$$\mathbf{OHZ = 28{,}05\ (n_2\text{-}n_1)/m + SZ}$$

worin n_2 der Verbrauch an ethanolischer KOH-Maßlösung im Hauptversuch und n_1 der Verbrauch im Blindversuch bedeuten. m entspricht der Substanzeinwaage in Gramm und SZ ist die gesondert zu bestimmende *Säurezahl*.

Entsprechend obiger Formel ist die Hydroxylzahl umso größer, je kleiner die Masse des zu bestimmenden Stoffes ist. Bei gleicher Stoffmenge (n) ist die Masse (m) einer Substanz umso geringer, je geringer die relative molare Masse der Substanz [m = n·M] ist. Von den genannten Verbindungen besitzt **Menthol** [M_r = 156,3] die geringste molare Masse und somit die höchste Hydroxylzahl.

361 D **362** A **363** C

Borsäure [pK_s = 9,14] ist in Wasser eine schwache Lewis-Säure, deren direkte alkalimetrische Bestimmung *nicht* möglich ist. Gibt man jedoch zu der Lösung einen *mehrwertigen, vicinalen Alkohol* (wie *Glycerol, Mannitol* oder *Sorbitol*) hinzu, so bildet sich ein komplexer, cyclischer *Borsäurechelatester*, der sich wie eine mittelstarke einbasige Säure verhält und alkalimetrisch mit Natriumhydroxid-Maßlösung gegen Phenolphthalein titriert werden kann.

$$2\ R_1R_2C(OH)\text{–}C(OH) + B(OH)_3 \rightleftharpoons [\text{Borsäurechelatester}]^- + 3\ H_2O + H^+$$

364 E **365** D

Auf **Natriumtetraborat** [*Borax*] ($Na_2B_4O_7 \cdot 10\ H_2O$) treffen folgende Aussagen zu:
- Das Salz reagiert in wässriger Lösung alkalisch.
- Bei der Hydrolyse in wässriger Lösung entstehen 4 mol Borsäure [$B(OH)_3$].
- Zur Neutralisation von 1 mol Natriumtetraborat sind nach Zusatz von *Mannitol* nur 2 Äquivalente Natriumhydroxid-Lösung erforderlich, da für 4 Borsäurechelatester bereits 2 Na^+-Ionen in der Lösung vorliegen.
- Durch den Zusatz von Mannitol und die Bildung von sauren Borsäurechelatestern verschiebt sich der pH-Wert einer wässrigen Borax-Lösung in den sauren pH-Bereich.
- Darüber hinaus kann Tetraborat als Anionbase mit einer Salzsäure-Maßlösung gegen Methylrot titriert werden.

366 A **367** A

Auf **Ionenaustauscher** treffen folgende Aussagen zu:
- Ionenaustauscher sind anorganische oder organische *Polyelektrolyte* (*Salze*) mit fixierten ionisierbaren Gruppen und austauschbaren beweglichen Ionen. *Saure* Ionenaustauscher tauschen Kationen aus; das bewegliche Ion ist daher ein Kation. *Basische* Ionenaustauscher tauschen Anionen aus; das bewegliche Ion ist deshalb ein Anion.
- Stark saure *Kationenaustauscher* enthalten an ein Polymergerüst (Matrix) [POL] gebundene *Sulfonsäuregruppen* [$POL\text{-}SO_3^-H^+$] (H^+-Form), schwach saure Kationenaustauscher tragen *Carboxygruppen* [$POL\text{-}COO^-Na^+$] (Na^+-Form).
- Stark basische *Anionenaustauscher* enthalten an ein Polymergerüst [POL] gebundene *quartäre Ammoniumgruppen* [$POL\text{-}NR_3^+HO^-$] (HO^--Form).
- Ein *Mischbettaustauscher* enthält eine Mischung von stark saurem Kationenaustauscher und stark basischem Anionenaustauscher. Zur Regeneration werden die Harze *getrennt* und der Kationenaus-

tauscher wird mit Säure in die H^+-Form und der Anionenaustauscher mit Lauge in die HO^--Form gebracht.

- Der Ionenaustausch ist eine *Gleichgewichtsreaktion*, so dass sich auch mit ausreichenden Mengen weniger affiner Ionen wie Natrium (z.B. Na^+) Kationen höherer Affinität (z.B. Ca^{2+}, Mg^{2+}) von einem Kationenaustauscher verdrängen lassen (*Prinzip nach Le Chatelier*). Im Allgemeinen steigt die *Selektivität* (Affinität) eines Ionenaustauschers mit zunehmender Ionenladung und zunehmender Ionenmasse.
- Für einen quantitativen Ionenaustausch ist mehr als die äquivalente Menge an Ionenaustauscher notwendig. Dabei gibt die *Austauschkapazität* eines Ionenaustauschers die äquivalente Menge in **mmol** an, die **1 g** Austauschermaterial zu binden vermag.

368 D

Über einen **stark basischen Anionenaustauscher** lassen sich folgende Aussagen machen:

- Das organische Polymergerüst ist häufig ein Styren-Divinylbenzen-Copolymerisat [POL-], das fixierte quartäre *Ammoniumgruppen* enthält [POL-$NR_3^+Cl^-$] (Cl^--Form).
- Die Chlorid-Form (Cl^--Form) des Austauschers kann durch Regenerierung mit Natriumhydroxid-Lösung in die HO^--Form übergeführt werden.
- Die Prüfung der Austauscherkapazität ist im Hinblick auf das zu bestimmende und auszutauschende Ion vorzunehmen.

369 A 370 D

Über einen **Kationenaustauscher** lassen sich folgende Aussagen machen:

- Sie besitzen häufig ein mit Divinylbenzol quervernetztes *Polystyrol-Gerüst*, an das bei einem stark sauren Kationenaustauscher *Sulfonsäuregruppen* [POL-$SO_3^-H^+$] (H^+-Form) oder *Sulfonatgruppen* [POL-$SO_3^-Na^+$] (Na^+-Form) fixiert sind. Sehr häufig handelt es sich um eine Sulfopropylgruppe [POL-O-$CH_2CH_2CH_2$-$SO_3^-Na^+$].
- Bei einem schwach sauren Kationenaustauscher sind Carbonsäure- oder Carboxygruppen [POL-COO^-Na^+] (Na^+-Form) bzw. Phosphonatgruppen [POL-$P(OR)_2O^-Na^+$] an der Polymermatrix verankert. Ein häufig genutzter schwach saurer Kationenaustauscher enthält die Carboxymethylgruppe [POL-O-CH_2-COO^-Na^+].
- Die Belegungskapazität ist vielfach eine Funktion der *Ionenstärke* und des *pH*-Wertes der Lösung. So sind schwach saure Polycarbonsäureaustauscher [POL-COO^-Na^+] nur im neutralen und alkalischen Milieu brauchbar, da im stark sauren pH-Bereich ungeladene COOH-Gruppen vorliegen.
- Die Austauschkapazität ist ein Maß für die Menge (Zahl) der austauschfähigen (geladenen oder potentiell geladenen) Gruppen pro Gramm trockener Ionenaustauscher. Die Ausdrücke „*stark*“ und „*schwach*“ haben nichts zu tun mit der Kapazität eines Ionenaustauschers, sondern geben die Veränderung der Ionisation in Abhängigkeit vom pH-Wert an. Starke Ionenaustauscher sind über einen weiten pH-Bereich vollständig ionisiert, während bei schwachen Ionenaustauschern das Ausmaß der Dissoziation stark vom pH-Wert abhängt.
- Mit Natrium beladene Austauscher werden genutzt, um Na^+-Ionen gegen andere Metallionen auszutauschen. Für quantitative Bestimmungen verwendet man die Ionenaustauscher aber in der H^+ – oder HO^--Form und titriert dann die eluierten starken Säuren oder Basen.

371 D 372 E

Ein stark basischer Ionenaustauscher [POL-$NR_3^+X^-$] enthält fixierte *quartäre Ammoniumreste* als geladene Gruppe. Ein solcher Ionenaustauscher kann in der HO^--Form zur Gehaltsbestimmung einer NaCl-Lösung verwendet wird. Es wird (Cl^-) gegen (HO^-) ausgetauscht und die eluierte Natriumhydroxid-Lösung (Na^+HO^-) kann acidimetrisch bestimmt werden.

373 B **374** D **375** C **376** D

Über die Gehaltsbestimmung von **wasserfreiem Natriumsulfat** (Na_2SO_4) [M_r = 142,0] mittels *Ionenaustausch* lassen sich folgende Aussagen machen:

- Eine wässrige Lösung der Substanz wird über eine Säule, die mit überschüssigem, stark saurem Kationenaustauscher (H^+-Form) gefüllt ist, chromatographiert. Dabei wird das Natrium-Ion (Na^+) stöchiometrisch gegen ein Proton (H^+) ausgetauscht. Anschließend kann die gebildete und eluierte *Schwefelsäure* (H_2SO_4) mit Natriumhydroxid-Maßlösung gegen Methylorange als Indikator volumetrisch erfasst werden. Pro mol Natriumsulfat werden 2 Äquivalente Schwefelsäure freigesetzt, so dass 1 mL Natriumhydroxid-Lösung (c = 1,0 mol·L^{-1}) **71,0 mg** Natriumsulfat entspricht.

$$[HO_3S\text{-}POL\text{-}SO_3H] + Na_2SO_4 \rightarrow [NaO_3S\text{-}POL\text{-}SO_3Na] + \mathbf{H_2SO_4}$$
$$H_2SO_4 + \mathbf{2}\ NaOH \rightarrow Na_2SO_4 + 2\ H_2O$$

- Nach dem Ionenaustausch liegt der Kationenaustauscher in der Na^+-Form vor und kann durch Regenerierung mit Salzsäure wieder in die H^+-Form übergeführt werden.
- Eine wässrige Lösung von Natriumsulfat kann auch an einem stark basischen Anionenaustauscher (HO^--Form) chromatographiert werden. Dabei wird stöchiometrisch das Sulfat-Ion gegen zwei Hydroxid-Ionen ausgetauscht und Natriumhydroxid (NaOH) wird von der Säule eluiert. Die Lauge kann anschließend mit Salzsäure-Maßlösung gegen einen geeigneten Indikator titrimetrisch erfasst werden.

$$[HO^{-\,+}R_3N\text{-}POL\text{-}NR_3^+OH^-) + Na_2SO_4 \rightarrow [^+R_3N\text{-}POL\text{-}NR_3^+\ SO_4^{2-}] + 2\ \mathbf{NaOH}$$
$$2\ NaOH + 2\ HCl \rightarrow 2\ NaCl + 2\ H_2O$$

- *Ph.Eur.10* nutzt zur Bestimmung von wasserfreiem Natriumsulfat die Austauschreaktion an einem stark sauren Kationenaustauscher.

377 D

Kaliumnitrat [$K^+NO_3^-$] lässt sich prinzipiell titrieren nach Säulenchromatographie (mit Ionenaustausch) über einen stark

- basischen Anionaustauscher (HO^--Form), wobei Nitrat durch Hydroxid ersetzt und Natriumhydroxid eluiert wird. Danach erfolgt Titration mit Salzsäure-Maßlösung.
- sauren Kationenaustauscher (H^+-Form), wobei Kalium-Ionen durch Protonen ersetzt werden und Salpetersäure (HNO_3) eluiert wird. Danach erfolgt die Titration mit einer Natriumhydroxid-Maßlösung.

378 E

Die **Austauschkapazität** eines Ionenaustauschers charakterisiert die Gesamtmenge der austauschbaren Gegenionen (in mmol), die 1 g des trockenen Ionenaustauschermaterials zu binden vermag.

Gegeben: 10 g eines stark basischen Anionenaustauschers
Austauschkapazität (K) = 5 mmol/g für einwertige Ionen
Gesucht: Beladungsmenge (mg) für Chlorid-Ionen (M_r = 35,5)?
Berechnung: **K** = 5 · 35,5 · 10 = **1775 mg**

379 D **380** A

Unter **Kjeldahl-Bestimmung** versteht man die Zerstörung einer stickstoffhaltigen Verbindung mit einem Gemisch aus *Natriumsulfat* (Na_2SO_4) [oder Kaliumsulfat (K_2SO_4)] und *Kupfer*(II)-sulfat ($CuSO_4$) mit konzentrierter *Schwefelsäure* (H_2SO_4). Dabei wird der organisch gebundene Stickstoff in *Ammoniumsulfat* **[$(NH_4)_2SO_4$]** oder *Ammoniak* **[NH_3]** umgewandelt.

381 C **382** C

Auf die **Kjeldahl-Bestimmung** treffen folgende Aussagen zu:

- Der Schwefelsäure werden Alkalisulfate zur Erhöhung der Aufschlusstemperatur und Katalysatoren [Kupfer(II)-sulfat, Selen] zur Verkürzung der Aufschlusszeit zugesetzt.
- Die organische Substanz wird *oxidativ* zerstört, der Stickstoff wird dabei in Ammoniak (Oxidationszahl von N: **–3**/niedrigste Oxidationsstufe des Stickstoffs) umgewandelt und liegt im Aufschlussgemisch als *Ammoniumsulfat* [$(NH_4)_2SO_4$] vor. Daraus wird Ammoniak mit Natriumhydroxid-Lösung freigesetzt und in eine mit überschüssiger Salzsäure-Maßlösung gefüllte Vorlage übergetrieben (eingeleitet) und dort als *Ammoniumchlorid* (NH_4Cl) gebunden. Anschließend wird der HCl-Überschuss alkalimetrisch gegen Methylrot, das im schwach Sauren umschlägt, zurücktitriert.
- Die Kjeldahl-Bestimmung gelingt, wenn der Stickstoff als Amin (R_3N, R_2NH, RNH_2) oder Amid ($R\text{-}CO\text{-}NH_2$, R-CO-NHR, $R\text{-}CO\text{-}NR_2$) vorliegt. In Nitroverbindungen ($R\text{-}NO_2$), Nitrosoverbindungen (R-NO), Hydroxylamin-Derivaten (R-NHOH, $R_2C{=}N\text{-}OH$), Hydrazin-Derivaten (R-NH-NH-R′) oder Azoverbindungen (R-N=N-R′) können elementarer Stickstoff (N_2) oder stickstoffhaltige Spaltprodukte entweichen. Solche Verbindungen werden zuvor einem Reduktionsprozess unterworfen.

383 C

Den nachfolgenden Berechnungen (siehe Fragen Nr. **383–385**) liegt zugrunde, dass bei der Kjeldahl-Bestimmung **pro 1 N-Atom 1 Äquivalent HCl**-Maßlösung verbraucht wird.

20 mg eines stickstoffhaltigen Arzneistoffs (M_r = 401) werden nach Kjeldahl aufgeschlossen. 15 mL Salzsäure-Maßlösung ($c = 0{,}01\ mol{\cdot}L^{-1}$) werden verbraucht. Anzahl der N-Atome?
Berechnung: 20 mg Substanz entsprechen einer Konzentration von $c = 0{,}5{\cdot}10^{-4}\ mol{\cdot}L^{-1}$. 5 mL Salzsäure-Maßlösung (c = 0,01 mol/L) entsprechen einer Konzentration von $c = 0{,}5{\cdot}10^{-4}\ mol{\cdot}L^{-1}$ und die Verbindung würde 1 N-Atom enthalten. Bei Verbrauch von **15 mL** Salzsäure-Maßlösung enthält die stickstoffhaltige Verbindung **drei** N-Atome.

384 D

80,2 mg eines stickstoffhaltigen Arzneistoffs (M_r = 401) werden nach Kjeldahl aufgeschlossen. 16 mL Salzsäure-Maßlösung ($c = 0{,}01\ mol{\cdot}L^{-1}$) werden verbraucht.
Berechnung: 80,2 mg Substanz entsprechen einer Konzentration von $c = 2{\cdot}10^{-4}\ mol{\cdot}L^{-1}$. Theoretisch müssten bei der Titration 20 mL einer Salzsäure-Maßlösung (c = 0,01 mol/L) verbraucht werden. Bei Verbrauch von nur 16 mL HCl-Maßlösung war der *Aufschluss* wahrscheinlich *unvollständig*.

385 E

40,1 mg eines stickstoffhaltigen Arzneistoffs (M_r = 401) mit *einem* N-Atom werden nach Kjeldahl aufgeschlossen. 12 mL Salzsäure-Maßlösung ($c = 0{,}01\ mol{\cdot}L^{-1}$) werden verbraucht.
Berechnung: 40,1 mg des Arzneistoffes entsprechen einer Konzentration von $c = 1{\cdot}10^{-4}\ mol{\cdot}L^{-1}$. Bei der Titration müssten theoretisch 10 mL einer Salzsäure-Maßlösung (c = 0,01 mol/L) (entsprechend $c = 1{\cdot}10^{-4}\ mol{\cdot}L^{-1}$) verbraucht werden. Bei einem Verbrauch von 12 mL HCl-Lösung muss der Arzneistoff mit einer Substanz *verunreinigt* sein, deren *Stickstoffgehalt höher* ist.

386 A **387** C **388** D **389** B **390** D

Tenside sind Substanzen (Salze), welche die Oberflächenspannung einer Flüssigkeit herabsetzen. Sie zählen zu den waschaktiven Stoffen und bestehen aus einem *hydrophoben* (wasserabweisenden) langkettigen Kohlenwasserstoffrest und einem *hydrophilen* (wasserliebenden) geladenen Molekülteil. Zu den *anionischen* Tensiden zählen Carboxylate (Seifen) ($R\text{-}COO^-Na^+$), Sulfonate ($R\text{-}SO_3^-Na^+$) oder Sulfate ($R\text{-}O\text{-}SO_3^-Na^+$). *Kationische* Tenside enthalten eine quartäre Ammoniumgruppe ($R'\text{-}NR_3^+Cl^-$).

Bei der **Tensidtitration** wird ein in Wasser lösliches anionisches Tensid in einem *Zweiphasensystem* (Wasser/Dichlormethan) mit einem kationischen Tensid titriert und umgekehrt titriert man ein kationisches Tensid mit einem anionischen. Die Titration beruht auf der Bildung von *Ionenpaaren* aufgrund von elektrostatischen Coulomb-Wechselwirkungen zwischen dem anionischen und kationischen Tensid.

- Die Bildung solcher Ionenpaare – zum Beispiel aus dem anionischen *Natriumdodecylsulfat* und dem kationischen *Benzethoniumchlorid* – ist in hohem Maß vom pH-Wert der Lösung abhängig.
- Hohe Konzentrationen von Neutralsalzen wie Natriumchlorid können die Bildung von Ionenpaaren stören.
- Die Ionenpaare besitzen in aprotischen polaren Lösungsmitteln wie *Dichlormethan* oder *Chloroform* eine höhere Stabilität und Löslichkeit als in Wasser; der Dichlormethan/Wasser-*Verteilungskoeffizient* des Tensid-Ionenpaars ist somit größer 1.
- Daher ist zu beachten, dass die Dissoziationskonstante eines Ionenpaars in wässriger Lösung sich erheblich von der Dissoziationskonstante des gleichen Ionenpaars in organischen Lösungsmitteln unterscheidet.

In einer modernen Variante der **Epton-Titration**, die ursprünglich Methylenblau als Indikator verwendete, setzt man heute Mischindikatoren aus einem anionischen und einem kationischen Farbstoff ein. Ein Beispiel hierfür ist der Dimidiumbromid/Sulfanblau-Mischindikator, der bei Bestimmungen nach *Arzneibuch* eingesetzt wird. Dimidiumbromid ist ein Salz mit rot gefärbtem Kation, Sulfanblau (Disulfinblau, Patentblau) ist ein wasserlösliches Salz mit violett gefärbtem Anion. Voraussetzung für die Verwendung des Indikators ist, dass die Stabilität des Farbstoff-Tensid-Ionenpaars geringer ist als die Stabilität des Titrand-Titration-Ionenpaars (Aniontensid-Kationtensid-Salz).

Der Verlauf einer Tensidtitration soll am Beispiel der Gehaltsbestimmung des anionischen Tensids **Natriumdodecylsulfat** beschrieben werden: Bei der Bestimmung des anionischen Tensids in Gegenwart von Dimidium/Sulfanblau-Reagenz ist die organische Chloroform-Phase durch das Dimidium-Aniontensid-Salz *rosa* gefärbt. Man titriert mit einem kationischen Tensid wie z.B. einer *Benzethoniumchlorid-Maßlösung*. Die Färbung der organischen Phase verschwindet im Verlaufe der Titration durch Bildung des Aniontensid-Kationtensid-Ionenpaars. Am Titrationsendpunkt entsteht durch den Überschuss an Kationtensid und Bildung des Sulfanblau-Kationtensid-Salzes ein *graublauer* Farbton der Chloroform-Phase.

- *Ph.Eur.10* verwendet zur Bestimmung von Natriumdodecylsulfat Dichlormethan als organisches Lösungsmittel und setzt *Methylenblau* als farbgebende Komponente ein. Nach jedem Zusatz einer aliquoten Menge an Benzethoniumchlorid-Maßlösung wartet man die Phasentrennung ab. Der Endpunkt ist erreicht, wenn beide Phasen des Zweiphasensystems beinahe die gleiche blaue Farbe haben.

391 C

Die **Ionenpaar-Chromatographie** wird u.a. – nach Wahl eines geeigneten pH-Wertes – zur Trennung von Carbonsäuren oder auch zur Trennung von basischen Verbindungen wie Alkaloiden oder biogenen Aminen eingesetzt. Der Vorteil gegenüber der *Ionenaustauscherchromatographie* ist die Möglichkeit, auch Gemische von ionischen und nicht-ionischen Bestandteilen analysieren zu können.

Die Ionenpaar-Chromatographie ist zur Trennung von Stoffen geeignet, die in wässriger Lösung dissoziieren, d.h. in Ionen zerfallen wie beispielsweise *Säuren* [$\text{H-A} \rightarrow \text{H}^+ + \mathbf{A}^-$] oder *Basen* [$\text{B-OH} \rightarrow \mathbf{B}^+ + \text{HO}^-$]. Gibt man in der stationären oder der mobilen Phase eines chromatographischen Systems geeignete Gegenionen [$\mathbf{G}^+$ oder $\mathbf{G}^-$], so tritt Ionenpaarbildung [**GA** bzw. **GB**] ein. Diese Ionenpaare besitzen im Vergleich zu den freien Säuren (HA) oder Basen (BOH) andere Verteilungskoeffizienten und somit auch ein anderes Retentionsverhalten, während die nicht-ionischen Komponenten eines Gemischs davon unbeeinflusst bleiben.

Zum Beispiel kann man zur Analyse protonierter Amine (RNH_3^+, $R_2NH_2^+$, R_3NH^+) *n-Alkylsulfonate* ($\text{Alkyl-SO}_3^-\text{Na}^+$) als Ionenpaar-Reagenz einsetzen. Dabei beeinflusst die *Kettenlänge der Alkylsulfonate* die Retentionszeit der gebildeten Ionenpaare (Analyte). Die Affinität von *n*-Alkylsulfonaten beispielsweise zu einer RP-18-Phase steigt mit zunehmender Kettenlänge des Alkylrestes.

Darüber hinaus ist zu beachten, dass das Ausmaß der Bildung von Ionenpaaren von der *Dielektrizitätszahl* des gewählten Trennmediums abhängt.

6.3 Titrationen von Säuren und Basen in nichtwässrigen Lösungen, insbesondere nach Arzneibuch

392 D

In wasserfreier Essigsäure (HOAc) setzt sich die **Gesamtaciditätskonstante** (K_s) einer Säure (HA) aus der *Ionisationskonstanten* (K_I) und der *Dissoziationskonstanten* (K_D) des Protolyten wie folgt zusammen:
Ionisation Dissoziation

$$\underset{\text{Protolyte}}{HA + HOAc} \underset{K_I}{\overset{\text{Ionisation}}{\rightleftharpoons}} \underset{\text{Ionenpaar}}{[H_2OAc^+ \cdot A^-]} \underset{K_D}{\overset{\text{Dissoziation}}{\rightleftharpoons}} \underset{\text{solvensgetrennte Ionen}}{(H_2OAc)^+ + (A)^-}$$

Es gilt: $\mathbf{K_s = (K_I \cdot K_D)/(1 + K_I)}$

393 D

Schwache Basen (B) werden in wasserfreiem Milieu (z.B. in Eisessig) häufig mit *Perchlorsäure-Maßlösung* titriert, weil
- die Acidität der Perchlorsäure in Eisessig weniger nivelliert wird als in wässriger Lösung,
- die Löslichkeit des Analyten besser sein kann als in Wasser,
- in wasserfreiem Milieu die Protolyse der gebildeten korrespondierenden Säure (BH^+) zurückgedrängt ist,
- wasserfreie Essigsäure weniger basisch reagiert als Wasser,
- die Dissoziation schwacher Basen und Salze geringer ist als in wässrigem Milieu.

394 E

Die Aciditätskonstanten (K_s) von Säuren sind in wasserfreier Essigsäure geringer als in Wasser, die Basizitätskonstanten (K_b) sind höher, jedoch spielt für alle Elektrolyte (Salze, Säuren, Basen) die elektrolytische Dissoziation in wasserfreier Essigsäure im Vergleich zu Wasser nur eine untergeordnete Rolle.

395 D

Die *potentiometrische Endpunktserkennung* ist auch für Säure-Base-Titration in nicht-wässrigem Milieu geeignet, jedoch müssen einige Besonderheiten beachten werden:
- Die pH-Skala eines pH-Meters gilt nur für wässrige Systeme und ist somit in nicht-wässrigen Systemen ungültig. Zudem können die auftretenden Zellspannungen in der Regel in anderen Bereichen liegen als bei Titrationen in wässrigem Medium.
- Verwendet man Bezugselektroden mit Diaphragma, so können diese wegen Ausfällungen oder hoher schwankender Diffusionspotentialdifferenzen unbrauchbar sein.

396 B

Acidität (Säurestärke) und Basizität (Basenstärke) von Substanzen sind eine Funktion des verwendeten Lösungsmittels.
- In *sauren Lösungsmitteln* (Eisessig, konz. Schwefelsäure) ist die Basenstärke schwacher Basen höher als in Wasser.
- In *basischen Lösungsmitteln* (flüss. Ammoniak, Ethylendiamin) ist die Säurestärke schwacher Säuren höher als in Wasser.
- *Amphiprotische Lösungsmittel* (Wasser, Ethanol, Eisessig) sind zur *Autoprotolyse* befähigt. Sie lassen Säuren und Basen ab einer gewissen Stärke gleich stark erscheinen; dies nennt man den *nivellierenden Effekt*. So sind Chlorwasserstoff ($pK_s = -3$) und Perchlorsäure ($pK_s = -9$) in Wasser gleich stark sauer.

- Lösungsmittel, deren Basizität/Acidität und Ionisationsfähigkeit sehr gering ist wie z.B. Eisessig wirken differenzierend. Dabei hängt der *differenzierende Effekt* von Lösungsmitteln gegenüber Säuren von der Säurestärke des jeweiligen Lösungsmittels ab. So ist Perchlorsäure in Eisessig eine stärkere Säure als Chlorwasserstoff. Aber selbst die stärksten Protolyte sind in Eisessig kaum dissoziiert.
- *Merke*: Wasser besitzt nivellierende Eigenschaften, während wasserfreie Essigsäure (Eisessig) nivellierende und differenzierende Eigenschaften hat.
- *Aprotische Lösungsmittel* (DMF, DMSO) besitzen weder nivellierende noch differenzierende Eigenschaften.

397 B 398 E

Essigsäure und Ethanol zählen zu den polar protischen Lösungsmitteln.
Aceton, 1,4-Dioxan, Acetonitril und Toluol (Toluen) gehören in die Gruppe der neutralen, aprotischen Lösungsmittel.

399 E

Ältere **Tetrabutylammoniumhydroxid-Maßlösungen** (TBAH-Lösung) $[(CH_3CH_2CH_2CH_2)_4N^+HO^-]$ können quartäre Ammoniumhydrogencarbonate, **Tributylamin** $[(CH_3CH_2CH_2CH_2)_3N]$, **Buten-1** $[CH_3CH_2\text{-}CH{=}CH_2]$ und **Butan-1-ol** $[CH_3CH_2CH_2CH_2OH]$ enthalten. Das Hydrogencarbonat resultiert durch CO_2-Aufnahme aus der Luft. Tributylamin und Buten-1 entstehen durch Hofmann-Eliminierung der quartären Ammoniumbase und Butan-1-ol durch S_N-Reaktion aus dem quartären Ammoniumhydroxid.

400 A

Die Äquivalentmasse (Äquivalentstoffmenge) eines basischen Arzneistoffs kann acidimetrisch ermittelt werden
- aus der Äquivalentzahl (z),
- aus der molaren Masse (M) des Arzneistoffs und
- aus der Masse (m) an Arzneistoff, die mit 1 mL Maßlösung reagiert: $\mathbf{n^{eq} = n \cdot z = m \cdot z/M}$

401 B

Zur *Herstellung* einer **Natriummethanolat-Maßlösung** ($CH_3O^-Na^+$) wird frisch geschnittenes metallisches Natrium portionsweise in wasserfreiem Methanol gelöst und die Lösung ad 1 Liter mit Toluol aufgefüllt. Die Einstellung der Lösung erfolgt mit *Benzoesäure* als Urtiter gegen Thymolblau.

402 E 403 E

Mit Tetrabutylammoniumhydroxid-Maßlösung (**TBAH**) können *schwache* Säuren bestimmt werden. Dazu zählen:
- **Phenole** (Ar-O**H**) wie Phenol (C_6H_5-O**H**) oder 4-Nitrophenol (p-O_2N-C_6H_4-OH),
- *primäre* (p-H_2N-C_6H_4-SO_2-N**H**$_2$) und *sekundäre* **Sulfonamide** (p-H_2N-C_6H_4-SO_2-N**H**R) wie Sulfanilamid (p-H_2N-C_6H_4-SO_2-NH_2),
- **Imide** (R^1-CO-N**H**-CO-R^2) und cyclische Imide wie Phthalimid,
- einige acidifizierte **Carbonsäureamide** wie 4-Nitroacetanilid (p-O_2N-C_6H_4-N**H**-CO-CH_3), während normalerweise die Amidfunktion (R-CO-NH_2) wie im Harnstoff (H_2N-CO-NH_2) nahezu neutral bis schwach basisch reagiert.
- **Ureide** [Acylharnstoffe] (R^1-CO-N**H**-CO-NHR^2) wie Acetylharnstoff (CH_3-CO-NH-CO-NH_2),
- **Ammoniumsalze** ($R_3N\mathbf{H}^+X^-$).

Alkohole (R-OH) wie Ethanol (CH_3CH_2OH), tertiäre Amine ($R^1R^2R^3N$) und Harnstoff (H_2N-CO-NH_2) lassen sich mit TBAH-Maßlösung *nicht* quantitativ erfassen.

404 B

Niclosamid (Formel A), ein phenyloges Nitramid, **Phenytoin** (Formel C), ein cyclisches Imid, **Sulfamethoxazol** (Formel D), ein sekundäres Arylsulfonamid, und **Acetazolamid** (Formel E), ein primäres Sulfonamid, lassen sich als schwache Säuren mit TBAH-Maßlösung titrieren.

Phenazon [Antipyrin] (Formel B) wird nach *Ph.Eur. 10* iodometrisch titriert.

405 A

Fluorouracil (B) und *Sulfamerazin* (C) sind als Imid bzw. Sulfonamid NH-acide Verbindungen. *Metforminhydrochlorid* (D) ist ein protoniertes Biguanid und *Chlorocresol* (E) ein saures Phenol. Die genannten Substanzen sind als schwache Säuren mit TBAH-Maßlösung in DMF gelöst direkt titrierbar.

Zu erwähnen ist, dass *Ph.Eur.10* Sulfamerazin nitritometrisch, Metforminhydrochlorid mit Perchlorsäure-Maßlösung und Chlorocresol bromometrisch bestimmen lässt.

406 E

Niclosamid (A), ein acidifiziertes Amid, *Phenytoin* (B), ein cyclisches Imid, *Sulfamethoxazol* (C) und *Acetazolamid* (D), NH-acide Sulfonamide, lassen sich als schwache Säuren in wasserfreiem Milieu direkt mit Tetrabutylammoniumhydroxid-Maßlösung titrieren.

Anzumerken ist, dass *Ph.Eur.10* Acetazolamid mit ethanolischer KOH-Maßlösung, Sulfamethoxazol nitritometrisch und Phenytoin flüssigchromatographisch bestimmen lässt.

407 B

Der Arzneistoff *Valsartan* ist eine schwache Säure, die unter Verbrauch von **2** Äquivalenten nach *Ph.Eur.10* mittels TBAH-Maßlösung bestimmt wird. Es werden bei der Titration die Carboxygruppe und der Tetrazolring deprotoniert.

408 C

Hydrochlorothiazid ($M_r = 297{,}7$), ein primäres Sulfonamid und ein cyclisches, sekundäres Sulfonamid zugleich, verbraucht bei der Titration mit einer TBAH-Lösung ($c = 0{,}1\ mol \cdot L^{-1}$) **2** Äquivalente Maßlösung. Daher entsprechen **2 mL** der Tetrabutylammoniumhydroxid-Maßlösung **29,77 mg** Hydrochlorothiazid.

409 E **410** C **411** A **412** E

Über die Verwendung von **Perchlorsäure** ($HClO_4$) als Maßlösung treffen folgende Aussagen zu:

- Zur Herstellung der Maßlösung wird 70%ige, *wässrige* Perchlorsäure in Eisessig gelöst, mit *Acetanhydrid* [$(CH_3CO)_2O$] versetzt und 24 Stunden stehen gelassen. Während dieser Zeit reagiert das vorhandene Wasser mit dem zugesetzten Acetanhydrid zu Essigsäure.

$$\underset{M_r = 18}{H_2O} + \underset{M_r = 102}{CH_3\text{-}CO\text{-}O\text{-}CO\text{-}CH_3} \rightarrow \underset{M_r = 60}{2\ CH_3\text{-}COOH}$$

- Nach 24 Stunden wird der Wassergehalt (Restgehalt 0,1-0,2,%) mittels Karl-Fischer-Titration (ohne Verwendung von Methanol) überprüft.
- Die Einstellung der Maßlösung erfolgt mit *Kaliumhydrogenphthalat* als Urtiter gegen *Kristallviolett* als Indikator. Im Verlauf der Titration kann es zur Niederschlagsbildung durch schwer lösliches *Kaliumperchlorat* ($KClO_4$) kommen, was jedoch das Titrationsergebnis nicht verfälscht.
- Das Volumen der Perchlorsäure-Lösung ist infolge des relativ großen Ausdehnungskoeffizienten der Essigsäure merklich *temperaturabhängig*. Daher ist die Temperatur bei Einstellung und Titration zu notieren und in Form eines Korrekturfaktors zu berücksichtigen.

- Ein sehr starker Protolyt wie Perchlorsäure liegt in Eisessig weitgehend ionisiert als *Acetacidiumperchlorat* vor $[CH_3COOH_2^+ \cdot ClO_4^-]$.
- Titrationen mit Perchlorsäure-Maßlösung werden sehr häufig in wasserfreier Essigsäure oder Gemischen wie Essigsäure/Ameisensäure durchgeführt.

413 C 414 B

1 kg (1000 g) 98%ige Essigsäure hat einen Massenanteil w_{HOAC} = 0,98. Sie enthält somit einen Massenanteil von w_{H2O} = 0,02 an Wasser. Dies entspricht einer Wassermenge von 2% = 20 g. Zur Bindung von 18 g Wasser (1 mol) werden 102 g Acetanhydrid (1 mol; M_r = 102) benötigt, zur Bindung von 20 g Wasser sind daher **113,3 g** Acetanhydrid (102·20/18) erforderlich.
- Verwendet man 99%ige Essigsäure [w_{HOAc} = 0,99; w_{H2O} = 0,01], so ist nur die Hälfte, nämlich **56,7 g** Acetanhydrid zur Bindung des Wassers notwendig.

415 E

Folgende **heterocyclische Basen** verbrauchen bei der Titration mit Perchlorsäure jeweils **1** Äquivalent Maßlösung:
- *Nicotinamid*, in dem das Ring-N-Atom monoprotoniert wird,
- *Coffein*, ein Purin-Derivat, in dem das Atom N-9 im Imidazol-Strukturelement durch Perchlorsäure protoniert wird,
- *Mebendazol*, ein Benzimidazol-Derivat, wird an N-3 monoprotoniert.

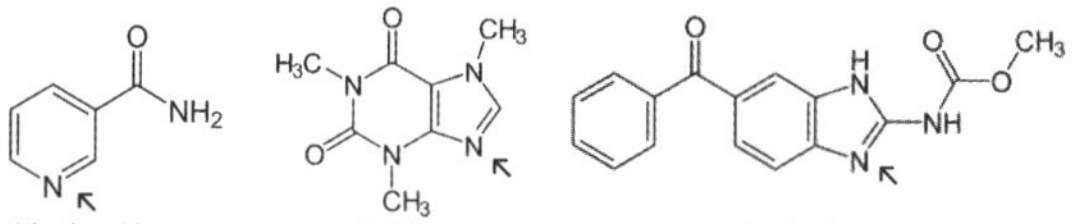

416 C

Aminosäuren werden in Eisessig/Ameisensäure (10:1) als Lösungsmittel mit Perchlorsäure gegen Naphtholbenzein oder Kristallviolett als Indikator titriert. Der Endpunkt der Titration kann auch potentiometrisch angezeigt werden. Neutrale Aminosäuren wie *Asparagin* oder *Tryptophan* verbrauchen bei der Neutralisation **1** Äquivalent Perchlorsäure, während **basische Aminosäuren** wie *Arginin, Histidin* oder *Lysin* **2** Äquivalente benötigen

417 A

Über die wasserfreie Bestimmung von **Oxybuprocainhydrochlorid** [M_r = 344,9] nach Zusatz von *Acetanhydrid* $[(CH_3CO)_2O]$ mit Perchlorsäure-Maßlösung unter potentiometrischer Indizierung des Endpunktes lassen sich folgende Aussagen machen:
- Die tertiäre Diethylamin-Partialstruktur $[(CH_3CH_2)_2N\text{-}R]$ ist basischer als ein primäres aromatisches Amin (Ar-NH_2), sodass das N-Atom dieser tertiären Amin-Partialstruktur im Hydrochlorid protoniert vorliegt.
- Acetanhydrid acetyliert die primäre aromatische Aminogruppe zu einem Acetanilid-Derivat (Ar-NH-CO-CH_3), das *nicht* mit Perchlorsäure reagiert.
- Erfasst wird unter Verbrauch von **1** Äquivalent Perchlorsäure-Maßlösung das Chlorid-Ion (Cl^-), so dass 1 mL Maßlösung **34,49 mg** des Hydrochlorids entspricht.

418 B

Im Arzneistoff **Irbesartan** (Formel siehe Frage) wird bei der wasserfreien Titration mit Perchlorsäure-Maßlösung unter Verbrauch von einem Äquivalent das N-Atom „**w**“ des Imidazolon-Ringsystems protoniert.

419 D

Im Arzneistoff **Losartan-Kalium** (Formel siehe Frage) werden bei der wasserfreien Titration mit Perchlorsäure-Maßlösung unter Verbrauch von **2** Äquivalenten Maßlösung das Tetrazolid-Anion sowie der Imidazolring protoniert.

420 C

Im Arzneistoff **Loratadin** (Formel siehe Frage) wird bei der wasserfreien Titration mit Perchlorsäure-Maßlösung unter Verbrauch von **1** Äquivalent Maßlösung das N-Atom des Pyridin-Ringsystems protoniert.

421 E

Hydrocodonhydrogentartrat (1), als Tartrat, *Baclofen* (3), als primäres Amin, und *Benperidol* (4), als Piperidin-Derivat, enthalten basische Partialstrukturen und können mit Perchlorsäure-Maßlösung quantitativ bestimmt werden.

Calcitriol (2) enthält kein basisches Strukturelement.

422 C

Nadolol (M_r = 309,4) und seine Enantiomere (zur Formel siehe Frage) enthalten die Partialstruktur eines sekundären Amins (R-NH-R′) und können mit Perchlorsäure-Maßlösung (c = 0,1 mol/L) unter Verbrauch von 1 Äquivalent Maßlösung volumetrisch bestimmt werden; **1 mL** Maßlösung entspricht daher **30,94 mg** Nadolol.

423 B

Das Antibiotikum **Ofloxacin** (M_r = 361,4), ein Chinoloncarbonsäure-Derivat, verbraucht bei der Titration in wasserfreier Essigsäure **1** Äquivalent Perchlorsäure. Es wird der Pyrazin-Stickstoff protoniert. Daher entspricht 1 mL Perchlorsäure-Lösung (c = 0,01 $mol \cdot L^{-1}$) **36,14 mg** Ofloxacin.

424 E

Kaliumcitrat (M_r = 306,4) bzw. *Kaliumcitrat-Monohydrat* (M_r = 324,4) verbrauchen bei der Titration mit Perchlorsäure-Maßlösung (c = 0,1 mol/L) gegen Naphtholbenzein als Indikator **3** Äquivalente Maßlösung. Daher entspricht 1 mL Maßlösung **10,21 mg** Kaliumcitrat.

425 D

Dinatriumhydrogenphosphat [Na_2HPO_4], *Kaliumhydrogenphthalat* [*p*-HOOC-C_6H_4-COOK] und *Zinkacetat* [$(CH_3COO)_2Zn$] enthalten Anionen, die mit Perchlorsäure-Maßlösung erfassbar sind.

Calciumperchlorat [$Ca(ClO_4)_2$] und Essigsäure [CH_3COOH] können *nicht* mit einer Perchlorsäure-Maßlösung quantifiziert werden.

426 B

Dihydrogenphosphat [$H_2PO_4^-$], *Benzoat* [C_6H_5-COO^-], *Methylsulfonat* [CH_3-SO_3^-] und *Acetat* [CH_3-COO^-] können bei potentiometrischer Endpunktsanzeige mit Perchlorsäure-Maßlösung titriert werden.

Das Hydrogensulfat-Ion [HSO_4^-] wird von Acetacidium-Ionen *nicht* zu H_2SO_4 protoniert

427 B **428** D

Bei der wasserfreien Bestimmung von **Chloroquinphosphat** [M_r = 515,9] werden zur Protonierung der *beiden* Dihydrogenphosphat-Anionen ($H_2PO_4^-$) zu Phosphorsäure (H_3PO_4) **2** Äquivalente Perchlorsäure (c = 0,1 mol/L) verbraucht. 1 mL Maßlösung entspricht daher **25,8 mg** Chloroquinphosphat.

429 A

Bei der Titration von **Chloroquinsulfat**-Monohydrat in wasserfreier Essigsäure mit Perchlorsäure wird Sulfat (SO_4^{2-}) erfasst und unter Verbrauch von **1** Äquivalent Maßlösung zu Hydrogensulfat (HSO_4^-) protoniert.

430 C **431** D **432** C

Über **Chininsulfat** und **Chinidinsulfat** (Formeln siehe Fragen) lassen sich folgende Aussagen machen:

- Die Basizität des sp^3-hybridisierten Chinuclidin-Stickstoffatoms ist größer als die des sp^2-hybridisierten Chinolin-Stickstoffs. Daher liegt in den Sulfaten jeweils das Chinuclidin-N-Atom protoniert vor.
- Bei der wasserfreien Titration in Eisessig mit Perchlorsäure-Maßlösung und potentiometrischer Endpunktsanzeige beträgt der Verbrauch **3** Äquivalente Perchlorsäure-Maßlösung. *Ein* Äquivalent dient zur Umwandlung von Sulfat in Hydrogensulfat. Unter wasserfreien Bedingungen ist auch das Chinolin-N-Atom hinreichend basisch und wird durch Perchlorsäure protoniert. Da zwei Kationen im Sulfat vorliegen resultiert daraus ein zusätzlicher Verbrauch von *zwei* Äquivalenten Perchlorsäure.

433 D

Bei der wasserfreien Titration von **Thiaminnitrat** werden **2** Äquivalente Perchlorsäure-Maßlösung benötigt, da neben dem Nitrat-Ion (NO_3^-) auch der Pyrimidinring des Thiamins protoniert wird.

434 D

Gelöst in Ameisensäure/Acetanhydrid verbraucht **Thiaminchloridhydrochlorid 2** Äquivalente Perchlorsäure-Maßlösung. Es werden die beiden Chlorid-Ionen (Cl^-) erfasst.

7 Redoxtitrationen

7.1 Grundlagen

435 E

An allen aufgeführten Reduktionsvorgängen sind *zwei* Elektronen (e^-) beteiligt:

$$HCOOH + 2\ H_3O^+ + 2\ e^- \rightarrow H_2C{=}O + 3\ H_2O$$
$$O_2 + 2\ H_3O^+ + 2\ e^- \rightarrow H_2O_2 + 2\ H_2O$$
$$I_3^- + 2\ e^- \rightarrow 3\ I^-$$
$$MnO_2 + 4\ H_3O^+ + 2\ e^- \rightarrow Mn^{2+} + 6\ H_2O$$
$$S_4O_6^{2-} + 2\ e^- \rightarrow 2\ S_2O_3^{2-}$$

436 A 437 D

Die **Nernstsche Gleichung** gibt die Konzentrationsabhängigkeit des Redoxpotentials an. Sie lautet:

$$\mathbf{E = E^o + (R \cdot T/z \cdot F) \cdot \ln Q}$$

Darin bedeuten: E^o = Normalpotential (Standardpotential) des betreffenden Redoxsystems – R = allgemeine Gaskonstante – T = Temperatur in Kelvin – z = Anzahl der beim Redoxprozess übertragenen Elektronen – F = Faraday-Konstante – Q = Quotient der Aktivitäten (Konzentrationen) der oxidierten und reduzierten Reaktionsteilnehmer a_{ox}/a_{red}.

Für das Redoxsystem Zn^{2+}/Zn [$Zn^{2+} + 2\ e^- \rightarrow Zn$] lautet die Nernstsche Gleichung:

$$E = E^o(Zn^{2+}/Zn) + (R \cdot T/2 \cdot F) \cdot \ln [Zn^{2+}]/[Zn]$$

438 E 439 E

Die Reduktion von **Dichromat** ($Cr_2O_7^{2-}$) zu Chrom(III) (Cr^{3+}) kann durch folgende Formelgleichung beschrieben werden:

$$Cr_2O_7^{2-} + 6\ e^- + 14\ H_3O^+ \rightarrow 2\ Cr^{3+} + 21\ H_2O$$

Aufgrund dieser Gleichung ergibt sich die Nernstsche Formel zu:

$$E = E^o(Cr_2O_7^{2-}/Cr^{3+}) + (R \cdot T/6 \cdot F) \ln [Cr_2O_7^{2-}] \cdot [H_3O^+]^{14}/[Cr^{3+}]^2$$

Das Redoxpotential von Dichromat ist daher abhängig von:
- den Konzentrationen an Dichromat und Chrom(III)-Ionen,
- der Konzentration an Hydroxonium-Ionen (pH-Wert),
- der Temperatur.

440 A

Die genannten Metalle können in folgende Reihe (*Spannungsreihe*) nach *steigenden* **Normalpotentialen** (Standardpotentialen) [E° in Volt] geordnet werden: *Kalium* [-2,93] < *Aluminium* [-1,68] < *Zink* [-0,79] < Eisen [-0,44] < *Wasserstoff* [0] < *Kupfer* [+0,34] < *Silber* [+0,80] < *Platin* [+1,12]

441 A

Die genannten korrespondierenden Redoxpaare können in folgende Reihe nach *steigenden* **Normalpotentialen** [E° in Volt] geordnet werden: Fe^{3+}/Fe^{2+} [+0,75] < $Cr_2O_7^{2-}/Cr^{3+}$ [+1,36] < MnO_4^-/Mn^{2+} [+1,52]

442 A

In einer **galvanischen Zelle** – bestehend aus 1. Halbzelle (*Eisenelektrode*) mit [E°(Fe^{2+}/Fe) = –0,44 V] und 2. Halbzelle (*Kupferelektrode*) mit [E°(Cu^{2+}/Cu) = +0,35 V] – kommt es zu folgender Redoxreaktion:

$$Fe + Cu^{2+} \longrightarrow Fe^{2+} + Cu$$

Das Eisen-System gibt Elektronen an das Kupfer-System ab, es korrodiert. Eisen (Fe) wird zu Fe^{2+} oxidiert (*anodische Oxidation*) und das Eisenblech stellt die *Anode* dar. Cu(II) wird zu Cu reduziert (*kathodische Reduktion*) und auf dem Cu-Blech scheidet sich weiteres Cu ab.

443 D

Eine Lösung, die Iod [c = 0,01 mol·L^{-1}] und Iodid [c = 0,01 mol·L^{-1}] in äquimolaren Mengen enthält, besitzt mit [E°(I_2/I^-) = +0,54 V] ein *Redoxpotential* (E) von, wenn man als Redoxvorgang folgenden Prozess zugrunde legt: $I_2 + 2\,e^- \longrightarrow 2\,I^-$
E = 0,54 + 0,06/2 log $[10^{-2}]/[10^{-2}]^2$ = 0,54 + 0,03 log $[10^2]$ = 0,54 + 0,06 = **+0,60 V**

444 B

Eine Lösung, die 99% Fe^{2+}-Ionen und 1% Fe^{3+}-Ionen enthält, hat mit [E°(Fe^{3+}/Fe^{2+}) = +0,75 V] ein *Redoxpotential* (E) von, wenn man als Redoxvorgang folgende Gleichung zugrunde legt: $Fe^{3+} + 1\,e^- \longrightarrow Fe^{2+}$
E = 0,75 + 0,06/1 log [1%]/[99%] ~ 0,75 + 0,06 log $[10^{-2}]$ = 0,75 – 0,12 = **+0,63 V**

445 E

Eine Lösung, die 1% Fe^{2+}-Ionen und 99% Fe^{3+}-Ionen enthält, hat mit [E°(Fe^{3+}/Fe^{2+}) = +0,75 V] ein *Redoxpotential* (E) von, wenn man als Redoxvorgang folgende Gleichung zugrunde legt: $Fe^{3+} + 1\,e^- \longrightarrow Fe^{2+}$
E = 0,75 + 0,06/1 log [99%]/[1%] ~ 0,75 + 0,06 log $[10^2]$ = 0,75 + 0,12 = **+0,87 V**

446 B

Eine **Konzentrationskette** (Konzentrationselement) ist eine galvanische Zelle, die aus zwei gleichartigen Halbzellen (gleichen korrespondierenden Redoxpaaren) besteht. Aufgrund *unterschiedlicher Konzentrationen* fließt dennoch ein Strom, der einen *Konzentrationsausgleich* zur Folge hat.

In den Fragen Nr. **446–454** wird mit $\mathbf{E_l}$ das Einzelpotential der linken, mit $\mathbf{E_r}$ das Einzelpotential der rechten Halbzelle in den abgebildeten galvanischen Elementen (Konzentrationsketten) gekennzeichnet. Bei der Potentialberechnung wird stets das niedrigere vom höheren Einzelpotential abgezogen!

Aufgrund des Redoxvorgangs ($Ag^+ + 1\ e^- \rightarrow Ag$) ergeben sich mit Hilfe der Nernstschen Gleichung für die beiden Halbzellen bei **20 °C** folgende Einzelpotentiale, wobei die Konzentration des Metalls – reduzierte Form – nicht berücksichtigt werden muss:

$E_l = E°(Ag^+/Ag) + (0{,}058/1) \log [Ag^+] = E°(Ag^+/Ag) + 0{,}058 \log [10^{-3}]$
$E_r = E°(Ag^+/Ag) + (0{,}058/1) \log [Ag^+] = E°(Ag^+/Ag) + 0{,}058 \log [10^{-5}]$

Daraus errechnet sich die Potentialdifferenz beider Halbzellen zu, wobei man das niedrigere vom höheren Einzelpotential abzieht:

$\mathbf{\Delta E} = E_l - E_r = 0{,}058 \log [10^{-3}] - 0{,}058 \log [10^{-5}] = 0{,}058 \log 10^2 = \mathbf{0{,}116\ V}$

447 C

Aufgrund des Redoxvorgangs ($Cu^{2+} + 2\ e^- \rightarrow Cu$) ergeben sich mit Hilfe der Nernstschen Gleichung für die beiden Halbzellen bei **20 °C** folgende Einzelpotentiale, wobei die Konzentration des metallischen Kupfers – reduzierte Form – bei der Erstellung der Nernst-Formel nicht berücksichtigt werden muss:

$E_l = E°(Cu^{2+}/Cu) + (0{,}058/2) \log [Cu^{2+}] = E°(Cu^{2+}/Cu) + (0{,}058/2) \log [10^{-2}]$
$E_r = E°(Cu^{2+}/Cu) + (0{,}058/2) \log [Cu^{2+}] = E°(Cu^{2+}/Cu) + (0{,}058/2) \log[10^{-4}]$

Daraus errechnet sich die Potentialdifferenz beider Halbzellen zu, wobei man das niedrigere vom höheren Einzelpotential abzieht:

$\mathbf{\Delta E} = E_l - E_r = 0{,}058/2 \log [10^{-2}] - 0{,}058/2 \log [10^{-4}] = 0{,}058/2 \log 10^2 = \mathbf{0{,}058\ V}$

448 D

Aufgrund des Redoxvorgangs ($Cu^{2+} + 2\ e^- \rightarrow Cu$) ergeben sich mit Hilfe der Nernstschen Gleichung für die beiden Halbzellen bei **20 °C** folgende Einzelpotentiale, wobei die Konzentration des metallischen Kupfers – reduzierte Form – bei der Erstellung der Nernst-Formel nicht berücksichtigt werden muss:

$E_l = E°(Cu^{2+}/Cu) + (0{,}058/2) \log [Cu^{2+}] = E°(Cu^{2+}/Cu) + (0{,}058/2) \log [10^{-3}]$
$E_r = E°(Cu^{2+}/Cu) + (0{,}058/2) \log [Cu^{2+}] = E°(Cu^{2+}/Cu) + (0{,}058/2) \log [10^{-4}]$

Daraus errechnet sich die Potentialdifferenz beider Halbzellen zu, wobei man das niedrigere vom höheren Einzelpotential abzieht:

$\mathbf{\Delta E} = E_l - E_r = 0{,}058/2 \log [10^{-3}] - 0{,}058/2 \log [10^{-4}] = 0{,}058/2 \log 10^1 = \mathbf{0{,}029\ V}$

449 A

Aufgrund des Redoxvorgangs ($Cu^{2+} + 2\ e^- \rightarrow Cu$) ergeben sich mit Hilfe der Nernstschen Gleichung für die beiden Halbzellen bei **20 °C** folgende Einzelpotentiale:

$E_l = E°(Cu^{2+}/Cu) + (0{,}058/2) \log [10^{-1}]$ und $E_r = E°(Cu^{2+}/Cu) + (0{,}058/2) \log [10^{-2}]$

Daraus errechnet sich die Potentialdifferenz beider Halbzellen zu, wobei man das niedrigere vom höheren Einzelpotential abzieht:

$\mathbf{\Delta E} = E_l - E_r = 0{,}058/2 \log [10^{-1}] - 0{,}058/2 \log [10^{-2}] = 0{,}058/2 \log 10^1 = \mathbf{0{,}029\ V \approx 0{,}03\ V}$

450 B

Aufgrund des Redoxvorgangs ($Fe^{3+} + 1\ e^- \rightarrow Fe^{2+}$) ergeben sich mit Hilfe der Nernstschen Gleichung für die beiden Halbzellen bei **25 °C** folgende Einzelpotentiale:

$E_l = E°(Fe^{3+}/Fe^{2+}) + (0{,}059/1) \log [Fe^{3+}]/[Fe^{2+}] = E°(Fe^{3+}/Fe^{2+}) + 0{,}059 \log [10^{-4}]/[10^{-2}]$
$E_r = E°(Fe^{3+}/Fe^{2+}) + (0{,}059/1) \log [Fe^{3+}]/[Fe^{2+}] = E°(Fe^{3+}/Fe^{2+}) + 0{,}059 \log [10^{-4}]/[10^{-3}]$

Daraus errechnet sich die Potentialdifferenz beider Halbzellen zu, wobei man das niedrigere vom höheren Einzelpotential abzieht:

$\mathbf{\Delta E} = E_r - E_l = 0{,}059 \log [10^{-1}] - 0{,}059 \log [10^{-2}] = 0{,}059 \cdot (-1) - 0{,}059 \cdot (-2) = \mathbf{0{,}059\ V}$

451 B

Aufgrund des Redoxvorgangs ($Fe^{3+} + 1\ e^- \rightarrow Fe^{2+}$) ergeben sich mit Hilfe der Nernstschen Gleichung für die beiden Halbzellen bei **25 °C** folgende Einzelpotentiale:

$E_l = E°(Fe^{3+}/Fe^{2+}) + (0{,}059/1) \log [Fe^{3+}]/[Fe^{2+}] = E°(Fe^{3+}/Fe^{2+}) + 0{,}059 \log [10^{-4}]/[10^{-2}]$
$E_r = E°(Fe^{3+}/Fe^{2+}) + (0{,}059/1) \log [Fe^{3+}]/[Fe^{2+}] = E°(Fe^{3+}/Fe^{2+}) + 0{,}059 \log [10^{-6}]/[10^{-3}]$

Daraus errechnet sich die Potentialdifferenz beider Halbzellen zu, wobei man das niedrigere vom höheren Einzelpotential abzieht:

$\mathbf{\Delta E} = E_l - E_r = 0{,}059 \log [10^{-2}] - 0{,}059 \log [10^{-3}] = 0{,}059 \cdot (-2) - 0{,}059 \cdot (-3) = \mathbf{0{,}059\ V}$

452 D

Aufgrund des Redoxvorgangs ($Fe^{3+} + 1\ e^- \rightarrow Fe^{2+}$) ergeben sich mit Hilfe der Nernstschen Gleichung für die beiden Halbzellen bei **25 °C** folgende Einzelpotentiale:

$E_l = E°(Fe^{3+}/Fe^{2+}) + (0{,}059/1) \log [Fe^{3+}]/[Fe^{2+}] = E°(Fe^{3+}/Fe^{2+}) + 0{,}059 \log [10^{-4}]/[10^{-2}]$
$E_r = E°(Fe^{3+}/Fe^{2+}) + (0{,}059/1) \log [Fe^{3+}]/[Fe^{2+}] = E°(Fe^{3+}/Fe^{2+}) + 0{,}059 \log [10^{-2}]/[10^{-3}]$

Daraus errechnet sich die Potentialdifferenz beider Halbzellen zu, wobei man das niedrigere vom höheren Einzelpotential abzieht:

$\mathbf{\Delta E} = E_r - E_l = 0{,}059 \log [10^{1}] - 0{,}059 \log [10^{-2}] = 0{,}059 \cdot (1) - 0{,}059 \cdot (-2) = \mathbf{0{,}177\ V}$

453 A

Beide Halbzellen besitzen bei 20 °C denselben Konzentrationsquotienten von $[10^{-2}]$ (aus $10^{-4}/10^{-2}$ bzw. $10^{-5}/10^{-3}$), so dass *kein Konzentrationsunterschied* besteht und *kein Strom* fließt, da beide Halbzellen das gleiche Einzelpotential besitzen. Es ist: $\mathbf{\Delta E = 0\ V}$

454 D

Das Potential der GKE beträgt $E_{GKE} = +0{,}24$ V; die EMK der Zelle beträgt $\Delta E_Z = -0{,}18$ V. Somit ergibt sich für das Potential (E_x) des gesuchten korrespondierenden Redoxpaares:

$\mathbf{E_x} = \Delta E_Z + E_{GKE} = -0{,}18 + 0{,}24 = \mathbf{+0{,}06V}$

455 E

Wie die Formelgleichungen ausweisen, sind an allen genannten Redoxprozessen **Hydroxonium-Ionen** (H_3O^+) beteiligt und daher ist das Redoxpotential der betreffenden korrespondierenden Redoxpaare *pH-abhängig*.

$$Mn^{2+} + 6\ H_2O \rightarrow MnO_2 + 4\ \mathbf{H_3O^+} + 2\ e^-$$
$$HCHO + 3\ H_2O \rightarrow HCOOH + 2\ \mathbf{H_3O^+} + 2\ e^-$$
$$NO + 6\ H_2O \rightarrow NO_3^- + 4\ \mathbf{H_3O^+} + 3\ e^-$$
$$Mn^{2+} + 12\ H_2O \rightarrow MnO_4^- + 8\ \mathbf{H_3O^+} + 5\ e^-$$

456 E

Wie die Formelgleichungen ausweisen ist das Redoxpotential des korrespondierenden Redoxpaares [**Iod/Iodid**] im neutralen und sauren Bereich am *wenigsten* pH-abhängig, weil an diesem Redoxvorgang keine H^+-Ionen beteiligt sind:

$$AsO_3^{3-} + 3\ H_2O \rightarrow AsO_4^{3-} + 2\ \mathbf{H_3O^+} + 2\ e^-$$
$$Mn^{2+} + 12\ H_2O \rightarrow MnO_4^- + 8\ \mathbf{H_3O^+} + 5\ e^-$$
$$2\ Cr^{3+} + 21\ H_2O \rightarrow Cr_2O_7^{2-} + 14\ \mathbf{H_3O^+} + 6\ e^-$$
$$H_2O_2 + 2\ H_2O \rightarrow O_2 + 2\ \mathbf{H_3O^+} + 2\ e^-$$
$$\mathbf{3\ I^- \rightarrow I_3^- + 2\ e^-}$$

457 A

Für einen pH-abhängigen Oxidationsvorgang (Red → Ox + m H^+ + n e^-) lautet die Nernstsche Gleichung für die Konzentrations- und pH-Abhängigkeit des Redoxpotentials:

$$\mathbf{E = E^o - 0{,}059 \cdot (m/n) \cdot pH + (0{,}059/n) \cdot \log [Ox]/[Red]}$$

Daraus folgt bei pH = 5 für den Oxidationsvorgang (Red + H_2O → Ox + 2 H^+ + 2 e^-) mit m = n = 2, E^o = +0,16 V und c_{ox}/c_{red} = 0,1/99,9:

$\mathbf{E} \approx +0{,}16 - 0{,}06 \cdot (2/2) \cdot 5 + (0{,}06/2) \cdot \log [10^{-1}]/[10^2] = +0{,}16 - 0{,}30 + 0{,}03 \log [10^{-3}]$
$= -0{,}14 + 0{,}03\ (-3) = -0{,}14 - 0{,}09 = \mathbf{-0{,}23\ V}$

458 C

Basierend auf dem Reduktionsvorgang (MnO_4^- + 8 H_3O^+ + 5 e^- → Mn^{2+} + 12 H_2O) lautet die Nernstsche Gleichung für das *Oxidationspotential* einer **Kaliumpermanganat-Lösung** im sauren Milieu:

$$E = E^o(MnO_4^-/Mn^{2+}) + (0{,}058/5) \log [MnO_4^-] \cdot [H_3O^+]^8/[Mn^{2+}]$$

Die Erhöhung der Permanganat-Konzentration und/oder die Erhöhung der Schwefelsäure-Konzentration erhöhen das Oxidationspotential von $KMnO_4$, da sie im Konzentrationsterm der Nernst-Formel den Zähler vergrößern.

Die Erniedrigung der Schwefelsäure-Konzentration und/oder die Erhöhung der Mn(II)-Konzentration (Zugabe von $MnSO_4$) erniedrigen das Oxidationspotential von $KMnO_4$.

459 C **460** E

Für einen pH-abhängigen Redoxvorgang (Red → Ox + m H^+ + n e^-) lautet die Nernstsche Formel für das Redoxpotential (E):

$$\mathbf{E = E^o + 0{,}059 \cdot (m/n) \cdot pH + (0{,}059/n) \log [Ox]/[Red]}$$

Für die **Reduktion** von **Permanganat** zu Mn(II) im sauren Milieu ergibt sich aufgrund des Reduktionsvorgangs (MnO_4^- + 8 H_3O^+ + 5 e^- → Mn^{2+} + 12 H_2O) die Nernstsche Formel zu:

$$E = E^o(MnO_4^-/Mn^{2+}) + 0{,}059\ (8/5)\ pH + 0{,}059/5 \log [MnO_4^-]/[Mn^{2+}]$$

Deshalb verändert sich aufgrund des pH-Terms [0,059 (8/5) 1 ≈ 0,094] das Oxidationspotential von Permanganat um **–0,09 V**, wenn man den pH-Wert (ΔpH = 1) um eine pH-Einheit *erhöht*. Das Potential verändert sich um **+0,09 V**, wenn man den pH-Wert um eine Einheit *erniedrigt*.

461 C

Aufgrund der Reduktionsgleichung ($Cr_2O_7^{2-}$ + 14 H_3O^+ + 6 e^- → 2 Cr^{3+} + 21 H_2O) ergibt sich das Redoxpotential (E) einer äquimolaren Lösung aus $[Cr_2O_7^{2-}] = [Cr^{3+}]$ = 1 mol/L in Schwefelsäure (c = 1 mol/L; pH = 0) zu [Standardpotential $E^o(Cr_2O_7^{2-}/Cr^{3+})$ = 1,38 V]:

$\mathbf{E} = E^o + 0{,}059\ (m/n)\ pH + 0{,}059/n \log [Ox]/[Red]$
$= 1{,}38 + 0{,}059 \cdot (14/6) \cdot 0 + 0{,}059/6 \log [Cr_2O_7^{2-}]/[Cr^{3+}]^2 = 1{,}38 + 0{,}059/6 \log 1 = \mathbf{1{,}38\ V}$

462 E

Für eine Redoxreaktion der allgemeinen Formel

$$n\ Ox^1 + n^*\ Red^2 \rightleftharpoons n\ Red^1 + n^*\ Ox^2$$

ergibt sich die **Gleichgewichtskonstante** (K) zu:

$$\mathbf{-log\ K = pK = (n{\cdot}n^*/0{,}059)\ (E^o_{Red} - E^o_{Ox})}$$

Für eine Redoxreaktion der allgemeinen Formel ($2\ Red^2 + 3\ Ox^1 \rightleftharpoons 2\ Ox^2 + 3\ Red^1$) berechnet sich die Gleichgewichtskonstante (K) zu ($E^o_{Red} = -0{,}8$ V und $E^o_{Ox} = +1{,}4$ V):

$-log\ K = (2{\cdot}3/0{,}06)\ (-0{,}8 - 1{,}4) = 100\ (-2{,}2) = -220 \Rightarrow \mathbf{K = 10^{224}}$

463 A

Folgende Aussagen über den Verlauf der **Titrationskurve** einer **Redoxtitration** treffen zu:

- Der Verlauf der Titrationskurve wird durch die Standardpotentiale (Normalpotentiale) der beiden am Redoxprozess beteiligten korrespondierenden Redoxpaare bestimmt. Grundlage für die Berechnung der Titrationskurve ist die Nernstsche Gleichung. Vor dem Äquivalenzpunkt bestimmt das Redoxpotential des Analyten, danach das Redoxpotential der Maßlösung den Kurvenverlauf.
- Die sprunghafte Potentialänderung in der Nähe des Äquivalenzpunktes einer Redoxtitration ist umso größer, je stärker sich die Standardpotentiale (Normalpotentiale) der Reaktanden (der beiden beteiligten korrespondierenden Redoxpaare) voneinander unterscheiden.
- Der Wendepunkt der Titrationskurve beim Titrationsgrad $\tau = 1$ entspricht etwa dem Äquivalenzpunkt der Titration.
- Bei pH-abhängigen Redoxprozessen wird der Verlauf der Titrationskurve auch vom pH-Wert der Lösung bestimmt.

464 C

Für eine pH-abhängige Redoxreaktion

$$a\ Ox^1 + m\ H_3O^+ + b\ Red^2 \longrightarrow a\ Red^1 + b\ Ox^2 + x\ H_2O$$
$$1\ MnO_4^- + 8\ H_3O^+ + 5\ Fe^{2+} \longrightarrow 1\ Mn^{2+} + 5\ Fe^{3+} + 12\ H_2O$$

ergibt sich das Äquivalenzpotential ($E_Ä$) zu, worin E^o_1 und E^o_2 die Normalpotentiale (Standardpotentiale) der am Redoxvorgang beteiligten Reaktanden (korrespondierende Redoxpaare) bedeuten:

$$\mathbf{E_Ä = (a{\cdot}E^o_2 + b{\cdot}E^o_1 - 0{,}059{\cdot}m{\cdot}pH)/(a+b)}$$

Aus dieser Gleichung ergeben sich für das **Äquivalenzpotential** folgende Aussagen:

- Die Höhe des Potentialsprungs am Äquivalenzpunkt ist abhängig von der Differenz der Standardpotentiale der beiden am Redoxprozess beteiligten Redoxpaare, wobei das Standardpotential und die Konzentration des zu titrierenden Teilchens (Analyt) das Ausgangspotential bestimmen.
- Die Höhe des Potentialsprungs ist bei pH = 1 größer als bei pH = 3.
- Da bei der permanganometrischen Eisen(II)-Bestimmung die stöchiometrischen Umsatzzahlen ($a \neq b$) nicht gleich sind, entspricht das Äquivalenzpotential *nicht* dem arithmetischen Mittel der Standardpotentiale der beiden an der Redoxreaktion beteiligten Redoxsysteme.

465 C

Die Höhe des Potentialsprungs am Äquivalenzpunkt ist abhängig von der Differenz der Standardpotentiale der beiden am Redoxprozess beteiligten Redoxpaare, wobei das Standardpotential und die Konzentration des zu titrierenden Teilchens (Analyt) das Ausgangspotential bestimmen.

Der Wendepunkt der Titrationskurve beim Titrationsgrad $\tau = 1$ entspricht etwa dem Äquivalenzpunkt der Titration.

Bei der cerimetrischen Eisen(II)-Bestimmung kann der Titrationsverlauf potentiometrisch verfolgt werden, aber *nicht* mithilfe einer Glaselektrode, die auf Änderungen der Protonenaktivität anspricht.

466 A **467** B **468** C **469** A **470** B **471** A **472** B
473 E

Über die Berechnung *ausgezeichneter Punkte* der **Titrationskurve** für die *Bestimmung* von **Eisen(II)** mit **Cer(IV)** [$Fe^{2+} + Ce^{4+} \rightarrow Fe^{3+} + Ce^{3+}$] lassen sich folgende Aussagen machen:

- **τ = 0,5**: Am *Halbtitrationspunkt* entspricht das Redoxpotential (E) dem Normalpotential (E°) des Analyten:

  $E = E°(Fe^{3+}/Fe^{2+}) + 0{,}059 \log [Fe^{3+}]/[Fe^{2+}] = \mathbf{E°(Fe^{3+}/Fe^{2+}) - 0{,}059 \log [Fe^{2+}]/[Fe^{3+}]}$

  Am Halbtitrationspunkt ist $[Fe^{3+}] = [Fe^{2+}]$ und es wird (mit log 1 = 0):

  $\mathbf{E = E°(Fe^{3+}/Fe^{2+}) = 0{,}77\ V}$

- **τ = 1**: Das Potential am Äquivalenzpunkt ($E_Ä$) der cerimetrischen Bestimmung von Eisen(II)-Salzen ist gleich dem *arithmetischen Mittel* der beiden Normalpotentiale (E°).

  $\mathbf{E_Ä = ½\ [E°(Fe^{3+}/Fe^{2+}) + E°(Ce^{4+}/Ce^{3+})] = ½\ [0{,}77 + 1{,}44] = +1{,}11\ V}$

- **τ = 2**: Im Überschussbereich bestimmt das Potential der Cer(IV)-Maßlösung den Kurvenverlauf. Es gilt:

  $E = E°(Ce^{4+}/Ce^{3+}) + 0{,}059 \log [Ce^{4+}]/Ce^{3+]} = \mathbf{E°(Ce^{4+}/Ce^{3+}) - 0{,}059 \log [Ce^{3+}]/[Ce^{4+}]}$

  Beim Titrationspunkt τ = 2 (100% Überschuss an Maßlösung) ist $[Ce^{4+}] = [Ce^{3+}]$ und es wird (mit log 1 = 0):

  $\mathbf{E = E°(Ce^{4+}/Ce^{3+}) = 1{,}44\ V}$

  Das Potential beim Titrationspunkt τ = 2 entspricht somit dem Normalpotential des Titrators.

474 B

Über die **Titration** von **Eisen(II)-Salzen** mit *Kaliumpermanganat-Maßlösung* treffen folgende Aussagen zu:

- Das Potential am Halbtitrationspunkt (τ = 0,5) entspricht in etwa dem Normalpotential des Analyten (Redoxsystem Fe^{3+}/Fe^{2+}).
- Das Potential am Äquivalenzpunkt (τ = 1) liegt näher beim Normalpotential des Systems, dessen einzelne Teilchen mehr Elektronen austauschen (MnO_4^-/Mn^{2+}) [zur Berechnung des Äquivalenzpotentials siehe Frage Nr. **476**].

475 B

Das Potential am Halbtitrationspunkt (τ = 0,5) entspricht in etwa dem Normalpotential des Analyten (Redoxsystem Fe^{3+}/Fe^{2+}) und beträgt **E = 0,77 V**.

476 D

Für eine pH-abhängige Redoxreaktion der allgemeinen Formel ($a\ Ox^1 + b\ Red^2 + m\ H^+ \rightarrow a\ Red^1 + b\ Ox^2$) ergibt sich das Potential am Äquivalenzpunkt ($E_Ä$) zu:

$$\mathbf{E_Ä = (a \cdot E°_2 + b \cdot E°_1 - 0{,}059 \cdot m \cdot pH)/(a+b)}$$

Der Oxidation von Eisen(II)-Salzen mit Permanganat-Lösung bei pH = 0 liegt folgende Formelgleichung zugrunde: $1\ MnO_4^- + 5\ Fe^{2+} + 8\ H_3O^+ \rightarrow 1\ Mn^{2+} + 5\ Fe^{3+} + 12\ H_2O$

- Daraus berechnet sich das Äquivalenzpotential mit den Normalpotentialen $E°(MnO_4^-/Mn^{2+}) = +1{,}52$ V und $E°(Fe^{3+}/Fe^{2+}) = +0{,}77$ V zu:

  $E_Ä = (5 \cdot 1{,}52 + 1 \cdot 0{,}77 - 0{,}059 \cdot 8 \cdot 0)/1 + 5 = (7{,}60 + 0{,}77)/6 = 8{,}37/6 = \mathbf{1{,}40\ V}$

Das Äquivalenzpotential liegt also näher beim Normalpotential des Permanganats, das heißt, dem Redoxsystem, das mehr Elektronen austauscht (siehe auch Frage Nr. **474**).

477 B

Aufgrund der Redoxgleichung ($Cr_2O_7^{2-} + 6\ Fe^{2+} + 14\ H_3O^+ \rightarrow 2\ Cr^{3+} + 6\ Fe^{3+} + 21\ H_2O$) berechnet sich bei pH = 0 das Äquivalenzpotential ($E_Ä$) der Oxidation von Fe(II) mit Cr(VI) [Normalpotentiale $E°(Cr_2O_7^{2-}/Cr^{3+}) = +1{,}36$ V und $E°(Fe^{3+}/Fe^{2+}) = +0{,}77$ V] – gemäß der Definitionsgleichung in Frage Nr. **476** – zu:

$\mathbf{E_Ä} = (6 \cdot 1{,}36 + 1 \cdot 0{,}77 - 0{,}059 \cdot 14 \cdot 0)/(1+6) = (8{,}16 + 0{,}77)/7 = 1{,}276\ V \approx \mathbf{1{,}28\ V}$

478 B

Für die Redoxreaktion ($Sn^{2+} + 2\ Ce^{4+} \rightarrow Sn^{4+} + 2\ Ce^{3+}$) berechnet sich das Äquivalenzpotential ($E_Ä$) der Oxidation von Sn(II) mit Ce(IV) [Normalpotentiale $E°(Ce^{4+}/Ce^{3+}) = +1{,}61$ V und $E°(Sn^{4+}/Sn^{2+}) = +0{,}15$ V] zu:

$\mathbf{E_Ä} = (aE°_1 + bE°_2)/a+b = (1 \cdot 1{,}61 + 2 \cdot 0{,}15)/1+2 = (1{,}61 + 0{,}30)/3 \approx \mathbf{0{,}64\ V}$

479 C

Wenn gleiche Stoffmengen an Oxidations- und Reduktionsmittel miteinander reagieren, so ergibt sich das **Äquivalenzpotential** ($E_Ä$) als arithmetisches Mittel der Normalpotentiale der beiden an der Redoxreaktion beteiligten korrespondierenden Redoxpaare:

$\mathbf{E_Ä} = ½\,(1{,}0 + 2{,}0) = \mathbf{+1{,}5\ V}$

480 D

Für die Redoxreaktion ($Fe^{2+} + Ce^{4+} \rightarrow Fe^{3+} + Ce^{3+}$) mit den Normalpotentialen $E°(Fe^{3+}/Fe^{2+}) = +0{,}77$ V und $E°(Ce^{4+}/Ce^{3+}) = +1{,}37$ V ergibt sich das Äquivalenzpotential ($E_Ä$) als arithmetisches Mittel aus den beiden Normalpotentialen zu:

$\mathbf{E_Ä} = ½\,(0{,}77 + 1{,}37) = \mathbf{+1{,}07\ V}$

Dies führt am Äquivalenzpunkt – gemäß der Nernstschen Gleichung – zu einem Konzentrationsverhältnis $[Fe^{3+}]/[Fe^{2+}]$ von:

$E_Ä = E°(Fe^{3+}/Fe^{2+}) + 0{,}06 \log [Fe^{3+}]/[Fe^{2+}]$
$\log [Fe^{3+}]/[Fe^{2+}] = (E_Ä - E°)/0{,}06 = (1{,}07 - 0{,}77)/0{,}06 = 0{,}30/0{,}06 = 5$
$\mathbf{[Fe^{3+}]/Fe^{2+}] = 10^5}$

481 C

Diphenylamin und **Ferroin** können als *Redoxindikatoren* eingesetzt werden.

Bromthymolblau ist ein Säure-Base-Indikator und *Xylenolorange* wird bei komplexometrischen Titrationen als Indikator verwendet.

482 C

Ferroin, *Ferrocyphen*, *Diphenylamin* und *Methylenblau* sind Indikatoren, deren Farbumschlag auf einer Redoxreaktion des Indikators beruht.

Bei der **Iod-Stärke-Reaktion** ergibt sich die Blaufärbung der Iodstärke durch Einlagerung von Iodmolekülen in die Hohlräume der Amylose-Helix der Stärke.

483 C

Das farblose **Diphenylamin** wird zunächst zu *Tetraphenylhydrazin* oxidiert und anschließend in schwefelsaurer Lösung irreversibel zum *farblosen Diphenylbenzidin* umgelagert. Danach erfolgt in einem reversiblen Oxidationsschritt der Farbwechsel unter Bildung von *tiefblauem* **Diphenylbenzidinviolett** (*Diphenylaminblau*)

2 Diphenylamin $\xrightarrow{Ox.}$ Tetraphenylhydrazin

$\xrightarrow[Uml.]{H^+}$ Diphenylbenzidin $\xrightarrow[-2H^+,\ -2e^-]{Ox.}$

Diphenylbenzidinviolett (Diphenylaminblau)

484 B **485** C

Über **Ferroin** lassen sich folgende Aussagen machen:

- Ferroin ist ein *zweifarbiger* Redoxindikator bestehend aus einem Chelatkomplex mit Fe(II) als Zentralatom und drei *1.10-Phenanthrolin*-Molekülen als zweizähligen Liganden.
- Der Farbwechsel erfolgt unter Erhalt des Komplexes durch Oxidation des Fe(II)-Zentralatoms zum Fe(III)-Zentralatom. *Rotes Ferroin* wird so zum *blauen Ferriin.*
- Ferroin ist im pH-Bereich 2,5-9,0 beständig; bei pH-Werten > 10 zersetzt sich der Komplex unter Bildung von Eisen(II)-hydroxid [$Fe(OH)_2$].

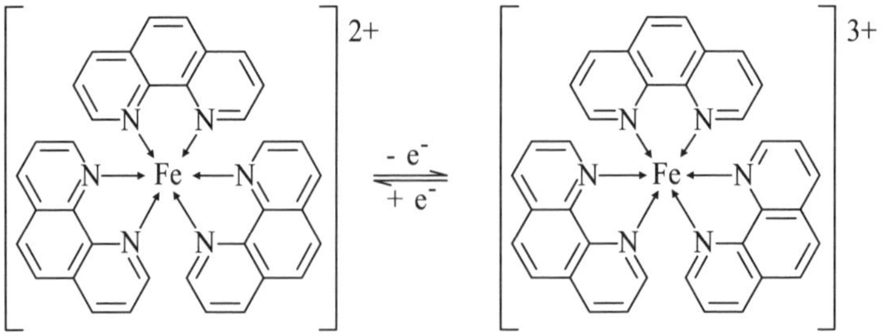

Ferroin; rot **Ferriin; blau**

486 D

Der *Umschlagspunkt* eines *zweifarbigen* Redoxindikators hängt von seinem Normalpotential (E^o_{ind}) ab.

487 A 488 B 489 C 490 E 491 C 492 D

Iod (I_2), *Kaliumdichromat* ($K_2Cr_2O_7$), *Kaliumpermanganat* ($KMnO_4$), *Kaliumbromat* ($KBrO_3$), *Kaliumiodat* (KIO_3), *Cer*(IV)-*sulfat* [$Ce(SO_4)_2$], *Ammoniumcer*(IV)-*sulfat* [$(NH_4)_2Ce(SO_4)_3$] und *Ammoniumeisen*(III)-*sulfat* [$NH_4Fe(SO_4)_2$] sind Oxidationsmittel, die zur Herstellung von Maßlösungen geeignet sind.

Natriumthiosulfat ($Na_2S_2O_3$) und *Oxalsäure* (HOOC-COOH) sind Reduktionsmittel. Eine *Ammoniumeisen*(II)-*sulfat-Lösung* [$(NH_4)_2Fe(SO_4)_2$] enthält reduzierend wirkende Eisen(II)-Ionen. Auch *Cer*(III)-*sulfat* [$Ce_2(SO_4)_2$] kann *nicht* zum Herstellen einer Maßlösung als Oxidationsmittel eingesetzt werden.

Wasserstoffperoxid (H_2O_2) wirkt zwar oxidierend, ist aber *nicht* zur Herstellung einer Maßlösung geeignet.

493 D

Kaliumpermanganat-Maßlösung ($KMnO_4$)

- wirkt stark oxidierend; das Redoxpotential der Maßlösung ist pH-abhängig.

$$MnO_4^- \,(\textit{violett}) + 5\,e^- + 8\,\mathbf{H_3O^+} \rightarrow Mn^{2+} \,(\textit{farblos}) + 12\,H_2O$$

- kann aufgrund seiner violetten Eigenfärbung auch ohne Indikator zu Titrationen eingesetzt werden.
- zeigt nur eine geringe Titerbeständigkeit.
- kann gegen Oxalsäure (HOOC-COOH) als Urtiter eingestellt werden.

$$2\,MnO_4^- + 5\,H_2C_2O_4 + 6\,H_3O^+ \rightarrow 2\,Mn^{2+} + 10\,CO_2\uparrow + 14\,H_2O$$

494 D 495 C 496 C 497 B 498 E

Über die *Herstellung* und *Einstellung* einer **Iod-Maßlösung** lassen sich folgende Aussagen machen:

- Zur Herstellung der Iod-Maßlösung ($c = 0{,}5\ mol{\cdot}L^{-1}$) werden 127 g elementares Iod ($M_r = 253{,}81$) und 200 g Kaliumiodid in 1000 mL Wasser gelöst. Für eine Iod-Maßlösung (c = 0,05 mol/L) mit einem Faktor von 0,90 werden deshalb **11,42 g Iod** (253,81 : 10 : 2 · 0,9) benötigt.
- *Kaliumiodid* ermöglicht – durch Bildung von Triiodid-Ionen (I_3^-) – die bessere Wasserlöslichkeit des schlecht wasserlöslichen, elementaren Iods.
- Das Redoxpotential einer Iod-Lösung ($I_3^- + 2\,e^- \rightarrow 3\,I^-$) ist im neutralen und schwach sauren Milieu nahezu *unabhängig* vom pH-Wert [$E^o(I_2/I^-) = +0{,}54$ V].
- Die Einstellung der Iod-Maßlösung erfolgt in schwach essigsaurem Milieu mit *Natriumthiosulfat-Maßlösung* gegen Stärkelösung als Indikator. Thiosulfat ($S_2O_3^{2-}$) wird dabei zu *Tetrathionat* ($S_4O_6^{2-}$) oxidiert.

$$I_3^- + 2\,S_2O_3^{2-} \rightarrow 3\,I^- + S_4O_6^{2-}$$

- Die Iod-Maßlösung kann in schwach saurem Milieu auch mit *Arsen*(III)-*oxid* (As_2O_3) als Urtiter eingestellt werden.

$$AsO_3^{3-} + I_3^- + 3\,H_2O \rightarrow AsO_4^{3-} + 3\,I^- + 2\,H_3O^+$$

Povidon-Iod ist ein Komplex aus Iod und dem Polymer Polyvinylpyrrolidon, der als Desinfektionsmittel eingesetzt wird.

499 B

Der *Zusatz* von *Natriumcarbonat* (Na_2CO_3) erhöht die Beständigkeit einer **Natriumthiosulfat-Maßlösung**, weil gelöstes CO_2 durch Bildung von Hydrogencarbonat-Ionen (HCO_3^-) gebunden und Spuren an Cu-Ionen ausgefällt werden.

$$CO_3^{2-} + H_2O \rightarrow HCO_3^- + \mathbf{HO^-} \xrightarrow{+CO_2} 2\,HCO_3^-$$

Kommentare

500 D

Thiosulfat ($S_2O_3^{2-}$) wird durch eine wässrige Iod-Lösung (I_2, I_3^-) in *neutraler* bis *schwach saurer* Lösung zu *Tetrathionat* ($S_4O_6^{2-}$) oxidiert.

$$I_3^- + 2\ S_2O_3^{2-} \rightarrow 3\ I^- + S_4O_6^{2-}$$

501 D

Thiosulfat ($S_2O_3^{2-}$) wird im *Alkalischen* von Iod-Lösung zu Sulfat (SO_4^{2-}) oxidiert. Oxidierendes Agens ist allerdings in der alkalischen Lösung das *Hypoiodit-Ion* (IO^-).

$$S_2O_3^{2-} + 4\ IO^- + 2\ HO^- \rightarrow 2\ SO_4^{2-} + 4\ I^- + H_2O$$

502 D

Die Einstellung einer Kaliumpermanganat-Maßlösung kann iodometrisch erfolgen. Nach Zusatz von Kaliumiodid (KI) oxidiert Permanganat Iodid zu Iod (I_2), das mit überschüssigem Iodid zum Triiodid-Anion (I_3^-) reagiert. Letzteres wird mit einer Thiosulfat-Maßlösung erfasst, die Thiosulfat zu Tetrathionat oxidiert. Zur Indizierung der Titration wird vor der Rücktitration Stärkelösung zugesetzt, die mit Iod eine *blaue* Einschlussverbindung bildet.

$$2\ MnO_4^- + 10\ I^- + 16\ H_3O^+ \rightarrow 2\ Mn^{2+} + 5\ I_2 + 24\ H_2O$$
$$I_2 + I^- \rightarrow I_3^-$$
$$I_3^- + 2\ S_2O_3^{2-} \rightarrow 3\ I^- + S_4O_6^{2-}$$

Nach *Ph.Eur.10* erfolgt die Einstellung der Permanganat-Lösung in schwefelsaurem Milieu mit einer Eisen(II)-ethylendiammoniumsulfat-Lösung mit potentiometrischer Indizierung des Äquivalenzpunktes.

503 B **504** D

Eine **Kaliumpermanganat-Maßlösung** (M_r = 158,0) kann gegen *Oxalsäure* (HOOC-COOH) als Urtiter gemäß folgender Formelgleichung eingestellt werden:

$$2\ MnO_4^- + 5\ H_2C_2O_4 + 6\ H_3O^+ \rightarrow 2\ Mn^{2+} + 10\ CO_2\uparrow + 14\ H_2O$$

Gemäß obiger Reaktionsgleichung sind 0,5 mmol Oxalat 0,2 mmol Kaliumpermanganat äquivalent. 0,2 mmol $KMnO_4$ entsprechen 0,316 g/mL. Somit sind in 10 mL $KMnO_4$-Maßlösung **3,16 g** $KMnO_4$ enthalten.

505 B

Arsen(III)-oxid (As_2O_3) und **Kaliumbromat** ($KBrO_3$) sind Urtiter zum Einstellen von Maßlösungen für Redoxtitrationen.

Benzoesäure und *Kaliumhydrogenphthalat* sind Urtiter in der Alkalimetrie.

506 D

Sulfanilsäure, *Kaliumbromat* und *Arsen*(III)*-oxid* sind **Urtiter** zum Einstellen von Maßlösungen für Redoxtitrationen, wohingegen Kaliumpermanganat *nicht* als Urtiter verwendet werden kann.

Natriumcarbonat ist ein Urtiter für acidimetrische Bestimmungen.

507 B

Eine **Ammoniumcer(IV)-Salzlösung** kann mit Arsen(III)-oxid als Urtiter (bzw. mit Arsenit) gemäß folgender Formelgleichung eingestellt werden.

$$2\ Ce^{4+} + AsO_3^{3-} + 3\ H_2O \rightarrow 2\ Ce^{3+} + AsO_4^{3-} + 2\ H_3O^+$$

508 B

Zur Reinigung wird **Arsen(III)-oxid** (As_2O_3) in einer geeigneten Apparatur *sublimiert* und über Silicagel gelagert.

509 C **510** C

Aufgrund der Reaktionsgleichung

$$AsO_3^{3-} + I_2 + 2\ HCO_3^- \rightarrow AsO_4^{3-} + 2\ I^- + 2\ CO_2\uparrow + H_2O$$

reagiert 1 Äquivalent Arsenit in hydrogencarbonathaltiger Lösung mit 2 Äquivalenten Iod, so dass 1 mL einer Iod-Lösung (c = 1 mol/L) **1 mL** einer Arsenit-Lösung (c = 0,5 mol/L) entspricht.

511 C **512** C

Kaliumbromat ($KBrO_3$), *Kaliumiodat* (KIO_3) [beide zusammen mit Kaliumiodid (KI) in salzsaurem Milieu] sowie *Kaliumdichromat* ($K_2Cr_2O_7$) können als Urtiter in Redoxtitrationen verwendet werden und eignen sich daher zur Einstellung einer Natriumthiosulfat-Maßlösung.

$$IO_3^- + 5\ I^- + 6\ H_3O^+ \rightarrow 3\ I_2 + 9\ H_2O$$
$$BrO_3^- + 6\ I^- + 6\ H_3O^+ \rightarrow 3\ I_2 + 9\ H_2O + Br^-$$
$$I_2 + 2\ S_2O_3^{2-} \rightarrow 2\ I^- + S_4O_6^{2-}$$

Silbernitrat ($AgNO_3$) ist keine Urtitersubstanz und *Natriumcarbonat* (Na_2CO_3) dient als Urtiter in der Acidimetrie.

513 D

Zur Faktoreinstellung einer **Ammoniumcer(IV)-nitrat-Maßlösung** [$(NH_4)_2Ce(NO_3)_6$] kann Oxalsäure als Urtiter verwendet werden.

Ph.Eur.10 lässt hingegen die Cer(IV)-Maßlösung mit Eisen(II)-ethylendiammoniumsulfat in schwefelsaurem Medium bei potentiometrischer Indizierung oder gegen Ferroin einstellen.

514 B

Der Einstellung einer **Natriumthiosulfat-Maßlösung** ($Na_2S_2O_3$) mit *Kaliumbromat* ($KBrO_3$) als Urtiter liegen folgende Reaktionsgleichungen zugrunde:

$$BrO_3^- + 6\ I^- + 6\ H_3O^+ \rightarrow 3\ I_2 + 9\ H_2O + Br^-$$

$$I_2 + 2\ S_2O_3^{2-} \rightarrow 2\ I^- + S_4O_6^{2-}$$

515 A **516** B

Die Einstellung einer **Natriumnitrit-Maßlösung** ($NaNO_2$) erfolgt bei elektrometrischer Endpunktsanzeige gegen *Sulfanilamid* (R = NH_2) oder gegen *Sulfanilsäure* (R = OH). Die beiden primären aromatischen Amine werden dabei in die betreffenden Aryldiazonium-Ionen ($Ar\text{-}N_2^+$) umgewandelt.

$$H_2N\text{-}C_6H_4\text{-}SO_2\text{-}R + HNO_2 + H_3O^+ \longrightarrow N{\equiv}\overset{+}{N}\text{-}C_6H_4\text{-}SO_2\text{-}R + 3\ H_2O$$

Kommentare

7.2 Methoden, pharmazeutische Anwendungen, insbesondere nach Arzneibuch

517 D 518 C 519 B

Über die **Permanganometrie** lassen sich folgende Aussagen machen:

- Eine Kaliumpermanganat-Maßlösung besitzt nur eine *geringe Titerbeständigkeit.*
- Zur Einstellung der $KMnO_4$-Maßlösung kann *Oxalsäure* ($H_2C_2O_4$) oder *Natriumoxalat* ($Na_2C_2O_4$) verwendet werden, die zu Kohlendioxid (CO_2) oxidiert werden.

$$2\ MnO_4^- + 5\ H_2C_2O_4 + 6\ H_3O^+ \rightarrow 2\ Mn^{2+} + 10\ CO_2\uparrow + 14\ H_2O$$

- Das Redoxpotential des korrespondierenden Redoxpaares MnO_4^-/Mn^{2+} ist pH-abhängig.
- Im alkalischen Milieu beträgt die Redoxäquivalentmasse von Kaliumpermanganat **1/3** seiner Molmasse. MnO_4^- wird unter Aufnahme von 3 Elektronen (e^-) zu *Braunstein* (MnO_2) reduziert.

$$MnO_4^- + 4\ H^+ + \mathbf{3}\ e^- \rightarrow MnO_2 + 2\ H_2O$$

- Bei Titrationen im sauren Milieu beträgt die Redoxäquivalentmasse von $KMnO_4$ **1/5** seiner Molmasse. MnO_4^- wird unter Aufnahme von 5 Elektronen (e^-) zu Mn(II) reduziert.

$$MnO_4^- + 8\ H^+ + \mathbf{5}\ e^- \rightarrow Mn^{2+} + 4\ H_2O$$

- Der Endpunkt permanganometrischer Direkttitrationen wird durch die *Eigenfarbe* des überschüssigen Permanganats indiziert (Rosafärbung/Violettfärbung der Titrationslösung).
- Aufgrund des höheren Normalpotentials kann Permanganat [$E^o(MnO_4^-/Mn^{2+}) = +1{,}52$ V] als stärkeres Oxidationsmittel in salzsaurer Lösung [$c(HCl) = 2\ mol \cdot L^{-1}$] Chlorid zu Chlor [$E^o(Cl_2/Cl^-) = +1{,}36$ V] oxidieren.

$$2\ MnO_4^- + 10\ Cl^- + 16\ H^+ \rightarrow 2\ Mn^{2+} + 5\ Cl_2 + 8\ H_2O$$

- Permanganat ist ein stärkeres Oxidationsmittel als Wasserstoffperoxid (H_2O_2) [$E^o(O_2/H_2O_2) = +0{,}68$ V] und oxidiert das Peroxid zu molekularem Sauerstoff (O_2).

$$2\ MnO_4^- + 5\ H_2O_2 + 6\ H^+ \rightarrow 2\ Mn^{2+} + 5\ O_2\uparrow + 8\ H_2O$$

520 E

Aufgrund der Reaktionsgleichung

$$2\ MnO_4^- + 5\ H_2C_2O_4 + 6\ H_3O^+ \rightarrow 2\ Mn^{2+} + 10\ CO_2\uparrow + 14\ H_2O$$

sind 5 mol Oxalsäure-Dihydrat ($M_r = 126$) 2 mol Kaliumpermanganat ($M_r = 158$) äquivalent.

0,630 g Oxalsäure-Dihydrat entsprechen 0,005 mol. Diese Menge ist 0,002 mol Kaliumpermanganat äquivalent. Folglich werden bei der Titration 10 mL einer $KMnO_4$-Maßlösung der Stoffmengenkonzentration **0,2 mol/L** verbraucht, die in 1 mL 0,0002 mol $KMnO_4$ enthält.

521 C 522 B

Über die *permanganometrische* Bestimmung von **Wasserstoffperoxid** (H_2O_2) lassen sich folgende Aussagen machen:

- Die Redoxtitration, bei der H_2O_2 als Reduktionsmittel fungiert, kann durch die Formelgleichung

$$2\ MnO_4^- + 5\ H_2O_2 + 6\ H_3O^+ \rightarrow 2\ Mn^{2+} + 5\ O_2\uparrow + 14\ H_2O$$

  beschrieben werden, wonach 2 mol MnO_4^- 5 mol H_2O_2 äquivalent sind.
- Das Redoxpotential des Redoxpaares MnO_4^-/Mn^{2+} ist pH-abhängig. Die Oxidation von H_2O_2 zu *molekularem Sauerstoff* wird in schwefelsaurer Lösung durchgeführt. Der Endpunkt der Direkttitration wird durch die Eigenfärbung von überschüssigem Kaliumpermanganat indiziert (Rosafärbung/ Violettfärbung der Lösung).

Permanganat-Maßlösungen sind im Allgemeinen *nicht* titerbeständig. Wegen dieser Instabilität ihres Titers sollte die Faktoreinstellung der $KMnO_4$-Maßlösung unmittelbar vor ihrer Verwendung erfolgen.

523 B

Gemäß der nachfolgenden Reaktionsgleichung

$$2\ MnO_4^- + 5\ AsO_3^{3-} + 6\ H_3O^+ \rightarrow 2\ Mn^{2+} + 5\ AsO_4^{3-} + 9\ H_2O$$

entsprechen 0,1 mol Arsenit **0,04 mol (0,2 Äquivalente)** Permanganat.

524 C **525** C

Eisen(II)-*Salze* lassen sich in *schwefelsaurer* Lösung mit Permanganat zu Fe(III) oxidieren, wobei pro 1 mol Fe(II) **0,2 mol** $KMnO_4$ und **1,6 mol** H_3O^+-Ionen verbraucht werden.

$$5\ Fe^{2+} + MnO_4^- + 8\ H_3O^+ \rightarrow 5\ Fe^{3+} + Mn^{2+} + 12\ H_2O$$

Die Reaktion kann auch zur Faktoreinstellung (Bestimmung des Titers) einer Eisen(II)-sulfat-Maßlösung mit einer $KMnO_4$-Maßlösung genutzt warden, wobei der Faktor der Fe(II)-sulfat-Lösung aufgrund der Titerinstabilität der $KMnO_4$-Lösung und der leichten Oxidierbarkeit von Fe(II) zu Fe(III) an der Luft erst unmittelbar vor deren Gebrauch erfolgen sollte.

526 C

Gegenüber Permanganat besitzen **Maßlösungen** von **Cer(IV)-Salzen** einige Vorteile:

- hohe Titerbeständigkeit, selbst bei längerem Erhitzen,
- auch in salzsauren Lösungen kann titriert werden,
- eindeutiger Reaktionsverlauf infolge des nur eine Stufe betragenden Wertigkeitswechsels ($Ce^{4+} \rightarrow Ce^{3+}$); die Reaktion kann nicht auf einer Zwischenstufe stehen bleiben.

Um ein Ausfallen schwer löslicher, basischer Cer(IV)-Verbindungen zu verhindern, wird in *saurer* Lösung titriert.

527 E

Der *Endpunkt* **cerimetrischer Bestimmungen** kann mithilfe von *Redoxindikatoren* (Ferroin, seltener Diphenylamin) und *elektrochemisch* (Amperometrie, Biamperometrie, Bivoltametrie) indiziert werden.

528 D

Bei der cerimetrischen Bestimmung von **Eisen(II)-Salzen** in saurem Medium wird der Titrationslösung *Natriumhydrogencarbonat* ($NaHCO_3$) hinzugefügt. Durch das Auflösen von $NaHCO_3$ in saurem Milieu und der Bildung von Kohlendioxid (CO_2) soll der störende Einfluss von Luftsauerstoff auf die Fe(II)-Ionen vermindert werden.

529 C

Bei der in saurer Lösung erfolgenden cerimetrischen Bestimmung von Eisen(II)-Salzen wie *Eisen*(II)-*gluconat* werden diese zu Eisen(III)-Salzen oxidiert. Als Indikator dient das *rote* Ferroin, ein Chelatkomplex, der Fe(II) als Zentralatom enthält.

Der *Zusatz* von *Natriumhydrogencarbonat* ($NaHCO_3$) in saurer Lösung führt zur Bildung von Kohlendioxid (CO_2), das den störenden Einfluss von Luftsauerstoff auf Eisen(II)-Ionen vermindern soll.

530 B

***p*-Aminophenol (1)** kann cerimetrisch zu *p*-Chinonimin oxidiert werden. *p*-Aminophenol entsteht bei der Hydrolyse von *Paracetamol*. **Hydrochinon (3)** wird durch Cer(IV)-Salze zu *p*-Benzochinon oxidiert.

Resorcin [1,3-Dihydroxybenzen] (2) und *o-Dinitrobenzen* (4) können *nicht* mit Cer(IV)-Salzlösungen oxidiert werden.

531 D

Paracetamol (1) wird zu *p*-Aminophenol hydrolysiert, das anschließend cerimetrisch erfasst wird.
Resorcin (2) kann als *meta*-Dihydroxybenzen-Derivat *nicht* mit Cer(IV)-Salzen oxidiert werden.
***p*-Benzochinon** (3) kann zu Hydrochinon reduziert und anschließend cerimetrisch bestimmt werden.
***o*-Phenylendiamin** (4) ist direkt mit Cer(IV)-Salzen zu einem *ortho*-chinoiden Diimin oxidierbar.
1,4-Dihydropyridin-Derivate (5) können in saurer Lösung unter Verbrauch von 2 Äquivalenten Cer(IV)-Maßlösung zum betreffenden Pyridin-Derivat dehydriert werden.

532 D **533** A **534** C

Eisen(II)-Salze wie Eisen (II)-sulfat ($FeSO_4$) können cerimetrisch zu Fe(III)-Salzen oxidiert werden. Eisen(III)-Salze müssen zuvor reduziert werden.
Nitrite ($MeNO_2$) lassen sich mit einer Maßlösung von Cer(IV)-Salzen zu Nitraten oxidieren.
Die Estergruppe im **D,L-α-Tocopherolacetat** wird in schwefelsaurer Lösung zu Tocopherol verseift, das mit Ammoniumcer(IV)-Maßlösung unter Ringöffnung und Oxidation zu Tocopherylchinon reagiert.
Menadion (2-Methyl-1,4-naphthochinon, Vitamin K_3) wird in saurer Lösung mit Zinkpulver zu 2-Methyl-1,4-naphthohydrochinon reduziert. Anschließend kann das Hydrochinon-Derivat mit Cer(IV) wieder zu Menadion oxidiert werden. Es werden 2 Äquivalente Maßlösung verbraucht und Ferroin kann zur Endpunktserkennung als Indikator verwendet werden.

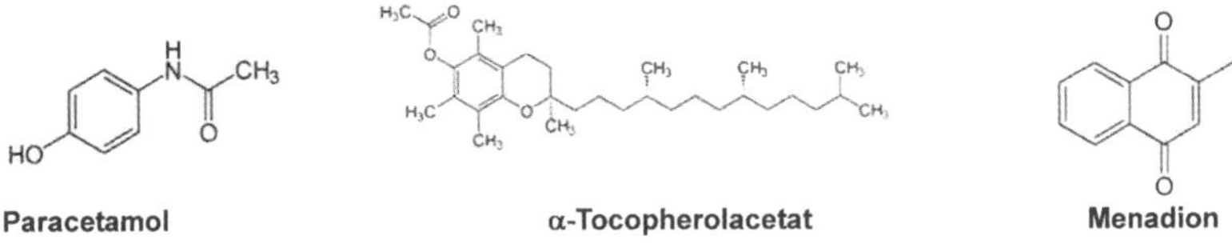

Paracetamol α-Tocopherolacetat Menadion

535 B **536** E

Über die cerimetrische Gehaltsbestimmung von **Paracetamol** [*N*-Acetyl-4-aminophenol, *p*-Hydroxyacetanilid, *N*-(4-Hydroxyphenyl)acetamid] (Formel siehe oben) treffen folgende Aussagen zu:
- Die Substanz wird durch Erhitzen in verdünnter Schwefelsäure zu 4-Aminophenol hydrolysiert.
- In einer Redoxreaktion bildet sich aus 4-Aminophenol mit Cer(IV)-Ionen quantitativ *p*-Chinonimin.
- Der Endpunkt wird nach *Ph.Eur.10* mit Ferroin indiziert. Zur Endpunktserkennung ist aber auch eine biamperometrische Indizierung geeignet.
- Die Cer(IV)-Maßlösung kann gegen Arsen(III)-oxid (As_2O_3) als Urtiter eingestellt werden.
- Weitere MC-Fragen zu Paracetamol siehe Fragen Nr. **1852, 1853**.

537 E **538** E **539** E

Lösungen von **Oxidationsmitteln** werden *iodometrisch* in der Weise bestimmt, dass man überschüssiges Kaliumiodid hinzufügt und das ausgeschiedene Iod anschließend nach Zugabe von Stärkelösung mit Thiosulfat-Maßlösung bis zum Verschwinden der Blaufärbung zurücktitriert.
- Zu den oxidierenden Stoffen zählen: **Chloramin T** (Tosylchloramid-Natrium), **Dichromate** ($Cr_2O_7^{2-}$), **Bromate** (BrO_3^-), **Wasserstoffperoxid** (H_2O_2), **Hydroperoxide** (RO-OH) oder **Cu(II)-Salze** (Cu^{2+}).

Reduktionsmittel wie *Thiosulfat* ($S_2O_3^{2-}$) oder *Arsenit* (AsO_3^{3-}) werden im Allgemeinen direkt mit einer Iod-Maßlösung titriert.

540 C 541 A 542 A 543 E

Kupfer(II)-Ionen wie z.B. *wasserfreies* **Kupfer(II)-sulfat** ($CuSO_4$) [M_r = 159,6] werden durch überschüssiges Iodid zu Kupfer(I) reduziert, das als schwer lösliches *Kupfer*(I)-*iodid* (CuI) ausfällt.

- Bedingt durch die *Schwerlöslichkeit* des **CuI** verläuft die Redoxreaktion bei ausreichendem Iodid-Überschuss entgegen den Normalpotentialen [$E°(Cu^{2+}/Cu^+)$ = +0,15 V und $E°(I_2/I^-)$ = +0,54 V]. Wegen der sehr geringen Cu^+-Konzentration in Lösung wird schließlich das Potential der Cu-Redoxpaares größer als das des Iod-Systems ($E_{Cu} > E_I$) und Cu(II) vermag Iodid zu Iod zu oxidieren.
- Das freigesetzte elementare Iod (I_2), das durch den Iodid-Überschuss als Triiodid-Anion (I_3^-) vorliegt, wird anschließend mit Thiosulfat-Maßlösung nach Zusatz von Stärkelösung bis zur Entfärbung der blauen Lösung zurücktitriert, so dass insgesamt die nachfolgend genannten Prozesse bei der iodometrischen Cu(II)-Bestimmung ablaufen. Dabei entspricht 1 mL Natriumthiosulfat-Maßlösung (c = 0,1 mol·L^{-1}) **15,96 mg** wasserfreiem Kupfer(II)-sulfat.

$$2\,Cu^{2+} + 5\,I^- \rightarrow 2\,CuI\downarrow + I_3^-$$
$$I_3^- + 2\,S_2O_3^{2-} \rightarrow S_4O_6^{2-} + 3\,I^-$$

544 E 545 E

Mit **Iod-Lösung** können volumetrisch durch direkte Titration bestimmt werden:

- **Arsen(III)-Salze** oder Arsen(III)-oxid [As_2O_3] (in alkalischer Lösung) werden in einer $NaHCO_3$-gepufferten Lösung mit Iod quantitativ zu Arsenaten oxidiert.

$$H_2AsO_3^- + I_2 + H_2O \rightarrow H_2AsO_4^- + 2\,HI$$

- **Ascorbinsäure** wird in schwefelsaurer Lösung als Endiol unter Verbrauch von 2 Äquivalenten Iod zu *Dehydroascorbinsäure* oxidiert.
- **Natriumsulfit** (Na_2SO_3): Überschüssige Iod-Lösung oxidiert *Sulfite* zu Sulfaten, wobei 2 Äquivalente Iod verbraucht werden. Der Iod-Überschuss wird mit Thiosulfat zurücktitriert. Dagegen lässt *Ph.Eur.10* Natriumsulfit *nicht* durch eine Direkttitration sondern durch eine iodometrische Rücktitration bestimmen. Zudem wird ein Blindversuch durchgeführt.

$$SO_3^{2-} + I_2 + 3\,H_2O \rightarrow SO_4^{2-} + 2\,I^- + 2\,H_3O^+$$

546 A

Eine alkalische Iod-Lösung oxidiert **Formaldehyd** ($H_2C{=}O$) quantitativ zu *Formiat* ($HCOO^-$), das nach Ansäuern des Titrationsgemischs als Ameisensäure (HCOOH) vorliegt. Als Oxidationsmittel fungiert das in alkalischer Lösung gebildete *Hypoiodit* (IO^-). Nach *Ansäuern* wird der Iod-Überschuss mit Thiosulfat-Maßlösung zurücktitriert; Stärkelösung dient als Indikator.

$$I_2 + 2\,HO^- \rightarrow IO^- + I^- + H_2O$$
$$H_2C{=}O + IO^- + HO^- \rightarrow HCOO^- + I^- + H_2O$$
$$IO^- + I^- + 2\,H_3O^+ \rightarrow I_2 + 3\,H_2O$$
$$I_2 + 2\,S_2O_3^{2-} \rightarrow 2\,I^- + S_4O_6^{2-}$$

Die quantitative iodometrische Bestimmung von **Acetaldehyd** (CH_3-CH=O) in *alkalischer Lösung* mit Hypoiodit zu Acetat (CH_3-COO^-) als Titrationsprodukt verläuft fehlerhaft, weil Acetaldehyd im Alkalischen partiell mit sich selbst aldolartig reagieren kann. Daher lässt das Arzneibuch Acetaldehyd in der Monographie „*Paraldehyd*" mittels Oximtitration bestimmen.

547 D

Dimercaprol (2,3-Dimercaptopropanol) [$HOCH_2$-CH_2SH-CH_2SH] ist eine Bis-Sulfhydryl-Verbindung (Mercaptan). Bei der iodometrischen Titration werden unter Oxidation zu einem **Bis-Disulfid** (R-S-S-R) pro 1 mol Dimercaprol 2 Äquivalente Iod verbraucht.

$$2\,R\text{-}SH + I_2 \rightarrow R\text{-}S\text{-}S\text{-}R + 2\,HI$$

548 C

Pencillamin kann als Mercaptan iodometrisch zu einem *Disulfid* oxidiert werden. Die Gehaltsbestimmung nach *Ph.Eur.10* erfolgt durch wasserfreie Titration mit Perchlorsäure.

COOH | H-C-NH_2 | 2 H_3C-C-**SH** | CH_3 + I_2 → COOH | H-C-NH_2 CH_3 | | H_3C-C-**S—S**-C-CH_3 | | H_3C H-C-NH_2 | COOH + 2 HI

549 C **550** E

Bei der iodometrischen Gehaltsbestimmung von **Acetylcystein** fungiert Iod (I_2) als Oxidationsmittel und wandelt die Thiolgruppen zweier Moleküle Acetylcystein in ein Disulfid um.

$$\mathbf{2}\ R\text{-}CH_2\text{-}\mathbf{SH} + \mathbf{1}\ I_2 \rightarrow R\text{-}CH_2\text{-}\mathbf{S\text{-}S}\text{-}CH_2\text{-}R + 2\ HI$$

Stärkelösung wird als Indikator eingesetzt, so dass bei der Direkttitration der Endpunkt an der Blaufärbung des Titrationsgemischs zu erkennen ist. Dabei entspricht 1 mol Iod (2 Äquivalente) 2 mol Acetylcystein. Die Bestimmung könnte auch mit überschüssiger Iod-Lösung und Rücktitration des Iod-Überschusses mit einer Thiosulfat-Maßlösung erfolgen.

551 B **552** C **553** B

Über die *iodometrische Bestimmung* von **Ascorbinsäure** (M_r = 176,1) lassen sich folgende Aussagen machen:

- In schwefelsaurer Lösung wird 1 mol Ascorbinsäure von 2 Äquivalenten (1 mol) Iod zu Dehydroascorbinsäure oxidiert. 1 mL Iod-Lösung (c = 0,05 mol·L^{-1}) entsprechen somit **8,81 mg** Ascorbinsäure.

Ox. / + 2 H_2O → + $2H^+$ + $2e^-$ ⇌ − 2 H_2O

Ascorbinsäure **Dehydroascorbinsäure (Monomer)**

- Werden bei der Titration von 176 mg Ascorbinsäure 20 mL einer Iod-Maßlösung verbraucht, so hatte die Iod-Lösung eine Stoffmengenkonzentration von **c = 0,05 mol·L^{-1}**.
- Werden 25 mL dieser Maßlösung bei der Bestimmung verbraucht, so enthielt die Substanzprobe **220 mg** an Ascorbinsäure [(176 mg : 20) · 25].
- Weitere Fragen zu Ascorbinsäure siehe Fragen Nr. **1815–1822**.

554 A **555** A **556** B

Der Gehalt von **Kaliumiodid** (KI) oder **Natriumiodid** (NaI) kann durch Titration in *stark* salzsaurem Milieu (c = 4 mol·L^{-1}) mit Kaliumiodat-Maßlösung (c = 0,05 mol·L^{-1}) ermittelt werden. Dabei wandelt Iodat Iodid quantitativ in Iod um, das aber am Titrationsendpunkt in dem stark salzsauren Milieu als *Iodmonochlorid* (ICl) bzw. als Komplex $[ICl_2]^-$ vorliegt. Zunächst titriert man die wässrige Iodid-Lösung bis zum Farbumschlag von Rot nach Gelb, setzt dann Chloroform zu und titriert weiter bis zur Entfärbung der Chloroformphase. Bei der Bestimmung von Iodiden nach dem *Iodmonochlorid-Verfahren* können somit folgende Teilprozesse ablaufen:

$$IO_3^- + 5\,I^- + 6\,H_3O^+ \rightarrow 3\,I_2 + 9\,H_2O$$
$$2\,I_2 + IO_3^- + 6\,H_3O^+ + 5\,Cl^- \rightarrow 5\,ICl + 9\,H_2O$$
$$ICl + I^- \rightarrow I_2 + Cl^-$$

- Der Gesamtprozess kann durch folgende Formelgleichung beschrieben werden:

$$2\,I^- + IO_3^- + 6\,H_3O^+ + 6\,Cl^- \rightarrow 3\,[ICl_2]^- + 9\,H_2O$$

557 C **558** C

Auf die Bestimmung der **Iodzahl** treffen folgende Aussagen zu:

- Die Iodzahl ist ein Maß für den Gehalt eines Fettes an *ungesättigten Verbindungen* ($R_2C{=}CR_2$).
- Die Iodzahl gibt an, wie viel Gramm Halogen, berechnet als Iod, von 100 g Substanz gebunden werden.
- Die Bestimmung der Iodzahl beruht auf der quantitativen Auswertung der Addition von Brom (als methanolische Br_2-Lösung) oder von *Interhalogenen* [Iodmonochlorid (ICl), Iodmonobromid (IBr), Brommonochlorid (BrCl)] an Mehrfachbindungen, insbesondere an C=C-Doppelbindungen. Iod selbst reagiert unter den Analysenbedingungen *nicht* mit C=C-Doppelbindungen.

$$C{=}C + XY \rightarrow X\text{-}C\text{-}C\text{-}Y \quad [XY: Br_2, BrCl, ICl, IBr]$$

- Die Halogenaddition verläuft selten quantitativ. Besonders konjugierte Doppelbindungen [-C=C-C=C-] addieren Halogene *nicht quantitativ*, da sich das primär gebildete 1,4-Addukt nur langsam weiter umsetzt.

559 C

Ungesättigte Verbindungen reagieren in Allylstellung zu einer C=C-Doppelbindung mit molekularem Sauerstoff (z.B. aus der Luft) zu **Hydroperoxiden** (R-O-OH), die sich durch Bestimmung der **Peroxidzahl** mittels iodometrischer Titration quantitativ erfassen lassen:

$$\underset{\text{O-OH}}{\text{R-CH}}\text{-CH=CH-R}' + 2\,I^- + 2\,H_3O^+ \rightarrow \underset{\text{OH}}{\text{R-CH}}\text{-CH=CH-R}' + I_2 + 3\,H_2O$$

$$I_2 + 2\,S_2O_3^{2-} \rightarrow 2\,I^- + S_4O_6^{2-}$$

560 B

Iodzahl und **Peroxidzahl** gehören zu den sogenannten "*oxidimetrischen Kennzahlen*"; beide werden mittels iodometrischer Verfahren bestimmt.

Die *Esterzahl* errechnet sich aus der Differenz von Verseifungszahl und Säurezahl, die beide alkalimetrisch bestimmt werden.

Die *Verhältniszahl* ist der Quotient aus der Esterzahl und der Säurezahl.

561 A **562** E

Die wichtigste Methode zur **Wasserbestimmung** ist die Titration nach *Karl Fischer*. Sie beruht auf der Oxidation von *Schwefeldioxid* (SO_2) [Oxidationsstufe S-Atom: **+4**] mit *Iod* (I_2) zu Sulfat (SO_4^{2-}) [Oxidationsstufe S-Atom: **+6**], die *nur* in Anwesenheit von *Wasser* ablaufen kann.

$$SO_2 + I_2 + 2\,\mathbf{H_2O} \rightarrow SO_4^{2-} + 2\,I^- + (4\,H^+)$$

Für den quantitativen Verlauf ist Voraussetzung, dass die dabei freigesetzten Protonen mit einer geeigneten *Base* (z.B. Pyridin, Ethanolamin u.a.) gebunden werden. Um polare Stoffe besser lösen zu können, wird noch *Methanol* als Zusatz verwendet.

– Weitere Fragen zur Karl-Fischer-Titration siehe Fragen Nr. **898**, **899**.

563 D **564** A

Mehrwertige Alkohole mit benachbarten (**vicinale**) **Hydroxylgruppen** [-**COH-COH**-] lassen sich nach **Malaprade** quantitativ mit Natriummetaperiodat-Maßlösung bestimmen. Pro Glycol-Gruppierung wird 1 mol Periodat verbraucht.

$$HO\text{-}C\text{-}C\text{-}OH + IO_4^- \rightarrow O{=}C + C{=}O + IO_3^- + H_2O$$

Neben *Glycolen* (1,2-Diole) [**HO-C-C-OH**] reagieren auch *primäre α-Aminoalkohole* (Ethanolamin-Derivate) [**HO-C-C-NH$_2$**] und *α-Hydroxycarbonylverbindungen* (α-Hydroxyaldehyde, α-Hydroxyketone, α-Hydroxycarbonsäuren) [**HO-C-C=O**] sowie 1,2-*Dicarbonylverbindungen* [**O=C-C=O**] positiv mit Natriummetaperiodat.

Die vicinalen Hydroxylgruppen dürfen weder verethert [z.B. $H_2N\text{-}CH_2\text{-}CH_2\text{-}OCH_3$] noch verestert [HO-C-C-O-CO-R] sein, noch darf die primäre Amin-Funktion alkyliert vorliegen [$R\text{-}CHOH\text{-}CHR\text{-}N(CH_3)_3^+HO^-$]. Auch 1,3-Diole [HO-C-C-C-OH] reagierten *nicht* nach Malaprade.

565 E

Bei der Bestimmung des Polyols [$CH_3\text{-}CHOH\text{-}CHOH\text{-}CHOH\text{-}CH_2\text{-}CHOH\text{-}CH_2OH$] mit Natriummetaperiodat-Maßlösung nach Malaprade werden folgende Reaktionsprodukte gebildet: *Acetaldehyd* [$CH_3\text{-}CH{=}O$] – *Ameisensäuere* [HCOOH] – *Malondialdehyd* [$O{=}HC\text{-}CH_2\text{-}CH{=}O$] – Formaldehyd [$H_2C{=}O$]

566 C **567** E

Glycerol ($HOCH_2\text{-}CHOH\text{-}CH_2OH$) wird von überschüssigem $NaIO_4$ zu **2** mol *Formaldehyd* ($H_2C{=}O$) und **1** mol *Ameisensäure* (HCOOH) gespalten. Dabei bildet sich der Formaldehyd aus den beiden primären Alkoholgruppen ($R\text{-}CH_2\text{-}OH$) und die Ameisensäure entsteht aus der sekundären Alkohol-Funktion (R-CHOH-R). Als weiteres Reaktionsprodukt tritt Iodat (IO_3^-) auf.

568 D

Das *Monoglycerid* **Glycerolmonostearat** [$HOCH_2\text{-}CHOH\text{-}CH_2\text{-}O\text{-}CO\text{-}(CH_2)_{16}\text{-}CH_3$] ($M_r = 358$) ist ein vicinales Diol, das bei der Glycolspaltung **1** mol Periodat verbraucht. Dies korreliert mit 1 mol (2 Äquivalenten) Iod bzw. 2 mol Thiosulfat bei der Rücktitration. Daher entsprechen 1 mL Natriumthiosulfat-Lösung ($c = 0{,}1\ mol \cdot L^{-1}$) insgesamt **17,9 mg** (0,5 mmol) Glycerolmonostearat.

$$IO_4^- + 2\,I^- + 2\,H_3O^+ \rightarrow I_2 + IO_3^- + 3\,H_2O$$
$$I_2 + 2\,S_2O_3^{2-} \rightarrow 2\,I^- + S_4O_6^{2-}$$
$$IO_4^- + 2\,S_2O_3^{2-} + 2\,H_3O^+ \rightarrow IO_3^- + S_4O_6^{2-} + 3\,H_2O$$

569 C

Bei der *Malaprade-Reaktion* eines **Hexits** (wie *Sorbitol* oder *Mannitol*) [$HOCH_2$-$(CHOH)_4$-CH_2OH] entstehen **2** mol **Formaldehyd** [$CH_2{=}O$] (aus den primären Alkoholen C-1 und C-6) und **4** mol **Ameisensäure** [HCOOH] (aus den sekundären Alkoholen C-2 bis C-5).

570 B

Entsprechend den nachfolgenden Reaktionsgleichungen werden **2/3 mol (0,67 mol)** *Kaliumbromat* ($KBrO_3$) bei der oxidimetrischen Bestimmung von **Hydrazin** (H_2N-NH_2) verbraucht.

$$BrO_3^- + 5\ Br^- + 6\ H_3O^+ \rightarrow 3\ Br_2 + 9\ H_2O$$
$$H_2N\text{-}NH_2 + 2\ Br_2 \rightarrow N_2\uparrow + 4\ HBr$$

571 B

Bei der direkten *bromometrischen* Bestimmung von **Isoniazid** (*Isonicotinsäurehydrazid*) (Formel siehe Frage) gegen Methylrot oder Ethoxychrysoidin als Indikator werden 4 Äquivalente (2 mol) Brom (Br_2) verbraucht. Da aus 1 mol $KBrO_3$ insgesamt 3 mol (6 Äquivalente) Br_2 entstehen, entspricht 1 mL einer $KBrO_3$-Maßlösung ($c = 0{,}0167\ mol{\cdot}L^{-1}$) ≈ **3,43 mg** Isoniazid.

$$BrO_3^- + 5\ Br^- + 6\ H_3O^+ \rightarrow 3\ Br_2 + 9\ H_2O$$
$$\text{Het-CO-NH-NH}_2 + 2\ Br_2 + H_2O \rightarrow \text{Het-COOH} + N_2\uparrow + 4\ HBr$$

572 B

Bei der bromatometrischen Bestimmung von **Arsen(III)-Salzen** werden diese von der Kaliumbromat-Maßlösung zu Arsen(V) oxidiert. Kaliumbromat ($KBrO_3$) ist selbst Urtiter und der Faktor der Maßlösung kann aus der Einwaage berechnet werden.

573 C 574 B 575 B 576 C

Bei der *bromometrischen (bromatometrischen) Titration* folgender Verbindungen nach *Koppeschaar* werden **2 mol** (**4 Äquivalente**) Brom verbraucht: **Thymol** (2-Isopropyl-5-methylphenol) – **Chlorocresol** (4-Chlor-3-methylphenol) – **Isoniazid** (Isonicotinsäurehydrazid) – **Sulfaguanidin** – **Sulfanilamid** (4-Aminobenzensulfonsäureamid) – **Sulfacetamid** – **Methylhydroxybenzoat** (4-Hydroxybenzoesäuremethylester) – **Benzocain** (4-Aminobenzoesäureethylester) – **Hydroxyethylsalicylat** [2-Hydroxyethyl(2-hydroxybenzoat)]

Bei der bromometrischen Titration folgender Verbindungen werden **3 mol** (**6 Äquivalente**) Brom verbraucht: **4-Hydroxybenzoesäure** – **Natriumsalicylat** [Natrium(2-hydroxybenzoat)] – **Phenol** – **Resorcin** (1,3-Dihydroxybenzen)

Bei der bromometrischen Bestimmung folgender Verbindung werden **4 mol** (**8 Äquivalente**) Brom verbraucht: **Phenolsulfonphthalein** (*Phenolrot*)

577 C

Bei der bromatometrischen Gehaltsbestimmung von **Resorcin** (1,3-Dihydroxybenzen) wird die Lösung des Analyten mit Kaliumbromid (KBr) und überschüssiger Kaliumbromat-Maßlösung ($KBrO_3$) versetzt. Aus Bromid und Bromat entsteht elementares Brom (Br_2), welches das aromatische Ringsystem elektrophil substituiert unter Bildung von 2,4,6-*Tribromresorcin*. Nach Reaktionsende setzt man Kaliumiodid hinzu. Pro überschüssigem Brommolekül entsteht ein Molekül Iod (I_2), das nach Zusatz von Stärkelösung mit Natriumthiosulfat-Maßlösung zurücktitriert wird. Der Endpunkt der Titration ist erreicht, wenn die blaue Titrationslösung farblos geworden ist.

578 A

Bei der bromometrischen Gehaltsbestimmung von **Phenol** (Hydroxybenzen) [M_r = 94,1] werden **6 Äquivalente** Brom verbraucht. Daher entspricht 1 mL Bromid-Bromat-Lösung (c = 0,0167 mol·L^{-1}) ≈ **1,57 mg** Phenol [C_6H_5-OH] (9,41 : 6 = 1,569).

579 B

Bei der bromometrischen Bestimmung von ***p*-Kresol** (4-Methylphenol) [M_r = 108] werden aufgrund der beiden freien *ortho*-Positionen **4** Äquivalente Brom verbraucht. Daher entspricht 1 mL Bromid-Bromat-Lösung (c = 0,0167 mol·L^{-1}) **2,7 mg** Substanz.

580 A

Bei bromatometrischen (bromometrischen) Bestimmung von Resorcin (1,3-Dihydrobenzen) wird unter Verbrauch von 3 mol (6 Äquivalenten) Brom **2,4,6-Tribromresorcin** (1) gebildet. Die weiteren gezeigten Substanzen (2 bis 4) entstehen *nicht* im Verlauf der Titration.

581 C

Bei der *bromometrischen Bestimmung* von **Natriumsalicylat** [Natrium(2-hydroxybenzoat)] laufen nacheinander folgende Teilprozesse ab.

- Aus Kaliumbromid (KBr) und Kaliumbromat-Maßlösung ($KBrO_3$) wird in saurem Milieu unter Komproportionierung Brom (Br_2) erzeugt.

$$BrO_3^- + 5\ Br^- + 6\ H_3O^+ \rightarrow 3\ Br_2 + 9\ H_2O$$

- Im sauren Milieu wird Natriumsalicylat in die undissoziierte Salicylsäure (2-Hydroxybenzoesäure) umgewandelt, aus der durch elektrophile Bromierung des aromatischen Ringsystems 3,5-Dibromsalicylsäure entsteht.
- Die 3,5-Dibromsalicylsäure reagiert mit weiterem Brom unter gleichzeitiger Decarboxylierung zu 2,4,6-Tribromphenol, das von überschüssigem Brom in 2,4,4,6-Tetrabrom-2,5-cyclohexadien-1-on (*Endprodukt der Bromierung*) umgewandelt wird.

Natriumsalicylat →(H⁺) **Salicylsäure** →(+2Br$_2$ / -2HBr) 3,5-Dibromsalicylsäure →(+Br$_2$ / -HBr) [Zwischenstufe] →(-CO$_2$) **2,4,6-Tribromphenol** ⇌(+Br$_2$ / +HI) 2,4,4,6-Tetrabrom-2,5-cyclohexadien-1-on

- Durch Zusatz von Kaliumiodid (KI) wird das Tetrabrom-Addukt zum 2,4,6-Tribromphenol (*Endprodukt der Titration*) wieder reduziert und gleichzeitig wird der Brom-Überschuss durch Oxidation des zugesetzten Iodids zu Iod entfernt. Danach wird das ausgeschiedene Iod mit Natriumthiosulfat-Maßlösung gegen Stärkelösung als Indikator zurücktitriert.

$$Br_2 + 2\ I^- \rightarrow 2\ Br^- + I_2$$
$$I_2 + 2\ S_2O_3^{2-} \rightarrow 2\ I^- + S_4O_6^{2-}$$

Ph.Eur.10 bestimmt den Gehalt von Natriumsalicylat in wasserfreier Essigsäure mit Perchlorsäure-Maßlösung.

582 B

Ethyl-4-hydroxybenzoat (*p*-Hydroxybenzoesäureethylester) wird – ohne vorausgehende Hydrolyse – bei der bromometrischen Bestimmung in salzsaurer Lösung unter Verbrauch von **2 mol** (4 Äquivalente) Brom in das 3,5-Dibrom-Derivat umgewandelt.

Verseift man zuvor den Ester zur **4-Hydroxybenzoesäure**, so wird diese unter gleichzeitiger Decarboxylierung in 2,4,4,6-Tetrabrom-2,5-cyclohexadien-1-on als Endprodukt der Bromierung umgewandelt.

$$HO-C_6H_4-COOR \xrightarrow{2\,Br_2} HO-C_6H_2Br_2-COOR$$

$$HO-C_6H_4-COOH \xrightarrow[-\,CO_2]{3\,Br_2} HO-C_6H_2Br_3 \underset{+\,HI}{\overset{+\,Br_2}{\rightleftharpoons}} O{=}C_6H_2Br_4$$

4-Hydroxybenzoesäure

583 D

Ethanol (CH_3CH_2OH) wird in saurer Lösung durch Dichromat ($Cr_2O_7^{2-}$) zu *Essigsäure* (CH_3COOH) oxidiert.

$$2\,Cr_2O_7^{2-} + 3\,CH_3CH_2OH + 16\,H_3O^+ \rightarrow 4\,Cr^{3+} + 3\,CH_3COOH + 27\,H_2O$$

584 D

Eisen(II)-Salze werden von einer Dichromat-Maßlösung quantitativ zu Eisen(III)-Salzen oxidiert.

$$6\,Fe^{2+} + Cr_2O_7^{2-} + 14\,H_3O^+ \rightarrow 6\,Fe^{3+} + 2\,Cr^{3+} + 21\,H_2O$$

585 B

Primäre aromatische Amine (Ar-NH_2) wie ***p*-Aminosalicylsäure** [**1**] können nitritometrisch bestimmt werden.

Carbonsäurehydrazide (R-CO-NH-NH_2) wie **Isonicotinsäurehydrazid** (Isoniazid) [**4**] werden in saurer Lösung von Natriumnitrit ($NaNO_2$) zu Carbonsäureaziden (R-CO-N_3) diazotiert.

Saccharin-Natrium [2] wird nach Arzneibuch als Base in wasserfreier Essigsäure mit Perchlorsäure-Maßlösung titriert.

Probenecid [3] wird als Benzoesäure-Derivat alkalimetrisch in Ethanol als Lösungsmittel bestimmt.

Acetazolamid [5] wird als NH-acide Verbindung mit ethanolischer Natriumhydroxid-Lösung erfasst.

586 B 587 E

Der *Endpunkt* **nitritometrischer Titrationen** (*Diazotitration*) kann visuell mit Farbindikatoren wie *Ferrocyphen* oder *Tropäolin* 00 erkannt werden.

Das Arzneibuch bevorzugt eine *biamperometrische* Methode. Hierbei wird die Stromstärke als Funktion des Titrationsgrades τ gemessen, die zwischen zwei gleichen in die Lösung eintauchenden Pt-Elektroden fließt.

Auch die Bivoltametrie ist zur Endpunktserkennung geeignet; hierbei wird die Spannung als Funktion des Titrationsgrades τ gemessen, die zwischen zwei gleichen in die Lösung eintauchenden Pt-Elektroden herrscht.

Schließlich ist auch das *externe* Tüpfeln auf Kaliumiodid-Stärke-Papier zur Endpunktserkennung geeignet.

588 E

Die *Gehaltsbestimmung* primärer *aromatischer* Amine (Ar-NH_2) kann direkt aus dem Verbrauch einer Natriumnitrit-Maßlösung ($NaNO_2$) ermittelt werden, die das primäre aromatische Amin in ein Aryldiazonium-Ion (Ar-N_2^+) umwandelt.

Primäre aliphatische Amine (R-NH_2) *stören* dabei in *stark saurem* Milieu *nicht*, weil die stärker basischen primären aliphatischen Amine protoniert als Ammoniumsalze ($RNH_3^+X^-$) vorliegen und so *nicht* nitrosierbar sind.

589 E 590 D

Der *Endpunkt* **nitritometrischer Titrationen** kann visuell mit Farbindikatoren wie *Ferrocyphen* oder *Tropäolin* 00 erkannt werden.

Das Arzneibuch bevorzugt eine *biamperometrische* Methode. Hierbei wird die Stromstärke als Funktion des Titrationsgrades τ unter Einsatz einer Doppel-Platin-Elektrode gemessen.

Die *Bivoltametrie* ist ebenfalls zur Endpunktserkennung geeignet; hierbei wird die Spannung als Funktion des Titrationsgrades τ unter Einsatz einer Doppel-Platin-Stift-Elektrode gemessen.

Auch eine *potentiometrische* Indizierung des Äquivalenzpunktes durch Messung der Spannung als Funktion des Titrationsgrades τ zwischen einer Pt-Elektrode und einer Ag/AgCl-Elektrode als Messkette ist möglich.

Die Konduktometrie ist zur Indizierung nitritometrischer Titrationen *nicht* geeignet.

8 Fällungstitrationen

8.1 Physikalisch-chemische Grundlagen (Löse- und Fällungsvorgänge)

591 C

Mittels **argentometrischer Titrationen** kann man über den Äquivalentverbrauch die Stoffmenge (n) eines Hydrochlorids einer einwertigen Base bestimmen. Mit der bekannten Masse (m) des zu titrierenden Stoffes, die sich aus der Einwaage ergibt, lässt sich gemäß der Gleichung (n = m/M) die *relative Molekülmasse* (M) des Hydrochlorids und daraus die relative Molekülmasse der freien Base berechnen.

Der pK_b-Wert einer *schwachen* freien Base ist mittels Säure-Base-Titration über den Halbneutralisationspunkt bestimmbar.

592 B 593 D

Beim Titrationsgrad $\boldsymbol{\tau = 0}$ berechnet sich das **Löslichkeitsprodukt** (K_L) einer *Silberchlorid*-Lösung ($c = 0{,}01\ mol{\cdot}L^{-1}$) zu: $K_L = [Ag^+]{\cdot}[Cl^-] = a_{Ag+} \cdot a_{Cl-} = 10^{-10}\ mol^2{\cdot}L^{-2}$

Am Äquivalenzpunkt ($\boldsymbol{\tau = 1}$) der argentometrischen Chlorid-Bestimmung (Titration mit Silbernitrat-Maßlösung) ist aus Elektroneutralitätsgründen $a_{Ag+} = a_{Cl-}$. Daraus folgt für die Aktivität des Anions (Kations): $\mathbf{a_{Ag+} = a_{Cl-} = \sqrt{K_L(AgCl)}} = (K_L)^{1/2} = (10^{-10})^{1/2} = \mathbf{10^{-5}\ mol{\cdot}L^{-1}}$

Bei $\boldsymbol{\tau = 0{,}99}$ sind 99% der Chlorid-Menge (bzw. 99 % der Menge an Ag^+-Ionen) gefällt, sodass 1% der Ausgangsmenge noch in Lösung ist. Dies entspricht: $a_{Ag+} = \mathbf{a_{Cl-} = 10^{-4}\ mol{\cdot}L^{-1}}$

594 B

10 mg/mL (= 10 g/L) an Ag^+-Ionen ($M_r = 107{,}9$) entsprechen einer Konzentration von c = 0,09 $mol{\cdot}L^{-1}$. Daraus ergibt sich mit $[Ag^+] = [Cl^-]$, dass in 1 Liter einer Natriumchlorid-Maßlösung (M_r = 58,4) etwa **5,41 g** an NaCl enthalten sind.

595 B

Für *Silberthiocyanat* (AgSCN) berechnet sich das Löslichkeitsprodukt (K_L) aufgrund der Zusammensetzung des Salzes zu: $K_L(AgSCN) = [Ag^+]{\cdot}[SCN^-] = 10^{-12}\ mol^2{\cdot}L^{-2}$. Am Äquivalenzpunkt der argentometrischen Bestimmung ist aus Elektroneutralitätsgründen $[Ag^+] = [SCN^-]$. Daraus resultiert eine Silber-Ionenkonzentration am Äquivalenzpunkt von:
$\mathbf{[Ag^+]} = \sqrt{K_L(AgSCN)} = (K_L)^{1/2} = (10^{-12})^{1/2} = \mathbf{10^{-6}\ mol{\cdot}L^{-1}}$

596 B

Das Löslichkeitsprodukt von *Silberchromat* (Ag_2CrO_4) ist gegeben durch den Ausdruck: $K_L(Ag_2CrO_4) = [Ag^+]^2 \cdot [CrO_4^{2-}] = 10^{-12}$ $mol^3 \cdot L^{-3}$. Bei einer Chromat-Ionenkonzentration von $[CrO_4^{2-}] = 10^{-4}$ $mol \cdot L^{-1}$ beginnt die Ausfällung – wenn das Löslichkeitsprodukt von Silberchromat überschritten wird – bei einer Silber-Ionenkonzentration von:

$\mathbf{[Ag^+]} = \sqrt{K_L/[CrO_4^{2-}]} = (K_L/[CrO_4^{2-}])^{1/2} = (10^{-12}/10^{-4})^{1/2} = (10^{-8})^{1/2} = \mathbf{10^{-4}\ mol \cdot L^{-1}}$

597 C

Die Löslichkeitsprodukte für *Silberchromat* (Ag_2CrO_4) und *Silberchlorid* (AgCl) sind gegeben durch die Ausdrücke:

$K_L(Ag_2CrO_4) = [Ag^+]^2 \cdot [CrO_4^{2-}] = 2 \cdot 10^{-12}$ $mol^3 \cdot L^{-3}$
$K_L(AgCl) = [Ag^+] \cdot [Cl^-] = [Ag^+]^2 = 10^{-10}$ $mol^2 \cdot L^{-2}$
– Aus Elektroneutralitätsgründen ist am Äquivalenzpunkt $[Ag^+] = [Cl^-]$, sodass sich die Chromat-Konzentration, bei der die Ag_2CrO_4-Fällung einsetzt, berechnet nach:

$\mathbf{[CrO_4^{2-}]} = K_L(Ag_2CrO_4)/[Ag^+]^2 = K_L(Ag_2CrO_4)/K_L(AgCl) = 2 \cdot 10^{-12}/10^{-10} = \mathbf{0{,}02\ mol \cdot L^{-1}}$

598 A

Die Löslichkeitsprodukte für *Silberthiocyanat* (AgSCN) und *Silberchlorid* (AgCl) sind gegeben durch die Ausdrücke: $K_L(AgSCN) = [Ag^+] \cdot [SCN^-]$ mit $pK_L = -\log K_L = 12$

$K_L(AgCl) = [Ag^+] \cdot [Cl^-]$ mit $pK_L = -\log K_L = 10$

– Daraus ergibt sich für die Silber-Ionenkonzentration:

$[Ag^+] = K_L(AgSCN)/[SCN^-] = K_L(AgCl)/[Cl^-]$

und das Konzentrationsverhältnis der beiden Anionen zueinander wird:

$[Cl^-]/[SCN^-] = K_L(AgCl)/K_L(AgSCN) = 10^{-10}/10^{-12} = 10^2$

Daher beginnt AgCl *vor* AgSCN auszufallen, wenn $\mathbf{[Cl^-] : [SCN^-] > 100 : 1}$ ist.

599 B

Für *Silberbromid* (AgBr) berechnet sich das Löslichkeitsprodukt (K_L) aufgrund der Zusammensetzung des Salzes zu: $K_L(AgBr) = [Ag^+] \cdot [Br^-] = 10^{-12}$ $mol^2 \cdot L^{-2}$ mit $pK_L = 12$.
– Am Äquivalenzpunkt der argentometrischen Bestimmung ist aus Elektroneutralitätsgründen $[Ag^+] = [Br^-]$. Daraus resultiert eine Bromid-Ionenkonzentration am Äquivalenzpunkt von:

$\mathbf{[Br^-]} = \sqrt{K_L(AgBr)} = (K_L)^{1/2} = (10^{-12})^{1/2} = \mathbf{10^{-6}\ mol \cdot L^{-1}}$

600 A

Für *Silberiodid* (AgI) berechnet sich das Löslichkeitsprodukt (K_L) aufgrund der Zusammensetzung des Salzes zu: $K_L(AgI) = [Ag^+] \cdot [I^-] = 10^{-16}$ $mol^2 \cdot L^{-2}$ mit $pK_L = 16$.
– Am Äquivalenzpunkt der argentometrischen Bestimmung ist aus Elektroneutralitätsgründen $[Ag^+] = [I^-]$. Daraus resultiert eine Iodid-Ionenkonzentration am Äquivalenzpunkt von:

$\mathbf{[I^-]} = \sqrt{K_L(AgI)} = (K_L)^{1/2} = (10^{-16})^{1/2} = \mathbf{10^{-8}\ mol \cdot L^{-1}}$

601 C

Zur argentometrischen Chlorid-Bestimmung nach **Fajans** verwendet man *Fluorescein-Natrium* als Indikator.

602 D

Das anionische, *rot* gefärbte **Eosin**, ein *Adsorptionsindikator*, verleiht nach dem Äquivalenzpunkt dem Silberbromid-Niederschlag eine intensive Färbung. Aus chemischer Sicht zählt Eosin zu den Xanthinfarbstoffen.

Fluoride sind argentometrisch *nicht* zu bestimmen, da Silberfluorid (AgF) eine wasserlösliche Verbindung ist.

603 D

Zur Einstellung einer Silbernitrat-Maßlösung verwendet man **Natriumchlorid** (NaCl) als *Urtitersubstanz*. NaCl kann *nicht* durch Umkristallisation aus Wasser gereinigt werden. Zur Reindarstellung wird deshalb eine gesättigte NaCl-Lösung mit 2 Volumenteilen 36%iger Salzsäure versetzt. Die ausgefallenen Kristalle werden abgetrennt, mit 25%iger Salzsäure gewaschen und zum Entfernen anhaftender HCl auf dem Wasserbad erwärmt. Danach werden die NaCl-Kristalle bei 300 °C bis zur Massekonstanz getrocknet.

8.2 Methoden, pharmazeutische Anwendungen, insbesondere nach Arzneibuch

604 E 605 D

Der *Endpunkt argentometrischer Titrationen* kann potentiometrisch indiziert werden unter Verwendung einer kombinierten Silber-Elektrode [Ag//Ag/AgCl (c = 3 mol/L)]. Diese enthält eine Silber-Elektrode als Indikatorelektrode (Messelektrode) sowie eine Silber/Silberchlorid-Elektrode als Referenzelektrode, die ein konstantes Potential besitzt.

- Wie die Titrationskurve ausweist, steigt die Spannung am Äquivalenzpunkt der Titration steil an. Dies rührt von den überschüssigen Silber-Ionen her, da hier eine halogenidhaltige Analytlösung *direkt* mit einer Silbernitrat-Maßlösung titriert wurde.

606 B

Auf **argentometrische Fällungstitrationen** treffen folgende Aussagen zu:

- Silbernitrat-Maßlösung kann gegen Natriumchlorid als *Urtitersubstanz* eingestellt werden.
- Die *Halogenide* lassen sich *nicht* alle in der gleichen Weise argentometrisch bestimmen. Beispielsweise können Iodide *nicht* nach Mohr titriert werden, zudem sind Fluoride *nicht* durch eine argentometrische Fällungstitration erfassbar.
- Die Argentometrie ist auch zur quantitativen Bestimmung von *Pseudohalogeniden* wie Cyaniden (CN^-) und Thiocyanaten (SCN^-) geeignet.

Die Argentometrie untergliedert sich in die Verfahren nach *Mohr*, *Volhard* und *Fajans*. *Nur* bei der Argentometrie nach *Fajans* kann der Titrationsendpunkt mithilfe eines *Adsorptionsindikators* angezeigt werden.

607 D

Chloride (Cl^-), *Bromide* (Br^-) und *Iodide* (I^-) lassen sich argentometrisch titrieren. Fluoride sind einer argentometrischen Fällungstitration *nicht* zugänglich.

608 D **609** E

Bei der *argentometrischen Bestimmung* von **Halogenid-Ionen** ist die sprunghafte Änderung der Konzentration um den Äquivalenzpunkt umso ausgeprägter, je kleiner das *Löslichkeitsprodukt* des betreffenden Silberhalogenids (AgCl, AgBr, AgI) ist, das in der Reihe AgCl > AgBr > AgI abnimmt.

– Auch ist die Konzentration des Halogenid-Ions am Äquivalenzpunkt "speziesabhängig" (siehe auch Fragen Nr. **592**, **593**, **599** und **600**).

Fluorescein kann als *Adsorptionsindikator* für alle Halogenide eingesetzt werden, während *Eosin nicht* bei der *argentometrischen Bestimmung* von *Chloriden* verwendet werden kann. Die Endpunktsanzeige kann auch elektrochemisch (*potentiometrisch*, *amperometrisch*, *konduktometrisch*) erfolgen.

610 A

Um den Gehalt an Chlorid-Ionen einer Probe von festem Natriumchlorid (NaCl) argentometrisch bestimmen zu können, muss die zu analysierende Menge an NaCl genau eingewogen werden.

611 A

Ph.Eur. 10 lässt den Gehalt von Kaliumchlorid (KCl) argentometrisch mit Silbernitrat-Maßlösung bei potentiometrischen Indizierung des Endpunktes bestimmen.

612 D

Unter Verwendung einer Silber-Elektrode als Indikatorelektrode (Messelektrode) kann der Endpunkt argentometrischer Halogenid-Bestimmungen potentiometrisch erfolgen.

Zur argentometrischen Bestimmung von Chlorid kann *Fluorescein* als Adsorptionsindikator verwendet werden.

Silber-Ionen lassen sich kathodisch zu elementarem Silber reduzieren. Im Gegensatz zur Kathode wirkt eine Anode als Oxidationsmittel.

Bei der konduktometrischen Indizierung argentometrischer Halogenid-Bestimmungen mit Silbernitrat-Maßlösung steigt die Leitfähigkeit durch die überschüssige Maßlösung nach dem Äquivalenzpunkt an.

613 C **614** E

Die **Bestimmung von Silber-Ionen** (Ag^+) nach *Volhard* erfolgt durch *Direkttitration* in salpetersaurem Medium mit einer Ammoniumthiocyanat-Maßlösung (NH_4SCN) und Fe(III)-Ionen als Indikator. Der Endpunkt der Titration ist an der *Orange- bis Rotfärbung* der Lösung durch Bildung von Eisen(III)-thiocyanat [$Fe(SCN)_3$] oder komplexen Eisen(III)-thiocyanaten mit überschüssigem NH_4SCN zu erkennen. Bis zum Äquivalenzpunkt fällt schwer lösliches, weißes *Silberthiocyanat* (AgSCN) aus. Als Indikator kann Ammoniumeisen(III)-sulfat oder Ammoniumeisen(III)-nitrat eingesetzt werden.

615 D

Nach dem Veraschen bei 650 °C wird zur *Bestimmung von kolloidalem Silber* nach *Ph.Eur. 10* der weiße Glührückstand in halbkonzentrierter Salpetersäure gelöst, wobei Silber zu Silber-Ionen oxidiert wird. Deren argentometrische Bestimmung erfolgt mit einer Ammoniumthiocyanat-Maßlösung (NH_4SCN) in Gegenwart von Eisen(III)-sulfat als Indikator. Es fällt schwer lösliches Silberthiocyanat (AgSCN) aus und der Äquivalenzpunkt wird durch die Bildung farbiger Eisen(III)-thiocyanat-Komplexe indiziert.

616 C **617** C **618** C

Bei der **Chlorid-Bestimmung nach Volhard** – z.B. von *Kaliumchlorid* (KCl) oder *Natriumchlorid* (NaCl) – wird die Analysenlösung mit überschüssiger Silbernitrat-Maßlösung ($AgNO_3$) versetzt. Es fällt schwer lösliches *Silberchlorid* (AgCl) aus. Nach Zusatz von *Dibutylphthalat* wird der Silbernitrat-Überschuss mit einer Ammoniumthiocyanat-Maßlösung (NH_4SCN) zurücktitriert, wobei schwer lösliches *Silberthiocyanat* (AgSCN) ausfällt. Ammoniumeisen(III)-sulfat-Lösung dient als Indikator und der Äquivalenzpunkt ist durch die Rotfärbung der Titrationslösung erkennbar unter Bildung von komplexem Eisen(III)-thiocyanat. Je niedriger der Chlorid-Gehalt der zu untersuchenden Probe ist, desto höher ist der Verbrauch an Thiocyanat-Maßlösung bei der Rücktitration.

- Bei der Chlorid-Bestimmung nach Volhard würde bei der Rücktitration mit der Thiocyanat-Maßlösung diese in geringem Ausmaß auch mit dem AgCl-Niederschlag reagieren. Daher wird vor der Rücktitration der AgCl-Niederschlag mit einem organischen Lösungsmittel wie z.B. **Dibutylphthalat** umhüllt.

619 E **620** D

Zur *argentometrischen Bestimmung* von **Chlorid neben Bromid** – z.B. bei der Reinheitsprüfung von *Natriumbromid* (NaBr) auf eine Verunreinigung durch *Natriumchlorid* (NaCl) – wird Bromid (Br^-) in salpetersaurer Lösung mit 30%igem Wasserstoffperoxid (H_2O_2) zu Brom (Br_2) oxidiert und dieses durch Erwärmen vollständig aus der Lösung verdampft. Für eine Oxidation von Chlorid reicht das Standardpotential von H_2O_2 nicht aus. Danach wird in Gegenwart von Dibutylphthalat mit überschüssiger Silbernitrat-Maßlösung titriert; es fällt schwer lösliches Silberchlorid (AgCl) aus. Anschließend wird der Überschuss an Ag^+-Ionen mit Ammoniumthiocyanat-Maßlösung in Gegenwart von Fe(III)-Ionen zurücktitriert; es fällt schwer lösliches Silberthiocyanat (AgSCN) aus.

- Je mehr Chlorid in der Probe enthalten ist, desto geringer ist die Silbernitrat-Überschuss und desto weniger Ammoniumthiocynat-Maßlösung wird bei der *Rücktitration* verbraucht.
- *Dibutylphthalat* dient zum Umhüllen des ausgefällten AgCl, so dass es *nicht* bei der Rücktitration mit Thiocyanat-Ionen reagieren kann, wodurch die Chlorid-Gehalt zu hoch ausfallen würde.

621 B

Bei der *argentometrischen* **Chlorid-Bestimmung** nach *Volhard* kann der gebildete AgCl-Niederschlag mit überschüssigem Thiocyanat zu AgSCN reagieren, weil AgSCN ($K_L = 10^{-12}$ $mol^2 \cdot L^{-2}$) schwerer löslich ist als AgCl ($K_L = 10^{-10}$ $mol^2 \cdot L^2$). Um die Reaktion ($AgCl + SCN^- \rightarrow AgSCN + Cl^-$) weitgehend zu unterbinden, setzt man *Toluen*, *Nitrobenzen* oder nach Arzneibuch *Dibutylphthalat* hinzu. Diese nicht mit Wasser mischbaren Lösungsmittel umhüllen den AgCl-Bodenkörper und entziehen ihn so der Einwirkung der Thiocyanat-Ionen bei der Rücktitration mit einer NH_4SCN-Maßlösung.

Alternativ dazu kann man den Silberhalogenid-Niederschlag vor der Rücktitration abtrennen, was aber aufgrund der Adsorption von Silber-Ionen häufig zu hohe Chlorid-Werte liefert.

Die *argentometrische* **Bestimmung von Bromiden** als AgBr ($K_L = 10^{-12}$ $mol^2 \cdot L^{-2}$) könnte ohne Abtrennung der AgBr-Fällung oder den Zusatz eines umhüllenden Lösungsmittels vor der Rücktitration erfolgen, jedoch lässt das Arzneibuch auch bei den Fällungstitrationen von Alkalibromiden Dibutylphthalat zusetzen.

Ein AgI-Bodenkörper [$K_L(AgI) = 10^{-16}$ $mol^2 \cdot L^{-2}$] muss *nicht* vor einem Kontakt mit überschüssiger NH_4SCN-Maßlösung geschützt werden, da **Silberiodid** (AgI) deutlich schwerer löslich ist als Silberthiocyanat (AgSCN).

Kommentare

622 C **623** A **624** D **625** B **626** B **627** B

Bei der direkten *argentometrischen Bestimmung* von **Chlorid** oder **Bromid** nach **Mohr** nutzt man zur Endpunktserkennung aus, dass Ag^+-Ionen in *neutralem* Medium mit Chromat-Ionen (CrO_4^{2-}) schwer lösliches, *rotbraunes Silberchromat* (Ag_2CrO_4) ergeben.

Die Titration ist an eine annähernd *neutrale Lösung* gebunden, da im sauren Milieu *Dichromat* ($Cr_2O_7^{2-}$) im Gleichgewicht überwiegt, das mit Ag^+-Ionen am Äquivalenzpunkt *keinen* schwer löslichen Niederschlag bildet.

$$2\,CrO_4^{2-} + 2\,H_3O^+ \rightleftharpoons Cr_2O_7^{2-} + 3\,H_2O$$

Silberchromat [$K_L(Ag_2CrO_4) \approx 10^{-12}\,mol^3 \cdot L^{-3}$] hat eine kleineres Löslichkeitsprodukt (K_L) als *Silberchlorid* [$K_L(AgCl) \approx 10^{-10}\,mol^2 \cdot L^{-2}$]. Deshalb ist für die argentometrische Chlorid-Bestimmung nach Mohr die Chromat-Konzentration von Bedeutung, damit zunächst Silberchlorid und dann erst Silberchromat ausfällt.

628 B **629** A

Aus *halogenhaltigen organischen Wirkstoffen*, in denen das Halogenatom kovalent an ein Kohlenstoffatom gebunden ist, kann das Halogen *hydrolytisch*, *oxidativ* oder *reduktiv* als Halogenid abgespalten und anschließend argentometrisch bestimmt werden. **Arylhalogenide** (Ar-Hal) wie *Chlorocresol* (4-Chlor-3-methylphenol) oder *Chlorbenzen* (C_6H_5-Cl) spalten beim Erhitzen in wässrig-alkoholischer Lösung *kein* Halogenid ab und sind daher einer argentometrischen Bestimmung in der üblichen Weise *nicht* zugänglich.

630 B **631** E

Die Gehaltsbestimmung von **Chlorobutanol** [$(CH_3)_2C(OH)$-$C\mathbf{Cl_3}$] (M_r = 177,5) erfolgt durch argentometrische *Chlorid-Bestimmung nach Volhard.* Eine wässrig-ethanolische Lösung der Substanz wird auf dem Wasserbad mit verdünnter Natronlauge verseift und danach das hydrolytisch gebildete Chlorid argentometrisch erfasst. Man säuert an, setzt Dibutylphthalat und überschüssige Silbernitrat-Maßlösung (c = 0,1 mol/L) hinzu. Es fällt schwer lösliches Silberchlorid (AgCl) aus. Danach werden die überschüssigen Ag^+-Ionen mit einer Ammoniumthiocyanat-Maßlösung (c = 0,1 mol/L) gegen Eisen(III)-Ionen als Indikator zurücktitriert. Die Orange- bis Rotfärbung der Titrationslösung durch Eisen(III)-thiocyanat-Komplexe zeigt den Endpunkt der Rücktitration an.

– Da bei der alkalischen Hydrolyse von 1 mol Chlorobutanol 3 mol Chlorid entstehen entspricht 1 mL der Silbernitrat-Maßlösung **5,92 mg** Chlorobutanol.

632 B

Amidotrizoesäure-Dihydrat (M_r = 650) wird in alkalischer Lösung mit Zinkpulver behandelt. Dabei werden *reduktiv* **3** Äquivalente Iodid-Ionen gebildet, die anschließend *argentometrisch* bestimmt werden. Daher entspricht 1 mL Silbernitrat-Maßlösung (c = 0,1 $mol \cdot L^{-1}$) **20,47 mg** Amidotrizoesäure.

633 C

Am Stickstoffatom-nichtmethylierte **Barbiturate** bilden am Äquivalenzpunkt einen schwer löslichen Niederschlag (Trübung der Lösung) eines *Barbiturat-Silber-Komplexes* im Verhältnis (**1:2**).

634 D

Eine argentometrische *Simultantitration* von *Natriumchlorid* (NaCl) neben *Kaliumchlorid* (KCl) gelingt *nicht*. Eine vorausgehende Trennung beider Analyte ist erforderlich.

635 E

Eine spezifische **Iodid-Bestimmung** *neben Chlorid* ist möglich durch Titration mit einer:
- Silbernitrat-Maßlösung mit Iod und Iodid-freier Stärkelösung als Indikator, wobei zunächst Silberiodid gefällt wird und in Abwesenheit von Iodid die blaue Farbe der Iod-Iodid-Stärke-Einschlussverbindung in die gelbe Eigenfarbe des gelösten Iods umschlägt.
- Kaliumiodat-Maßlösung nach dem *Iodmonochlorid-Verfahren*, wobei aufgrund der salzsauren Lösung der Chlorid-Gehalt nicht stört. [Zum formelmäßigen Verlauf dieser Bestimmung siehe Fragen Nr. **554–556**.]
- Thiosulfat-Maßlösung nach vorheriger Oxidation von Iodid (I^-) mit Brom (Br_2) zu elementarem Iod (I_2). Da Brom Chlorid *nicht* zu Chlor oxidiert, hat die Chlorid-Verunreinigung keinen Einfluss auf den stöchiometrischen Ablauf der Bestimmung. Chlorid-Ionen stören die Bestimmung *nicht*!

Bei der argentometrischen Titration nach Volhard oder Mohr werden Iodide *und* Chloride gemeinsam erfasst.

636 C

Die fällungsanalytische **Sulfat-Bestimmung** kann erfolgen durch Titration mit einer:
- Bariumnitrat-Maßlösung [$Ba(NO_3)_2$] in Gegenwart eines Adsorptionsindikators (Naphtharson, Alizarinsulfonsäure), wobei schwer lösliches *Bariumsulfat* ($BaSO_4$) ausfällt.
- Blei(II)-nitrat-Maßlösung [$Pb(NO_3)_2$] unter potentiometrischer Indizierung des Äquivalenzpunktes mit einer bleisensitiven Indikatorelektrode. Es fällt schwer lösliches *Bleisulfat* ($PbSO_4$) aus.

637 D

Natriumsulfat (Na_2SO_4) kann aufgrund des Sulfat-Gehalts in einer Fällungstitration mit einer **Blei(II)-nitrat-Maßlösung** [$Pb(NO_3)_2$] bestimmt werden. Es fällt *weißes* Bleisulfat ($PbSO_4$) aus.

Die Einstellung der $Pb(NO_3)_2$-Maßlösung kann mithilfe einer Natriumedetat-Maßlösung erfolgen.

Eine Blei(II)-nitrat-Maßlösung wird üblicherweise bei komplexometrischen Rücktitrationen eingesetzt.

Blei(II)-*hydroxid* [$Pb(OH)_2$] ist ein *amphoteres Hydroxid* und geht mit einem Hydroxid-Überschuss in lösliches Tetrahydroxoplumbat(II) über [$Pb(OH)_4$]$^{2-}$.

9 Komplexometrische Titrationen

9.1 Grundlagen

638 A

Natriumedetat, das zwitterionische, in Wasser lösliche *Dinatriumsalz* der Ethylendinitrilotetraessigsäure (Ethylendiamintetraessigsäure, Edetinsäure) kann durch nachfolgende Strukturformel beschrieben werden.

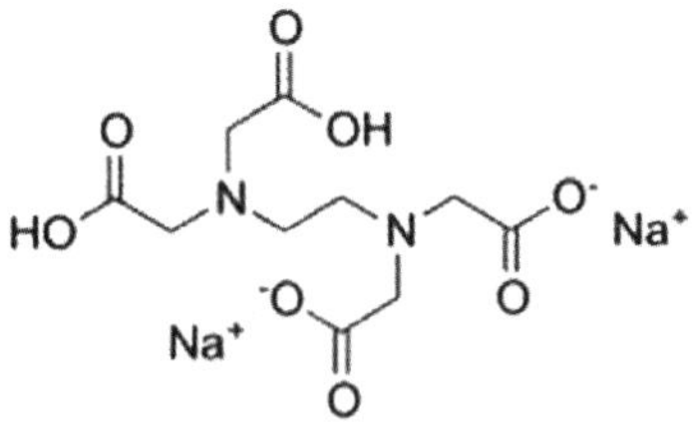

Natriumedetat

639 D 640 D

Über **Edetinsäure** [(Ethylendinitrilo)tetraessigsäure] lassen sich folgende Aussagen machen:

- Edetinsäure ist eine *vierbasige Säure* ($pK_{s1} = 2{,}0 - pK_{s2} = 2{,}67 - pK_{s3} = 6{,}16 - pK_{s4} = 10{,}26$).
- Edetinsäure kann bei geeignetem pH-Wert als *sechzähniger Ligand* (Tetraanion) mit Metallionen *Chelatkomplexe* bilden.
- Edetinsäure ist praktisch *unlöslich* in Wasser und Ethanol (96 %).
- Edetinsäure bildet mit vielen *zwei-* und *dreiwertigen* Metallionen Chelatkomplexe, die im basischen Milieu stabiler sind als im sauren. Die effektive Stabilitätskonstante (*Konditionalkonstante*) der Metalledetat-Komplexe [K_{eff}] ist daher stark pH-abhängig.
- Die Metalledetat-Komplexe sind (pseudo)oktaedrisch gebaut.

641 C   642 E

Auf **Metalledetat-Komplexe** treffen folgende Aussagen zu:

- *Natriumedetat* ist als Tetraanion ein sechszähniger Ligand und bildet mit Metallionen – unabhängig von deren Ladung – immer **1:1-Komplexe**.
- Die Metalledetat-Komplexe sind (pseudo)oktaedrisch gebaut, wobei je ein Sauerstoffatom der Carboxylatgruppen (-COO^-) vier Ecken eines *Oktaeders* besetzen. Die beiden noch freien Ecken werden von den beiden Stickstoffatomen der Ethylendiamin-Partialstruktur eingenommen, wobei die beiden Stickstoffatome eine *cis-Position* zueinander einnehmen; eine *trans*-Anordnung der beiden N-Atome ist aus sterischen Gründen *nicht* möglich. Von den beiden Sauerstoffatomen einer Carboxylatgruppe (-COO^-) koordiniert jeweils nur ein O-Atom an das Metallion.

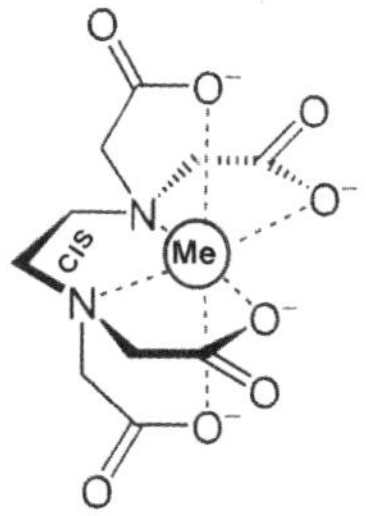

- Die Stabilität der Metalledetat-Chelatkomplexe hängt stark vom pH-Wert der Titrationslösung ab.

643 A

Die Bildung typischer Komplexe aus einem Metallion und Liganden wie z.B. Edetat kann formal als Produkt der Reaktion einer Lewis-Säure (Zentralatom) mit einer Lewis-Base (Liganden) aufgefasst werden.

Die effektive Stabilitätskonstanten (Konditionalkonstante) der Komplexe von Erdalkali-Ionen mit Edetat hängen vom pH-Wert der Titrationslösung ab.

Die Reaktion eines Metallion-Aqua-Komplexes mit Edetat (*Chelatisierung*) geht mit einer starken Zunahme der Reaktionsentropie ($\Delta S_R > 0$) einher, weil durch den Ersatz der einzähnigen Aqua-Liganden durch das sechzähnige Edetat nach der Komplexbildung mehr Teilchen vorhanden sind als vorher. Es entsteht ein Zustand geringerer Ordnung und höherer Entropie (**Entropieffekt**).

Nicht alle Chelatkomplexe sind leicht wasserlöslich. Erinnert sei an die Fällung von Nickel(II)-Ionen mit Diacetyldioxim oder an die Fällung zahlreicher Metallionen als Oxinate mit 8-Hydroxychinolin (Oxin).

644 C   645 A   646 D

Edetat ist ein sechzähniger Ligand und bildet mit Metallionen Komplexe im stöchiometrischen Verhältnis 1:1.

Die effektive Stabilitätskonstanten (Konditionalkonstante) von Metallion-Edetat-Komplexen hängen vom pH-Wert der Reaktionslösung ab.

647 E

Der Kupfer(II)-edetat-Komplex – bestehend aus dem zweiwertigen Cu^{2+}-Ion als Zentralatom und dem vierwertigen Edetat-Tetraanion – hat die Gesamtladung **–2**.

648 A

Die **Stabilitätskonstante** (K_{Stab}) eines Metall-Edetat-Komplexes entspricht der Bildungskonstanten und ergibt sich aus der Anwendung des Massenwirkungsgesetzes auf die Komplexbildungsreaktion [Hinreaktion]. Die **Dissoziationskonstante** (K_{Diss}) entspricht der Zerfallskonstanten und quantifiziert die Rückreaktion. Wie alle Gleichgewichtskonstanten sind beide Werte von der Temperatur und dem Druck abhängig. Zwischen beiden Konstanten, die gegenläufige Prozesse beschreiben, besteht folgender Zusammenhang, d.h., die Stabilitätskonstante entspricht dem *Kehrwert* der Dissoziationskonstanten:

$$\mathbf{K_{Stab} = 1/K_{Diss}}$$

649 C **650** A **651** A **652** B

Je größer die Stabilitätskonstante (K_{Stab}) ist, desto stabiler ist der Komplex. Im Allgemeinen gibt man die Stabilitätskonstante im logarithmischen Maß an ($\log K_{Stab} = pK_{Stab}$). Daraus folgt, je größer der pK-Wert ist, desto stabiler ist der Metalledetat-Komplex.

Die genannten Kationen können in folgende Reihe zunehmender Stabilität ihrer Edetat-Komplexe geordnet werden. In Klammer sind die pK_{Stab}-Werte angegeben: Na^+ (1,66) $<$ Li^+ (2,79) $<$ Ag^+ (7,2) $<$ Mg^{2+} (8,69) $<$ Ca^{2+} (10,7) $<$ Al^{3+} (16,13) $<$ Zn^{2+} (16,50) $<$ Cu^{2+} (18,8) $<$ Hg^{2+} (21,8) $<$ Fe^{3+} (25,1) $<$ Bi^{3+} (27,94)

653 D **654** D

Über **Edetinsäure** (abgekürzt: EDTA = **E**thylen**d**iamin**t**etra**a**ceticacid) und ihre Komplexe mit Metallionen lassen sich folgende Aussagen machen:

- Edetinsäure ist eine in Wasser und Ethanol schwer lösliche, *vierbasige* Säure (H_4Y).
- Edetinsäure kann bei geeignetem pH-Wert als *sechszähniger* Ligand fungieren, der mit Metallionen 1:1-Chelatkomplexe bildet.

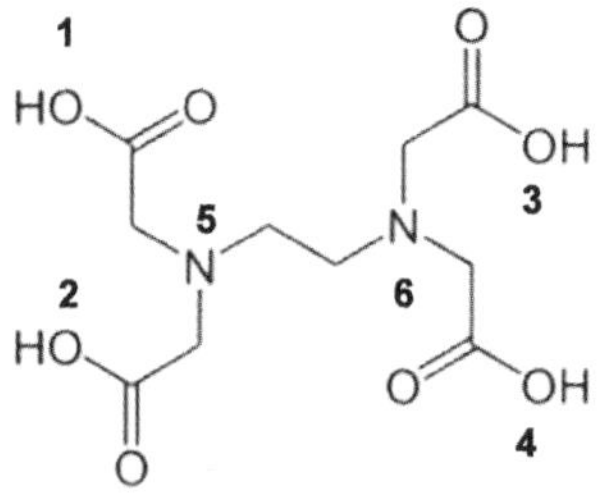

- Die effektive Stabilitätskonstante (*Konditionalkonstante*) von Metalledetat-Komplexen ist stark vom *pH-Wert abhängig*. Im Allgemeinen sind Edetat-Komplexe im Alkalischen stabiler als im sauren Milieu.
- Mg^{2+}- und Ca^{2+}-Ionen bilden relativ schwache Edetat-Komplexe, so dass sie im *sauren Milieu* (bei pH $\approx$ 3) *nicht* direkt mit Edetinsäure-Maßlösung titrierbar sind.
- Außer Alkalikationen können auch andere Metallionen *nicht direkt* mit Natriumedetat bestimmt werden. Dies ist der Fall, wenn kein auf das zu bestimmende Ion geeigneter Indikator existiert, das Metallion zu langsam mit Edetat reagiert oder wenn sich das zu bestimmende Kation beim Titrations-pH-Wert nicht in Lösung halten lässt.

655 C

Die **effektive Stabilität** (pK_{eff}) eines Edetat-Komplexes ergibt sich unter Berücksichtigung eines pH-abhängigen Wasserstoffkoeffizienten (α) zu: $\mathbf{pK_{eff} = pK_{Stab} - log\ \alpha}$

Im Allgemeinen setzen komplexometrische *Direkttitrationen* effektive Stabilitätskonstanten $K_{eff} > 10^7$ ($pK_{eff} > 7$) voraus.

Der **Magnesiumedetat-Komplex** besitzt eine niedrige Stabilitätskonstante ($pK_{Stab} = 8{,}69$). Bei pH = 7 ist log $\alpha = 3{,}32$, woraus sich die effektive Stabilität des Magnesiumedetat-Komplexes berechnet zu: $pK_{eff} = 8{,}69 - 3{,}32 = 5{,}35 < 7$. Daher kann die Direkttitration von Mg^{2+}-Ionen mit Natriumedetat *nicht* im Neutralen erfolgen, sondern der pH-Wert des Titrationsmediums muss oberhalb von pH = 8,5 (log α = 1,77) liegen.

656 B

Über **komplexometrische Bestimmungen** lassen sich folgende Aussagen machen:
- Silber-Ionen können fällungsanalytisch und *nicht* komplexometrisch mit einer Natriumchlorid-Maßlösung erfasst werden.
- Erdalkali-Ionen lassen sich bei geeignetem pH-Wert *direkt* komplexometrisch titrieren.
- Die Komplexbildungskonstante hängt wie alle Gleichgewichtskonstanten von der Temperatur ab.
- Die Bildung von Edetat-Komplexen kann als Ligandensubstitutionsreaktion aufgefasst werden. Aus Metallion-Aqua-Komplexen entstehen durch Ersatz der Wasser-Liganden Metallionedetat-Komplexe.
- Der Verbrauch an Maßlösung hängt von der Stoffmenge des gelösten Analyten ab.

657 E

Für *komplexometrische Bestimmungen* existieren folgende **Arbeitsweisen**:
- Direkttitration,
- Rücktitration,
- Substitutionstitration und
- indirekte Titration.

658 C

Eine *komplexometrische Direkttitration* ist *nur* möglich, wenn die Stabilität des Metallion-Indikator-Komplexes geringer ist als die des Metallionedetat-Komplexes, so dass die Maßlösung Metallionen aus dem Metallion-Indikator-Komplex freisetzen und als Metallion-Titrator-Komplex zu binden vermag, was mit einer Farbänderung des Indikators einhergeht.

In der Komplexometrie werden *mehrzähnige* Liganden als Maßlösung (Titratorlösung) eingesetzt, wobei die Stöchiometrie der Chelatkomplexbildung in der Regel unabhängig von der Ladung (Wertigkeit) des zu bestimmenden Kations ist.

Komplexometrische Bestimmungen werden im Allgemeinen bei einem bestimmten pH-Wert in einem *gepufferten Medium* durchgeführt.

Die Stabilität des Eisen(III)-edetat-Komplexes ($pK_{Stab} = 25{,}1$) ist größer als die des Eisen(II)-edetat-Komplexes ($pK_{Stab} = 14{,}33$).

659 E

Über die *direkte komplexometrische Titration* mit Natriumedetat-Maßlösung lassen sich folgende Aussagen machen:

- Edetat kann maximal als sechszähniger Ligand (als Tetraanion) fungieren, der mit zwei- und dreiwertigen Kationen 1:1-Chelatkomplexe bildet.
- Die effektive Komplexbildungskonstante (Konditionalkonstante) eines Metallionedetat-Komplexes ist vom pH-Wert abhängig.
- Bei einer komplexometrischen Direkttitration muss der Metallion-Edetat-Komplex stabiler sein als der Metallion-Indikator-Komplex.

660 D

Eine **komplexometrische Direkttitration** ist nur dann möglich, wenn:

- die Stabilität des Metalledetat-Komplexes hinreichend groß ist ($pK_{eff} > 7$) und der Metalledetat-Komplex stöchiometrisch einheitlich ist.
- der Metallindikator mit dem zu bestimmenden Kation einen Komplex bildet und dieser Metallion-Indikator-Komplex eine geringere Stabilität besitzt als der Metallionedetat-Komplex.
- der Metallion-Indikator-Komplex eine andere Farbe besitzt als der freie Indikator.

661 E **662** B

Die stöchiometrische *Zusammensetzung* der Edetat-Komplexe aus einem Metallion und dem 6-zähnigen Chelatliganden Edetat beträgt **1:1**.

Eine **komplexometrische Rücktitration** wird angewandt, wenn

- kein auf das zu bestimmende Kation ansprechender Indikator existiert.
- das zu bestimmende Metallion zu langsam mit dem Komplexbildner der Maßlösung reagiert.
- das zu bestimmende Kation bei dem für die Titration notwendigen pH-Wert sich nicht in Lösung halten lässt.

Die Rücktitration des überschüssigen Edetats kann mit Blei(II)-nitrat- [$Pb(NO_3)_2$], Magnesiumchlorid- [$MgCl_2$] oder Zinksulfat-Maßlösung [$ZnSO_4$] erfolgen.

Auch bei der komplexometrischen Rücktitration besteht der erste Titrationsschritt in der Bildung eines stabilen Metalledetat-Komplexes, so dass auch für Rücktitrationsverfahren der Metallion-Edetat-Komplex ($pK_{eff} > 7$) eine hinreichende Stabilität aufweisen muss.

663 B

Der Ablauf einer **komplexometrischen Rücktitration** – erklärt am Beispiel der *Nickel-Bestimmung* – setzt sich aus folgenden Teilschritten zusammen:

- Nach Zugabe eines Überschusses an Natriumedetat-Maßlösung (Na_2H_2Y) bildet sich der Nickel(II)-edetat-Chelatkomplex.

$$Ni^{2+} + H_2Y^{2-} \rightarrow [Ni\text{-}Y]^{2-} + (2\,H^+)$$

- Der Edetat-Überschuss wird anschließend mit einer eingestellten Zinksulfat-Maßlösung ($ZnSO_4$) zurücktitriert unter Bildung eines Zinkedetat-Komplexes.

$$H_2Y^{2-} + Zn^{2+} \rightarrow [Zn\text{-}Y]^{2-} + (2\,H^+)$$

- Überschüssige Zn(II)-Ionen bilden mit Eriochromschwarz T einen Zink-Indikator-Komplex, was mit einer Farbänderung verbunden ist.

$$[H_2\text{Erio T}]^- + Zn^{2+} \rightarrow [Zn\text{-Erio T}]^- + (2\,H^+)$$

664 D

Bei einer **komplexometrischen Substitutionstitration** laufen folgende Teilschritte ab:

- Das zu bestimmende Metallion setzt aus einem Magnesium- oder Zinkedetat-Komplex die äquivalente Stoffmenge an Zink(II)- oder Magnesium(II)-Ionen frei.

$$[Zn\text{-}Y]^{2-} + Me^{2+} \rightarrow [Me\text{-}Y]^{2-} + Zn^{2+}$$

- Die freigesetzte Mg(II)- oder Zn(II)-Stoffmenge wird mit einer eingestellten Edetat-Maßlösung ($Na_2H_2Y_2$) erfasst.

$$Zn^{2+} + H_2Y^{2-} \rightarrow [Zn\text{-}Y]^{2-} + (2\,H^+)$$

- Überschüssiges Edetat setzt aus dem Zink-Indikator-Komplex den metallochromen Indikator frei, was mit einer Farbänderung einhergeht.

$$[Zn\text{-}Ind]^{2-n} + H_2Y^{2-} \rightarrow [Zn\text{-}Y]^{2-} + (Ind)^{n-} + (2\,H^+)$$

665 B

Über **komplexometrische Titrationen** lassen sich folgende Aussagen machen:

- Edetinsäure komplexiert in der Regel mehrwertige Metallionen als vierfach negativ geladenes Anion (als *Tetraanion*).
- *Hydroxid-Ionen* (HO^-) haben einen bestimmenden Einfluss auf komplexometrische Titrationen, da sie mit dem zu bestimmenden Ion auch zur Bildung von schwer löslichen Hydroxiden oder stabilen Oxokomplexen führen können.
- Die Konzentration an Metallionen am *Äquivalenzpunkt* (Titrationsgrad **τ = 1**) ist eine Funktion der Komplexbildungskonstanten (K) und der Ausgangskonzentration (c_o) des Metallions:

$$-\log [Me^{n+}] = -0{,}5\,(\log c_o - \log K)$$

- Die *Konditionalkonstante* (K_{eff}) beschreibt die Abhängigkeit des Komplexierungsgleichgewichts [der Komplexbildungskonstanten K_{Stab}] vom pH-Wert.
- Auch *Anionen* lassen sich mithilfe einer *indirekten Titration* komplexometrisch bestimmen.

666 B

Folgende Aussagen über **Hilfskomplexbildner** treffen zu:

- Sie sollen das Ausfällen der Kationen in Abwesenheit von Edetat verhindern.
- Sie bilden mit Kationen einen Komplex geringerer Stabilität im Vergleich zum Metallion-Edetat-Komplex.
- Hilfskomplexbildner spielen bei der stöchiometrischen Auswertung der Titration *keine* Rolle.

Die Einstellung des optimalen pH-Wertes (pH-Bereiches) der Titrationslösung erfolgt durch Zugabe von Puffersubstanzen.

667 E **668** E **669** E

Der Verlauf der **Titrationskurve** im *Überschussbereich* einer komplexometrischen Bestimmung kann beschrieben werden durch: **$\log cMe = pMe = \log K - \log (\tau\text{-}1)$**

Für **$\tau = 2$** ($\log \tau\text{-}1 = \log 2\text{-}1 = \log 1 = 0$) entspricht die Metall-Ionenkonzentration ungefähr der **Dissoziationskonstanten** des Metallion-Edetat-Komplexes: **$\log C_{Me} = p_{Me} = \log K$**

Kommentare

669 E

Der pH-Wert hat einen starken Einfluss auf den Verlauf der Titrationskurve der Bestimmung von Kupfer(II) mit Natriumedetat-Maßlösung bei potentiometrischer Indizierung des Titrationsverlaufs, da die Stabilität von Edetat-Komplexen durch den pH-Wert der Titrationslösung beeinflusst wird.

- Die Konzentration an Metallionen am *Äquivalenzpunkt* (**$\tau = 1$**) einer komplexometrischen Titration ist berechenbar mithilfe der Gleichung (mit K = Stabilitätskonstante – c_o = Ausgangskonzentration des Metallions): **log cMe = pMe = –0,5 (log co – log K)**
- Die Konzentration an Metallionen bei **$\tau = 0,5$** ist weitgehend unabhängig von der effektiven Stabilitätskonstanten (K_{eff}), hängt jedoch von der Ausgangskonzentration (c_o) des Metallions ab.

670 D **671** D **672** B

Metallindikatoren oder *metallochrome Indikatoren* sind organische Farbstoffe, die mit Metallionen Komplexe bilden, die anders gefärbt sind als der freie Indikator. Sie gehören verschiedenen Stoffklassen an:

- **Calconcarbonsäure** und **Eriochromschwarz** T sind *Azofarbstoffe*, die in räumlicher Nachbarschaft zur Azogruppe (Ar-N=N-Ar) phenolische Hydroxygruppen tragen.

Calconcarbonsäure **Eriochromschwarz T**

- **Calcein** und **Xylenolorange** zählen zu den Triphenylmethanfarbstoffen [Ph_3CX]. Calcein ist ein Derivat des Fluoresceins und Xylenolorange gehört in die Gruppe der Sulfophthaleine.

Calcein **Xylenolorange**

- Auch einfache aromatische Verbindungen wie **Sulfosalicylsäure** oder **Dithizon** (1,5-Diphenylthiocarbazon) können als Metallindikatoren eingesetzt werden, ebenso wie **Murexid**, das Ammoniumsalz der Purpursäure.

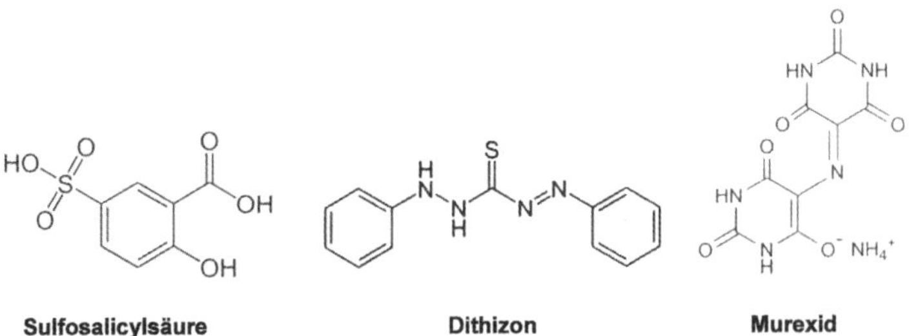

Sulfosalicylsäure **Dithizon** **Murexid**

Bromcresolgrün ist ein Säure-Base-Indikator. *Ferroin* und *Methylenblau* sind Redoxindikatoren.

673 C

Über **metallochrome Indikatoren** lassen sich folgende Aussagen machen:
- Metallindikatoren müssen mit Metallionen *weniger stabile* Komplexe bilden mit Edetat, so dass sie aus dem Metallion-Indikator-Komplex mit Edetat freigesetzt werden.
- Metallindikatoren gehören verschiedenen chemischen Substanzklassen an (Azofarbstoffe, Triphenylmethanfarbstoffe, einfach aromatische Verbindungen).
- Um den Endpunkt einer komplexometrischen Titration erkennen zu können, müssen die freie und die mit Metallionen komplexierte Form des Indikators unterschiedlich gefärbt sein.
- Da Metallindikatoren auch acidobasische Eigenschaften aufweisen, hängt ihre Farbe vom pH-Wert der Titrationslösung ab.
- Metallindikatoren wie z.B. *Calcon* sind im Allgemeinen *nicht universell* einsetzbar.

674 E 675 E

Über den Metallindikator **Eriochromschwarz T** [abgekürzt: **Erio T**](Formel siehe Frage Nr. **670**) lassen sich folgende Aussagen machen.
- Der Indikator, ein Azofarbstoff, ist als Indikator für die komplexometrische Bestimmung zwei- und dreiwertiger Metallionen im pH-Bereich 7-11 einsetzbar. Mit Alkali-Ionen bilden sich keine stabilen Komplexe.
- Die Farbe des Indikators ist abhängig vom pH-Wert der Lösung. Wässrige Lösungen des acidobasischen Eriochromschwarz T sind bis zu einem pH-Wert von 6,3 *weinrot*. Die Substanz liegt als Monoanion mit deprotonierter Sulfonsäuregruppe vor. Bei weiterer pH-Erhöhung werden die beiden phenolischen Hydroxygruppen stufenweise deprotoniert. Das Dianion ist *tiefblau* gefärbt und bei pH 11,5 zeigt das Trianion eine *Orangefärbung*.
- Der Indikator reagiert bei der Komplexbildung als *dreizähniger* Chelator. Da die beiden phenolischen Hydroxygruppen (Ar-O**H**) zusammen mit der Azogruppe (Ar-N=N-Ar′) an der Bildung von Chelatkomplexen beteiligt sind, werden bei der Bildung der Metallion-Indikator-Komplexe Protonen freigesetzt.
- Erio T ist in alkalischer Lösung empfindlich gegenüber Oxidationsmitteln.
- Bei Ca, Mg oder Zn kann der Indikator im Metallion-Indikator-Komplex durch den stärkeren Chelator Edetat verdrängt werden. Jedoch ist der Erio T-Komplex mit Ag, Al, Co, Cu, Fe oder Ni so stabil, dass mit Edetat aus diesen Komplexen kein Ligandenaustausch erfolgt. Erio T kann daher zur Bestimmung dieser Ionen *nicht* als metallochromer Indikator verwendet werden.

676 C 677 C

Über die *Herstellung* der **Natriumedetat-Maßlösung** nach Arzneibuch lassen sich folgende Aussagen machen.
- Die vierbasige *Editinsäure* (M_r = 292,2) ist deutlich weniger wasserlöslich als das Dihydrat ihres Dinatriumsalzes (M_r = 372,2) bzw. ihr wasserfreies Dinatriumsalz (M_r = 336,2).
- Das für die Herstellung der Maßlösung verwendete Natriumedetat muss der Arzneibuchmonographie *Natriumedetat* [Dinatriumdihydrogen(ethylendinitrilo)tetraacetat-Dihydrat] (Dinatrii edetas) entsprechen.
- 1 Liter Maßlösung (c = 0,1 $mol \cdot L^{-1}$) enthält ungefähr 33,6 g an *wasserfreiem* Natriumedetat. Bei einer Einwaage von 7,444 g des Dihydrats hat die Maßlösung eine Stoffmengenkonzentration von c = 0,02 $mol \cdot L^{-1}$.
- Die Einstellung der Maßlösung erfolgt mit *Zink* als Urtiter durch Auflösen in salzsaurer Lösung unter Zusatz von Bromwasser. Zur Titerbestimmung verwendet man in einer Methenamin-Pufferlösung *Xylenolorange* als Indikator.
- Die Natriumedetat-Maßlösung wird vorteilhaft in Polyethylengefäßen aufbewahrt, da diese keine Metallionen abgeben können.

678 A

Wenn **25 mL** einer Zinksulfat-Maßlösung (c = 0,1 mol·L^{-1}) [*f = 0,98*] mit **25 mL** Natriumedetat-Maßlösung (c = 0,1 mol·L^{-1}) eingestellt werden, so besitzt auch die Natriumedetat-Lösung den Faktor **f = 0,98**.

679 B

Aufgrund der pK_s-Werte (pK_{s1} = 2,0 – pK_{s2} = 2,67 – pK_{s3} = 6,16 – pK_{s4} = 10,26] liegt die vierbasige **Editinsäure** (H_4Y) bei pH = 4-5 als *Dianion* (H_2Y^{2-}) vor. Daher kann die Titration eines dreiwertigen Metallions bei diesem pH-Wert durch nachfolgende Formelgleichung beschrieben werden:

$$Me^{3+} + H_2Y^{2-} \rightarrow [MeY]^- + (2\ H^+)$$

680 B **681** C **682** E

Die **Einstellung** der **Natriumedetat-Maßlösung** erfolgt nach Arzneibuch gegen metallisches **Zink** (Zn), das zuvor durch Lösen in Salzsäure in Zink(II)-chlorid ($ZnCl_2$) übergeführt wurde.

Anstelle von Zink kann auch hochreines **Calciumcarbonat** ($CaCO_3$) als *Urtiter* eingesetzt werden.

683 B

Nickel(II) und Zink(II) bilden mittelstarke **Edetat-Komplexe** und können bei pH = 7 direkt mit einer Edetat-Maßlösung titriert werden.

Magnesium(II)-Ionen bilden einen relativ schwachen Edetat-Komplex und können erst im Ammoniak-Puffer bei pH = 10 direkt mit Natriumedetat-Lösung titriert werden.

Die Edetat-Komplexe mit Alkali-Ionen wie K^+ besitzen eine sehr geringe Stabilität, so dass Alkali-Ionen komplexometrische Titrationen *nicht* stören.

684 B

Eisen(III)- [pK = 25,1] und *Bismut*(III)-*Ionen* [pK = 27,94] bilden sehr stabile Edetat-Komplexe, so dass deren komplexometrische Bestimmung im relativ sauren Lösung erfolgen kann.

Mangan(II)- (pK = 13,79) und *Calcium-Ionen* (pK = 10,7) bilden mittelstarke bis schwache Edetat-Komplexe, so dass deren Bestimmung im Neutralem bis schwach Alkalischen durchgeführt werden muss.

Quecksilber(II)-*Ionen* [pK = 21,8] bilden zwar einen sehr stabilen Komplex mit Edetat, jedoch besitzt die komplexometrische Direkttitration in saurer Lösung keine praktische Bedeutung, weil hierfür ein geeigneter Metallindikator fehlt.

685 C

Der Zinkedetat-Komplex (pK = 16,5) ist stabiler als der Magnesiumedetat-Komplex (pK = 8,69), so dass Mg^{2+}-Ionen aus dem Magnesiumedetat-Komplex mit einer Zinksulfat-Maßlösung verdrängt werden können.

Bei der in der Frage beschriebenen Methode wird eine Magnesiumsulfat-Lösung mit einem definierten Überschuss an Natriumedetat-Maßlösung versetzt und im schwach alkalischen Milieu der Edetat-Überschuss mit einer Zinksulfat-Maßlösung zurücktitriert. Bei dieser *Rücktitration* entspricht die Differenz aus den Mengen beider Maßlösungen [vorgelegte Menge Natriumedetat minus verbrauchte Menge Zinksulfat] der Menge an Mg^{2+}-Ionen in der Probe.

Ph.Eur.10 lässt Magnesium-Ionen in einer Ammoniumchlorid-Pufferlösung direkt mit einer Natriumedetat-Maßlösung gegen Erio T als Indikator titrieren.

686 E

Der optimale pH-Wert für die komplexometrische Bestimmung von Ca^{2+}-Ionen liegt bei **pH = 12**.

687 B

Bei der komplexometrische Gehaltsbestimmung von *Magnesiumoxid* [MgO] (M_r = 40,30) und der Bildung des Magnesiumedetat-Komplexes im Verhältnis 1:1 entspricht 1 mL einer Natriumedetat-Maßlösung (c = 0,1 mol/L) **4,030 mg** an MgO.

688 B 689 A 690 A 691 C

Auf die *komplexometrische* Bestimmung von **Quecksilber(II)-Ionen** mittels einer Arbeitsweise aus *Rück-* und *Substitutionstitration* treffen folgende Aussagen zu:

- Quecksilber(II) bildet einen sehr stabilen (pK = 21,8) 1:1-Chelatkomplex mit Natriumedetat.
- Die Bildung des Quecksilber(II)-edetat-Komplexes ist – wie alle Komplexierungsgleichgewichte mit Edetinsäure – in hohem Maße vom pH-Wert in der Titrationslösung abhängig.

Quecksilber(II)-Ionen bilden zwar einen stabilen Komplex mit Edetat, jedoch besitzt die komplexometrische Direkttitration in *saurer* Lösung keine praktische Bedeutung, weil hierfür ein geeigneter Metallindikator fehlt.

- Vorhandene Erdalkali-Ionen können *nicht* mit Cyanid maskiert werden, da CN^--Ionen mit Hg(II) einen sehr stabilen Tetracyano-Komplex bilden würden.
- Das *Arzneibuch* schreibt für die Quecksilber(II)-Bestimmung ein Rücktitrationsverfahren in ammoniakalischer, Ammoniumchlorid-haltiger Lösung vor. Die Erfassung des Edetat-Überschusses (H_2Y^{2-}) erfolgt mit einer Zinksulfat- oder Zinkchlorid-Maßlösung gegen Eriochromschwarz T als Indikator. Dabei laufen folgende Teilschritte ab, wobei der Endpunkt durch die Bildung des Zink-Erio T-Komplexes angezeigt wird:

$$Hg^{2+} + H_2Y^{2-} \rightarrow [Hg\text{-}Y]^{2-} + (H_2Y^{2-})_{\text{überschuss}} + (2\,H^+)$$
$$(H_2Y^{2-})_{\text{überschuss}} + Zn^{2+} \rightarrow [Zn\text{-}Y]^{2-} + (2\,H^+)$$
$$\textit{Farbumschlag}: [\text{freies Erio T}]^{n-} + Zn^{2+} \rightarrow [Zn\text{-Erio T}]^{2-n}$$

- Durch nachfolgende Zugabe von *Kaliumiodid* (KI) oder *Natriumthiosulfat* ($Na_2S_2O_3$) unter Bildung der sehr stabilen Tetraiodomercurat(II)- $[HgI_4]^{2-}$ oder Dithiocyanatomercurat(II)-Komplexe $[Hg(S_2O_3)_2]^{2-}$ wird Hg(II) aus seinem Edetat-Komplex verdrängt. Dabei wird die äquivalente Stoffmenge an Edetat freigesetzt, die erneut mit Zinksulfat-Maßlösung quantitativ erfasst wird. Es laufen folgende Teilprozesse ab:

$$[Hg\text{-}Y]^{2-} + 4\,I^- \textit{ oder } 2\,S_2O_3^{2-} \rightarrow Y^{4-} + [HgI_4]^{2-} \textit{ oder } [Hg(S_2O_3)_2]^{2-}$$
$$Y^{4-} + Zn^{2+} \rightarrow [Zn\text{-}Y]^{2-}$$
$$\textit{Farbumschlag}: [\text{freies Erio T}]^{n-} + Zn^{2+} \rightarrow [Zn\text{-Erio-T}]^{2-n}$$

692 A 693 A 694 A 695 C

Eisen(III)- (Fe^{3+}), **Bismut(III)-** (Bi^{3+}), **Nickel(II)-** (Ni^{2+}) und **Zink-Ionen** (Zn^{2+}) bilden stabile EDTA-Komplexe und können bei geeignetem pH-Wert durch *Direkttitration* komplexometrisch bestimmt werden.

Natrium- (Na^+), *Silber-* (Ag+), *Cyanid-* (CN^-), *Sulfat-* (SO_4^{2-}) und *Phosphat-Ionen* (PO_4^{3-}) sind nur einer *indirekten* komplexometrischen Bestimmung zugänglich.

Alkali-Ionen (z.B. K^+, Na^+, Li^+) bilden keine stabilen Komplexe mit Edetat-Maßlösung und sind einer komplexometrischen Direkttitration *nicht* zugänglich.

696 E

Die Bestimmung der **Wasserhärte** ist ein Beispiel einer *Simultantitration* von *Calcium neben Magnesium*, wobei aus dem Verbrauch an Natriumedetat-Maßlösung nur die **Gesamthärte** des Wassers ermittelt wird.

697 B

Die *indirekte komplexometrische* **Sulfat-Bestimmung** erfolgt nach Fällung des Sulfat-Ions als Bariumsulfat ($BaSO_4$) mit einer eingestellten, überschüssigen Bariumchlorid-Lösung. Danach wird der Ba^{2+}-Überschuss mit Edetat-Maßlösung im Alkalischen zurücktitriert.

698 B

Von den genannten Ionen können nur Co^{2+}-Ionen mit Edetat-Maßlösung in direkter Titration quantifiziert werden.

699 C

Phosphat-Ionen (PO_4^{3-}) können indirekt komplexometrisch bestimmt werden, indem man sie zunächst als schwer lösliches *Magnesiumammoniumphosphat* [$Mg(NH_4)PO_4$] ausfällt. Der Niederschlag wird abgetrennt, gewaschen und in Salzsäure aufgelöst. Nach Zugabe einer alkalisch reagierenden Pufferlösung und überschüssiger Natriumedetat-Maßlösung wird das überschüssige Edetat mit einer Magnesiumchlorid-Maßlösung gegen Erio T zurücktitriert.

- Aufgrund der relativ schwachen Stabilität des Magnesiumedetat-Komplexes ist für diese Bestimmung ein alkalisches Puffermilieu essentiell.
- Der Phosphat-Gehalt berechnet sich aus der Differenz an zugefügter Natriumedetat-Maßlösung minus dem Verbrauch an Magnesiumchlorid-Maßlösung bei der Rücktitration.

700 D

Bei der *indirekten komplexometrischen* **Cyanid-Bestimmung** werden CN^--Ionen zunächst mit einem Überschuss an einer standardisierten Ni(II)-Salzlösung gebunden. Es entsteht der sehr stabile $[Ni(CN)_4]^{2-}$-Komplex. Danach wird das nicht umgesetzte Ni(II) komplexometrisch erfasst. Die bei der zweiten Titration erfasste Menge an Ni(II) ist proportional zur Menge an Cyanid in der Probe.

- Alternativ kann man zur Lösung des Tetracyanidonickelat(II)-Komplexes $[Ni(CN)_4]^{2-}$ eine ausreichende Menge an Silber-Ionen (Ag^+) hinzufügen, die aus dem Ni-Komplex Cyanid unter Bildung von AgCN oder $[Ag(CN)_2]^-$ verdrängen. Die freigesetzten Ni(II)-Ionen werden anschließend mit Natriumedetat-Maßlösung gegen Erio T bestimmt.
- Die zweite Methode der Cyanid-Bestimmung gelingt, weil Nickel(II)-Ionen eine deutlich höhere Komplexbildungstendenz gegenüber Edetat besitzen als Ag(I)-Ionen.

10 Elektrochemische Analysenverfahren

10.1 Grundlagen der Elektrochemie

701 C **702** D

Die *Wanderung geladener Teilchen* (Anionen, Kationen) in einem elektrischen Feld bezeichnet man als **Migration**.

Neben der Migration tragen zum Ladungstransport in Elektrolytlösungen noch folgende Phänomene bei:

- **Diffusion**: Darunter versteht man den Ausgleich von *Konzentrationsunterschieden* in Flüssigkeiten und Gasen als Folge der Brownschen Molekularbewegung und aufgrund der thermischen Energie der Teilchen eines Stoffes.
- **Konvektion** oder **Wärmeströmung**: Die *Wärmeübertragung* von einem Ort zu einem anderen ist stets auch mit dem Transport von Teilchen verbunden und wird vor allem in Flüssigkeiten und Gasen beobachtet.

703 B

In einer **Elektrolytlösung** wird der Strom durch die in der Lösung vorhandenen *Ionen* transportiert. *Solvatisierte Elektronen* sind in wässriger Lösung *nicht* existent. Solvatisierte Elektronen treten beim Lösen von Alkalimetallen in flüssigem Ammoniak auf.

704 B

In *Elektrolytlösungen* (Lösungen von Säuren, Basen oder Salzen) erfolgt der **Ladungstransport** durch die in der Lösung vorhandenen *Ionen*. Der Ladungstransport ist stets mit einem Massentransport verbunden, wobei Anionen (zur Anode) und Kationen (zur Kathode) in entgegengesetzte Richtungen wandern. Auch in *Salzschmelzen* beruht der Ladungstransport auf beweglichen Ionen.

In *Metallen* wird der Ladungstransport durch bewegliche *Elektronen* verursacht.

705 E **706** E

Die **Wanderungsgeschwindigkeit** von Ionen in einer Lösung zwischen zwei Elektroden hängt ab:

- vom *Ionenradius* und dem Betrag der *Ionenladung*, ist aber (bei gleichem Ladungsbetrag) unabhängig vom Vorzeichen der Ionenladung.
- von der angelegten *Spannung* (bei unverändertem Elektrodenabstand) und vom *Elektrodenabstand* (bei unveränderter Spannung) sowie von der elektrischen *Feldstärke* in der Lösung.
- der *Viskosität* der Lösung (des Lösungsmittels).

707 D

Der **elektrische Leitwert** ist definiert als reziproker Wert (Kehrwert) des elektrischen Widerstands R [gemessen in Ohm (Ω)]. Er hat somit die *Einheit*: **1/Ω** [**Siemens** (S)]

Aufgrund des Ohmschen Gesetzes [1/R = I/U] kann der elektrische Leitwert auch angegeben werden in Ampere/Volt [**A/V**].

708 E

Die **elektrische Leitfähigkeit** eines *Halbleiters* und einer *wässrigen Elektrolytlösung* nehmen mit steigender Temperatur zu (positiver Temperaturkoeffizient).

Die elektrische Leitfähigkeit eines *Metalls* nimmt mit steigender Temperatur ab (negativer Temperaturkoeffizient).

709 E **710** C **711** E **712** D

Die **elektrische Leitfähigkeit** einer *Elektrolytlösung* hängt ab von:

- den *Konzentrationen* der *Ionen* (Anionen und Kationen) und ihren *Beweglichkeiten*. Darüber hinaus hängt die Wanderungsgeschwindigkeit von Ionen vom *Ionenradius* und dem Betrag der *Ionenladung* ab. Bei schwachen Elektrolyten bestimmt auch der *Dissoziationsgrad* der gelösten Stoffe die Menge an Ionen in der Lösung.
- der *Viskosität* und der *Temperatur* der Lösung, wobei die Leitfähigkeit mit steigender Temperatur zunimmt.

Die elektrische Leitfähigkeit einer Elektrolytlösung hängt *nicht* ab vom Volumen (bei unveränderter Konzentration) der Lösung sowie von apparativen Parametern wie Fläche und Abstand der Elektroden bzw. von der Zellkonstanten der Leitfähigkeitsmesszelle; sie ist gleichfalls unabhängig von der Amplitude der angelegten Wechselspannung oder von der Stromstärke.

713 D

Die **elektrische Leitfähigkeit** einer *Elektrolytlösung* kann erhöht werden durch:

- Erhöhung der *Anzahl* frei beweglicher *Ionen* in der Lösung oder durch Erhöhung der *Ionenwertigkeit* (Zahl der Elementarladungen pro Ion).
- Erhöhung der *Ionenbeweglichkeit* und der *Temperatur* der Elektrolytlösung.

714 D

Die *elektrische Leitfähigkeit* einer **Natriumchlorid-Lösung**

- beruht auf der Ionenwanderung (von Na^+- und Cl^--Ionen) im elektrischen Feld (Migration).
- entspricht dem Kehrwert des spezifischen Widerstands (1/ρ) der Lösung.
- ist umso größer, je mehr Ionen in der Lösung *frei beweglich* sind.

Üblicherweise erhöht sich die Leitfähigkeit einer Elektrolytlösung mit zunehmender Konzentration des Elektrolyten, weil die Anzahl beweglicher Ladungsträger ansteigt. Durch Assoziations-, Dissoziations- oder Solvatationseffekte besteht aber nur bis zur einer Konzentration von etwa $c = 1\ mol \cdot L^{-1}$ ein linearer Zusammenhang. In hochkonzentrierten Lösungen beeinflussen interionische Wechselwirkungen die *Ionenbeweglichkeit* und die elektrische Leitfähigkeit kann mit steigender Konzentration auch abnehmen.

715 E **716** E **717** E

Die genannten Ionen lassen sich in folgende Reihe *steigender* **Grenzäquivalentleitfähigkeit** [bei unendlicher Verdünnung] (in $S \cdot cm^2 \cdot mol^{-1}$) ordnen: Li^+ (38,6) < **CH_3COO^-** (40,9) < Na^+ (50,9) < Mg^{2+} (53,1) < Ca^{2+} (60) < Ba^{2+} (65) < NO_3^- (71,5) < NH_4^+ (73,7) < K^+ (74,5) < Cl^- (75,5) < I^- (76,5) < Br^- (78,4) < SO_4^{2-} (79) < **HO^-** (192) < **H_3O^+** (350)

718 D

Aufgrund der in Frage Nr. **717** vorgestellten Reihenfolge besteht zwischen den Ionen $\mathbf{Na^+}$ und $\mathbf{HO^-}$ die größte Differenz in ihren Grenzäquivalentleitfähigkeiten.

719 E

Die genannten Ionen lassen sich in folgende Reihe *steigender* **Ionenäquivalentleitfähigkeit** [bei unendlicher Verdünnung] (in $S{\cdot}cm^2{\cdot}mol^{-1}$) ordnen: $Li^+ < Na^+ < K+ < HO^- < H_3O^+$

720 D

Die elektrische Leitfähigkeit von Wasser ist ein Maß für den Gehalt an ionischen Verunreinigungen.

Zur Herstellung von „*Hochgereinigtes Wasser*" (Aqua valde purificata) oder „*Wasser für Injektionszwecke*" (Aqua ad iniectabilia) lässt das Arzneibuch ausschließlich die *Destillation* in geeigneten Apparaturen zu (*bidestilliertes Wasser*) und begrenzt die Leitfähigkeit auf $\leq 1{,}1\ \mu S{\cdot}cm^{-1}$.

721 D **722** E **723** D **724** A

Berühren sich zwei elektrisch leitende Phasen, so tritt zwischen beiden Phasen eine Potentialdifferenz auf, deren Ursache die Ausbildung einer **elektrochemischen Doppelschicht** ist. In einer solchen Doppelschicht stehen sich zwei entgegengesetzt geladene, elektrische Schichten gegenüber.

- Im Allgemeinen versteht man unter „Doppelschicht" die Phasengrenze zwischen einem *Elektronenleiter* (Metall) und einem *Ionenleiter* (Elektrolytlösung). Die Doppelschicht weist die Eigenschaften eines *Kondensators* auf.

Taucht ein Kupferblech (Elektronenleiter) in eine Kupfer(II)-sulfat-Lösung (Ionenleiter) ein, so bildet sich an der Oberfläche des Cu-Blechs eine elektrische Doppelschicht aus, deren Ursache auf folgender Gleichgewichtsreaktion beruht: $Cu^{2+} + 2\ e^- \rightleftharpoons Cu$

Im Kontakt mit einer Elektrolytlösung können Ionen auf einer Elektrodenoberfläche adsorbiert werden und dort eine starre elektrische Doppelschicht ausbilden. Die **Dicke** dieser Schicht beträgt etwa **0,1-10 nm** (1 nm = 10^{-9} m).

725 C

Reduktions- oder Oxidationsvorgänge an der Oberfläche eines Metallstabs, der in eine Salzlösung eintaucht, führen zur Ausbildung einer Ladungsdoppelschicht und es tritt zwischen den Phasen eine *Potentialdifferenz* (*Spannung*) auf.

- Diese in Volt gemessenen **Elektrodenpotentiale** hängen u.a. von der Temperatur und der Konzentration des Salzes in der Lösung ab und können mithilfe der *Nernstschen Gleichung* beschrieben werden.

726 E

Über **Elektroden** lassen sich folgende Aussagen machen:

- Das Potential einer *Glaselektrode* (*Einstabmesskette*) ist eine Funktion des pH-Wertes der Messlösung. Daher kann der pH-Wert einer Lösung mithilfe einer Glaselektrode gemessen werden. Für solche Messungen ist jedoch die Glaselektrode mit Pufferlösungen bekannten pH-Wertes zu kalibrieren.
- *Bezugselektroden* (Referenzelektroden) wie die gesättigte *Silber/Silberchlorid-Elektrode* [+0,197 V] oder die gesättigte *Kalomelelektrode* [+0,241 V] haben bei 20 °C konstante aber unterschiedliche Potentiale.
- *Polarisierbare Elektroden* sind Elektroden, an denen Überspannungen auftreten. Sie sind für einen Einsatz in der Potentiometrie *nicht* geeignet.

727 A

Als **Elektroden 1. Art** (*Messelektroden*), deren Potential direkt von der Konzentration (Aktivität) der sie umgebenden Elektrolytlösung abhängt, werden eingesetzt:

- *Kationenelektroden*: ein Metall taucht in die Lösung seiner Ionen ein (Metall im Gleichgewicht mit seinen Ionen) [Cu/Cu^{2+}].
- *Anionenelektroden*: ein Nichtmetall befindet im Gleichgewicht mit seinen Ionen, wobei der Elektronenübergang durch Platin vermittelt wird [*Wasserstoffelektrode*: $Pt/H_2/H^+$] oder [Chlorelektrode: $Pt/Cl_2/Cl^-$].
- *Redoxelektroden*: Platin ermöglicht den Elektronenübergang zwischen der oxidierten und reduzierten Form eines korrespondierenden Redoxpaares [$Pt/Fe^{3+}/Fe^{2+}$].

728 C 729 D

Als **Elektroden 2. Art** (*Bezugselektroden*), deren Potential nur indirekt von der Konzentration (Aktivität) der sie umgebenden Elektrolytlösung abhängt, können Metalle im Gleichgewicht mit dem Bodenkörper eines *schwer löslichen Salzes* des betreffenden Metalls verwendet werden.

Zu Elektroden dieses Typs zählen:

- **Silber/Silberchlorid-Elektrode** [$Ag/AgCl/Cl^-$], wobei in Klammer häufig noch die Konzentration (Aktivität) der Chlorid-Lösung (NaCl, KCl) angegeben wird, zum Beispiel $Ag/AgCl/Cl^-$ (a = 3 mol/L).
- **Kalomelelektrode** (gesättigte Kalomelelektrode oder Normalkalomelelektrode) [$Hg/Hg_2Cl_2/Cl^-$].

Die *Glaselektrode* zählt zu den ionensensitiven (ionenselektiven) Membranelektroden, deren Potential von der Konzentration (Aktivität) einer bestimmten Ionenart (hier der H^+-Ionen) abhängt.

Die *Wasserstoffelektrode* [$Pt/H_2/H^+$] ist eine Elektrode 1. Art und zählt zu den sogenannten Gaselektroden.

730 E

Bei einer **Elektrode 2. Art** (*Silber/Silberchlorid-Elektrode* [$Ag/AgCl/Cl^-$] oder *Kalomelelektrode* [$Hg/Hg_2Cl_2/Cl^-$]) ist das Elektrodenmetall (Ag, Hg) von einer Schicht eines schwer löslichen Salzes des Metalls (AgCl, Hg_2Cl_2) umgeben.

In die Berechnung des Potentials (E) einer **Silber/Silberchlorid-Elektrode** ($a_{Cl^-} = 3\ mol \cdot L^{-1}$) geht das *Löslichkeitsprodukt* (K_L) von Silberchlorid (AgCl) ein. Es gilt, wobei E^o das Normalpotential des korrespondierenden Redoxpaars (Ag/Ag^+) bedeutet:

$$E = E^o + 0{,}059 \log K_L - 0{,}059 \log [Cl^-]$$

Eine **Silberelektrode**, bei der ein Silberblech in eine Silbernitrat-Lösung ($AgNO_3$) eintaucht, ist eine Elektrode 1. Art. Sie findet Verwendung bei argentometrischen Bestimmungen.

731 A

Von den aufgelisteten Bezeichnungen sind nur die Begriffe *Bezugselektrode* und *Referenzelektrode* synonym.

732 E

Als **Indikatorelektroden** zur *potentiometrischen Indizierung* von volumetrischen Bestimmungen können eingesetzt werden eine:

- ionenselektive Elektrode bei Fällungstitrationen
- Glasmembran-Elektrode bei Säure-Base-Titrationen
- Platinelektrode bei Redoxtitrationen

733 E

Als **Bezugselektroden**, die ein *konstantes Potential* besitzen, können Elektroden 2. Art verwendet werden. Hierzu zählen:
- Silber/Silberchlorid/KCl(a = 3 mol·L^{-1})-Elektrode
- Quecksilber/Quecksilber(I)-chlorid/KCl(gesättigt)-Elektrode (*gesättigte* Kalomelelektrode).

734 D **735** D **737** E

Eine inerte **Platinelektrode** wird üblicherweise verwendet:
- zur Endpunktserkennung von Redoxtitrationen, in dem sie in die Lösung eines korrespondierenden Redoxpaars eintaucht,
- zusammen mit einer 2. Platinelektrode bei der biamperometrischen Indizierung von Redoxtitrationen,
- zusammen mit einer 2. Platinelektrode zu Leitfähigkeitsmessungen (Konduktometrie),
- als Gegen- oder Hilfselektrode in der Voltammetrie (Polarographie).

Zur potentiometrischen Indizierung von Säure-Base-Titrationen verwendet man im Allgemeinen die *Glaselektrode* in Form der sogenannten *Einstabmesskette*, in die eine Silber/Silberchlorid-Referenzelektrode integriert ist.

Als Referenzelektroden in der Potentiometrie verwendet man Elektroden 2. Art (*Silber/Silberchlorid-* und *Kalomelelektrode*).

Als ionensensitive Elektrode in der Direktpotentiometrie von Fluorid-Ionen setzt man eine *Lanthanfluorid-Elektrode* (LaF_3) ein.

736 B

Kalomelelektrode und Silber/Silberchlorid-Elektrode sind bei kleinen Stromdichten praktisch **nicht polarisiert**. Sie besitzen ein konstantes Potential, da in diesen Elektroden die Konzentration an potentialbestimmenden Ionen weitgehend konstant gehalten werden kann. Sie werden deshalb als **Referenzelektroden** verwendet.

Metalle, die in die Lösung ihrer Ionen eintauchen (Silber-, Goldelektrode), sind *polarisiert*. Graphit- und Platinelektrode werden im Allgemeinen als inerte Ableitungselektroden eingesetzt.

737 E

Zwei gleich große **Platinelektroden** können bei *allen* in der Frage angeführten Bestimmungen verwendet werden.

738 C

Über **Elektroden** lassen sich folgende Aussagen machen:
- *Bezugselektroden* (Referenzelektroden) wie die gesättigte *Silber/Silberchlorid-Elektrode* [+0,197 V] oder die gesättigte *Kalomelelektrode* [+0,241 V] haben bei 20 °C konstante aber unterschiedliche Potentiale. Ihr Potential hängt zudem von der Temperatur ab.
- Eine inerte *Platinelektrode* kann zur potentiometrischen Endpunktserkennung von Redoxtitrationen verwendet werden, indem sie in die Lösung eines korrespondierenden Redoxpaars eintaucht.
- Das Potential einer *Glaselektrode* ist vom pH-Wert der Lösung abhängig, in die sie eintaucht. Zur potentiometrischen Endpunktserkennung von Säure-Base-Titrationen ist eine Kalibrierung der Elektrode *nicht* erforderlich, jedoch muss die Glaselektrode bei pH-Wert-Messungen zuvor mit Pufferlösungen bekannten pH-Wertes kalibriert werden.

739 D **740** C **741** C

Die **Kalomelelektrode** ist eine Bezugselektrode mit metallischem Quecksilber (Hg) als Elektrodenmaterial, das mit Quecksilber(I)-chlorid (*Kalomel*) [Hg_2Cl_2] bedeckt ist. Als Elektrolyt fungiert eine mit Hg_2Cl_2 *wässrige* Kaliumchlorid-Lösung (KCl) definierter Chlorid-Konzentration. Als Kontaktanschluss dient Platin.

Die „*Normal-Kalomelelektrode*" enthält eine KCl-Lösung der Konzentration (c = **1 mol/L**).

Die Kalomelelektrode (NKE) enthält *kein* Quecksilber(II)-chlorid (*Sublimat*) [$HgCl_2$].

742 C **743** D

Die **Silber/Silberchlorid-Elektrode** besteht aus einem Silberdraht (Ag), der mit einer Silberchlorid-Schicht (AgCl) bedeckt ist und in eine Kaliumchlorid-Lösung (KCl) definierter Konzentration eintaucht. Anstelle von KCl kann auch NaCl als Grundelektrolyt verwendet werden. Die Elektrodenreaktion kann beschrieben werden durch: $AgCl + e^- \rightleftharpoons Ag + Cl^-$

Das Potential der Ag/AgCl-Elektrode ist temperaturabhängig und beträgt bei einer Elektrolytkonzentration [c(KCl) = 1 mol/L): E = **+236 mV**

743 D

Die **Silberelektrode** ist eine *ionenselektive* Elektrode für Silber-Ionen (Ag^+). Der potentialbildende Vorgang lautet: $Ag \rightleftharpoons Ag^+ + e^-$

Ist der Silberdraht mit einer *dünnen* Schicht aus Silberchlorid überzogen, kann die Elektrode als ionenselektive (ionensensitive) Elektrode für Chlorid-Ionen fungieren.

Steht das Metall (Ag) im Gleichgewicht mit *festem* Silberchlorid (AgCl) in einer KCl-Lösung (c = 3 mol/L), so handelt sich um eine Elektrode 2. Art [Ag/AgCl/KCl (c = 3 mol/L)], die aufgrund ihres konstanten Potentials als Referenzelektrode (Bezugselektrode) eingesetzt werden kann.

744 E

Die **Standardwasserelektrode** (SWE) ist eine Gaselektrode, deren Potential auf folgendem Elektrodenvorgang beruht: $H_2 + 2\,H_2O \rightleftharpoons 2\,H_3O^+ + 2\,e^-$

Die Standardwasserstoffelektrode besteht aus einem Platinblech, das mit einer Schicht fein verteilten Platins (*platiniertes Platin*) überzogen ist. Die Elektrode wird von Wasserstoffgas von 1 atm (ca. 10^5 Pa) Druck umspült und taucht in eine Säurelösung der *Protonenaktivität* (a = 1 mol/L) ein.

Die Standardwasserstoffelektrode ist eine *Bezugselektrode* zur Messung von *Standardpotentialen*, ist aber für diesen Verwendungszweck in der Praxis aus technischen Schwierigkeiten von den üblichen Elektroden 2. Art abgelöst worden.

745 C

Aufgrund der Elektrodenreaktion ($\frac{1}{2}\,H_2 + H_2O \rightleftharpoons H_3O^+ + e^-$) ergibt sich die *Nernstsche Gleichung* für das Potential der **Wasserstoffelektrode** zu, wobei das Normalpotential (E^o) der Wasserstoffelektrode definitionsgemäß gleich *Null* ist und man anstelle der Konzentration des Wasserstoffgases dessen Partialdruck in den Konzentrationsterm der Nernstschen Gleichung einsetzen kann:

$$E = E^o + (0{,}06/n)\log a_{H3O+}/(p_{H2})^{1/2} = 0{,}06\log a_{H3O+} - 0{,}03\log p_{H2} = -0{,}06\,pH - 0{,}03\log p_{H2}$$

Aus dieser Gleichung ist herleitbar, dass sich das Potential der Wasserstoffelektrode um **30 mV** ändert, wenn man den Wasserstoffdruck (p_{H2}) von 1 bar (0,03 log 1 = 0) auf 10 bar (0,03 log 10 = 0,03·1 = 0,03 V) erhöht.

746 C

Zu den **ionensensitiven Messelektroden** (Festkörper-Membranelektroden) zählen: *Silbersulfid-Elektrode* (Ag_2S) und *Lanthanfluorid-Elektrode* (LaF_3)

Gesättigte Kalomelelektrode [Hg/Hg_2Cl_2/KCl(gesättigt)] und Silber/Silberchlorid-Elektrode [Ag/AgCl/KCl(a = 3 mol/L)] sind Elektroden 2. Art und werden als *Bezugselektroden* verwendet.

747 C **748** D **749** D **750** C

Ionensensitive (*ionenselektive*) **Elektroden** enthalten wie die Glaselektrode eine Membran als Bauelement, in die nur ganz bestimmte Ionen eindringen und ein Phasengrenzpotential aufbauen können.

- Unter der Selektivität einer Elektrode versteht man deren relatives Ansprechverhalten für unterschiedliche Ionen (bei gleicher Ionenladung).
- Das Potential einer ionenselektiven Elektrode beruht auf Ionenaustauschvorgängen und das Potential der Elektrode ist proportional zur Konzentration des Analyt-Ions.
- Der Arbeitsbereich der ionenselektiven Elektrode wird durch das Löslichkeitsprodukt des verwendeten schwer löslichen Salzes begrenzt

Zum Beispiel kann man aus speziellen Glassorten Elektroden herstellen, die nicht wie die Glaselektrode auf H_3O^+-Ionen sondern auf Na^+-Ionen ansprechen, und die man somit als *Natrium-sensitive Elektroden* verwenden kann.

Die *Silbersulfid-Elektrode* (Ag_2S) ist eine Festkörper-Membranelektrode, die sowohl auf Silber- (Ag^+) als auch Sulfid-Ionen (S^{2-}) anspricht.

Als Bestandteil der Festkörpermembran einer *Fluorid-sensitiven Elektrode* wird schwer lösliches Lanthanfluorid (LaF_3) verwendet.

Ionenselektive Elektroden können zur *potentiometrischen Indizierung* von Titrationen eingesetzt werden. Dabei ist die Empfindlichkeit der Elektrode umso kleiner, je höher geladen das zu bestimmende Ion ist.

In der *Direktpotentiometrie*, bei der die Konzentration eines Ions aus der Größe des Elektrodenpotentials einer Indikatorelektrode berechnet wird, werden Probelösungen auf dieselbe Ionenstärke eingestellt wie die zur *Elektrodenkalibrierung* verwendeten Lösungen.

751 D

Legt man an zwei polarisierte Metallelektroden, die in eine Elektrolytlösung eintauchen, eine Gleichspannung (U) an und misst die resultierende Stromstärke (I) in der Elektrolysezelle als Funktion der angelegten Spannung, so erhält man die unten abgebildete **Strom-Spannungs-Kurve**.

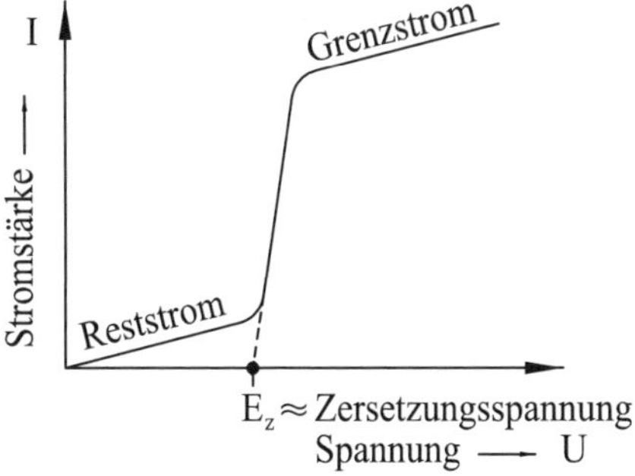

Zunächst fließt nur ein geringer Reststrom. Ein Stromfluss setzt erst dann merklich ein, wenn die angelegte Spannung größer ist als die **Zersetzungsspannung** (E_z) der betreffenden Elektrolysezelle.

Kommentare

Die Zersetzungsspannung ergibt sich dabei als Differenz der Elektrodenpotentiale von Anode und Kathode. Bei dieser Spannung beginnt die Zersetzung des Elektrolyten.

Mit anderen Worten: Damit die elektrolytische Abscheidung einer Substanz an einer Elektrode eintreten kann, muss ein bestimmter Mindestbetrag an elektrischer Energie aufgewendet werden.

Graphisch ergibt sich die Zersetzungsspannung (E_z) als Spannungswert, den man durch *Extrapolation* des annährend linearen Kurvenastes auf die Spannungsgerade erhält [Punkt (**D**) in Frage Nr. **751**].

752 C

Aus der abgebildeten Strom-Spannungs-Kurve einer elektrolytischen Zelle ergibt sich die Zersetzungsspannung zu ≈ **1,6 V**.

753 C **754** E **755** E

Folgende Aussagen über die **Zersetzungsspannung** (E_z) eines Elektrolyten in einer elektrolytischen Zelle treffen zu:

- Der Betrag der Zersetzungsspannung kann unter Anwendung der *Nernstschen Gleichung* für beide Elektrodenpotentiale berechnet werden. Die Zersetzungsspannung ergibt sich aus der *Differenz* der Elektrodenpotentiale der Anode und der Kathode einer Elektrolysezelle. Es gilt:

$$\mathbf{E_z = E_{anode} - E_{kathode}}$$

- Daher ist die Zersetzungsspannung abhängig von den *Normalpotentialen* (E^o) der an der Anode und Kathode ablaufenden Elektrodenreaktionen, den *Konzentrationen* (Aktivitäten) der Elektrolyte (z.B. $[Cu^{2+}]$) in der Zelle, und im Falle der Zersetzung von Wasser auch vom *pH-Wert* der Lösung. Darüber hinaus hängt die Zersetzungsspannung von der *Temperatur* (T) der Elektrolytlösung ab.
- Meistens ist die experimentell ermittelte Zersetzungsspannung aufgrund von Hemmerscheinungen größer als die mithilfe der Nernstschen Gleichung theoretisch berechnete EMK der Zelle. Diese Differenz wird *Überspannung* genannt.

756 B

Als ionenleitende Verbindung zwischen getrennten Halbzellen einer **galvanischen Zelle** wird ein **Stromschlüssel** (**Salzbrücke**) zwischen beiden Elektrodenräumen verwendet. Dies kann zum Beispiel ein Glasrohr sein, das mit der konzentrierten Lösung eines Neutralsalzes wie z.B. **Kaliumchlorid** (KCl) gefüllt ist. Die beiden Enden des Glasrohrs sind mit einem Diaphragma verschlossen.

757 A

In einer *galvanischen Zelle* aus einer Zinkelektrode [Zinkblech/Zinksulfat-Lösung] und einer Kupferelektrode [Kupferblech/Kupfer(II)-sulfat-Lösung] fließen aufgrund der unterschiedlichen Standardpotentiale Elektronen vom Zinkblech [$E^o(Zn/Zn^{2+}) = -0,76$ V] zum Kupferblech [$E^o(Cu/Cu^{2+}) = +0,34$ V]. Es kommt zur Korrosion des Zinkblechs. Das Zinkblech fungiert als Anode und Zn wird zu Zn^{2+} oxidiert. Das Kupferblech bildet die Kathode und Cu(II) wird zu Cu reduziert: $Zn + Cu^{2+} \rightarrow Zn^{2+} + Cu$

758 B

In einer *galvanischen Zelle* bestehend aus einer Eisenelektrode [Eisenblech/Eisen(II)-sulfat-Lösung] und einer Kupferelektrode [Kupferblech/Kupfer(II)-sulfat-Salzlösung] fließen aufgrund der unterschiedlichen Standardpotentiale Elektronen vom Eisenblech [$E^o(Fe/Fe^{2+}) = -0,44$ V] zum Kupferblech [$E^o(Cu/Cu^{2+}) = +0,34$ V]. Es kommt zur Korrosion des Eisenblechs. Das Eisenblech stellt die Anode dar und Fe wird zu Fe(II) oxidiert. Das Kupferblech bildet die Kathode und Cu(II) wird zu Cu reduziert: $Fe + Cu^{2+} \rightarrow Fe^{2+} + Cu$

759 B

Bei einer Elektrolyse ist eine größere Zellspannung zur Abscheidung von Stoffen erforderlich als die mithilfe der Nernstschen Gleichung berechnete Gleichgewichtspotentialdifferenz zwischen den Potentialen von Anode und Kathode. Diese zusätzlich erforderliche Potentialdifferenz heißt **Überspannung** (η).

Für das Auftreten der Überspannung können verschiedene Ursachen verantwortlich sein:

- *Diffusionsüberspannung*: Der Transport der an der Elektrodenreaktion beteiligten Stoffe ist durch einen geschwindigkeitsbestimmenden Diffusionsvorgang gehemmt.
- *Durchtrittsüberspannung*: Der Durchtritt von Ladungsträgern (Elektronen, Anionen, Kationen) durch die elektrochemische Doppelschicht ist gehemmt.
- *Reaktionsüberspannung*: Eine der eigentlichen Durchtrittsreaktion vor- oder nachgelagerte langsame chemische Reaktion ist gehemmt.

760 D

Die genannten Metalle lassen sich in folgende Reihe *zunehmender* **Überspannung** (η) ordnen (Zahlenangaben in Volt): platiniertes Platin [Pt] (0,015) < Platin (0,024) < Silber [Ag] (0,48) ≈ Kupfer [Cu] (0,48) < Zink [Zn] (0,72) < Quecksilber [**Hg**] (0,88)

761 A

Reines Zink [Zn] löst sich in verdünnter Schwefelsäure nur sehr langsam unter Wasserstoffentwicklung auf, weil die Entladung von Protonen (H^+) zu Wasserstoff (H_2) an Zink eine hohe Überspannung aufweist: $2\ H^+ + Zn \longrightarrow Zn^{2+} + H_2$

762 C

Um bei *konduktometrischen Messungen* eine Elektrolyse (Stromfluss infolge von Stoffumsatz) zu vermeiden, arbeitet man mit niederfrequentem Wechselstrom.

763 A

Die *Elektrogravimetrie* ist ein Analysenverfahren, bei dem Stoffe an einer Elektrode quantitativ abgeschieden und anschließend durch Wägung bestimmt werden. Es findet eine vollständige stoffliche Umsetzung des Analyten statt.

764 D **765** D

Zur Erkennung (Indizierung) des **Endpunktes** von **Titrationen** (*volumetrische Bestimmungen*) können an elektrochemischen Verfahren genutzt werden: *Amperometrie – Konduktometrie – Potentiometrie – Voltametrie*

Zur Indizierung des **Endpunktes** von **Säure-Base-Titration** können an elektrochemischen Verfahren eingesetzt werden: *Konduktometrie – Potentiometrie*

Bei *coulometrischen Titrationen* wird der Titrator elektrolytisch erzeugt und coulometrisch statt volumetrisch gemessen.

Bei *amperometrischen Titrationen* wird die Änderung der Stromstärke bei einer konstanten an die Elektroden angelegten Gleichspannung gemessen.

766 A

In der **Potentiometrie** wird durch eine praktisch stromlose Messung der Spannung (damit keine elektrolytischen Reaktionen eintreten) zwischen einer Indikatorelektrode (Messelektrode) und einer Bezugselektrode die Konzentration des Analyten ermittelt.

Ein wichtiges Anwendungsgebiet der Potentiometrie ist die Bestimmung des **pH-Werts** einer Elektrolytlösung und die Erkennung des Äquivalenzpunktes von **Säure-Base-Titrationen** mithilfe einer *Glaselektrode*.

10.2 Potentiometrie

767 D

Potentiometrische Bestimmungen erfordern eine praktisch leistungslose Spannungsmessung, da ein Stromfluss durch die elektrochemische Zelle einen merklichen Stoffumsatz an den Elektroden und somit Konzentrationsänderungen der elektroaktiven Teilchen in der Elektrodenumgebung zur Folge hätte.

Man erreicht die praktisch leistungslose Spannungsmessung durch ein *Voltmeter* (hochohmiges Spannungsmessgerät), dessen Eingangswiderstand erheblich größer ist als der Widerstand der Messkette.

768 B

Bei einer potentiometrischen pH-Messung ist der Zusammenhang mit der Messgröße (bei einer Wasserstoffelektrode) gegeben durch: **E = –0,059 pH**

Daher verwendet man im Messgerät ein *Potentiometer* mit einer Ablesegenauigkeit von **1 mV**, wenn Änderungen von 0,1 pH-Einheiten erfasst werden sollen.

769 C

Zur **Bestimmung** des **pH-Werts** der Lösung einer schwachen Säure bzw. des pH-Werts der Lösung einer schwachen Base sind geeignet die:

- potentiometrische Messung mit einer in die Analytlösung eintauchenden *Glaselektrode* als Messelektrode gegen eine geeignete Bezugselektrode. Meistens sind in einer *Einstabmesskette* Arbeits- und Bezugselektrode miteinander kombiniert.
- potentiometrische Messung mit einer in die Analytlösung eintauchenden Wasserstoffelektrode als Messelektrode gegen eine Bezugselektrode. Bei der Wasserstoffelektrode handelt es sich um eine mit Wasserstoffgas umspülte Platinelektrode, die in die saure oder alkalische Analytlösung eintaucht. Es gilt die Beziehung: **E = –0,059 pH**
- volumetrische Bestimmung des Äquivalentverbrauchs bei einer Neutralisationstitration. Aus der ermittelten Äquivalentstoffmenge an Titrator ergibt sich die Ausgangsmenge an Säure oder Base. Daraus kann dann der pH-Wert der Lösung berechnet werden. Der pK-Wert eines schwachen Elektrolyten kann aus dem Halbneutralisationspunkt ermittelt werden.

Zwei in eine Lösung eintauchende Platin-Elektroden dienen zur *konduktometrischen* Erkennung des Endpunkts von Säure-Base-Titrationen. Zur Bestimmung des pH-Werts ist dieses Analysenverfahren *nicht* geeignet.

770 D

Der **pH-Wert** einer Lösung kann bestimmt werden:
- potentiometrisch mithilfe einer Glaselektrode (Einstabmesskette),
- kolorimetrisch mit Hilfe von Säure-Base-Indikatoren (acidobasische Indikatoren).

Konduktometrisch lässt sich zwar der Verlauf einer Säure-Base-Titration verfolgen, aber der pH-Wert einer Lösung ist durch eine Leitfähigkeitsmessung mit zwei Platin-Elektroden *nicht* zu bestimmen.

771 C **772** B

Nach *Arzneibuch* kann der **pH-Wert** einer Prüflösung (pH) nach der Gleichung

$$\mathbf{pH = pH_S - (E\text{-}E_S)/k}$$

berechnet werden, sofern der pH-Wert (pH_S) einer Vergleichslösung, die Temperatur und die Potentialwerte von Prüflösung (E) und Vergleichslösung (E_S) bekannt sind.

Der aufgeführten Gleichung liegt zugrunde, dass sich die Spannungsdifferenz der Messkette bei Änderung der H_3O^+-Aktivität um eine pH-Stufe jeweils um den gleichen Betrag ändert.

Das Arzneibuch verwendet eine *empirische pH-Skala*, bei welcher der zu bestimmende pH-Wert einer Prüflösung auf den pH-Wert von Referenzlösungen bezogen wird.

Der Faktor k [$k = (E\text{-}E_S)/(pH\text{-}pH_S)$] wird als *Elektrodensteilheit* bezeichnet und korreliert mit der *Empfindlichkeit* der Elektrode (siehe auch Fragen Nr. **779**, **782–783**).

773 C

Das Potential des Redoxpaars $2H^+/H_2$, das gegen die Standardwasserstoffelektrode, deren Potential definitionsgemäß gleich Null ist, gemessen wird, ergibt sich aus der Beziehung:

$$\mathbf{E = -0{,}059\ pH}$$

Das Potential beträgt z.B. –59 mV bei pH = 1 oder –413 mV bei pH = 7. Diese Punkte liegen auf einer *abfallenden Geraden* (Gerade **C** in der Abbildung zu Frage Nr. **773**).

774 C **775** A

Der Formel zur Berechnung des pH-Werts nach *Arzneibuch* (siehe Frage Nr. **771**) liegt die Annahme zugrunde, dass sich bei 20 °C das Potential um 58,2 mV (0,0582 V) ändert bei einer Änderung um *eine* pH-Einheit. Mit anderen Worten der Betrag des Potentials ändert sich um 0,029 V (≈ 0,03 V), wenn man z.B. den pH-Wert einer Lösung von pH = 7,0 auf **pH = 7,5** erhöht.

776 C

Die Silber/Silberchlorid-Elektrode [Ag/AgCl/KCl(a = 3 mol/L)] hat bei gegebener Temperatur ein konstantes Potential und wird nicht als Indikatorelektrode (Messelektrode) sondern als *Bezugselektrode* eingesetzt.

777 D

Indikatorelektroden (Messelektroden, Arbeitselektroden) zur *pH-Bestimmung* sind: Wasserstoffelektrode – Antimonelektrode – Glaselektrode

Normalwasserstoffelektrode und Silber/Silberchlorid-Elektrode werden aufgrund ihres konstanten Potentials als Bezugselektroden eingesetzt.

778 D

Zur *potentiometrischen* Indizierung des Endpunkts *acidimetrischer* Titrationen wird eine *Glaselektrode* (als Einstabmesskette) verwendet.

Die *Silberelektrode* dient in der Argentometrie als Indikatorelektrode und eine Platinelektrode verwendet man als inerte Ableitelektrode bei Redoxprozessen.

Kalomelelektrode und Silber/Silberchlorid-Elektrode werden aufgrund ihres konstanten Potentials (Elektroden 2. Art) als Bezugselektroden verwendet.

779 C

Über die in der **Potentiometrie** eingesetzten **Elektroden** treffen folgende Aussagen zu:

- Potentiometrische Titrationen erfordern *keine Kalibrierung* der verwendeten Elektroden.
- Zur leichteren Handhabung werden die Glaselektrode und eine Bezugselektrode in einer sogenannten *Einstabmesskette* zusammengefasst. Die Einstabmesskette besitzt einen *Nullpunkt*, d.h. einen pH-Wert, bei dem die Spannung der Kette null ist. Üblicherweise liegt dieser Nullpunkt bei 25 °C bei pH = 7.
- Unter der *temperaturabhängigen Steilheit* einer Elektrode versteht man die Änderung des Elektrodenpotentials in Folge einer Aktivitätsänderung (Konzentrationsänderung) des zu bestimmenden Ions um den Faktor 10. Mit anderen Worten, die Elektrodensteilheit entspricht der Spannungsänderung pro pH-Einheit. Die pH-Skala ist eine logarithmische Skala (log 10 = 1).
- Eine ionenselektive Elektrode wäre ionenspezifisch, wenn sie nur auf das zu bestimmende Ion und nicht auch auf andere Ionen ansprechen würde. In der Praxis zeigen aber diese Elektroden im Allgemeinen eine *Querempfindlichkeit* gegenüber anderen Ionen. Daher sollte man den Ausdruck „ionenspezifisch" nicht verwenden. Die Querempfindlichkeit kann mit Gleichungen beschrieben werden, die der Nernstschen Formel ähneln. Aus diesen Gleichungen ergibt sich ein *Selektivitätskoeffizient* (Selektivitätskonstante). Je kleiner der Selektivitätskoeffizient ist, desto höher ist die Unterscheidungsfähigkeit zwischen den Störionen und dem zu bestimmenden Ion.

780 D

Die **Bestimmung** des **pH-Werts** einer Lösung mithilfe der Glaselektrode beruht auf der pH-Abhängigkeit der *Potentialdifferenz* an der äußeren Grenzfläche Glasmembran/Messlösung (Position U4 in der Abbildung der Frage Nr. **780**), deren Größe von den Konzentrationen (Aktivitäten) der H_3O^+-Ionen in der Innen- und Außenlösung abhängt. Aus diesem Grund zählt man die Glaselektrode zu den *Membranelektroden.*

781 E

Die Glasmembran der Glaselektrode besitzt einen sehr hohen elektrischen *Eigenwiderstand* (Ohmscher Innenwiderstand) von 100-500 MΩ.

782 B 783 D

Die **Elektrodensteilheit** gibt an, wie sich das Potential an der Elektrode ändert, wenn sich die Konzentration (Aktivität) eines gelösten Reaktionspartners um den Faktor 10 ändert. Die Elektrodensteilheit ergibt sich aus der Nernstschen Gleichung zu: $\mathbf{k = (R \cdot T / n \cdot F) \ln 10}$.

Danach ist die Steilheit einer Elektrode abhängig von der *Temperatur* (T). Die Elektrodensteilheit ist zudem umgekehrt proportional zur *Ladung* (n) der potentialbestimmenden Ionen.

Die Steilheit einer *Glaselektrode* korreliert mit der *Empfindlichkeit* der Messung und ergibt sich aus der Spannungsänderung pro pH-Einheit (V/pH) [log 10 = 1]. Sie wird in der Einheit *Volt* (V) angegeben.

784 D

Das Auftreten von *Diffusionspotentialen* bei der Glaselektrode rührt von *unterschiedlichen Wanderungsgeschwindigkeiten* (Beweglichkeiten) von Anionen und Kationen der Elektrolytlösung der Bezugselektrode am Diaphragma her.

785 C

In stark sauren Lösungen (pH < 0,5) können bei Verwendung einer Glaselektrode **Säurefehler** (*Querempfindlichkeit gegenüber Anionen*) auftreten. Der in saurer Lösung gemessene pH-Wert ist dann *größer* als der mit einer Elektrode ohne Säurefehler gemessene pH-Wert.

Der Säurefehler hängt von der Zusammensetzung der Glasmembran ab. Durch Entwicklung besonderer Glassorten sind heute Bestimmungen im gesamten konventionellen pH-Bereich von 0-14 möglich.

786 B **787** B **788** E

In stark alkalischen Lösungen kann bei der Glaselektrode der **Alkalifehler** (*Querempfindlichkeit gegenüber Alkali-Ionen*) auftreten. Der im Alkalischen gemessene pH-Wert ist *kleiner* als der mit einer Elektrode ohne Alkalifehler gemessene pH-Wert. Ursache für den Alkalifehler ist eine hohe Alkali-Ionenkonzentration.

Der Alkalifehler hängt von der Zusammensetzung der Glasmembran ab. Besonders einfach geladene Kationen wie Natrium-Ionen (Na^+) verursachen große Alkalifehler. Durch Entwicklung besonderer Glassorten sind heute jedoch Bestimmungen im gesamten konventionellen pH-Bereich von 0-14 möglich, wobei der optimale Messbereich für die Glaselektrode im Bereich **2 < pH < 12** liegt.

789 B **790** A

Zur **Kalibrierung der Glaselektrode** schreibt das *Arzneibuch* ausgewählte *Referenzlösungen* definierten pH-Werts, bestimmter Zusammensetzung und Temperatur vor.

Als Kalibrierlösungen sind Lösungen folgender Substanzen zu nennen: Kaliumhydrogentartrat – Kaliumtetraoxalat – Kaliumhydrogencitrat – *Kaliumhydrogenphthalat* – Natriumtetraborat sowie eine *gesättigte Calciumhydroxid-Lösung.*

Hinzu kommen noch Phosphatpufferlösungen aus Kaliumdihydrogenphosphat und Kaliummonohydrogenphosphat bzw. die Lösungen der analogen Natriumsalze. Auch eine Lösung aus Natriumcarbonat/Natriumhydrogencarbonat wird als Referenzlösung verwendet.

791 B

Bei *direktpotentiometrischen Messungen* verdünnter Lösungen wird die Konzentration elektrisch geladener Teilchen in elektrochemischen Zellen durch Messung der Zellspannung (Potentialdifferenz) bestimmt.

792 D

Bei der potentiometrischen Indizierung von Titrationen in *wasserfreiem Milieu* mit geeigneten Elektroden ist der Endpunkt an der *Änderung der Spannung* erkennbar.

793 D **794** D  **795** E

Die **Potentiometrie** eignet sich zur:

- Indizierung von Säure-Base-Titrationen mit einer Glaselektrode als Arbeitselektrode.
- Indizierung von Redoxtitrationen, bei denen meistens eine Platinelektrode als Indikatorelektrode eingesetzt wird.

- Indizierung argentometrischer Titrationen (Fällungstitrationen) unter Verwendung einer Silberelektrode als Indikatorelektrode.
- Indizierung komplexometrischer Titrationen unter Verwendung von Metallionenelektroden oder ionensensitiven Elektroden, beispielsweise einer calciumselektiven Elektrode zur komplexometrischen Titration von Ca^{2+}-Ionen.
- quantitativen Bestimmung von Fluorid unter Verwendung einer fluoridsensitiven LaF_3-Elektrode als Indikatorelektrode.
- Messung des pH-Werts unter Verwendung einer Glaselektrode (Einstabmesskette).

Zur *Wasserbestimmung* nach der Karl-Fischer-Methode verwendet man die biamperometrische Indizierung des Titrationsendpunktes mithilfe zweier polarisierbarer Pt-Elektroden.

796 C

Vor der Durchführung von *Säure-Base-Titrationen mit potentiometrischer Endpunktserkennung* muss die als Indikatorelektrode eingesetzte Glaselektrode *nicht* kalibriert werden. Der mittels Glaselektrode (Einstabmesskette) ermittelte Potentialsprung beruht auf einer Änderung der Spannung der Titrationslösung.

Die potentiometrische Indizierung des Endpunktes ermöglicht die simultane Bestimmung von Halogeniden.

797 A 798 C

Bei der **potentiometrischen Titration** erfolgt die leistungslose (praktisch stromlose) Messung der Potentialdifferenz zwischen einer Indikatorelektrode und einer Referenzelektrode in Abhängigkeit von der Reagenzzugabe. Messgröße ist die Veränderung der Spannung der elektrochemischen Zelle.

799 E

Bei der *alkalimetrischen Titration* einer einbasigen Säure (HA) mit potentiometrischer Indizierung des Äquivalenzpunktes hängt der *Potentialsprung* (pH-Sprung) am Äquivalenzpunkt ab von der:
- *Säurestärke* (pK_s-Wert) und der *Anfangskonzentration* der zu titrierenden Säure,
- *Autoprotolysekonstante* (K_L) des verwendeten Lösungsmittels.

800 B

Bei potentiometrischen Titrationen dient die *Änderung* der *Spannung* während des Titrationsverlaufs als Messgröße.

801 D

Bei *wasserfreien Titrationen* mit Perchlorsäure-Maßlösung in Eisessig mit einer Glaselektrode und einer Kalomel-Bezugselektrode mit Diaphragma ist es ratsam, den KCl-Elektrolyten durch **Lithiumchlorid** (LiCl) zu ersetzen, um ein Verstopfen des Diaphragmas durch auskristallisierendes *Kaliumperchlorat* ($KClO_4$) zu verhindern. Einstabmessketten sind infolge einer zu hohen Diffusionspotentialdifferenz für nichtwässrige Lösungen ungeeignet.

802 E

Ramipril kann als Carbonsäure (R-COOH) durch volumetrische Titration mit einer NaOH-Maßlösung bei potentiometrischer Endpunktserkennung bestimmt werden.

803 D

Zur potentiometrischen Indizierung von Redoxtitrationen sind inerte Edelmetallelektroden wie eine *Platinelektrode* oder eine *Goldelektrode* geeignet.

804 D

Eine Glasmembran-Elektrode wie die Glaselektrode kann als Arbeitselektrode für potentiometrische Säure-Base-Titrationen eingesetzt werden.

Für die potentiometrische Endpunktserkennung von Redoxtitrationen ist eine Platin-Elektrode geeignet.

Die Silber/Silberchlorid-Elektrode ist eine Bezugselektrode und keine Indikatorelektrode. Für die Endpunktserkennung argentometrischer Titrationen verwendet man eine Silberelektrode.

805 D **806** E **807** C

Zur direktpotentiometrischen Bestimmung von **Fluorid-Ionen** ist am besten eine Lanthanfluorid-Einkristall-Elektrode (LaF_3) geeignet. Zu dieser *Fluoridelektrode* lassen sich folgende Aussagen machen:

- Bei Messungen im sauren pH-Bereich (pH < 5) treten Störungen durch Bildung von undissoziiertem Fluorwasserstoff (HF) oder HF_2^--Ionen auf, die somit aus der Lösung entfernt werden und bei der darauf folgenden Bestimmung nicht mehr detektierbar sind.
- Bei Messungen im alkalischen pH-Bereich können Störungen durch Hydroxid-Ionen auftreten (*Querempfindlichkeit gegenüber Hydroxid-Ionen*), da Lanthanhydroxid [$La(OH)_3$] (pK_L = 18,7) schwerer löslich ist als Lanthanfluorid [LaF_3] (pK_L = 16,2).
- Der Konzentrationsbereich der *Fluoridelektrode* ist durch das Löslichkeitsprodukt des Lanthanfluorids (LaF_3) bestimmt. Eine niedrigere Fluorid-Konzentration wie die sich durch das Löslichkeitsprodukt ergebende Konzentration ist in Lösung *nicht* messbar.

808 B

Trägt man bei einer potentiometrisch mit einer Silberelektrode indizierten Titration mit Silbernitrat-Maßlösung den *negativen* dekadischen Logarithmus der Silber-Ionenkonzentration (-log [Ag^+]) gegen den Titrationsgrad (τ) auf, so erhält man die nachfolgend abgebildete *halblogarithmische Titrationskurve* (**Graph B**). Der Endpunkt (Äquivalenzpunkt) der Titration entspricht dem Wendepunkt der Titrationskurve. (***Anmerkung***: Graph A würde man erhalten, wenn man den dekadischen Logarithmus der Ag^+-Konzentration gegen τ aufträgt.)

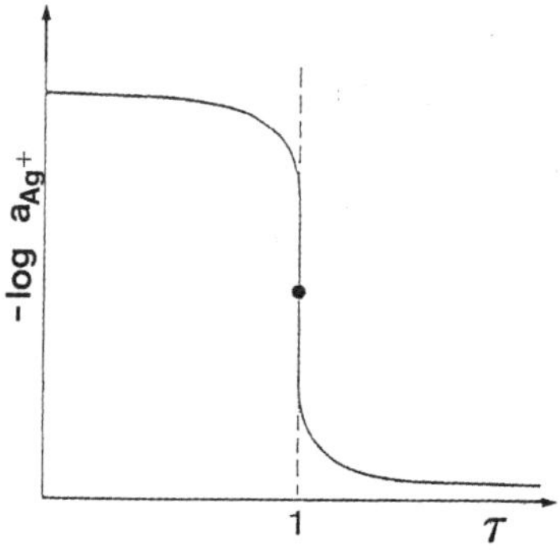

Kommentare

809 C

Ionenaktivitäten als Maß für die wirksame (effektive) Ionenkonzentration können direktpotentiometrisch mit ionenselektiven (ionensensitiven) Elektroden bestimmt werden. Für die Bestimmung von Calcium-Ionen verwendet man eine *calciumionenselektive Elektrode*. Sie enthält eine Polymermatrix als Membran mit einer Calciumchlorid-Innenlösung.

10.3 Elektrogravimetrie

810 E

Das **1. Faradaysche Gesetz** ($m = M \cdot Q/n \cdot F$) stellt den Zusammenhang her zwischen der bei einer Elektrolyse abgeschiedenen Stoffmenge (Masse m) und der dabei geflossenen Ladungsmenge (Strommenge Q). M kennzeichnet die relative molare Masse des abzuscheidenden Stoffes, n entspricht der elektrochemischen Wertigkeit und F ist die Faraday-Konstante.

811 D

Die **Faraday-Konstante** (F) ist das Produkt aus der *Avogadro*-Konstante ($N_A = 6{,}023 \cdot 10^{23}$) und der *Elementarladung* ($e = 1{,}602 \cdot 10^{-19}$ A·s). Sie entspricht dem Betrag der Ladung von 1 mol Elektronen bzw. der Ladung, die zur elektrolytischen Abscheidung von 1 mol eines einwertigen Metalls erforderlich ist.

812 B

Über die *Elektrolyse* einer *wässrigen Natriumchlorid-Lösung* (NaCl) lassen sich folgende Aussagen machen:

- Aus Elektroneutralitätsgründen enthält die Lösung gleich viele Anionen wie Kationen.
- Bei Stromfluss wandern Anionen und Kationen unterschiedlich schnell (unterschiedliche Ionenbeweglichkeiten). Die Anionen wandern zur Anode und werden dort oxidiert, die Kationen wandern zur Kathode und werden dort reduziert.
- Bei der Elektrolyse einer wässrigen Natriumchlorid-Lösung (**Chloralkalielektrolyse**) entsteht neben dem anodisch gebildeten Chlor (Cl_2) an der Kathode noch Wasserstoff (H_2). Zusätzlich fällt Natriumhydroxid als Elektrolyseprodukt an:

$$2\,H_2O + 2\,NaCl \rightarrow H_2\uparrow + Cl_2\uparrow + 2\,NaOH$$

813 D

Zur **Elektrogravimetrie** lassen sich folgende Aussagen machen:

- Elektrogravimetrische Bestimmungen beruhen auf der *anodischen* oder *kathodischen Abscheidung* von Stoffen. Die Ermittlung der Stoffmenge erfolgt unabhängig von elektrochemischen Daten durch *Wägung*.
- Bei konstanter Stromstärke (*galvanostatische Elektrolyse*) ist die abgeschiedene Menge (m) des Analyten proportional zur Zeit (t), in welcher der Strom (I) fließt: $\mathbf{m \approx I \cdot t}$
- Die Geschwindigkeit der elektrolytischen Abscheidung hängt auch vom *Diffusionskoeffizienten* (D) des Analyten ab.
- Als *Zersetzungsspannung* (E_Z) einer elektrolytischen Zelle bezeichnet man die Minimalspannung, bei der die Elektrolyse gerade noch nicht einsetzt.

– Die Abscheidung des Analyten erfolgt meistens an einer polarisierbaren Platinelektrode. Von einer *polarisierbaren Elektrode* spricht man, wenn deren tatsächliches Potential von dem mittels der Nernstschen Gleichung berechneten Elektrodenpotential abweicht, zum Beispiel bei Anlegen einer äußeren Spannung, bei Stromfluss durch die Zelle oder bei Konzentrationsänderungen infolge einer Elektrodenreaktion.

814 A

Bei einer *elektrogravimetrischen* **Kupfer-Bestimmung** in einer verdünnten, schwefelsauren Lösung wird durch Reduktion von Cu(II)-Ionen an der Kathode metallisches Kupfer abgeschieden und an der Anode bildet sich Sauerstoff. Insgesamt läuft folgender Redoxprozess ab:

$$Cu^{2+} + 3\,H_2O \rightarrow Cu\downarrow + \tfrac{1}{2}\,O_2\uparrow + 2\,H_3O^+$$

815 E

Bei der Elektrolyse einer *wässrigen Kupfersulfat-Lösung* hängt die **Zersetzungsspannung** ab von:
- dem Normalpotential des Redoxsystems Cu^{2+}/Cu,
- dem Normalpotential des korrespondierenden Redoxpaars O_2/H_2O,
- einer eventuell vorhandenen Sauerstoffüberspannung,
- der Cu^{2+}-Konzentration.

816 B

Bei der **Elektrolyse** einer wässrigen Silbernitrat-Lösung ($AgNO_3$) wird durch Reduktion an der Kathode *metallisches* Silber abgeschieden: $Ag^+ + e^- \rightarrow \mathbf{Ag}\downarrow$

817 A

Von den genannten Kationen kann $\mathbf{Pb^{2+}}$ anodisch zu Pb(IV) oxidiert werden; es scheidet sich ein Oxidhydrat auf der Elektrode ab, das sich beim Trocknen in **Blei(IV)-oxid** (PbO_2) umwandelt.

818 D

Bei der *Elektrolyse* eines *dreiwertigen Metallchlorids* ($MeCl_3$) laufen folgende Elektrodenprozesse ab:

$$\text{Anode: } 2\,Cl^- \rightarrow Cl_2\uparrow + 2\,e^-$$
$$\text{Kathode: } Me^{3+} + 3\,e^- \rightarrow Me\downarrow$$
$$\text{Elektrolyseprozess: } 2\,MeCl_3 \rightarrow 3\,Cl_2 + 2\,Me$$

Bilden sich durch anodische Oxidation der Chlorid-Ionen 11,2 mL Chlor-Gas, so entspricht dies – unter Einbeziehung des Molvolumens eines Gases von 22400 mL – einer Stoffmenge von n = 0,0005 ($5\cdot10^{-4}$) mol Chlor.

Aufgrund der gegebenen Stöchiometrie, nach der 3 mol Chlor (Cl_2) 2 mol des betreffenden Metalls (Me) entsprechen, ergibt sich, dass im gleichen Zeitraum $\tfrac{1}{3}\cdot10^{-3}$ mol = 40 mg = 0,04 ($4\cdot10^{-2}$) g Metall an der Kathode abgeschieden werden. Daraus berechnet sich die relative Atommasse des Metalls zu: $\mathbf{A_r} = 4\cdot10^{-2}\ g/1/3\cdot10^{-3}\ mol = 4\cdot3\cdot10^1 =$ **120 g/mol**

10.4 Coulometrie

819 E

Die **Coulometrie** kann genutzt werden:

- *potentiostatisch* (bei konstanter Spannung) zur Quantifizierung von Stoffen, wobei statt der Masse die bei der Abscheidung des Stoffes geflossene Strommenge gemessen wird.
- *galvanostatisch* (*coulometrische Titration*), wobei intermediär ein Hilfsreagenz, das als Titrator fungiert, elektrolytisch erzeugt und coulometrisch statt volumetrisch gemessen wird. Vorteil dieser Methode ist, dass auf diese Weise *Reagenzien* (z.B. Ti^{3+}-Ionen) zugänglich werden, die als Maßlösung *instabil* oder nur schwer zu handhaben sind.
- für die *Fällungstitration* von Halogeniden wie Bromid (Br^-), indem Ag^+-Ionen durch anodische Oxidation aus einer Silberelektrode erzeugt werden und danach das schwer lösliche Silberhalogenid (z.B. AgBr) ausfällt.
- zu *bromometrischen Titrationen* durch anodisch aus einer Bromid-Lösung erzeugtes Brom (Br_2).

820 D

Bei der **galvanostatischen Coulometrie** (*coulometrische Titrationen*) wird die Stromstärke (I) während der Elektrolyse konstant gehalten und das Produkt aus Stromstärke und Zeit (t) dient als Messgröße. Der Endpunkt der Bestimmung kann mithilfe von Indikatoren oder durch elektrochemische Verfahren ermittelt werden.

821 E

Über **coulometrische Titrationen** lassen sich folgende Aussagen machen:

- Für die Titration von Säuren werden durch Kathodenreaktion von Wasser Hydroxid-Ionen ($2\ H_2O + 2\ e^- \rightarrow H_2 + 2\ \mathbf{HO^-}$) erzeugt, die durch Rühren in der Lösung verteilt werden und den Analyten neutralisieren. Kaliumchlorid (KCl) oder Natriumsulfat (Na_2SO_4) dienen als Leitelektrolyt.
- Für die Titration von Basen werden durch Anodenreaktion von Wasser Protonen erzeugt ($2\ H_2O \rightarrow O_2 + 4\ \mathbf{H^+} + 4\ e^-$), die durch Rühren in der Lösung verteilt werden und welche die zu bestimmende Base neutralisieren.
- Da Anoden- und Kathodenreaktion immer parallel ablaufen, müssen die beiden Elektrodenräume durch ein Diaphragma voneinander getrennt werden. Zur Bestimmung von Säuren oder von Basen wird die Polarität der Arbeitselektrode umgekehrt.
- Titrationskurven von starken Säuren oder Basen sind in der Nähe des Äquivalenzpunktes punktsymmetrisch.
- Durch Coulometrie können Reagenzien wie Ti^{3+}-Ionen elektrolytisch erzeugt werden, die sonst nur sehr schwer zu handhaben sind.
- Der *Endpunkt* coulometrischer Titrationen kann durch Farbindikatoren angezeigt werden, im Allgemeinen werden aber elektrochemische (potentiometrische, konduktometrische, amperometrische) Verfahren bevorzugt angewandt, da diese eine größere Empfindlichkeit besitzen.

822 E

Bei der coulometrischen Titration von *Wasser* nach Karl Fischer [$2\ H_2O + SO_2 + \mathbf{I_2} \rightarrow SO_4^{2-} + 2\ I^- + 4\ H^+$] wird die Stromstärke konstant gehalten und als Messgröße dient die Zeit bis zum Erreichen des Endpunktes. Das für die Reaktion erforderliche Iod (I_2) wird durch anodische Oxidation von Iodid (I^-) erzeugt.

- Man benötigt somit Geräte mit zwei Elektrodenpaaren. Eine Arbeitselektrode, an der Iod erzeugt wird und eine Messelektrode, die anzeigt, ob Iod durch die obige Reaktion verbraucht wird oder in der Lösung verbleibt.

823 D

Bei der durch elektrolytische Zersetzung einer Silbernitrat-Lösung abgeschiedenen Silbermenge (m) besteht zwischen der Stromstärke (I) und der Elektrolysezeit (t) folgender Zusammenhang: $\mathbf{m \approx I \cdot t}$

824 D

Bei einer **coulometrischen Titration** mit zwei Pt-Elektroden und *Kaliumchlorid* (KCl) als Leitelektrolyt können folgende Vorgänge ablaufen:

- An der *Kathode* bilden sich durch *Reduktion* (Elektronenaufnahme) von Wasser Wasserstoff (H_2) und Hydroxid-Ionen (HO^-). In saurer Lösung werden Hydroxonium-Ionen (H_3O^+) zu Wasserstoff reduziert.

$$2\,H_2O + 2\,e^- \rightarrow H_2 + 2\,HO^-$$
$$2\,H_3O^+ + 2\,e^- \rightarrow H_2 + 2\,H_2O$$

- Durch *anodische Oxidation* (Elektronenabgabe) bildet sich aus den Chlorid-Ionen des Leitelektrolyten elementares Chlor (Cl_2).

$$2\,Cl^- \rightarrow Cl_2 + 2\,e^-$$

- Durch kathodisch erzeugte Hydroxid-Ionen können Säuren wie z.B. *Essigsäure* titriert werden. Im Kathodenraum werden aber Hydroxonium-Ionen zu Wasserstoff reduziert, so dass im Kathodenraum unter diesen Bedingungen Basen wie Ephedrin *nicht* bestimmbar sind.
- Erst durch Änderung der Polarität der Arbeitselektrode und mit Natriumsulfat als Leitsalz (anstelle von Kaliumchlorid) können durch anodische Oxidation Protonen (H^+) erzeugt werden, mit denen man Basen wie *Ephedrin* titrieren kann.

$$2\,H_2O \rightarrow 4\,H^+ + O_2 + 4\,e^-$$

825 E

Bei der coulometrischen Titration von *Wasser* nach Karl Fischer [$2\,H_2O + SO_2 + \mathbf{I_2} \rightarrow SO_4^{2-} + 2\,I^- + 4\,H^+$] wird die Stromstärke konstant gehalten und als Messgröße dient die Zeit bis zum Erreichen des Endpunktes. Das für die Reaktion erforderliche Iod (I_2) wird durch anodische Oxidation von Iodid (I^-) erzeugt.

- Man benötigt somit Analysengeräte mit zwei Elektrodenpaaren. Eine Arbeitselektrode, an der Iod erzeugt wird und eine Messelektrode, die anzeigt, ob Iod durch die obige Reaktion verbraucht wird oder in der Lösung verbleibt.

826 D

Bei einer **coulometrischen** Titration mit einer Silber-Anode und einer Platin-Kathode sowie *Kaliumbromid* (KBr) als Leitelektrolyt können folgende Vorgänge ablaufen:

- An der *Anode* wird Ag zu Ag^+ oxidiert und es fällt Silberbromid aus.

$$Ag \rightarrow 1\,e^- + Ag^+ + Br^- \rightarrow AgBr\downarrow$$

- An der Kathode bilden sich durch Reduktion (Elektronenaufnahme) von Wasser (H_2O) Wasserstoff (H_2) und Hydroxid-Ionen (HO^-). In saurer Lösung werden Hydroxonium-Ionen (H_3O^+) zu Wasserstoff reduziert.

$$2\,H_2O + 2\,e^- \rightarrow H_2 + 2\,HO^-$$
$$2\,H_3O^+ + 2\,e^- \rightarrow H_2 + 2\,H_2O$$

- Durch kathodisch erzeugte Hydroxid-Ionen können Säuren wie z.B. *Acetylsalicylsäure* titriert werden.
- Im Kathodenraum werden Hydroxonium-Ionen zu Wasserstoff reduziert, so dass unter diesen Bedingungen Basen wie z.B. *Ephedrin* im Kathodenraum *nicht titrierbar* sind.

827 C 828 A

Die **Stromstärke-Zeit-Kurve** der *potentiostatischen Coulometrie* (bei konstanter Spannung) ist in der nachfolgenden Abbildung (**a**) wiedergegeben. Die Ermittlung der verbrauchten Ladungsmenge erfolgt graphisch oder elektronisch. Die durch einen Stromkreis transportierte Ladung (Q) ist bei veränderlicher Stromstärke (I) durch das Zeitintegral der Stromstärke gegeben (t_o = Titrationsstart, t_e = Zeit bis zum Titrationsende).

Die Stromstärke-Zeit-Kurve der *galvanostatischen Coulometrie* (bei konstanter Stromstärke) ist in der nachfolgenden Abbildung (**b**) graphisch dargestellt. Die Methode erfordert eine Indizierung des Titrationsendpunktes (bei t_e), die visuell mit Indikatoren oder mithilfe elektrochemischer Verfahren erfolgen kann.

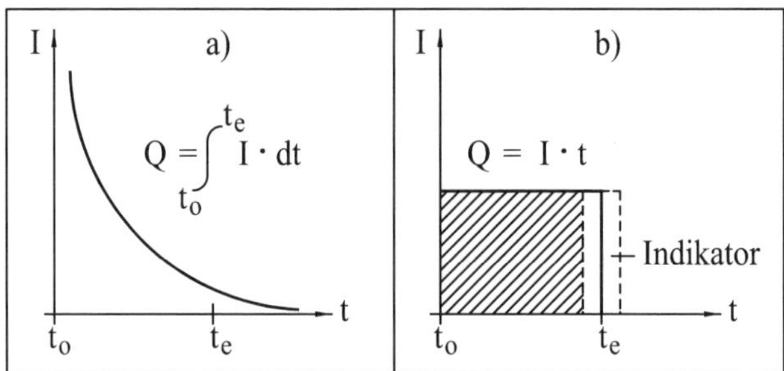

829 C

Arsenit (AsO_3^{3-}) kann mit anodisch aus einer Iodid-Lösung (Hilfsreagenz) erzeugtem Iod (I_2) zu Arsenat (AsO_4^{3-}) oxidiert werden. Der Endpunkt der Titration wird durch das Auftreten einer Blaufärbung nach Zusatz einer Stärkelösung angezeigt oder aus der Stromstärke und der Elektrolysedauer bis zum Titrationsendpunkt berechnet.

$$2\,I^- \xrightarrow{\text{anodische Oxidation}} I_2 + 2\,e^-$$

$$AsO_3^{3-} + H_2O + I_2 \xrightarrow{\text{Stärke}} AsO_4^{3-} + 2\,HI$$

830 E 831 D

Ascorbinsäure kann in Gegenwart von Iodid *coulometrisch* titriert werden. Dabei wird Iodid *anodisch* zu Iod oxidiert und dieses oxidiert dann Ascorbinsäure zu Dehydroascorbinsäure.

Der Endpunkt der Bestimmung kann im *Anodenraum* mit einer Doppel-Platin-Elektrode mittels *Bivoltametrie* indiziert werden. Je größer der konstante Strom zwischen den Generatorelektroden ist, desto rascher wird Iod gebildet und desto schneller ist der Äquivalenzpunkt erreicht.

832 C

Bei **coulometrischen Titrationen** wird das Reagenz elektrolytisch erzeugt und coulometrisch statt volumetrisch gemessen. So können für Säure-Base-Titrationen im *Kathodenraum* durch *Reduktion* von Wasser ($2\,H_2O + 2\,e^- \rightarrow H_2 + 2\,HO^-$) Hydroxid-Ionen erzeugt werden, die durch den Rührer verteilt eine im Kathodenraum befindliche Säure wie *Ascorbinsäure* neutralisieren.

Der Endpunkt einer coulometrischen Titration wird mit irgendeiner der Standardmethoden indiziert. So kann die Indikation der coulometrischen Titration einer Säure *potentiometrisch* unter Einsatz einer kombinierten Glaselektrode (Einstabmesskette) erfolgen.

833 C 834 C

Ph.Eur.10 lässt die **Mikrobestimmung** von **Wasser** mittels *Karl-Fischer-Titration* und *coulometrischer Indizierung* des Endpunktes durchführen. Hierbei wird keine Iod-Maßlösung zur Prüflösung hinzugefügt, sondern es wird Iod *in situ* durch *anodische Oxidation* erzeugt. Chemisch läuft der analoge Prozess ab, wie bei der volumetrischen Bestimmung. Die Stromstärke (I) wird während der Titration konstant gehalten. Die Zeit bis zum Erreichen des Endpunktes wird gemessen. Das Produkt aus Strom und Zeit ist direkt proportional zur gebildeten Menge an Iod und daher auch proportional zur Wassermenge in der Prüflösung. B steht in der Formelgleichung für eine Hilfsbase.

$$SO_2 + \mathbf{I_2} + \mathbf{H_2O} + 2\,B \rightarrow SO_3 + 2\,I^- + 2\,BH^+$$

835 C

Bei der elektrogravimetrischen Bestimmung von Nickel(II) ($A_r = 58$) entsteht an der Kathode neben Nickel (Ni) gleichzeitig noch Wasserstoff (H_2). Aus der Abscheidung von 58 mg (m = 0,058 g) Nickel berechnet sich aufgrund der kathodischen Reduktion [$Ni^{2+} + \mathbf{2}\,e^- \rightarrow Ni$ (n = **2**)] mithilfe des Faradayschen Gesetzes die Ladungsmenge (Q_{Ni}) zu:

$Q_{Ni} = m{\cdot}n{\cdot}F/A_r = 0{,}058 \cdot 2 \cdot 96/500/58 = 193\ A{\cdot}s$

– Bei dieser Elektrolyse belief sich – bei einer Stromstärke I = 1 A und einer Elektrolysezeit von t = 965 s – die insgesamt verbrauchte Ladungsmenge (Q_{gesamt}) auf:

$Q_{gesamt} = I \cdot t = 1 \cdot 965 = 965\ A{\cdot}s$

– Daher wurden nur **20%** der Ladungsmenge für die Nickel-Abscheidung aufgewendet.

836 C

Zur coulometrischen Erzeugung von 1 mol Iod [$2\,I^- \rightarrow I_2 + \mathbf{2}\,e^-$ (n = **2**)] sind etwa **2**$\cdot 10^5$ Coulomb (A·s) erforderlich. Bei einer Stromstärke I = 100 mA (= 0,1 A) und einer Elektrolysezeit von t = 200 s ist durch die Zelle insgesamt eine Ladungsmenge (Q) geflossen von: $Q = I \cdot t = 0{,}1 \cdot 200 = 20$ C (A·s)
– Dies entspricht nach dem Faradayschen Gesetz einer Menge an freigesetztem Iod von:

m = $1M \cdot 20\ C/2{\cdot}10^5\ C = 0{,}0001\ M$ = **100 µmol**

837 E 838 D

Bei der **Mikrobestimmung** von **Wasser** durch coulometrische Titration mithilfe der *Karl- Fischer-Methode* wird Iodid anodisch zu Iod oxidiert und dieses oxidiert Schwefeldioxid (SO_2) in Gegenwart von Wasser (H_2O) und einer Hilfsbase (B) zu Schwefeltrioxid (SO_3):
Anodische Oxidation: $2\,I^- \rightarrow I_2 + 2\,e^-$ (n = **2**)
Wasserbestimmung: $\mathbf{I_2} + \mathbf{H_2O} + SO_2 + 2\,B \rightarrow SO_3 + 2I^- + 2\,BH^+$
Der Äquivalenzpunkt der Bestimmung war bei einem Strom von I = 20 mA nach 25 min (1500 s) erreicht. Dies entspricht einer Strommenge (Q) von:

$Q = I \cdot t = 20\ mA \cdot 1500\ s = 30000\ mA{\cdot}s$

– Daraus berechnet sich die Stoffmenge (m/M) an gebildetem Iod nach dem Faradayschen Gesetz zu, wobei $F = 10^5\ A{\cdot}s{\cdot}mol^{-1}$ beträgt zu:

$m/M = Q/n{\cdot}F = 30000\ mA{\cdot}s/2{\cdot}10^5\ A{\cdot}s{\cdot}mol^{-1}$ = **0,15 mmol**

Da die Stoffmengen von Iod und Wasser gemäß obiger Formelgleichung äquivalent sind, entspricht dies auch 0,15 mmol an Wasser ($M_r = 18$). Folglich enthielt die Probe **2,7 mg** Wasser.

838 D

Der Äquivalenzpunkt der *coulometrischen Bestimmung von Wasser* nach Karl Fischer war bei einem Strom von I = 20 mA nach 5 min (300 s) erreicht. Dies entspricht einer Strommenge (Q) von: $Q = I \cdot t = 20\ mA \cdot 300\ s = 6000\ mA{\cdot}s$

– Daraus berechnet sich die Stoffmenge (m/M) an gebildetem Iod nach dem Faradayschen Gesetz zu, wobei $F = 10^5\ A{\cdot}s{\cdot}mol^{-1}$ beträgt zu:

$m/M = Q/n{\cdot}F = 6000\ mA{\cdot}s/2{\cdot}10^5\ A{\cdot}s{\cdot}mol^{-1} = \mathbf{0{,}03\ mmol}$

Da die Stoffmengen von Iod und Wasser gemäß obiger Formelgleichung (siehe Frage Nr. **837**) äquivalent sind, entspricht dies auch 0,03 mmol an Wasser ($M_r = 18$). Folglich enthielt die Probe **0,54 mg** Wasser.

839 B

Bei der coulometrischen Titration von 49,05 mg (m = 0,04905 g) Schwefelsäure ($M_r = 98{,}1$) und dem Elektrodenvorgang [$H_2SO_4 + \mathbf{2}\ e^- \rightarrow H_2 + SO_4^{2-}$ (n = **2**)] wird nach dem Faradayschen Gesetz mit F = 96500 $C{\cdot}mol^{-1}$ eine Ladungsmenge (Q) verbraucht von:

$\mathbf{Q} = m \cdot n \cdot F/M_r = 0{,}04905 \cdot 2 \cdot 96500/98{,}1 = \mathbf{96{,}5\ C}\ mA{\cdot}s$

840 D

Zur coulometrischen Erzeugung von 1 mol Protonen (ad 1000 mL) sind etwa 10^5 Coulomb erforderlich. 1,0 mL Salzsäure-Lösung ($c = 0{,}1\ mol{\cdot}L^{-1}$) enthält 10^{-4} mol an Protonen (H^+), zu deren Erzeugung etwa $\mathbf{10^1 = 10\ C}$ benötigt werden.

841 E

Zur elektrolytischen Abscheidung von 1 mol Kupfer sind aufgrund des Elektrodenvorganges [$Cu^{2+} + \mathbf{2}\ e^- \rightarrow Cu$ (n = **2**)] eine Ladungsmenge von etwa Q = 193500 C erforderlich. Fließt ein Strom von I = 2 A über einen Zeitraum t = 24000 s durch eine wässrige $CuSO_4$-Lösung, so entspricht dies einer Ladung (Q) von:
$Q = I \cdot t = 2\ A \cdot 24000\ s = 48000\ C\ (A{\cdot}s)$

– Durch diese Ladungsmenge werden daher etwa **¼ mol Cu** (48000/193500 ≈ 0,248 mol) abgeschieden.

10.5 Voltammetrie (Polarographie)

842 E 843 B

Bei der polarographischen Zink-Bestimmung erfolgt der *Transport* der Zn^{2+}-Ionen zur Arbeitselektrode durch **Diffusion**. Daher ist die Diffusionskontrolle der Stromstärke Voraussetzung für die Durchführung polarographischer Bestimmungen.

844 B 845 E

Zur **Polarographie** (Voltammetrie) lassen sich folgende Aussagen machen:

– Als Arbeitselektrode wird die *Quecksilbertropfelektrode* (QTE) verwendet, wobei sie in der Regel als Kathode geschaltet wird.
– Es wird nur ein Teil der in Lösung befindlichen Substanz (*Depolarisator*) umgesetzt, so dass eine mehrmalige Wiederholung der Analyse möglich ist.

- In einem *Polarogramm* wird die Stromstärke (I) in Abhängigkeit von einer zeitlich veränderlichen Spannung registriert (*Strom-Spannungs-Kurve*).
- Der (mittlere) *Diffusionsgrenzstrom*, der durch Diffusion und spontane Reaktion der elektroaktiven Substanz an der Elektrode zustande kommt, ist der Konzentration der elektroaktiven Substanz direkt proportional. Die Höhe des Diffusionsgrenzstromes (*Stufenhöhe* im Polarogramm) ist Grundlage für die *quantitative* Auswertung des Polarogramms mithilfe der Ilkovič-Gleichung.
- In die *Ilkovič-Gleichung* geht der *Diffusionskoeffizient* ein, der von der *Viskosität* des Lösungsmittels und vor allem von der Temperatur abhängt. Folglich ist auch die Diffusionsgrenzstromstärke abhängig von der Viskosität der Lösung und der Temperatur.
- Das *Halbstufenpotential* ist der Spannungswert, bei dem die Zellstromstärke der Hälfte des Diffusionsgrenzstromes entspricht. Das Halbstufenpotential stimmt mit dem *Standardpotential* überein, und ermöglicht die Identifizierung von Stoffen (*qualitative* Aussage).

846 E   847 E

Auch bei der differentiellen **Puls-Polarographie** (DPV) ist die Stromstärke (I) die Messgröße und zur Aufnahme eines Puls-Polarogramms wird die Änderung der Stromstärke (I) gegen die Spannung (U) aufgetragen. Hierzu wird kurz vor dem Abfallen des Quecksilbertropfens ein Spannungsimpuls an die elektrochemische Zelle gelegt. Dadurch klingt der Kapazitätsstrom rascher ab als der Faraday-Strom und das Verhältnis Ladestrom zu Faraday-Strom wird verbessert.

- Dies führt dazu, dass sich die **Nachweisgrenze** auf etwa 10^{-8} mol·L^{-1} erhöht. Die Nachweisgrenze der „normalen" Polarographie liegt bei etwa 10^{-5} mol·L^{-1}.

848 B

Ein durch eine elektrochemische Reaktion – zum Beispiel der Reduktion eines Analyten – verursachter Strom heißt *Faradayscher Strom*. Er liefert in der Polarographie das Messsignal und hängt von der angelegten Spannung ab.

An der Phasengrenze Elektrode (Quecksilbertropfen) und der sie umgebenden Elektrolytlösung baut sich eine elektrochemische Doppelschicht auf. Die dadurch an der Phasengrenze entstehende Spannung wird durch den *kapazitiven Ladestrom* kompensiert. Mit anderen Worten, die Doppelschicht wird durch den kapazitiven Ladestrom zum Kondensator aufgeladen. Der kapazitive Ladestrom, ein nichtfaradayscher Strom, überlagert das Messsignal und begrenzt die Empfindlichkeit des Verfahrens.

Die **Nachweisgrenze** in der *Polarographie* wird daher hauptsächlich durch das Verhältnis der Größe des Faradayschen Stromes zur Größe des kapazitiven Ladestromes (Kapazitätsstrom) bestimmt.

849 D

Messgröße in der differentiellen Puls-Voltammetrie (Puls-Polarographie) ist die Stromstärke.

- Charakteristische Werte in einem *Voltammogramm* (Polarogramm) sind das Peakpotential (Halbstufenpotential) und der Peakstrom (Diffusionsgrenzstrom). Das Voltammogramm ist abhängig von der Konvektion in der Lösung. Der Depolarisator darf *nur* durch Diffusion zur Elektrode gelangen.
- Unter *Konvektion* versteht man mechanische Strömungen aufgrund thermisch bedingter Dichtegradienten oder durch Rühren der Lösung.

850 A

Als **Grundelektrolyt** (Leitsalz) [wie z.B. KCl] bezeichnet man Stoffe, die bei elektrochemischen Prozessen im großen Überschuss eingesetzt werden. Sie greifen *nicht* in die Elektrodenreaktionen ein, sondern *verhindern* den durch Überführen der elektroaktiven Substanz zur Elektrode bedingten *Migrationsstrom*.

851 E

Cadmium(II)-*bromid* ($CdBr_2$) kann nicht als Grundelektrolyt bei der Zink-Bestimmung verwendet werden, da Cd^{2+}-Ionen elektroaktiv sind und an einer Hg-Kathode reduziert würden.

852 B

Aus dem unten abgebildeten, schematisierten **Polarogramm** (Strom-Spannungs-Kurve) kann man die Zersetzungsspannung (U_Z), das Halbstufenpotential ($U_{1/2}$) und den **Diffusionsgrenzstrom** (I_D) entnehmen. Bei einer polarographischen Bleibestimmung ist der Diffusionsgrenzstrom direkt proportional zur Pb(II)-Konzentration.

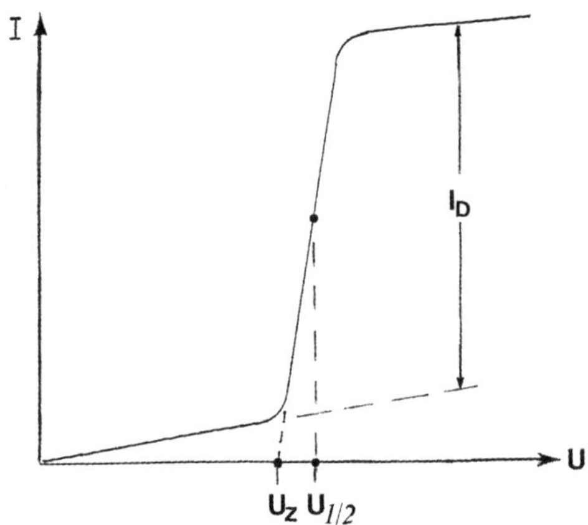

853 D 854 B

Bei der Polarographie einer Lösung, die Cd^{2+}- *und* Zn^{2+}-Ionen gemeinsam enthält, addieren sich die Polarogramme der beiden Depolarisatoren zum Polarogramm der Mischung. Zuerst werden die Cd^{2+}-Ionen (Halbstufenpotential $U_{1/2} = -0{,}64$ V) [Stufe 1] und danach erst die Zn^{2+}-Ionen (Halbstufenpotential $U_{1/2} = -1{,}06$ V) [Stufe 2] reduziert.

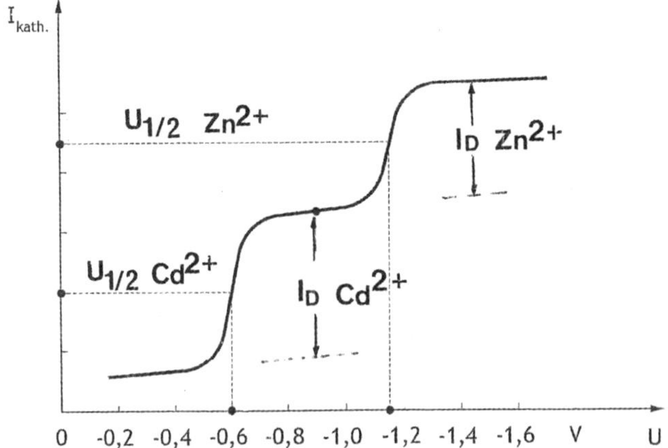

855 C

Das **Halbstufenpotential** ($U_{1/2}$) eines Depolarisators wird auch von der *Zusammensetzung* des *Grundelektrolyten* beeinflusst. Pb^{2+}-Ionen haben daher in einem Essigsäure/Acetat-Puffer ein anderes Halbstufenpotential als in einem Ammoniak/Ammoniumchlorid-Puffer.

856 D

Sofern die Halbstufenpotentiale genügend weit auseinander liegen, kann man mit der Polarographie gleichzeitig mehrere Depolarisatoren *simultan* bestimmen. Die einzelnen Depolarisatoren werden dabei in der Reihenfolge zunehmend negativerer Halbstufenpotentiale reduziert. Bei solchen Substanzgemischen addieren sich die einzelnen Strom-Spannungs-Kurven zum Polarogramm des Gemischs. Der Grenzstrom der unteren Stufe stellt jeweils den Grundstrom der nächstfolgenden Stufe dar, wie dies nachfolgende Abbildung ausweist.

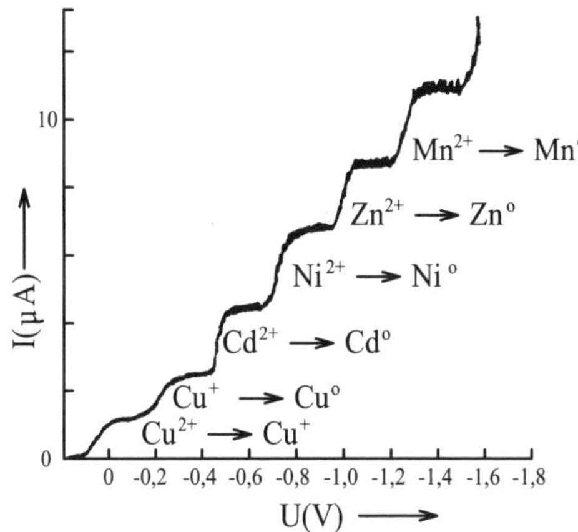

857 D

Manche Substanzen liefern polarographische Stufen eher mit der anodisch als mit der kathodisch geschalteten Quecksilbertropfelektrode. Die Elektrodenreaktion ist dann eine **anodische Oxidation**, wobei Elektronen von dem umgesetzten Teilchen auf die Quecksilberelektrode übertragen werden. Auch ein anodischer Grenzstrom ist diffusionskontrolliert.

Eine anodische Oxidation findet beim Auflösen des Elektrodenquecksilbers statt. Die Quecksilberelektrode kann daher nur bis etwa +0,3 Volt verwendet werden.

Aus diesem Grund lassen sich nur leicht oxidierbare Substanzen wie die *Ascorbinsäure* [Halbstufenpotential (pH = 7): $U_{1/2}$ = 0,02 V], die zu Dehydroascorbinsäure oxidiert wird, polarographisch an der Quecksilbertropfelektrode bestimmen. Relativ leicht oxidierbar sind auch Thiole (R-SH), deren Oxidation zu Disulfiden schon bei einem Halbstufenpotential von $U_{1/2}$ = –0,3 V einsetzen kann.

Die anodische Oxidation findet aufgrund des eingeschränkten Anwendungsbereichs von Hg häufig an Carbon-, Platin- oder anderen Edelmetallelektroden statt, deren Polarisierbarkeitsbereiche zum Teil bis +2 Volt reichen.

858 E

In der Analyt-Lösung enthaltener **Sauerstoff** (O_2) trägt mit zum Grundstrom (Reststrom) bei und wird deshalb durch Einleiten eines Inertgases wie *Stickstoff* aus der Lösung entfernt. – Sauerstoff wird an der Quecksilbertropfelektrode zweistufig reduziert; zunächst bildet sich Wasserstoffperoxid (H_2O_2) und bei negativerem Elektrodenpotential entsteht daraus Wasser (H_2O). Es laufen folgende Elektrodenreaktionen ab:

$$\text{bei ca. } -0{,}1 \text{ V: } O_2 + 2\,H^+ + 2\,e^- \rightarrow H_2O_2$$
$$\text{bei ca. } -0{,}9 \text{ V: } H_2O_2 + 2\,H^+ + 2\,e^- \rightarrow 2\,H_2O$$

859 D **860** D **861** C **862** B

Die **Ilkovič-Gleichung** stellt die lineare Beziehung her zwischen dem *Diffusionsgrenzstrom* (I_D) und der *Konzentration* (c) der zu bestimmenden Substanz. Die Gleichung bildet die Grundlage für die *quantitative Auswertung* eines Polarogramms. Sie lautet:

$$\mathbf{I_D = 607 \cdot z \cdot D^{1/2} \cdot m^{2/3} \cdot t^{1/6} \cdot c}$$

Darin bedeuten:
I_D = mittlere Diffusionsgrenzstromstärke (in µA)
z = Zahl der pro Teilchen umgesetzten Ladungen (Elektronenzahl; Wertigkeitswechsel)
D = Diffusionskoeffizient (in $cm^2 \cdot s^{-1}$) des Analyten
m = Masse des pro Sekunde durch die Kapillare fließenden Quecksilbers; entspricht der Ausflussgeschwindigkeit des Quecksilbers aus der Kapillare (in $mg \cdot s^{-1}$)
t = Tropfzeit (s); entspricht der Zeit zwischen zwei aufeinanderfolgenden Tropfen

Die **Temperatur** tritt nicht explizit in der Ilkovič-Gleichung auf. Trotzdem beeinflusst die Temperatur die Diffusionsgrenzstromstärke, weil – mit Ausnahme von z – alle anderen Größen dieser Gleichung von der Temperatur abhängen; insbesondere der Diffusionskoeffizient (D) zeigt eine starke Temperaturabhängigkeit.

Auch die Art und Konzentration des *Leitsalzes* (Grundelektrolyt) beeinflusst die Höhe des Diffusionsgrenzstromes. So erhält man in Lösungen von guter elektrischer Leitfähigkeit Strom-Spannungs-Kurven von hoher Steilheit.

Die Spannung, die an einer polarographischen Zelle anliegt, und daher auch das Halbstufenpotential ($U_{1/2}$) haben keinen Einfluss auf die quantitative Auswertung eines Polarogramms. Das Halbstufenpotential dient aber der Identifizierung des Analyten (*qualitativer Nachweis*).

863 E

Eine 500 mg-Tablette wird in 25 mL Grundelektrolytlösung gelöst. Nimmt man davon 2 mL und verdünnt diese auf 20 mL, so enthält die Prüflösung 2 mg/mL.

Die Prüflösung führt zu Signal 4, das dieselbe Signalhöhe hat wie Signal 2, das 0,10 mg/mL an Arzneistoff entspricht. Somit hat die Tablette einen Arzneistoffgehalt von **5%**.

864 C **865** D

Die nachfolgende Abbildung zeigt den Aufbau eines **Gleichspannungspolarographen**. Die beiden Elektroden sind zusammen mit einem Mikroamperemeter (µA) an die Gleichspannungsquelle angeschlossen, deren Spannung mit einem Potentiometer (Widerstand mit Abgriff) in messbarer Weise verändert werden kann. Zur leistungslosen Messung der Spannung muss der Eingangswiderstand des Voltmeters (U) sehr viel größer sein als der Widerstand der polarographischen Zelle. Das im Mikroamperemeter gemessene Stromstärkesignal wird verstärkt und liefert auf einen Schreiber übertragen die Strom-Spannungs-Kurve (Polarogramm; Voltammogramm).

Das im Schaltbild der Frage Nr. **864** an Position (C) gezeigte Messgerät ist kein Amperemeter sondern ein Voltmeter.

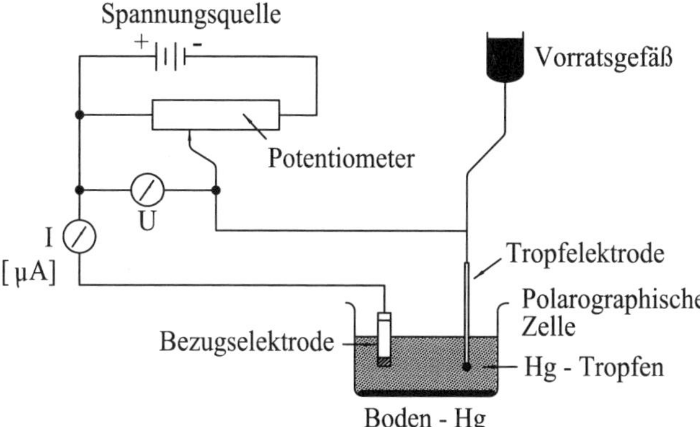

866 D

Bei der **Aufnahme** eines **Polarogramms**
- stört *Sauerstoff* in der Lösung und muss durch Spülen mit einem Inertgas wie Stickstoff entfernt werden.
- muss die Temperatur konstant gehalten werden, da mit Ausnahme der Zahl der übertragenen Elektronen alle Parameter der Ilkovič-Gleichung – insbesondere der Diffusionskoeffizient – von der Temperatur abhängen.
- darf die Messlösung trüb sein.
- darf die Prüflösung *nicht gerührt* werden. Die zu bestimmenden Stoffe gelangen allein durch *Diffusion* zur Elektrode.
- muss ein *Leitsalz* (Grundelektrolyt) im Überschuss zugesetzt werden, um die *Migration* der zu bestimmenden Substanzen zu verhindern.

867 E

Folgende Teilchen sind elektroaktiv und können an einer Quecksilbertropfelektrode reduziert werden:
- Kationen,
- Anionen,
- Neutralteilchen (ungeladene Moleküle),
- gelöste Gase wie z.B. Sauerstoff.

868 B

Bei der polarographischen **Simultanbestimmung** von *Zink*(II)- neben *Cadmium*(II)-*Ionen*
- werden aufgrund des weniger negativen Halbstufenpotentials zuerst Cd^{2+}- ($U_{1/2}$ = –0,64 V) und dann die Zn^{2+}-Ionen ($U_{1/2}$ = –1,06 V) zum Metall reduziert.
- kann das Polarogramm wiederholt aufgenommen werden, da der *Stoffumsatz* an der Quecksilbertropfelektrode *minimal* ist und dadurch die Konzentration in der Lösung praktisch konstant bleibt.
- treten im Polarogramm zwei getrennte Stufen auf und die Konzentrationen an Zink(II)- und Cadmium(II)-Ionen werden aus der Höhe des jeweiligen Diffusionsgrenzstromes ermittelt. Der Diffusionsgrenzstrom ist gemäß der Ilkovič-Gleichung der Konzentration eines Depolarisators direkt proportional.
- werden starke Elektrolyte wie Kaliumchlorid als Grundelektrolyte (Leitsalze) eingesetzt, um die Migration der zu bestimmenden Teilchen zu verhindern.
- stört *Sauerstoff* in der Lösung und muss durch Spülen mit einem Inertgas wie Stickstoff entfernt werden.

869 A

Von den aufgelisteten Kationen wird nur Kupfer(II) *stufenweise* reduziert:

$$Cu^{2+} + 1\ e^- \rightarrow Cu^+ + 1\ e^- \rightarrow Cu$$

870 E

Folgende Substanzklassen können polarographisch bestimmt werden:

- *Disulfide* (R-S-S-R) werden zu Sulfiden (R-SH) gespalten.
- *Nitroverbindungen* (R-NO_2) werden in saurer Lösung zu primären Aminen (R-NH_2) reduziert; in neutraler bis schwach alkalischer Lösung verläuft die Reduktion nur bis zur Stufe des Hydroxylamins (R-NH-OH).
- *Hydrazide* (R-CO-NH-NH_2) werden polarographisch zu Amiden (R-CO-NH_2) und Ammoniak (NH_3) gespalten.
- *Aldehyde* (R-CHO) lassen sich zu primären Alkoholen (R-CH_2OH) oder seltener zu Glycolen (R-CHOH-CHOH-R) reduzieren.
- *Peroxide* (R-O-O-R) liefern bei der polarographischen Bestimmung Alkohole (R-OH).

871 E

Folgende funktionelle Gruppen bzw. Stoffklassen können polarographisch erfasst werden:

- *Endiole* (HO-C=C-OH) werden an einer Hg-Elektrode zu 1,2-Dicarbonylverbindungen (O=C-C=O) oxidiert. Ein Beispiel hierfür ist die Oxidation von *Ascorbinsäure* zu Dehydroascorbinsäure.
- *Aromatische Aldehyde* (Ar-CH=O) werden unter Aufnahme von 2 Elektronen zu primären Alkoholen reduziert.
- *Aromatische Nitroverbindungen* (Ar-NO_2) werden in saurer Lösung zweistufig unter Aufnahme von 6 Elektronen zu primären aromatischen Aminen (Ar-NH_2) reduziert.
- Isolierte C=C-*Doppelbindungen* werden im zugänglichen Potentialbereich der Quecksilbertropfelektrode *nicht* reduziert. Ist die Doppelbindung jedoch zu einem aromatischen Ringsystem *oder* einer C=O-Doppelbindung konjugiert, so wird die C=C-Funktion unter Aufnahme von 2 Elektronen und 2 Protonen bis zur Stufe des Alkans reduziert. Beispielsweise ergeben *Stilben-Derivate* (Ar-CH=CH-Ar) bei der polarographischen Bestimmung 1,2-Diphenylethan-Derivate (Ar-CH_2-CH_2-Ar). Auch *Fumarsäure* [HOOC-CH=CH-COOH] ist polarographisch aktiv.
- *Gesättigte* Kohlenwasserstoffe können mittels Polarographie *nicht* quantitativ bestimmt werden. Auch rein aromatische Kohlenwasserstoffe wie *Benzen* werden *nicht* erfasst.

872 B

Von den genannten Stoffgruppen lassen sich nur *Chinone* polarographisch zu Hydrochinonen reduzieren.

873 C

Benzaldehyd (C_6H_5-CH=O) wird an der Quecksilbertropfelektrode zu Benzylalkohol (C_6H_5-CH_2OH) und 4-*Nitrotoluol* (CH_3-C_6H_4-NO_2) im sauren Milieu zu 4-Aminotoluol (CH_3-C_6H_4-NH_2) reduziert. Aus *Fumarsäure* (CH_3-CH=CH-COOH) entsteht Bernsteinsäure (CH_3-CH_2-CH_2-COOH) und *Ascorbinsäure* kann zu Dehydroascorbinsäure oxidiert werden.

D-Mannitol ist polarographisch *nicht* aktiv.

874 D

Polarographisch aktiv sind:
- (A) *p-Benzochinon*, das zu Hydrochinon reduziert wird.
- (B) *Azomethine* ($R^1R^2C{=}N{-}R^3$), die zu Aminen ($R^1R^2CH{-}NH{-}R^3$) reduziert werden.
- (C) *Nitroverbindungen* ($R{-}NO_2$) werden in saurer Lösung zu primären Aminen ($R{-}NH_2$) reduziert; in neutraler bis alkalischer Lösung verläuft die Reduktion nur bis zur Stufe des Hydroxylamins (R-NH-OH).
- (D) N-substituierte Harnstoff-Derivate ($Ph{-}NH{-}CO{-}NH_2$) sind polarographisch *nicht* aktiv.
- (E) *Alkylbromide* ($R{-}CH_2{-}Br$), bei denen die C-Br-Bindung reduktiv gespalten wird (zu $R{-}CH_3$ und HBr).

875 E

- (A) *Zink*(II)-*Ionen* ($U_{1/2} = -1{,}06$ V) werden unter Aufnahme von 2 Elektronen zu Zinkatomen reduziert.
- (B) *p-Benzochinon* wird in saurer Lösung zu Hydrochinon (Benzen-1,4-diol) reduziert.
- (C) *Acetonimin* [$(CH_3)_2C{=}NH$] wird unter Verbrauch von 2 Elektronen zu Isopropylamin [$(CH_3)_2CH{-}NH_2$] reduziert.
- (D) *Sauerstoff* (O_2) liefert bei etwa –0,1 V an der Quecksilbertropfelektrode unter Aufnahme von 2 Elektronen Wasserstoffperoxid (H_2O_2).
- (E) *Ethanol* (CH_3CH_2OH) kann *nicht* unter Spaltung der C-O-Bindung polarographisch bestimmt werden.

876 E

Die **Nitrogruppe** (R-$\mathbf{NO_2}$) wird in saurer Lösung *zweistufig* unter Aufnahme von 6 Elektronen zum primären Amin ($R{-}NH_2$) reduziert. In der ersten, vierelektronigen Stufe erfolgt die Reduktion der NO_2-Gruppe über die Nitrosoverbindung (R-N=O) bis zum Hydroxylamin-Derivat (R-NHOH), das anschließend bei negativerem Potential unter Aufnahme von 2 weiteren Elektronen in das primäre Amin umgewandelt wird. In neutraler bis schwach alkalischer Lösung bleibt die Reduktion der Nitrogruppe auf der Stufe des Hydroxylamins stehen.

877 D

Hydrochinon (1) ist die reduzierte Form von *p*-Benzochinon und kann daher an einer Quecksilberelektrode *nicht* durch *reduktive* Elektrodenreaktion bestimmt werden.

Cystin (2) kann durch Aufnahme von 2 Elektronen und 2 Protonen zu *Cystein* ($HOOC{-}CHNH_2{-}CH_2$**SH**) reduziert werden.

Die aromatische Nitrogruppe in **Niclosamid** (3) ist polarographisch aktiv und wird in saurer Lösung zum primären aromatischen Amin reduziert.

878 B

Von den genannten Substanzen ist das Chinon-Derivat **Menadion** polarographisch quantifizierbar.

879 D

Von den genannten Arzneistoffen ist *Ascorbinsäure* (**Vitamin C**) polarographisch oxidierbar.

880 B **881** C

Von den genannten Verbindungen sind **Menadion**, **Nitrofural** und **Nitrofurantoin** an einer Quecksilbertropfelektrode durch reduktive Umsetzung bestimmbar.

882 A

Bei der anodischen voltammetrischen Bestimmung der Aminosäure **L-Cystein** ($HSCH_2$-$CHNH_2$-COOH) wird unter Verwendung einer Edelmetall- oder Carbonelektrode die Thiolgruppe (R´-CH_2SH) zum *Disulfid* (R´-CH_2-S-S-CH_2-R´) oxidiert.

10.6 Amperometrie/Voltametrie

883 B

Bei der Amperometrie mit zwei gleichartigen polarisierbaren Edelmetallelektroden (**Biamperometrie**) wird an die Zelle eine geringe, *konstante Spannung* (ca. 10-100 mV) angelegt und die Stromänderung in Abhängigkeit von der Reagenzienzugabe gemessen (*biamperometrische Titration*).

884 A

Die **Voltametrie** ist ein elektrochemisches Verfahren, das die Konzentrationsabhängigkeit von Elektrodenpotentialen bei *konstanter Stromstärke* nutzt. Man misst die Potentialdifferenz (Spannung) zwischen einer Indikator- und einer Referenzelektrode bei konstanter Stromstärke. Es wird also eine bestimmte Zellstromstärke vorgegeben und die sich einstellende Spannung wird gemessen.

885 B 886 A

Das unten abgebildete Schaltbild zeigt die *Messanordnung* der ***amperometrischen Indizierung*** einer *Titration*. Man verwendet eine Gleichspannungsquelle [S] (ca. –2 V Gleichstrom), die an eine Messelektrode [M] und an eine Bezugselektrode [B] angeschlossen ist. Beide Elektroden tauchen in die Prüflösung ein. Die Messelektrode kann als Anode oder Kathode geschaltet sein. In der *Biamperometrie* verwendet man anstelle der Bezugselektrode eine *zweite Messelektrode*, meistens zwei polarisierbare Platinelektroden. Ein veränderbarer Widerstand [R] (Potentiometer) dient zum Einstellen einer konstanten Spannung (U), die mithilfe eines Voltmeters [V] angezeigt wird. Ein Mikroamperemeter [A] dient zum Registrieren des Stromes (I) und dessen Änderung.

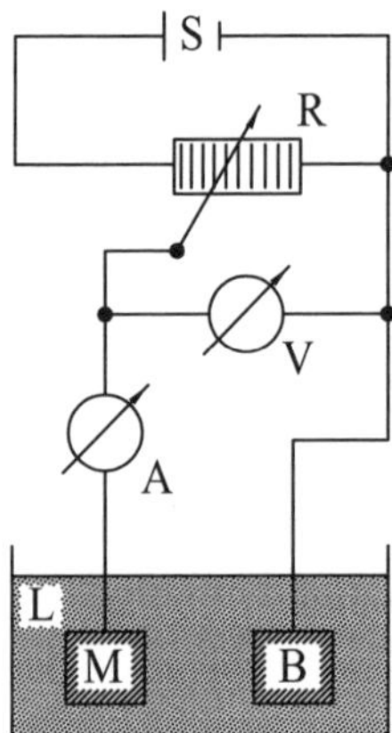

887 E

Das unten abgebildete Schaltbild zeigt die *Messanordnung* einer ***voltametrischen Indizierung*** einer *Titration*. Man verwendet eine Spannungsquelle [S], (ca. 50 V Gleichstrom), die an eine polarisierbare Messelektrode [M] und eine unpolarisierbare Bezugselektrode [B] angeschlossen ist. Beide Elektroden tauchen in die Prüflösung ein. In der *Bivoltametrie* wird eine *zweite polarisierbare Messelektrode* anstelle der Bezugselektrode verwendet. Im Stromkreis befindet sich ein sehr großer Widerstand [R] (ca. 10 MΩ). Durch Anlegen einer Gleichspannung lässt man einen *konstanten* Strom von 1-10 µA durch die Prüflösung fließen. Während der Titration wird die Potentialdifferenz mit einem Voltmeter [V] in Abhängigkeit vom zugesetzten Volumen an Maßlösung gemessen. Der Äquivalenzpunkt wird durch eine *sprunghafte Spannungsänderung* angezeigt.

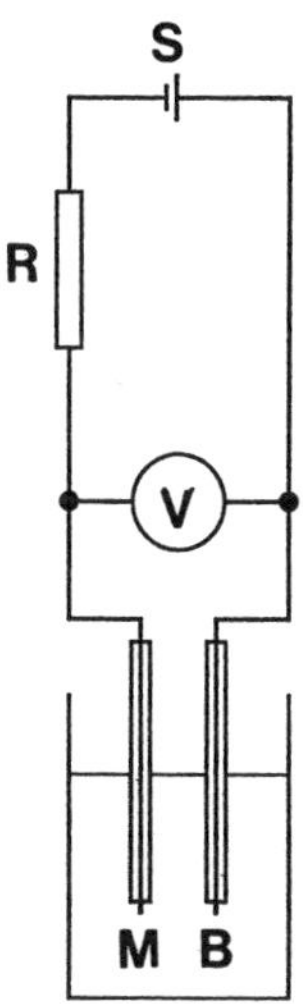

888 E

Eine Abbildung der instrumentellen Anordnung für **amperometrische Titrationen** zeigen die Fragen Nr. **885**, **886**. Das Schaltschema wird dort im Detail beschrieben.

889 E

Sulfat-Ionen werden mit einer Blei(II)-nitrat-Maßlösung titriert. Es fällt bis zum Äquivalenzpunkt schwer lösliches Blei(II)-sulfat ($PbSO_4$) aus. Anschließend wird der Überschuss an Pb^{2+}-Ionen *kathodisch* zu Blei (Pb) reduziert. Das Standardpotential für das Redoxpaar Pb(II)/Pb beträgt E = –130 mV. Daher muss die Arbeitselektrode (Pt-Elektrode) als Kathode geschaltet werden mit einem Potential von größer als –130 mV (z.B. **–400 mV**). Im genannten Beispiel diente eine *Standardwasserstoffelektrode* [$Pt/H_2/H_3O^+$ (a = 1 mol·L^{-1})] als Bezugselektrode.

890 E 891 E

Ein **Sauerstoffsensor** ist ein Gerät zur Konzentrationsbestimmung von gasförmigem oder gelöstem Sauerstoff. Der ursprüngliche *Sensor nach Clark* besteht aus einer Edelmetallkathode (Pt, Au) und einer Silberanode in einer Kaliumchlorid-haltigen Innenlösung. Typisch für diesen Sensortyp ist eine für Sauerstoff durchlässige Membran. In Betrieb wird zwischen Anode und Kathode eine Spannung angelegt und es entsteht durch anodische Oxidation von Silber ($Ag \rightarrow Ag^+ + 1\ e^-$) in der Chlorid-haltigen Lösung Silberchlorid (AgCl) und an der Kathode wird Sauerstoff reduziert ($O_2 + 4\ e^- + 2\ H_2O \rightarrow 4\ HO^-$).

892 C 893 C

Wenn bei monoamperometrisch indizierten Titrationen Titrand (Analyt) *und* Titrator (Maßlösung) unter den gewählten Bedingungen elektrochemisch aktiv sind, nimmt die Stromstärke bis zum Äquivalenzpunkt ab, da die Menge an elektroaktivem Titrand abnimmt. Nach dem Erreichen des Äquivalenzpunktes steigt die Stromstärke wieder an, weil nun das Agens der Maßlösung reduziert wird. Diesen

Sachverhalt gibt Titrationskurve **C** (in Frage Nr. **892**) korrekt wieder. Ein Beispiel hierfür ist die Bestimmung von Pb(II)-Salzen mit einer Kaliumdichromat-Maßlösung bei einer konstanten Spannung von –1 V.

Titrationskurven des oben beschriebenen Typs sind im Bereich um den Äquivalenzpunkt mehr oder weniger stark gekrümmt. Man erhält den Äquivalenzpunkt durch Verlängerung der beiden nahezu linearen Kurvenäste der Titrationskurve vor und nach dem Äquivalenzpunkt. Der Schnittpunkt dieser Geraden entspricht dem Endpunkt der Titration (in Frage Nr. **893** entspricht dies Punkt **C**).

894 C

Bei der komplexometrischen Bestimmung von Cu^{2+}-Ionen mit Ethylendiamintetraacetat (Edetat; EDTA) und *biamperometrischer* Indizierung des Titrationsverlaufs, ist der Titrand (Metallion als Analyt) bei einer Spannung von 200 mV elektrochemisch aktiv, während der Titrator (Edetat-Maßlösung) elektrochemisch inaktiv ist. Daher wird der Strom bis zum Äquivalenzpunkt kontinuierlich abnehmen und danach ist kein merklicher Stromfluss mehr zu verzeichnen. Dieser Sachverhalt wird am besten durch Titrationskurve **C** wiedergegeben. Der Äquivalenzpunkt ergibt sich als Schnittpunkt der beiden linearen Kurvenäste.

895 D

Bei der cerimetrischen Bestimmung von Eisen(II)-Salzen in saurer Lösung wird der Titrationsverlauf von zwei polarisierbaren Elektroden voltametrisch indiziert. Es läuft folgender Redoxprozess ab: $Fe^{2+} + Ce^{4+} \rightarrow Fe^{3+} + Ce^{3+}$

- Bei der *Bivoltametrie* mit zwei polarisierbaren Elektroden wird eine konstante Stromstärke angelegt und die sich während der Titration ergebende Spannungsdifferenz (ΔU) zwischen den beiden Elektroden gemessen. Mit anderen Worten: In der Bivoltametrie stellt sich die messbare Spannung als Differenz aus dem kathodischen und dem anodischen Elektrodenpotential dar, das mit dem jeweiligen Redoxprozess (korr. Redoxpaar) verbunden ist.
- Zu Beginn der Titration ($\tau = 0$) wird Eisen(II) an der Anode zu Eisen(III) oxidiert und an der Kathode werden Hydroxonium-Ionen (H_3O^+) zu Wasserstoff reduziert. Daraus resultiert eine sehr hohe Spannungsdifferenz.
- Durch Zugabe der Cer(IV)-Maßlösung entsteht in der Probelösung Eisen(III); es liegt ab jetzt ein reversibles Redoxsystem Fe(II)/Fe(III) vor, das nun von der Doppelplatinelektrode oxidiert bzw. reduziert wird. Die messbare Spannung sinkt bis zum Halbtitrationspunkt ($\tau = 0{,}5$) nahezu auf null ab und steigt danach bis zum Äquivalenzpunkt (ÄP) beim Titrationsgrad $\tau = 1$ wieder steil an.
- Am Äquivalenzpunkt bleibt die Spannung zwischen den beiden polarisierbaren Elektroden kurzzeitig konstant.
- Nach Überschreiten des Äquivalenzpunktes ($\tau > 1$) wird an der Anode überschüssiges Ce(III) oxidiert und an der Kathode vorliegendes Eisen(III) reduziert und die Spannungsdifferenz wird wieder kleiner.
- Der Titrationsverlauf (ΔU gegen τ aufgetragen) zeigt folgenden Verlauf:

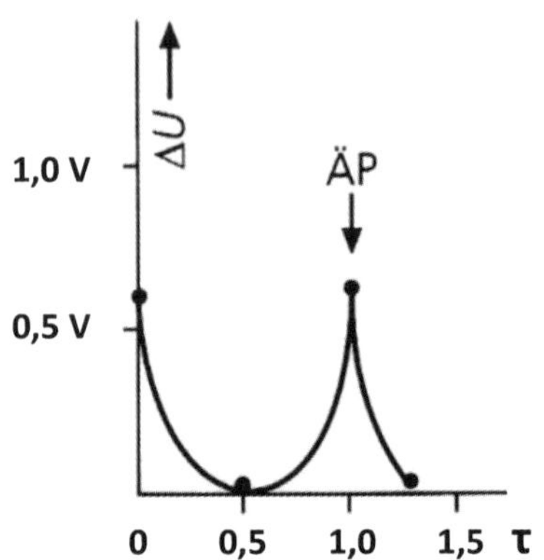

896 A 897 E

Bei einer **bivoltametrischen Titration** trägt man die gemessene Spannung (U) gegen die Zeit (t) oder den Titrationsgrad (τ) bzw. gegen das Volumen (V in mL) an Maßlösung auf. Die in den Fragen abgebildete Titrationskurve bewegt sich zunächst auf einem Spannungsplateau und die Spannung fällt nach Überschreiten des Endpunktes steil ab. Dies ist typisch für eine Titration bei der nur das Titratorsystem (Maßlösung) ein reversibles Redoxpaar bildet.

– Dieser Sachverhalt trifft zu für die *Titration* von *Ascorbinsäure* mit einer *Iod-Maßlösung*. Iod/Iodid bildet ein *reversibles* Redoxpaar. Ascorbinsäure/Dehydroascorbinsäure stellen unter diesen Bedingungen kein reversibles Redoxsystem dar.

898 B 899 E

Der **Halbmikrobestimmung** von **Wasser** (H_2O) nach *Karl Fischer* mit einer Iod-haltigen Maßlösung liegt der Befund zugrunde, dass Iod und Schwefeldioxid nur in Anwesenheit von Wasser nach folgender Gleichung miteinander reagieren:

$$I_2 + SO_2 + 2\,H_2O \rightarrow H_2SO_4 + 2\,HI$$

Bei *biamperometrischer Indizierung* des Titrationsverlaufs besteht die Apparatur aus einer 1,5 Volt-Batterie (Spannungsquelle) [B], die mit zwei Platin-Messelektroden [Pt] verbunden ist. Beide Elektroden tauchen in die Prüflösung ein. Durch ein zugeschaltetes Potentiometer (Spannungsteiler) [P] [ca. 2 kΩ] wird eine einstellbare, während der Titration praktisch konstant bleibende Spannung zwischen den Elektroden erzeugt. Als Messinstrument [M] eignet sich ein in Reihe geschaltetes Mikroamperemeter. Dass schematische Schaltbild dieser Apparatur zeigt nachfolgende Abbildung:

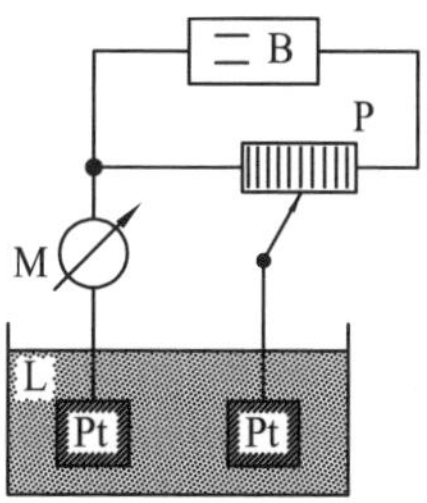

Messzelle

Voraussetzung für einen merklichen Stromfluss ist, dass an der Anode eine Oxidation und *gleichzeitig* an der Kathode eine Reduktion von in der Lösung vorhandenen Stoffen stattfindet. Bei der Karl-Fischer-Titration ist dafür das reversible Redoxsystem Iod/Iodid verantwortlich. Vor dem Äquivalenzpunkt fließt praktisch *kein* Strom, da kein kathodisch reduzierbares Teilchen vorhanden ist. Erst am Äquivalenzpunkt, wenn freies Iod (kathodisch reduzierbar) und Iodid (anodisch oxidierbar) nebeneinander vorliegen, „bricht der Zellwiderstand zusammen" und man beobachtet einen merklichen Anstieg der Stromstärke.

900 D 901 D 902 D

Der Endpunkt der **Titration** eines **primären aromatischen Amins** (Ar-NH_2) mit einer Natriumnitrit-Maßlösung ($NaNO_2$) in verdünnter Salzsäure wird nach *Arzneibuch biamperometrisch* an zwei polarisierbaren Platin-Messelektroden indiziert. Die Titration kann durch folgende Formelgleichung beschrieben werden:

$$Ar\text{-}NH_2 + HNO_2 + H_3O^+ \rightarrow Ar\text{-}N{\equiv}N^+ + 3\,H_2O$$

Ein merklicher Stromfluss wird bei der Biamperometrie erst gemessen, wenn ein an der Anode oxidierbares und ein an der Kathode reduzierbares Teilchen in der Titrationslösung vorhanden sind. Bei der nitritometrischen Bestimmung von primären aromatischen Aminen ist der Analyt bei der angelegten Spannung elektrochemisch inaktiv. Erst nach Überschreiten des Äquivalenzpunktes fließt ein merklicher Strom, wenn überschüssige *Salpetrige Säure* (HNO_2) vorliegt, die oxidiert und *gleichzeitig* reduziert werden kann.

■ Die Bestimmung primärer aromatischer Amine nach Arzneibuch kann auch *potentiometrisch* oder mithilfe von *Indikatoren* indiziert werden. Die amperometrische Indizierung des Endpunktes mithilfe einer stickstoffselektiven Elektrode ist *nicht* möglich.

10.7 Konduktometrie

903 D 904 C 905 D 906 D

■ Die *Konduktometrie* gehört zu den elektrochemischen Methoden mit *unpolarisierbaren* Elektroden. Bei *konduktometrischen Titrationen* wird die Leitfähigkeit einer Elektrolytlösung (Analyt-Lösung) in Abhängigkeit vom Volumen der zugefügten Maßlösung gemessen bzw. aufgezeichnet. Für solche Titrationen eignen sich zwei *platinierte Platinelektroden.*

- Zur elektrischen Leitfähigkeit einer Analysenlösung tragen alle in der Ionen befindlichen Ionen bei. Mit der Konduktometrie besteht somit keine Möglichkeit eine bestimmte Ionenart selektiv zu erfassen.
- Während der konduktometrischen Messung darf *keine* Zersetzung des Leiters infolge Faradayscher (elektrolytischer) Vorgänge eintreten. Daher wird eine *Wechselspannung* an die Messzelle gelegt und die Änderung des fließenden Wechselstromes verfolgt.
- Die Konduktometrie ist auch geeignet, die Detektion von Analyten nach vorheriger chromatographischer Trennung vorzunehmen, sofern diese Analyten einen nennenswerten Beitrag zur elektrischen Leitfähigkeit leisten können.

907 E

■ Eine Leitfähigkeitsmessung kann auch bei geringer Ionenleitfähigkeit der Probelösung zur Indizierung von Säure-Base-Titrationen genutzt werden. So kann der Endpunkt der Titration der schwachen Essigsäure (CH_3COOH) mit einer NaOH-Maßlösung konduktometrisch indiziert werden – trotz der geringen Leitfähigkeit des gebildeten Acetat-Ions (CH_3COO^-) [siehe auch Frage Nr. **908**]. Auch die Indizierung der Titration der konjugierten Basen schwacher Säuren mit Maßlösungen starker Säuren kann konduktometrischen erfolgen.

■ Bei Titrationen unterscheidet man zwischen einer *Äquivalenzpunkttitration* und einer *Endpunkttitration.* Soll die Indizierung einer Titration potentiometrisch auf eine bestimmte (definierte) Zellspannung hin erfolgen, so ist eine *kalibrierte Indikatorelektrode* einzusetzen.

- Das Ende einer Titration ist am Äquivalenzpunkt erreicht, wenn die Menge des Titranden der des Titrators entspricht. Der Äquivalentpunkt ist manchmal aber nicht erkennbar und es wird bis zum Endpunkt der Bestimmung titriert, dem Punkt, an dem eine Titration beendet werden muss.

908 E 909 A

■ Bei der *konduktometrischen Titration einer schwachen Säure* wie **Essigsäure** ($pK_s = 4{,}76$) mit einer Natriumhydroxid-Maßlösung wird nachfolgend abgebildete Titrationskurve erhalten. Bereits nach Zugabe weniger Tropfen an Maßlösung steigt die Leitfähigkeit während der gesamten Titration an.

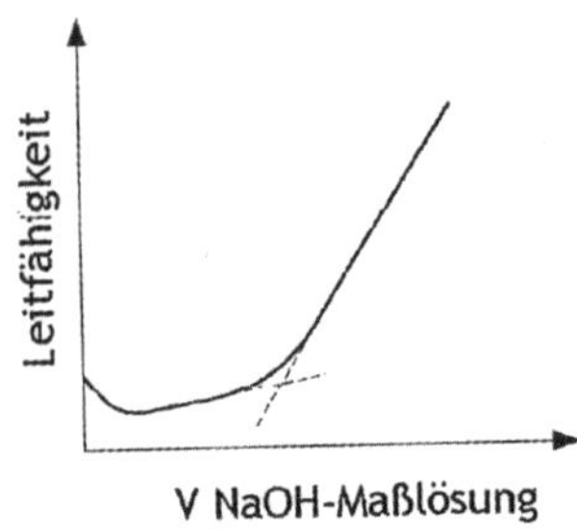

Zu Beginn der Titration sind H_3O^+-Ionen und Acetat-Ionen nur in geringer Menge vorhanden. Dabei trägt das H_3O^+-Ion aufgrund seiner hohen Beweglichkeit zum Leitwert der Titrationslösung stärker bei als das Acetat-Ion. Während der Titration wird die Menge an Acetat-Ionen in dem Maße größer, wie die schwach dissoziierte Essigsäure in den starken Elektrolyten Natriumacetat ($CH_3COO^-Na^+$) übergeführt wird. Nach dem Äquivalenzpunkt bleibt die Menge an Acetat-Ionen konstant.

Die Konzentration an H_3O^+-Ionen verändert sich in komplexer Weise. Zunächst nimmt sie rasch und danach langsam ab und besitzt am Endpunkt der Titration praktisch den Wert Null. Dieser Effekt rührt daher, dass das während der Titration gebildete Natriumacetat die Dissoziation der Essigsäure zurückdrängt. Zusammen mit den wachsenden Beiträgen an Natrium-Ionen und Acetat-Ionen *nimmt das Leitvermögen der Titrationslösung am Anfang ab*. Danach schließt sich ein nahezu linearer Anstieg bis zum Äquivalenzpunkt an. Nach Überschreiten des Äquivalenzpunktes nimmt die Leitfähigkeit der Titrationslösung deutlich zu infolge des Überschusses an Natrium-Ionen und Hydroxid-Ionen.

910 D

Nachfolgende Abbildung zeigt die konduktometrisch indizierte Titrationskurve eines *Gemischs von Salzsäure und Essigsäure* mit einer NaOH-Maßlösung. Der starke Leitfähigkeitsabfall zu Beginn entspricht der Neutralisation der Salzsäure, der folgende langsame Anstieg zeigt die Neutralisation der schwachen Essigsäure an. Der danach einsetzende steile Anstieg der Leitfähigkeit wird vom Überschuss an Maßlösung verursacht.

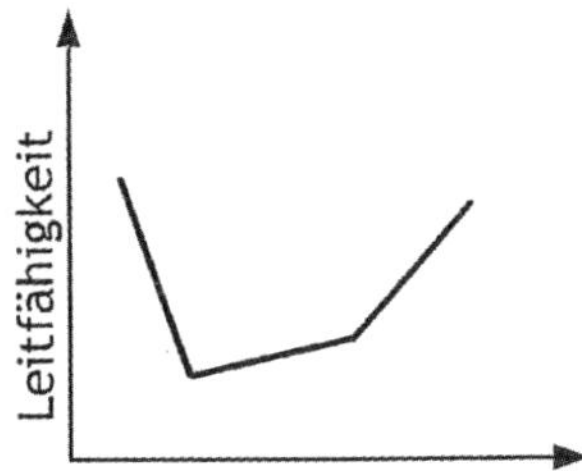

911 B

Auch die Titration einer *schwachen Säure* ($pK_s \geq 8$) mit einer *schwachen Base* (oder umgekehrt), die sich mit anderen Methoden nur schwer verfolgen lassen, kann konduktometrisch indiziert werden. Die Dissoziation der Säure ist so gering, dass sie praktisch nicht zur Leitfähigkeit der Lösung beiträgt, die deshalb allein durch das bei der Titration gebildete Salz verursacht wird. Die Leitfähigkeit der Lösung durchläuft beim Äquivalenzpunkt ein Maximum, und fällt dann – da der schwach basische Titrator (Maßlösung) keinen Beitrag leistet – im Überschussbereich durch die zunehmende Verdünnung ab.

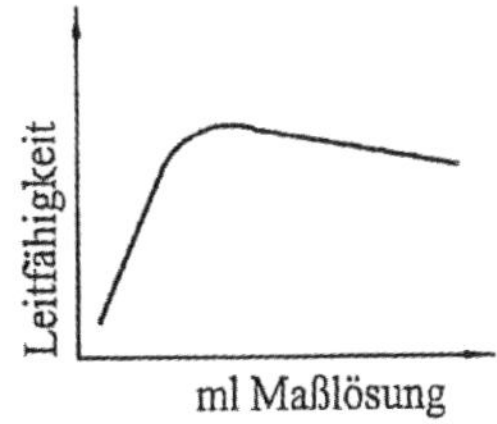

912 D

Zur *instrumentellen Indizierung von Säure-Base-Titrationen* treffen folgende Aussagen zu:

- Trotz der niedrigen Ionenfähigkeit des gebildeten Acetat-Ions (CH_3COO^-) lässt sich der Endpunkt der Titration einer schwachen Säure wie Essigsäure (CH_3COOH) mit einer NaOH-Maßlösung konduktometrisch bestimmen (siehe auch Fragen Nr. **907, 914, 974**).
- Die konjugierte Base einer schwachen Säure ist eine starke Base, die acidimetrisch unter konduktometrischer Indizierung titriert werden kann.
- Für potentiometrisch indizierte Säure-Base-Titrationen ist eine Kalibrierung der verwendeten Glaselektrode (Einstabmesskette) *nicht* erforderlich, da hierbei relative Potentialänderungen (keine Absolutwerte) gemessen werden.

913 B

Auch **Fällungstitrationen** können konduktometrisch indiziert werden. In der nachfolgenden Abbildung ist die Titration von Silbernitrat mit einer Natriumchlorid-Maßlösung dargestellt. Die Teilbeträge der einzelnen Ionen sind markiert. Vertauscht man die „Felder“ von Ag^+ mit Na^+ und von NO_3^- mit Cl^-, so zeigt die schematische Titrationskurve auch den Verlauf der Titration von Natriumchlorid (NaCl) mit einer $AgNO_3$-Maßlösung.

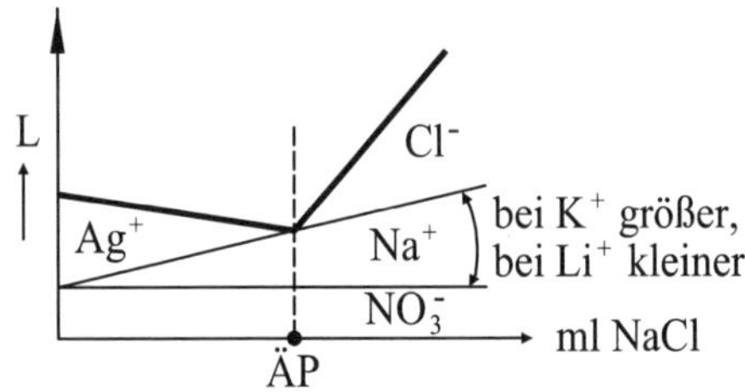

914 E

Der Endpunkt der Titration einer schwachen Säure wie Essigsäure mit einer starken Base als Maßlösung kann konduktometrisch indiziert werden.

Die Indizierung der Titration konjugierter Basen schwacher Säuren mit starken Säuren kann ebenfalls konduktometrisch erfolgen. Die konjugierten Basen schwacher Säuren sind *starke* Basen.

Soll die Indizierung einer potentiometrischen Titration auf eine bestimmte (definierte) Zellspannung hin erfolgen (*Endpunkttitration*), so ist eine *kalibrierte Indikatorelektrode* einzusetzen.

Für potentiometrisch indizierte Säure-Base-Titrationen ist eine Kalibrierung der verwendeten Glaselektrode (Einstabmesskette) *nicht* erforderlich, da hierbei relative Potentialänderungen (keine Absolutwerte) gemessen werden.

915 D

Bei einer *konduktometrisch* indizierten **Fällungstitration**:

- kann die Leitfähigkeit bis zum Äquivalenzpunkt zunehmen. Dies ist der Fall, wenn im Titratorsystem (Maßlösung) Ionen mit höherer Äquivalentleitfähigkeit enthalten sind $[(Ag^+NO_3^-) + (H_3O^+Cl^-) \rightarrow AgCl\downarrow + (H_3O^+NO_3^-)]$.
- nimmt die Leitfähigkeit nach den Äquivalenzpunkt zu. Der Überschuss an Maßlösung trägt zur erhöhten Leitfähigkeit bei.
- besteht die Titrationskurve aus zwei annähernd linearen Bereichen, wie z.B. bei der Titration von Natriumchlorid mit Silbernitrat-Maßlösung (siehe Frage Nr. **913**).

Bei der konduktometrisch indizierten Titration einer schwachen Säure mit einer schwachen Base kann die Leitfähigkeit am Äquivalenzpunkt ein Maximum haben.

916 C

Verändert wird die **Leitfähigkeit** einer Lösung durch *Elektrolyte*. Eine konduktometrische Prüfung kann daher einen Hinweis geben auf eine Verunreinigung durch *Salze* oder *sauer* bzw. *alkalisch reagierende Verunreinigungen*. Durch Vorgabe eines oberen Messwerts sind Überschreitungen der zulässigen Leitfähigkeit erkennbar.

Gelöste Nichtelektrolyte wie Monosaccharide oder Disaccharide beeinflussen die Leitfähigkeit einer Lösung *nicht*.

10.8 Elektrophorese

917 A

Elektrophoretische Trennungen beruhen auf der **Migration**, d.h. der Wanderung von Ionen in einem elektrischen Feld.

918 E

Die *Wanderungsgeschwindigkeit* geladener Teilchen (Anionen, Kationen) bei der Elektrophorese hängt ab von der:

- Größe der Ladung der Teilchen (Zahl der Elementarladungen) und deren Radius. Je höher geladen und je kleiner das Teilchen ist, desto größer ist seine elektrophoretische Wanderungsgeschwindigkeit.
- Viskosität des Elektrolyten, die zu Reibungskräften (Reibungsverlusten) führt.
- elektrischen Feldstärke, die zu einer auf die geladenen Teilchen wirkenden Coulomb-Kraft führt.

919 D

Die *elektrophoretische Beweglichkeit* (μ) eines Ions ist gegeben durch den Quotienten [$\mu = v/E$] aus der Wanderungsgeschwindigkeit (v) und der elektrischen Feldstärke (E). Die elektrophoretische Beweglichkeit hängt ab von der:

- *Ionenladung* und dem *Ionenradius*,
- *Viskosität* der Elektrolytlösung.

920 D

Die *Gesamtbeweglichkeit* eines Teilchens bei der Elektrophorese setzt sich *additiv* zusammen aus seiner *elektrophoretischen Beweglichkeit* und der Beweglichkeit aufgrund des *elektroosmotischen Flusses* (EOF).

- Die **elektrophoretische Beweglichkeit** (μ) eines geladenen Teilchens ist definiert als das Verhältnis seiner Wanderungsgeschwindigkeit (v) zur Stärke des angelegten elektrischen Feldes (E). Es gilt: $\mathbf{\mu = v/E = s/t \cdot E}$.
- Die elektrophoretische Beweglichkeit kann bei gegebener Feldstärke aus der zurückgelegten Wegstrecke (s) und der Dauer des Trennprozesses (t) berechnet werden.
- Der **elektroosmotische Fluss** (EOF) ist eine durch Ladungen ausgelöste Bewegung einer Flüssigkeit entlang einer festen Phasengrenze. Auf elektrophoretischen Trägerplatten oder Kapillaren treten ortsfeste Oberflächenladungen auf, die mit einer darüber stehenden Elektrolytlösung zur Bildung einer elektrischen Doppelschicht führen. Die beweglichen Ladungen in der Elektrolytlösung folgen einem angelegten elektrischen Feld und verursachen eine konstante Strömung der Elektrolytlösung. Daher bewirkt der EOF, dass *alle* gelösten Teilchen – trotz unterschiedlicher Ladungen – zu derselben Elektrode wandern.

Bei Verwendung eines elektrophoretischen *Trägermaterials* wie z.B. ein Polyacrylamid-Gel spielen neben dem elektrophoretischen Trennmechanismus der Migration auch adsorptive Wechselwirkungen (*Reibungskräfte*) als Trennprinzip eine Rolle.

Die elektrophoretische Beweglichkeit eines geladenen Teilchens ist eine charakteristische Größe für das betreffende Teilchen und hängt ab von dessen Größe und Ladung, der Temperatur und den Eigenschaften des Trennmediums.

921 C

Auf die **trägerfreie Elektrophorese** (*Grenzflächenelektrophorese*) treffen folgende Aussagen zu:

- Teilchen mit unterschiedlicher Ladung wandern in entgegengesetzte Richtungen. Beim Anlegen eine Gleichspannung wandern positiv geladene Teilchen zur Kathode und negativ geladene zur Anode.
- Die elektrophoretische Beweglichkeit eines Teilchens hängt von seiner Größe, seiner Form und seiner Ladung sowie den Eigenschaften des Trennmediums ab, z.B. den Eigenschaften der verwendeten Pufferlösung.
- Der **pH-Wert** der verwendeten Pufferlösung hat einen *starken Einfluss* auf das *Elektropherogramm* von Aminosäuren, da er deren Dissoziationsverhalten bestimmt.
- Die elektrophoretisch zu trennenden Teilchen wandern mit einer *mittleren konstanten Geschwindigkeit* zur jeweils entgegengesetzt geladenen Elektrode.
- Die Wanderungsgeschwindigkeit (v) elektrophoretisch trennbarer Teilchen nimmt mit der Stärke (E) des auf sie einwirkenden elektrischen Feldes zu. Es gilt, worin μ die elektrophoretische Beweglichkeit bedeutet: $\mathbf{v = \mu \cdot E}$

922 E

Elektrophoretische Trennungen können trägerfrei in einer Pufferlösung oder auf einem Träger, z.B. einem Polyacrylamid-Gel, durchgeführt werden.

Die *Ionenbeweglichkeit* ist der Zahl der Elementarladungen pro Teilchen direkt proportional, und umgekehrt proportional zum Ionenradius und zur Viskosität des Mediums.

Am *isoelektrischen Punkt* trägt ein Protein *keine Nettoladung* und daher findet auch keine elektrophoretische Wanderung des Proteins an diesem Punkt (bei diesem pH-Wert) statt.

923 B

Die *Erhöhung* der **Elektrolytkonzentration** (Pufferkonzentration) führt zu einer Erhöhung der *Ionenstärke*. Aus einer erhöhten Ionenstärke resultiert bei gleicher Spannung ein höherer Stromfluss. Der höhere Stromfluss verursacht eine stärkere Wärmeentwicklung, die abgeführt werden muss.

- Die höhere Pufferkonzentration (höhere Ionenstärke) mindert den elektroosmotischen Fluss (EOF).

924 B

PAGE bedeutet **P**oly**a**crylamid**g**el-**E**lektrophorese.

925 D

Bei der *Isotachophorese* wandern alle Stoffe in Zonen mit *gleicher Geschwindigkeit* (v).
Aufgrund der unterschiedlichen elektrophoretischen Beweglichkeit (μ) der Substanzen kommt dies dadurch zustande, dass auf der Trennstrecke Bereiche mit unterschiedlichen Feldstärken (E) entstehen.
Es gilt: $v = \mu_1 \cdot E_1 = \mu_2 \cdot E_2 \ldots\ldots = \mu_n \cdot E_n$

Auch für die Analyse von *Neutralsubstanzen* steht mit der *micellaren elektrokinetischen Chromatographie* (MEKC) ein geeignetes elektrophoretisches Verfahren zur Verfügung.

Bei der Elektrophorese verhält sich die Wanderungsgeschwindigkeit (v) von Teilchen umgekehrt proportional zur *Viskosität* (η) des Mediums [v ~ 1/η]. Darum steigt die Wanderungsgeschwindigkeit der Teilchen mit sinkender Viskosität der verwendeten Elektrolytlösung.

Die durch den Stromfluss entstehende Wärme wird durch Kühleinrichtungen abgeführt. Daher können *organische Lösungsmittel* wie Methanol als Lösungsvermittler durchaus den in der Elektrophorese verwendeten Pufferlösungen zugesetzt werden.

926 E

Auf die **Disk-Elektrophorese** treffen folgende Aussagen zu;
- Bei dieser Technik verwendet man Gelschichten unterschiedlicher Zusammensetzung und Porengröße.
- Das vom *Arzneibuch* verwendete Trennsystem besteht aus zwei aufeinanderfolgenden Gelen, einem Anreicherungsgel (*Sammelgel*) und einem *Trenngel*.
- Im Sammelgel entstehen Bereiche unterschiedlicher Feldstärke (Isotachophorese) und es findet eine Aufkonzentrierung der zu bestimmenden Substanzen in einer schmalen Bande statt.
- Im Trenngel herrscht eine konstante Feldstärke; hier vollzieht sich die Auftrennung des Gemischs.

927 A

Elektrophoretische Trennungen beruhen auf der unterschiedlichen Migration geladener Teilchen. Nach dem Anlegen einer Gleichspannung wandern negativ geladene Teilchen (Komponenten I und II) zur Anode (Pluspol) und positiv geladene Teilchen (Komponenten III und IV) zur Kathode (Minuspol).

928 C

Auf die **isoelektrische Fokussierung** treffen folgende Aussagen zu:
- Mit bestimmten Puffergemischen, sogenannten niedermolekularen Oligoaminooligocarbonsäuren, werden in Feldrichtung stabile *pH-Gradienten* erzeugt.
- Ampholyte wie Aminosäuren, Peptide oder Proteine wandern nur bis zu ihrem *isoelektrischen Punkt*. Sie werden daher aufgrund ihrer unterschiedlichen isoelektrischen Punkte getrennt. Die Trennung beruht daher *nicht* auf unterschiedlichen elektrophoretischen Beweglichkeiten.
- Native Proteine müssen vor der Analyse *nicht* denaturiert werden.
- Die Detektion einer Proteinbande im Gel kann mit Farbstoffen erfolgen, z.B. mit dem Triphenylmethanfarbstoff *Coomassie-Brillant-Blau*.

929 D

Als **Träger** in der Elektrophorese können eingesetzt werden: Papier – Celluloseacetat-Folie – Polyacrylamid-Gel – Agar-Gel – Agarose-Gel – Stärke-Gel

Natriumdodecylsulfat (**S**odium**d**odecyl**s**ulphate) (SDS) [$CH_3(CH_2)_{10}CH_2\text{-O-}SO_3^-Na^+$] wirkt als Zusatz bei der Polyacrylamid-Gelelektrophorese als Ionenpaarbildner. Durch Assoziationen zwischen SDS und einem Protein kommt es zur *Denaturierung* des Proteins.

930 C

Agarose ist ein Polysaccharid und die Hauptkomponente des Agars. Agarose-Gele werden in der Elektrophorese zur Trennung von Nukleinsäuren oder Proteinen eingesetzt. Die Konzentration der Agarose in einen Puffer richtet sich nach der Größe der mit der Gelelektrophorese aufzutrennenden Teilchen: Für kleinere Partikel wird ein höherprozentiges, für größere Teilchen ein niederprozentiges Agarose-Gel verwendet.

931 D

Natriumdodecylsulfat (**S**odium**d**odecyl**s**ulphate) [$CH_3(CH_2)_{10}CH_2$-O-$SO_3^-Na^+$] fungiert bei der Gelelektrophorese als Ionenpaarbildner. Durch Assoziationen zwischen SDS und einem Protein kommt es zur *Denaturierung* des Proteins.

932 B

N,N´-**Methylenbisacrylamid** (H_2C=CH-CO-NH-CH_2-NH-CO-CH=CH_2) ist ein bifunktionelles Vinylpolymer, das als *Vernetzer* (*cross-linker*) für Polyacrylamid-Gele eingesetzt wird.

933 D 934 C 935 D

Über die **Isotachophorese** lassen sich folgende Aussagen machen:
- Die Isotachophorese kann zur quantitativen Analyse geladener Analyte verwendet werden. Die Methode eignet sich zur Trennung kationischer *oder* anionischer Stoffe. Die Trennung der Analyte in der Elektrolytlösung erfolgt aufgrund ihrer unterschiedlichen elektrophoretischen Mobilitäten (unterschiedlichen Ionenbeweglichkeiten) in einem elektrischen Feld.
- Bei der Isotachophorese verwendet man mehrere unterschiedliche Elektrolyte, die bewirken, dass die zu trennenden Substanzen im Detektionsbereich in scharfen Zonen mit gleicher Geschwindigkeit wandern. Dies rührt daher, dass auf der Trennstrecke unterschiedliche Feldstärken entstehen.
- Vor der Probelösung befindet sich der *Leitelektrolyt*, dessen Ionen unter den angewandten Bedingungen eine größere Beweglichkeit besitzen als die zu trennenden Substanzen.
- Nach der Probelösung kommt der *Folgeelektrolyt*, dessen Ionen eine geringere Beweglichkeit besitzen als die zu trennenden Substanzen.
- Durch die unterschiedlichen Beweglichkeiten stellt sich – bei gleicher Wanderungsgeschwindigkeit – in den Zonen höherer Beweglichkeit eine niedrigere, in den Zonen mit niedriger Beweglichkeit eine höhere Feldstärke ein.
- Die Aufkonzentrierung von Proteinen durch Verwendung eines Sammelgels (Anreicherungsgel) bei der *Disk-Elektrophorese* beruht auf einer Isotachophorese.

936 B

Polyacrylamid-Gele zeigen auch *Molekularsiebeffekte*, sodass die *Molekülgröße* einen wichtigen Beitrag zum Trennmechanismus leistet.

937 D

Auf die **Protein-Gelelektrophorese** treffen folgende Aussagen zu:
- Die Wanderungsgeschwindigkeit eines nativen (gefalteten) Proteins ist nicht identisch mit der des entsprechenden denaturierten Proteins. Kompakt gefaltete Proteine wandern schneller durch die Gelporen als lange Proteinfäden.
- Proteine können durch Vorbehandlung mit *Natriumdodecylsulfat* (SDS) denaturiert werden. SDS lagert sich an die gestreckten Proteine an und besetzt die Oberfläche gleichmäßig mit negativen Ladungen. Die Nettoladung der denaturierten Proteine mit SDS ist proportional zur Molekülgröße und damit proportional zur relativen Molekülmasse.
- In engporigen Gelen können neben Größe, Faltung und Ladung des Proteingemischs auch mechanische Effekte wie z.B. Reibung zur Trennung beitragen.
- Der Nachweis der getrennten Proteine kann mit Hilfe von Farbstoffen erfolgen.

938 D

Serumalbumin (isoelektrischer Punkt: 4,6) und *γ-Globulin* (isoelektrischer Punkt: 6,5) wandern bei pH-Werten von 8-9 (schwach alkalischer pH-Bereich) beide als Anionen zur Anode. Bei Verwendung eines Puffers von pH = 6,5 wandert nur Serumalbumin als Anion zur Anode. Bei Verwendung eines Puffers von pH = 4,6 erfolgt nur eine Wanderung von γ-Globulin als Kation zur Kathode.

939 C

Die *Wanderungsgeschwindigkeit* eines geladenen Analyten in der Kapillarelektrophorese (CE) wird durch die elektrophoretischen Eigenschaften des Analyten (effektive Ladung, hydrodynamischer Radius), die elektroosmotische Mobilität des Laufpuffers (elektroosmotischer Fluss) in der Kapillare und dessen Viskosität bestimmt.

940 C

Die **Auflösung** in der *Kapillarelektrophorese* (CE) wird bestimmt von den elektrophoretischen Beweglichkeiten der Analyten, der endoosmotischen Beweglichkeit, sowie der „scheinbaren" Zahl der theoretischen Böden. Die Auflösung ist im Allgemeinen günstiger als in der HPLC.

941 D

Die **elektrophoretische Mobilität** (μ_{ep}) geladener Teilchen ist abhängig von der *Ladungsdichte* der Teilchen. Unter Ladungsdichte versteht man das Verhältnis von *Ionenladung* zum hydrodynamischen *Ionenradius*.

942 E

Bei der Kapillarelektrophorese (CE) hängt die *effektive Wanderungsgeschwindigkeit* der geladenen Teilchen ab:

- von der *Ladungsdichte* (Verhältnis von Ladung zu hydrodynamischen Radius) des betreffenden Teilchen,
- vom *elektroosmotischen Fluss*,
- von der aus der angelegten Spannung resultierenden *elektrischen Feldstärke.*

943 E

Durch Adsorption der Proteine an der Innenwand einer Glaskapillare ändert sich das Zeta-Potential der sich bewegenden Partikel. An geladene Partikel lagern sich in Suspension an der Partikeloberfläche Ionen des Mediums an und das Partikel erscheint aus der Ferne neutral. Bei der Bewegung der Partikel wird durch Reibung ein Teil dieser diffusen Schicht abgeschert und das Teilchen besitzt wieder ein Potential.

Durch die Adsorption der Proteine an der Innenwand der Glaskapillare verändert sich der elektroosmotische Fluss. Eine Verlangsamung des elektroosmotischen Flusses führt zu längeren Analysenzeiten aber auch zu längeren Aufenthaltszeiten der Analyten im Detektionsfenster. Dies liefert breitere Peaks und größere Peakflächen.

944 A 945 E

Der **elektroosmotische Fluss** (EOF) bewirkt bei der Kapillarelektrophorese, dass alle gelösten Teilchen (Anionen, Kationen, Neutralmoleküle) trotz ihrer unterschiedlichen Ladung in einer Quarzkapillare zur selben Elektrode wandern. Beispielsweise können durch den elektroosmotischen Fluss auch Anionen zur Kathode transportiert werden.

946 C **947** B

Folgende Aussagen zum **elektroosmotischen Fluss** (EOF) treffen zu:
- Der EOF spielt eine dominante Rolle bei der *Kapillarelektrophorese* (CE).
- Ursache des EOF ist die Dissoziation (Deprotonierung) der Silanol-Gruppen [SiOH → SiO^-] an der Kapillaroberfläche. Die ortsfesten negativen Ladungen der Kapillarinnenwand werden kompensiert durch bewegliche positive Ladungen in der darüber/darunter befindlichen Elektrolytlösung. Die beweglichen positiven Ionen wandern unter dem Einfluss des elektrischen Feldes in Richtung Kathode (*kathodischer EOF*) und setzen dabei die Flüssigkeit entlang der Kapillarinnenwand in Bewegung. Der EOF ist abhängig von der angelegten Spannung.
- Durch Adsorption kationischer, oberflächenaktiver Verbindung kann die Kapillarinnenwand auch positiv aufgeladen werden. Die ortsfesten positiven Ladungen auf der Kapillaroberfläche werden durch bewegliche negative Ladungen aus der Elektrolytlösung kompensiert und verursachen einen *anodischen EOF*.
- Der (kathodische) EOF ist stark abhängig vom pH-Wert, da das Ausmaß der Deprotonierung der Silanol-Gruppen vom pH-Wert der Elektrolytlösung abhängt. Bei niedrigem pH-Wert wird der EOF kleiner und steigt mit zunehmendem pH-Wert an.
- Die Stärke des EOF ist abhängig von der Temperatur und der Elektrolytkonzentration und damit auch von der Viskosität des Trennmediums. Mit zunehmender Elektrolytkonzentration bzw. zunehmender Viskosität der Pufferlösung sinkt der EOF, während der EOF mit steigender Temperatur (sinkender Viskosität) größer wird.
- Durch Zusatz von organischen Lösungsmitteln wie Methanol zur Pufferlösung nimmt der EOF ab.

948 A **949** E

Zur Bestimmung des elektroosmotischen Flusses werden als EOF-Marker neutrale Substanzen, meistens *Acetanilid*, verwendet, da diese ausschließlich durch den elektroosmotischen Fluss transportiert werden. Somit sind als EOF-Marker auch Stoffe wie *Aceton*, *Toluen* und *Dimethylsulfoxid* geeignet.

950 D **951** E **952** B **953** A **954** B

Für die *Auftrennung von Substanzen mittels Kapillarelektrophorese* gelten folgende *Regeln* (bei *kationischem EOF*):
- Neutrale Substanzen gelangen mit dem elektroosmotischen Fluss zum Detektor, Kationen davor (beschleunigte Bewegung) und Anionen (verzögerte Bewegung) danach.
- Die neutralen Substanzen werden hierbei *nicht* aufgetrennt, Kationen und Anionen sind dagegen entsprechend ihrer Ladungsdichte (Dissoziationsverhalten) trennbar.

Über die in den Fragen genannten Substanzen lassen sich folgende Aussagen machen:
- Im Phosphatpuffer bei pH = 7 liegt *Benzylamin* überwiegend als Kation und *Benzoesäure* als Anion vor. Daher können in Gemischen dieser Substanzen mit dem neutralen *Benzylalkohol* die Verbindungen in folgender Reihenfolge getrennt detektiert werden: *Benzylamin – Benzylalkohol – Benzoesäure*
- Die sauren Verbindungspaare [2-*Methylbenzoesäure* – 2-*Ethylbenzoesäure*] oder [2-*Chlorbenzoesäure* – 4-*Chlorbenzoesäure*] bzw. [2-*Chlorphenol* – 4-*Chlorphenol*] liegen in einer Pufferlösung entsprechenden pH-Werts als Anionen vor und können aufgrund ihrer unterschiedlichen Dissoziation getrennt werden.
- Das basische Verbindungspaar [2-*Methylbenzylamin* – 2-*Ethylbenzylamin*] liegt unter geeigneten Bedingungen als Kation protoniert vor und kann aufgrund der unterschiedlichen Dissoziation getrennt werden.
- Bei den abgebildeten Stereoformeln der Aminosäure *Alanin* [CH_3-*$CHNH_2$-COOH] handelt es sich um das *R*- bzw. *S*-Isomer. Das *Racemat* ist unter den angegebenen Elektrophoresebedingungen *nicht* trennbar.

– Die *neutralen* Verbindungspaare [2-*Methylbenzylalkohol* – 2-*Ethylbenzylalkohol*] und [1,2-*Dichlorbenzen* – 1,4-*Dichlorbenzen*] sowie [2-*Chlorbenzoesäuremethylester* – 4-*Chlorbenzoesäuremethylester*] wandern mit dem elektroosmotischen Fluss, werden dabei aber *nicht* aufgetrennt.

955 E

Alle genannten Substanzpaare (1) [2-*Chlorphenol* (pK_s = 8,48) – 3-*Chlorphenol* (pK_s = 9,08)] und (2) [2-*Chlorbenzoesäure* (pKs = 2,89) – 4-*Chlorbenzoesäure* (pK_s = 4,03] sowie (3) [*Phenylalanin* – *Tyrosin*] können bei geeignetem pH-Wert aufgrund ihres unterschiedlichen Dissoziationsverhaltens kapillarelektrophoretisch ohne weitere Zusätze getrennt werden.

956 C 957 A

Amphetamin ist ein basischer Arzneistoff. *Tyrosin* ist eine amphotere Aminosäure, die zusätzlich noch eine saure phenolische Hydroxylgruppe trägt. Bei pH = 11 liegt Amphetamin als neutrale Verbindung vor, während Tyrosin zum Dianion deprotoniert ist. Deshalb besitzt bei pH = 11 Tyrosin als geladenes Teilchen bei der Kapillarelektrophorese betragsmäßig die höhere elektrophoretische Beweglichkeit als Amphetamin. Bei pH = 3 hingegen besitzt Amphetamin die dem Betrag nach höhere elektrophoretische Mobilität.

958 B

Das basische Dipeptid (1) sowie das amphotere Dipeptid (2) können mittels Kapillarelektrophorese unter Verwendung von Hintergrundelektrolyten mit unterschiedlichen pH-Werten getrennt werden, wobei bei pH = 2 beide Substanzen protoniert sind und zur Kathode wandern.
- Bei pH = 5 besitzt Substanz (1) eine größere elektrophoretische Beweglichkeit als die Substanz (2).
- Bei pH = 10 liegt Substanz (2) als Anion vor und Substanz (1) ist ungeladen. Bei diesem pH-Wert kann die Detektion der getrennten Substanzen je nach Pufferlösung an der Anode oder Kathode erfolgen, da aufgrund des elektroosmotischen Flusses (kationischer oder anionischer EOF) geladene wie ungeladene Teilchen zur selben Elektrode transportiert werden.

959 A

In einer wässrigen Elektrolytlösung mit pH = 3 besitzt das basische *Dopamin* (1) als Kation eine höhere elektrophoretische Mobilität als das amphotere *Levodopa* (2).

960 B

Die starke *Methansulfonsäure* [CH_3SO_3H] ($pK_s \approx 0$), die schwache *Benzoesäure* [C_6H_5-COOH] (pK_s = 4,2] und das neutrale *Acetanilid* [C_6H_5-NH-CO-CH_3] können am besten in einem pH-Bereich von **pH 3-5** kapillarelektrophoretisch getrennt werden.

961 A

In einer Borat-Pufferlösung (pH = 9,5) können – geordnet nach abnehmenden phenolischem pK_s-Wert – die Substanzen (2) 4-*Aminophenol* [pK_{s1} = 5,5; pK_{s2} = 10,5], (1) *Paracetamol* [pK_s = 9,5] und (3) 4-*Nitrophenol* [pK_s = 7,1] elektrophoretisch aufgrund ihrer unterschiedlichen Dissoziation getrennt und am kathodischen Ende der Kapillare detektiert werden.

962 E

Die sauren Verbindungspaare [*Acetylsalicylsäure – Salicylsäure*] oder [*Indometacin – Ibuprofen*] liegen in einer Pufferlösung entsprechenden pH-Werts als Anionen vor und können aufgrund ihrer unterschiedlichen Dissoziation getrennt werden.

- Dies trifft auch auf die unterschiedlich stark basischen Aminosäuren [*Arginin – Lysin*] zu.
- Die Anionen von *Natriumcyclamat* und *Natriumsulfat* [Na_2SO_4] sind aufgrund der unterschiedlichen negativen Ladung mittels Kapillarelektrophorese trennbar.
- Das *neutrale* Verbindungspaar [*Cholesterol – Progesteron*] wandert mit dem elektroosmotischen Fluss, wird dabei aber *nicht* aufgetrennt.

963 E

Im gezeigten Isopeptid liegen eine saure Carbonsäure (R-COOH), eine amphotere Aminosäure (R-CHNH$_2$-COOH) und ein Thiol (RCH$_2$-SH) [pK_s = 8] vor. Bei der kapillarelektrophoretischen Trennung bei pH = 8 hat das Isopeptid formal eine mittlere Gesamtladung von **–1,5**. Es liegen die saure Carbonsäurefunktion komplett als R-COO$^-$ und die Thiolfunktion zur Hälfte als R-S$^-$ vor.

964 B 965 B

Racemische Gemische sind mittels Kapillarelektrophorese in ihre Enantiomere trennbar, wenn z.B. dem Trennsystem **β-Cyclodextrin** oder **Kupfer(II)-Histidin** als *Selektor* (als chirale Verbindung) zugesetzt wird. β-Cyclodextrin ist ein cyclisches Oligosaccharid aus 7 Glucose-Einheiten, das durch Abbau von Stärke entsteht und in der Kapillarelektrophorese die Trennung von neutralen Enantiomeren ermöglicht.

966 E

Die **micellare elektrokinetische Chromatographie** (MEKC) ist eine Variante der Kapillarelektrophorese, mit der *Neutralstoffe* (nichtdissoziierbare Analyte) getrennt werden können.

967 A 968 C 969 C 970 D 971 B 972 C

Über die **micellare elektrokinetische Chromatographie** (MEKC) – einer speziellen Form der Kapillarelektrophorese – lassen sich folgende Aussagen machen:

- Das *Trennprinzip* der MEKC beruht auf der Verteilung der Analyte zwischen einer wässrigen Pufferlösung und Detergentien (*ionische Tenside*), die ab einer bestimmten Konzentration *Micellen* bilden können. Die Micellen erzeugen dann eine von der wässrigen Phase unterscheidbare *pseudostationäre Phase* und wandern unter der Wirkung eines angelegten elektrischen Feldes.
- Das *Lumen* der Micellen besitzt einen hydrophoben Charakter, während die Micellen nach außen hin je nach verwendetem *Tensid* (anionisch, kationisch, amphoter oder nichtionisch) geladen (hydrophil) sind. Auch eine Kombination von ionischen und nichtionischen Tensiden ist für die Bildung einer pseudostationären Phase geeignet. In das Lumen der Micellen können Substanzen eingeschlossen werden.
- Die Trennung und somit die Migrationsreihenfolge der *ungeladenen Moleküle* beruht daher auf ihrer Verteilung zwischen den Micellen und der wässrigen Elektrolytlösung. Die Wanderungsgeschwindigkeit der Substanzen hängt somit von ihrem Verteilungsverhalten (von ihrem *Verteilungskoeffizienten*) zwischen beiden Phasen ab.
- Außerhalb der Micellen wandern *geladene* Moleküle entsprechend ihrer elektrophoretischen Mobilität.

Gelöste neutrale Moleküle wandern – in Abwesenheit von Micellen – üblicherweise mithilfe des elektroosmotischen Flusses in Richtung Kathode. Negativ geladene Micellen wandern aufgrund ihrer Ladung zur Anode. Diese Bewegung wird aber vom schnelleren elektroosmotischen Fluss in Richtung

Kathode überlagert, so dass Neutralstoffe in den Micellen effektiv zur Kathode wandern, aber im Vergleich zum elektroosmotischen Fluss mit einer verzögerten Geschwindigkeit (langsamer).

- Für die Bildung negativ geladener Micellen wird häufig *Natriumdodecylsulfat* als Micellbildner (oberflächenaktive Substanz) hinzugefügt.
- Zum *Nachweis* der getrennten Substanzen können in der MEKC UV-*Detektoren* eingesetzt werden.

10.8.1 Themenübergreifende Fragen

973 D

Zur Indizierung des Endpunktes von Säure-Base-Titrationen (Neutralisationstitrationen) sind die *Konduktometrie* und die *Potentiometrie* geeignet.

Biamperometrisch sind neben Redoxtitrationen auch Fällungstitrationen und komplexometrische Titrationen indizierbar.

Bei coulometrischen Titrationen wird ein Hilfsreagenz, das als Titrator fungiert, elektrolytisch erzeugt und coulometrisch statt volumetrisch gemessen. Zur Endpunktindizierung werden verschiedene elektrochemische Methoden genutzt.

974 B

Zur instrumentellen Indizierung von Säure-Base-Titrationen treffen folgende Aussagen zu:

- Trotz der niedrigen Ionenleitfähigkeit des gebildeten Acetat-Ions (CH_3COO^-) lässt sich der Endpunkt der Titration einer schwachen Säure wie Essigsäure (CH_3COOH) mit einer NaOH-Maßlösung konduktometrisch bestimmen (siehe auch Fragen Nr. **908**, **909**, **912**).
- Die konjugierte Base einer schwachen Säure ist eine starke Base, die acidimetrisch unter konduktometrischer Indizierung titriert werden kann.
- Für potentiometrisch indizierte Säure-Base-Titrationen ist eine Kalibrierung der verwendeten Glaselektrode (Einstabmesskette) *nicht* erforderlich, da hierbei relative Potentialänderungen und keine Absolutwerte des Potentials gemessen werden.

975 E

Zwei gleich große *Platinelektroden* können eingesetzt werden zur:

- Leitfähigkeitstitration von Schwefelsäure (H_2SO_4) mit einer NaOH-Maßlösung,
- Indizierung der Bestimmung von Wasser nach Karl Fischer,
- biamperometrische Indizierung der nitritometrischen Titration (Diazotitration) von *p*-Aminobenzoesäureethylester,
- bivoltametrischen Indizierung der iodometrischen Titration von Natriumsulfit (Na_2SO_3).

976 A

Als selektiv bezeichnet man eine Methode, wenn verschiedene, nebeneinander zu bestimmende Komponenten ohne gegenseitige Störung erfasst werden können. **Selektivität** ist Grundvoraussetzung für die *Richtigkeit* der Methode. Unzureichende Selektivität führt zu *systematischen* Fehlern.

Die genannten Analysenmethoden lassen sich in folgende Reihe *steigender Selektivität* ordnen: UV-Vis-Spektroskopie (UV-Vis) < Größenausschlusschromatographie (SEC) < Kapillarelektrophorese (CE) < zweidimensionale Gelelektrophorese (2-DE)

11 Optische und spektroskopische Verfahren

11.1 Grundlagen

977 D

Licht kann als transversale elektromagnetische Welle aufgefasst werden; in manchen Experimenten zeigt Licht aber auch die Eigenschaften eines Korpuskels (Photon).

Licht kann *linear* polarisiert werden, d.h. der Lichtvektor schwingt nur in einer Ebene zu seiner Fortpflanzungsrichtung.

Die Ausbreitungsgeschwindigkeit (c) von Licht [*Lichtgeschwindigkeit*] beträgt im Vakuum 300000 km/s. Die Lichtgeschwindigkeit ergibt sich aus dem Produkt von *Lichtfrequenz* (ν) und der *Wellenlänge* (λ) des Lichts. Es gilt: $\mathbf{c = \lambda \cdot \nu}$

978 C

Die **Energie** eines Lichtquants (E) ergibt sich aus dem Produkt von Planckschem Wirkungsquantum (h) und der Frequenz (ν) des Lichts [Plank-Einstein-Energie-Frequenz-Gleichung]:

$$\mathbf{E = h \cdot \nu = h \cdot c/\lambda}$$

Die Lichtenergie ist direkt proportional zur Lichtfrequenz und umgekehrt proportional zur Wellenlänge des Lichts. Hochfrequentes Licht ist energiereich, niederfrequentes Licht ist energiearm. Kurzwelliges Licht ist energiereich, langwelliges Licht ist energiearm.

979 A

Wie das Energieniveauschema der Frage ausweist, addieren sich die Teilbeträge (W_2, W_3) der Lichtenergie zum Gesamtenergiebetrag (W_1). Es gilt: $W_1 = W_2 + W_3$

Mithilfe der Planck-Einsteinschen-Energie-Frequenz-Gleichung können daraus noch folgende Zusammenhänge abgeleitet werden:

- $h \cdot \nu_1 = h \cdot \nu_2 + h \cdot \nu_3 \Rightarrow \nu_1 = \nu_2 + \nu_3$
- $h \cdot c/\lambda_1 = h \cdot c/\lambda_2 + h \cdot c/\lambda_3 \Rightarrow 1/\lambda_1 = 1/\lambda_2 + 1/\lambda_3$
- $W_1/W_2 = h \cdot \nu_1/h \cdot \nu_2 = \nu_1/\nu_2$

980 C

Eine monochromatische, unpolarisierte Strahlung der Wellenlänge $\lambda = 5\ \mu m = 5 \cdot 10^{-4}$ cm hat die Wellenzahl: $\acute{\upsilon} = 1/\lambda = 1/5 \cdot 10^{-4}$ cm = $\mathbf{2000\ cm^{-1}}$. Sie lässt sich dem Infrarotbereich (670-4000 cm^{-1}) zuordnen.

Die Energie dieser Strahlung beträgt: $E = h \cdot c/\lambda = 6{,}6 \cdot 10^{-34}\ J \cdot s \cdot 3 \cdot 10^{8}\ m \cdot s^{-1}/5 \cdot 10^{-6}\ m \approx \mathbf{4 \cdot 10^{-20}\ J}$

981 A

Die Streckenlänge 1 *Nanometer* (1 nm) entspricht 10^{-9} m. 1 *Mikrometer* (1 µm) sind 10^{-6} m. Folglich gilt der Zusammenhang: **1 nm = 10^{-3} µm**

982 C

Die Lichtgeschwindigkeit (c) beträgt $3 \cdot 10^8$ m/s. Bei einer Wellenlänge (λ) von 500 nm = $5 \cdot 10^{-7}$ m beträgt die *Frequenz* (ν) des Lichts: **ν** = $c/\lambda = 3 \cdot 10^8 / 5 \cdot 10^{-7}$ = **$6 \cdot 10^{14}$** [1/s = Hertz]

983 C

Die *Wellenzahl* ($\acute{\upsilon}$) von Licht entspricht dem reziproken Wert der Wellenlänge (1/λ) [Dimension: cm^{-1}]. Bei einer Wellenlänge von λ = 4 µm = $4 \cdot 10^{-6}$ m = $4 \cdot 10^{-4}$ cm beträgt die Wellenzahl: $\acute{\upsilon} = 1/\lambda = 1/4 \cdot 10^{-4} = 1/0{,}0004$ = **2500 cm^{-1}**

984 C

α-Strahlen sind doppelt positiv geladene Heliumkerne. Es sind Korpuskularstrahlen und sie zählen *nicht* zum elektromagnetischen Spektrum.

985 C

Die genannten *Spektralbereiche* lassen sich in folgende Reihe nach *fallender Wellenlänge* (*zunehmende Energie*) ordnen (in Klammer sind die Wellenlängenbereiche angegeben): Infrarotbereich (0,8-500 µm) > Rotes Licht (605-750 nm) > Grünes Licht (500-560 nm) > Ultravioletter Spektralbereich (200-400 nm)

986 D

Der Wellenlängenbereich von **100-200 nm** liegt im Bereich des Vakuum-UV.

987 A

Eine elektromagnetische Welle der Wellenlänge **λ** = $2{,}5 \cdot 10^{-5}$ cm = $250 \cdot 10^{-7}$ cm = **250 nm** gehört dem **UV**-Bereich an.

988 E

Der für die Identifizierung von Arzneistoffen wichtige IR-Bereich umfasst die *Wellenzahlen* von **670-4000 cm^{-1}**.

989 B

Der Wellenlängenbereich von **50-500 µm** liegt im Spektralbereich des Fernen IR.

990 E

Licht der Wellenlänge λ = 500 nm = $5 \cdot 10^{-5}$ cm liegt im sichtbaren Spektralbereich (Vis-Bereich ≈ 400-800 nm).

Die Wellenzahl dieser Strahlung beträgt: $\acute{\upsilon} = 1/\lambda = 1/5 \cdot 10^{-5}$ cm = **20000 cm^{-1}**. Diese Wellenzahl ist deutlich höher als die typischen Wellenzahlen im mittleren Infrarotbereich ($\acute{\upsilon}$ = 200-4000 cm^{-1}).

Als Lichtquelle für den Vis-Bereich dient eine Glühlampe oder eine Metalldampflampe wie z.B. eine Quecksilberdampflampe. Eine Deuteriumlampe hingegen wird in der Spektroskopie verwendet, wenn ein kontinuierliches Spektrum im ultravioletten Spektralbereich benötigt wird.

991 E

Bei einer elektromagnetischen Strahlung der Wellenlänge $\lambda = 1000$ nm $= 10^{-4}$ cm handelt es sich im Infrarot-Strahlung.
Die Wellenzahl dieser Strahlung beträgt: $\acute{\upsilon} = 1/\lambda = 1/10^{-4}$ cm $=$ **10000 cm^{-1}**.
Die Frequenz dieser Strahlung beträgt: $\nu = c/\lambda = 3 \cdot 10^{10}$ cm·s^{-1}/10^{-4} cm $= 300 \cdot 10^{12}$ s^{-1} $=$ **300 THz** (Terahertz) [1 Gigahertz $= 10^9$ Hertz].

992 E

Licht aus dem sichtbaren Spektralbereich der Wellenlänge $\lambda = 400$ nm hat die Farbe: *Violett*

993 A

Licht aus dem sichtbaren Spektralbereich der Wellenlänge $\lambda = 700$ nm hat die Farbe: *Rot*

11.2 Grundlagen der Refraktometrie

994 C

Über die **Ausbreitung** von **Licht** treffen folgende Aussagen zu:
- Licht breitet sich im Vakuum gradlinig aus. Die Ausbreitungsgeschwindigkeit im Vakuum ist größer als in Materie und beträgt 300000 km/s.
- An kleinen Öffnungen wird Licht gebeugt. Unter Beugung versteht man die Ablenkung von Lichtwellen an Hindernissen (Spalt, Gitter), deren Größe der Wellenlänge des Lichts entspricht.
- Die Ausbreitungsgeschwindigkeit von Licht in Materie hängt von der Frequenz des Lichts ab. Sie ist in Materie geringer als im Vakuum.
- Die absolute Brechzahl ist definiert als das Verhältnis der Lichtgeschwindigkeit im Vakuum zur Lichtgeschwindigkeit in einer Substanz. Die Brechzahl hängt von der Frequenz des Lichts ab.

995 B 996 D

Beim Übergang einer Lichtwelle von Luft in Glas:
- bleibt die Frequenz (ν) des Lichts unverändert,
- nimmt die Ausbreitungsgeschwindigkeit des Lichts (c) ab,
- nimmt die Wellenlänge (λ) des Lichts ab [$\lambda = c/\nu$].

997 B

In der abgebildeten Zeichnung wird der Winkel β als *Einfallswinkel* und der Winkel $\boldsymbol{\delta}$ als *Brechungswinkel* bezeichnet.

998 E

Nach dem **Snellius-Gesetz** ergibt sich die Brechzahl als Quotient aus dem Sinus des Einfallswinkels (β) zum Sinus des Brechungswinkels (δ). Darüber hinaus entspricht die Brechzahl dem Verhältnis der Brechungsindices vom *optisch dichteren* (n_2) zum *optisch dünneren* (n_1) Medium. Es gilt:

$$\mathbf{\sin \beta / \sin \delta = n_2 / n_1}$$

999 C

Wird ein Lichtstrahl aus der Luft beim Auftreffen auf eine Wasseroberfläche *reflektiert*, so gilt Einfallswinkel = Ausfallswinkel (**$\alpha = \beta$**)

Trifft ein Lichtstrahl aus dem optisch dünneren Medium Luft (n_1 = 1) auf das optisch dichtere Medium Wasser (n_2 = 1,33) und wird dabei *gebrochen* (mit Einfallswinkel α und Brechungswinkel γ), so gilt: **$\sin \alpha / \sin \gamma = n_2/n_1 = 1{,}33$**

1000 A

Die Brechzahl einer Substanz ist *abhängig* von der *Wellenlänge* und der *Temperatur* des zur Untersuchung verwendeten Lichts. Sie ist ein *Reinheitskriterium* für die betreffende Substanz.

Die absolute Brechzahl einer Substanz ist das Verhältnis der Lichtgeschwindigkeiten im Vakuum zur Lichtgeschwindigkeit in der Substanz: $n_{absolut} = c_{vakuum}/c_{substanz}$

Die absolute Brechzahl von Luft (n = 1,000292) ist geringfügig größer als die im Vakuum (n = 1).

1001 D

Die **Brechzahl** ist eine Stoffkonstante. Sie ist abhängig von den Temperatur, der Frequenz bzw. der Wellenlänge des zur Untersuchung verwendeten Lichts.

Die Brechzahl kann zu Identitäts- und Reinheitsprüfungen von Substanzen herangezogen werden.

Die Brechzahl ist unabhängig vom Einfallswinkel des Lichts; sie ist definiert als Quotient des Sinus des Einfallswinkels zum Sinus des Brechungswinkels beim Übertritt eines Lichtstrahls vom optisch dünneren in ein optisch dichteres Medium.

1002 E

Die Refraktometrie beruht auf den unterschiedlichen Ausbreitungsgeschwindigkeiten von Licht definierter Wellenlänge in Medien optisch unterschiedlicher Dichte.

Die Messung der Brechzahl erfolgt häufig durch Bestimmung des Grenzwinkels der Totalreflexion.

Die Brechzahl kann von reinen Flüssigkeiten oder von Lösungen – auch wässrigen Lösungen – bestimmt werden.

Ein Differential-Refraktometer wird als universeller Detektor in der Hochdruckflüssigchromatographie (HPLC) verwendet. Nachweisbar sind alle Verbindungen, deren Brechzahl sich von dem des Eluenten genügend unterscheidet.

1003 B

Die Brechzahl einer Substanzlösung hängt von der Messtemperatur, der Wellenlänge des zur Untersuchung verwendeten Lichts sowie von der Substanzkonzentration und des zur Lösung eingesetzten Lösungsmittels ab.

Die Brechzahl hängt *nicht* ab von der Schichtdicke des Substanzfilms, da der Lichtstrahl in der gesamten Substanzschicht die gleiche Ausbreitungsgeschwindigkeit besitzt.

1004 A **1005** C

Die Brechzahl (früher: Brechungsindex) hängt von der Wellenlänge des zur Untersuchung verwendeten Lichts ab. Dieses Phänomen wird als **Dispersion** bezeichnet.

Im Allgemeinen nimmt die Brechzahl mit steigender Wellenlänge ab (*normale Dispersion*) [$n_{800nm} < n_{400nm} \equiv n_{rot} < n_{blau}$]

Die Brechzahlen organischer Flüssigkeiten liegen in der Größenordnung von n = 1,3-1,8; somit gilt auch: $n_{grün} > 1{,}00$

Die Ausbreitungsgeschwindigkeit von Licht in einem Medium wie Wasser (n = 1,33) ist geringer als im Vakuum ($c_{medium} < 300000$ km/s).

1006 D

Den abgebildeten Dispersionskurven im Wellenlängenbereich von 400-800 nm ist zu entnehmen, dass Substanz [**D**] die größte Dispersion (Abnahme der Brechzahl mit steigender Wellenlänge) von n_{400nm} = 1,70 nach n_{800nm} = 1,61 zeigt.

1007 B

Die Natrium-**D**-Linie besitzt eine Wellenlänge von λ = **589,3 nm**. Bei dieser Wellenlänge zeigt Substanz [**B**] die größte Brechzahl.

1008 E **1009** D **1010** C **1011** E

Über die **Bestimmung** der **Brechzahl** nach *Arzneibuch* treffen folgende Aussagen zu:
- Die Brechzahl hängt von der Wellenlänge des verwendeten Lichts ab und wird meistens auf die *Wellenlänge* der Na-D-Linie bei 589,3 nm bezogen.
- Die Brechzahl eines Stoffes ist aber unabhängig vom Einfallswinkel des eingestrahlten Lichts.
- Die Bestimmung der Brechzahl muss bei einer definierten Temperatur erfolgen, da die Brechzahl der meisten Stoffe mit steigender *Temperatur* abnimmt. Das Arzneibuch lässt die Brechzahl bei 20±0,5 °C bestimmen.
- Üblicherweise wird bei der Bestimmung der Brechzahl der *Grenzwinkel der Totalreflexion* gemessen.
- Das Refraktometer muss die *Ablesung* der Brechzahl auf mindestens 3 Dezimalen gestatten.
- Die Brechzahl eines Stoffes kann zu Identitäts- und Reinheitsprüfungen sowie zu Gehaltsbestimmungen herangezogen werden.
- Zur *Kontrolle* eines Refraktometers können folgende *Referenzsubstanzen* verwendet werden: 2,2,4-Trimethylpentan – Toluol – 1-Methylnaphthalin – Wasser

1012 C

Über die Anwendung der **Refraktometrie** nach *Ph.Eur.10* lassen sich folgende Aussagen machen:
- Bestimmt wird die Brechzahl (nach *Ph.Eur.10*: Brechungsindex) einer Substanz.
- Die Messung der Brechzahl muss bei einer definierten *Temperatur* erfolgen, wobei üblicherweise die Messung auf der Bestimmung des Grenzwinkels der *Totalreflexion* beruht.
- Die Brechzahl ist ein Identitäts- und Reinheitskriterium.
- *Gehaltsbestimmungen* von Substanzen wie beispielsweise einer wässrigen Glucose-Lösung oder eines Glycerol-Wasser-Gemischs sind nur mithilfe von Kalibrierkurven möglich.

1013 D

Zur Messung der Brechzahl (Brechungsindex) mit einem **Abbe-Refraktometer** lassen sich folgende Aussagen machen:
- Das Refraktometer wird nach *Ph.Eur.10* auf 20±0,5 °C temperiert.
- Fette und Wachse können auch bei höherer Temperatur, z.B. 50 °C, vermessen werden. Die Bestimmung der Brechzahl ist hier ein Kriterium zur Beurteilung der Konsistenz eines Fettes.
- Die Refraktometrie dient auch zur Untersuchung von Stoffgemischen, wie z.B. wässrigen Glucose-Lösungen oder Wasser-Glycerol-Mischungen.
- Die Messung der Brechzahl mit einem Abbe-Refraktometer beruht auf der Bestimmung des Grenzwinkels der Totalreflexion. Als monochromatische Lichtquelle zur Erzeugung der Na-D-Linie setzte man früher eine Natriumdampflampe ein. Heute kommen Glühlampen zum Einsatz, die mit einem optischen Filter kombiniert sind, der nur Licht der Na-D-Linie durchlässt.

1014 B 1015 D 1016 C 1017 D 1018 B 1019 C

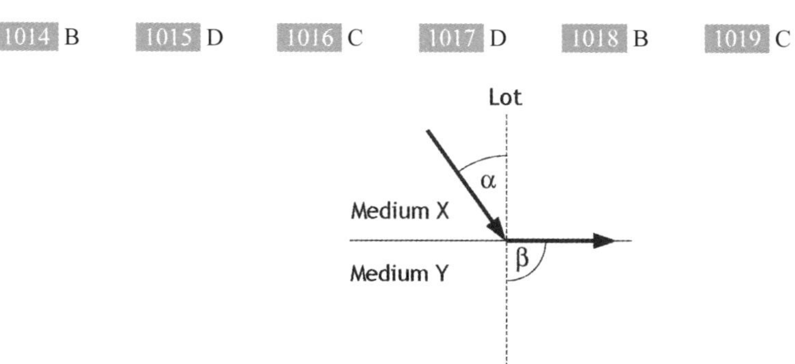

Tritt Licht von einem optisch dichteren Medium (X) [mit dem Brechungsindex n_1] in ein optisch dünneres Medium (Y) [mit dem Brechungsindex n_2] über, so wird der Lichtstrahl vom Lot weg gebrochen. Wenn Licht einen bestimmten Grenzwinkel (α) überschreitet, dann tritt die Lichtwelle nicht mehr in das Medium (Y) ein, sondern wird nahezu vollständig reflektiert. Daher nennt man diesen bestimmten Einfallswinkel (α) den **Grenzwinkel der Totalreflexion** (α_g) und der Brechungswinkel (β) beträgt dann 90°.

Der in obiger Abbildung dargestellte Strahlungsverlauf gilt nur für Licht einer bestimmten Wellenlänge, denn die Brechzahl hängt von der Wellenlänge des eingestrahlten Lichts ab.

Die *absolute Brechzahl* (n) einer Substanz kennzeichnet den Quotienten aus der Lichtgeschwindigkeit im Vakuum (c_{vakuum}) zur Lichtgeschwindigkeit (c_{analyt}) in dem zu untersuchenden Medium (Analyt). Es gilt: $\mathbf{n = c_{vakuum}/c_{analyt}}$

Nach dem **Snellius-Gesetz** gilt auch: $\mathbf{\sin\alpha/\sin\beta = n_2/n_1}$

- Beim Grenzwinkel der Totalreflexion von 90° wird sin β = sin 90° = 1 und das Snellius-Gesetz lässt sich wie folgt formulieren, wenn als optisch dichteres Medium eine Glasplatte verwendet wird, auf die man die zu untersuchende Flüssigkeit aufträgt:

$$\mathbf{\sin\alpha_g = n_2/n_1 = n_{analyt}/n_{glas}}$$

Trifft ein Lichtstrahl aus dem optisch dichteren Medium *Glas* (n_1 = 1,50) auf das optisch dünnere Medium *Wasser* (n_2 = 1,33), so berechnet sich der Grenzwinkel der Totalreflexion (α_g) nach: sin α_g = 1,33/1,50

1020 A

Wenn Licht aus Glas der Brechzahl (n_1 = 2) in Luft ($n_1 \approx 1$) übergeht, so beträgt der Grenzwinkel der Totalreflexion: sin $\alpha_g = 1/2 \Rightarrow \mathbf{\alpha = 30°}$

1021 C

Ein **Abbe-Refraktometer** enthält zwei Glas-Prismen. Ein drehbares oberes *Beleuchtungsprisma* und ein unteres *Messprisma*. Es fällt auf, dass die Unterseite des Beleuchtungsprismas erheblich *rauer* ist als die Oberseite des Messprismas. Dadurch soll auffallendes Licht gestreut werden, so dass es die Unterfläche so diffus verlässt, als wäre es mit unterschiedlichen Einfallswinkeln aufgetroffen.

1022 B

Reines Glycerol kann von einer Glycerol-Wasser-Mischung (1:1) unterschieden werden durch:
- Bestimmung der relativen Dichte oder der Brechzahl (Brechungsindex)
- Titration nach Malaprade mittels Glycolspaltung
- Wasserbestimmung nach Karl Fischer oder durch azeotrope Destillation

Da Glycerol bei 240 nm keine Absorption zeigt, kann eine Absorptionsmessung *nicht* zur Unterscheidung zwischen Glycerol und einer Glycerol-Wasser-Mischung beitragen.

1023 D

Auf die *Analyse fetter oder ätherischer Öle* mithilfe der Refraktometrie treffen zu:
- In der Refraktometrie wird die Brechzahl (Brechungsindex) eines Analyten mit einem thermostatisierbaren Refraktometer ermittelt.
- Es wird üblicherweise der Grenzwinkel der Totalreflexion bestimmt.
- Zur *Kontrolle* eines Refraktometers können folgende *Referenzsubstanzen* verwendet werden: 2,2,4-Trimethylpentan – Toluol – 1-Methylnaphthalin – hochgereinigtes Wasser
- Die Refraktometrie kann zu Reinheitsprüfungen von Substanzen genutzt werden.

11.3 Grundlagen der Polarimetrie

1024 C

Optisch aktive Stoffe drehen die Schwingungsebene des linear polarisierten Lichts um einen bestimmten Winkel nach links oder rechts.

1025 C

Folgende Aussagen über die **optische Aktivität** treffen zu:
- Voraussetzung für die optische Aktivität eines Moleküls ist seine *Chiralität*. Chirale Moleküle zeigen eine optische Aktivität im gasförmigen, flüssigen, festen oder im gelösten Zustand.
- Die Größe der *spezifischen Drehung* $[\alpha]_D^{20}$ ändert sich mit der Wellenlänge des polarisierten Lichts (*Rotationsdispersion*).
- Bei Kenntnis der spezifischen Drehung lässt sich anhand des gemessenen Drehwinkels die *Konzentration* berechnen, weil der mit einem *Polarimeter* gemessene Drehwinkel von der Konzentration des gelösten chiralen Stoffes abhängt.

1026 E 1027 A 1028 A 1029 C

Die Eigenschaft einer Substanz die Ebene des linear polarisierten Lichts nach *rechts* zu drehen, wird mit einem (+) angegeben; die *Linksdrehung* wird durch (–) gekennzeichnet.

E/Z sowie *R*/*S* oder D/L sind Konfigurationskennzeichnungen, die über den Drehwinkel keine Auskunft geben. Somit zeigt nur die Bezeichnung (+)-Weinsäure an, dass das Molekül die Ebene des linear polarisierten Lichts nach rechts dreht.

1030 D

Bei *chiroptischen Analysen* (Polarimetrie, Zirkulardichroismus, Optische Rotationsdispersion, Cotton-Effekt) lässt man polarisiertes Licht auf optisch aktive (chirale) Substanzen einwirken.

Einen linear polarisierten Lichtstrahl kann man sich aus einem linkszirkular und einem rechtszirkular polarisierten Teilstrahl zusammengesetzt denken.

In der Lösung einer optisch aktiven Substanz pflanzen sich der linkszirkular und rechtszirkular polarisierte Teilstrahl in den beiden Enantiomeren mit unterschiedlichen Geschwindigkeiten fort, d.h., die Brechzahlen für den linkszirkular und rechtszirkular polarisierten Teilstrahl sind in den beiden Enantiomeren verschieden.

1031 C

Das Molekül **3α-Tropanol** besitzt zwei unsymmetrisch substituierte C-Atome, ist aber aufgrund der vorhandenen Symmetrieebene *achiral.*

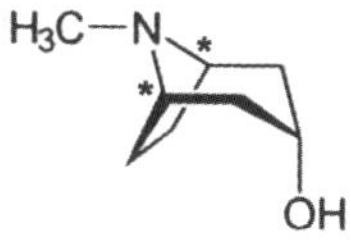

H₃C—N, OH

1032 E

Im 3β-Tropanol-Ringgerüst sind die beiden Ringatome C-1 und C-5 unsymmetrisch substituiert. Sofern kein weiterer Substituent in Position 2 vorhanden wäre, hätte das Molekül eine Symmetrieebene und wäre optisch nicht aktiv. Durch die Carboxylgruppe bzw. die Methoxycarbonylgruppe in Position 2 sind aber auch die Atome C-2 und C-3 unsymmetrisch substituiert. Daher zeigt nicht nur **(*2R, 3S*)-(-) Cocain** optische Aktivität, sondern auch alle unter (1) bis (4) abgebildeten Moleküle sind chiral.

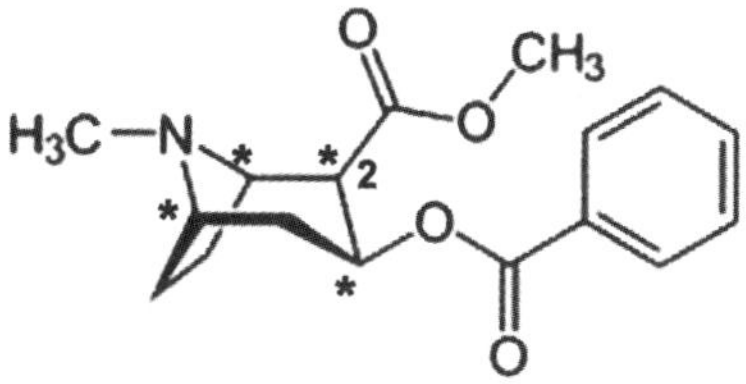

(*2R,3S*)-(-)-Cocain

1033 A

Zum abgebildeten **(-)-Menthol** stellt Molekül (A) das betreffende (+)-Enantiomer dar.

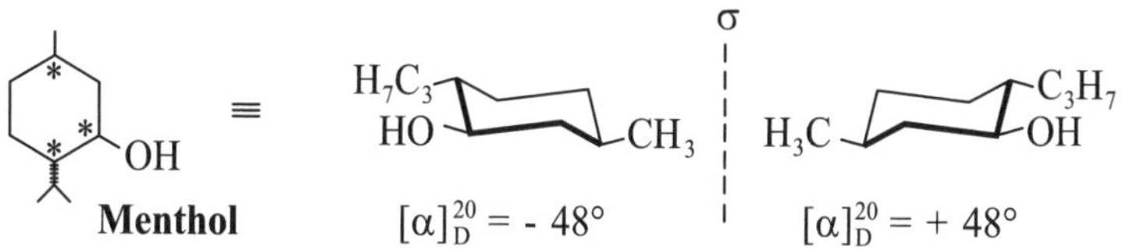

Menthol ≡ $[\alpha]_D^{20} = -48°$ | σ | $[\alpha]_D^{20} = +48°$

Im Molekül (B) sind Isopropyl- (C_3H_7-) und Hydroxylgruppe (HO-) *cis*-ständig zueinander angeordnet, während sie im (-)-Menthol eine *trans*-Position einnehmen.

Molekül (C) ist das aaa-Isomer (Konformationsisomer) zum (-)-Menthol, in dem die drei Substituenten die eee-Position einnehmen (a = axiale –, e = äquatoriale Position).

Die Moleküle (D) und (E) sind bezüglich der Hydroxylgruppe Stellungsisomere zum (-)-Menthol.

1034 C

Norgestimat ist ein Gemisch von stereoisomeren E/Z-Oximen. E/Z-Isomere sind Diastereomere. Norgestimat in ein Prodrug, das partiell zu Levonorgestrel biotransformiert wird.

Beide abgebildeten Oxime sind optisch aktiv, so dass *Ph.Eur. 10* die optische Drehung einer Lösung des Gemischs in Dichlormethan als Reinheitsprüfung durchführen lässt.

1035 C

Die polysubstituierten Benzol-Derivate (1) und (2) sind achiral.

Die Cyclohexan-Derivate (3) und (4) sind *chiral* und drehen die Ebene des linear polarisierten Lichts

1036 B

Eine Verunreinigung soll in ethanolischer Lösung im UV-Spektrum die gleichen Absorptionsmaxima und bei der Gaschromatographie an einer achiralen stationären Phase dieselbe Retentionszeit besitzen. Das trifft nur auf das Enantiomer zum ***RRR*-α-Tocopherol** zu. Dem enantiomeren *SSS*-α-Tocopherol entspricht Formel (B). Ein Enantiomer besitzt in *allen* Chiralitätszentren die jeweils entgegengesetzte Konfiguration.

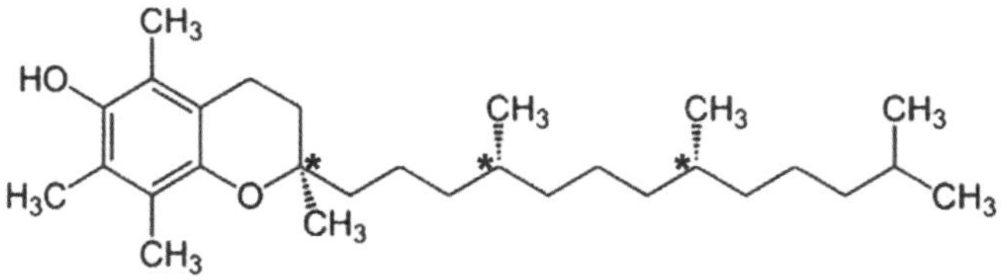

***RRR*-α-Tocopherol**

1037 C

Über die **Polarimetrie** lassen sich folgende Aussagen machen:

- α-D-Glucose und β-D-Glucose sind *diastereomere* Glucopyranosen (unterschiedliche Stellung der HO-Gruppe an C-1, sogenannte *Anomere*), die sich in ihrer spezifischen Drehung unterscheiden.
- Enantiomere (optische Antipoden) drehen die Ebene des linear polarisierten Lichts in unterschiedliche Richtungen.
- Die optische Drehung der Lösung einer chiralen Substanz hängt von der Temperatur, der Konzentration des Analyten und der Wellenlänge des linear polarisierten Lichts ab (*Optische Rotationsdispersion*).

1038 D

Linear polarisiertes Licht wird mit doppelbrechenden, anisotropen Kristallen (z.B. Nicol-Prisma), in anisotropen Flüssigkeiten (z.B. Flüssigkristalle) oder mithilfe von Polarisationsfilter bzw. Polarisationsfolien erzeugt. [Mit *Anisotropie* bezeichnet man die Richtungsabhängigkeit einer Eigenschaft oder eines Vorgangs.]

Ein *Monochromator* ist ein optisches Geräteteil zur spektralen Isolierung elektromagnetischer Strahlung definierter Wellenlänge aus einem polychromatischen Lichtbündel.

Die *optische Drehung* einer chiralen Substanz hängt von der Konzentration, der Wellenlänge und der Temperatur ab.

Die *spezifische Drehung* einer chiralen Substanz ist eine Stoffkonstante für optisch aktive Substanzen.

Die *Polarimetrie* kann nach *Ph.Eur.10* zu Identitäts- und Reinheitsprüfungen sowie zu Gehaltsbestimmungen genutzt werden.

1039 E

Der bei einer polarimetrischen Bestimmung gemessene Drehwert
- kann aufgrund des Vorzeichens zur Unterscheidung optisch aktiver Stereoisomerer herangezogen werden,
- ist ein Maß für die Enantiomerenreinheit,
- kann als Maß für die Reinheit racemischer Substanzen dienen,
- kann zur Untersuchung von Anomerengleichgewichten wie der *Mutarotation* bei Zuckern genutzt werden.

Aus dem Vorzeichen des gemessenen Drehwerts kann *nicht* auf die absolute Konfiguration eines Arzneistoffs geschlossen werden.

1040 B

Folgende Aussagen zur **optischen Drehung** treffen zu:
- Zwei zueinander *enantiomere* Verbindungen haben Drehwinkel mit entgegengesetztem Vorzeichen.
- Die Bestimmung der optischen Drehung kann zu Identitäts- und Reinheitsprüfungen herangezogen werden.
- Aus der spezifischen Drehung lassen sich *keine* Rückschlüsse auf die absolute Konfiguration einer Verbindung ziehen.
- Durch Bestimmung der optischen Drehung kann man zwischen einem Racemat (optisch inaktiv) und einem Enantiomer (optisch aktiv) unterscheiden.
- Die optische Drehung beruht auf den unterschiedlichen Geschwindigkeiten (Brechzahlen) von linkszirkular und rechtszirkular polarisiertem Licht in Enantiomeren.

1041 B 1042 D

Beim Durchgang durch eine Küvette mit einer optisch drehenden Lösung gilt für den **Drehwinkel** (α) [Drehwert]:
- α ist von der *Frequenz* bzw. der *Wellenlänge* des Messlichts abhängig.
- α ist von der *Temperatur*, der Art des *Lösungsmittels* und der *Schichtdicke* der durchstrahlten Lösung abhängig. α hängt *nicht* ab von der Viskosität des Lösungsmittels und dem Querschnitt der durchstrahlten Küvette.
- α hängt von der Konzentration der optisch aktiven Substanz ab. α wird geringer mit abnehmender Konzentration. α ist *nicht* abhängig von der Zahl der Chiralitätszentren in einem Molekül.

1043 B

Beim Wechsel des Lösungsmittels kann sich der Drehwinkel vergrößern oder verkleinern; es kann sogar zur Umkehr des Vorzeichens (Drehsinn) beim Drehwinkel kommen.

Die Chiralität einer Verbindung ändert sich *nicht* beim Herstellen einer Lösung der optisch aktiven Verbindung.

1044 A 1045 A

Über die **optische Drehung** lassen sich folgende Aussagen machen:
- Die Buchstaben D und L sind Konfigurationsbezeichnungen nach der Fischer-Nomenklatur. Sie machen keine Angaben über den Drehsinn der optischen aktiven Substanzen; dieser wird durch die Zeichen (+) oder (-) angegeben.
- Der Drehwinkel (α) der Lösung einer optisch aktiven Substanz ist abhängig von der Wellenlänge (λ) des eingestrahlten Lichts (*Rotationsdispersion*).
- Der Drehwinkel der Lösung einer optisch aktiven Substanz hängt von der Temperatur (T) ab.

- Aus dem gemessenen Drehwinkel (α) der Lösung einer optisch aktiven Substanz kann deren Konzentration (c) berechnet werden.
- Die *spezifische Drehung* $[\alpha]_D^{20}$ einer optisch aktiven Substanz ist eine Stoffkonstante und wird im Allgemeinen bei einer Wellenlänge $\lambda = 589{,}3$ nm (Na-D-Linie) bestimmt. Die spezifische Drehung ist abhängig vom verwendeten Lösungsmittel. Sie wird auf eine Schichtdicke von 1 Dezimeter (10 cm) und auf eine Konzentration von 1 Gramm je Milliliter bezogen.

1046 E

Die **spezifische Drehung** einer chiralen, gelösten Substanz ist von deren Konzentration, dem Lösungsmittel und dessen pH-Wert, der Messtemperatur sowie der Wellenlänge des verwendeten Lichts (Rotationsdispersion) abhängig.

1047 E

Die **spezifische Drehung** $[\alpha]_D^{20}$ ist abhängig von der:
- Frequenz und der Wellenlänge des polarisierten Lichts; im Allgemeinen verwendet man Licht der Wellenlänge $\lambda = 589{,}3$ nm (Na-D-Linie).
- Beobachtungstemperatur; im Allgemeinen wird bei einer Temperatur von 20 °C gemessen.
- Schichtdicke (l) der durchstrahlen Messlösung (nicht von der Länge des Polarimeterrohrs!); die spezifische Drehung wird nach Arzneibuch auf eine Schichtdicke von 10 Zentimeter (1 dm) bezogen.
- Konzentration (c) der Messlösung, wobei nach Arzneibuch auf eine Konzentration von 1 $g{\cdot}mL^{-1}$ bezogen wird.

Die Zusammenhang der spezifischen Drehung mit der Konzentration einer chiralen Substanz ist gegeben durch: $\mathbf{[\alpha]_D^{20} = 1000 \cdot \alpha / l \cdot c}$

1048 E

Die spezifische Drehung $[\alpha]_D^{20}$ wird nach SI auf eine Konzentration von **1 kg/m³** und auf eine Schichtdicke von **1 m** bezogen.

1049 D

Bei der Bestimmung der spezifischen Drehung wird ein Drehwinkel $\alpha = 90°$ gemessen. Um entscheiden zu können, ob der Drehwinkel +90° oder –270° beträgt, dient die:
- Verdünnung der Lösung auf die halbe Konzentration ($c \rightarrow c/2$),
- Vermessung der Lösung bei halber Schichtdicke ($l \rightarrow l/2$).

1050 E

Aus den gegeben Daten berechnet sich die spezifische Drehung zu:
$[\alpha]_D^{20} = 1000 \cdot \alpha / l$ (in dm) $\cdot$ c (in g/L) $= 1000 \cdot (-1{,}2)/25 = \mathbf{-48}$

1051 B

Als (optische) **Rotationsdispersion** bezeichnet man die Wellenlängenabhängigkeit der Drehung der Polarisationsebene von elektromagnetischer Strahlung.

1052 B

Die **optische Rotationsdispersion** (ORD) beruht auf der unterschiedlichen *Brechung* von linkszirkular und rechtszirkular polarisiertem Licht in chiralen Medien. Der Effekt ist *nicht* an einen Chromophor gebunden.

Bei **ORD-Kurven** wird die Drehung der Schwingungsebene von linear polarisiertem Licht in Abhängigkeit von der Wellenlänge des für die Messung verwendeten Lichts aufgetragen.

1053 D

Für die Rotationsdispersion gilt, dass ein chirales Medium, also auch die Lösung eines Zuckers, bei verschiedenen „Farben“ (Wellenlängen des sichtbaren Spektralbereichs) zu unterschiedlichen Drehwinkeln der Polarisationsebene führt.

Bei der normalen optischen Rotationsdispersion wird blaues Licht stärker gedreht als rotes Licht, und rotes Licht weniger stark gedreht als gelbes Licht.

1054 E

Optische Rotationsdispersion und optische Drehung beruhen auf der unterschiedlichen Ausbreitungsgeschwindigkeit (Brechung) linkszirkular und rechtszirkular polarisierten Lichts in einem chiralen Medium.

Trägt man in einem Diagramm die gemessene Drehung (α) gegen die Wellenlänge (λ) graphisch auf, so erhält man die **ORD-Kurven**. Bei *normalen* Kurven nimmt der Betrag der Drehung mit abnehmender Wellenlänge stetig zu, wobei sich die ORD-Kurven von Enantiomeren symmetrisch (spiegelbildlich) zur Nulllinie anordnen.

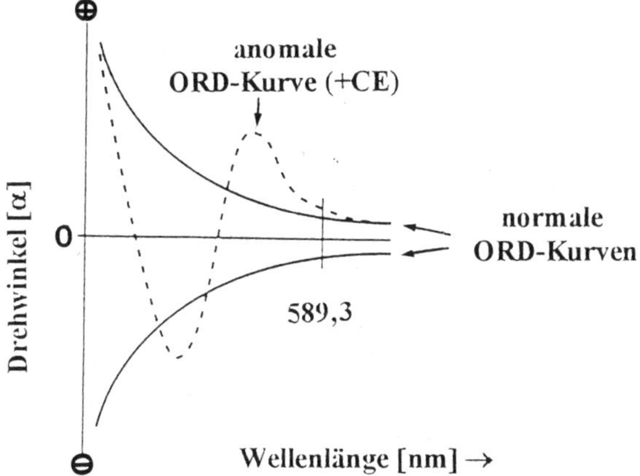

Normale ORD-Kurven findet man aber nur in dem vermessenen Wellenlängenbereich, in dem die Substanz *nicht absorbiert*. In dem Bereich, in dem Absorption von Licht eintritt, hat die ORD-Kurve einen S-förmigen Verlauf (*anomale* ORD-Kurve). Diese Erscheinung wird auch als *Cotton-Effekt* (CE) bezeichnet. Die Gestalt der Kurven hängt von der Stereochemie in der Umgebung des Chromophors ab. Der Nulldurchgang der Kurve liegt bei der Wellenlänge des *Zirkulardichroismus*.

ORD-Kurven lassen keine Rückschlüsse auf die Zahl der Aminosäuren in einem Protein zu.

1055 C

In der gezeigten Abbildung werden auf der x-Achse die Messwellenlänge λ und auf der y-Achse der Drehwert [α] aufgetragen.

1056 E

Bei einer normalen ORD-Kurve nimmt der Drehwinkel (α) mit steigender Wellenlänge (λ) *ab*. Folglich ist der Betrag der optischen Drehung – von den genannten Wellenlängen – am größten bei Verwendung von Licht der Wellenlänge λ = **365 nm**.

1057 D

Ein *Polarimeter* dient der Messung der Drehung der Schwingungsebene von polarisiertem Licht. Der gemessene Drehwinkel kann zur Bestimmung der Konzentration des optisch aktiven Stoffes genutzt werden.

1058 A 1059 B

Ein **Polarimeter** besteht aus folgenden Bauteilen:

- einer *Lichtquelle*, die möglichst monochromatisches Licht aussendet. Hierbei kann es sich um eine Natriumdampflampe oder um eine Glühlampe, die mit einem Farbfilter versehen ist, handeln.
- einem feststehenden *Polarisator* (Nicol-Prisma, *Polarisator-Nicol*), der das eingestrahlte, unpolarisierte Licht durch unterschiedliche Brechung in zwei linear polarisierte Lichtstrahlen (ordentlicher –, außerordentlicher Strahl) zerlegt. Der ordentliche Lichtstrahl wird im Nicol-Prisma durch Totalreflexion entfernt, während der außerordentliche Lichtstrahl durch die Messlösung geleitet wird.
- einer *Messzelle* (Messküvette) definierter Länge, die mit der Probenlösung gefüllt ist.
- einem drehbaren zweiten Polarisator (*Analysator-Nicol*), der mit einer in Winkelgraden eingeteilten Skala verbunden ist.
- einem *Okular* (Beobachtungseinrichtung). Stehen Polarisator und Analysator *parallel* zueinander (Winkel 0° bzw. 180°), so herrscht Helligkeit im Okular. Nehmen Polarisator und Analysator eine *gekreuzte* Stellung (Winkel 90° bzw. 270°) ein, so herrscht Dunkelheit im Okular.

Der gemessene Drehwinkel (α) ist der spezifischen Drehung einer chiralen Substanz, der Länge der Messküvette (Schichtdicke) und der Konzentration der optischen aktiven Substanz direkt proportional.

1060 C 1061 A 1062 C

Da das menschliche Auge vollkommene Dunkelheit (gekreuzte Stellung von Polarisator und Analysator) nur schlecht erkennen kann, arbeiten moderne Polarimeter nach der sogenannten *Halbschattenmethode*. Hierzu wird der Strahlengang geteilt und in die obere Hälfte zwischen Polarisator und Messküvette ein **Hilfsnicol** eingebracht. Verdreht man das Hilfsnicol bei paralleler Stellung von Polarisator und Analysator um einen kleinen Winkel, so kommt es in der oberen Hälfte des Okulars zu einer leichten Verdunklung, da die Schwingungsrichtung des polarisierten Lichtes gegenüber dem Polarisator geringfügig gedreht ist. Man muss nun den Analysator um diesen Winkel nachstellen, damit beide Hälften des Okulars wieder *gleiche Dunkelheit* besitzen. Dies ist die *Nulleinstellung* des Gerätes. Befindet sich eine optisch aktive Probe in der Messküvette, so erscheinen beide Halbkreise im Okular ungleich dunkel und man muss den Analysator um den Winkel (α) nachjustieren, um erneut gleiche Dunkelheit zu erreichen. Dies entspricht dem optischen Drehwert der Probe.

1063 E 1064 B

Zur *Kontrolle* bzw. zur Kalibrierung eines Polarimeters können Substanzen wie ***R*,*R*-Weinsäure** oder **Saccharose** verwendet werden. Die anderen genannten Substanzen sind optisch *nicht* aktiv.

1065 B

Zur polarimetrischen *Bestimmung der spezifischen Drehung* $[\alpha]_D^{20}$ nach Arzneibuch lassen sich folgende Aussagen machen:

- Es wird eine Schichtdicke von 1,00 dm vorgeschrieben und die Messung soll bei einer Temperatur von 20±0,5 °C vorgenommen werden.
- Die spezifische Drehung kann zu Identitäts- und Reinheitsprüfungen sowie zu Konzentrationsbestimmungen genutzt werden.

1066 E

Über die **Polarimetrie** treffen folgende Aussagen zu:

- Die spezifische Drehung ist eine stoffspezifische Größe und wird üblicherweise mit linear polarisiertem Licht der Wellenlänge $\lambda = 589{,}3$ nm (Na-D-Linie) bestimmt.
- Der gemessene Drehwinkel einer Lösung kann zur Konzentrationsbestimmung einer enantiomerenreinen Substanz herangezogen werden.

1067 D

Aus den im Aufgabentext angegebenen Daten lässt sich die Konzentration aus dem gemessenen Drehwinkel α und der spezifischen Drehung $[\alpha]_D^{20}$ wie folgt berechnen:

$[\alpha]_D^{20} = \alpha/l \text{ (dm)} \cdot c \text{ (g/mL)}$
$c = \alpha/l \cdot [\alpha]_D^{20} = 20/2 \cdot 20 = 0{,}5$ g/mL

- Mit der Dichte $\rho = 1{,}00$ g/mL ergibt das einen Massenanteil des Arzneistoffs in der Probelösung von **50%**.

1068 C

Aus den im Aufgabentext angegebenen Daten lässt sich die Konzentration aus dem gemessenen Drehwinkel α und der spezifischen Drehung $[\alpha]_D^{20}$ wie folgt berechnen:

$[\alpha]_D^{20} = 100 \cdot \alpha/l \text{ (dm)} \cdot c \text{ (g/100mL)}$
$c = \alpha/l \cdot [\alpha]_D^{20} = 100 \cdot (-0{,}5)/1 \cdot (-20) = 2{,}5$ g/100mL

- Da 5 g einer NaCl-Verreibung in 100 mL gelöst wurden, entspricht dies einem Massenanteil an optisch aktiver Substanz von **50%**.

1069 C

Die in einer polarimetrischen Bestimmung gemessene optische Drehung

- kann aufgrund des Vorzeichens zur Unterscheidung optisch aktiver Stereoisomerer wie zum Beispiel (*S*)-Amphetamin und (*R*)-Amphetamin herangezogen werden,
- kann zur Unterscheidung zwischen dem Racemat (optisch inaktiv) und einer enantiomerenreinen Verbindung (optisch aktiv) dienen,
- ist auch ein Maß für die Enantiomerenreinheit (optische Reinheit).

1070 D

Aus den im Aufgabentext angegebenen Daten lässt sich die Konzentration aus dem gemessenen Drehwinkel α und der spezifischen Drehung $[\alpha]_D^{20}$ wie folgt berechnen:

$[\alpha]]_D^{20} = 100 \cdot \alpha/l \text{ (dm)} \cdot c \text{ (g/100mL)}$
$c = \alpha/l \cdot [\alpha]_D^{20} = 100 \cdot (-1{,}65)/1 \cdot (-50) = 3{,}2$ g/100 mL

- Da 4,0 g des Enantiomerengemischs in 100 mL gelöst wurden, entspricht dies einem *Enantiomerenüberschuss* (ee) in der Probe von **80%**.

1071 B **1072** B **1073** D **1074** C

Auf das Phänomen der **Mutarotation** treffen folgende Aussagen zu:

- Unter Mutarotation versteht man die unmittelbar nach Auflösen einer chiralen Verbindung einsetzende Änderung der optischen Drehung der Lösung bis zum Erreichen eines konstanten Endwerts.
- Das Phänomen kann bei *Aldosen* (wie *Glucose* oder *Ribose*) und *Ketosen* (wie *Fructose*) beobachtet werden, die zur Oxo-Cyclo-Tautomerie befähigt sind. Mutarotation geht bei solchen Zuckern mit der Einstellung zwischen den halbacetalischen Ringformen und der offenkettigen al-Form einher, die miteinander in einem *Gleichgewicht* vorliegen.

- Als *Epimere* bezeichnet man Verbindungen mit mehreren asymmetrischen C-Atomen, die sich nur in der Konfiguration an einem einzigen Chiralitätszentrum unterscheiden. Die beim Auflösen von Glucose in Wasser miteinander im Gleichgewicht befindlichen Substanzen **α-D**-Glucose und **β-D**-Glucose sind *Epimere* bezüglich des Atoms C-1. Solche Epimere bezeichnet man auch als *Anomere* und den Vorgang als *Epimerisierung*.
- Sechswertige Zuckeralkohole wie *Sorbitol* (Glucitol) oder *Mannitol* sind nicht zur Oxo-Cyclo-Tautomerie befähigt und ihre wässrigen Lösungen zeigen daher auch *nicht* das Phänomen der Mutarotation. Auch das Disaccharid *Saccharose* ist *nicht* zur Mutarotation befähigt.

11.4 Grundlagen der Atomemissionsspektroskopie (AES)

1075 C

Kationen mithilfe der Flammenfärbung zu identifizieren gehört als Analysenmethode in den Bereich der *Atomemissionsspektroskopie*.

1076 C

Für die Energiedifferenz (ΔE) zwischen zwei Elektronenzuständen in einem Atom gilt, worin h das Plancksche Wirkungsquantum und ν die Frequenz des emittierten Lichts bedeuten: $\mathbf{\Delta E = h \cdot \nu}$

1077 D

In der **Atomemissionsspektroskopie** (AES) nimmt der Anteil von Atomen im angeregten Zustand mit *steigender Temperatur* zu, jedoch nimmt auch das Ausmaß der Ionisierung mit steigender Temperatur zu. Daher kann bei *sehr hohen* Temperaturen das Emissionsspektrum von angeregten Ionen dasjenige der angeregten Atome überlagern.

Die Wahl der Beobachtungszone innerhalb einer weitgehend konstant eingestellten Flamme spielt bei der Messung von Probe und Vergleichslösung eine wichtige Rolle, weil in der Flamme Zonen mit unterschiedlichen Temperaturen existieren. Die höchste Temperatur einer Flamme misst man oberhalb der Spitze ihres inneren Kegels.

1078 C

Über die **Linienspektren** von **Atomen** lassen sich folgende Aussagen machen:
- Jede Spektrallinie entspricht der Differenz zweier Energiezustände eines Elektrons in einem Atom. Da Atome durch Absorption (Aufnahme) von Energie in verschiedene angeregte Zustände übergeführt werden können, resultiert daraus bei der Emission ein charakteristisches Linienspektrum.
- Die Zahl der Spektrallinien eines Elements wird durch die Zahl und Anordnung aller Valenzelektronen bestimmt. Daher sind die Linienspektren der Alkali- und Erdalkaliatome relativ linienarm. Da Isotope in der Zahl und Anordnung ihrer Valenzelektronen übereinstimmen, zeigen Isotope das gleiche Linienspektrum.
- Unter einer *Serie* versteht man eine Folge von Spektrallinien, die zu Elektronenübergängen aus verschiedenen angeregten Zuständen in den gleichen Grundzustand führen (auf dem gleichen Energieniveau enden).
- Die Intensität einer Emissionslinie hängt von der Konzentration der Atome und der Temperatur ab, vor allem aber wie häufig ein bestimmter Elektronenübergang in der Zeiteinheit stattfindet. So ist am häufigsten ein Elektronenübergang vom 1. angeregten Zustand (unterstes unbesetztes Niveau) in den Grundzustand (oberstes besetztes Elektronenniveau).
- So ist beispielsweise bei einem angeregten Natriumatom der Elektronenübergang 3p→3s am intensivsten.

1079 E

Folgende Aussagen zur die **Atomemissionsspektroskopie** (AES) treffen zu:

- Die Emissionspektroskopie beruht auf Übergängen von Atomen aus elektronenenergetisch angeregten Zuständen mit nachfolgender Rückkehr der Elektronen in den Grundzustand (den energieärmsten Elektronenzustand).
- Die Kationen anorganischer Salze werden bei der AES atomisiert (zu Atomen umgewandelt). Daher werden auch bei Salzen nur *Atome* thermisch angeregt.
- Angeregte Elektronen können stufenweise in den Grundzustand zurückkehren, so dass angeregte Atome Licht unterschiedlicher Wellenlängen emittieren.
- Die AES kann zu qualitativen (*Spektralanalyse*) und quantitativen (*Flammenphotometrie*) Bestimmungen von Stoffen eingesetzt werden.

1080 E 1081 B

Auf die **Flammenphotometrie/Atomemissionsspektroskopie** treffen folgende Aussagen zu:

- Bei der Flammenphotometrie erfolgt eine *thermische Anregung* von Valenzelektronen des zu bestimmenden Metallatoms gefolgt von einer Intensitätsmessung des ausgestrahlten (emittierten) Lichts.
- Bei der Anregung bleibt der Spin des Elektrons erhalten.
- Die Flammenphotometrie ist ein Verfahren der *Atomemissionsspektroskopie*; sie kann als *Flammenfärbung* (Spektralanalyse) zur Identifizierung von Elementen herangezogen werden.
- Die Intensität des bei der Emission ausgestrahlten Lichts kann zur *quantitativen Bestimmung* (Flammenphotometrie) eines Elements genutzt werden.
- Für die *quantitative Auswertung* der Flammenphotometrie werden Standardadditionsverfahren oder Kalibrierkurvenverfahren eingesetzt.

1082 D

Die **Spektralanalyse** (Flammenfärbung) ist eine Form der Emissionsspektroskopie und dient der Identifizierung von Elementen.

Bei der Spektralanalyse gehen Valenzelektronen von Atomen durch thermische Anregung von energieärmeren in energiereichere (unbesetzte) Atomorbitale über.

Einige Alkali- und Erdalkalimetalle können bereits mit der Energie der Bunsenbrennerflamme thermisch angeregt und durch ihre Flammenfärbung identifiziert werden.

Die Flammenphotometrie ist *keine* Methode, die Isotopenzusammensetzung eines Elements zu bestimmen. Hierzu dient die Massenspektrometrie.

1083 D

Auf die **Spektralanalyse** (*Flammenfärbung*) treffen folgende Aussagen zu:

- Die Spektralanalyse, ein emissionsspektroskopisches Verfahren, setzt die Elektronenanregung von Atomen voraus.
- Bei Alkali- und Erdalkalielementen genügt die Temperatur der Flamme eines Bunsenbrenners zur thermischen Anregung der Valenzelektronen.
- Natrium (0,002 $\mu g \cdot mL^{-1}$) besitzt in der Spektralanalyse eine deutlich geringere Nachweisgrenze als Barium (2,0 $\mu g \cdot mL^{-1}$).
- Die *Flammenfärbung* ist eine Vorprobe der klassischen qualitativen Analyse und dient der Identifizierung von Elementen.

1084 C

Über die **Atomemissionsspektroskopie** (AES) lassen sich folgende Aussagen machen:

- Grundlage der AES ist unter Energieaufnahme der Elektronenübergang in einen angeregten Zustand mit anschließender Rückkehr in den Grundzustand unter Abgabe der aufgenommenen Energie in Form elektromagnetischer Strahlung.
- Die Kationen anorganischer Salze werden bei der AES in der Flamme zunächst atomisiert (*Bildung von Atomen*).
- Angeregte Atome eines Elements können Licht unterschiedlicher Wellenlängen emittieren, da die Rückkehr aus dem angeregten Zustand in den Grundzustand *direkt* oder *stufenweise* über angeregte Zwischenzustände erfolgen kann. Daher ist ein Emissionsspektrum linienreicher als das Absorptionsspektrum des betreffenden Elements.
- Die AES kann zu qualitativen (Spektralanalyse/Flammenfärbung) und zu quantitativen Bestimmungen (Flammenphotometrie) herangezogen werden.

1085 B 1086 B

Spektrallinien, die zu Elektronenübergängen mit einem gemeinsamen Grundzustand gehören, können zu einer sogenannten **„Serie“** zusammengefasst werden. Die Frequenzen (ν) der Spektrallinien einer Serien gehorchen folgendem Zusammenhang, worin n der Hauptquantenzahl der energiereicheren (inneren) und m der Hauptquantenzahl der energieärmeren (äußeren) Elektronenbahn entspricht:

$$\nu = \text{const.} \cdot (1/n^2 - 1/m^2)$$

1087 E

Die gelbe **Emissionslinie** von **Natrium** (Na-D-Linie) resultiert aus einer Änderung des elektronischen Zustandes. Ein angeregtes Elektron kehrt aus dem 3p-Zustand in den 3s-Grundzustand zurück unter Aussendung von Licht der Wellenlänge $\lambda \approx 589$ nm.

1088 E

Die beim Zerstäuben einer Natriumchlorid-Lösung (Na^+Cl^-) in einer Bunsenflamme emittierte *gelbe* Natrium-D-Linie (bei $\lambda = 589{,}3$ nm) rührt von **Natriumatomen** her. In der Flamme werden durch *thermische Dissoziation* (*Atomisierung*) aus Natrium-Ionen (Na^+) Natriumatome (Na) gebildet, die dann thermisch angeregt werden.

1089 A

Bei der **Flammenfärbung** von **Natriumchlorid** (NaCl) laufen folgende *Teilprozesse* ab: NaCl-Partikel werden in der Flamme verdampft – aus den NaCl-Partikeln bilden sich durch thermische Dissoziation Natriumatome und Chloratome – die Natriumatome werden anschließend thermisch angeregt (Elektronenübergang vom Grundzustand in einen elektronenenergetisch angeregten Zustand) – die Elektronen angeregter Natriumatome kehren unter Emission von Licht definierter Wellenlänge in den Grundzustand zurück.

1090 A

Bei der AES werden Metallatome durch Zufuhr thermischer Energie angeregt.

1091 A

Da ein Atom durch Energieaufnahme in verschiedene Anregungszustände übergeführt wird und das angeregte Atom stufenweise in den Grundzustand zurückkehren kann, resultiert daraus ein **Linienspektrum** mit zahlreichen Emissionslinien, das die unterschiedlichen Energiezustände in einem Atom abbildet. Das Emissionsspektrum gibt keinerlei Auskunft über die Isotopenzusammensetzung des Metalls.

Die Intensität des emittierten Lichts ist von der Anregungstemperatur abhängig und korreliert zudem mit der Konzentration des Analyten.

1092 A **1093** E **1094** B **1095** B **1096** B

Die Funktionsweise eines **Flammenphotometers** kann wie folgt beschrieben werden: Die *Probenlösung* wird im *Zerstäuber* mit Luft oder Sauerstoff verdüst. Die zerstäubte Lösung wird zusammen mit dem Brenngas (Acetylen, Dicyan, Erdgas, Wasserstoff) dem *Brenner* als Aerosol zugeführt und in einer Flamme geeigneter Zusammensetzung und Temperatur atomisiert und thermisch angeregt. Aus dem emittierten Licht wird im *Monochromator* die gewünschte Spektrallinie herausgefiltert. Als *Detektor* dient eine Photozelle, die das emittierte Licht in ein elektrisches Signal umwandelt, verstärkt und an das *Anzeigegerät* weiterleitet.

Acetylen/Wasserstoff bzw. Helium/Stickstoff sind *keine* geeigneten Brenngase; den beiden Gasgemischen fehlt ein Anteil an Sauerstoff oder Luft.

1097 E

Auf die *Emissionsspektroskopie mit induktiv gekoppeltem Plasma* treffen folgende Aussagen zu:

- Ein Plasma ist ein elektrisch leitendes Gas, das aus Gasatomen, Ionen und Elektronen besteht. Meistens wird in einem Hochfrequenzplasma *Argon* als Plasmagas eingesetzt. Durch einen Zündfunken werden im Argon Ionen und Elektronen erzeugt. Die Elektronen werden kreisförmig beschleunigt, erzeugen durch Kollision mit anderen Gasatomen weiter Ionen und heizen sich dabei auf bis zu 1000 °C auf. Die hohen Temperaturen und die lange Verweilzeit einer Analysenprobe im Plasma führen zu einer effektiveren Atomisierung, Ionisierung und Anregung.
- Es tragen nicht nur angeregte Atome sondern auch angeregte Ionen zur Emission elektromagnetischer Strahlung bei.
- Neben der effektiveren Anregung von Atomen sind weitere Vorteile der Methode, die niedrige Nachweisgrenze im ppb-Bereich, die Anregung aller Elemente und die Simultanbestimmung (Parallelbestimmung) von bis 70 Elementen.
- Der Analytgehalt einer Probenlösung wird mittels einer mit Referenzstandards erhaltenen Kalibrierfunktion ermittelt.

1098 A

Die Atomemissionsspektroskopie ist die Methode der Wahl, um *Carbasalat-Calcium* auf eine Verunreinigung mit Natrium-Ionen zu überprüfen.

1099 E

In der Monographie „**Lithiumcarbonat**" lässt das Arzneibuch im Rahmen der Reinheitsprüfungen auf *Kalium-* und *Natriumsalze* als Verunreinigungen prüfen.

- Die Bestimmung erfolgt flammenphotometrisch durch thermische Anregung von Alkaliatomen.
- Für die *quantitative Auswertung* der Flammenphotometrie werden Standardadditionsverfahren oder Kalibrierkurvenverfahren eingesetzt.
- Bezüglich der Wellenlängen (in nm) und Bestimmungsgrenzen (in $\mu g\text{-}mL^{-1}$) lassen sich folgende Angaben machen: Kalium [λ = 766,6, 769,9 nm mit 0,05 $\mu g{\cdot}mL^{-1}$] – Natrium [λ = 589,0, 589,5 nm mit 0,002 $\mu g{\cdot}mL^{-1}$]

11.5 Grundlagen der Atomabsorptionsspektroskopie (AAS)

1100 E

Die **Atomabsorptionsspektroskopie**
- dient der quantitativen Bestimmung von Metallen und Halbmetallen, da die Absorption von elektromagnetischer Strahlung direkt proportional zur Konzentration der untersuchten Probe ist.
- beruht auf der thermischen Dissoziation (Atomisierung) von Salzen (Ionen) zu gasförmigen Atomen, deren Valenzelektronen optisch durch Einstrahlen von Licht angeregt werden.
- verwendet zur Anregung vor allem elektromagnetische Wellen mit der gleichen Wellenlänge, die auch von dem zu bestimmenden Element im angeregten Zustand emittiert wird (*Resonanzabsorption*).

1101 C **1102** E **1103** C

Folgende Aussagen treffen über die **Atomabsorptionsspektroskopie** (AAS) zu:
- Die AAS dient zur quantitativen Bestimmung von Metallen und Halbmetallen, da die Absorption von elektromagnetischer Strahlung direkt proportional zur Konzentration der untersuchten Probe ist. Derzeit können mehr als 60 Elemente hochspezifisch qualitativ und quantitativ bestimmt werden. Aufgrund der hohen Empfindlichkeit der Methode eignet sich die AAS auch zur Spurenanalyse.
- Die AAS setzt die thermische Dissoziation (*Atomisierung*) von Salzen (Ionen) zu *gasförmigen Atomen* voraus, deren Valenzelektronen anschließend optisch durch Einstrahlen von Licht angeregt werden.
- Zur Anregung von Atomen in der AAS verwendet man elektromagnetische Strahlung mit der gleichen Wellenlänge, die auch von dem zu bestimmenden Element im angeregten Zustand emittiert wird (*Resonanzabsorption*). Daher bezeichnet man diese Linie auch als sogenannte *Resonanzlinie*.
- Zur quantitativen Auswertung von AAS-Messungen kann eine Kalibrierkurve oder die Standardadditionsmethode herangezogen werden.

1104 A

Als effektive Methode zur Atomisierung wird in der AAS die Zerstäubung einer wässrigen Probenlösung genutzt. Schwer lösliche Analyte werden vor ihrer quantitativen Bestimmung z.B. mit Königswasser aufgeschlossen.

Als Brenngase sind in der AAS geeignet: Acetylen-Luft- ($T \approx 2300$ °C) oder Acetylen-Lachgas-Gemische ($T \approx 2800$ °C).

Bei der *Hydridtechnik* wird vor der Atomisierung das zu bestimmende Element in ein Hydrid umgewandelt, das oberhalb von 800 °C in das betreffende Metallatom und Wasserstoff zerfällt.

Bei der AAS werden Atome aus ihrem elektronischen Grundzustand heraus angeregt. Als Strahlungsquelle dient eine *Hohlkathodenlampe*.

In der AAS gilt im Prinzip das Lambert-Beer-Gesetz. Da aber die Vorgänge in der Flamme von der Versuchsdurchführung beeinflusst werden, ist eine Berechnung der Konzentration aus der gemessenen Absorption (A) mithilfe des Absorptionskoeffizienten (ε) *nicht* möglich. Zur quantitativen Auswertung wird eine Kalibrierkurve erstellt oder die Standardadditionsmethode genutzt.

1105 A **1106** B **1107** B

Bei der **Atomabsorptionsspektroskopie** können einige Elemente noch in Massenanteilen von weniger als 0,01 ppb nachgewiesen werden.
- Derzeit können über 60 Elemente qualitativ und quantitativ bestimmt werden; die Methode ist also nicht auf die Untersuchung von Alkali- und Erdalkalimetallen beschränkt.
- werden Metallionen quantitativ bestimmt, wobei aus Salzen zuvor in einer Flamme oder in einem elektrisch beheizten Graphitrohr durch thermische Dissoziation (*Atomisierung*) *Metallatome* gebildet werden.

- ist die gemessene Absorption *direkt* proportional zur Konzentration der untersuchten Probe. Je höher die Konzentration des Analyten ist, desto höher ist die Intensität des absorbierten Lichts.
- gilt das Lambert-Beer-Gesetz. Jedoch wird die Konzentration einer Probe nicht direkt aus der gemessenen Absorption berechnet; die quantitative Auswertung erfolgt mithilfe einer Kalibrierkurve oder nach dem Standardzumischverfahren (Standardadditionsverfahren).
- beruht die Messung darauf, dass Atome des zu bestimmenden Elements eingestrahltes Licht absorbieren und dabei aus dem Grundzustand in einen angeregten Zustand übergehen. Zur Anregung verwendet man Licht der gleichen Wellenlänge, die das zu bestimmende Element auch zu emittieren vermag.
- muss die für die Messung ausgewählte Linie genügend weit von anderen Linien entfernt sein.
- muss die Linienbreite der Messlinie kleiner sein als die Linienbreite der Absorptionslinie des zu bestimmenden Elements.

1108 A

Bei der Gehaltsbestimmung einer Zinkedetat-Lösung mittels AAS bei 214 nm wird die durch **Zinkatome** verursachte Lichtabsorption gemessen.

1109 E

Das *Arzneibuch* nutzt für eine **Natrium-Bestimmung** die Absorption bei **λ = 330,2** nm. Dies entspricht einem Elektronenübergang für die Anregung von **3s→4p**.

Die Absorption des Natriums bei λ = 589,3 nm (Na-D-Linie) entspricht einem Elektronenübergang 3s→3p.

1110 E

Bei der Bestimmung von *Kalium* in Kaliumchlorid wird die Prüflösung versprüht (Aerosolbildung) und in einer Flamme verdampfen Salz und Lösungsmittel. Darüber hinaus kommt es in der Flamme zur *Atomisierung* (thermischen Dissoziation) der Salzbestandteile unter Bildung von **Kaliumatomen**, die angeregt werden.

Eine Ionisation der Kaliumatome mindert die Absorption und ist daher nicht erwünscht

1111 C 1112 C 1113 D

In einem **Atomabsorptionsspektrometer** finden sich folgende Bauteile:
- eine *Strahlungsquelle* (Lichtquelle), meistens eine *Hohlkathodenlampe*, bei der die Kathode mit dem zu bestimmenden Element überzogen ist.
- ein *Brenner*, in dem die Zerstäubung der Probelösung und die Bildung der Metallatome stattfinden. Anstelle des Brenners kann bei der flammenlosen AAS auch ein Graphitofen verwendet werden.
- ein *Monochromator*, der vor oder nach der Atomisierungseinrichtung angeordnet sein kann, und in dem die zur Messung günstigste *Resonanzlinie* herausgefiltert wird.
- ein *Photodetektor*, der die elektromagnetische Strahlung in ein elektrisches Signal umwandelt, verstärkt und an ein Anzeigeinstrument weiterleitet.

Ein Nicol-Prisma ist Bauteil eines Polarimeters.

1114 C

Für die Bestimmung von Quecksilber bei 254 nm mittels flammenloser AAS eignet sich am besten *Quarz* als Material für das Austrittsfenster der verwendeten Hohlkathodenlampe.

1115 D

Für die erforderliche **Atomisierung** der Probelösung eignen sich in der AAS folgende Verfahren:
- Atomisierung in einer Brennerflamme,
- flammenloses Erhitzen auf 2000-3000 °C in einem Graphitrohr,
- thermische Zersetzung von Metallhydriden.

Elektronenstoß-Ionisation (EI) und Fast-Atom-Bombardment (FAB) sind Methoden der Massenspektrometrie.

1116 C **1117** D **1118** A

Ein wichtiges Bauteil eines Atomabsorptionsspektrometers ist eine *Atomisierungseinrichtung* zur Erzeugung von Atomdämpfen.

In der AAS wird eine Strahlungsquelle (*Lichtquelle*) verwendet, die Emissionslinien des zu bestimmenden Elements erzeugt. Im Allgemeinen verwendet man eine *Hohlkathodenlampe*, die mit einem Gas (Ne, Ar) gefüllt ist und deren Anode aus Wolfram oder Nickel besteht. Als Kathodenmaterial verwendet man das zu bestimmende Metall. Als Anregungswellenlängen dienen solche aus dem UV- oder dem Vis-Bereich.

Die ausgewählte **Messlinie** muss einigen Anforderungen genügen:
- Die für die Messung ausgewählte Linie muss genügend von anderen Emissionslinien isoliert sein. [***Anmerkung***: Der Begriff „Emissionslinie" im Aufgabentext ist leicht irreführend. Es handelt sich hierbei um die Messlinie, die von der Lichtquelle emittiert wird.]
- Die Linienbreite der für die Messung ausgewählten Linie der Lichtquelle muss bedeutend kleiner sein als die Atomabsorptionslinienbreite des zu bestimmenden Elements.
- Die Intensität der für die Messung ausgewählten Linie muss hinreichend groß und zeitlich konstant sein.

1119 B

Die Bestimmungsgrenze der AAS liegt im ppb-Bereich.

Selbst schwer flüchtige Metalle können durch Induktionsheizung verdampft und somit bestimmt werden.

Hohlenkathodenlampen liefern ein Linienspektrum.

1120 B

Über die AAS treffen folgende Aussagen zu:
- Die AAS kann zu Reinheitsprüfungen von Arzneistoffen und ihren Zubereitungen eingesetzt werden. Auf 60 Elemente kann derzeit qualitativ und quantitativ geprüft werden. Zur quantitativen Auswertung des Messergebnisses wird mithilfe von Vergleichslösungen eine Kalibrierkurve erstellt oder es kommt das Standardadditionsverfahren (Standardzumischverfahren) zum Einsatz.
- Zur Atomisierung des zu analysierenden Elements kann die flammenlose Technik durch Erhitzen im Graphitrohr auf 2000-3000 °C eingesetzt und eine Hohlkathodenlampe als Strahlungsquelle verwendet werden.

1121 B **1122** C

Die **Hohlkathodenlampe** enthält ein *Füllgas*, meistens ein Edelgas wie Neon oder Argon.

Legt man an die Hohlkathode eine hinreichend hohe Spannung an, so wird zunächst dass Füllgas ionisiert und es fließt ein Strom zwischen Anode und Kathode. Die Füllgaskationen werden von der Kathode angezogen, prallen auf die Kathode auf und lösen aus dem Kathodenmaterial Atome heraus, die angeregt werden und das zur Messung benötigte Licht aussenden.

1123 C

Für einige Elemente wurden spezielle Techniken wie die **Hydridtechnik** entwickelt, mit der z.B. die Bestimmung kleinster Arsenmengen gelingt. Bei der Hydridtechnik wird das zu bestimmende Element in ein Hydrid [beim Arsen in Arsenwasserstoff (Arsin, AsH_3)] umgewandelt, das bei 800-1000 °C in das betreffende Element und Wasserstoff zerfällt.

1124 E **1125** C **1126** E

Die AAS ist ein hochempfindliches Verfahren zur *qualitativen* und *quantitativen Bestimmung* der meisten **Metalle** und Halbmetalle. Zum Beispiel: Li – Na – K – Mg – Ca – Sr – Ba – Pb – Cu und andere.

Chlorid-Ionen lassen sich mittels AAS *nicht* bestimmen.

1127 D

Wie die Anregungswellenlängen ausweisen [*Aluminium* (309,3 nm) – *Blei* (283,3 nm) – *Cadmium* (228,8 nm) – *Kalium* (766,5 nm) – *Quecksilber* (253,6 nm)] wird typischerweise beim **Kalium** eine Absorption im sichtbaren Spektralbereich (Vis-Bereich) genutzt.

1128 E

Der mittels AAS in einer Substanzprobe enthaltene Bleigehalt beträgt 1000 ppm. In einer 2 g (2000 mg) Substanzprobe entspricht dies **2 mg** [ppm = 10^{-6}].

11.6 Grundlagen der Molekülspektroskopie im ultravioletten (UV) und sichtbaren (Vis) Bereich

1129 C

Für die UV-Spektroskopie ist die *Anregung* des *Elektronensystems* von Molekülen charakteristisch.

1130 E

Bei der UV-Spektroskopie werden *Rotationen* des Moleküls, *Schwingungen* innerhalb eines Moleküls sowie **Elektronenübergänge** in höhere Energiezustände angeregt. Die Folge dieser Anregungen ist ein *Bandenspektrum*.

1131 B

Die UV-Vis-Spektroskopie gehört zu den spektroskopischen Methoden zur Untersuchung von *Molekülen*.

Je kurzwelliger das Licht ist, desto energiereicher ist es. Daher ist die UV-Strahlung energiereicher als die IR-Strahlung.

Nicht alle theoretisch möglichen Elektronenübergänge sind erlaubt; es gibt mehrere Übergangsverbote, die aber manchmal durchbrochen werden. Jedoch zeichnen sich *verbotene Elektronenübergänge* im UV-Spektrum durch eine geringe Intensität der Absorptionsbande aus.

Bei einer *Carbonylverbindung* ($R_2C=O$) erfordert der $n \rightarrow \pi^*$-Elektronenübergang eine *niedrigere* Energie der elektromagnetischen Strahlung als der $\pi \rightarrow \pi^*$-Übergang.

Die *Konjugation* von Doppelbindungen führt zu einer Verringerung der Energiedifferenz zwischen dem höchsten besetzten (HOMO) und dem niedrigsten unbesetzten (LUMO) Molekülorbital und somit zu einer langwelligeren Absorption.

1132 D

Im *Campher* mit seiner Carbonylgruppe (C=O) ist das Absorptionsmaximum bei 290 nm dem n→π*-Übergang zuzuordnen.

1133 E

Verantwortlich für das UV-Absorptionsmaximum von *Cortisonacetat* bei λ_{max} = 240 nm ist die **En-on-Struktur** [Carbonylgruppe mit konjugierter C=C-Doppelbindung (O=C-C=C)] in den Positionen 3 und 4 im Ring A des Steroid-Gerüstes.

1134 C

Im *Benzophenon* [$(C_6H_5)_2C=O$] können durch Sonnenlicht (UV-Strahlung) Molekülrotationen, Molekülschwingungen, π→π*-Elektronenübergänge des aromatischen Elektronensystems und der C=O-Doppelbindung sowie ein n→π*-Übergang des freien (nichtbindenden) Elektronenpaars am Sauerstoffatom der Carbonylgruppe angeregt werden.

1135 A

Primidon weist drei Absorptionsbanden bei 252, 257 und 264 nm auf, die von π→π*-Elektronenübergängen der Phenylgruppe herrühren.

1136 D

Ein σ→σ*-Übergang ist der energieärmste Elektronenübergang in einem *Alkan* (R_2CH-CH_2R); ein solcher Elektronenübergang kann *nicht* von Licht einer Wellenlänge von 210 nm ausgelöst werden.

Alle anderen genannten funktionellen Gruppen enthalten Mehrfachbindungen, die zu π→π*-Elektronenübergängen oder n→π*-Übergängen mit Absorptionen oberhalb von 210 nm führen.

1137 B

Bei der UV-Vis-Spektrometrie

- sind die *Absorptionsbanden* umso *breiter*, je weniger beständig die Anregungszustände sind. Dabei nimmt die Breite der Absorptionsbande mit steigender Polarität des Lösungsmittels zu. Besonders *schmale Absorptionsbanden* erhält man bei der Anregung von Molekülen im *Gaszustand.*
- verursachen sogenannte „*verbotene Übergänge*" Absorptionsbanden mit geringer Intensität; beispielsweise sind n→π*-Elektronenübergänge verbotene Übergänge.
- sind die Absorptionsbanden umso intensiver, je stärker das Molekül mit der elektromagnetischen Strahlung in Wechselwirkung treten kann.

1138 C 1139 D

In einem „**Spektrum**" können folgende Größen gegeneinander aufgetragen werden:

- Absorption gegen Wellenlänge oder Frequenz
- Absorptionskoeffizient gegen Wellenlänge
- Durchlässigkeit (in %) gegen Wellenlänge
- Transmission gegen Wellenzahl

1140 D

Unter einem **bathochromen Effekt** (*Rotverschiebung*) in einem Elektronenspektrum versteht man die Verschiebung des Absorptionsmaximums (λ_{max}) nach *längeren Wellenlängen.*

1141 C

Unter einem **hypsochromen Effekt** (*Blauverschiebung*) in einem Elektronenspektrum versteht man die Verschiebung des Absorptionsmaximums (λ_{max}) nach *kürzeren Wellenlängen*.

1142 D

Unter einem **hyperchromen Effekt** in einem Elektronenspektrum versteht man die Erhöhung des Absorptionsmaximums (Vergrößerung von ε_{max}).

1143 B **1144** A

Aceton mit dem Chromophor einer **C=O**-Doppelbindung hat ein Absorptionsmaximum bei ca. 273 nm, das auf einen verbotenen $n_p \rightarrow \pi^*$-Elektronenübergang zurückzuführen ist. Das „p" soll andeuten, dass das freie Elektronenpaar ein p-Orbital besetzt.

Bei einfachen Carbonylverbindungen erfordert die Anregung des $\pi \rightarrow \pi^*$-Elektronenübergangs einen so hohen Energiebetrag, dass die Absorption häufig unter 200 nm liegt; bei Aceton liegt das Absorptionsmaximum für diesen Elektronenübergang bei 186 nm.

Der molare Absorptionskoeffizient (ε) für den $\pi \rightarrow \pi^*$-Übergang bei 186 nm ist größer als für den $n_p \rightarrow \pi^*$-Übergang bei 273 nm.

1145 B

Cyclohexanon und Cyclohexa-1,3-dien absorbieren bei Wellenlängen oberhalb von 220 nm.

Cyclohexan, Cyclohexanol und Cyclohexylmethylether enthalten keinen Chromophor, der oberhalb von 220 nm UV-Licht absorbieren würde.

1146 A **1147** C

Über das Absorptionsspektrum von **Benzol** und seinen Derivaten lassen sich folgende Aussagen machen:

- *Benzol* hat drei Absorptionsmaxima bei λ_{max} = 184 nm (ε_{max} = 60000), λ_{max} = 203,5 nm (ε_{max} = 7400) und λ_{max} = 254 nm (ε_{max} = 204). Die Absorptionsbanden weisen im Dampfzustand eine zum Teil ausgeprägte Schwingungsfeinstruktur auf. Von den drei Absorptionsbanden liegt nur die am *wenigsten intensive* bei 254 nm im messtechnisch zugänglichen Bereich. Sie beruht auf einem *„verbotenen"* Elektronenübergang.
- *Alle Substituenten* (z.B. Ph-OH, Ph-NO_2 u.a.) erweitern das chromophore System des Benzols und verschieben die längstwellige Absorption *bathochrom*.
- Die Schwingungsfeinstruktur von Aromaten wie Benzol bei Aufnahme des Elektronenspektrums in der Gasphase verschwindet, wenn man das Elektronenspektrum in Lösung aufnimmt. Die Bandenverbreiterung nimmt dabei mit der Polarität des Lösungsmittels zu, sodass zum Beispiel *Phenol* in ethanolischer Lösung nur eine breite Absorptionsbande bei 270 nm aufweist.

1148 A **1149** B

Die nachfolgend genannten Aromaten sind jeweils in einer Reihe nach *zunehmendem* längstwelligen Absorptionsmaximum (λ_{max}) geordnet: Benzol (254 nm) < Iodbenzol (257 nm) < Phenol (270 nm) < Benzoesäure (273 nm) < Anilin (280 nm) bzw. Benzol (254 nm) < Anilin (280 nm) < *p*-Nitranilin (375 nm) [**a→c→b**]

1150 A

Das chromophore System von Toluol (Methylbenzol) [λ_{max} = 261 nm] wird durch die *para*-ständige Hydroxylgruppe im *p*-Kresol (4-Methylphenol) erweitert. Durch die Phenolat-Bildung erfährt das Absorptionsmaximum von *p*-Kresol eine weitere bathochrome Verschiebung, so dass sich die Verbin-

Kommentare

dungen in folgende Reihe nach *zunehmendem* Absorptionsmaximum ordnen lassen: Toluol < *p*-Kresol < *p*-Kresol-Natrium [**a**→**b**→**c**]

1151 E

Eine besonders starke *bathochrome Verschiebung* bei disubstituierten Benzol-Derivaten ergibt sich, wenn der eine Rest einen +M-Effekt [$(CH_3)_2N$-] und der andere einen –M-Effekt [-CH=O] ausübt wie im ***p*-Dimethylaminobenzaldehyd** (λ_{max} = 340 nm) [*push-pull-Effekt*].

Die anderen genannten Verbindungen lassen sich in folgende Reihe mit *steigendem* längstwelligen Absorptionsmaximum (λ_{max}) ordnen: Benzen (254 nm) < Benzoesäure (273 nm) < Benzaldehyd (280 nm) < *N,N*-Dimethylanilin (293 nm)

1152 B

Die genannten aromatischen Verbindungen lassen sich in folgende Reihe nach *steigendem* längstwelligen Absorptionsmaximum (λ_{max}) ordnen: Anilinhydrochlorid (254 nm) < Toluol (261 nm) < Benzoat (269 nm) < Benzoesäure (273 nm) < Phenolat (287 nm)

1153 C

Über die UV-Spektren von *Phenolat* und *Benzoat* lassen sich folgende Aussagen machen:

- Beim Ansäuern einer Phenolat-Lösung [Ph-O^-] (λ_{max} = 287 nm) zu Phenol [Ph-OH] (λ_{max} = 270 nm) verschiebt sich das Absorptionsmaximum *hypsochrom.*
- Beim Ansäuern einer Benzoat-Lösung [Ph-COO^-] (λ_{max} = 268 nm) zu Benzoesäure [Ph-COOH] (λ_{max} = 273 nm) verschiebt sich das Absorptionsmaximum *bathochrom.*
- Das Maximum des Phenolat-Spektrums (λ_{max} = 287 nm) und des Benzoat-Spektrums (λ_{max} = 268 nm) in Wasser liegen beide im längerwelligen Bereich im Vergleich zum Maximum des Benzol-Spektrums (λ_{max} = 254 nm) in *n*-Hexan.
- Je höher die *Polarität* des *Lösungsmittels* ist, desto größer ist die *Verbreiterung* der *Absorptionsbande* unter Verlust der Schwingungsfeinstrukturen. Daher weist das Phenolat-Spektrum im polaren Wasser eine deutlich geringer ausgeprägte Schwingungsfeinstruktur auf als das Spektrum von Benzol im unpolaren *n*-Hexan.

1154 B

Ein deutlich bathochromer Effekt (*Rotverschiebung*) wird beobachtet, wenn man Phenol [Ph-OH] (λ_{max} = 270 nm) durch Alkalisieren in das Phenolat-Anion [Ph-O^-] (λ_{max} = 287 nm) umwandelt.

Die anderen genannten Aromaten zeigen beim Behandeln mit einer Natriumhydroxid-Lösung keine Veränderung ihres chromophoren Systems.

1155 C

Nitrazepam (**C**) zeigt in methanolischer Lösung ein Absorptionsmaximum bei λ_{max} = 280 nm, das in alkalischer Lösung deutlich *bathochrom* (λ_{max} = 370 nm) verschoben wird. Verantwortlich dafür ist die Deprotonierung der NH-aciden Amid-Funktion (Ar-N**H**-CO-R) unter Bildung eines mesomeriestabilisierten Anions der gebildeten konjugierten Base.

Nitrazepam

1156 C

Als **isosbestischer Punkt** bezeichnet man jene Wellenlänge(n), bei denen sich die Absorptionskurven zweier (oder mehrerer) reiner, miteinander in einem *dynamischen Gleichgewicht* stehender Molekülformen überschneiden. An diesem Punkt besitzen die beiden reinen Molekülformen den *gleichen Absorptionskoeffizienten*, so dass die Gesamtabsorption an diesem Punkt vom Mischungsverhältnis und von der Lage des Gleichgewichts unabhängig ist. Beispiele hierfür sind die pH-abhängigen Säure-Base-Gleichgewichte. In einem Gleichgewichtsgemisch können mehrere isosbestische Punkte auftreten.

In der Abbildung dieser Frage erkennt man bei circa 300 nm einen isosbestischen Punkt. In diesem Punkt sind die molaren Absorptionskoeffizienten (ε) der Säure (HX) und ihrer konjugierten Base (X^-) gleich groß.

1157 E

Die Abbildung zeigt die UV-Vis-Spektren von 4-*Methoxy*-2-*nitrophenol* bei vier verschiedenen pH-Werten.

- Man erkennt bei circa 403 nm einen isosbestischen Punkt (X) und die Abbildung zeigt ferner eine bathochrome Verschiebung des Absorptionsmaximums, die von der Phenolat-Bildung in alkalischer Lösung herrührt. Zudem nimmt der Absorptionskoeffizient (ε) mit größer werdendem Anteil von 4-Methoxy-2-nitrophenolat von Spektrum 4 nach Spektrum 1 hin zu.
- Daher resultiert Spektrum 1 aus der Vermessung der Lösung bei pH = 13,0, während das Spektrum 4 sich aus der Vermessung der Lösung bei pH = 7,0 ergibt.

1158 A **1159** C

4-Nitrophenol (pK_s = 7,14) ist im Vergleich zu aliphatischen Alkoholen wie Ethanol (pK_s = 15,9) eine stärkere Säure.

4-Nitrophenol (*p*-O_2N-C_6H_4-OH) liegt in salzsaurer Lösung (pH = 1) als undissoziiertes Phenol vor und zeigt eine Absorptionskurve mit einem Maximum bei etwa 320 nm (gestrichelte Absorptionskurve). In stark alkalischer Lösung (pH = 13) liegt hingegen die konjugierte Base (*p*-O_2N-C_6H_4-O^-) vor und die Absorptionskurve ist *bathochrom* zu höheren Wellenlängen hin verschoben. Die Lösung zeigt eine *tiefgelbe* bis *rote Farbe* und das Maximum der Absorptionskurve (durchgezogene Linie) bei etwa 405 nm liegt im sichtbaren Bereich. Die beiden Kurven schneiden sich in zwei *isosbestischen Punkten*. Solche Punkte gleicher Absorption sind charakteristisch für miteinander im Gleichgewicht stehender Molekülformen.

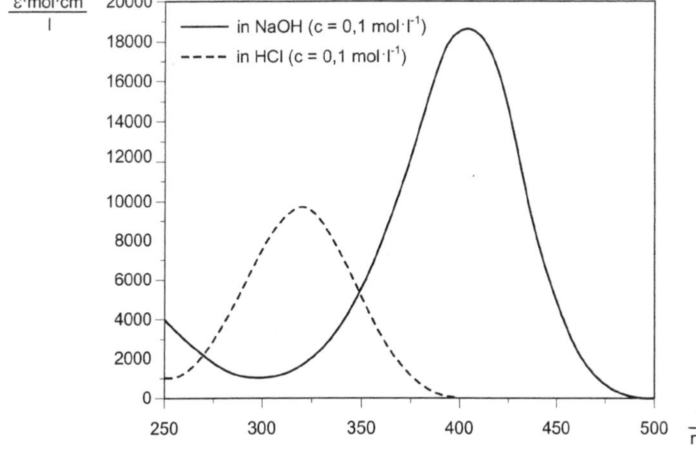

Die anderen aufgelisteten Moleküle (Phenol – *p*-Aminophenol – *p*-Nitranilin – Nitroanisol) zeigen im Alkalischen keine oder eine nicht so stark ausgeprägte Bathochromie (bis hin in den Vis-Bereich wie 4-Nitrophenol).

1160 D

- Das **Säure-Base-Gleichgewicht** von *Salicylamid* (**1**) und seiner konjugierten Base (**2**) zeigt einen isosbestischen Punkt bei $\lambda = 305$ nm.

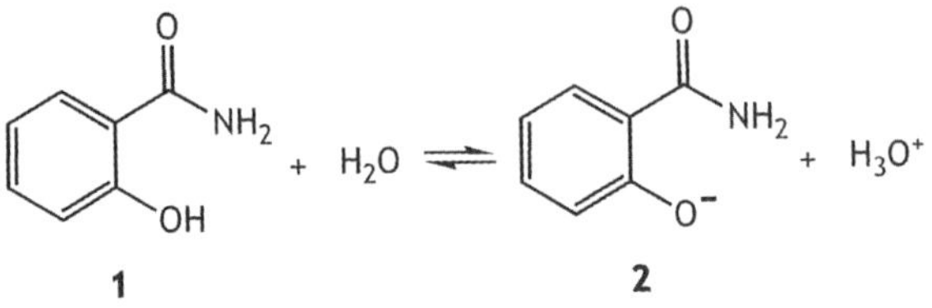

1 **2**

- Am isosbestischen Punkt besitzen (**1**) und (**2**) den *gleichen Absorptionskoeffizienten* (ε) und die gemessene Gesamtabsorption einer Salicylamid-Lösung setzt sich additiv aus den Absorptionen von (**1**) und (**2**) zusammen. An diesem Punkt ist der Absorptionskoeffizient und somit die Gesamtabsorption unabhängig von den Konzentrationen beider Molekülformen (Mischungsverhältnis) in der Lösung. Die Interpretation von Spektren mit einem isosbestischen Punkt erlaubt die *Bestimmung* von *Gleichgewichtskonstanten.*

1161 E **1162** E **1163** E **1164** B **1165** D **1166** E **1167** B
1168 C **1169** C

- In der nachfolgenden Auflistung sind gebräuchliche **Lösungsmittel** zusammen mit ihrer *Grenzwellenlänge* zusammengestellt, die zur Beurteilung der UV-Durchlässigkeit eines Lösungsmittels herangezogen werden kann. Aufgrund der Eigenabsorption unterhalb der Grenzwellenlänge sollte das Lösungsmittel nur in darüber liegenden Wellenlängenbereichen verwendet werden: Wasser (200 nm) < Salzsäure (210 nm) – Cyclohexan (210 nm) – Cyclohexanol (210 nm) < Methanol (210 nm) – Ethanol (210 nm) – Propan-1-ol (210 nm) < *n*-Hexan (215 nm) – Diethylether (215 nm) < Acetonitril (220 nm) < Dichlormethan (245 nm) < Chloroform (250 nm) < Ethylacetat [Essigsäureethylester] (260 nm) < Tetrachlorkohlenstoff [Tetrachlormethan] (270 nm) < Benzol [Benzen] (280 nm) < Toluol [Toluen] (285 nm) < Aceton (340 nm)

1170 A

- Der **molare Absorptionskoeffizient** (ε) entspricht der Absorption, die man in einer Lösung mit der Stoffmengenkonzentration ($c = 1\ mol \cdot L^{-1}$) und der Schichtdicke ($d = 1$ cm) messen würde. Der molare Absorptionskoeffizient ist abhängig von der Struktur der absorbierenden Substanz und der Wellenlänge bzw. Frequenz des eingestrahlten Lichts.
- Das **Lambert-Beer-Gesetz** besagt, dass die Lichtabsorption *direkt proportional* zur Konzentration der gelösten Substanz und zur Schichtdicke der Lösung (der Küvette) ist.
- Zur Messung der Lichtabsorption kann neben der Absorption (A) auch die Transmission (T) herangezogen werden.
- Bei der Bestrahlung einer Substanz mit UV-Vis-Licht können Elektronenübergänge, Molekülschwingungen und Molekülrotationen angeregt werden. Daraus resultieren *Bandenspektren.*

1171 D

- Bei der photometrischen Vermessung einer Substanzprobe ist die gemessene **Absorption** (A) proportional zur molaren Konzentration der Substanz (*Beersches Gesetz*).

1172 C

- UV-spektroskopische Gehaltsbestimmungen werden bei einer Wellenlänge durchgeführt, bei der die zu bestimmende Substanz ein relatives oder absolutes Absorptionsmaximum hat, weil dann die **Empfindlichkeit** des Verfahrens am größten ist.

1173 D 1174 C

Die Größe der Absorption einer Arzneistofflösung ist in der UV-Photometrie abhängig von der Schichtdicke der Küvette, der Wellenlänge des eingestrahlten Lichts, der Massenkonzentration ($g{\cdot}L^{-1}$) bzw. der Stoffmengenkonzentration ($mol{\cdot}L^{-1}$) des Arzneistoffes und vom verwendeten Lösungsmittel.

- Die Absorption ist direkt proportional zur Konzentration der vermessenen Arzneistofflösung. Sie ändert sich, wenn unterschiedlich konzentrierte Lösungen des Arzneistoffs vermessen werden, beispielsweise zur Festlegung einer Kalibrierkurve.

Die Absorption hängt *nicht* ab von der Intensität der Lichtquelle des Photometers.

1175 B

Das *Arzneibuch* definiert als **Absorption** (A) den dekadischen Logarithmus des Verhältnisses der Intensität des eingestrahlten (I_0) zur Intensität des austretenden Lichts (I). Es gilt:

$$\mathbf{A = \log I_0/I = \log I_0 - \log I}$$

1176 D

Die Stoffmengenkonzentration (c) einer Prüflösung berechnet sich nach dem Lambert-Beer-Gesetz wie folgt, unter Berücksichtigung der Bezeichnungen aus der Graphik:

$$\mathbf{c} \cdot \varepsilon \cdot d = A = \log 1/T = \mathbf{\log T_0 - \log T}$$

1177 E

Gegeben sind – entsprechend der Graphik – die Transmission $T_0 = 0{,}9$ und $T_x = 0{,}2$. Daraus berechnet sich die Absorption (A) wie folgt:

$\mathbf{A} = \log 1/T = \log T_0 - \log T = \log T_0/T_x = -\log T_x/T_0 = \mathbf{-\log 0{,}2/0{,}9}$

1178 A

Trägt man in einem Diagramm die jeweils gemessene Absorption (A) gegen die Konzentration (c) auf, so ergibt sich bei Gültigkeit des Lambert-Beerschen Gesetzes eine **Gerade** (1).

- **Abweichungen** vom Lambert-Beer-Gesetz werden als *positiv* (2) oder *negativ* (3) bezeichnet, je nachdem, ob die beobachtete Kurve oberhalb oder unterhalb der Geraden (1) verläuft.
- Negative Abweichungen – wie sie Graphik (A) der Frage Nr. **1178** zeigt – treten häufig bei *Assoziationen* der absorbierenden Moleküle auf.

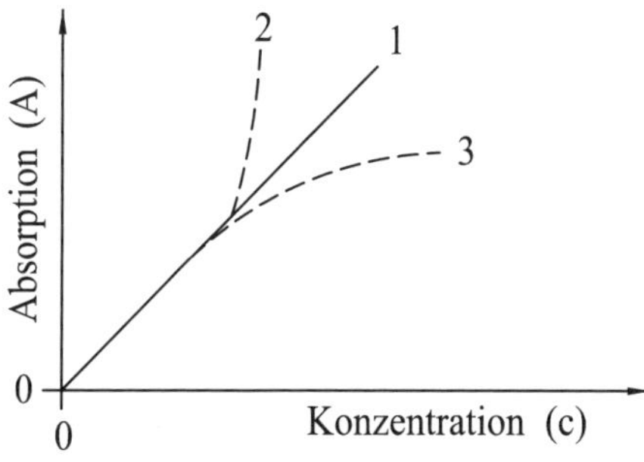

1179 A

Der **molare Absorptionskoeffizient** (ε) ist eine Stoffkonstante und entspricht bei gegebener Wellenlänge in einem definierten Lösungsmittel der Absorption (A), die man in einer Lösung der Stoffmengenkonzentration ($c = 1\ mol \cdot L^{-1}$) und der Schichtdicke ($d = 1 cm$) messen würde.

- Der molare Absorptionskoeffizient (ε) hängt – bei Gültigkeit des Lambert-Beerschen Gesetzes – von der *Struktur* der absorbierenden Substanz und der *Wellenlänge* bzw. *Frequenz* des eingestrahlten Lichts ab.

1180 C

Der **molare Absorptionskoeffizient** (ε) hat die Dimension [Volumen/(Länge·Stoffmenge)] ($L \cdot mol^{-1} \cdot cm^{-1}$). Dabei ergibt sich die Konzentration als Quotient aus der Stoffmenge und dem Volumen der Lösung ($c = n/V$).

1181 B **1182** D

Um den molaren Absorptionskoeffizienten (ε) in die spezifische Absorption ($A_{1cm}^{1\%}$) umrechnen zu können, muss die relative Molekülmasse (M_r) der untersuchten Substanz bekannt sein. Es gilt:

$$\mathbf{A_{1\,cm}^{1\%} = 10 \cdot \varepsilon / M_r}$$

1183 A

Die **Absorption** (A) ist eine *dimensionslose* Messgröße.

1184 B

Hat das austretende Licht die Intensität $I = I_0/10$, so beträgt die Absorption (A):

$\mathbf{A} = \log I_0/I = \log I_0/(I_0/10) = \log 10 = \mathbf{1}$

1185 A **1186** C

Die photometrische Bestimmung von **Eisen(III)-thiocyanat** [$Fe(SCN)_3$] und seinen Komplexen im sichtbaren Spektralbereich bei $\lambda = 452$ nm kann in *Quarzglasküvetten* vorgenommen werden.

- Bei dieser photometrischen Bestimmung von Eisen(III) mit Thiocyanat bei 452 nm hat der wellenlängenabhängige Absorptionskoeffizient (ε) den Zahlenwert: $\varepsilon = 7 \cdot 10^3\ dm^3 \cdot cm^{-1} \cdot mol^{-1}$. Mit der Stoffmengenkonzentration $c = 2{,}0 \cdot 10^{-4}\ mol \cdot L^{-1}$ und einer Schichtdicke von $d = 1$ cm berechnet sich die Absorption (A) zu: $\mathbf{A} = \varepsilon \cdot c \cdot d = (7 \cdot 10^3) \cdot (2{,}0 \cdot 10^{-4}) \cdot (1) = 14 \cdot 10^{-1} = \mathbf{1{,}4}$
- Bei einer Stoffmengenkonzentration von $c = 1{,}0 \cdot 10^{-4}\ mol \cdot L^{-1}$ und sonst gleichen Parametern beträgt die gemessene Absorption: $\mathbf{A} = (7 \cdot 10^3) \cdot (1{,}0 \cdot 10^{-4}) \cdot (1) = 7 \cdot 10^{-1} = \mathbf{0{,}7}$

1187 C

Mithilfe des Lambert-Beer-Gesetzes ($A = \varepsilon \cdot c \cdot d$) und den im Aufgabentext gegebenen Zahlenwerten berechnet sich der molare Absorptionskoeffizient (ε) zu:

$\boldsymbol{\varepsilon} = A/c \cdot d = 0{,}50/1{,}0 \cdot 10^{-4} \cdot 1 = 0{,}5 \cdot 10^4 = \mathbf{5000}\ L \cdot mol^{-1} \cdot cm^{-1}$

1188 C

Bei einer prozentualen Transmission [T = 10%] berechnet sich die Absorption (A) wie folgt:

$\mathbf{A} = \log (100/T\%) = \log 100/10 = \log 10 = \mathbf{1}$

1189 C

Besitzt eine Analysenlösung eine Transmission von T = 25%, so beträgt die Transmission **T = 50%**, wenn man die Lösung auf die *Hälfte* der ursprünglichen Konzentration verdünnt (bei sonst unveränderter Versuchsanordnung).

1190 B

Monochromatisches Licht der Intensität I_0 = 1 tritt durch *zwei gleiche*, hintereinander gestellte Filter hindurch. Das ausgestrahlte Licht hat die Restintensität von 1% der ursprünglichen Intensität. Dies ist nur möglich, wenn jedes Filter die Intensität des eintretenden Lichts auf 1/10 schwächt. Daher muss nach dem *ersten* Filter Licht mit **10%** der ursprünglichen Intensität austreten. Die Plausibilitätsbetrachtung beruht auf der *direkten Proportionalität* von *Absorption* und *Schichtdicke*.

1191 E 1192 D

Eine Testlösung mit der Stoffmengenkonzentration c = 1 $mol{\cdot}L^{-1}$ lässt bei fester Messzellenlänge 50% (die Hälfte) der Strahlungsleistung von monochromatischem Licht hindurch. Aufgrund der direkten Proportionalität von Absorption und Stoffmengenkonzentration lässt eine Testlösung desselben Stoffes mit der Stoffmengenkonzentration **c = 3 $mol{\cdot}L^{-1}$** nur noch **12,5% (1/8)** der eingestrahlten Lichtintensität durchtreten [I_0 = 100% → I = 50% (1/2) → I = 25% (1/4) → 12,5% (1/8) entspricht c = 1 $mol{\cdot}L^{-1}$ → +1 $mol{\cdot}L^{-1}$ → +1 $mol{\cdot}L^{-1}$ = 3$\cdot$ mol$\cdot$ L^{-1}].

1193 A

Wie die abgebildete Graphik zeigt, mindert die Lösung L_1 bei einer Stoffmengenkonzentration c_1 = 1 $mol{\cdot}L^{-1}$ und einer Schichtdicke d_1 = 1 cm die Intensität des eingestrahlten Lichts um die Hälfte [$I_0 \rightarrow I_0/2$]. Eine Lösung L_2 der *gleichen* Substanz unbekannter Konzentration (c_2) mindert bei einer Schichtdicke von d_2 = 4 cm die eingestrahlte Lichtintensität um die Hälfte. Die Absorptionen (A) sowie die Absorptionskoeffizienten (ε) beider Lösungen sind gleich, so dass nach dem Lambert-Beerschen Gesetz gilt:

$c_1{\cdot}d_1 = c_2{\cdot}d_2 \rightarrow \mathbf{c_2} = c_1{\cdot}d_1/d_2 = 1{\cdot}1/4 = \mathbf{0{,}25\ mol{\cdot}L^{-1}}$

1194 B

Gegeben ist eine Probenlösung unbekannter Konzentration eines Arzneistoffs mit der spezifischen Absorption $A^{1\%}_{1\,cm}$ = 250. Gemessen wurde bei einer Schichtdicke von d = 1cm eine Absorption von A = 0,5. Ist die spezifische Absorption bekannt, so lässt sich daraus direkt die prozentuale Konzentration bestimmen: **c** = $A/A^{1\%}_{1\,cm}$ d = 0,5/250$\cdot$1 = **0,002%**

1% entspricht 1 g Substanz ad 100 mL (0,01 $g{\cdot}mL^{-1}$). 0,002% entsprechen dann 0,00002 $g{\cdot}mL^{-1}$ oder **c = 20 $\mu g{\cdot}mL^{-1}$**.

1195 D

Gegeben ist eine Arzneistofflösung unbekannter Konzentration (c) mit dem Absorptionskoeffizienten ε = 1000 $L{\cdot}mol^{-1}{\cdot}cm^{-1}$. Gemessen wurde bei einer Schichtdicke von d = 0,5 cm eine Absorption von A = 0,5. Daraus berechnet sich die unbekannte Konzentration nach dem Lambert-Beer-Gesetz zu:

c = A/ε$\cdot$d = 0,5/1000$\cdot$0,5 = **10^{-3} $mol{\cdot}L^{-1}$**

1196 A

Mit den im Aufgabentext gegebenen Zahlenwerten berechnet sich die Stoffmengenkonzentration (c in mol/L) nach dem Lambert-Beer-Gesetz zu :

c = A/ε$\cdot$d = 0,2/5000$\cdot$1 = 4$\cdot10^{-5}$ mol/L

- Bei einer relativen molaren Masse des Arzneistoffs von M_r = 250 führt dies zu einer Massenkonzentration (β) von **β = 10 mg/L.**

1197 E

Ein Arzneistoff mit unbekannter relativer Molmasse (M_r) in der Konzentration c = 1 g/L besitzt den molaren dekadischen Absorptionskoeffizienten von $\varepsilon = 1000\ L\cdot mol^{-1}\cdot cm^{-1}$. Gemessen wurde bei einer Schichtdicke von d = 1 cm eine Absorption von A = 1. Daraus berechnet sich die Konzentration der Lösung wie folgt: $\mathbf{c} = A/\varepsilon\cdot d = 1/1000\cdot 1 = \mathbf{10^{-3}\ mol\cdot L^{-1}}$

1 $g\cdot L^{-1}$ Substanz entsprechen einer Konzentration von $c = 10^{-3}\ mol\cdot L^{-1}$. Daraus ergibt sich für die *relative Molekülmasse* ein Zahlenwert von:

$\mathbf{M_r}$ = Stoffmenge/Masse = n/m = $1/10^{-3}$ = **1000**

1198 C 1199 E 1200 C

Gegeben ist ein Arzneistoff mit der relativen Molmasse $M_r = 200$ und dem molaren Absorptionskoeffizienten $\varepsilon = 8000\ L\cdot mol^{-1}\cdot cm^{-1}$. Gemessen wurde – in einer Lösung mit der Massenkonzentration c* = 0,001g/100 mL – eine Absorption von A = 0,8. Die *Stoffmengenkonzentration* beträgt: $c = c^*/M_r = 0{,}001\cdot 10/200 = 0{,}00005\ mol\cdot L^{-1}$

Daraus berechnet sich nach dem Lambert-Beer-Gesetz die Schichtdicke (d) der Lösung zu:

$\mathbf{d} = A/\varepsilon\cdot c = 0{,}8/8000\cdot 0{,}00005 = \mathbf{2\ cm}$

Bei gleicher Stoffmengenkonzentration (c) und gleicher gemessener Absorption (A) aber einem molaren Absorptionskoeffizienten von $\varepsilon = 4000\ L\cdot mol^{-1}\cdot cm^{-1}$ berechnet sich die Schichtdicke der Küvette zu:

$\mathbf{d} = A/\varepsilon\cdot c = 0{,}8/4000\cdot 0{,}00005 = \mathbf{4\ cm}$

Bei einer Stoffmengenkonzentration (c), die aus der gegebenen Massenkonzentration (c*) berechnet wird, von $c = c^*\cdot M_r = 0{,}001\cdot 10/400 = 0{,}000025\ mol\cdot L^{-1}$ ergibt sich bei einer gemessenen Absorption von A = 0,40 und einem molaren Absorptionskoeffizienten von $\varepsilon = 8000\ L\cdot mol^{-1}\cdot cm^{-1}$ die Schichtdicke der verwendeten Küvette zu:

$\mathbf{d} = A/\varepsilon\cdot c = 0{,}4/8000\cdot 0{,}000025 = \mathbf{2\ cm}$

1201 C

Bei der photometrischen Analyse eines Arzneistoffs ($M_r = 200$) und einer Massenkonzentration von β = 0,001g/100 mL ergibt sich die Stoffmengenkonzentration (c) zu: $c = 0{,}001\cdot 10/200 = 0{,}00005\ mol\cdot L^{-1}$. Berücksichtigt man eine Absorption von A = 0,4 und einen molaren Absorptionskoeffizienten von $\varepsilon = 4000\ L\cdot mol^{-1}\cdot cm^{-1}$ so beträgt die Schichtdicke der verwendeten Küvette:

$\mathbf{d} = A/\varepsilon\cdot c = 0{,}4/4000\cdot 0{,}00005 = \mathbf{2\ cm}$

1202 B

Gegeben ist ein Arzneistoff mit der relativen Molmasse $M_r = 500$ und dem molaren Absorptionskoeffizienten $\varepsilon = 200000\ L\cdot mol^{-1}\cdot cm^{-1}$. Daraus berechnet sich die spezifische Absorption ($A^{1\%}_{1\,cm}$) wie folgt:

$\mathbf{A^{1\%}_{1cm}} = 10\cdot\varepsilon/M_r = 10\cdot 200000/500 = \mathbf{4000}$

1203 C

Gegeben sind: $\varepsilon = 22\ L\cdot mol^{-1}\cdot cm\text{-}1$; $c = 0{,}005\ mol\cdot L^{-1}$; d = 1 dm = 10 cm

– Daraus berechnet sich die Absorption zu: $\mathbf{A} = \varepsilon\cdot c\cdot d = 22\cdot 0{,}005\cdot 10 = \mathbf{1{,}1}$

1204 D

Aus den angegebenen Zahlenwerten ergibt sich der molare Absorptionskoeffizient (ε) zu:

$\boldsymbol{\varepsilon} = A/c\cdot d = 0{,}5/2{,}5\cdot 10^{-5}\cdot 1 = \mathbf{20000}$

1205 C

Eine Probe aus einem Arzneistoff ($A^{1\%}_{1\,cm} = 200$) und einer Verunreinigung ($A^{1\%}_{1\,cm} = 250$) zeigt eine spezifische Absorption von $A^{1\%}_{1\,cm} = 201$. Aufgrund der Additivität der Absorption berechnet sich der Prozentgehalt (%G/G) an Verunreinigung wie folgt:

$A^{1\%}_{1\,cm} = 98\% \cdot 200 + 2\% \cdot 250 = 196 + 5 = 201$

- Der Arzneistoff enthält somit **2%** einer Verunreinigung.

1206 A

Zwei Lösungen des *identischen* Arzneistoffs werden vermessen. Die erste Lösung besitzt eine Absorption von $A_1 = 0{,}1$, die zweite von $A_2 = 0{,}2$. Daraus lässt sich nur folgern, dass die Konzentration des Arzneistoffes in Lösung 2 doppelt so hoch ist wie seine Konzentration in Lösung 1.

1207 C

Auf die *Photometrie gefärbter Lösungen* im sichtbaren Spektralbereich treffen folgende Aussagen zu:

- Das Lambert-Beer-Gesetz gilt bei Verwendung von monochromatischem Licht und von klaren Lösungen. Die Absorption sollte im Bereich von A = 0,3-0,6 liegen.
- Die Schichtdicke der Küvette beträgt typischerweise d = 10 mm = 1cm. Übliche Materialien für den sichtbaren Spektralbereich sind Glas oder Einwegküvetten aus Polystyrol.

1208 C

Bei UV-spektroskopischen Gehaltsbestimmungen sollte die Messung im Absorptionsmaximum vorgenommen werden, weil dort die Empfindlichkeit des Verfahrens am größten ist.

1209 B

Ein Natriumchlorid-Prisma ist *nicht* Bauteil eines UV-Vis-Absorptionsspektrometers, sondern ist ein Bauteil in einem IR-Spektrophotometer.

1210 B

Bei der Vis-Spektroskopie (400-800 nm) setzt man eine Halogenlampe oder eine Wolframfadenlampe als Strahlungsquelle ein.

1211 C

Ein Nicol-Prisma ist *nicht* Bauteil eines Photometers, sondern Bauteil eines Polarimeters.

1212 B

Beim Durchtritt durch ein *Prisma* wird polychromatisches Licht unterschiedlich stark gebrochen, in Licht einzelner Wellenlängen zerlegt und die gewünschte Wellenlänge aussortiert. Das Prisma wirkt daher auf polychromatisches Licht als dispergierendes Bauteil.

1213 C

Bei einem Zweistrahlphotometer befindet sich im Referenzstrahlengang eine mit dem betreffenden Lösungsmittel gefüllte Küvette.

1214 E

Für die **UV-Spektroskopie** ist *Quarz* als Küvettenmaterial am besten geeignet.

1215 E

Zur **Kontrolle** der **Wellenlängenskala** eines UV-Vis-Spektralphotometers dient eine *Holmiumperchlorat*-Lösung.

1216 E

Eine Holmiumperchlorat-Lösung kann zur **Kontrolle** der **Wellenlängenskala** eines UV-Vis-Spektrometers herangezogen werden. Darüber hinaus lassen sich die Wellenlängen eines Spektrometers mittels definierter Emissionslinien einer Wasserstoff- oder Deuteriumlampe bzw. mit ausgewählten Linien einer Quecksilberdampflampe überprüfen.

Eine *Kaliumdichromat-Lösung* dient zur Kontrolle der Genauigkeit der photometrischen Anzeige (**Kontrolle** der **Absorption**).

1217 D

Die Emissionslinie bei 656,29 nm der Wasserstofflampe beruht auf einem Elektronenübergang im Wasserstoffatom (Linie aus der *Balmer-Serie*).

1218 E

Die aus dem Monochromator austretende Strahlung umfasst einen gewissen Wellenlängenbereich, dessen Intensitätsverteilung die Form eines gleichschenkligen Dreiecks besitzt. Der in halber Höher dieses Dreiecks gemessene Wellenlängenbereich wird als **spektrale Bandbreite** bezeichnet.

Die spektrale Bandbreite sollte möglichst klein sein, um weitgehend monochromatisches Licht zu erhalten; sie sollte aber so groß wie möglich sein, um eine genügend hohe Lichtintensität zu erzielen.

Bei zu großer spektraler Spaltbreite erhält man im Absorptionsmaximum einen zu kleinen und im Absorptionsminimum einen zu großen Absorptionswert (A).

1219 B 1220 B

Aus einem Monochromatorspalt tritt nicht nur Licht der gewünschten Wellenlänge aus, sondern auch Licht anderer Wellenlängen. Diese Fehlstrahlung, die sich vor allem im kurzwelligen Spektralbereich bemerkbar macht, entsteht durch Lichtstreuung sowie durch die Eigenabsorption des Lösungsmittels. Die **Lichtstreuung** führt zu Abweichungen vom Lambert-Beer-Gesetz.

Zur Begrenzung der Streulichtanteils lässt das Arzneibuch eine *wässrige* 1,2%ige **Kaliumchlorid**-Lösung vermessen. Die Absorption der KCl-Lösung soll bei der Schichtdicke d = 1cm zwischen 220-200 nm steil ansteigen und bei 198 nm größer 2,0 sein, wie dies nachfolgendes Spektrum anzeigt.

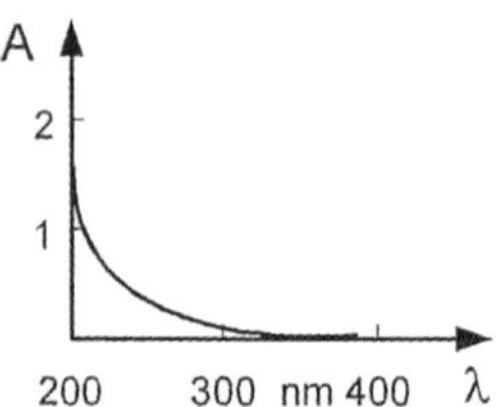

1221 A

Aufgrund des abgebildeten Transmissionsspektrums eines Glases der Wanddicke 1,0 mm kann gefolgert werden, dass das verwendete Glas *nicht vollständig transparent* für UV-Strahlung (200-400 nm) ist.

1222 E

Aufgrund der abgebildeten Transmissionsspektren zweier Glassorten kann gefolgert werden, dass ein gefriergetrocknetes Protein in Ampullen der Glassorte 2 aufgrund der geringeren prozentualen Transmission im sichtbaren Spektralbereich (400-800 nm) besser geschützt ist als in Ampullen der Glassorte 1.

1223 A 1224 E 1225 C 1226 B 1227 D 1228 D

Linear polarisiertes Licht kann man sich aus einem rechtszirkular polarisierten Lichtstrahl (rechtsdrehendes polarisiertes Licht) und einem linkszirkular polarisierten Lichtstrahl (linksdrehendes polarisiertes Licht) zusammengesetzt denken.

Beim Durchtritt linear polarisierten Lichts durch die Lösung einer optisch aktiven Substanz sind die *Brechzahlen* für den rechtszirkular und den linkszirkular polarisierten Lichtstrahl aufgrund verschiedener Ausbreitungsgeschwindigkeiten unterschiedlich (*zirkulare Doppelbrechung*).

Zirkulardichroismus (CD) beruht auf der Absorption elektromagnetischer Strahlung chiraler Moleküle und man versteht darunter die unterschiedliche Absorption von linkszirkular polarisiertem Lichtstrahl (A_L) und rechtszirkular polarisiertem Lichtstrahl (A_R) in einem chiralen Medium.

- Diese Absorptionsdifferenz (ΔA) chiraler Substanzen für rechtszirkular und linkszirkular polarisiertes Licht wird als **Zirkulardichroismus** bezeichnet: $\mathbf{\Delta A = A_L - A_R}$

Für chirale Substanzen ist $A_L \neq A_R \neq 0$. Für Racemate gilt $A_L = A_R$. Für eine optisch inaktive (achirale) Verbindung ist $\Delta A = 0$.

Bei der Wellenlängen des UV-Vis-Absorptionsmaximums eines chiralen Analyten liegt im CD-Spektrum entweder ein Maximum oder ein Minimum der zirkulardichroistischen Absorption vor.

- Die zirkulardichroistische Absorption eines Analyten ist von der Wellenlänge des eingestrahlten zirkular polarisierten Lichts abhängig.

1229 D

Als **Cotton-Effekt** bezeichnet man den von der normalen optischen Rotationsdispersion abweichenden Verlauf der ORD-Kurve einer *chiralen Substanz* im Wellenlängenbereich einer Absorptionsbande. Zum Verlauf einer anomalen ORD-Kurve siehe Abbildung Frage Nr. **1054**. Der Cotton-Effekt kann zur Ermittlung der Konfiguration von Substanzen herangezogen werden.

1230 B

Eine Apparatur zur *Messung des Zirkulardichroismus* nennt man einen **Dichrograph**. Das Gerät besteht aus folgenden Bauteilen: Lichtquelle (z.B. Xenonlampe) – Monochromator – Polarisator – Modulator – Probe (Küvette) – Photomultiplier

1231 B

Der *Dioden-Array-Detektor* (DAD) gehört zu den am häufigsten verwendeten Detektoren in der Flüssigchromatographie. Er bietet die Möglichkeit von jedem einzelnen Peak in einem Chromatogramm das gesamte Elektronenspektrum aufzunehmen.

1232 B

Dichrographen sind Geräte zur *Messung* des *Zirkulardichroismus*, d.h. der Differenz (ΔA) der Absorption für rechtszirkular (A_R) und linkszirkular (A_L) polarisiertes Licht.

1233 E

In einem CD-Spektrometer dient der Zirkulardichroismus-Modulator (CD-Modulator) zur Erzeugung von rechtszirkular und linkszirkular polarisiertem Licht.

1234 D 1235 E

Misonidazol besitzt Absorptionsmaxima (λ_{max}) bei 222 und 317 nm.

- **CD-Spektren**, in denen der molare Zirkulardichroismus (Δε) gegen die Wellenlänge (λ) aufgetragen wird, lassen sich nur durch separate Messung des jeweiligen reinen Enantiomers aufnehmen. Racemate und achirale Verbindungen zeigen keinen Zirkulardichroismus.
- Kennt man das CD-Spektrum eines Enantiomers, z.B. von (*S*)-Misonidazol, so kann daraus abgeleitet werden, wie das CD-Spektrum von (*R*)-Misonidazol aussehen sollte. Dort, wo das eine Enantiomer im CD-Spektrum ein Maximum besitzt, hat das andere Enantiomer ein Minimum. Die CD-Spektren zweier Enantiomerer verhalten sich spiegelbildlich.

1236 D

CD-Spektren geben Auskunft über:

- die absolute Konfiguration eines stereogenen Zentrum (in einem chiralen Molekül),
- die Sekundärstruktur von Polypeptiden.

Spektren von gelösten Substanzen machen keine Aussagen zu Fragen der Polymorphie oder Kristallinität.

Die Anzahl von C=C-Doppelbindungen in einem Molekül kann mittels UV-Spektroskopie oder NMR-Spektroskopie geklärt werden.

1237 A

Von den genannten Substanzen zeigt nur **Isopren** [2-Methylbuta-1,3-dien] (A) ein Absorptionsmaximum bei λ_{max} = 222 nm.

Die längstwelligen Absorptionsbanden von Benzol (B) [254 nm], Naphthalin (C) [314 nm], Anthracen (D) [374 nm] und von (*E,E,E*)-Octa-2,4,6-triensäuremethylester (E) [≈268 nm] liegen bei größeren Wellenlängen.

1238 D

Mischt man eine Lösung von **Atropin**, das Racemat aus (*R*)-Hyoscymin und (*S*)-Hyoscyamin, mit Iod, so kommt es zu einer deutlichen Veränderung im Absorptionsspektrum. Ein Elektronendonator (Atropin) bildet mit einem Elektronenakzeptor (Iod) einen *charge-transfer-Komplex*, der ein anderes Absorptionsverhalten zeigt und zu zwei deutlichen Maxima im Bereich 300-400 nm führt.

1239 D

Das UV-Vis-Spektrum von **Ethanol**, dessen Grenzwellenlänge bei 210 nm liegt, zeigt ein Absorptionsmaximum im Bereich von 250-260 nm. Dies deutet auf eine Verunreinigung mit aromatischen Kohlenwasserstoffen hin, wie z.B. Benzen (254 nm).

1240 C

Bei einem „normalen" Spektrum trägt man im Allgemeinen die gemessene Absorption (A) gegen die Wellenlänge (λ) auf. Bei einem **Derivativspektrum** trägt man hingegen die Änderung der Absorption pro Wellenlänge [dA/dλ] auf (1. Ableitung). Es kann aber auch [$d^2A/d\lambda^2$] gegen die Wellenlänge (2. Ableitung) aufgezeichnet werden. Ein Derivativspektrum hat an solchen Stellen Maxima oder Minima, an denen im normalen Spektrum Wendepunkte auftreten. Ein Derivativspektrum hat den Wert *Null* an der Stelle, wo im normalen Spektrum das Absorptionsmaximum liegt. Derivativspektren führen zu einer verbesserten Auswertbarkeit und zu einem besseren Erkennen von Verunreinigungen.

1241 B

Reines all-trans **Vitamin A** [all-(*E*)-Retinol] besitzt mit seinen 4 konjugierten C=C-Doppelbindungen in Propan-2-ol ein Absorptionsmaximum bei **λ = 325 nm**.

1242 E

(*R*)-Adrenalin (*Epinephrin*) ist ein starkes Reduktionsmittel und wird bereits von Luftsauerstoff zu farbigen Produkten (Adrenochrom, Melanin, u.a.) oxidiert. Daher lässt das Arzneibuch eine Bewertung des *„Aussehens der Lösung"* durch einen Farbvergleich gegen eine Vergleichslösung vornehmen. Der Farbvergleich kann visuell oder photometrisch erfolgen. Nach Lösen von (*R*)-Adrenalin in Salzsäure liegt das wasserlösliche Hydrochlorid vor. Dabei muss der Test sofort nach Herstellung der salzsauren Lösung durchgeführt werden. Mit diesem Test lassen sich auch alle Schwermetallsalze wie z.B. Eisen(III)-Salze ausschließen, die mit der Brenzcatechin-Struktur (ortho-Diphenol) intensive Färbungen ergeben.

1243 A

Die Umsetzung von Eisen(III)-Ionen mit Ammoniumthiocyanat (NH_4SCN) führt zu *rot* gefärbtem Eisen(III)-thiocyanat, das *kolorimetrisch* bestimmt werden kann.

1244 D 1245 A 1246 E

Gehaltsbestimmungen wässriger Lösungen bestimmter Salze können photometrisch im Vis-Bereich erfolgen, sofern diese Salze gefärbt sind:

- Bariumchlorid ($BaCl_2$), Calciumchlorid ($CaCl_2$), Magnesiumchlorid ($MgCl_2$), Strontiumchlorid ($SrCl_2$), Zinn(II)-chlorid ($SnCl_2$) und Zinkchlorid ($ZnCl_2$) bilden *farblose* wässrige Lösungen.
- *Nickel*(II)-*chlorid* ($NiCl_2$) ist in wasserfreiem Zustand gelb und als Hexahydrat grün gefärbt.
- *Kupfer*(II)-*chlorid* ($CuCl_2$) ist in wasserfreiem Zustand braun und als Dihydrat blau-grün gefärbt.
- *Cobalt*(II)-*chlorid* ($CoCl_2$) ist in wasserfreien Zustand blau und als Hexahydrat rosafarben.

1247 E

Glyceroltrinitrat (*Nitroglycerin*) wird zur Gehaltsbestimmung im alkalischen Milieu verseift. Es entstehen unter Esterverseifung zwei Äquivalente *Nitrit* und 1 Äquivalent Nitrat. Im alkalischen Milieu erfolgt auch eine Glycolspaltung des Glycerol-C-Gerüstes unter Bildung von 1 Äquivalent Formiat und 1 Äquivalent Acetat. Mit dem gebildeten **Nitrit** wird in verdünnter Salzsäure Sulfanilsäure diazotiert und anschließend mit Naphthylethylendiamin (Bratton-Marshall-Reagenz) zu einem *roten* Azofarbstoff gekuppelt, der ein Absorptionsmaximum bei λ_{max} = 540 nm besitzt.

Glyceroltripalmitat kann auf diese Weise *nicht* bestimmt werden, da bei dessen Hydrolyse *kein Nitrit* gebildet wird. Nitrit ist für den Ablauf der Diazotierung essentiell.

1248 E

Die Farbe von Komplexen zahlreicher Übergangsmetalle [Cr^{3+}, Fe^{3+}, Co^{2+}, Ni^{2+}] beruhen auf sogenannten **d→d-Elektronenübergängen** und rühren von der *Ligandenfeldaufspaltung* der zuvor entarten fünf d-Niveaus her.

Bei den Komplexen des Zn(II)-Ions spielen solche d→d-Übergänge keine Rolle, da im Zn^{2+}-Ion mit der Elektronenkonfiguration $\mathbf{3d^{10}}$ diese Niveaus vollständig mit Elektronen besetzt sind. Viele Zinkkomplexe sind deshalb *farblos*.

1249 A

Ethacridin (A) ist eine *gelb* gefärbte Verbindung, die bei λ_{max} = 410 nm elektromagnetische Strahlung absorbiert.

Ephedrin (B) [264 nm], *Atropin* (C) [263 nm], *Benzocain* (D) [272 nm] und *Sulfacetamid* (E) [265 nm] sind *farblose* Verbindungen (in Klammer: Wellenlänge des Ansorptionsmaximums).

1250 B

Adrenochrom (2) besitzt ein *ortho*-chinoides Ringsystem und ist *rot* gefärbt.

Phenolphthalein (3) mit geschlossenem Lactonring ist farblos.

Das Dihydroanthracen-Derivat (1), in dem die beiden Phenyl-Ringe *nicht* miteinander konjugiert sind, ist eine farblose Verbindung.

1251 E

In der Monographie „**Cyanocobalamin**" des Europäischen Arzneibuchs ist eine Absorptionsmessung bei 361 nm vorgesehen. Über diese Messung lassen sich folgende Aussagen machen:

- Das Verfahren ist zur *Gehaltsbestimmung* geeignet.
- Das längstwellige Absorptionsmaximum liegt im Vis-Bereich bei λ = 550 nm. Wässrige Lösungen von Cyanocobalamin sind *rot* gefärbt.
- Verantwortlich für die Lichtabsorption ist das Cobalt-Corrin-Chelatringgerüst, so dass die Absorptionsmessung *nicht* zur eindeutigen Unterscheidung von *Cyanocobalamin* und *Hydroxycobalamin* herangezogen werden kann, die beide den gleichen Chromophor besitzen.

1252 B

Bei einer **photometrischen Titration** zeigen bei der betreffenden Wellenlänge Analyt und Titrator keine Absorption (sind photometrisch inaktiv) [$\varepsilon = 0$]. Das Reaktionsprodukt (Titrationsprodukt) ist jedoch bei dieser Wellenlänge photometrisch aktiv [$\varepsilon > 0$]. Man erhält folgenden Kurvenverlauf, wenn die gemessene Absorption gegen das Volumen der Titrationslösung aufgetragen wird: Die Absorption wird durch Bildung des Titrationsproduktes bis zum Äquivalenzpunkt stetig zunehmen und am Endpunkt der Titration ein Maximum erreichen. Im Überschussbereich nimmt die Absorption aufgrund der zunehmenden Verdünnung wieder leicht ab. Der Kurvenverlauf **B** gibt diesen Sachverhalt korrekt wieder.

1253 C

Bei einer **photometrischen Titration** zeigen bei der betreffenden Wellenlänge Analyt und Titrationsprodukt keine Absorption (sind photometrisch inaktiv) [$\varepsilon = 0$]. Die Maßlösung (Titratorlösung) jedoch ist bei dieser Wellenlänge photometrisch aktiv [$\varepsilon > 0$]. Trägt man die gemessene Absorption gegen das Volumen der Maßlösung auf, so erhält man folgenden Kurvenverlauf: Bis zum Äquivalenzpunkt misst man keine Absorption, da die photometrisch aktive Titratorlösung verbraucht wird; danach steigt die Absorption im Überschuss des Titrators an. Der Äquivalenzpunkt liegt im Schnittpunkt (Knickpunkt) beider Kurvenäste. Der Kurvenverlauf **C** gibt diesen Sachverhalt richtig wieder.

11.7 Grundlagen der Fluorimetrie

1254 E

Die Elektronenübergänge bei der Absorption oder Emission können anschaulich durch ein **Jablonski-Termschema** (siehe Fragen Nr. **1156–1158**) dargestellt werden. Dabei handelt es sich um ein *Energieniveauschema*, in dem neben den *Elektronenzuständen* auch die *Schwingungszustände* in einem Molekül abgebildet werden. Die Elektronenübergänge werden mit durchgezogenen Pfeilen dargestellt, während strahlungslose Vorgänge durch gestrichelte (oder punktierte bzw. wellenförmige) Pfeile kenntlich gemacht werden.

Aus einem angeregten Singulett-Zustand (S_1) können Elektronen unter Lichtemission (Fluoreszenz) in den Singulett-Grundzustand (S_0) zurückkehren. Die Rückkehr von S_1 nach S_0 kann aber auch durch *strahlungslose* Inaktivierung erfolgen (**internal conversion**). Die freigesetzte Energie wird dabei in Wärmeenergie umgewandelt.

Aus einem angeregten Singulett-Zustand (S_1) können Elektronen strahlungslos unter *Spinumkehr* in einen angeregten Triplett-Zustand (T_1) übergehen (**intersystem crossing**).

Die Verweildauer der Elektronen in den einzelnen Energieniveaus ist unterschiedlich. So ist z.B. die Verweildauer in einem angeregten Triplett-Zustand (T_1) länger als in einem angeregten Singulett-Zustand (S_1).

1255 C

Beim Übergang vom Singulett-Zustand (↓↑) in einen Triplett-Zustand (↑↑) erfolgt *Spinumkehr*. Im Singulett-Zustand sind die Elektronenspins antiparallel, in einem Triplett-Zustand sind sie parallel zueinander ausgerichtet.

Bei der strahlungslosen Inaktivierung wird Schwingungsenergie in Wärmeenergie umgewandelt (*internal conversion*).

Fluoreszenz und *Phosphoreszenz* sind Emissionserscheinungen, die mit der Aussendung elektromagnetischer Strahlung verbunden sind.

1256 A 1257 B 1258 C

Abgebildet ist ein Jablonski-Termschema eines organischen Moleküls mit den Singulett-Zuständen S_0, S_1 und S_2 sowie den Triplett-Zuständen T_1 und T_2

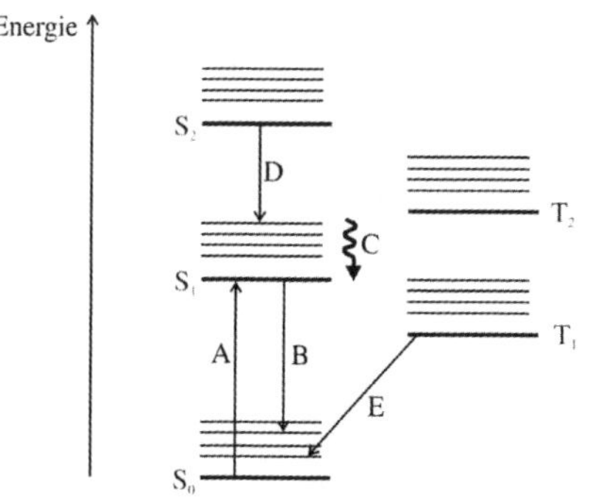

- A kennzeichnet den Prozess der **Absorption** mit einer Elektronenanregung aus dem Singulett-Grundzustand (S_0) in den 1. angeregten Singulett-Zustand (S_1) unter Beibehaltung des Elektronenspins.
- B kennzeichnet den Prozess der **Fluoreszenz**, der Rückkehr des angeregten Elektrons in den Grundzustand unter Beibehaltung der Spinrichtung.
- C kennzeichnet den Prozess der (vibronische) **Relaxation**, der strahlungslosen Desaktivierung höherer Schwingungszustände, wobei die Energie an umgebende Teilchen abgegeben wird.
- D kennzeichnet die **Emission** elektromagnetischer Strahlung beim Übergang aus dem 2. angeregten Singulett-Zustand in den 1. angeregten Singulett-Zustand.
- E kennzeichnet den Vorgang der **Phosphoreszenz**, dem Elektronenübergang vom 1. angeregten Triplett-Zustand (T_1) in den Singulett-Grundzustand (S_0). Der Prozess ist verbunden mit einer *Spinumkehr*.

1259 E

Das Phänomen der **Phosphoreszenz** ist mit einer *zweifachen Spinumkehr* verbunden. Die Phosphoreszenzerscheinung besteht aus folgenden Teilprozessen: Anregung/Absorption: Elektronenübergang $S_0(\downarrow\uparrow) \rightarrow S_1(\downarrow\uparrow)$ $\Rightarrow$ Intersystem crossing: $S_1(\downarrow\uparrow) \rightarrow T_1(\uparrow\uparrow)$ $\Rightarrow$ Emission/Phosphoreszenz: Elektronenübergang $T_1(\uparrow\uparrow) \rightarrow S_0(\downarrow\uparrow)$. Darin bedeuten: S_0 = Singulett-Grundzustand – S_1 = 1. angeregter Singulett-Zustand – T_1 = 1. angeregter Triplett-Zustand

1260 D

Über die **Fluoreszenz** organischer Molekül bzw. die **Fluorimetrie** lassen sich folgende Aussagen machen:

- Grundlage der Fluoreszenz ist die *Emission* von Strahlung, in dem Moleküle aus angeregten Singulett-Zuständen (S_x) in den Singulett-Grundzustand (S_0) zurückkehren und dabei ihr Elektronensystem die überschüssige Energie in Form von elektromagnetischer Strahlung abgibt [$S_x \rightarrow S_0$-Elektronenübergang; x = 1, 2 ….]. Ein Singulett-Zustand in einem Molekül liegt vor, wenn alle Orbitale paarweise mit zwei Elektronen entgegengesetzten Spins besetzt sind.
- Es gibt Stoffe, die *ultraviolettes Fluoreszenzlicht* abstrahlen, bei anderen Stoffen liegt die Fluoreszenz im sichtbaren Wellenlängebereich und ist mit dem Auge erkennbar.
- Fluoreszenz wird häufig bei Molekülen mit einem *starren Molekülgerüst* beobachtet.
- *Anregungsspektrum* (Absorptionsspektrum) und *Fluoreszenzspektrum* (Emissionsspektrum) einer Substanz zeigen näherungsweise bezüglich einer bestimmten Wellenlänge einen *spiegelbildlichen Kurvenverlauf.*
- Dabei ist das *Fluoreszenzmaximum* eines Fluorophors gegenüber dem Absorptionsmaximum bathochrom (längerwellig) verschoben (*Stokesche Regel*).
- Als Anregungsquelle zur Fluoreszenz können *Laser* eingesetzt werden.
- Unter *Quenching* versteht man die Verringerung der Quantenausbeute und damit die Verringerung der Fluoreszenzintensität. Als *Quantenausbeute* bezeichnet man den Bruchteil der Energie des Anregungslichts, der in Fluoreszenzlicht umgewandelt wird.

1261 C

Über **Fluoreszenz** bzw. die **Fluorimetrie** lassen sich folgende Aussagen machen.

- Fluoreszenz, eine Erscheinung der *Photolumineszenz*, wird beobachtet, wenn – nach erfolgter Anregung – Elektronen aus angeregten Singulett-Zuständen in den Singulett-Grundzustand zurückkehren. Im Gegensatz zur länger anhaltenden Phosphoreszenz ist Fluoreszenz nur in einem sehr kurzen Zeitraum (ca. 10^{-9} bis 10^{-5} s) nachweisbar. Sie erlischt spontan, sofern keine Anregung mehr stattfindet.
- Die Fluoreszenzstrahlung eines Moleküls ist gegenüber der Anregungsstrahlung zu höheren Wellenlängen (bathochrom) hin verschoben.
- Die Fluorimetrie kann sowohl zu qualitativen als auch zu quantitativen Analysen eingesetzt werden.

1262 E

■ Die *Wellenlänge der Fluoreszenzstrahlung* ist größer (energieärmer) als die Wellenlänge der monochromatischen Anregungsstrahlung, weil ein Teil der Schwingungsenergie im anregten Elektronenzustand strahlungslos abgegeben wird und die Emission vom Schwingungsgrundzustand des elektronenenergetisch angeregten Zustandes ausgeht (internal conversion).
■ Die *Quantenausbeute* ist definiert als Zahl der emittierten Photonen zur Zahl der absorbierten Photonen; die Quantenausbeute kann daher *nicht* größer als 1 sein.
■ Die Intensität des Fluoreszenzlichts ist *direkt proportional* zu folgenden Parametern: ε = Absorptionskoeffizient der Substanz bei der Anregungswellenlänge; I_0 = Intensität des Anregungslichts; Q = Quantenausbeute der Fluoreszenz; c = Konzentration des Analyten. Es gilt: $\mathbf{I \approx \varepsilon \cdot I_0 \cdot Q \cdot c}$
■ Bei hinreichend kleinen Konzentrationen ist der Quotient aus der Intensität der Fluoreszenzstrahlung und der Konzentration des fluoreszierenden Stoffes eine Konstante.

1263 D

■ Die Fähigkeit eines Arzneistoffes zur Fluoreszenz kann bei Absorption an feste Oberflächen oder durch Komplexbildung zunehmen. Auch nicht fluoreszierende Stoffe können nach Umsetzung mit Fluoreszenzmarken fluorimetrisch bestimmt werden.
■ Die Fluoreszenzintensität kann durch Erhöhung der Intensität des Anregungslichts gesteigert werden. Die Intensität des Fluoreszenzlichts und des Anregungslichts sind direkt proportional zueinander.

1264 D

■ **Fluoreszenz** basiert auf der Emission elektromagnetischer Strahlung nach vorheriger Anregung des Elektronensystems mit monochromatischem Licht. Dabei treten folgende Teilprozesse auf:
- *Anregung*: Elektronenübergang vom Singulett-Grundzustand (S_0) in den ersten angeregten Singulettzustand (S_1)
- *Emission*: Elektronenübergang vom ersten angeregten Singulett-Zustand (S_1) in den Singulett-Grundzustand (S_0)

1265 D

■ Die Fluoreszenzanregung ist in der Regel energiereicher (kurzwelliger) als die Emissionsstrahlung, weil angeregte Elektronensysteme Schwingungsenergie strahlungslos abgeben können (*internal conversion*). Fluoreszenzstrahlung ist zudem kurzwelliger als Phosphoreszenzstrahlung, so dass diese Prozesse in folgende Reihe *steigender Wellenlänge* (abnehmender Energie) geordnet werden können: **Absorption < Fluoreszenz < Phosphoreszenz**

1266 B

■ Bei der *Phosphoreszenz* erfolgt die Lichtemission aus einem angeregten Triplett-Zustand. Im Triplett-Zustand besitzt das Molekül mit zwei ungepaarten Elektronen ein Spinmoment ist somit paramagnetisch.
■ Bei der *Fluoreszenz* erfolgt die Lichtemission aus dem Schwingungsgrundzustand eines angeregten Elektronenzustandes. Die Fluoreszenz ist *sofort* nach Beendigung der Anregung nicht mehr messbar.

1267 D

■ Ob es sich bei einer Lumineszenzerscheinung um *Fluoreszenz* oder *Phosphoreszenz* handelt, kann mit der Lage des Emissionsmaximums und dem Zeitverhalten des Abklingens der Emission begründet werden. Da der erste angeregte Triplett-Zustand (T_1) energetisch günstiger ist als der erste angeregte Singulett-Zustand (S_1), ist die Phosphoreszenzstrahlung langwelliger als die Fluoreszenzstrahlung. Die

Fluoreszenz besitzt eine Abklingdauer von etwa 10^{-8} Sekunden, dagegen setzt die Phosphoreszenz erst nach einer Millisekunde ein.

Die Absorptionsparameter (Anregungsparameter) sind für Fluoreszenz und Phosphoreszenz gleich.

1268 E

Blaues Fluoreszenzlicht besitzt eine Wellenlänge von etwa $\lambda = 500$ nm.
Da bei der Messung Fluoreszenzlicht und Anregungslicht voneinander getrennt werden müssen, kann man für die Elektronenanregung nicht das Licht der gleichen Wellenlänge verwenden.

1269 A

Unter **Fluoreszenzquantenausbeute** versteht man den Quotienten aus der Anzahl der emittierten zur Anzahl der absorbierten Lichtquanten (Photonen).

1270 B

Unter **Quenching** versteht man die Verringerung der Quantenausbeute des emittierten Lichts durch äußere Einflüsse (z.B. Lösungsmittel, Fremdionen, hohe Substanzkonzentrationen u.a.m.).

1271 D 1272 E

Die **Intensität des Fluoreszenzlichts** ist abhängig

- von der Anregungswellenlänge und dem molaren Absorptionskoeffizienten (ε) des Analyten bei der Anregungswellenlänge,
- vom Lösungsmittel und dem pH-Wert der Lösung.

Die Intensität des Fluoreszenzlichts ist direkt proportional zur Intensität der Anregungsstrahlung (des eingestrahlten Lichts) und direkt proportional zur Fluoreszenzquantenausbeute.

Die Intensität des Fluoreszenzlichts ist bei niedrigen Konzentrationen linear abhängig von der Konzentration der fluoreszierenden Teilchen. Trägt man die Fluoreszenzintensität gegen die Probenkonzentration auf, so ergibt sich eine *Gerade*.

1273 C

Zur **Fluoreszenzspektroskopie** lassen sich folgende Aussagen machen:

- Die Fluoreszenzspektroskopie gehört zu den emissionsspektroskopischen Verfahren; sie beruht auf Elektronenübergängen aus dem angeregten Singulett-Zustand (ohne Spinumkehr) in den Singulett-Grundzustand.
- Das emittierte Fluoreszenzlicht ist in der Regel langwelliger (energieärmer) als das zur Elektronenanregung verwendete Licht.
- Die Intensität des Fluoreszenzlichts ist proportional zur Intensität der Anregungsstrahlung. Die Fluoreszenzintensität kann durch Erhöhung der Anregungsintensität gesteigert werden.
- Fluoreszenzerscheinungen sind zeitlich unmittelbar an das Vorhandensein von Anregungsstrahlung gebunden.

1274 E

Die Fluoreszenzspektroskopie zählt zu den Methoden der *Emissionsspektroskopie*. Die Emission elektromagnetischer Strahlung wird ganz allgemein als **Lumineszenz** bezeichnet.

Fluoreszenz beruht auf Singulett-Singulett-Elektronenübergängen (Anregung: $S_0 \rightarrow S_1$ – Emission: $S_1 \rightarrow S_0$). Als Singulett-Zustand bezeichnet man einen Molekülzustand, in dem die Orbitale paarweise mit Elektronen entgegengesetzten Spins ($\uparrow\downarrow$) besetzt sind.

Fluoreszenz wird vor allem bei Molekülen mit einem *starren Molekülgerüst* beobachtet.
Der Fluoreszenz geht die Anregung des Elektronensystems voraus. Daher sind Fluoreszenzerscheinungen zeitlich unmittelbar an das Vorhandensein einer Anregungsstrahlung gebunden.

1275 D

Bei der Fluoreszenzspektroskopie wird die Lage einer bestimmten Fluoreszenzbande durch die Frequenz der Primärstrahlung *nicht* beeinflusst, hingegen beeinflusst die Frequenz der Primärstrahlung die Intensität des Fluoreszenzsignals.

1276 B

Fluoreszenz ist eine Erscheinung der **Photolumineszenz**. Darunter versteht man die Emission von Photonen nach vorheriger Anregung mit infrarotem, sichtbarem oder ultraviolettem Licht.

1277 D

Auf die **Fluoreszenzspektroskopie** treffen folgende Aussagen zu:
- Fluoreszenz beruht auf Singulett-Singulett-Elektronenübergängen elektronisch angeregter Moleküle. Sie verlaufen *ohne* Spinumkehr.
- Fluoreszenz ist sofort nach Beendigung der Einstrahlung des Anregungslichts nicht mehr messbar.
- Durch strahlungslose Schwingungsrelaxation ist das emittierte Licht längerwellig als das Anregungslicht.
- Die Intensität des emittierten Lichts ist proportional zur Intensität der Anregungsstrahlung.

1278 D

Die *Intensität des Fluoreszenzlichts* ist umso größer, je
- größer der molare Absorptionskoeffizient (ε) der betreffenden Substanz bei der Anregungswellenlänge ist,
- größer die Intensität des Anregungslichts ist,
- höher die Konzentration der Substanz ist.

1279 B

Die Fluoreszenzspektroskopie ist ein emissionsspektroskopisches Verfahren, das selektiver und empfindlicher ist als die UV-Vis-Spektrometrie.
Bei hinreichender Verdünnung ist die Fluoreszenzintensität der Konzentration des zu bestimmenden Stoffes direkt proportional. Fluorimetrische Methoden können daher zu *Gehaltsbestimmungen* von Arzneistoffen genutzt werden.
Da ein Teil der Anregungsenergie auf dem Weg in einen schwingungslosen angeregten Elektronenzustand strahlungslos (in Form von Wärme) abgegeben wird, ist das Fluoreszenzlicht langwelliger (energieärmer) als das Anregungslicht. Diese Art der *strahlungslosen Desaktivierung* wird auch als *Schwingungsrelaxation* bezeichnet.

1280 D

Das Verhältnis der Anzahl von emittierten Photonen zur Anzahl der absorbierten Lichtquanten wird als *Quantenausbeute* bezeichnet. Die Quantenausbeute ist keine Gerätekonstante. Sie wird vor allem durch äußere Parameter stark beeinflusst (*Quenching*).
Bei einem Fluoreszenzspektrum wird die Fluoreszenzintensität gegen die Wellenlänge aufgetragen.

Die Fluoreszenzintensität ist bei gegebener Wellenlänge abhängig von der Intensität des Anregungslichts.

Als Folge einer strahlungslosen Inaktivierung in den Schwingungsgrundzustand in angeregten Elektronenzuständen ist die Fluoreszenzstrahlung energieärmer (langwelliger) als die Anregungsstrahlung.

1281 B

Bei einem *Fluoreszenzspektrum* wird die Intensität des emittierten Fluoreszenzlichts gegen die Wellenlänge aufgetragen.

Unter der *Fluoreszenzquantenausbeute* versteht man den Bruchteil der Anregungslichtenergie, der in Fluoreszenzlicht umgewandelt wird.

Die *Intensität* des *Fluoreszenzlichts* ist direkt proportional zur Intensität des Anregungslichts, der Fluoreszenzquantenausbeute und dem molaren Absorptionskoeffizienten (ε) der Substanz bei der Anregungswellenlänge.

Das Fluoreszenzlicht ist im Allgemeinen energieärmer (langwelliger) als die zur Anregung verwendete elektromagnetische Strahlung, weil ein Teil der aufgenommenen Energie strahlungslos abgegeben wird (*Schwingungsrelaxation*).

1282 D

Die Fluorimetrie gehört zu den *Lumineszenzverfahren* (emissionspektroskopischen Verfahren)

Die zur Anregung eingesetzte elektromagnetische Strahlung wird nicht vollständig in Fluoreszenzlicht umgewandelt. Daher ist im Allgemeinen die *Quantenausbeute* kleiner 1.

Eine Verringerung der Quantenausbeute durch äußere Einflüsse (z.B. durch polare wie unpolare Lösungsmittel) bezeichnet man als *Quenching*. Auch Sauerstoff in den Lösungsmitteln ist ein starker Fluoreszenzlöscher.

1283 A

Die Fluorimetrie ist ein Verfahren der Emissionsspektroskopie, jedoch ist für die Fluoreszenz die vorherige Absorption von Lichtquanten (Photonen) Voraussetzung.

Bei der Fluoreszenzanregung sind $\pi \rightarrow \pi^*$-Elektronenübergänge (aus bindenden Orbitalen) gegenüber $n \rightarrow \pi^*$-Elektronenübergängen bevorzugt.

1284 D

Auf die **Fluorimetrie** treffen folgende Aussagen zu:

- Fluoreszenz und Phosphoreszenz unterscheiden sich in Wellenlänge und Lebensdauer der Emissionserscheinung. Die Fluoreszenzstrahlung ist kurzwelliger und klingt schneller ab als die Phosphoreszenzstrahlung.
- Grundlage für die Fluoreszenz ist die vorherige Absorption von Photonen (Absorption elektromagnetischer Strahlung) und der Elektronenübergang in einen angeregten Zustand.
- Organische Fluorophore verfügen im Allgemeinen über ein starres, ausgedehntes π-Elektronensystem. Als Fluorophor bezeichnet man die Partialstruktur einer Substanz, die für die Fluoreszenzerscheinung verantwortlich ist.
- Fluoreszenzlicht ist in der Regel langwelliger als das zur Anregung verwendete Licht.
- Als *Lumineszenz* bezeichnet man ganz allgemein die Emission elektromagnetischer Strahlung von Atomen oder Molekülen nach vorheriger Anregung. Auch anorganische Verbindungen zeigen Lumineszenz, z.B. *Zinksulfid* (ZnS) bei radioaktiver Bestrahlung.

1285 C

Folgende Aussagen über die **Fluorimetrie** treffen zu:
- Sie ist eine emissionsspektroskopische Analysenmethode.
- Das Anregungsspektrum und das Fluoreszenzspektrum eines Fluorophors verhalten sich in Bezug auf eine bestimmte Wellenlänge spiegelbildlich.
- Die Intensität des Fluoreszenzlichts ist von der Intensität des Anregungslichts, der Konzentration des Analyten und der Fluoreszenzquantenausbeute abhängig.
- *Quantitative* fluorimetrische *Bestimmungen* werden anhand von *Kalibrierkurven* vorgenommen, die durch Messungen von Vergleichslösungen erhalten werden.

1286 A

Über **Fluorimetrie** organischer Moleküle lassen sich folgende Aussagen machen:
- Grundlage der Fluoreszenz ist die *Emission* von Strahlung, in dem Moleküle aus angeregten Singulett-Zuständen (S_x) in den Singulett-Grundzustand (S_0) zurückkehren und dabei ihr Elektronensystem die überschüssige Energie in Form von elektromagnetischer Strahlung abgibt [$S_x \rightarrow S_o$-Elektronenübergang; x = 1, 2 ….]. Ein Singulett-Zustand in einem Molekül liegt vor, wenn die Orbitale paarweise mit Elektronen entgegengesetzten Spins besetzt sind.
- *Anregungsspektrum* (Absorptionsspektrum) und *Fluoreszenzspektrum* (Emissionsspektrum) einer Substanz zeigen näherungsweise bezüglich einer bestimmten Wellenlänge einen *spiegelbildlichen Kurvenverlauf.*
- Als Anregungsquelle zur Fluoreszenz können *Laser* eingesetzt werden.
- Unter *Quenching* versteht man die Verringerung der Quantenausbeute und damit die Verringerung der Fluoreszenzintensität. Als *Quantenausbeute* bezeichnet man den Bruchteil der Energie des Anregungslichts, der in Fluoreszenzlicht umgewandelt wird.

1287 E

Die in der Fluorimetrie absorbierte elektromagnetische Strahlung besitzt eine höhere Energie (ist kurzwelliger) als das gemessene emittierte Licht

1288 D

Die *Fluoreszenzintensität* ist bei gegebener Wellenlänge abhängig von der Intensität des Anregungslichts.

Photolumineszenz tritt auch bei anorganischen Stoffen auf.

Lösungsmittel haben einen starken Einfluss auf die Fluoreszenz eines Stoffes.

Die emittierte Fluoreszenzstrahlung besitzt infolge Schwingungsrelaxation eine *geringere Energie* (ist langwelliger) als die von der Substanz absorbierte elektromagnetische Strahlung.

Quantitative Bestimmungen werden in der Regel in der Fluorimetrie mithilfe von Referenzlösungen durchgeführt.

1289 C

Folgende Aussagen zur **Fluorimetrie** treffen zu:
- Sie zählt zu den Lumineszenzverfahren (emissionsspektroskopischen Verfahren).
- Die *Intensität* des *Fluoreszenzlichts* hängt ab vom molaren Absorptionskoeffizienten (ε) der fluoreszierenden Substanz, der Konzentration der zu untersuchenden Substanz, der Intensität des Anregungslichts und der Fluoreszenzquantenausbeute.
- Die Energie der zur Anregung eingesetzten elektromagnetischen Strahlung wird nur unvollständig in Fluoreszenzlicht umgewandelt, da im elektronenenergetisch angeregten Zustand ein Teil der Anregungsenergie durch strahlungslose Desaktivierung in den Schwingungsgrundzustand abgegeben

wird. Daher ist das Fluoreszenzlicht in der Regel langwelliger als das zur Anregung verwendete Licht.

- Unter *Quenching* fasst man alle Phänomene zusammen, die zu einer Verminderung der Fluoreszenzquantenausbeute führen. Dies können Lösungsmitteleinflüsse oder störende Fremdionen sein wie z.B. die Fluoreszenzlöschung von Chinin in Anwesenheit von Chlorid-Ionen.

1290 E

Die *Intensität des Fluoreszenzlichts* kann durch das verwendete Lösungsmittel und den pH-Wert der Lösung beeinflusst werden. Sie korreliert mit der Intensität des Anregungslichts.

Die gemessene Fluoreszenz wird mithilfe von Vergleichslösungen ausgewertet.

1291 E

Die *Intensität des Fluoreszenzlichts*

- ist direkt proportional zur Intensität (I_0) des eingestrahlten Lichts (Anregungslicht).
- hängt vom molaren Absorptionskoeffizienten (ε) der fluoreszierenden Substanz bei der Anregungswellenlänge ab.
- ist direkt proportional zur Fluoreszenzquantenausbeute (Q).
- hängt im hohen Maße vom Lösungsmittel ab.

1292 B

Nach der gezielten Anregung einer Substanz mit monochromatischem Licht erfolgt die Messung des emittierten Lichts in der Regel rechtwinklig (90°) zur Richtung des eingestrahlten Erregerlichts.

1293 B

Aufgrund zahlreicher Einflüsse auf die Fluoreszenzintensität sind fluorimetrische Absolutmessungen *nicht möglich.* **Quantitative Bestimmungen** werden daher durch Vergleich mit Lösungen bekannten Gehalts einer Referenzsubstanz durchgeführt. Es gilt, wobei I_x = Fluoreszenzintensität der Prüflösung, I_s = Fluoreszenzintensität der Vergleichslösung, c_x = Konzentration der Prüflösung und c_s = Konzentration der Prüflösung bedeuten: $\mathbf{c_x = I_x \cdot c_s / I_s}$

1294 E

Lösungsmittel für die Fluoreszenzspektroskopie sollen

- unter den gewählten Messbedingungen eine möglichst geringe *Eigenabsorption* aufweisen,
- unter den gewählten Messbedingungen eine möglichst geringe *Eigenfluoreszenz* aufweisen,
- photostabil sein,
- entgast werden, weil Sauerstoff ein starker Fluoreszenzlöscher ist.

1295 D

Die **Intensität** des **Fluoreszenzlichts**, das von der untersuchten Substanz ausgestrahlt wird, ist die *Messgröße* bei fluorimetrischen Bestimmungen.

Das Anregungslicht ist im Allgemeinen energiereicher (kurzwelliger) als die Fluoreszenzstrahlung.

Die Fluoreszenzintensität hängt auch von der Leistung der Lichtquelle ab. Als Lichtquellen verwendet man Hochdruck-Gasentladungslampen.

Die *quantitative Auswertung* einer fluorimetrischen Analyse erfolgt mithilfe einer Referenzsubstanz.

1296 E

Die Fluoreszenzintensität einer wässrigen Lösung von **Chininsulfat** wird beeinflusst durch die:

- Intensität und die Wellenlänge des Erregerlichts.
- Konzentration an Chinin; nur bei niedrigen Konzentrationen besteht eine Linearität zwischen Fluoreszenzintensität und Probenkonzentration.
- Gegenwart eines größeren Überschusses an Halogenid-Ionen, insbesondere an Chlorid-Ionen. Für diese Fremdlöschung werden unterschiedliche Mechanismen diskutiert.

1297 C 1298 D

Die Fähigkeit von **Chinin** zur Fluoreszenz ist von der Art der Anionen abhängig; die Gegenwart sauerstoffhaltiger anorganischer Säuren ist eine Voraussetzung für die Fluoreszenz von Chinin. Mit anderen Worten, *Chininsulfat* fluoresziert, *Chininhydrochlorid* fluoresziert *nicht*.

1299 C 1300 C 1301 C

In dem schematisch abgebildeten **Fluorimeter** müssen Emissionsmonochromator (2) und Absorptionsmonochromator (5) miteinander vertauscht werden, damit das Gerät einsatzfähig ist. Die Absorption elektromagnetischer Strahlung ist Voraussetzung für die Emission von Strahlung.

Als *Detektor* in einem Fluorimeter eignet sich besonders ein Sekundärelektronenvervielfacher (Photomultiplier). Mit einem Spektralfluorimeter lassen sich sowohl Absorptionsspektren als auch Emissionsspektren aufnehmen.

Ein *Nicolsches Prisma* ist Bauteil eines *Polarimeters*.

1302 E

Die **Bestimmungsgrenze** bei *fluorimetrischen Bestimmungen* einer organischen Substanz hängt von der Intensität des Fluoreszenzlichts ab. Daher besteht auch eine Abhängigkeit der Bestimmungsgrenze von der Intensität und Wellenlänge der Anregungsstrahlung, der Fluoreszenzquantenausbeute und von der Art des Lösungsmittels.

1303 B

Das *Arzneibuch* fordert, dass das emittierte Fluoreszenzlicht im Winkel von 90° zur Anregungsstrahlung vermessen wird. Dadurch sollen Störungen, die von der Miterfassung des Anregungslichts herrühren, minimiert werden.

1304 A

Keines der genannten Strukturelemente organischer Verbindungen ist essentiell für einen Fluorophor.

1305 A 1306 B 1307 D 1308 A

Fluorimetrisch bestimmbar sind in der Regel Verbindungen, die chromophore Strukturelemente (konjugierte π-Elektronensysteme) in einem relativ *starren*, häufig *ringförmigen Molekülgerüst* enthalten. Nachfolgend abgebildet sind einige stark fluoreszierende Moleküle.

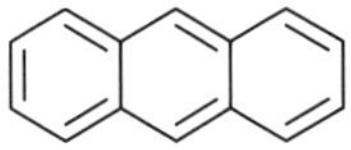

Anthracen

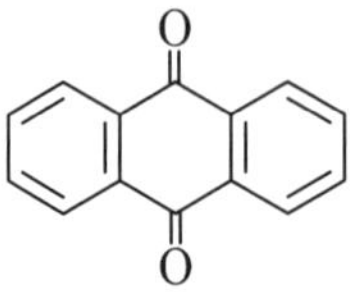

Anthrachinon

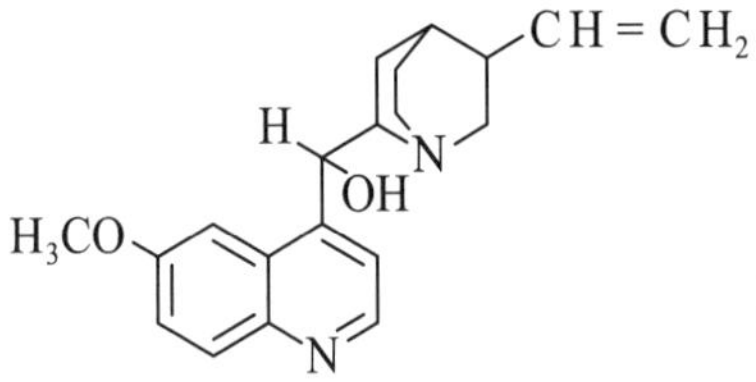

H_3CO · H · OH · N · $CH=CH_2$

Chinidin
Chinin (als Sulfat)

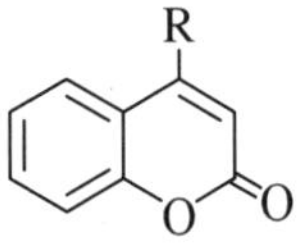

R · O · O

Cumarin (R=H)
4-Hydroxycumarin (R=OH)

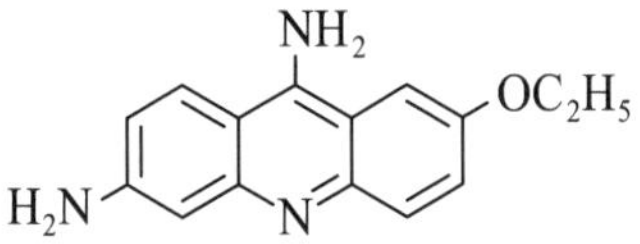

NH_2 · OC_2H_5 · H_2N · N

Ethacridin

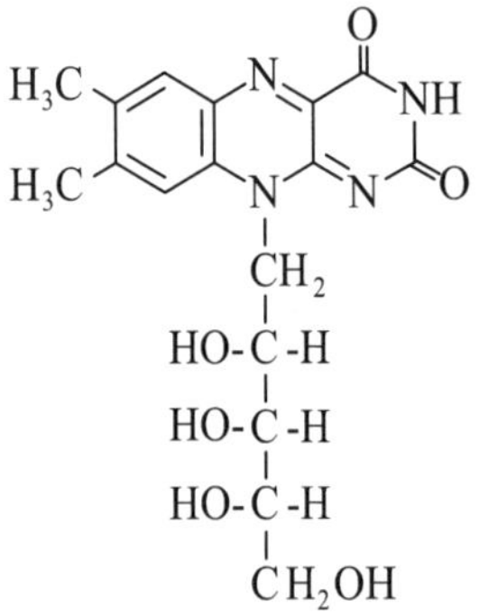

H_3C · H_3C · N · NH · O · O · CH_2 · HO-C-H · HO-C-H · HO-C-H · CH_2OH

Riboflavin

H_2N · N · N · NH_2 · N · N · NH_2

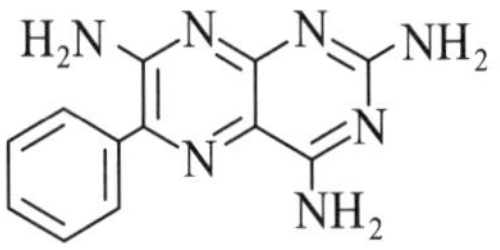

Triamteren

1309 D

Aluminium-Ionen können nach Komplexbildung mit Flavonol-Derivaten (**D**) fluorimetrisch bestimmt werden. Bekannt ist die Bildung eines *grün* fluoreszierenden Farblacks zwischen Al(III)-Ionen und Morin.

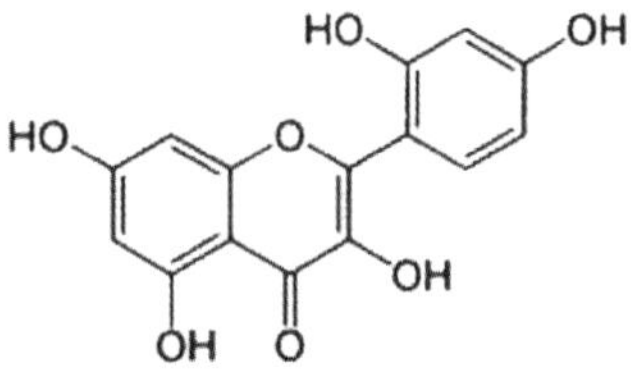

HO · OH · HO · O · OH · OH · O

Morin

1310 D **1311** C

In *Hämodialyse-Lösungen* kann die Prüfung auf Aluminium in der Weise erfolgen, dass man die Lösung auf pH = 6,0 einstellt, mit 8-Hydroxychinolin (Oxin) versetzt und das gebildete Aluminiumoxinat [Aluminium-tris(8-hydroxychinolin)] mit Chloroform mehrmals extrahiert und die vereinigten Extrakte fluoreszenzspektroskopisch untersucht.

- Aluminiumoxinat ist ein Chelatkomplex, in dem drei Oxin-Moleküle mit einem Al(III)-Ion koordinieren.

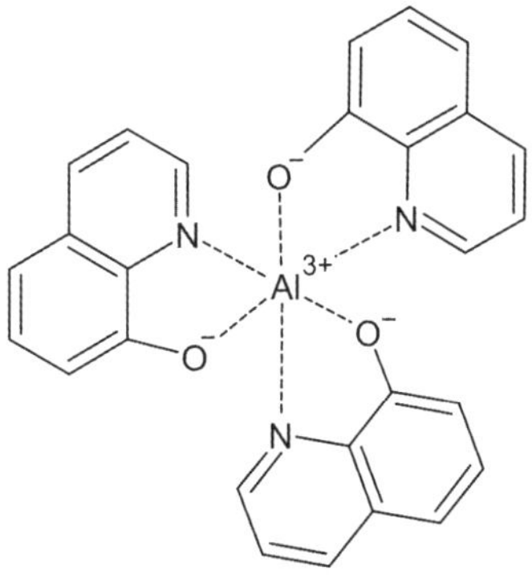

- Der pH-Wert der Prüflösung wird auf pH = 6,0 eingestellt, um die Aluminium-Bestimmung selektiver zu gestalten, da 8-Hydroxychinolin mit vielen zwei- und dreiwertigen Kationen stabile Oxinat-Komplexe bildet.
- Die fluorimetrische Grenzprüfung auf Aluminium nach Chelatbildung mit Oxin erfolgt bei einer Anregungswellenlänge von 392 nm und einer Fluoreszenzstrahlung von 518 nm (gelbgrüne Fluoreszenz).
- Die Empfindlichkeit dieses Verfahrens erlaubt die Bestimmung des Aluminiumgehalts bis in den ppb-Bereich.

Die zelltoxische Wirkung von Aluminium macht es notwendig, dessen Menge zu begrenzen. Die Bestimmung nach *Ph.Eur.10* erfolgt mittels AAS.

Dagegen lässt das Arzneibuch in der Monographie „*Kaliumchlorid*" eine Reinheitsprüfung auf Aluminium nach der oben beschriebenen Methode durchführen.

1312 C

Die Konzentrationsbestimmung der Analysenlösung erfolgt mit folgender Formel, wobei I_x = Fluoreszenzintensität der Prüflösung, I_s = Fluoreszenzintensität der Vergleichslösung, c_x = Konzentration der Prüflösung und c_s = Konzentration der Prüflösung bedeuten:
$\mathbf{c_x} = c_s \cdot (I_x / I_s) = 10^{-7}\,(80/8) = \mathbf{10^{-6}}$ **mol/L**

1313 C **1314** B

Fluoreszenzmarker sind Reagenzien, die nichtfluoreszierende Substanzen in fluoreszierende Derivate umwandeln.

Zur Derivatisierung von *primären* Aminen lassen sich als Fluoreszenzmarker Dansylchlorid (1), 7-Methoxy-4-brommethyl-cumarin (2) bzw. 7-Dimethylamino-4-brommethyl-cumarin oder Fluoresceinisothiocyanat (3) einsetzen. Zur Derivatisierung von *aliphatischen Carbonsäurechloriden* verwendet man häufig Dansylhydrazin (4).

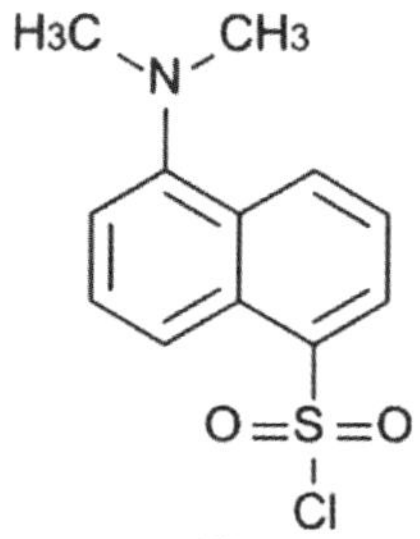

(1) 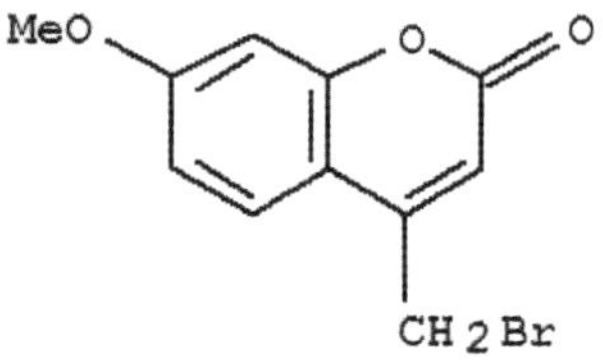 (2)

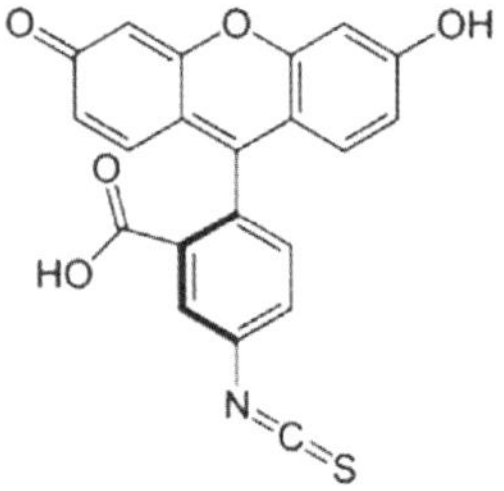

(3) 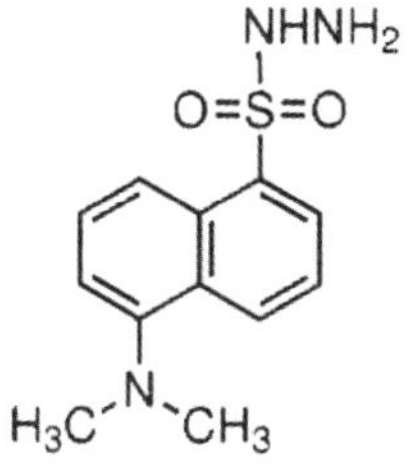 (4)

11.8 Grundlagen der Absorptionsspektroskopie im infraroten Spektralbereich (IR-Spektroskopie)

1315 E 1316 E

Die **IR-Spektroskopie** ist eine absorptionsspektroskopische Methode; in ihr werden durch elektromagnetische Strahlung *Molekülschwingungen* und *Molekülrotationen* angeregt.

Auch Gase (z.B. CO_2, N_2O) können IR-spektroskopisch vermessen werden.

Als IR-Strahlung bezeichnet man im elektromagnetischen Spektrum den Wellenlängenbereich von $\lambda = 800$ nm – 500 µm. Im Allgemeinen verwendet man zur IR-Anregung den Wellenzahlenbereich von $\tilde{\nu} = 4000\text{-}650\ cm^{-1}$ ($\lambda = 2{,}5 - 15{,}4$ µm).

1317 D

Eine Molekülschwingung verursacht nur dann eine IR-Bande, wenn sich während dieser Schwingung das Dipolmoment des untersuchten Moleküls ändert. Man sagt auch, diese Schwingung ist **IR-aktiv**. IR-inaktive Schwingungen sind aber häufig Raman-aktiv.

Eine Schwingung ist **Raman-aktiv**, wenn sich mit der Schwingung die Polarisierbarkeit (Deformierbarkeit) einer Bindung als Funktion des Abstandes zwischen den schwingenden Atomen verändert. Aus diesem Grund werden Raman-Banden vor allem von funktionellen Gruppen mit symmetrischer Ladungsverteilung oder Mehrfachbindungen mit hoher Elektronendichte hervorgerufen.

Viele Molekülschwingungen können aber sowohl Raman-aktiv als auch IR-aktiv sein.

1318 D 1319 C

Die *Lage* einer **IR-Absorptionsbande** hängt von den *Massen* der Atome ab, die an der zur Schwingung angeregten Bindung beteiligt sind. Die Wellenzahl ($\acute{\upsilon}$) der zur Schwingungsanregung erforderlichen elektromagnetische Strahlung (Wellenzahl der IR-Bande) ist umso *größer* (niedriger), je *kleiner* (größer) die Massen der an einer Bindung beteiligten Atome sind. Da die Wellenzahl [$\acute{\upsilon} = 1/\lambda$] dem reziproken Wert der Wellenlänge entspricht, nimmt die Wellenlänge einer IR-Bande ab, je geringer die Masse der an der Bindung beteiligten Atome ist.

Die *Lage* einer IR-Absorptionsbande hängt auch von der *Bindungsstärke* (*Bindungsordnung*) der zur Schwingung angeregten Bindung ab. Die *Wellenzahl* einer IR-Bande nimmt zu mit zunehmender Bindungsordnung zwischen den an einer chemischen Bindung beteiligten Atomen Die Anregung der Valenzschwingung einer *Einfachbindung* erfolgt daher bei *niedrigerer Wellenzahl* (größerer Wellenlänge) als die einer *Doppelbindung* gleicher Atome.

1320 D

Auch lineare Moleküle wie Kohlendioxid (O=C=O) können IR-Strahlung absorbieren.

Im Allgemeinen beobachtet man in einem IR-Spektrum nur die sogenannten Grundschwingungen, d.h. Übergänge vom Schwingungsgrundzustand (n=0) in den nächst höheren angeregten Schwingungszustand (n=1). Höhere Schwingungszustände wie z.B. die 1. Oberschwingung (n=0→n=2) spielen in der praktischen IR-Spektroskopie nur eine untergeordnete Rolle. Solche Oberschwingungen erfordern zu ihrer Anregung eine höhere Energie der elektromagnetischen Strahlung als für die entsprechenden Grundschwingungen.

Unterschiedliche Bindungsgrade (Bindungsordnungen) [Dreifachbindung, Doppelbindung, Einfachbindung] besitzen deutlich unterschiedliche Lagen der von ihnen verursachten IR-Absorptionsmaxima.

1321 C

Die Lage einer IR-Bande hängt von den Massen der Atome ab, die an der zur Schwingung angeregten Bindung beteiligt sind. Je kleiner die Massen dieser Atome sind, desto größer ist die **Wellenzahl** ($\acute{\upsilon}$) der zur Schwingungsanregung notwendigen elektromagnetischen Strahlung.

Die Wellenzahlen ($\acute{\upsilon}$) der IR-Absorptionsbanden nehmen mit zunehmender Bindungsordnung in der Reihe Einfachbindung < Doppelbindung < Dreifachbindung zu. Da die Wellenzahl dem reziproken Wert der Wellenlänge ($\acute{\upsilon} = 1/\lambda$) entspricht, erfolgt die Anregung der Valenzschwingung einer Einfachbindung bei einer höheren *Wellenlänge* als die einer Doppelbindung.

1322 B

Das obere FT-IR-Spektrum wurde für *Wasser* (**H**-O-**H**) aufgenommen. Im unteren Spektrum treten dieselben Absorptionsbanden auf, jedoch ist das untere Spektrum zu kleineren Wellenzahlen hin parallel verschoben. Diese Befunde deuten zweifelsfrei auf **Deuteriumoxid** (**D**-O-**D**) hin, das als Lösungsmittel in der NMR-Spektroskopie verwendet wird. [Ersatz eines H-Atoms durch ein D-Atom mit doppelter Masse.]

1323 B

Unter **Valenzschwingungen** (Streckschwingungen) versteht man Molekülschwingungen, bei denen sich die Massenschwerpunkte der beteiligten Atome entlang der (gedachten) Bindungsachse verschieben. Bindungswinkel werden *nicht* verändert.

1324 A 1325 E

Bedingung für eine IR-Anregung ist, dass mit der Molekülschwingung eine periodische *Änderung* des *Dipolmoments* einhergeht.

Die symmetrischen Valenzschwingungen (1) und (2) im Kohlendioxid-Molekül sind identisch und IR-inaktiv, weil mit dieser Bewegung der beiden Sauerstoffatome im Kohlendioxid (O=C=O) keine Änderung des Dipolmomentes verbunden ist. Beide C=O-Bindungen sind zu jedem Schwingungszeitpunkt gleich lang und das CO_2-Molekül besitzt keinen Dipolcharakter.

Die *asymmetrischen Valenzschwingungen* (3) und (4) des Kohlendioxids sind identisch und IR-aktiv; sie führen zu einer Absorptionsbande bei $\acute{\upsilon} = 2349\ cm^{-1}$.

1326 B

In den IR-Spektren von primären Aminen (R-$\mathbf{NH_2}$) [A], symmetrischen Ethern (R-$\mathbf{H_2C}$**-O-**$\mathbf{CH_2}$-R) [C], Nitroverbindungen (R-$\mathbf{NO_2}$) [D] und Sulfonen ($R_2\mathbf{SO_2}$) [E] treten bezüglich der markierten Molekülteile sowohl *symmetrische* als auch *asymmetrische Valenzschwingungen* auf.

Im Kohlendioxid (O=C=O) [B] ist die symmetrische Valenzschwingung IR-inaktiv und es tritt bei $\acute{\upsilon} = 2349\ cm^{-1}$ nur die asymmetrische C=O-Valenzschwingung im Spektrum auf.

1327 D

Unter einer **Deformationsschwingung** (Biegeschwingung) versteht man eine Schwingung, die durch Änderung von Bindungswinkeln zustande kommt.

1328 E 1329 D

Deformationsschwingungen treten im IR-Spektrum bei Wellenzahlen von $\acute{\upsilon} = 1600\text{-}500\ cm^{-1}$ auf.

1330 C

Gerüstschwingungen, an denen *alle Atome* eines Moleküls nahezu gleich stark beteiligt sind, finden sich im IR-Spektrum im Wellenzahlen-Bereich von $\acute{\upsilon} = 1300\text{-}650\ cm^{-1}$. Die hier auftretenden Banden sind so zahlreich, dass eine exakte Zuordnung zu einer bestimmten Schwingungsbewegung *nicht* möglich ist. Andererseits ist die Vielzahl der Banden unterschiedlicher Intensität für ein Molekül besonders charakteristisch und zu dessen *Identifizierung* geeignet. Man bezeichnet diesen Bereich auch als sogenanntes **fingerprint-Gebiet**. Die Wellenzahlen von Gerüstschwingungen liegen in der Regel unterhalb der Wellenzahlen für funktionelle Gruppen (Gruppenfrequenzen).

1331 D

Das **Lambert-Beer-Gesetz** gilt grundsätzlich auch für die Absorption von elektromagnetischer Strahlung durch Moleküle im IR-Bereich, so dass bei Gehaltsbestimmungen die:
- Transmission (T) oder Durchlässigkeit [bzw. die prozentuale Transmission T%],
- Absorption A (aus der Transmission berechenbar),
- integrale Absorption (Fläche unter einer charakteristischen IR-Bande)

als Maß für die Konzentration einer Lösung herangezogen werden kann.

1332 B 1333 E

Für die **quantitative Auswertung** eines IR-Spektrums sind folgende Schritte notwendig:
- Festlegung einer Basislinie und Ermittlung von T_0
- Ermittlung der Transmission T
- Berechnung der Absorption A [$A = \log(T_0/T) = \log T_0 - \log T$]

1334 A

Beim gasförmigen zweiatomigen, heteronuklearen *Chlorwasserstoff* (H-Cl) können die Atome nur gegeneinander entlang der Bindungsachse schwingen. Es tritt *keine Deformationsschwingung* auf.

1335 B

Im IR-Spektrum einer farblosen organischen Flüssigkeit wird eine Bande bei **3300 cm^{-1}** beobachtet. Sie rührt von der (**C-H**)-Valenzschwingung eines terminalen Alkins (≡C-**H**) her.

1336 B

Eine (**C-H**)-Valenzschwingung kann zu einer IR-Bande bei **2995 cm^{-1}** führen.

1337 D

Eine IR-Bande bei **2240 cm^{-1}** kann von einer (**C≡N**)-Valenzschwingung in Carbonitrilen herrühren.

1338 A

Die (**C=O**)-Valenzschwingung ergibt im IR-Spektrum eine intensive Bande bei etwa **1735 cm^{-1}**.

1339 C

Die (**C-O**)-Valenzschwingung ergibt eine intensive, aber wenig charakteristische IR-Absorptionsbande bei **1155 cm^{-1}**.

1340 E

Im IR-Spektrum wird die Wellenzahl der (**C=O**)-Valenzschwingung durch folgende Faktoren beeinflusst:
- Anwesenheit einer Doppelbindung in Konjugation zur C=O-Gruppe (α,β-ungesättigte Carbonylverbindungen).
- Beteiligung des Sauerstoffatoms der C=O-Gruppe an Wasserstoffbrückenbindungen.
- Elektronegativität des Atoms X in einer O=C-X-Gruppierung.

1341 C

Die Bande für die (**C=O**)-Valenzschwingungen in Ketonen liegt im Wellenzahlenbereich von **1690-1750 cm^{-1}**, wie z.B. bei 1715 cm^{-1} für *Cyclohexanon*. Durch die abnehmende Ringgröße wird die intensive Bande über *Cyclopentanon* (1745 cm^{-1}) zu 1780 cm^{-1} für **Cyclobutanon** zu größeren Wellenzahlen hin verschoben.

1342 B

Im Bereich um **2200 cm^{-1}** finden sich die Absorptionsbanden von Valenzschwingungen für X≡Y-Dreifachbindungen oder kumulierten X=Y=Z-Doppelbindungen. Keines dieser Strukturelemente ist im *Essigsäureethylester* (CH_3-CO-O-CH_2CH_3) enthalten.

1343 E

Im Bereich von **2900-2100 cm^{-1}** finden sich die Absorptionsbanden von Valenzschwingungen für X≡Y-Dreifachbindungen [Nitrile (R-C≡N) oder Alkine (R-C≡C-H, R-C≡C-CH_3)] oder kumulierten X=Y=Z-Doppelbindungen [Isocyanate (R-N=C=O), Senföle (R-N=C=S)].

Die Absorptionsbande für die Valenzschwingung der (**C=O**)-Doppelbindung in einem *Aldehyd* (R-CH=O) liegt im Wellenzahlenbereich von **2000-1600 cm^{-1}**.

1344 D

Eine **aromatische Verbindung** führt im IR-Spektrum zu Absorptionsbanden für die:
- (C-H)-Valenzschwingungen bei 3100-3000 cm^{-1},
- (C=C)-Valenzschwingungen bei 1600-1500 cm^{-1},
- (C-H)-Deformationsschwingungen bei 900-680 cm^{-1}.

1345 D

Ein Arzneistoff, der im IR-Spektrum eine breite Absorptionsbande bei 3450 cm^{-1} besitzt, enthält möglicherweise *Kristallwasser*.

1346 B 1347 B

Die (H-O)-Valenzschwingung (3700-2500 cm^{-1}) tritt im Allgemeinen bei größeren Wellenzahlen auf als die (N-H)-Valenzschwingung (3500-2200 cm^{-1}).

Die Bande der (H-O)-Valenzschwingung im IR-Spektrum wird im Allgemeinen bei der Beteiligung der Hydroxylgruppe an einer *Wasserstoffbrücke* zu *kleineren Wellenzahlen* hin verschoben.

Im IR-Spektrum eines primären Amins (R-NH_2) treten aufgrund der NH_2-Gruppe eine symmetrische und eine asymmetrische Bande der (N-H)-Valenzschwingung auf. Dies dient auch zur Unterscheidung zwischen primären und sekundären Aminen.

Die (C-H)-Valenzschwingungen in Alkanen führen zu einer IR-Absorption im Wellenzahlen-Bereich zwischen 3000-2850 cm^{-1}.

1348 C 1349 D

Im markierten Bereich um 1500 cm^{-1} im IR-Spektrum des Arzneistoffs **Lidocain** findet sich die Absorption für die (C=C)-Valenzschwingungen des Aromaten.

Im markierten Bereich um 1700 cm^{-1} im IR-Spektrum des Arzneistoffs **Lidocain** findet sich die IR-Absorption für die (C=O)-Valenzschwingung der Amid-Gruppe.

1350 E

Im markierten Bereich von 3700-3500 cm^{-1} des IR-Spektrums von **Benzocain** könnte die Schulter im Spektrum von einer (H-O)-Valenzschwingung herrühren aufgrund von Wasserspuren im KBr-Pressling.

1351 A

Im markierten Wellenzahlen-Bereich von 830-720 cm^{-1} im IR-Spektrum des Arzneistoffs **Carbamazepin** werden die Absorptionen verursacht durch die (C-H)-Deformationsschwingungen der aromatisch gebundenen Wasserstoffatome.

1352 E

Abgebildet sind die Verbindungen (1) *Buttersäurechlorid* [Butanoylchlorid], (2) *Butanal* und (3) *Pivalinsäureamid* [Trimethylacetamid, Pivalamid].

- Die in den drei IR-Spektren bei 1800 cm^{-1}, 1730 cm^{-1} bzw. 1655 cm^{-1} beobachtete charakteristische Bande ist des jeweiligen **C=O-Streckschwingung** zuzuordnen.
- Die IR-Bande bei 1800 cm^{-1} ist dem Säurechlorid (1) zuzuordnen.
- Die IR-Bande bei 1730 cm^{-1} ist dem Aldehyd (2) zuzuordnen.
- Die IR-Bande bei 1655 cm^{-1} ist dem primären Säureamid (3) zuzuordnen.

1353 B

Die Abbildung zeigt das IR-Spektrum von **Paraldehyd** (2,4,6-Trimethyl-1,3,5-trioxan), das cyclische Acetal des Acetaldehyds, dem die typischen Eigenschaften der C=O-Gruppe fehlen. Durch das Fehlen jeglicher Absorptionen im Bereich 1800-1600 cm^{-1} können die anderen genannten Verbindungen, die alle eine C=O-Doppelbindung enthalten, ausgeschlossen werden.

1354 B

Abgebildet ist das IR-Spektrum von **Hexan-2-on** mit einer charakteristischen IR-Bande bei 1717 cm^{-1} für die C=O-Valenzschwingung. Keine der anderen gelisteten Verbindungen enthält eine C=O-Doppelbindung.

1355 E

Abgebildet ist das IR-Spektrum von **Isopropanol** (CH_3-CHOH-CH_3), für das die starken Absorptionsbanden der (H-O)-Valenzschwingung bei etwa 3350 cm^{-1} und der (C-H)-Valenzschwingungen bei etwa 2950 cm^{-1} besonders charakteristisch sind.

Die weiteren aufgelisteten Verbindungen wie Chlorbenzol oder Aceton enthalten ungesättigte Strukturelemente, für die die entsprechenden IR-Absorptionsbanden fehlen.

1356 E

Abgebildet ist das IR-Spektrum von **Hex-1-in** ($CH_3CH_2CH_2CH_2$-C≡C-H). Charakteristisch ist die IR-Bande bei 3310 cm^{-1} für die **(C-H)**-Valenzschwingung eines terminalen Alkins (≡C-**H**). Die Bande bei 2118 cm^{-1} ist der Valenzschwingung der **C≡C**-Dreifachbindung zuzuordnen.

1357 C

Abgebildet ist das IR-Spektrum von **Ethylvinylether** (H_2C=CH-O-CH_2CH_3).

Die anderen aufgelisteten Substanzen enthalten eine C=O-Doppelbindung bzw. eine C≡N-Dreifachbindung. Die für diese Strukturelemente relevanten IR-Absorptionsbanden bei Wellenzahlen oberhalb von 1640 cm^{-1} sind im gezeigten Spektrum *nicht* vorhanden.

1358 E

Die Abbildung zeigt das IR-Spektrum von **Benzonitril** (C_6H_5-C≡N). Typisch hierfür ist die Absorption bei 2230 cm^{-1} für die (C≡N)-Valenzschwingung sowie zwei starke Banden bei 1492 cm^{-1} und 1448 cm^{-1} für die (C=C)-Valenzschwingungen des aromatischen Ringsystems.

1359 A

Abgebildet ist das IR-Spektrum von **Benzylmethylketon** (Ph-CH_2-CO-CH_3). Dafür spricht die IR-Bande bei circa 1700 cm^{-1} für die (C=O)-Valenzschwingung, sowie bei 1600-1500 cm^{-1} für die Valenzschwingungen von aromatischen C=C-Doppelbildungen.

Typische Banden für die (H-O)-Valenzschwingung oder einer C≡N-Dreifachbindung fehlen, sodass die übrigen gelisteten Verbindungen ausscheiden.

1360 A

Gezeigt wird das IR-Spektrum von **Butan-2-on** (H_3C-CO-CH_2CH_3). Hierfür sprechen die Absorption bei 3000-2850 cm^{-1} für die (C-H)-Valenzschwingungen und vor allem die intensive Bande bei etwa 1720 cm^{-1} für die (C=O)-Valenzschwingung, die von keiner der anderen genannten Verbindungen stammen kann.

1361 B

Bei der Identitätsprüfung eines festen Arzneistoffs, von dem in der Regel ein KBr-Pressling angefertigt wird, gegenüber einer Vergleichssubstanz ist das Auftreten **polymorpher Formen** zu berücksichtigen. Die IR-Spektren polymorpher Formen können sich in der Zahl der Banden, ihren Aufspaltungen und Formen sowie in der Bandenintensität unterscheiden.

Im gelösten Zustand vermessen und beim Vermessen der amorphen Verdampfungsrückstände zuvor gelöster Substanzen verschwinden diese Unterschiede.

Daher lässt sich aus dem Aufgabentext schließen, dass der Arzneistoff **Bumetanid** *Polymorphie* zeigt.

1362 C

Abgebildet ist das IR-Spektrum (als KBr-Pressling) von **Sorbinsäure**. Folgende Aussagen treffen auf dieses Spektrum zu:

- Die breite Absorption um 3000 cm^{-1} sind auf (H-O)-Valenzschwingungen von Sorbinsäure-Dimeren infolge Assoziation zweier Carboxylgruppen durch Wasserstoffbrückenbindungen zurückführen.
- Die schwachen Absorptionen zwischen 2700-2500 cm^{-1} können von Oberschwingungen und Kombinationsschwingungen herrühren.
- Der fingerprint-Bereich erstreckt sich über die Wellenzahlen von 1600-1000 cm^{-1}.
- Die starke IR-Bande bei 1674 cm^{-1} ist der (C=O)-Valenzschwingung der Carboxylgruppe zuzuordnen.
- Banden für die (H-O)-Deformationsschwingung des H-Brückenassoziats liegen im Bereich von 1400-1200 cm^{-1} und sie treten nicht nur in wässriger Lösung auf.

1363 A

Nadolol ist einen 1:1-Gemisch aus zwei diastereomeren Enantiomerenpaaren (Racemat I und Racemat II).

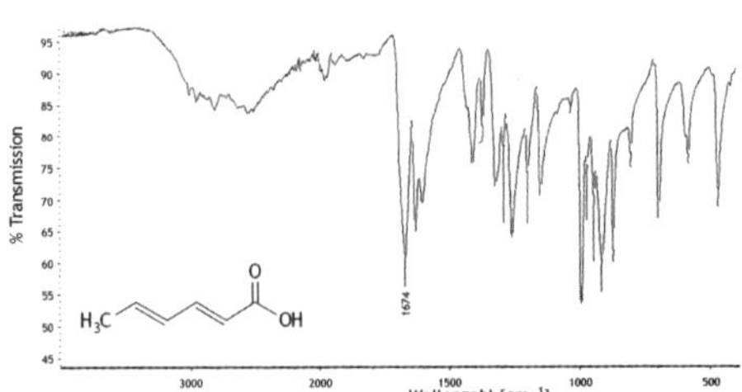

Nadolol besitzt 3 stereogene Zentren, die Positionen 2 und 3 im Tetrahydronaphthalin-Ringsystem und die Position 2′ in der Seitenkette. Aufgrund der *Z*-Konfiguration der vicinalen Hydroxylgruppen existieren aber von den 8 möglichen Stereoisomeren nur 4, die in zwei Enantiomerenpaaren (zwei Racematen) vorliegen.

Racemat I aus besteht aus dem (2*R*,3*S*,2′*R*)-Isomer (**1**) und dem (2*S*,3*R*,2′*S*)-Isomer (**2**). Das **Racemat II** besteht aus dem (2*R*,3*S*,2′*S*)-Isomer (**3**) und dem (2*S*,3*S*,2′*R*)-Isomer (**4**).

Das Arzneibuch lässt den Anteil der diastereomeren Racemate I und II mit der *quantitativen IR-Spektroskopie* über das Verhältnis der Absorption bei 1266 cm^{-1} (Racemat I) und 1250 cm^{-1} (Racemat II) in einer Verreibung in Paraffin bestimmen.

1364 B

Das Verschwinden der IR-Bande bei etwa 1710 cm^{-1} für die (C=O)-Valenzschwingung und das Auftreten einer breiten Absorptionsbande bei circa 3400 cm^{-1} deuten daraufhin, dass bei dieser chemischen Reaktion eine Carbonylverbindung (C=O) zu einem Alkohol (CHOH) reduziert wurde.

1365 E

Zum Erkennen **polymorpher Formen** des festen Aggregatzustandes (Auftreten in unterschiedlichen Modifikationen) ist die IR-Spektroskopie neben der Thermoanalyse die Methode der Wahl. Die IR-Spektren polymorpher Formen können sich unterscheiden in:
- der Zahl und der Form der Absorptionsbanden,
- Bandenaufspaltungen sowie in unterschiedlichen Intensitätsverhältnissen der Banden.

1366 A

Bei der **F**ourier-**T**ransformations-**I**nfrarotspektroskopie (**FT-IR-Spektroskopie**) wird *kein monochromatisches* IR-Licht in die Probe gestrahlt, sondern Licht des gesamten IR-Bereichs wird gleichzeitig in die zu untersuchende Substanz eingestrahlt. Die aus der Probe austretende Lichtintensität wird dann als Funktion der Zeit registriert. Die Umwandlung eines Frequenzsignals (Wellenzahlensignal) in ein Zeitsignal wird in einem **Interferometer** vorgenommen. In einem Rechner erfolgt danach die Fourier-Transformation, d.h. die Rückumwandlung des Zeitsignals in ein Wellenzahlensignal, das aufgezeichnet wird.

Eine Quecksilberdampflampe ist Teil eines UV-Vis-Spektrometers und Probenküvetten aus Quarzglas werden in der UV-Spektroskopie verwendet.

1367 B

Für die IR-Vermessung von Lösungen dienen **Küvetten** aus *Natriumchlorid* oder *Kaliumbromid*.

Küvetten aus Quarz oder Teflon sind für IR-Absorptionsmessungen ungeeignet.

1368 A

Für die *Kontrolle* der *Wellenzahlenskala* und der *Kontrolle* der Auflösung von IR-Spektrometern dient eine **Polystyrol-Folie** (Polystyrol-Film).

1369 D

IR-Spektren verschieden konzentrierter Lösungen in einem Lösungsmittel wie *Tetrachlormethan*, das keine H-Brücken bildet, in *NaCl-Küvetten* ist geeignet zu unterscheiden, ob **intermolekulare** oder **intramolekulare Wasserstoffbrücken** vorliegen.

Durch Messung in verdünnter Lösung brechen intermolekulare Wasserstoffbrücken auf, während intramolekulare Wasserstoffbrücken durch das Verdünnen der Lösung nicht beeinflusst werden.

1370 D

Bei der Aufnahme von IR-Spektren stören Gase wie *Kohlendioxid* oder *Wasser*(dampf), während zweiatomige Gase wie Sauerstoff oder Stickstoff *nicht* stören.

1371 A

Zur *Bestimmung von Kohlenmonoxid* in medizinisch verwendetem Stickstoff mittels nicht-dispersiver IR-Spektroskopie wird ein *pneumatischer Detektor* verwendet, der Kohlenmonoxid enthält.

1372 B

Das **Signal-Rausch-Verhältnis** (S/N) beeinflusst die Nachweisgrenze einer Messmethode.

Gemäß der vorgegeben Formel ist das Signal-Rausch-Verhältnis bei IR-Spektren proportional der *Quadratwurzel* aus der Zahl (n) der Scans. Es gilt: **S/N** $\approx \sqrt{n}$

Eine Verzehnfachung der Messzeit [von 2 auf 20 Minuten] bedeutet eine Verzehnfachung der Scans [von n = 10 nach n = 100]. Diese Verzehnfachung von n verbessert das Signal-Rausch-Verhältnis ungefähr um das **3-fache** ($\sqrt{10}$).

1373 A

Für das abgebildete IR-Spektrum von *Coffein* lassen sich folgende *Wellenzahl-Zuordnungen* treffen: X = 3000 cm^{-1} – Y = 2000 cm^{-1} – Z = 1000 cm^{-1}

1374 E

Die **Identifizierung** eines Arzneistoffs kann nach Arzneibuch IR-spektroskopisch erfolgen als:
- Feststoff (als Dispersion in Paraffin oder in Lösung)
- Flüssigkeit (als Film)
- Gas (in einer speziellen Gasküvette).

1375 D

Zur **Aufnahme** eines **IR-Spektrums** im Wellenzahlen-Bereich von ύ = 4000-670 cm^{-1} eignen sich:
- ein *Pressling* mit Kaliumbromid (KBr).
- eine *Paste* (Suspension), wobei 5-10 mg der *festen* Substanz mit *Paraffin(öl)* („Nujol") verrieben werden. Ein Teil dieser Paste wird als feiner *Film* zwischen zwei Natriumchlorid-Platten gepresst.
- ein dünner Film auf einer IR-durchlässigen Scheibe von *Thaliumbromidiodid* (bei der MIR-Technik) [MIR = mittleres Infrarot]
- eine *Lösung* der festen oder flüssigen Substanz in einem geeigneten Lösungsmittel in einer Küvette aus einem Alkalihalogenid. *Quarz* ist als Küvettenmaterial *ungeeignet*.

1376 E

Die **Aufnahme** eines **IR-Spektrums** ist möglich:
- als Film zwischen zwei plangeschliffenen NaCl-Platten, wenn eine schwer flüchtige Flüssigkeit vorliegt.
- in Lösung in NaCl-Küvetten oder KBr-Küvetten, wobei in der Regel Schwefelkohlenstoff (Kohlenstoffdisulfid), Chloroform (Trichlormethan) oder Tetrachlorkohlenstoff (Tetrachlormethan) als Lösungsmittel verwendet werden.
- als KBr-Pressling oder als Suspension (Paste) in Paraffinöl („Nujol") bei Festsubstanzen.

1377 A   1378 D

Das IR-Spektrum von **Lidocain** als KBr-Pressling wurde unter *unvollständiger Kompensation* der *Umgebungsluft* (Stickstoff, Sauerstoff, Kohlendioxid, Edelgase) aufgenommen. Aufgrund des Gehaltes der Luft an Kohlendioxid kann das IR-Spektrum eine intensive Absorptionsbande bei etwa 2349 cm^{-1} aufweisen, die von der asymmetrischen (C=O)-Valenzschwingung herrührt (*Kohlendioxid-Bande*). Der CO_2-Gehalt der Luft beeinträchtigt daher die Arzneistoffidentifizierung mittels FT-IR-Spektroskopie.

1379 C

NIR ist die Abkürzung für *„nahes Infrarot*" und umfasst den Wellenzahlen-Bereich von $\acute{\upsilon}$ = 12500-4000 cm^{-1} (Wellenlänge λ = 0,8-2,5 µm).

Unter **FT-IR** versteht man die *Fourier-Transformations*-IR-Spektroskopie, bei der die Strahlung des gesamten IR-Bereichs in eine Probe eingestrahlt wird. Ein Monochromator ist daher nicht mehr erforderlich, jedoch ist zur Auswertung der Messsignale ein hochwertiger Rechner notwendig.

Unter **„ATR-Technik"** versteht man die *„**a**bgeschwächte **T**otal**r**eflexions*-Technik", die man bei Materialien einsetzt, bei denen eine Absorptionsmessung schwierig ist (Salben, Kunststoffe, Fasern, Lacke).

1380 D

Im linken IR-Spektrum ist die Transmission in % gegen die Wellenzahl ($\acute{\upsilon}$) aufgetragen. Im rechten Spektrum wurde für die Abszisse die Wellenlänge (λ) in Mikrometer (µm) gewählt. Dies kann an der Absorptionsbande bei 1000 cm^{-1} deutlich gemacht werden. Die Wellenlänge von λ = 10 µm = 10^{-3} cm entspricht einer Wellenzahl von $\acute{\upsilon} = 1/\lambda = 1/10^{-3} = 1000\ cm^{-1}$.

1381 A   1382 D

Zur **quantitativen Auswertung** eines IR-Spektrums können herangezogen werden die:
- Transmission (T) oder Durchlässigkeit [bzw. die prozentuale Transmission T%],
- Absorption A (aus der Transmission berechenbar),
- integrale Absorption (Fläche unter einer charakteristischen IR-Bande).

1383 E   1384 B   1385 D   1386 C   1387 B   1388 D

Der **NIR-Spektralbereich** umfasst Wellenlängen von etwa 800 nm (0,8 µm) bis etwa 2,5 µm. Es werden Oberschwingungen und Kombinationsschwingungen angeregt.
- Der NIR-Bereich schließt sich unmittelbar an den sichtbaren Spektralbereich (Vis-Bereich) an, während die Terahertz-Strahlung im elektromagnetischen Spektrum zwischen der Infrarotstrahlung und den Mikrowellen liegt.

Die Energie elektromagnetischer Strahlung (E) berechnet sich nach der Planck-Einstein- Energie-Frequenz-Gleichung zu, worin h = Plancksches Wirkungsquantum, c = Lichtgeschwindigkeit, λ = Wellenlänge und $\acute{\upsilon}$ = Wellenzahl bedeuten:

$$\mathbf{E = h \cdot \nu = h \cdot c/\lambda = h \cdot c \cdot \acute{\upsilon}}$$

- Die Lichtenergie ist der Wellenzahl des Lichts direkt proportional. Daher besitzt Strahlung im nahen IR-Bereich [**NIR**] ($\acute{\upsilon}$ = 12500-4000 cm^{-1}) eine *höhere Energie* als Strahlung im mittleren (normalen) IR-Bereich [**MIR**] ($\acute{\upsilon}$ = 4000-200 cm^{-1}).

In der NIR-Spektroskopie lassen sich verdünnte und unverdünnte (feste) Substanzen sowie Suspensionen vermessen. Bei einem festen Arzneistoff, der unterschiedliche Korngrößen aufweist, können sich unterschiedliche NIR-Spektren ergeben.

Die NIR-Spektroskopie eignet sich zur Gehaltsbestimmung von Substanzen in komplexen Stoffgemischen, z.B. zur Bestimmung von Wirkstoffen in Gegenwart pharmazeutischer Hilfsstoffe. Für quantitative Bestimmungen müssen die NIR-Geräte kalibriert werden. Zur Spurenanalytik ist die NIR-Spektroskopie weniger geeignet.

Das Arzneibuch sieht die Messung der *Transmission*, die Messung durch *Transflexion* sowie die Messung durch *diffuse Reflexionen* als Messverfahren in der NIR-Spektroskopie vor.

1389 E 1390 A 1391 C

Das Erscheinungsbild eines **NIR-Spektrums** wird beeinflusst durch die Molekülstruktur, die Teilchengröße einschließlich der Kristallstruktur (Auftreten *polymorpher Formen*) sowie durch den Gehalt an *Kristallwasser*.

Die NIR-Spektroskopie wird überwiegend eingesetzt zu Identitätsprüfungen von festen und halbfesten Analyten sowie zur Analyse komplexer Substanzgemische. Sie auch geeignet als Verfahren zu Gehaltsbestimmungen.

1392 E

Bezüglich des *Einsatzgebietes und der Leistungsfähigkeit der NIR-Spektroskopie* treffen als Aussagen zu:

- Verschiedene Kristallformen polymorpher Arzneistoffe können mittels NIR-Spektroskopie unterschieden werden, allerdings ist ein direkter Vergleich mit einem Referenzspektrum in der Praxis praktisch *nicht* möglich.
- Online-Prüfungen von Granulationsverfahren und Tablettierverfahren sind möglich (Prüfung der Gleichförmigkeit von Tabletten).
- Aufgrund der hohen Eindringtiefe der NIR-Strahlung eignet sich die Methode auch zur Identifizierung von Teedrogen (getrockneten Pflanzenteilen).
- Die NIR-Spektroskopie erlaubt Identifizierung und quantitative Bestimmungen von Substanzen in Mehrkomponentenmischungen und Rezepturkonzentraten.
- Identifizierung von Lösungsmitteln und Lösungsmittelrückständen.

11.9 Raman-Spektroskopie

1393 C 1394 E 1395 E 1396 B 1397 A 1398 A 1399 E
1400 D 1401 E 1402 D

In der **Raman-Spektroskopie** werden Molekülschwingungen in Form von Emissionsspektren gemessen, wobei nur solche Schwingungen Raman-aktiv sind, bei denen sich mit der Schwingung die *Polarisierbarkeit* des Moleküls ändert. Als Emissionsspektren werden Raman-Messungen von anderen Emissionserscheinungen wie der Fluoreszenz gestört.

- Im Gegensatz zur IR-Spektroskopie erfolgt die Anregung von Molekülschwingungen in der Raman-Spektroskopie durch energiereiche *monochromatische Strahlung indirekt* über die Elektronenhülle.

Durchstrahlt man eine Probe mit monochromatischem Licht, so beobachtet man durch elastische Zusammenstöße von Photonen mit Molekülen eine Streuung des Lichts ohne Änderung der Frequenz (der Wellenlänge, der Wellenzahl). Dieses Licht nennt man *Rayleigh-Streuung*. Daneben beobachtet man eine Streuung des Lichts mit einer Änderung der Frequenz, die sogenannte *Raman-Streustrahlung*. Sie beruht auf inelastischen Zusammenstößen von Photonen mit Molekülen.

- Die Raman-Streustrahlung lässt sich in definierte „Wellen" zerlegen, die kleinere Wellenzahlen (größere Wellenlängen) besitzen als die Rayleigh-Streuung. Diese Linien werden als *Stokes-Linien* bezeichnet.

- Zudem enthält die Raman-Streustrahlung einige Linien, die kurzwelliger (energiereicher), aber weniger intensiv sind. Die Linien heißen *Anti-Stokes-Linien*.
- Die nachfolgende Abbildung zeigt daher im Bereich 1 die Stokes-Strahlung, im Bereich 2 die Rayleigh-Streuung und im Bereich 3 die *Anti-Stokes-Strahlung*.

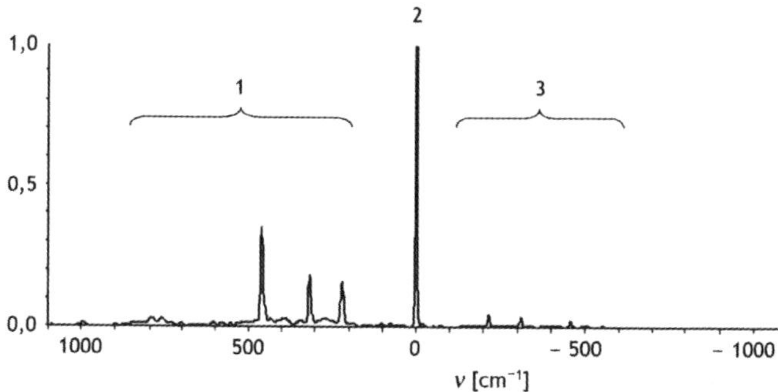

Da die Raman-Streustrahlung im Vergleich zur Rayleigh-Streustrahlung nur von geringer Intensität ist, müssen Raman-Spektrometer mit einer intensiven Lichtquelle ausgestattet sein. In der Regel verwendet man leistungsstarke Laser (Wellenlängen bei 488 nm, 514,5 nm, 632,8 nm oder 1064 nm).

Pharmazeutische Anwendungen der Raman-Spektroskopie, die sowohl qualitative wie quantitative Informationen liefert, sind unter anderem:

- Untersuchung der Polymorphie von Arzneistoffen, wobei Feststoffe im Allgemeinen unverdünnt und ohne Probenvorbereitung der Raman-Spektroskopie unterzogen werden.
- Identifizierung von Wirkstoffen in ungeöffneten Hartgelatine-Steckkapseln.
- Untersuchung wässriger Arzneistofflösungen in Primärpackmitteln aus Glas, ohne die Primärpackmittel zu öffnen.

1403 D

Folgende Aussagen treffen zu:

- Der *Wassergehalt* unterschiedlich feuchter Pulver kann mittels NIR-Spektroskopie untersucht werden.
- Die Identität eines *kristallinen* Arzneistoffs kann mittels MIR-Spektroskopie durch Vergleich mit einer kristallinen Referenzsubstanz bestätig werden.
- Die *Identität* eines amorphen Arzneistoffs kann mittels MIR-Spektroskopie durch Vergleich mit einer amorphen Referenzsubstanz bestätigt werden.
- Da *Wasser* bei Bestrahlung mit sichtbaren Licht nicht angeregt wird, können auch wässrige Lösungen sowie biologisches Material mittels Raman-Spektroskopie vermessen werden.
- Identitätsprüfungen von Fertigarzneimitteln in der *Primärverpackung* können mittels NIR-Spektroskopie und mittels Raman-Spektroskopie durchgeführt werden.

11.10 Kernresonanzspektroskopie (NMR)

1404 D

In der Kernresonanzspektroskopie untersucht man das Verhalten von Atomkernen. Unter dem Einfluss eines äußeren Magnetfeldes kommt es zur *Umorientierung* des *Kernspins*, die mit einer energetischen Veränderung verbunden ist.

1405 E

Folgende Eigenschaften des Atomkerns begünstigen Kernresonanz-Experimente:
- ein hohes *gyromagnetisches Verhältnis* (γ). Darunter versteht man den Quotienten aus dem magnetischen Moment (μ) und dem Drehimpuls (p): $\boldsymbol{\gamma = \mu/p}$. Das gyromagnetische Verhältnis ist für jede Kernart eine charakteristische Konstante.
- ein großes permanentes magnetischen Moment (μ), dessen Ursache der Kernspin ist.
- eine *Kernspinquantenzahl* I = ½ [^{1}H, ^{13}C, ^{19}F, ^{31}P]. Es können nur Kerne mit der Kernspinquantenzahl $I \neq 0$ nachgewiesen werden.
- eine hohe natürliche *Häufigkeit*, was vor allem bei Isotopengemischen eine Rolle spielt [z.B. wie der ^{13}C-Anteil (ca. 1,11%) im natürlichen Kohlenstoff].

1406 E

Ein Atomkern ist NMR-aktiv, wenn seine
- Ordnungszahl (Protonenzahl) und seine Massenzahl ungerade sind.
- Ordnungszahl gerade und seine Massenzahl ungerade sind.
- Ordnungszahl ungerade und seine Massenzahl gerade sind.

Ein Atomkern ist NMR-inaktiv, wenn seine Ordnungs- und Massenzahl gerade sind ($I = 0$).

1407 C

Damit ein Isotop NMR-Messungen zugänglich ist, muss die **Kernspinquantenzahl** größer Null sein ($I > 0$).

1408 C

Die Kerne **^{12}C** und **^{32}S** haben ein gyromagnetisches Verhältnis von Null.

1409 D 1410 E 1411 D

Die Atomkerne ^{12}C, ^{16}O und ^{32}S besitzen jeweils eine gerade Ordnungszahl und eine gerade Massenzahl. Diese Kerne sind NMR-inaktiv; sie besitzen kein magnetisches Moment.

Dagegen sind Atomkerne wie ^{1}H, ^{2}H(=D), ^{13}C, ^{15}N und ^{19}F für kernresonanzspektroskopische Untersuchungen geeignet.

1412 B

Der *Deuteriumkern* ^{2}H(=D) besteht aus einem Proton und einem Neutron. Seine Massenzahl ist gerade, die Protonenzahl ungerade. Er besitzt die Kernspinquantenzahl I = 1.
- Deuteriumatome haben zwar einen Kernspin, ergeben aber bei den Bedingungen der ^{1}H-NMR-Spektroskopie kein Resonanzsignal!

1413 A

Den größten Informationsgehalt für die Struktur des Molekülgerüsts von **Dexamethasondihydrogenphosphat-Dinatrium** liefert die **^{13}C**-NMR-Spektroskopie.

1414 C

Beim Arzneistoff **Fluostigmin** können die Sauerstoffatome (natürliche Isotopenverteilung vorausgesetzt) *nicht* durch ein Kernresonanzexperiment erfasst werden.

1415 E

Beim Arzneistoff **Flufenaminsäure** können folgende Isotope zur Kernresonanzspektroskopie herangezogen werden [natürliche Isotopenverteilung vorausgesetzt]: (1) ^{13}C – (2) ^{15}N – (3) ^{1}H – (4) ^{19}F

1416 D

In der NMR-Spektroskopie versteht man unter **Relaxation** den energetischen Übergang von einem angeregten Zustand in den Ausgangszustand (*Desaktivierung angeregter Kerne*). Unter Resonanzbedingungen finden somit kontinuierlich Anregung und Relaxation statt.

1417 E

Zwei Kerne (Protonen) sind *chemisch äquivalent*, wenn sie durch eine Symmetrieoperation des Moleküls wechselseitig aufeinander abgebildet werden können. So sind die beiden Protonen im *Difluormethan* ($F_2C\mathbf{H_2}$) und im 1,1-*Difluorethen* ($F_2C{=}C\mathbf{H_2}$) chemisch äquivalent.

Homotope Kerne sind chemisch vollkommen äquivalent und damit auch isochron, d.h. sie haben die gleiche chemische Verschiebung. Homotope Protonen ergeben bei der Substitution durch ein anderes Atom die gleiche Verbindung.

Wenn zwei Kerne chemisch äquivalent sind, dann können sie, müssen aber *nicht* auch magnetisch äquivalent sein.

1418 C 1419 D

Wichtige Teile eines **NMR-Spektrometers** sind ein:

- Magnet, der ein homogenes Magnetfeld erzeugt, in das die zu untersuchende Probe eingebracht wird.
- Radiofrequenzsender zur Bestrahlung der Probe mit elektromagnetischen Wellen geeigneter Frequenz (aus dem Radiowellenbereich)
- Radiofrequenzempfänger mit Schreiber und Integrator, der die von den Kernen zur Anregung absorbierte Energie misst und als NMR-Spektrum aufzeichnet.

Ein Prisma ist ein Bauteil eines UV-Spektrometers zur Erzeugung von monochromatischem Licht.

1420 C

Die Frequenz (ν) einer Radiowelle der Wellenlänge $\lambda = 1$ m beträgt, worin c die Lichtgeschwindigkeit bedeutet: $\mathbf{v} = c/\lambda = 300\,000\,000\ \text{m}\cdot\text{s}^{-1}/1\ \text{m} = 300\cdot10^6\ \text{s}^{-1}$

1421 A

In der NMR-Spektroskopie ist die *Fläche unter dem Resonanzsignal* ein Maß für die *Zahl* der NMR-aktiven Kerne in der Probe. Die Fläche wird in eine *Integrationskurve* umgerechnet.

1422 D

Die *magnetische Flussdichte* (B_0) ist ein Maß für die Stärke des äußeren Magnetfeldes. Sie wird in Tesla angegeben. Die magnetische Flussdichte beeinflusst die:

- Frequenz (ν) der Präzessionsbewegung eines Kerns. Es gilt, worin γ das gyromagnetische Verhältnis bedeutet: $\nu = \gamma \cdot B_0/2\pi$. Die Frequenz (ν) der Präzessionsbewegung ist umso größer, je stärker das Magnetfeld ist. Unter *Präzession* versteht man dabei die Richtungsänderung, welche die Achse eines rotierenden Körpers (z. B. ein sich drehender Kreisel oder ein um die eigene Achse rotierendes Proton) erfährt, wenn eine äußere Kraft ein Drehmoment senkrecht zu dieser Rotationsachse ausübt.
- Energiedifferenz (ΔE), die zur Überführung des Kerns aus dem energieärmeren in den energiereicheren Zustand aufzuwenden ist: $\Delta E = \gamma \cdot B_o \cdot h/2\pi = h \cdot c/\lambda$. Mit anderen Worten, die Wellenlänge (λ) der zur Anregung eines Kerns eingesetzten elektromagnetischen Strahlung hängt von der magnetischen Flussdichte ab.

Die *chemische Verschiebung* (δ) eines Protons relativ zum Standard *Tetramethylsilan* (TMS) ist von der Magnetfeldstärke und somit auch von der Größe der magnetischen Flussdichte *unabhängig*.

Die Kernspinquantenzahl (I) ist eine Eigenschaft des betreffenden Atomkerns und von äußeren Parametern unabhängig.

1423 D **1424** C

Bei der Fourier-Transformations-NMR-Spektroskopie (FT-NMR) werden zur Erhöhung der Empfindlichkeit eine große Zahl von Einzelspektren addiert. Diese Signal-Akkumulation durch mehrfache Messung der Probe und Addition aller Spektren führt dazu, das Signal-Rausch-Verhältnis zu verbessern.

Es werden durch einen kurzzeitigen, breiten Radiofrequenz-Impuls (im µs-Bereich) mit einem breiten Anregungsband die Radiofrequenzen aller Kerne einer Kernsorte, die sich in einem starken Magnetfeld befinden, angeregt. Das statische Hauptmagnetfeld wird mithilfe von supraleitenden Elektronmagneten erzeugt, die mit flüssigem Helium oder flüssigem Stickstoff gekühlt werden. Dabei werden durch schnelle Rotation der Messröhrchen um ihre Längsachse Inhomogenitäten des Magnetfeldes ausgemittelt.

Nach Abklingen (Beendigung) des Impulses wird der Zerfall der Magnetisierung (FID = free induction decay), d.h., die Rückkehr in den Gleichgewichtszustand, über die dadurch induzierte Spannung als Funktion der Zeit gemessen. Durch Fourier-Transformation wird dieses Zeitsignal im Computer in das Frequenzspektrum (Signalintensität als Funktion der Frequenz) umgewandelt.

Diese Messtechnik hat das früher verwendete Contineous Wave-Verfahren (CW-Verfahren) fast vollständig verdrängt.

1425 B

In **NMR-Spektrometern** wird flüssiges Helium zur Kühlung der supraleitenden Kryomagneten benötigt.

1426 D

Tetramethylsilan (TMS) $[(CH_3)_4Si]$ wird in der NMR-Spektroskopie nicht als Lösungsmittel, sondern als *innerer Standard* eingesetzt. Die Position eines NMR-Signals wird auf das TMS-Signal bezogen.

1427 A

Zur ^{1}H-NMR-Untersuchung *polarer*, *hydrophiler* Stoffe ist **Hexadeuterodimethylsulfoxid** (D_3C-SO-CD_3) als Lösungsmittel am besten geeignet.

1428 C

In der ^{1}H-NMR-Spektroskopie werden **deuterierte Lösungsmittel** eingesetzt, die im ^{1}H-NMR-Spektrum keine störenden Signale ergeben. Es wird nämlich bei einer gegebenen Magnetfeldstärke eine für die ^{1}H-Kerne geeignete Betriebsfrequenz eingestellt, bei der für die D-Kerne keine Kernresonanzsignale registriert werden.

1429 C

Deuteriumoxid (D_2O) wird als Lösungsmittel in der ^{13}C-NMR-Spektroskopie vor allem zum Lösen von polaren, hydrophilen Stoffen eingesetzt.

1430 B

Für die Festlegung des *Nullpunktes* der **δ-Skala** [in ppm] wird in der ^{1}H-NMR-Spektroskopie **Tetramethylsilan** (TMS) als innerer Standard eingesetzt.

Die Position eines NMR-Signals ist definiert als der Quotient aus der Differenz der Frequenz (ν_i) eines Peaks und der Frequenz (ν_{TMS}) des internen Standards [beide in Hertz] zur Messfrequenz (ν_0) [in MHz] des jeweiligen NMR-Spektrometers. Dies führt zu einem *dimensionslosen* und von der Feldstärke unabhängigen Zahlenwert, der sogenannten **chemischen Verschiebung** (**δ**). Es gilt:

δ = [vi(Hz) – vTMS(Hz]/v0(MHz) [ppm]

1431 D

Die Verbindungen $[(D_3C)_3Si\text{-}CH_2\text{-}CH_2\text{-}CO\text{-}OCH_3]$ (1), ein Carbonsäureester, und $[(H_3C)_3Si\text{-}CD_2\text{-}CD_2\text{-}CO\text{-}O^-Na^+]$ (2), ein Carbonsäuresalz, sollen miteinander verglichen werden:

- Die Verbindung (1) besitzt – aufgrund der Gruppierung $[(D_3C)_3Si\text{-}]$ – neun chemisch äquivalente $^{2}H(=D)$-Kerne.
- Die Verbindung (1) ergibt im ^{1}H-NMR-Spektrum – aufgrund der Gruppierung $[\text{-}OCH_3]$ – ein Singulett der Intensität (3H).
- Die Verbindung (2) ist als Salz polarer als der Ester (1).
- Die Protonen der Verbindung (2) – aufgrund der Gruppierung $[(H_3C)_3Si\text{-}]$ im Vergleich zu $[\text{-}CH_2\text{-}CH_2\text{-}CO\text{-}OCH_3]$ – sind stärker abgeschirmt (Hochfeldverschiebung) als die der Verbindung (1).
- Die Verbindung (2) ist im Lösungsmittel D_2O als interner Standard besser geeignet als die Verbindung (1). Die Verbindung (1) ist in D_2O als Ester weniger gut löslich und zudem würden die Signale der Protonen der Gruppierung $[\text{-}CH_2\text{-}CH_2\text{-}CO\text{-}OCH_3]$ in Verbindung (1) die Auswertung eines Spektrums erschweren.

1432 C

Für ^{1}H-NMR-Messungen kann anstelle von Tetramethylsilan (TMS) in Deuteriumoxid (D_2O) **Natrium-3-(trimethylsilyl)tetradeuteropropionat** $[(H_3C)_3Si\text{-}CD_2\text{-}CD_2\text{-}COO^-Na^+]$ als *interner Standard* verwendet werden.

1433 E **1434** D

Die Lage eines NMR-Resonanzsignals hängt auch von der angelegten Magnetfeldstärke ab. Da Feldstärke und Resonanzfrequenz zueinander proportional sind, führt eine Verdopplung der Feldstärke auch zu einer Verdopplung der Resonanzfrequenz.

Nach Aufgabentext zeigt beispielsweise Tetramethylsilan (TMS) im ^{1}H-NMR-Spektrum bei einer Flussdichte von 2,35 Tesla ein Resonanzsignal bei 100 MHz. Bei einer Erhöhung der Flussdichte auf 4,70 Tesla ist das Signal dann bei **200 MHz** zu erwarten. Bei **9,39** Tesla würde das Signal bei etwa 400 MHz auftreten.

1435 B

In einem 60-MHz-Spektrum entsprechen auf der δ-Skala **0,5 ppm = 30 Hz**.

1436 A

Ist ein Resonanzsignal im ^{1}H-NMR-Spektrum bei einer Resonanzfrequenz von 400 MHz um 120 Hz gegenüber TMS verschoben, so beträgt die chemische Verschiebung (δ):
δ = $[\nu_i(Hz) - \nu_{TMS}(Hz)]/[\nu_o(MHz]$ = 120 – 0/400 = **0,30 ppm**

1437 E

Die **chemische Verschiebung (δ)** in ^{1}H-NMR-Spektren wird beeinflusst durch:
- induktive und mesomere Effekte (Elektronendichteänderungen),
- anisotrope Effekte,
- sterische und chirale Effekte,
- Wasserstoffbrückenbindungen (Dipol-Dipol-Wechselwirkungen),
- van der Waals-Kräfte zwischen den Protonen.

1438 B

Die chemische Verschiebung (δ) eines Protons wird beeinflusst von der Elektronendichteverteilung (induktive und mesomere Effekte benachbarter Gruppen) sowie von sterischen und anisotropen Effekten.

Die Fläche unter der Kurve eines ^{13}C-Resonanzsignals korreliert zwar mit der Zahl der an dieser Stelle absorbierenden Kerne, sie kann aber nur eingeschränkt für quantitative Analysen genutzt werden, da die Signalintensität *nicht* wie beim ^{1}H-NMR-Spektrum von der Zahl der C-Atome *allein* abhängt. Daher verzichtet man im Allgemeinen auf die Integration eines ^{13}C-Resonanzsignals.

Chemisch äquivalente Protonen müssen magnetisch *nicht* äquivalent sein.

Der Resonanzbereich für acetylenische Protonen (RC≡C**H**) [δ = 1,8-3,1 ppm] liegt gegenüber olefinischen Protonen (R_2C=C$\mathbf{H_2}$) [δ = 4,6-5,0 ppm] hochfeldverschoben.

1439 D

In der NMR-Spektroskopie bezeichnet man eine große chemische Verschiebung eines Resonanzsignals im Vergleich zum TMS-Signal als internen Standard als entschirmt, tieffeldverschoben oder zu höheren δ-Werten (höheren ppm-Werten) verschoben.

1440 C

Über die **C-H-Signale** in einem **^{1}H-NMR-Spektrum** lassen sich folgende Aussagen machen:
- Die chemische Verschiebung (δ) des Signals eines H-Atoms wird von der Verteilung der Elektronendichte, sterischen Effekten und Anisotropieeffekten beeinflusst.
- Chemisch äquivalente H-Atomkerne müssen magnetisch *nicht* äquivalent sein.
- Der Resonanzbereich von Alkin-H-Atomen (R-C≡C-**H**) [δ = 1,8-3,1] liegt gegenüber dem olefinischer H-Atome (R-CH=C$\mathbf{H_2}$) [δ = 4,6-5,0] hochfeldverschoben (R = Methyl).

1441 A 1442 D

Die Signale von **Methylgruppen** im ^{1}H-NMR-Spektrum lassen sich in folgende Reihen *zunehmender* ppm-Werte ordnen:

■ –CH_2-$\mathbf{CH_3}$ (δ = 0,8-1,0 ppm) < –CO-$\mathbf{CH_3}$ (δ = 2,1-2,6 ppm) < –O-$\mathbf{CH_3}$ (δ = 3,3-3,9 ppm)

■ –Si-$\mathbf{CH_3}$ (δ = 0 ppm) < –C-$\mathbf{CH_3}$ (δ = 0,8-1,0 ppm) < =CH-$\mathbf{CH_3}$ (δ = 1,6-1,9 ppm) < –N-$\mathbf{CH_3}$ (δ = 2,3 ppm) < –O-$\mathbf{CH_3}$ (δ = 3,3-3,9 ppm)

1443 C

- Die chemische Verschiebung (δ) des Resonanzsignals eines H-Atoms wird sowohl von der Verteilung der Elektronendichte als auch von sterischen Effekten und Anisotropieeffekten beeinflusst. Als Anisotropie bezeichnet man die Richtungsabhängigkeit einer Eigenschaft oder eines Vorgangs.
- Chemisch äquivalente H-Atomkerne müssen magnetisch *nicht* äquivalent sein.
- Der Resonanzbereich des H-Atoms der funktionellen Gruppe eines aliphatischen Aldehyds (R-C**H**=O) liegt zwischen etwa 9 ppm und 11 ppm.

1444 B

- Die *Energie* der eingesetzten elektromagnetischen Strahlung ist abhängig von der magnetischen Flussdichte des Magneten des NMR-Spektrometers.
- *Abschirmung* eines ^{1}H-Atomskerns führt zur *Hochfeldverschiebung* seines Resonanzsignals, *Entschirmung* dagegen zur *Tieffeldverschiebung*.
- Protonenresonanzspektren werden von flüssigen Proben, seltener von festen Körpern aufgenommen. Die Substanzmengen liegen je nach Gerätetyp bei 1-30 mg.
- Mit der *Protonen-Breitband-Entkopplung* erzielt man eine Aufhebung aller ^{1}H/^{13}C-Kopplungen. Dies führt zur Intensitätserhöhung der Signale.

1445 B

- Aus den Multiplizitäten und Aufspaltungsmustern von NMR-Resonanzsignalen kann die absolute *Konfiguration* eines enantiomerenreinen Arzneistoffes *nicht* bestimmt werden. Jedoch können aus der Lage der Resonanzsignale (chemische Verschiebung) und der jeweiligen Aufspaltung (Kopplungskonstante) Informationen über die räumliche Lage von Molekülteilen zueinander gewonnen werden.
- Als internen Standard in der ^{1}H-NMR-Spektroskopie verwendet man das Signal von *Tetramethylsilan* (TMS) [$(CH_3)_4Si$]
- *Deuteriumatome* (D = ^{2}H) besitzen ein magnetisches Moment, ergeben jedoch bei den in der ^{1}H-NMR-Spektroskopie angewandten experimentellen Bedingungen kein Resonanzsignal.
- Die Prüflösung befindet sich in einem *Glasröhrchen*, das um seine Längsachse *rotiert*, damit Inhomogenitäten des Magnetfeldes ausgemittelt werden.

1446 D

- **Spin-Spin-Kopplungen** führen zu Aufspaltungen des Resonanzsignals, wobei homonukleare Spin-Spin-Kopplungen auf die Wechselwirkungen der Spins benachbarter ^{1}H-Atomkerne zurückzuführen sind, die über Valenzbindungen (Atombindungen) hinweg erfolgt.
- Die effektive Stärke des Magnetfeldes an einem ^{1}H-Atomkern ist erhöht, wenn sich in Nachbarschaft zu diesem Kern ein zweiter Atomkern mit parallelem Kernspin befindet. Bei antiparallelem Kernspin benachbarter Atome wird die effektive Stärke des Magnetfeldes etwas abgeschwächt.
- Die Zahl der Linien (*Multiplizität*), in die ein Resonanzsignal aufspaltet, richtet sich nach der Zahl der koppelnden Atomkerne in der Umgebung und deren Spin-Orientierung.
  - Den Abstand (gemessen in Hertz) zwischen den einzelnen Maxima eines Multiplett bezeichnet man als *Kopplungskonstante*.

1447 B **1448** C

- Die *Kopplungskonstanten* sind vom äußeren Magnetfeld *unabhängig*, sodass für Spektren von Geräten mit unterschiedlicher Betriebsfrequenz (200 MHz, 400 MHz, 600 MHz, 800 MHz) eine Umrechnung *nicht* notwendig ist.

1449 E **1450** D **1451** A **1452** B

Die **Kopplungskonstante** (J) kann aus dem Unterschied der chemischen Verschiebung (Δδ) und der Betriebsfrequenz des NMR-Spektrometers berechnet werden, indem man den Signalabstand in ppm mit der Betriebsfrequenz multipliziert.

Bei einem Signalabstand von 0,5 ppm und einer Messfrequenz von 200 MHz ergibt sich eine Kopplungskonstante von: **J** = 0,5 · 200 = **100 Hz**

Bei einem Signalabstand von 0,25 ppm und einer Messfrequenz von 300 MHz ergibt sich eine Kopplungskonstante von: **J** = 0,25 · 300 = **75 Hz**

Bei einem Signalabstand von 0,1 ppm und einer Messfrequenz von 400 MHz ergibt sich eine Kopplungskonstante von: **J** = 0,1 · 400 = **40 Hz**

Bei einem Signalabstand von 0,1 ppm und einer Messfrequenz von 600 MHz ergibt sich eine Kopplungskonstante von: **J** = 0,1 · 400 = **60 Hz**

1453 D

Bei der abgebildeten Signalgruppe (AB-Spektrum) mit **nicht** äquidistanten Abständen und einer Messfrequenz von 400 MHz berechnen sich die Kopplungskonstanten wie folgt:

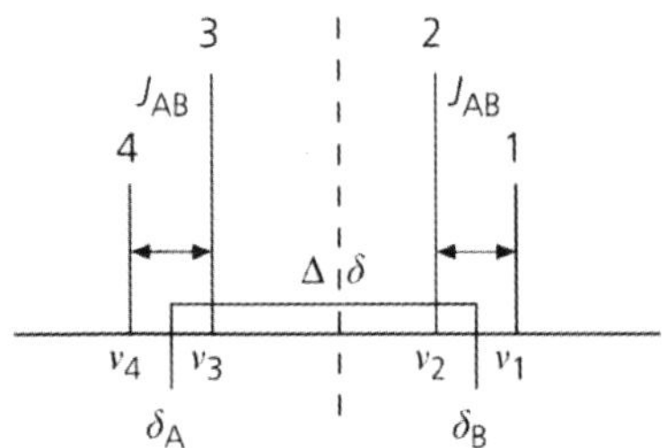

- $\mathbf{J_{AB}} = \nu_4 - \nu_3 = \nu_2 - \nu_1$ = 7,050 – 7,040 = 7,025 – 7,015 = 0,01 · 400 = **4 Hz**
- **J** = $\delta_A - \delta_B$ = 7,045 – 7,020 = 0,025 · 400 = **10 Hz**

1454 E

Bei der abgebildeten Signalgruppe (AB-Spektrum) mit äquidistanten Abständen und einer Messfrequenz von 700 MHz berechnet sich die Kopplungskonstante wie folgt:

- **J** = 4,010 – 4,000 = 4,000 – 3,990 = 3,990 – 3,980 = 0,01 · 700 = **7,0 Hz**

1455 C

Die **Kopplungskonstante** (J) ist der Abstand der Maxima zweier Signale in einem Multiplett und wird in Hertz (Hz) angegeben. Die Kopplungskonstante berechnet sich zu: Kopplungskonstante = Linienabstand in ppm multipliziert mit der Messfrequenz in MHz = Kopplungskonstante in Hz.

- Im abgebildeten 200 MHz-Spektrum ist: **J** = 0,035 ppm · 200 MHz = **7,0 Hz**

1456 B

Die Zahl der Bindungen, über die zwei Kerne koppeln, wird durch einen hochgestellten Index an der Kopplungskonstante (J) angegeben. Die Angabe $\mathbf{^2J}$ bezieht sich daher auf eine Kopplung über zwei Bindungen.

1457 E   1458 C

Die beiden Protonen der Methylengruppe im *Ethanolmolekül* (CH_3**CH_2**OH) treten als Signal im NMR-Spektrum auf: **2H, Quartett**
Die drei Protonen der Methylgruppe im *Ethanolmolekül* (**CH_3**CH_2OH) treten als Signal im NMR-Spektrum auf: **3H, Triplett**

1459 B

Die drei Protonen der Methylgruppe in Position 4 im *Butan-2-on* (**CH_3**CH_2COCH_3) treten als Signal im NMR-Spektrum auf: **3H, Triplett**

1460 E

Abgebildet ist das ^{1}H-NMR-Spektrum von **Essigsäureethylester** (CH_3-CO-O-CH_2-CH_3). Das Spektrum zeigt ein *Singulett* (3H), das von der **CH_3**-CO-Gruppe herrührt. Ferner tritt ein *Triplett* (3H) auf für die **CH_3**-CH_2O-Gruppierung sowie ein *Quartett* (2H) für die CH_3-**CH_2**O-Gruppe.

1461 D

Das Proton in Position 3 der Verbindung Cl_2C=CCl-C**H**Cl-CH_3 führt im ^{1}H-NMR-Spektrum zu einem *Quartett* (Quadruplett) als Resonanzsignal.

1462 D   1463 E

Im ^{1}H-NMR-Spektrum von **Primidon** treten mit einer Kopplungskonstanten von J = 7,0 Hz für die *Ethylgruppe* zwei Signalgruppen auf:
- Ein Triplett (3H) für die Protonen der **CH_3**-Gruppe, die mit den Protonen der benachbarten CH_2-Gruppe koppeln.
- Ein Quartett (Quadruplett) (2H) für die Methylengruppe der Ethylgruppe (CH_3-**CH_2**-R).

1464 A

Im ^{1}H-NMR-Spekrtum von **Paracetamol** in D_2O als Lösungsmittel sind die beweglichen Protonen des Arzneistoffs infolge H-D-Austausch der Messung entzogen, so dass noch folgende Signale registriert werden:
- Es tritt ein *Singulett* (3H) bei etwa 1,95 ppm für eine Acetyl-Gruppe (**CH_3**-CO-) auf.
- In *para-disubstituierten Benzol-Derivaten* treten im Bereich der aromatischen Protonen (δ = 6,65-7,35 ppm) zwei symmetrische Signalgruppen auf, die wie *Dubletts* aussehen.
- Zum ^{1}H-NMR-Spektrum von Paracetamol siehe Frage Nr. **1471**.

1465 E

Abgebildet ist das ^{1}H-NMR-Spektrum von **1,3-Dichlorpropan** ($ClCH_2$-CH_2-CH_2Cl) mit einem Triplett (4H) für die beiden Chlormethylgruppen (ClC**H_2**-) und einem Quintett (2H) für die Methylengruppe an C-2 ($ClCH_2$-**CH_2**-CH_2Cl), die mit den beiden benachbarten Chlormethylgruppen koppelt.

1466 E

Abgebildet ist das ^{1}H-NMR-Spektrum von **1,2-Dichlor-2-methylpropan** [Cl-CH_2-C(Cl)$(CH_3)_2$]. Die beiden magnetisch und chemisch äquivalenten CH_3-Gruppen ergeben ein *Singulett* (6H) bei etwa δ = 1,7 ppm. Die CH_2-Protonen führen zu einem *Singulett* (2H) bei etwa δ = 3,7 ppm.
Methylacetat [Essigsäuremethylester] (CH_3-CO-O-CH_3) würde in einem ^{1}H-NMR-Spektrum zwei Singuletts (3H) ergeben.

Im ^{1}H-NMR-Spektrum von *Ethylacetat* [Essigsäureethylester] (CH_3-CO-O-CH_2CH_3) treten ein Singulett (3H) für die CH_3-CO-Gruppe sowie ein Triplett (3H) und ein Quartett (2H) für die Ethylgruppe auf.
Aceton (CH_3-CO-CH_3) würde im ^{1}H-NMR-Spektrum zu einem Singulett (6H) führen.
p-Xylol (1,4-Dimethylbenzol) scheidet als Antwort aus, weil im abgebildeten NMR-Spektrum keine Resonanzsignale im Bereich der aromatischen Protonen ($\delta \approx 6{,}0 - 9{,}0$ ppm) auftreten.

1467 A

Abgebildet ist das ^{1}H-NMR-Spektrum von **Essigsäuremethylester** (CH_3-CO-O-CH_3). Das Spektrum zeigt zwei Singuletts gleicher Fläche. Ein *Singulett* rührt von der CH_3-CO-Gruppe (bei etwa 2,2 ppm) her, das zweite *Singulett* stammt von der CH_3-O-Gruppierung (bei etwa 3,7 ppm).
Essigsäureethylester (CH_3-CO-CH_2CH_3) würde im ^{1}H-NMR-Spektrum ein Singulett (3H) [CH_3-CO-], ein Triplett (3H) [C-CH_3] und ein Quartett (2H) [-CH_2-] ergeben.
Aceton (CH_3-CO-CH_3) würde im ^{1}H-NMR-Spektrum zu einem Singulett (6H) führen.
Methanol (CH_3-OH) zeigt ein Singulett für die CH_3-O-Gruppe und ein etwas breiteres Resonanzsignal für die H-O-Gruppe.
Im ^{1}H-NMR-Spektrum von *Propionsäuremethylester* (CH_3CH_2-CO-O-CH_3) treten ein Singulett (3H) für die CH_3-O-Gruppe, ein Triplett (3H) für die CH_3-C-Gruppe und ein Quartett (2H) für die C-CH_2-CO-Gruppierung als Resonanzsignale auf.

1468 B

Abgebildet ist das ^{1}H-NMR-Spektrum von **Diethylether** (CH_3CH_2-O-CH_2CH_3). Die Protonen der CH_3-Gruppe, die mit den Protonen der CH_2-Gruppe koppeln, ergeben ein *Triplett* bei $\delta = 1{,}1$ ppm; die Protonen der CH_2-Gruppe, die mit den benachbarten Protonen der CH_3-Gruppe koppeln, führen zu einem *Quartett* bei etwa $\delta = 3{,}5$ ppm. Die Integrationskurve zeigt ein Verhältnis der Protonen von 3:2 (6:4) an. Die beiden Ethylgruppen im Diethylether sind chemisch und magnetisch äquivalent.
Ethylmethylether (CH_3CH_2-O-CH_3) führt im ^{1}NMR-Spektrum zu einem Singulett (3H) für die O-CH_3-Gruppierung, zu einem Triplett (3H) für das CH_3-C-Strukturelement und zu einem Quartett (2H) für die C-CH_2-O-Gruppe. Ein analoges Kopplungsmuster würde auch *Butan-2-on* (CH_3CH_2-CO-CH_3) ergeben, jedoch würden die Resonanzsignale bei anderen ppm-Werten auftreten (sich in der chemischen Verschiebung unterscheiden).
Propionsäureethylester (CH_3CH_2-CO-O-CH_2CH_3) ergibt im ^{1}H-NMR-Spektrum ein Triplett (3H) für die CH_3-C-CO-Gruppe und ein Quartett (2H) aufgrund des C-CH_2-CO-Strukturelements. Zu einem weiteren Triplett (3H) und einem weiteren Quartett (2H) führt auch die Ethylgruppe der Alkohol-Komponente (-CO-O-CH_2CH_3), jedoch treten die Resonanzsignale bei anderen ppm-Werten auf.
Phenetol [*Ethylphenylether*] (CH_3CH_2-O-C_6H_5) scheidet als Antwort aus, weil im abgebildeten NMR-Spektrum keine Resonanzsignale im Bereich der aromatischen Protonen ($\delta \approx 6{,}0$-$9{,}0$ ppm) zu finden sind.

1469 A

Abgebildet ist das ^{1}H-NMR-Spektrum des **Benzaldehyds**. Dafür sprechen das Signal bei etwa $\delta = 9{,}9$ ppm für die C**H**O-Gruppe und die Multipletts im Bereich von $\delta = 7{,}5$-$7{,}8$ ppm für die aromatischen Protonen.

1470 B

Abgebildet ist das ^{1}H-NMR-Spektrum von **Salicylsäuremethylester** [**B**].
Im Bereich der Resonanzsignale für aromatische Protonen ($\delta = 6{,}8$-$7{,}9$ ppm) treten vier Signalgruppen auf (für jeweils 1H), bestehend aus 2 Dubletts und 2 Tripletts. Dies ist typisch für *ortho-disubstituierte Benzen-Derivate*. Daher scheiden die monosubstituierten Derivate 4-Hydroxybenzoesäuremethylester [A] und Acetophenon [E] als Lösungsmöglichkeiten aus.

Das Signal bei δ = 10,75 ppm rührt vom Proton einer Hydroxylgruppe (-O-H) oder Carboxylgruppe (-CO-O-H) her, so dass der Phthalsäuredimethylester (D) als Lösung nicht in Frage kommt.
Eine CH_3-O-Gruppe führt zu einem Singulett – wie angezeigt – bei etwa δ = 3,9 ppm, während das Singulett für eine Acetyl-Gruppe (CH_3-CO-R) bei etwa δ = 2,4 ppm auftreten sollte. Daher scheidet auch Acetylsalicylsäure (C) als richtige Lösung aus.
– Das ^{1}H-NMR-Spektrum von Acetylsalicylsäure zeigt die Abbildung in Frage Nr. **1472**.

1471 B

Abgebildet ist das ^{1}H-NMR-Spekrtum von **Paracetamol** [**B**].
In *para-disubstituierten Benzol-Derivaten* treten im Bereich der aromatischen Protonen (δ = 6,65-7,35 ppm) zwei symmetrische Signalgruppen auf, die wie Dubletts aussehen. Daher scheidet 3-Hydroxyacetanilid (C) als Lösung aus.
Im abgebildeten NMR-Spektrum tritt nur ein Singulett (3H) bei etwa δ = 1,95 ppm für eine Acetyl-Gruppe (CH_3-CO-) auf. Beim 4-Acetoxyacetanilid (A) müssten zwei Singuletts für die beiden Methylgruppen auftreten. Im 4-Hydroxybenzoesäuremethylester (E) müsste das Singulett (3H) für die CH_3-O-Grupope bei etwa δ ≈ 4 ppm liegen.
Darüber hinaus treten im gezeigten Spektrum zwei breitere Resonanzsignale bei etwa δ = 9,1 (1H) und δ = 9,6 ppm (1H) auf, die von den N-H- und O-H-Protonen des Paracetamol herrühren. Beim 4-Acetoxyphenol (D) dürfte nur eines dieser Resonanzsignale zu finden sein.

1472 A

Gezeigt wird das ^{1}H-NMR-Spektrum von **Acetylsalicylsäure** [**A**].
Im Bereich der Resonanzsignale für aromatische Protonen (δ = 7,15-7,95 ppm) treten vier Peakgruppen auf (für jeweils 1H), bestehend aus 2 Dubletts und 2 Tripletts. Dies ist typisch für *ortho-disubstituierte Benzen-Derivate*. Daher kommen 4-Acetoxybenzoesäure (B) und 3-Acetoxybenzoesäure (E) infolge des abweichenden Substitutionsmusters als Lösungen *nicht* in Betracht.
Das Spektrum enthält weiterhin ein Singulett (3H) für die CH_3-CO-Gruppierung. Die Substanzen (C) und (D) sind Methylester und das Resonanzsignal für die CH_3-O-Gruppe wäre bei etwa δ ≈ 4 ppm zu erwarten, sodass Acetylsalicylsäure die einzige zutreffende Lösung darstellt.

1473 B

Para-disubstituierte Aromaten ergeben im ^{1}H-NMR-Spektrum zwei symmetrische Peakgruppen bei δ = 6,5-8,0 ppm (jeweils 2 H), die wie Dubletts aussehen. Daher scheidet das *meta*-Substitutionsprodukt (E) als Lösungsmöglichkeit aus.
Die Diethylamino-Gruppe [$(CH_3CH_2)_2N$-] zeigt sich im NMR-Spektrum durch ein Triplett bei circa δ = 1,2 ppm (6H) und ein Quartett bei etwa δ = 2,65 ppm (4H). Deshalb kann das Dimethylamino-Derivat (D) *nicht* die richtige Lösung sein.
Das breitere Signal bei δ = 4,1 ppm ist der NH_2-Gruppe zuzuordnen.
Die beiden Tripletts bei δ = 2,85 ppm und δ = 4,4 ppm resultieren aus der Gruppierung [-O-CH_2-CH_2-N-]. Daher ist nur Verbindung (B), die das Lokalanästhetikum **Procain** abbildet, die zutreffende Lösung. In den Verbindungen (A) und (C) fehlt diese Ethylen-Zwischenkette.

1474 E

Abgebildet ist das ^{1}H-NMR-Spektrum von **4-Methoxybenzaldehyd**. Dafür spricht das Singulett bei δ = 9,9 ppm für die C**H**O-Gruppe, die nur im Lösungsvorschlag (E) enthalten ist. Das Singulett bei etwa δ = 3,9 ppm kann der CH_3O-Gruppe zugeordnet werden.

1475 E

Abgebildet ist das ^{1}H-NMR-Spektrum von **Thymol**. Dafür spricht das Dublett (6H) bei etwa δ = 1,3 ppm für die beiden Methylgruppen der Isopropylseitenkette [Ar-CH(**C**$\mathbf{H_3}$)$_2$]. Das Singulett bei etwa δ = 2,3 ppm kann der aromatischen Methylgruppe [Ar-**C**$\mathbf{H_3}$] zugeordnet werden. Das Multiplett (1H) bei δ = 3,1 ppm ergibt sich aus der Kopplung des Methinproton [Ar-C**H**(CH_3)$_2$] mit den beiden Methylgruppen und das Singulett bei δ = 4,7 ppm kann der phenolischen Hydroxylgruppe [Ar-O**H**] zugeordnet werden. Die Signalgruppen für die drei aromatischen Protonen sind nicht aussagekräftig, weil vier der gezeigten Verbindungen das gleiche Substitutionsmuster aufweisen.

1476 D

Im Bereich der Resonanzsignale für aromatische Protonen (δ = 7,15-7,95 ppm) treten vier Peakgruppen [1, 3, 5, 6] auf (für jeweils 1H), bestehend aus 2 *Dubletts* und 2 *Tripletts*. Dies ist typisch für *ortho-disubstituierte Benzen-Derivate*.

1477 E 1478 C

Im ^{1}H-NMR-Spektrum von **Ibuprofen**, ein Propionsäure-Derivat,
- ergibt das Proton **H-5** das Signal bei δ = 1,83 ppm.
- verursacht das saure Proton **H-3** ein Signal bei δ = 11,26 ppm.

1479 A 1480 D

Im ^{1}H-NMR-Spektrum von **Methylsalicylat** (Salicylsäuremethylester)
- ergibt das aromatische Proton **H-1** das Signal bei δ = 6,96 ppm.
- verursacht das aromatische Proton **H-4** das Signal bei δ = 7,80 ppm.

1481 E 1482 E

Über das ^{1}H-NMR-Spektrum von **Acetylaceton** (Pentan-2,4-dion) [CH_3-CO-CH_2-CO-CH_3] in Deuterochloroform bei einer Messfrequenz von 200 MHz lassen sich folgende Aussagen machen:
- Die Signale (Singuletts) bei δ = 2,25 ppm und δ = 3,60 ppm im Flächenverhältnis 1:3 (2:6) sind der Keto-Form des 1,3-Diketons zuzuordnen, wobei mehr als ein Signal für die Methylgruppen auftritt.
- Die Signale deuten auf ein *Tautomerengleichgewicht* mit der Enol-Form hin. Die Signale bei δ = 2,05 ppm, δ = 5,50 ppm und δ = 15,50 ppm sind mit der Verbindung (*Z*)-4-Hydroxypent-3-en-2-on [CH_3-CO-CH=CH(OH)-CH_3], der Enol-Form des Acetylacetons, zu erklären. Das enolische Hydroxyl erzeugt das Resonanzsignal bei δ = 15,5 ppm.
- Die Integrale deuten auf ein Verhältnis Keto-Form zu Enol-Form von 1:6 hin.
- Das Signal des Methen-Protons H_B in der Enol-Form erscheint bei tieferem Feld als das Signal der beiden Protonen H_A in der Keto-Form.

1483 D

Die einzige richtige Antwortaltalternative ist, dass Verbindung 2 (*trans*-Isomer) optisch aktiv (chiral) ist. Verbindung 1 (*cis*-Isomer) besitzt hingegen eine Spiegelebene und ist achiral.

1484 C

Das Auftreten des Resonanzsignals zwischen δ = 9,3-9,7 (für die C**H**=O-Gruppe) deutet daraufhin, dass während der Lagerung unter dem Einfluss von Licht und Luft **Aldehyde** gebildet werden.

1485 E

Auf das ^{13}C-NMR-Spektrum von **L-Ascorbinsäure** treffen folgende Aussagen zu:
- Es handelt sich um ein breitbandentkoppeltes ^{13}C-NMR-Spektrum.
- Das Spektrum kann ohne Integrale ausgewertet werden. Die Signalintensitäten werden durch den Entkopplungsvorgang verändert, sodass diese *nicht* routinemäßig ausgewertet können.
- Das Signal A bei etwa 174 ppm ist auf das Carbonyl-C-Atom (**C**=O) zurückzuführen.
- Die Signale D, E und F beziehen sich auf die Seitenkette und das Ring-C-Atom, mit dem die Seitenkette verknüpft ist [62,9 ppm für die **C**H_2OH-Gruppe – 69,8 ppm für die **C**HOH-Gruppe – 77,0 ppm für das Ring-**C**H]

1486 D

Auf das ^{13}C-NMR-Spektrum von **Adenosinminophosphat-Dinatrium** treffen folgende Aussagen zu:
- Die Signale bei δ = 73,3 – 77,2 – 87,1 – 89,9 ppm können den C-Atomen des Riboseteils zugeordnet werden.
- Die Signale bei δ = 120,8 – 142, 6 – 155,2 – 157,7 ppm können den C-Atomen des Adeninteils zugeordnet werden.

1487 B 1488 A

Die ^{13}C-NMR-Signale von **3-Methyl-2-cyclohexenon** können wie folgt zugeordnet werden (Bezifferung der C-Atome siehe Zeichnung - Angaben der δ-Werte in ppm)

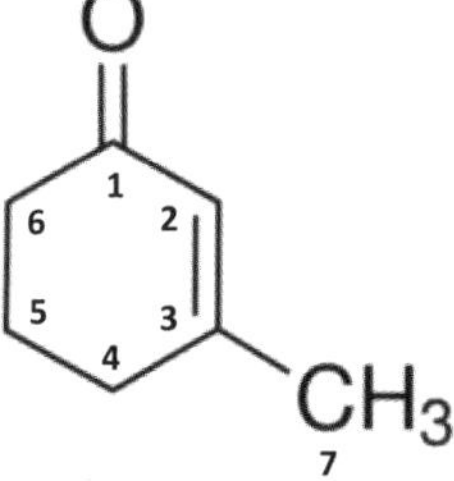

C-1: 199,3 - C-2:126,6 - **C-3**: 162,7 - C-4:37,1 - C-5:31,0 - C-6:24,4 - C-7: 22,7

11.11 Massenspektrometrie (MS)

1489 E

Grundprinzipien der Elektronenstoß-Ionisation-Massenspektrometrie (EI-MS) sind:
- *Verdampfen* der Moleküle.
- *Ionisation* der Moleküle mit einem Elektronenstrahl unter Bildung von Molekülionen.
- *Fragmentierung* von Molekülen in geladene Molekülbruchstücke.
- *Detektion* der Ionen und *Analyse* der Teilchen nach ihrem Masse-Ladung-Verhältnis (*m/z*).

Das präparative Sammeln von Molekülfragmenten ist keine Grundoperation der Massenspektrometrie.

1490 A

Bei der Massenspektrometrie werden Ionen detektiert.
Mit der Massenspektrometrie sind auch Quantifizierungen möglich.
Bei der EI-Massenspektrometrie wird das höchste (intensivste) Signal im Spektrum als *Basispeak* bezeichnet.
Bei der EI-Massenspektrometrie wird das Signal, das der relativen Molekülmasse entspricht, als *Molekularpeak* (*Molpeak*) bezeichnet.

1491 D

Über die **Elektronenstoß-Ionisations-Massenspektrometrie** lassen sich folgende Aussagen machen:

- Die Registrierung der Fragmente in der EI-Massenspektrometrie erfolgt nach ihrer relativen Häufigkeit. Das Signal mit der höchsten Intensität (größten Häufigkeit) wird *Basispeak* genannt. Auf diesen Peak werden die anderen Fragmentintensitäten bezogen.
- Die EI-Technik ist *kein* schonendes Ionisationsverfahren. Es kann sogar vorkommen, dass kein Molekülpeak ($M^{\bullet +}$) im Massenspektrum auftritt, weil das Molekülion sofort in kleinere Bruchstücke zerschlagen wird.
- Voraussetzung für die EI-Technik ist, dass die Probe leicht verdampft werden kann. Daher sind Proteine im Allgemeinen keine geeigneten Analyte für die EI-Massenspektrometrie.

1492 E

Teilprozesse der Massenspektrometrie sind die *Ionisierung* und *Fragmentierung* von Molekülen mit nachfolgender Beschleunigung der geladenen Teilchen in einem elektrischen Feld.

1493 E

Folgende Aussagen zur **Massenspektrometrie** treffen zu:

- Bei der Ionisierung von Molekülen durch Elektronenstoß (EI) erfolgt der Beschuss der Probe mit Elektronen, die von einem glühenden Heizdraht emittiert werden.
- Bei der Chemischen Ionisation (CI) erfolgt die Erzeugung von Ionen durch Reaktion der gasförmigen Probenmoleküle mit Ionen, die aus einem Hilfsgas (Reaktand-Gas) wie Methan gebildet werden.
- Im Massenanalysator werden die gasförmigen Ionen entsprechend ihres Masse-Ladungs-Verhältnis (*m/z*) getrennt.
- Zum Nachweis der im Analysator getrennten Ionen wird ein Sekundärelektronenvervielfacher (SEV) als Detektor eingesetzt. Dieser verstärkt den geringen elektrischen Strom, der fließt, wenn geladene Teilchen auf einen elektrisch leitenden Draht treffen. Die Signale des SEV werden vom Computer in das Massenspektrum umgewandelt.
- Bei HPLC-MS-Experimenten wird ein Massenspektrometer nach chromatographischer Trennung des Substanzgemischs als Detektor zum Nachweis der getrennten Substanzen eingesetzt.

1494 A

Eine *Methode zur Ionentrennung* in der Massenspektrometrie ist die Messung der Flugzeit eines Ions nach Verlassen der Ionenquelle mithilfe eines Flugzeit-Analysators (**TOF** = *time of light*)

1495 D 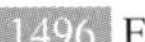 1496 E 1497 E 1498 C

Zur **Ionisierung von Analyten** in der Massenspektrometrie werden als Methoden genutzt:

- MALDI (***m**atrix **a**ssisted **l**aser **d**esorption **i**onization*)
- FAB (***f**ast **a**tom **b**ombardment*)
- FD (**F**eld-**D**esorption; **f**ield **d**esorption)

- FIB (*fast ion bombardment*)
- EI (**E**lektronenstoß-**I**onisation)
- ESI (**E**lektro**s**pray-**I**onisation)
- APPI (**a**tmospheric **p**ressure **p**hoto **i**onisation)
- CI (**C**hemische **I**onisation)

Dabei werden die untersuchenden Substanzen nicht oder nur geringfügig fragmentiert bei: FAB – ESI – MALDI (weiche Ionisationsmethoden)

Die Ionenerzeugung erfolgt im Hochvakuum bei: EI und MALDI

1499 D 1500 D 1501 D 1502 E

Über die massenspektrometrische Fragmentierung nach **Elektronenstoß-Ionisation** (EI) lassen sich folgende Aussagen machen:
- Die zur Ionisierung eines Moleküls aufzuwendende Energie nennt man Ionisierungspotential (Ionisierungsenergie), wobei ein Elektron aus dem höchsten besetzten Molekülorbital (HOMO) abgespalten wird.
- Werden Moleküle mit Elektronen, die eine Energie von 7-15 eV besitzen, beschossen, so können im Prinzip zwei Arten von Ionisation ablaufen: Aus der Elektronenhülle des Moleküls (M) kann ein Elektron herausgeschlagen werden unter Bildung eines *Radikalkations* ($M^{\bullet +}$) oder es kann ein Elektron zusätzlich in die Atomhülle aufgenommen werden unter Bildung eines *Radikalanions* ($M^{\bullet -}$).

$$M + e^- \rightarrow M^{\bullet +} + 2\,e^-$$

$$M + e^- \rightarrow M^{\bullet -}$$

- Unter den Bedingungen der EI-Massenspektrometrie entstehen vor allem *Radikalkationen* und es werden die Moleküle zudem mit Elektronen der Energie von etwa 70 eV beschossen. Dadurch verbleibt nach der Ionisation im Molekül noch ein Überschuss an Energie. Wenn dieser Energieüberschuss größer ist als die *Aktivierungsenergie eines Zerfallsprozesses*, dann kommt es zur *Fragmentierung* der Radikalkationen durch homolytische Spaltung chemischer Bindungen.
- Bei der *Fragmentierung eines Molekülions* ($M^{\bullet +}$) entstehen aus Elektroneutralitätsgründen entweder ein Neutralmolekül (Z) *und* ein Radikalkation ($X^{\bullet +}$) oder auf einem zweiten möglichen Zerfallsweg ein Radikal ($R^{\bullet}$) *und* ein Kation (Y^+). Es entsteht also *immer* ein geladenes Fragment.
- Wenn im Molekülion ($M^{\bullet +}$) nur ein geringer Energieüberschuss vorhanden ist, fragmentiert dieses nicht und wird entsprechend seiner Massenzahl als Molpeak registriert.
- Nur ionische Fragmente (Radikalkationen $X^{\bullet +}$ oder Kationen Y^+) können in Folgeschritten weiter fragmentieren und als Molekülbruchstücke registriert werden. Einige dieser Bruchstücke sind charakteristisch für das betreffende Molekül und werden als *Schlüsselbruchstücke* bezeichnet.

1503 D

Bei der **weichen Ionisation** werden die Substanzen nicht oder nur geringfügig fragmentiert. Es werden vor allem Molekülionen [M^+] oder Quasimolekülionen [$(M\text{-}H)^+$] gebildet. Zu den weichen Ionisationsverfahren zählen: Chemische Ionisation (CI) – Matrix-Assistierte Laser-Desorptions-Ionisation (MALDI) – Elektrospray-Ionisation (ESI)

1504 A

Über die Massenspektren nach **Elektronenstoß-Ionisation** treffen folgende Aussagen zu:
- Das Signal mit der größten Massenzahl entspricht im Allgemeinen dem nicht fragmentierten Molekülion-Peak und damit der relativen Molekülmasse. Als Basispeak bezeichnet man das Signal mit der größten Intensität.
- Radikalkation-Fragmente resultieren aus der Abspaltung eines ungeladenen (neutralen) Fragments aus einem Precursor-Ion.

- Nachteil der EI-Technik ist, dass bisweilen kein Molekülpeak [M^+] im Massenspektrum auftritt, weil das Molekülion spontan in kleinere Bruchstücke zerfällt. Bei der ESI-Technik von Biomolekülen wie Peptiden treten häufig mehrfach geladene Ionen auf.
- Chlor tritt in der Natur als Isotopengemisch aus ^{35}Cl (75,8%) und ^{37}Cl (24,2%) im Verhältnis 3:1 auf. Alle Molekülionen und Fragmentionen mit einem Chloratom zeigen daher in diesem Intensitätsverhältnis Peaks, die durch zwei Masseneinheiten voneinander getrennt sind.

1505 E

Über die massenspektrometrischen Untersuchungen mittels Elektronenstoß-Ionisation (EI) und nachfolgender Magnet-Fokussierung lassen sich folgende Aussagen machen:
- Gebildete Kationen (Y^+) oder Radikalkationen ($X^{\bullet+}$) mit den Massen (m) und den Ladungen (z) werden aufgrund unterschiedlicher *Quotienten* (m/z) im Massenspektrometer getrennt, wobei in der EI-Technik vor allem Teilchen mit der Ionenladung $z = 1$ erzeugt werden.
- Die graphische Darstellung der Quotienten (m/z) aus der Masse (m) und der Ladung (z) der erzeugten Teilchen auf der Abszisse und der relativen Intensität der Teilchen (prozentuale Häufigkeit) auf der Ordinate wird als **Massenspektrum** bezeichnet.
- Die Höhe der MS-Signale korreliert weitgehend mit der *Häufigkeit*, mit der die jeweiligen geladenen Teilchen gebildet werden.

1506 D

Wenn in einem Massenspektrum, das mittels EI-Technik (70 eV) aufgenommen wurde, der Molekularpeak [$M^{\bullet+}$] nicht registriert wird, kann man zur Detektion eines Molekularpeaks die Elektronenenergie erniedrigen (auf 10-30 eV) oder zu *weichen Ionisationstechniken* (CI, FI, FAB) übergehen.

Die **Shift-Technik** wird zur Identifizierung unterschiedlich substituierter Substanzen mit gleichem Grundgerüst eingesetzt. Durch Vergleich der Massenzahlen charakteristischer Fragmente mit denen einer Grundsubstanz (Vergleichsubstanz) gelingt es häufig, zusätzliche Substituenten und deren Lage im Molekül zu bestimmen.

1507 C

Isobare (Kernisobare) sind Atomkerne der gleichen Massenzahl (Nukleonenzahl) aber unterschiedlicher Kernladungszahl. Es sind unterschiedliche Elemente. Isobare besitzen zwar die gleichen nominellen Massen, aber ihre exakten Massen unterscheiden sich, da Neutronen und Protonen sich geringfügig in ihren Massen unterscheiden.

1508 E 1509 D

Folgende Aussagen zur **Elektronenspray-Ionisation** (ESI) in der Massenspektrometrie treffen zu:
- Das Verfahren ist zur Kopplung mit flüssigchromatographischen Verfahren geeignet.
- Bei der ESI wird die zu analysierende Substanz in einem polaren, leicht verdampfbaren Lösungsmittel gelöst. Die Lösung wird bei *Atmosphärendruck* durch eine Mikrokapillare (50-100 µm Innendurchmesser) in eine Ionisationskammer als feiner Nebel (Spray) gesprüht, wobei zwischen der Mikrokapillare und dem Analysator-Eingang eine *Hochspannung* (elektrisches Feld) von 3-6 kV angelegt wird.
- Je nach der Polarität der angelegten Spannung entstehen positiv oder negativ geladene *Quasimolekülionen*, die nach Verdampfen des Lösungsmittels und der Desolvatisierung im Analysator detektiert werden. Zur Beschleunigung der *Desolvatation* der geladenen Flüssigkeitströpfchen kann ein beheizter, entgegenströmender Stickstoffstrom (Trockengas) verwendet werden. Die kontinuierliche Desolvatation (Lösungsmittelverlust) der Flüssigkeitströpfchen durch Verdampfung führt dabei zur Erhöhung der Ladungsdichte an der Oberfläche der Tröpfchen.

– Typischerweise entstehen bei ESI je nach der Polarität der angelegten Spannung $[M+H]^+$- oder $[M-H]^-$-*Quasimolekülionen*. Charakteristisch für ESI ist auch die Bildung von Addukt-Ionen wie $[M+Na]^+$. Bei *Peptiden* oder anderen Molekülen mit größerer Molekülmasse treten häufig mehrfach geladene Ionen wie $[M+nH]^{n+}$ oder $[M-nH]^{n-}$ auf. Aufgrund der geringen Anregungsenergie erfolgt aufgrund der schonenden Bedingungen nahezu keine Fragmentierung der gebildeten Ionen.

1510 E

Im EI-Massenspektrum von **Methan** $[CH_4]$ ($M_r = 16$) ist der Molekülion-Peak identisch mit dem Basispeak und das Molekülion fragmentiert unter Verlust von Wasserstoffatomen (Massenänderung um eine Einheit). Die relative Intensität der Signale korreliert mit der Häufigkeit des Auftretens der betreffenden Ionen.

1511 B

Die Signalsätze der EI-Massenspektren des geradkettigen Kohlenwasserstoffs ***n*-Octan** $[CH_3-(CH_2)_6-CH_3]$ ($M_r = 114$) und des verzweigten Kohlenwasserstoffs **2,2-Dimethylhexan** $[CH_3-C(CH_3)_2-(CH_2)_3-CH_3]$ [$M_r = 114$] sind sowohl bezüglich der jeweiligen *m/z*-Werte als auch bezüglich der Signalintensitäten *nicht* identisch. Kohlenwasserstoffe werden an den *Verzweigungsstellen* leichter gespalten, weil dabei sekundäre (oder tertiäre) Kationen entstehen. Kettenverzweigungen sind somit bevorzugte „Sollbruchstellen".

Die Intensität der Signale im Massenspektrum korreliert mit der Häufigkeit des Auftretens der zugehörigen Ionen und hängt von der Stabilität der zugehörigen (Fragment)ionen ab.

Die Auswertung eines EI-Massenspektrums ist auch bei Abwesenheit des Molekülion-Peaks möglich.

1512 B

Über die Matrix-unterstützte Laserdesorption-Ionisation (**MALDI**) in der Massenspektrometrie treffen folgende Aussagen zu:

- MALDI-MS wird bevorzugt mit Flugzeit-Analysatoren kombiniert.
- Zur effektiven Ionisation wird ein Laser verwendet, der Licht im Bereich der Absorptionsmaxima der Matrixmoleküle abstrahlt.
- Bei der Ionisation werden die zu untersuchenden Moleküle durch Protonenübertragung aus der Matrix positiv geladen, wobei sich als Quasimolekülionen vor allem $[M+H]^+$-Ionen oder $[M+2H]^{2+}$-Ionen bilden.
- MALDI zählt zu den sogenannten *weichen* Ionisationsverfahren, bei denen nur eine geringe Fragmentierung beobachtet wird.

1513 C

Das mit der ESI-Technik erhaltene Massenspektrum zeigt den *Basispeak* (intensivsten Peak) bei $m/z = 179$.

1514 E

Bei der ESI-massenspektrometrischen Untersuchung (Positiv-Modus) eines Peptids ($M_r = 5735$) wird kein einfach positiv geladenes Quasimolekülion $[M+H]^+$ bei $m/z = 5736$ detektiert. Dagegen wird ein Signal hoher Intensität bei $m/z = 1148$ registriert. Dieses Signal ist durch Mehrfachionisierung auf das fünffach protonierte Quasimolekülion $\mathbf{[M+5H]^{5+}}$ zurückzuführen (5735 + 5 = 5740 : 5 = 1148).

1515 B **1516** E **1517** E

Die **chemische Ionisation** (CI) zählt in der Massenspektrometrie zu den *weichen* (schonenden) Methoden, so dass bei dieser Technik der Ionenerzeugung kaum Fragmentierungen der resultierenden Molekülionen beobachtet werden.

Bei der CI-Methode wird die Substanz zusammen mit einem großen Überschuss eines *Reaktand-Gases* mit Elektronen hoher Energie (70 eV) bestrahlt. Als Reaktand-Gas verwendet man z.B. *Methan* (CH_4). In der Elektronenstoß-Ionenquelle reagieren die beschleunigten Elektronen zunächst mit dem überschüssigen Methan unter Bildung eines Radikalkations ($CH_4^{\bullet+}$). Dieses reagiert mit einem weiteren Methanmolekül zu einem protonierten Methan (CH_5^+), welches das Proton auf die Substanz (M) unter Bildung eines *Quasimolekülions* **[M+H]**$^+$ überträgt. Insgesamt laufen folgende Prozesse ab:

$$CH_4 + e^-(70\ eV) \rightarrow CH_4^{\bullet+} + 2\ e^-$$

$$CH_4^{\bullet+} + CH_4 \rightarrow CH_3 + CH_5^+$$

$$CH_5^+ + M \rightarrow CH_4 + [M+H]^+$$

Bei der chemischen Ionisation werden als Reaktand-Gase eingesetzt: Ammoniak – Helium – Methan – Stickstoff – Wasserstoff

1518 E **1519** E **1520** B

Die nachfolgende Abbildung zeigt das nach chemischer Ionisation (CI) aufgenommene Massenspektrum der **D-Mannose** (M_r = 180,2). Die CI-Technik zählt zu den weichen Ionisationsverfahren.

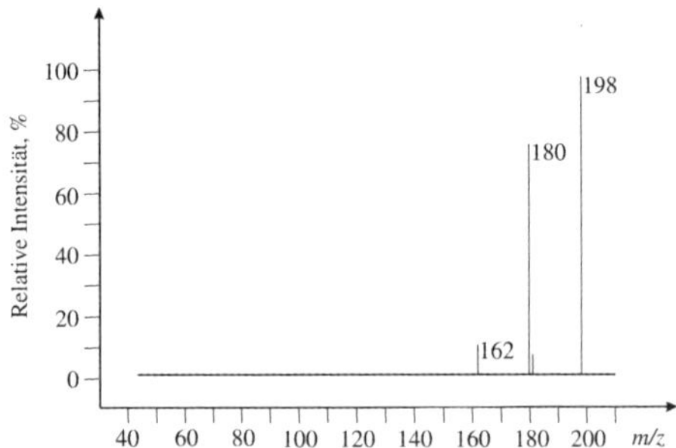

- Der Peak bei *m/z* = 198 kann als Quasimolekülion-Peak bezeichnet werden. Er ist zugleich auch der Basispeak dieses Massenspektrums.
- Der *Basispeak* bei *m/z* = 198 kann aus der Verwendung von Ammoniak (M_r = 17) als Reaktand-Gas resultieren: $[M+H+NH_3 = 180 + 1 + 17 = 198]^+$
- Ein unter gleichen Bedingungen aufgenommenes Spektrum der Hexose **D-Glucose** (M_r = 180,2) unterscheidet sich hinsichtlich der *m/z*-Werte kaum vom abgebildeten Spektrum der Aldohexose D-Mannose.

1521 D

Bei der harten Ionisierung ist die zugeführte Energie deutlich höher als die Ionisierungsenergie, so dass zusätzlich zur Ionisation noch **Fragmentierungsreaktionen** (mit Bindungsbrüchen) stattfinden. Diese Fragmentierungen erlauben jedoch auch Rückschlüsse auf die Struktur des Analyten.

Auch bei der EI-Technik der Ionisation sind – abhängig von der Molekülstruktur – nur wenige Zerfallswege begünstigt, was zu einer charakteristischen Bildung von Fragmenten und damit für die betreffenden Substanzen zu einem charakteristischen Massenspektrum führt.

Bei der chemischen Ionisierung (CI) treten im Massenspektrum intensive Signale auf von Molekülionen oder Quasimolekülionen wie z.B. $[M+H]^+$.

1522 C   1523 E

Ein **Massenspektrometer** besteht aus folgenden Bauteilen: Einlasssystem (Atmosphäre/Vakuum) – Ionenquelle – Massenanalysator – Detektor (Empfänger) – Signalverarbeitung (Verstärker/Schreiber)

Ein Photodiodenarray-Detektor ist ein Bauteil aus einem UV-Vis-Spektralphotometer.

1524 D   1525 E   1526 A

In der Massenspektrometrie sind zur Ionentrennung (Massentrennung) folgende Prinzipien als **Analysatoren** geeignet:

- Ablenkung von Ionenstrahlen in elektrischen oder magnetischen Feldern (Sektorfeld-Geräte mit einer Geschwindigkeitsfokussierung oder Richtungsfokussierung; Geräte, die beides können, nennt man doppelfokussierend).
- Filterung von Ionen unterschiedlicher Massen in elektrischen Wechselfeldern (Massenfilter Quadrupol, Ionenfalle, Cycloresonanz-Analysator).
- unterschiedliche Flugzeit von Ionen unterschiedlicher Masse im feldfreien Raum (Flugzeit-Analysator).
- Kombination dieser Prinzipien wie die Kombination aus Flugzeit-Analysator und Quadrupol-Analysator (Q-TOF).

Ein „Polarisations-Analysator“ (Polarisator-Nicol) ist Bauteil eines Polarimeters.

Ein „Elektroneneinfang-Analysator“ ist Bestandteil eines Gaschromatographen mit einem Elektroneneinfang-Detektor (ECD).

1527 B

Bei der matrixunterstützten Laser-Desorption-Ionisation (MALDI) verwendet man als Energiequelle einen Laserimpuls, beispielsweise von einem Stickstoff-Laser mit einer Wellenlänge von 337 nm oder einem Neodym-Laser bei 355 nm oder 266 nm.

Die Substanzprobe wird im Verhältnis 1:10000 mit einer Matrix gemischt und die Mischung auf ein Target gebracht. Als Matrix dienen organische Säuren wie 2,5-Dihydroxybenzoesäure, Zimtsäure oder α-Cyano-4-hydroxyzimtsäure.

Die Wellenlänge für die Desorption wird so gewählt, dass sie im Absorptionsmaximum der Matrixsubstanzen liegt. Diese nehmen die Energie auf, übertragen die zur Ionisierung benötigten Protonen auf die Probe und übertragen auch die Desorptionsenergie auf die Probe.

Aus einem Molekül der Masse [M] werden vorwiegend $[M+H]^+$-Ionen und $[M+2H]^{2+}$-Ionen gebildet.

Die MALDI-Geräte sind im Allgemeinen mit einen Flugzeit-Analysator ausgerüstet, wobei die Flugzeit eines Ions direkt proportional zur Quadratwurzel seine Masse-Ladungs-Verhältnisses (m/z) ist.

1528 D   1529 A

Ein **Analysator** dient in der MS zur *Massentrennung*. Gebräuchliche *Quadrupol-Massen-Analysatoren* bestehen aus vier parallel angeordneten Metallstäben, von denen kreuzweise jeweils zwei leitend miteinander verbunden sind. Die Ionen werden – nach Anlegen einer konstanten Spannung – durch Ablenkung mittels eines elektrischen Feldes getrennt. Mit einem Rechenprogramm wird der Quadrupol so eingestellt, dass immer nur *eine* Ionensorte definierter Masse zum Detektor gelangt. Alle anderen Ionen prallen gegen die Gehäusewand.

- Mit anderen Worten: Bei einem *Quadrupol-Massen-Analysator* kann – unter variierten Spannungsverhältnissen – ein Ion in Abhängigkeit von seiner Masse eine stabile Oszillation ausführen, den Analysator durchfliegen und den Detektor erreichen, während Ionen anderer Masse ausgeblendet werden.

1530 A

Über ein **Massenspektrometer** treffen folgende Aussagen zu:

- Ein *Massenanalysator* dient der Massentrennung.
- In der *Ionenquelle* finden Ionisierungen und Fragmentierungen statt.
- Im *Detektor* werden die durch die geladenen Teilchen verursachten schwachen elektrischen Ströme verstärkt und registriert.
- Im *Probeneinlasssystem* wir die zu untersuchende Probe verdampft und gegebenenfalls vom Lösungsmittel befreit.
- Im *Datensystem* wird durch Signalverarbeitung das *Massenspektrum* aufgezeichnet, in dem die Signalintensitäten gegen das Masse-Ladungs-Verhältnis (*m/z*) aufgetragen werden.

1531 E **1532** D

An wichtigen **Fragmentierungsreaktionen** in der Massenspektrometrie sind zu nennen:

- *Alkylspaltung*: Unter EI-Bedingungen können C-C-Bindungen gespalten werden. Da die Stabilität von Radikalkationen in der Reihe $RH_2C^{\bullet+} < R_2HC^{\bullet+} < R_3C^{\bullet+}$ zunimmt, werden Kohlenwasserstoffketten bevorzugt an verzweigten C-Atomen gespalten.
- *Allylspaltung*: Carbokationen können auch durch mesomere Effekte stabilisiert werden. Daher werden C-C-Bindungen in Nachbarschaft zu einer Doppelbindung, d.h. in *Allylstellung* gespalten $[R^1\text{-CH=CH-CH}_2{\downarrow}\text{-}R^2]^{\bullet+}$. Es entstehen ein mesomeriestabilisiertes Allyl-Kation $[R^1\text{-CH=CH-CH}_2]^+$ und ein Radikal $[R^2]^\bullet$.
- *Benzylspaltung*: Besonders leicht werden Bindungen $[C_6H_5\text{-CH}_2{\downarrow}\text{-R}]^{\bullet+}$ gespalten, wenn dabei ein durch Mesomerie stabilisiertes Benzylkation $[C_6H_5\text{-CH}_2]^+$ entstehen kann, das sich anschließend durch Umlagerung in ein aromatisches Tropylium-Kation weiter stabilisiert.

$$C_6H_5\text{-}CH_2\text{-}R + e^\ominus \longrightarrow 2e^\ominus + R\bullet + C_6H_5\text{-}\overset{\oplus}{C}H_2 \longrightarrow C_7H_7^{+}$$

Benzyl-Kation Tropylium-Ion

- *α-Spaltung von Carbonylverbindungen*: In Carbonylverbindungen wird vorzugsweise die zur Carbonylgruppe $[R^1\text{-CH}_2\text{-}{\downarrow}\text{CO-}R^2]^{\bullet+}$ benachbarte Bindung zum α-Kohlenstoff gespalten unter Bildung eines Radikals $[R^1\text{-CH}_2]^\bullet$ und eines mesomeriestabilisierten Acylkations $[R^2\text{-CO}]^+$.
- *β-Spaltung* (*Oniumspaltung*): An Heteroatomen (vorzugsweise X = N, O, S) wird auch die C-C-Bindung $[R^1\text{-X-CH}_2{\downarrow}\text{-}R^2]^{\bullet+}$ zum β-Atom gespalten, weil sich das neben einem Radikal $[R^2]^\bullet$ gebildete Kation $[R^1\text{-X-CH}_2]^+$ infolge des freien Elektronenpaars am Heteroatom als Oniumion (Ammoniumion, Oxoniumion, Sulfoniumion) $[R^1\text{-X=CH}_2]^+$ stabilisieren kann [Diese Art der Fragmentierung wird von einigen Autoren auch als *α-Spaltung* bezeichnet, weil die vom α-C-Atom des Heteroatoms ausgehende Bindung gespalten wird.]
- *Decarbonylierung*: Acylkationen $[R\text{-C=O}]^+$, die durch α-Spaltung aus einer Carbonylverbindung gebildet wurden, können unter Abspaltung von Kohlenmonoxid (CO) weiter fragmentieren.
- *Retro-Diels-Alder-Reaktion*: Die Diels-Alder-Cycloadditionen können in einem Massenspektrometer auch in umgekehrter Richtung verlaufen, so dass Sechsringe, die eine Doppelbindung enthalten, wieder in ein Dien und ein Dienophil zerfallen.
- *McLafferty-Umlagerung*: Enthält eine Substanz eine Mehrfachbindung (C=O, C=N) in γ-Stellung zu einer CH-Gruppe, so kann über einen sechsgliedrigen, cyclischen Übergangszustand ein Wasserstoffatom auf das ungesättigte Zentrum übertragen werden; dabei wird ein ungeladenes Alken eliminiert, das im Massenspektrum *nicht* als Peak registriert wird, sondern nur als Massendifferenz zwischen zwei Peaks auftritt.

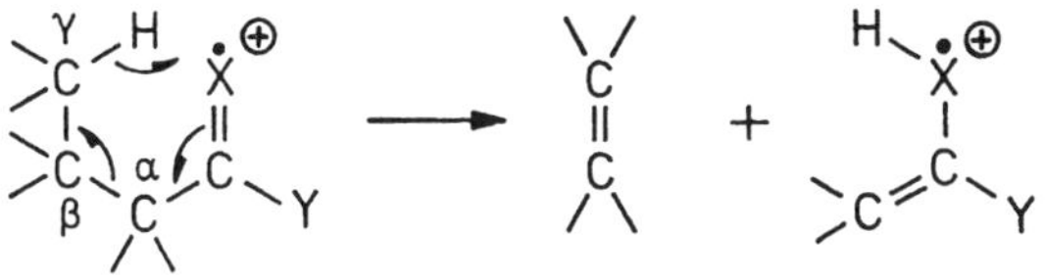

$X = CH_2, O, S, NR$
$Y = OH, SH, NH_2$

- *Onium-Umlagerung*: Die bei der β-Spaltung (Oniumspaltung) gebildeten Oniumionen (Ammonium-, Oxonium- und Sulfoniumionen) können nachfolgend eine Onium-Umlagerung eingehen, in dem ein Wasserstoffatom aus der Seitenkette an das Heteroatom (X) wandert unter Abspaltung eines ungeladenen Alkens.

$$[R\text{-}CH_2\text{-}CH_2\text{-}X\text{=}CR_2]^+ \rightarrow [R\text{-}CH\text{=}CH_2] + [H\text{-}X\text{=}CR_2]^+$$

Hofmann-Eliminierung und Beckmann-Umlagerung sind *keine* Zerfallsreaktionen in einem Massenspektrometer.

1533 A

Über **Fragmentierungsreaktionen** lassen sich folgende Aussagen machen:

- In der Ionenquelle des Massenspektrometers wird ein Elektron aus dem höchsten besetzten Molekülorbital (HOMO) abgespalten und es entsteht ein Molekülion $[M]^+$, das durch die Überschussenergie vor allem der harten Elektronenstoß-Ionisation (EI) weiter fragmentiert.
- Durch Fragmentierungsreaktionen können neutrale (ungeladene) Moleküle, Radikale, Kationen und Radikalkationen gebildet werden.
- Die *McLafferty-Umlagerung* ist eine chemische Reaktion, die nur unter den Bedingungen der Massenspektrometrie ablaufen kann. Aus einem *doppelbindungshaltigen* Substrat, das als *Radikalkation* vorliegt, spaltet sich ein *neutrales Molekül* ab und das verbleibende Fragment liegt weiterhin als Radikalkation vor. In der Regel ist die McLafferty-Umlagerung in eine lange Kaskade von Zerfallsreaktionen eingebettet.
- Es sind somit strukturelle Voraussetzungen, die zur Umlagerungen führen und nicht die primäre Ionisierung unter Bildung des Molekülions.

1534 A

Im EI-Spektrum von **Propen** $[H_2C\text{=}CH\text{-}CH_3]$ treten bei $m/z = 41$, 27 und 15 drei Signale von Kationen auf, die aufgrund ihrer Stabilität in folgende Reihe abnehmender Intensität geordnet werden können: Allyl-Kation (1) $[H_2C\text{=}C\text{-}CH_2]^+$ > Vinylkation (2) $[H_2\text{=}CH]^+$ > Methylkation (3) $[CH_3]^+$

1535 E **1536** B

Phthalate wie Phthalsäuredimethylester (3), Phthalsäurediethylester (2) oder Phthalsäuredibutylester (1) führen im Massenspektrum häufig zu einem Fragmention ($m/z = 149$), das auf das protonierte Phthalsäureanhydrid zurückzuführen ist.

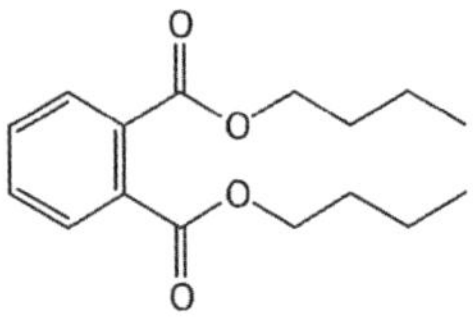

1 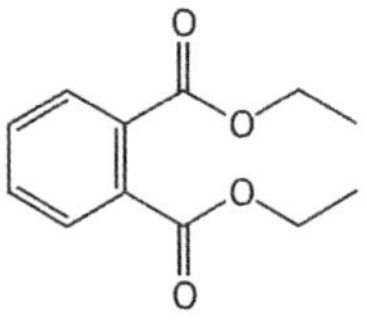 2 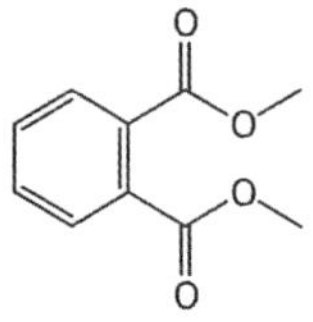 3

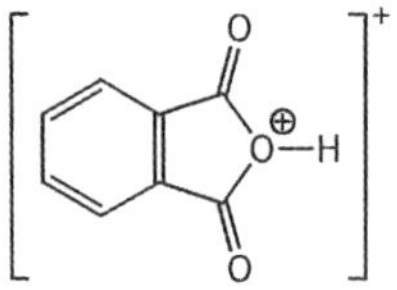

$m/z = 149$

1537 C 1538 C 1539 C

Wenn die Substanz eine *ungeradzahlige relative Molekülmasse* hat, muss das Vorliegen einer ungeradzahligen Zahl von *Stickstoffatomen* in Erwägung gezogen werden. Verbindungen, die außer Kohlenstoff, Wasserstoff, Sauerstoff keine oder eine gerade Anzahl von N-Atomen enthalten, besitzen eine geradzahlige relative Molekülmasse.

Moleküle, die einen *Benzylsubstituenten* tragen, spalten im MS leicht ein Benzylkation $[C_6H_5\text{-}CH_2]^+$ ab, das sich durch Umlagerung in ein Tropylium-Kation ($m/z = 91$) stabilisiert.

Bei Anwesenheit eines Bromatoms im Molekül werden aufgrund der 1:1-Isotopenzusammensetzung zwei etwa gleich intensive Signale mit der Massendifferenz 2 registriert.

Fluor und Iod sind in der Natur Reinelemente (monisotopisch). Chlor [^{35}Cl (75,8%) – ^{37}Cl (24,2)] und Brom [^{79}Br (59,7%) – ^{81}Br (49,3%)] sind Isotopengemische.

1540 A

Die Massenspektrometrie mit induktiv gekoppeltem Plasma (ICP-MS) ist ein sehr empfindliches Verfahren zur Bestimmung nahezu aller Elemente und wird vor allem zu Multielementspurenanalyse in biologischen Proben eingesetzt.

1541 A

Ein Unterschied von 2 Masseneinheiten eines Signalpaars in einem Massenspektrum kann auf das Vorhandensein eines *Chlorsubstituenten* hinweisen.

1542 D

Die beiden gezeigten Massenspektren des *Glucosemoleküls* wurden mit unterschiedlichen Ionisierungstechniken erzeugt.

1543 E

Über das nach EI-Ionisation erzeugte Massenspektrum von **Hydrochlorothiazid** ($M_r = 297$) lassen sich folgende Aussagen machen:

- Das *Molekülion* bei m/z=297 hat die elementare Zusammensetzung: $^{12}C_7{}^1H_8{}^{\mathbf{35}}\mathbf{Cl}{}^{14}N_3{}^{16}O_4{}^{\mathbf{32}}\mathbf{S_2}$
- Das Signal mit der höchsten Intensität bei m/z=269 wird als *Basispeak* bezeichnet.
- Das um 2 Masseneinheiten höhere Signal bei m/z=299 kann von zwei Ionen mit folgender elementarer Zusammensetzung herrühren: $^{12}C_7{}^1H_8{}^{\mathbf{37}}\mathbf{Cl}{}^{14}N_3{}^{16}O_4{}^{\mathbf{32}}\mathbf{S_2}$ oder $^{12}C_7{}^1H_8{}^{\mathbf{35}}\mathbf{Cl}{}^{14}N_3{}^{16}O_4{}^{\mathbf{32}}\mathbf{S}{}^{\mathbf{34}}\mathbf{S}$

11.12 Themenübergreifende Fragen zu optischen und spektroskopischen Analysenverfahren

1544 E

Alle aufgelisteten Analysenverfahren können zur **quantitativen Bestimmung** von Analyten herangezogen werden.

1545 B

Die beiden *Enantiomeren* einer chiralen Substanz können prinzipiell unterschieden werden durch:
- Messung der optischen Drehung. Enantiomere drehen die Ebene von linear polarisiertem Licht in unterschiedliche Richtungen.
- Aufnahme des CD-Spektrums. Chirale Substanzen zeigen unterschiedliche Absorptionen für linkszirkular und rechtszirkular polarisiertes Licht.
- Chromatographie an chiralen (optisch aktiven) stationären Phasen.

1546 C

Für die quantitative Bestimmung von *Kohlenmonoxid* (CO) in gasförmigem Stickstoff (N_2) eignet sich die *nicht-dispersive IR-Spektroskopie*. Das Absorptionsmaximum für Kohlenmonoxid liegt bei der Wellenzahl $\acute{\upsilon} = 2143\ cm^{-1}$.

1547 C

Reines *Glycerol* ($HOCH_2$-CHOH-CH_2OH) kann von einen *Glycerol-Wasser-Gemisch* (1:1) unterschieden werden durch:
- Bestimmung der relativen Dichte oder der Brechzahl
- Titration vicinaler Glycole nach Malaprade
- Wasserbestimmung durch azeotrope Destillation oder Wasserbestimmung nach Karl Fischer

Weder Glycerol noch Wasser zeigen eine nennenswerte Absorption bei $\lambda = 240$ nm.

1548 C

Atropin ist das *Racemat* aus (*R*)- und (*S*)-Hyoscyamin und zeigt daher keine optische Drehung. Eine Verunreinigung durch das optische aktive (*S*)-Hyoscyamin kann dagegen mithilfe der *Polarimetrie* erkannt werden.

1549 A

Abgebildet sind die beiden Enantiomeren des **2α-Tropanols** mit äquatorialer Anordnung der HO-Gruppe, die sich am besten mittels *Polarimetrie* durch ihre optische Drehung unterscheiden lassen.

1550 E

Abgebildet sind die *diastereomeren* Verbindungen von **3α-Tropanol** mit axialer Anordnung der HO-Gruppe, und **3β-Tropanol**, in dem die Hydroxylgruppe die äquatoriale Position einnimmt. Solche stereoisomeren Verbindungen lassen sich am besten mittels ^{1}H-NMR-Spektroskopie unterschieden.

1551 C

Im **Granisetronhydrochlorid** steht das Wasserstoffatom an C-3 des Tropin-Ringes in äquatorialer Position. In der rechts abgebildeten, isomeren Verunreinigung hat das H-Atom an C-3 eine axiale Position. Beide Verbindungen sind *achiral* und *diastereomer* zueinander, so dass sie an achiralen und chiralen stationären Phasen mittels HPLC getrennt werden können.

1552 C 1553 D

Flammenphotometrie (Atomemissionsspektroskopie) und Fluorimetrie sind Verfahren der *Emissionsspektroskopie*.

UV-Vis-Spektroskopie, Kolorimetrie und IR-Spektroskopie sind Verfahren der *Absorptionsspektroskopie*.

1554 B

Fosfomycin wird in der Therapie als Dinatriumsalz, als Monohydrat seines Calciumsalzes und als Trometamolsalz eingesetzt. Zur Analytik dieser drei Substanzen lassen sich folgende Aussagen machen:

- Als saures (1:1)-Salz reagiert Fosfomycin-Trometamol in wässriger Lösung schwach sauer.
- Das Fosfomycin-Natrium besitzt zwei Chiralitätszentren, sodass in wässrigen Lösungen des Dinatriumsalzes eine von Null verschiedene optische Drehung zu erwarten ist.
- Für DC-Untersuchungen des Calciumsalz-Monohydrats sind DC-Platten mit einem Lumineszenzindikator für eine Detektion mittels einer UV-Lampe (254 nm) *nicht* geeignet.
- Das MIR-Spektrum des Dinatriumsalzes und des Trometalolsalzes sind vom MIR-Spektrum des Calciumsalz-Monohydrats aufgrund des Wassergehalts zu unterscheiden.

1555 C

Die Identifizierung von **Lithiumsalzen** durch Auftreten einer *roten Flammenfärbung* zählt zu den Untersuchungen mittels *Atomemissionsspektroskopie* (AES).

1556 D

Massenspektrometrie (MS) und NMR-Spektroskopie sind zur *Strukturaufklärung* einer unbekannten, *achiralen* Verbindung am besten geeignet.

1557 C

In der Massenspektrometrie werden Moleküle ionisiert und in der Atomabsorptionsspektroskopie werden Metallionen atomisiert. In beiden Fällen wird das Substrat chemisch verändert.

In der IR-Spektroskopie und der NMR-Spektroskopie werden Substanzen chemisch *nicht* verändert.

1558 E

Ethylfluorid (CH_3CH_2F) und *Ethylchlorid* (CH_3CH_2Cl) können am besten mittels **^{1}H-NMR-Spektroskopie** aufgrund der unterschiedlichen chemischen Verschiebung der Resonanzsignale für die Ethylgruppe unterschieden werden.

1559 C

Eine Verunreinigung von **Cyclohexan** durch *Benzol* kann erkannt werden durch:

- Bestimmung der Lichtabsorption bei etwa $\lambda = 255$ nm; bei dieser Wellenlänge absorbiert nur Benzol.
- Aufnahme eines ^{1}H-NMR-Spektrums. Im Bereich $\delta = 6$-8 ppm finden sich die Resonanzsignale der aromatischen Protonen (TMS als innerer Standard); in diesem Bereich zeigt Cyclohexan keine Resonanzsignale.

Der IR-Bereich zwischen 2300-2800 cm^{-1} ist zur Unterscheidung beider Verbindungen *nicht* geeignet, da beide Substanzen Absorptionen für die (C-H)-Valenzschwingungen zeigen.

1560 A

^{13}C-Harnstoff lässt sich von normalem **Harnstoff** mittels Massenspektrometrie unterscheiden aufgrund der unterschiedlichen Isotopenzusammensetzung und der unterschiedlichen Massen der C-Isotope.

1561 B

Die Gehaltsbestimmung von **^{13}C-Harnstoff** kann mittels Stickstoffbestimmung nach der Kjeldahl-Methode erfolgen, jedoch gestattet die Methode keine quantitative Aussage über die Isotopenzusammensetzung.
Die Fläche unter der Kurve des ^{13}C-Resonanzsignals im NMR-Spektrum ist beim ^{13}C-Harnstoff gegenüber dem normalen Harnstoff (^{12}C-Harnstoff) stark erhöht.
Die Hochdruckflüssigkeitschromatographie ist keine Methode zur Überprüfung der Isotopenreinheit eines Präparats.

1562 C **1563** E **1564** B

Das Auftreten von **polymorphen Formen** (Modifikationen) einer Verbindung kann am besten mittels IR-Spektroskopie (ATR-Technik), NIR-Spektroskopie, Raman-Spektroskopie oder thermischen Analysenverfahren erkannt werden.
Gaschromatographische Analysen, einige massenspektrometrische Verfahren und die Verfahren der UV-Vis-Spektroskopie setzen die Herstellung einer Lösung voraus, wodurch die Unterschiede in den Kristallstrukturen verschwinden.

1565 E

Zur Unterscheidung eines chiralen, primären Amins (1) von einem achiralen Keton (2) sind als analytische Verfahren geeignet: Massenspektrometrie – Polarimetrie – ^{1}H-NMR-Spektroskopie – IR(MIR)-Spektroskopie – Raman-Spektroskopie

1566 D

Bei der Reduktion eines prochiralen Ketons (R^1-CO-R^2) zu einem chiralen Alkohol (R^1-*CHOH-R^2) entsteht ein Racemat, das die Ebene des linear polarisierten Lichts *nicht* dreht. Daher kann mittels Polarimetrie zwischen Edukt und Produkt *nicht* unterschieden werden.
UV-Spektroskopie, ^{1}H-Spektroskopie und ^{13}C-NMR-Spektroskopie sowie die IR-Spektroskopie können zur Unterscheidung von Keton und Alkohol herangezogen werden. Produkt und Edukt besitzen Strukturelemente, die zu deutlich voneinander abweichenden Spektren führen. Produkt und Edukt besitzen aber auch in der HPLC unterschiedliche Retentionszeiten.

1567 C

Die *Oxidation* von **4-Phenylpropan-2-ol** zu **4-Phenylpropan-2-on** kann am besten verfolgt werden:
- IR-spektroskopisch durch Auftreten einer intensiven Bande im Bereich von $\acute{\upsilon}$ = 1730-1700 cm^{-1} für die (C=O)-Valenzschwingung.
- ^{1}H-NMR-spektroskopisch durch Auftreten eines Singuletts für die CH_3-CO-Gruppe im Bereich von δ = 1,5-2,5 ppm.

In der Dünnschichtchromatographie werden polare Substanzen wie Alkohole an Kieselgel stärker zurückgehalten als weniger polare Substanzen wie Ketone. Daher hätte 4-Phenylpropan-2-on einen größeren R_F-Wert als 4-Phenylpropan-2-ol.

Kommentare

1568 E

Ampicillin (1) und **Amoxicillin** (2) unterscheiden sich in ihren:
- FT-IR-Spektren von KBr-Presslingen. Beim Amoxicillin tritt zusätzlich die Absorptionsbande für die phenolische (H-O)-Valenzschwingung (3175 cm^{-1}) auf. Zudem zeigen monosubstituierte und disubstituierte Benzol-Derivate Unterschiede bei den (C-H)-Deformationsschwingungen der aromatischen Wasserstoffe.
- ^{1}H-NMR-Spektren durch die unterschiedlichen Signalmuster und Signalmultiplizitäten für die aromatischen Protonen. Ampicillin enthält das Strukturelement eines monosubstituierten, Amoxicillin das Strukturelement eines disubstituierten Benzol-Ringes.
- Retentionszeiten bei HPLC-Analysen.
- Molekülionen-Peaks [$M^{\bullet+}$] im Massenspektrum aufgrund ihrer unterschiedlichen relativen Molmassen.
- Absorptionsmaxima in alkalischer Lösung, durch die starke bathochrome Verschiebung des Absorptionsmaximum des Phenolats (Ar-O^-) beim Amoxicillin.

1569 C

Wasserfreies **Ampicillin** (1) und **Ampicillin-Trihydrat** (2) unterscheiden sich aufgrund des Wassergehalts in ihren FT-IR-Spektren sowie in ihrem Schmelzverhalten.

Beide Substanzen zeigen im Massenspektrum den gleichen Molekülionen-Peak [$M^{\bullet+}$] und das gleiche Signalmuster für die aromatischen Protonen in ihren ^{1}H-NMR-Spektren. Beide Substanzen besitzen – nach Lösen – die gleichen Retentionszeiten im HPLC-Chromatogramm.

1570 C

In Verbindung (1) wurde die *chirale* 6-Aminopenicillansäure mit D-Phenylglycin zu **Ampicillin** acyliert. In Verbindung (2) wurde „L-Ampicillin" durch Acylierung mit L-Phenylglycin erhalten. Die Verbindungen (1) und (2) enthalten jeweils vier Chiralitätszentren, unterschieden sich aber nur im Chiralitätszentrum der Acylseitenkette. Daher sind beide Verbindungen *diastereomer* zueinander.

Diastereomere unterscheiden sich in ihren FT-IR-Spektren (KBr-Pressling), ihren Retentionszeiten im HPLC-Chromatogramm sowie in ihren Schmelzpunkten.

Beide Verbindungen sind Isomere; sie besitzen die gleiche Summenformel und unterscheiden sich daher *nicht* in der C,H,N-Elementaranalyse.

Beide Verbindungen enthalten einen identisch substituierten Benzol-Ring, so dass beide Verbindungen im ^{1}H-NMR-Spektrum die gleiche Signalmultiplizität für die aromatischen Protonen ergeben.

1571 B

Zur Untersuchung *polymorpher Formen* des Wirkstoffs **Ampicillin** eignen sich die Prüfung des Schmelzverhaltens und die Aufnahme der FT-IR-Spektren ihrer KBr-Presslinge.

Zur Aufnahme der UV-Vis-Spektren oder ^{1}H-NMR-Spektren sowie zur HPLC-Analyse wird der Wirkstoff zuvor aufgelöst, wodurch die Unterschiede im festen Aggregatzustand wie z.B. verschiedene Modifikationen verschwinden.

1572 E

Für die Bildung von Natriumsalzen der β-Lactamantibiotika wird häufig das Natriumsalz der **2-Ethylhexansäure** als Reagenz eingesetzt, das deshalb als Verunreinigung im Antibiotikum enthalten sein kann und dessen Gehalt im Rahmen einer Reinheitsprüfung begrenzt wird.

$$CH_3\text{-}(CH_2)_3\text{-}CH(CH_2CH_3)\text{-}COO^-\mathbf{Na}^+ + \text{Amoxicillin} \rightarrow$$
$$CH_3\text{-}(CH_2)_3\text{-}CH(CH_2CH_3)\text{-}COOH + \text{Amoxicillin-}COO^-\mathbf{Na}^+$$

■ Zur Reinheitsprüfung auf 2-Ethylhexansäure ist die Anwendung der Gaschromatographie an einer RP-18-Phase sinnvoll. Der Gehalt an 2-Ethylhexansäure ist auf 0,8% (m/m) begrenzt.
■ Das IR-Spektrum von **Amoxicillin-Natrium** zeigt eine intensive Bande bei $\acute{\upsilon} = 1686\ cm^{-1}$ für die (C=O)-Valenzschwingung der Amid-Funktion der Seitenkette und eine noch stärkere Absorption bei $\acute{\upsilon} = 1775\ cm^{-1}$ für die (C=O)-Valenzschwingung des β-Lactam-Ringes.
■ Im NMR-Spektrum von Amoxicillin treten aufgrund der Gruppierung $[(CH_3)_2CR_2]$ des Penicillansäure-Ringsystems Signale im Bereich von $\delta \approx 1\text{-}2$ ppm auf.
■ Eine Prüfung auf Natrium-Ionen ist *nicht* sinnvoll, da das Natrium-Kation sowohl im Reagenz als auch im Produkt auftritt und deshalb zur Differenzierung von 2-Ethylhexansäure und Amoxicillin nicht beitragen kann.

1573 D

■ Der Wirkstoff **Ampicillin** (1) und sein Diketopiperazin-Derivate (2) können unterschieden werden:
- durch ihr Schmelzverhalten (Schmelzpunkte).
- in den FT-IR-Spektren ihrer KBr-Presslinge.
- in den Signalen der ^{13}C-NMR-Spektren.
- in den Retentionszeiten in HPLC-Trennsystemen an RP-18-Phasen.

■ Dagegen ist die prozentuale C,H,N-Zusammensetzung gleich.

12 Chromatographische Analysenverfahren

12.1 Grundlagen

1574 A

Grundprinzip *aller* chromatographischen Verfahren ist das unterschiedliche Verhalten von Stoffen bei *Phasenübergängen* zwischen einer **mobilen** (beweglichen) **Phase** und einer (praktisch unveränderlichen) **stationären Phase**.

1575 E   1576 E   1577 E   1578 E

Die **Trennung** eines **Stoffgemischs** in einzelne Komponenten kann erfolgen aufgrund:

- unterschiedlicher *Polaritäten*. Dies führt zu einer verschieden starken, *reversiblen* Bindung von polaren oder unpolaren Stoffen an die Oberfläche einer stationären Phase in der Dünnschichtchromatographie (DC) oder der Säulenchromatographie (SC) bzw. der HPLC.
- unterschiedlicher *Lipophilie* und damit unterschiedlichen Löslichkeiten (unterschiedlichem *Verteilungsverhalten*) infolge unterschiedlicher *Verteilungskoeffizienten* zwischen zwei nicht miteinander mischbaren Phasen, wie zwei flüssigen Phasen in der Papierchromatographie (PC) oder zwischen einer Gasphase und einer flüssigen Phase in der Gas-Flüssig-Chromatographie (GC).
- unterschiedlicher *Molekülgrößen* (Molekülmassen) der Substanzen. Zum Beispiel treten aufgrund unterschiedlicher Molekülgrößen inverse *Siebeffekte* in der Größenausschlusschromatographie (SEC) ein.
- von *Ionenaustauschvorgängen*, für die der pK_a-Wert des Analyten und dessen *Ladung* eine wichtige Bedeutung haben.
- *spezifischer Affinitäten* von Stoffen zu funktionellen Gruppen der stationären Phase. Erwähnt sei an dieser Stelle die *Enantiomerentrennung* an *chiralen* Phasen.

Aufgrund der oben genannten Effekte an einer stationären Phase resultiert *scheinbar* auch eine unterschiedliche Wanderungsgeschwindigkeit der Komponenten in der mobilen Phase. Mit anderen Worten, es kommt zu einer *unterschiedlich starken Verzögerung* der Bewegung auf der stationären Phase und damit zu einer räumlichen Trennung der Komponenten eines Stoffgemischs.

- Der *Stofftransport* findet jedoch ausschließlich in der *mobilen Phase* statt.

1579 B

Bei einem **inneren Chromatogramm** bricht man die Entwicklung ab, bevor die Laufmittelfront das Ende der Trennstrecke erreicht hat. Beispiele hierfür sind die Papierchromatographie (PC), die Dünnschichtchromatographie (DC) oder die Chromatographie an HPTLC-Platten (**h**igh **p**erformace **t**hin **l**ayer **c**hromatography).

1580 C

Setzt man die Chromatographie solange fort, bis die Substanzen mit der mobilen Phase die stationäre Phase verlassen und analysiert werden können, so entwickelt man ein **äußeres Chromatogramm**. Beispiele hierfür sind die Gaschromatographie (GC), die Säulenchromatographie (SC) oder die Hochdruckflüssigchromatographie (HPLC).

1581 E

Über **chromatographische Kenngrößen** lassen sich folgende Aussagen machen:

- Zur Charakterisierung der Effizienz einer Trennsäule kann die *Bodenhöhe* (H) dienen. H entspricht dem Quotienten aus der Säulenlänge (L) und der Bodenzahl (N) [H = L/N]. Je kleiner die Bodenhöhe ist, desto besser ist die Trennleistung einer Chromatographiesäule.
- Der *Kapazitätsfaktor* (k´) gibt das Verhältnis der Aufenthaltszeit eines Analyten in der stationären Phase (Nettoretentionszeit t_r) zu seiner Aufenthaltszeit in der mobilen Phase (Totzeit t_d) an [$\mathbf{k' = t_r/t_d}$]. Je größer der Kapazitätsfaktor wird, desto länger verweilt eine Substanz auf der Säule.
- Die *Auflösung* (R_S) [$\mathbf{R_S = 1{,}18\ ({}^2t_R + {}^1t_R)/{}^2b_{0,5} + {}^1b_{0,5})}$] zwischen zwei Substanzen 1 und 2 ist ein Maß für ihre chromatographische Trennung. In der Definitionsgleichung für (R_S) bedeutet t_R die Gesamtretentionszeit und $b_{0,5}$ die Halbwertsbreite der Peaks der beiden Komponenten. Für eine *Basislinientrennung* muss die Auflösung den Wert übersteigen: $\mathbf{R_S > 1{,}5}$.

1582 A

Der **R_F-Wert** (Retentionsfaktor, Retardierungsfaktor) in der DC ist definiert als Quotient aus: R_F = Entfernung Start-Substanzfleckmitte/Entfernung Start-Lösungsmittelfront.

- In der gezeigten Abbildung ist: $R_F = h/l$

1583 C

Der **R_{St}-Wert** in der Dünnschichtchromatographie (DC) entspricht der **relativen Retention** (r) in der Gaschromatographie (GC).

1584 D

Die dimensionslose **relative Retention** (r) lässt sich mit nachfolgender Formel berechnen, worin t_d = Totzeit, t_R = Retentionszeit der Probe und t_{RS} = Retentionszeit der Vergleichssubstanz bedeuten:

$$\mathbf{r = (t_R - t_d)/(t_{RS} - t_d)}$$

1585 C

Die Trennung zweier Substanzpeaks in der Chromatographie kann beurteilt werden durch folgende Kenngrößen: *Auflösung* (R_S) – *Trennfaktor* [Selektivität] (α) – *Peak-Tal-Verhältnis* (p/v)

1586 E

Die **Trennstufenzahl** (n) einer flüssigchromatographischen Trennung hängt ab von der Länge der Säule und der Partikelgröße sowie von den Oberflächeneigenschaften der stationären Phase.

1587 E   1588 B

Trägt man bei einer gaschromatographischen Trennung die *Trennstufenhöhe* (h) gegen die *lineare Trägergasgeschwindigkeit* (u) auf, so erhält man den unten abgebildeten Kurvenverlauf. Diese Kurve entspricht der graphischen Darstellung der **van Deemter-Gleichung**. Da die Trennstufenhöhe definiert ist als Quotient aus der Säulenlänge und der *Trennstufenzahl* (n), erhält man einen „spiegelbildlichen" Kurvenverlauf, wenn man die Trennstufenzahl (n) gegen die lineare Trägergasgeschwindigkeit (u) aufträgt.

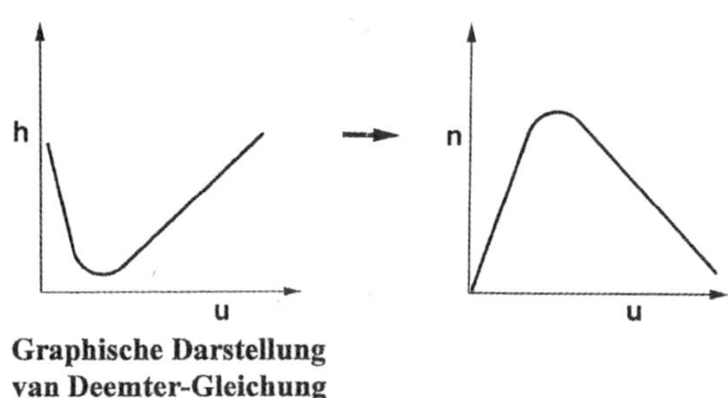

Graphische Darstellung van Deemter-Gleichung

1589 A   1590 A   1591 C   1592 C   1593 E   1594 E

Die **van Deemter-Gleichung** beschreibt die Abhängigkeit der theoretischen Trennstufenhöhe (h) [Bodenhöhe] von der linearen Strömungsgeschwindigkeit (u) [in $cm \cdot s^{-1}$] der mobilen Phase für gaschromatographische und flüssigchromatographische Trennungen. Die Trennstufenhöhe (h) wird auch als „Höhenäquivalent eines theoretischen Bodens" [HETP] bezeichnet und ist definiert als Quotient aus der Säulenlänge (L) und der Zahl der theoretischen Böden (n):

$$\mathbf{h = HETP = L/n}$$

Zur Bestimmung des Höhenäquivalents einer theoretischen Trennstufe (HETP) werden folgende chromatographische Kenngrößen benötigt: Retentionszeit des betreffenden Peaks – Halbwertsbreite des Peaks – Säulenlänge

Für *gaschromatographische* Trennungen lautet die van-Deemter-Gleichung:

$$\mathbf{h = HETP = A + B/u + C \cdot u}$$

- A, B und C sind Konstanten. Der A-Term berücksichtigt die *Streudiffusion*, d.h. die Wanderung der Substanzen durch Poren und Kanäle. Der B-Term berücksichtigt *Diffusionseffekte* entlang der Trennstrecke. Der C-Term schließlich beschreibt den *Massentransfer* (Massenübergang) zwischen stationärer und mobiler Phase.

Die van Deemter-Gleichung kann zur *Bestimmung der optimalen Fließgeschwindigkeit* bei der Chromatographie herangezogen werden.

Die van Deemter-Gleichung stellt aber nicht nur den Zusammenhang her zwischen HETP und der linearen Fließgeschwindigkeit, sondern beschreibt auch den Zusammenhang zwischen HETP und der Partikelgröße der stationären Phase. Je kleiner die Teilchengröße der stationären Phase ist, desto höher ist die Trennstufenzahl (n) und desto besser ist die Trennleistung.

Aus dem Kurvenverlauf der van-Deemter-Gleichung (siehe Frage Nr. **1587**) kann gefolgert werden, dass zu niedrige Strömungsgeschwindigkeiten (u) das HEPT stark ansteigen lassen, wodurch sich die Trennung verschlechtert. Auch bei zu hohen Strömungsgeschwindigkeiten steigt HETP – wenn auch langsamer – ebenfalls an. Beide Effekte – zu niedrige und zu hohe lineare Fließgeschwindigkeiten – verschlechtern daher die chromatographische Trennung.

Anzumerken ist, dass die *optimalen Trägergasgeschwindigkeiten* (u_{opt}) (Minimum in der van Deemter-Kurve) für verschiedene Trägergase (H_2, N_2) unterschiedlich sind.

1595 C

Die **Trennleistung** einer Chromatographiesäule in der HPLC wird beeinflusst durch die lineare Strömungsgeschwindigkeit der mobilen Phase und die Teilchengröße (Packungsdichte) der stationären Phase.

Die Empfindlichkeit des Detektors beeinflusst *nicht* die Trennleistung einer Chromatographiesäule, sondern die Nachweisgrenze des betreffenden Verfahrens.

1596 E

Die Leistungsfähigkeit einer Chromatographiesäule wird charakterisiert durch die *Trennstufenzahl* (n). Je höher die Anzahl (n) der Trennstufen bei vorgegebener Länge der Säule ist, desto kleiner ist HETP und desto höher ist die Trennleistung und desto niedriger ist die Bandenverbreiterung.

1597 B

Zur Charakterisierung der Trennleistung einer Chromatographiesäule dient die *Trennstufenhöhe* [Bodenhöhe] (h). Je kleiner (h) ist, desto mehr Trennstufen sind bei einer vorgegebenen Säulenlänge vorhanden.

Die Bodenzahl (n) einer Chromatographiesäule definierter Länge kann für chirale und achirale stationäre Phasen aus chromatographischen Daten berechnet werden. Es gilt:

$$\mathbf{n = 16\,(z/y)^2}$$

- Hierin bedeutet – je nach Verfahren – z = Entfernung Substanzpeak-Lösungsmittelpeak *oder* Differenz der Elutionszeiten des Lösungsmittels und der Komponenten (in mm) *oder* Nettoretentionszeit. y gibt die Basisbreite des Peaks an.

1598 C

Mit der Retentionszeit (t_R = 10,8 min) und der Halbwertsbreite ($w_{0,5}$ = 0,3 min) des Peaks berechnet sich die Trennstufenzahl (n) für diesen Peak nach:
$\mathbf{n} = 5{,}54 \cdot (t_R/w_{0,5})^2 = 5{,}54 \cdot (10{,}8/0{,}3)^2 = 7179{,}84 \approx \mathbf{7180}$

1599 B

Unter *Adsorption* versteht man die Anreicherung einer Substanz an der Oberfläche eines anderen (meistens festen) Stoffes. Trägt man die Konzentration des adsorbierten Stoffes (C_S) an der stationären Phase gegen die Konzentration des Stoffes (C_L) in der mobilen Phase auf, so erhält man die **Adsorptionsisotherme**. Bei niedrigen Konzentrationen steigt die Adsorptionsisotherme nahezu linear an und das Verhältnis C_S/C_L ist eine Konstante. Bei höheren Konzentrationen in der mobilen Phase verläuft die Isotherme gekrümmt und nähert sich einem Sättigungswert an.

- Ein linearer Verlauf der Adsorptionsisothermen ist eine Vorraussetzung für die Reproduzierbarkeit des Trennergebnisses.

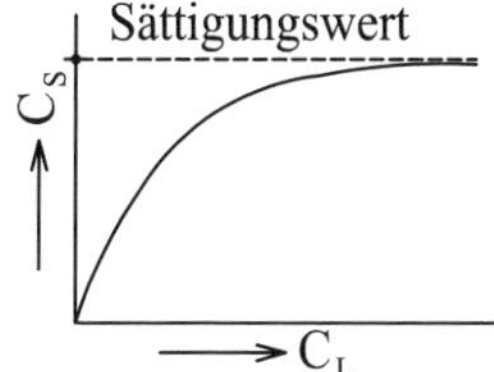

Kommentare

Das Verhältnis adsorbierter Menge zu gelöster Menge hängt auch von der Temperatur ab. Im Allgemeinen nimmt die Adsorption eines Stoffes an die Oberfläche der stationären Phase mit steigender Temperatur ab. In der nachfolgenden Abbildung ist der Bedeckungsgrad (θ) einer stationären Phase mit einem gasförmigen Stoff gegen den Gasdruck [Gaskonzentration] (p) aufgetragen. Für die Adsorptionsisothermen A-E gilt, dass sie bei steigender Temperatur aufgenommen wurden, sodass die Langmuir-Isotherme (**E**) den Kurvenverlauf bei der höchsten Temperatur widerspiegelt. Bei diesem Verlauf ist im Chromatogramm mit einem *Tailing* (Schwanzbildung) zu rechnen.

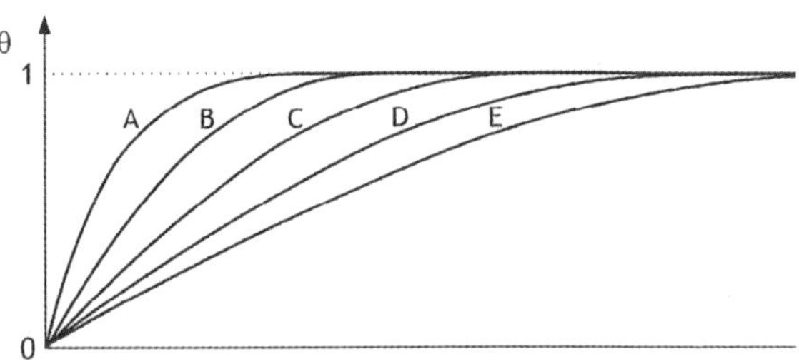

12.2 Dünnschichtchromatographie (DC)

1600 D

Für die Auswertung eines Dünnschichtchromatogramms günstig sind **R_F-Werte** im Bereich R_F = 0,2-0,8. Im Allgemeinen erhält man bei Stoffen mit ähnlichem Retentionsverhalten ein Maximum an Auflösung bei R_F-Werten um 0,3.

1601 C

An modifizierten Normalphasen erfolgt die Stofftrennung hauptsächlich aufgrund von *Polaritätsunterschieden* der Analysensubstanzen. Daher führt an einem aliphatischen Molekülgerüst eine Nitrogruppe zu einer stärkeren Retention als ein Fluorsubstituent.

1602 E 1603 C

Zur **quantitativen Auswertung** eines *Dünnschichtchromatogramms* sind geeignet:
- Vergleich von Größe und Farbintensität des DC-Flecks mit einem Vergleichsfleck, für den die Menge der aufgetragenen Substanz bekannt ist.
- spektralphotometrische Direktauswertung des Chromatogramms mit DC-Scannern und Aufnahme der Remissionsgrad-Ortskurven. Es wird die mengenabhängige Remissionsminderung (Minderung der reflektierten Lichtintensität) durch eine Substanz aufgezeichnet.
- Auskratzen des Sorbens mit Fleck, Extraktion des Flecks mit einem geeigneten Lösungsmittel und anschließende photometrische Bestimmung der Lösung.

1604 B **1605** D **1606** B **1607** C

Die eluierende Wirkung eines **Lösungsmittels** korreliert mit seiner Polarität und seiner Dielektrizitätszahl, so dass man Lösungsmittel in eine **eluotrope Reihe** nach *zunehmendem Elutionsvermögen* an polaren stationären Phasen (z.B. Kieselgel) wie folgt ordnen kann:
- Petroläther < Diethylether < Aceton < Methanol < Wasser
- *n*-Hexan < Toluol < Dichlormethan < Acetonitril
- Cyclohexan < Dichlormethan < Ethanol < Wasser
- *n*-Pentan < Diethylether < Essigsäureethylester < Ethanol < Wasser

1608 D

In der Dünnschichtchromatographie kommt es dann zu einer Erhöhung des R_F-Wertes, wenn die Entfernung Start-Substanzfleck größer wird. Da der Stofftransport nur in der mobilen Phase erfolgt, muss die Verweilzeit in der mobilen Phase länger und in der stationären Phase kürzer werden.

In der Dünnschichtchromatographie an *polarem Kieselgel* erfolgt daher eine *Erhöhung* des **R_F-Wertes** mit:
- *abnehmender* Polarität der zu untersuchenden Substanzen,
- *abnehmender* Aktivität der stationären Phase.

1609 B

In der Dünnschichtchromatographie an einer *Umkehrphase* erfolgt eine *Erhöhung* des **R_F-Wertes** mit:
- *abnehmender* Polarität des Fließmittels,
- *zunehmender* Polarität des Analyten,
- *abnehmender* Kettenlänge des Alkylrestes an der Umkehrphase.

1610 A

In der Dünnschichtchromatographie an *polarem Kieselgel* erfolgt eine *Erhöhung* des **R_F-Wertes** bei sonst unveränderten Parametern mit *zunehmender* Polarität des Fließmittels, was zu einer kürzeren Verweilzeit in der stationären Phase führt.

1611 C

Der **R_F-Wert** eines Stoffes wird beeinflusst durch die *Polaritäten* des Moleküls, des Fließmittels und der stationären Phase. Da Adsorption und Verteilung temperaturabhängige Größen sind, beeinflusst auch die *Temperatur* den R_F-Wert. Darüber hinaus spielt bei basischen und sauren Stoffen der *Dissoziationsgrad* der Substanz eine wichtige Rolle.

Naturgemäß kann die Nachweisgrenze des *nach* dem chromatographischen Prozess angewandten Detektionsmittels keinen Einfluss auf das Retadierungsverhalten eines Stoffes haben.

1612 E

Wenn bei der DC-Trennung von *Carbonsäuren* an polarem Kieselgel mit Toluol als Laufmittel die R_F-Werte zu niedrig sind, können diese erhöht werden, in dem man die Polarität des Fließmittels erhöht, z.B. durch Zugabe von *Eisessig* (wasserfreie Essigsäure) oder *Methanol*.

1613 D **1614** C

Wenn bei der DC-Trennung *stark basischer Arzneistoffe* an polarem Kieselgel mit Toluol als Laufmittel die R_F-Werte zu niedrig sind, können diese erhöht werden, in dem man die Polarität des Fließmittels, z.B. durch Zugabe von *Methanol* oder *Ethanol*, erhöht oder das stark basische *Dimethylamin* zur Zurückdrängung der Dissoziation hinzufügt.

1615 D

Polyethylenglycole sind polare Trennflüssigkeiten, die man naturgemäß in der Planarchromatographie (DC, PC) *nicht* als stationäre Phasen verwenden kann.

1616 C **1617** C

Kieselgel GF_{254} enthält zur Detektion an der Oberfläche adsorbierte *Fluoreszenzindikatoren*, die bei der Bestrahlung mit Licht der Wellenlänge **$\lambda = 254$ nm** eine starke Lumineszenz zeigen. Man erkennt adsorbierte Substanzen als dunkle Flecken (*Fluoreszenzlöschung*), wenn sie Licht der Wellenlänge λ = 254 nm absorbieren.

Substanzen wie Benzoesäure, Zimtsäure, Benzaldehyd und Acetophenon enthalten alle einen substituierten *Phenylrest* als *Chromophor*, der Licht bei 254 nm absorbiert und somit zur Fluoreszenzminderung führt. *Essigsäure* absorbiert bei dieser Wellenlänge nicht und ergibt daher praktisch keine Fluoreszenzminderung.

1618 C

Werden funktionelle Gruppen in einen aromatischen Kohlenwasserstoff (Ar-H) eingeführt, so erhöht sich die Adsorptionsaffinität an Kieselgel mit zunehmender Polarität des Aromaten in folgender Reihe: $Ar\text{-}CH_3 < Ar\text{-}O\text{-}CH_3 < Ar\text{-}CH{=}O < Ar\text{-}OH < Ar\text{-}COOH$

1619 D **1620** E

Gallussäure (3,4,5-Trihydroxybenzoesäure) und *Propylgallat* (3,4,5-Trihydroxybenzoesäurepropylester) werden – in Aceton gelöst – dünnschichtchromatographisch untersucht. Auf diese Untersuchung treffen folgende Aussagen zu:

- Propylgallat (*Ester*) hat als weniger polare Substanz auf dem polaren Kieselgel einen höheren R_F-Wert als Gallussäure (*Carbonsäure*).
- Im Laufmittel Toluol/Ethylformiat kann die elektrolytische Dissoziation und damit das Tailing saurer Analyte wie Gallussäure durch Zusatz von 10% Ameisensäure zurückgedrängt werden.
- Sowohl Propylgallat als auch Gallussäure sind aufgrund ihres aromatischen Ringgerüstes auf Kieselgel GF_{254}-Platten durch Lumineszenzminderung bei Bestrahlung mit UV-Licht von λ = 254 nm detektierbar.
- Sowohl Propylgallat als auch Gallussäure lassen sich aufgrund ihrer *ortho*-ständigen phenolischen Hydroxylgruppen (Brenzcatechin-Struktur) mit Eisen(III)-chlorid-Sprühreagenz zu blauen Chelatkomplexen umsetzen.
- Die *Hydroxamsäure-Reaktion* mit Hydroxylaminhydrochlorid-Lösung und Eisen(III)-chlorid verläuft nur bei einem *Ester* wie Propylgallat positiv.

1621 D

Eine Propylgallat-Lösung in 10 mL Aceton enthält 200 mg des Esters (100%). Wenn eine Vergleichslösung in 10 mL Aceton 10 mg Gallussäure enthält, dann ist die Lösung 0,5%ig. Werden bei einer DC-Untersuchung gleiche Mengen beider Lösungen aufgetragen und der Fleck der Propylgallat-Lösung ist kleiner als der Fleck der Gallussäure-Lösung, dann enthält die Propylgallat-Probe nicht mehr als **0,5%** Gallussäure.

1622 B

Die Arzneistoffe *Salicylsäure* (1) und *Diflunisal* (2) sollen mittels DC an einer Normalphase wie Kieselgel F_{254} getrennt werden. Folgende Aussagen treffen zu:
- Beide Substanzen bewirken aufgrund ihrer aromatischen Phenylpartialstruktur eine Lumineszenzminderung bei $\lambda = 254$ nm.
- Der difluorierte Phenylrest im Diflunisal (2) verursacht eine schwächere Retention, so dass für Salicylsäure (1) ein kleinerer R_F-Wert zu erwarten ist als für Diflunisal (2).

1623 D

Die Trennung des Substanzpaares *Hydrocortison/Prednisolon* kann dünnschichtchromatographisch erfolgen unter Verwendung eines polaren Lösungsmittelgemischs wie Dichlormethan/Methanol.

12.3 Papierchromatographie (PC)

1624 D

Auf die **Papierchromatographie** treffen folgende Aussagen zu:
- Die Papierchromatographie gehört zu den planar-chromatographischen Verfahren.
- Die Trennung der Stoffe beruht im Wesentlichen auf ihrem unterschiedlichen *Verteilungsverhalten* zwischen einem Cellulose-Wasser-Komplex als stationäre Phase und einem nur wenig mit Wasser mischbaren Laufmittel als mobile Phase.
- Die Trennung der Stoffe beruht nur zu einem geringen Teil auf Adsorptionsvorgängen.

12.4 Gaschromatographie (GC)

1625 E

In der Gaschromatographie können folgende *Gleichgewichtsvorgänge* ablaufen:
- Adsorption von Stoffen an der Oberfläche der stationären Phase,
- Verteilung von Stoffen zwischen einem Trägergas als mobile und einer Trennflüssigkeit als stationärer Phase,
- Verteilung von Stoffen zwischen einem Trägergas als mobile und einer chemisch gebundenen Phase als stationärer Phase.

1626 E

Zur **Gaschromatographie** (GC) lassen sich folgende Aussagen machen:
- Hochreiner Sauerstoff ist *kein* universell anwendbares, *inertes* Trägergas in der GC.
- Der *Flammenionisationsdetektor* (FID) ist ein Stoffmengendetektor und die registrierten Detektorsignale und somit auch die Peakflächen sind weitgehend unabhängig vom Trägergasstrom (Trägergasvolumen).
- Zur Analyse polarer Substanzen werden üblicherweise polare stationäre Phasen eingesetzt.
- Als stationäre Phase in der Kapillar-GC können substituierte *Polysiloxane* verwendet werden.

1627 C

Eine *Entwicklungskammer* ist ein Gerät in der Planarchromatographie (PC, DC).

1628 C

Ein *Polarisator* ist Bauteil eines Polarimeters.

1629 B 1630 D 1631 E 1632 C

In der Gaschromatographie werden als mobile Phase folgende Stoffe als **Trägergase** eingesetzt:
- Edelgase wie *Helium* oder *Argon*,
- *Stickstoff*, *Kohlendioxid* sowie *Wasserstoff*.

Sauerstoff und Luft werden in der GC nicht als Trägergas sondern als Brenngas/Betriebsgas verwendet.

Acetylen wird *nicht* als Trägergas in der GC verwendet, sondern wird als Brenngas in der Flammenphotometrie eingesetzt.

1633 E

Ethylenglycol [Ethan-1,2-diol] ($HOCH_2$-CH_2OH) ist das Monomer für die Herstellung von *Polyethylenglycolen,* die als stark polare stationäre Phase in der Gaschromatographie Verwendung finden.

1634 D

Als stationäre *Trennflüssigkeit* in der Kapillar-GC werden **Polysiloxane** verwendet.

Die anderen genannten Stoffe (Polystyrole, Cyclodextrine, Cellulosen, Polyurethane) sind keine Flüssigkeiten sondern Feststoffe.

1635 C

Ethylenoxid (Oxiran) ist ein wichtiges Zwischenprodukt zur Herstellung von *Ethylenglycol* ($HOCH_2$-CH_2OH), die zu *Polyethylenglycolen* polymerisieren und als stark polare stationäre Phase in der GC verwendet werden.

1636 B

Polysiloxane wie Polydimethylsiloxan $[(CH_3)_3Si\text{-}O[\text{-}Si(CH_3)_2)\text{-}O]_n\text{-}Si(CH_3)_3]$ sind etwas weniger polar als *Polyethylenglycole* $[H\text{-}[O\text{-}CH_2\text{-}CH_2]_n\text{-}OH]$, so dass die genannten stationären Phasen in folgende Reihe steigender Polarität geordnet werden können: Polydimethylsiloxan < Poly(dimethyl)-(phenyl)siloxan < Poly(cyanopropyl)(phenylmethyl)siloxan < Polyethylenglycol

1637 E

Polyethylenglycole werden in Kapillarsäulen als *stark polare*, flüssige stationäre Phase zur Untersuchung einer Vielzahl von Stoffen *unterschiedlichster Stoffklassen* (Aldehyde, Amine, Fettsäuren und deren Derivate, u.a.m.) genutzt.

1638 E 1639 C

In der Gaschromatographie werden als **Detektoren** eingesetzt: Flammenionisationsdetektor (FID) – Elektroneneinfangdetektor (ECD) – Wärmeleitfähigkeitsdetektor (WLD) und massenselektive Detektoren.

Beim Wärmeleitfähigkeitsdetektor wird der anzuzeigende Stoff chemisch nicht verändert.

Brechzahldetektoren sind universell anwendbare Detektoren in der HPLC. Gemessen wird die Änderung der Brechzahl des Gemischs mobile Phase/Substanz im Vergleich zum reinen Lösungsmittel.

1640 A 1641 D

Über den **Flammenionisationsdetektor** (FID) [**fl**ame **i**onisation **d**etector] lassen sich folgende Aussagen machen:

- Der FID ist ein *massenstromabhängiger* Detektor (*Stoffmengendetektor*). D.h., das Detektorsignal wird umso größer sein, je mehr Substanz pro Zeiteinheit in den Detektor gelangt.
- Das Detektorsignal und somit auch die resultierende Peakfläche sind unabhängig vom Trägergasvolumen mit dem die Substanz vermischt ist.
- Der FID ist gegenüber solchen Substanzen unempfindlich, die entweder nicht verbrennen [N_2, H_2O, H_2SO_4, Edelgase, CO_2, CCl_4] oder bei deren Verbrennung praktisch keine Radikale auftreten [CO, HCN, H_2CO]. Daher sind Stoffe wie Stickstoff oder Helium FID-kompatible Trägergase.

1642 D 1643 B

Über den **Elektroneneinfangdetektor** (ECD) [**e**lectron **c**apture **d**etector] lassen sich folgende Aussagen machen:

- Der Detektor gehört zur Gruppe der radiologischen Detektoren. Gemessen wird die durch ein radioaktives Präparat ausgelöste Ionisation einer Analysensubstanz.
- Im Allgemeinen befindet sich in der Detektorzelle ein *β-Strahler* (^3H, ^{63}Ni) als radioaktive Strahlungsquelle.
- Der ECD zeichnet sich durch eine hohe Empfindlichkeit gegenüber Substanzen mit hoher Elektronenaffinität aus, wie z.B. *halogenierte Kohlenwasserstoffe.*

1644 D

Der **FID** ist gegenüber solchen Substanzen unempfindlich, die entweder nicht verbrennen [N_2, H_2O, H_2SO_4, Edelgase, CO_2, CCl_4] oder bei deren Verbrennung praktisch keine Radikale auftreten [CO, HCN, H_2CO]. Daher sind Stoffe wie Stickstoff oder Helium FID-kompatible Trägergase.

Hat die zu bestimmende Substanz die gleiche Retentionszeit wie das als Lösungsmittel verwendete **Wasser**, so sieht man zwar das Signal der Substanz, doch ist die Proportionalität zwischen Konzentration und Detektorsignal nicht mehr linear.

1645 B

Der **ECD** zeichnet sich durch eine hohe Empfindlichkeit gegenüber Substanzen mit hoher Elektronenaffinität aus, wie z.B. *halogenierte Kohlenwasserstoffe*.

1646 C

In den Kennzeichnungen des abgebildeten **Gaschromatogramms** sind die Bezeichnungen für die Strecken (3) und (4) vertauscht.

Die Strecke (3) bezeichnet man als „*Totzeit*"; diese entspricht der Verweilzeit einer Substanz in der mobilen Phase. Da Luft von der stationären *nicht* adsorbiert wird, wird das entsprechende Signal auch „*Luftpeak*" genannt.

Der Abstand (4) wird „*Halbwertsbreite*" eines Peaks genannt; dieser Abstand spielt bei der quantitativen Auswertung eines Gaschromatogramms eine Rolle.

1647 C

Die Zeit vom Einspritzzeitpunkt bis zum Auftreten des betreffenden Substanzpeaks wird **Gesamtretentionszeit** genannt; sie entspricht der Verweilzeit in der mobilen *und* der stationären Phase.

1648 B

Die Aufenthaltszeit einer Substanz in der stationären Phase wird als **Nettoretentionszeit** bezeichnet.

1649 A

Man kennt zwei Formen der *Peakasymmetrie*:
- **Tailing** (Schwanzbildung) mit einer Abflachung im abfallenden Kurvenast (am Peakende) [siehe Peak 2/I].
- **Leading** mit einer Abflachung im aufsteigenden Kurvenast (am Peakanfang) [siehe Peak 2/II].

1650 E

Ursachen für ein **Tailing** können sein:
- *Totvolumina* (im Aufgabesystem, in der Trennsäule oder im Detektor) sowie Verschmutzungen der Apparatur.
- *Adsorption* von stärker polaren Substanzen an aktiven Oberflächen des Aufgabesystems, aber auch an der stationären Phase.
- Zersetzung der Probe während des chromatographischen Prozesses.

Mesomere Grenzformen sind *fiktive* Strukturen, um den realen, nicht durch eine einzige Lewis-Formel beschreibbaren Molekülzustand abzubilden. Sie können aufgrund ihres fiktiven Charakters *nicht* die Ursache für das Auftreten von Tailingerscheinungen sein.

1651 B

Bei der gaschromatographischen Analyse eines Fettsäuremethylester-Gemischs an einer gepackten Säule mit Macrogoladipat auf einem Träger kann eine *Erhöhung der Zahl der Trennstufen* bei definierter Säulenlänge dadurch erreicht werden, dass man die Dicke des Films der stationären Phase mindert (geringe Beladung vorausgesetzt). Die Minderung der Dicke des Films führt zu einer Vergrößerung der Oberfläche, wodurch zwischen stationärer und mobiler Phase mehr Verteilungsvorgänge stattfinden können.

Die Vergrößerung des Durchmessers der Teilchen des Trägermaterials sowie der Ersatz von kugelförmigem (sphärischem) durch ein unregelmäßig geformtes Trägermaterial führt zu einer *Erniedrigung der Zahl der Trennstufen*, weil aufgrund der geringeren Oberfläche weniger Verteilungsprozesse zwischen stationärer und mobiler Phase bei gegebener Säulenlänge ablaufen können.

1652 E 1653 E

Die **Gesamtretentionszeit** einer Substanz wird in der GC-Analyse beeinflusst durch die:
- *Temperatur* der Trennsäule; im Allgemeinen führt eine Temperaturerhöhung zu einer Verkürzung der Retentionszeit.
- *Strömungsgeschwindigkeit* des Trägergases.
- *Polarität* (Lipophilie) von Prüfsubstanz *und* stationärer Phase.

Art und Empfindlichkeit des verwendeten Detektors haben keinen Einfluss auf die Retentionszeit, da zum Zeitpunkt der Detektion der Trennprozess an der stationären Phase schon abgeschlossen ist.

1654 B

In der Gaschromatographie ergibt sich die **Nettoretentionszeit** (t_r) einer Substanz aus der *Differenz* von *Gesamtretentionszeit* (t_{dr}) und *Totzeit* (t_d). Es gilt: $\mathbf{t_r = t_{dr} - t_d}$

1655 C

Die **Retentionszeit** einer Substanz in der GC-Analyse wird beeinflusst durch die:
- *Temperatur* der Trennsäule; im Allgemeinen führt eine Temperaturerhöhung zu einer Verkürzung der Retentionszeit.
- *Strömungsgeschwindigkeit* des Trägergases.
- *Polarität* von zu untersuchender Substanz *und* stationärer Phase.

Art und Empfindlichkeit des verwendeten Detektors haben keinen Einfluss auf die Retentionszeit.

1656 C

Die *Erhöhung* der *Ofentemperatur* bei einer gaschromatographischen Analyse bewirkt:
- eine Verkürzung von Totzeit und Nettoretentionszeit.
- ein Anwachsen der Peakhöhe und Verkleinerung der Halbwertsbreite des betreffenden Peaks.

1657 E

Erhöht man bei der gaschromatographischen Trennung von Palmitinsäuremethylester und Stearinsäuremethylester die Temperatur so:
- werden die *Retentionszeiten* beider Ester *kürzer*.
- bleiben die *Peakflächen* beider Ester weitgehend *konstant*. Zwar vergrößert sich die Peakhöhe, die Peaks werden aber auch schmaler.

1658 C

Über die *gaschromatographische Trennung* eines Gemischs von **Kohlenwasserstoffen** lassen sich folgende Aussagen machen:
- Die *Totzeit* in einem Gaschromatographen kann durch die Aufenthaltszeit eines Stoffes wie **Methan** bestimmt werden, der von der stationären Phase nicht zurückgehalten wird. Im abgebildeten Gaschromatogramm ist die **Totzeit** mit ($\mathbf{t_m}$) gekennzeichnet und entspricht der Retentionszeit ($\mathbf{t_r}$) für Methan. Der Substanztransport findet nur in der Gasphase statt und *alle Substanzen* halten sich die *gleiche Zeit* in der Gasphase auf.
- Unpolare Stoffe werden von einer unpolaren Flüssigphase in der *Reihenfolge* ihrer *Siedepunkte* (Sdp.) getrennt [*n*-Heptan (Sdp. 98,3 °C), *n*-Octan (Sdp. 125,8 °C), *n*-Nonan (Sdp. 150,6 °C)]. Daher kann es sich bei dem zwischen *n*-Octan und *n*-Nonan registrierten Peak *nicht* um *n*-Heptan handeln, das aufgrund seines Siedepunkts eine kürzere Retentionszeit als *n*-Octan haben müsste.
- Je länger eine Substanz auf der Säule verweilt, desto größer ist der *Kapazitätsfaktor* (k′) [Retentionsfaktor], der wie folgt definiert ist: $\mathbf{k' = (t_r - t_m)/t_m}$
- Bei der *relativen Retention* (α) wird die Retentionszeit einer Substanz auf die Retentionszeit einer Vergleichssubstanz bezogen und nicht auf die Retentionszeit eines zweiten Bestandteils der Analysenprobe.

1659 E

Die Formeln (Definitionen nach Arzneibuch) zur Berechnung von *Symmetriefaktor*, *Auflösung* und *Anzahl* der *theoretischen Böden* sind bei der isothermen Gaschromatographie und der isokratischen Flüssigchromatographie gleich.

1660 B

Der **Symmetriefaktor** (S) muss für jeden einzelnen Peak separat ermittelt werden. Der Symmetriefaktor wird auch als **Tailing-Faktor** bezeichnet.

Kennzeichnet $b_{0,05}$ die Peakbreite bei einem Zwanzigstel (1/20) seiner Höhe und A die Entfernung zwischen der durch das Peakmaximum gezogenen Senkrechten und dem Punkt auf dem aufsteigenden Kurvenast bei einem Zwanzigstel der Peakhöhe, so ergibt sich der Symmetriefaktor zu: $\mathbf{S = b_{0,05}/2 \cdot A}$

Der Wert **S = 1** bedeutet ideale Symmetrie. Ein Peak mit **S < 1** wird Leading-Peak, ein Peak mit **S > 1** wird Tailing-Peak genannt. Für eine optimale Auswertung eines Peaks im Gaschromatogramm sollte der Symmetriefaktor im Bereich liegen von: $\mathbf{0{,}8 \leq S \leq 1{,}2}$

1661 C   1662 A

Die Trennung zweier Substanzpeaks in der Chromatographie kann beurteilt werden durch folgende Kenngrößen: *Auflösung* (R_S) – *Trennfaktor* [Selektivität] (α) – *Peak-Tal-Verhältnis* (p/v)

1663 E   1664 E   1665 C   1666 D   1668 D

Die **Auflösung** (R_S) ist ein Maß für die Güte der chromatographischen Trennung zweier Substanzen a und b. Bezeichnet man mit x die Strecke (Zeit) zwischen den Peakmittelpunkten und mit y_a bzw. y_b die Basisbreite der beiden Peaks (Signale), so kann die Auflösung berechnet werden nach:

$$\mathbf{R_S = 2x/(y_a+y_b)}$$

Kennzeichnet man mit t_{Ra} und t_{Rb} die Retentionszeiten zweier Substanzen a und b in einem Gaschromatogramm [Entfernung (in mm) zwischen dem Einspritzpunkt und den durch die Maxima zweier benachbarter Peaks gezogenen Senkrechten] und bezeichnet man mit $b_{0,5a}$ und $b_{0,5b}$ die Peakbreiten (in mm) in halber Höhe, so berechnet sich die **Auslösung** (R_S) nach:

$$\mathbf{R_S = 1{,}18\ (t_{Rb} - t_{Ra})/(b_{0,5a} + b_{0,5b})}$$

- Aus dieser Gleichung erkennt man, dass die Auflösung zweier Peaks im Chromatogramm abhängt von der *Differenz* der *Retentionszeiten* zweier Substanzen und der *Summe* ihrer *Peakbreiten* in *halber Höhe*. Für eine *Basislinientrennung* ist eine Auflösung von $R_S = 1{,}5$ erforderlich.
- Die chromatographische Auflösung wird vor allem durch folgende Faktoren beeinflusst: Säulentemperatur – Konzentration der Analytlösung – Zusammensetzung der mobilen Phase – Peaktailing
- Bei Peaks mit hohem Symmetriefaktor (S > 1) – gleichbedeutend mit starkem Tailing – kann die Auflösung nicht sicher berechnet werden.

Darüber hinaus existiert für die Auflösung (R_S) eine dritte Definitionsgleichung, nach der R_S vom *Trennfaktor* (α), dem *Retentionsfaktor* (k) und der *Zahl* N *der theoretischen Trennstufen* abhängt. Siehe hierzu Frage Nr. **1668**.

1667 C

Der **Trennfaktor** (α) [*relative Retention*] ist definiert als Verhältnis der Nettoretentionszeiten (t_{r1} und t_{r2}) zweier Substanzen 1 und 2. Es gilt: $\boldsymbol{\alpha = t_{r2}/t_{r1}}$ (mit $t_{r2} > t_{r1}$)

- Je höher der Trennfaktor (α) ist, desto besser ist die Trennung. Daher weist das Chromatogramm mit dem kleinsten Trennfaktor auf eine schlechte Trennung der Komponenten 1 und 2 hin. Die Chromatogramme (1) und (2) besitzen zwar denselben Trennfaktor, jedoch sind die beiden Peaks im Chromatogramm (2) basisliniengetrennt. Daher können die Chromatogramme wie folgt nach *fallender Auflösung* geordnet werden: **(2) > (1) > (3)**

Durch Literaturdaten belegt ergeben sich für die abgebildeten Gaschromatogramme bezüglich Trennfaktor (α), Auflösung (R_S) und Anzahl der theoretischen Böden (n) folgende Werte: (**3**): α = 1,3 / R_S = 0,68 / n = 150 – (**1**): α = 1,8 / R_S = 1,53 / n = 150 – (**2**): α = 1,8 / R_S = 2,80 / n = 500

1668 D

Basis für die Optimierung chromatographischer Trennsysteme ist folgende Definitionsgleichung für die **Auflösung** (R_S):

$$\mathbf{R_S = 0{,}25 \cdot (\alpha\text{-}1/\alpha) \cdot (k/1+k) \cdot \sqrt{N}}$$

- Darin bedeuten α = Trennfaktor, k = Retentionsfaktor und N = Zahl der theoretischen Trennstufen.

Aus dieser Gleichung erkennt man, dass
- sich die Auflösung (R_S) verdoppelt, wenn sich die Trennstufenzahl (N) vervierfacht.
- der Term (k/1+k) vor allem bei Trennungen, die überwiegend auf Adsorptionsvorgängen beruhen, und durch die Polarität der mobilen Phase sowie die Aktivität der stationären Phase beeinflusst werden kann.
- eine optimale Substanztrennung umso besser gelingt, je größer der Trennfaktor (α) ist.

1669 D

Gegeben sind die chromatographischen Daten zweier Substanzen 1 und 2 mit den Retentionszeiten $t_{R1} = 280$ s und $t_{R2} = 300$ s sowie den Halbwertsbreiten der Peaks mit $w_{h1} = 2{,}7$ s und $w_{h2} = 3{,}3$ s. Daraus berechnet sich die Auflösung zu:
$\mathbf{R_S} = 1{,}18\,(t_{R2} - t_{R1})/(w_{h1} + w_{h2}) = 1{,}18\,(300\text{-}280)/(2{,}7+3{,}3) = 1{,}18 \cdot 20/6 = 3{,}9 \approx \mathbf{4}$

1670 B

Das **Signal-Rausch-Verhältnis** beeinflusst die Präzision der Bestimmung. Bezeichnet man mit H die Peakhöhe (Signalhöhe) des betreffenden Bestandteils im Chromatogramm und mit h den Absolutwert der größten Rauschschwankung von der Basislinie, so ist das Signal-Rausch-Verhältnis (S/N) wie folgt definiert: **S/N = 2·H/h**

1671 D

Das **Signal-Rausch-Verhältnis** (S/N) in der Chromatographie ist wie folgt definiert: **S/N = 2H/h.** Darin bedeutet H = Signalhöhe (Peakhöhe) und h charakterisiert den Absolutwert der größten Rauschschwankung.
- Aus den Abbildungen ergeben sich die Zahlenwerte H = 3 cm und h = 1,6 cm. Daraus berechnet sich das Signal-Rausch-Verhältnis zu: **S/N** = 2·3/1,6 = **3,75**

1672 D

Die **Trenneffizienz** (Trennleistung) wird als Bodenzahl (N) angegeben. Es gilt, worin t_R die Gesamtretentionszeit der Substanz und w_h = die Peakbreite in halber Höhe bedeuten: $\mathbf{N = 5{,}54\,(t_R/w_h)^2}$

Der Trennfaktor [relative Retention] (α) ist wie folgt definiert, worin t_{R2} und t_{R1} die Retentionszeiten zweier Peaks bedeuten ($t_{R2} > t_{R1}$): $\boldsymbol{\alpha} = \mathbf{t_{R2}/t_{R1}}$
- Beträgt $\alpha = 1$, so besteht selbst bei der höchsten Bodenzahl keine Möglichkeit mehr, die beiden Substanzen in dem gewählten System zu trennen.

Im Vergleich zu Chromatogramm 1 hat sich bei Chromatogramm 2 der *Trennfaktor* und die *Trenneffizienz* verbessert. Im Chromatogramm 2 hat sich die Retentionszeit des ersten Peaks verkürzt und bei beiden Peaks können nun die Halbwertsbreiten der Signale ermittelt werden.

1673 C

Im Chromatogramm 2 hat sich im Vergleich zu Chromatogramm 1 die *Trenneffizienz* erhöht. Die Retentionszeiten sind gleich geblieben, aber das Trennsystem 2 hat eine höhere Bodenzahl.

1674 D

Im Chromatogramm 2 wurde im Vergleich zu Chromatogramm 1 der *Trennfaktor* verbessert. Die Retentionszeiten unterscheiden sich nun deutlich.

1675 A

Die **quantitative Auswertung** von Gaschromatogrammen beruht auf der Proportionalität zwischen der *Peakfläche* einer Substanz und ihrer *Konzentration*. Die Ermittlung der Peakfläche kann mithilfe von elektronischen Integratoren geschehen.

Darüber hinaus gibt es eine Reihe von *Näherungsverfahren* zur *Flächenauswertung*. Die Fläche eines GC-Signals und damit die Konzentration kann ermittelt werden:

- aus der *Peakhöhe* (H) allein, sofern symmetrische Peaks mit einem Symmetriefaktor (S) zwischen S = 0,8-1,2 und konstante Retentionszeiten vorliegen.
- aus dem Produkt von *Peakhöhe* (H) und *Halbwertsbreite* ($b_{0,5}$) des Peaks [$H \cdot b_{0,5}$] (nur bei symmetrischen Peaks).
- nach dem *Condal-Bosch-Verfahren*, wobei sich die Breite eines Peaks aus dem arithmetischen Mittel der Peakbreiten bei 15% ($b_{0,15}$) und bei 85% ($b_{0,85}$) der Peakhöhe (H) ergibt [$H \cdot 1/2\ (b_{0,15} + b_{0,85})$].
- aus dem Produkt von *Peakhöhe* (H) und *Gesamtretentionszeit* (t_{dr}) [$H \cdot t_{dr}$].

1676 A

Bei der *quantitativen Auswertung* eines *Chromatogramms* kann der Anteil einer oder mehrerer Komponenten im Analysengemisch als prozentuale Anteile bezogen auf die Fläche des Hauptpeaks oder die Gesamtfläche aller Peaks angegeben werden. Man bezeichnet diese Vorgehensweise als **Normalisierung** (Flächennormalisierung, 100%-Methode). Dieses Verfahren wird im Allgemeinen angewandt, wenn keine Kalibriersubstanz verfügbar ist oder die zu *trennenden Substanzen unbekannt* sind.

1677 D

Bei Vorhandensein einer Referenzsubstanz kann die *quantitative Auswertung* eines Gaschromatogramm nach folgender Gleichung vorgenommen werden: $\mathbf{c_x = c_s \cdot (F_x/F_s)}$

- Darin bedeuten: c_x = gesuchte Konzentration; c_s = Konzentration des Standards; F_x = zur Konzentration c_x gehörende Peakfläche; F_s = zur Konzentration c_s gehörende Peakfläche

1678 C 1679 E

Über einen in der GC eingesetzten **internen Standard** lassen sich folgende Aussagen machen:

- Ein interner Standard kann, muss aber nicht den zu untersuchenden Substanzen chemisch ähnlich sein; der interne Standard muss eine andere Retentionszeit besitzen als die zu bestimmenden Substanzen.
- Es handelt sich um eine Referenzsubstanz, die *allen* Probelösungen in *gleicher* Konzentration zugesetzt wird.
- Der Zusatz einer Standardsubstanz dient zur Korrektur der bei der Probeinjektion auftretenden Dosierfehler. Daher muss bei Verwendung eines internen Standards zur Berechnung des Analysenergebnisses das Volumen der eingespritzten Prüflösung *nicht* exakt bekannt sein.
- Der Standard darf in dem zu analysierenden Gemisch *nicht* anwesend sein und darf auch *keine* chemischen Reaktionen mit den einzelnen Komponenten des Analysengemischs eingehen.

1680 B

Die Gaschromatographie ist ein qualitatives und quantitatives Verfahren zur Trennung und Bestimmung von Stoffen, die gasförmig vorliegen oder sich bis etwa 350 °C unzersetzt und quantitativ verdampfen lassen.

Für *Menthol* (2) [Sdp. 212 °C] und *Nicotin* (5) [Sdp. 246 °C] sind gaschromatographische Verfahren beschrieben.

Diclofenac-Kalium (1) zersetzt sich oberhalb 296 °C und *Digitoxin* (4) zersetzt sich bei 256-258 °C, so dass beide Stoffe *nicht* für eine gaschromatographische Bestimmung geeignet sind.

Anmerkung: *Stearylalkohol* (3) wird nach *Ph.Eur.10* gaschromatographisch mit Hilfe des Verfahrens der Normalisierung bestimmt. Die korrekte Lösung der Frage ist im Antwortangebot nicht enthalten.

1681 C

Um in der Gaschromatographie eine stärkere **Verdampfung schwerflüchtiger Stoffe** zu erreichen, kann
- die *Temperatur* im Einspritzblock *erhöht* und/oder
- die zu untersuchende Substanz durch chemische *Derivatisierung verändert* werden.

Lyophilisation (Gefriertrocknung) ist ein Verfahren, um gelöste Stoffe aus ihren Lösungen schonend zu isolieren.

1682 E

Die **Derivatisierung** ist in der Gaschromatographie ein bewährtes Verfahren, um durch chemische Modifizierung Stoffe in leichter verdampfbare Substanzen zu überführen. Neben der Erhöhung der Flüchtigkeit von Substanzen dient die Derivatisierung auch dazu, die Polarität der Substanzen zu verändern und sie z.B. weniger polar zu machen. Darüber hinaus kann durch Derivatisierung die Detektion verbessert werden.

1683 B

Zur Überführung von *langkettigen Fettsäuren* in leichter flüchtige *Fettsäuremethylester* ist **Diazomethan** als *Methylierungmittel* geeignet.

1684 D

In der Gaschromatographie von *Alkoholen* (R-OH) und *Phenolen* (Ar-OH) sind geeignete Methoden zur Derivatisierung:
- die Umsetzung mit Trimethylchlorsilan [$(CH_3)_3SiCl$] unter Bildung von Silylethern

$$R\text{-}OH + (CH_3)_3Si\text{-}Cl \rightarrow R\text{-}O\text{-}Si(CH_3)_3 + HCl$$

- die Acetylierung der HO-Gruppe mit Acetanhydrid [$(CH_3CO)_2O$] unter Bildung von Essigsäureestern

$$R\text{-}OH + (CH_3CO)_2O \rightarrow R\text{-}O\text{-}CO\text{-}CH_3 + CH_3\text{-}COOH$$

- die Methylierung mit Diazomethan [CH_2N_2] unter Bildung von Methylethern

$$Ar\text{-}OH + CH_2N_2 \rightarrow Ar\text{-}O\text{-}CH_3 + N_2$$

Die Bildung von Natriumxanthogenaten [$R\text{-}O\text{-}CS\text{-}S^-Na^+$] durch Reaktion mit Schwefelkohlenkohlenstoff in einer Natriumhydroxid-Lösung oder die Bildung von Phthalsäurehalbestern durch Umsetzung mit Phthalsäureanhydrid sind *keine* geeigneten Methoden Alkohole oder Phenole für die GC-Analyse zu derivatisieren und leichter verdampfbar zu machen.

1685 A

Verteilungsgleichgewichte zwischen stationärer und mobiler Phase sind temperaturabhängig. Daher werden gaschromatographische Trennungen in hohem Maße von Temperaturänderungen beeinflusst. Je niedriger die Temperatur ist, desto länger verbleiben Substanzen in der stationären Phase (auf der Trennsäule) und desto weiter sind die Peakmaxima voneinander entfernt.
- Daher ist die korrekte Erklärung, dass das Chromatogramm 1 bei einer höheren Säulenofentemperatur erhalten wurde als Chromatogramm 2.

1686 A

Eine Quarzglaskapillare vermag die alkoholische Hydroxylgruppe von Cholesterol durch Reaktion mit der Glaswand *nicht* zu silylieren. *Silylether* müssen in einer vorgeschalteten Derivatisierungsreaktion gebildet werden.

1687 D

Das Verfahren der **Headspace-GC** beruht auf dem thermodynamischen Verteilungsgleichgewicht zwischen einer Gasphase und der Probe. Das Verfahren ist vor allem zur Analytik flüchtiger Substanzen in festen Proben wie z.B. in Pulvern geeignet.

- Bei der Head-Space-Probenaufgabe wird die zu analysierende Substanz (das zu analysierende Substanzgemisch) aus dem Dampfraum eines Gefäßes z.B. mit einer gasdichten Spritze entnommen und in den Injektor eingespritzt. Die Analytik ist auch für wässrige Lösungen geeignet (siehe Frage Nr. **1689**).

1688 C

Die GC-Analyse mittels **Headspace-Technik** ist eine geeignete Methode zur Untersuchung von flüchtigen und gasförmigen Substanzen in festen oder nicht-flüchtigen Proben, bei denen störende Matrixeffekte minimiert werden. Ein Beispiel hierfür ist die *Ethanol-Bestimmung* im Blut.

- Bei der Headspace-Analyse wird in einer Probenkammer für ein Substanzgemisch ein abgeschlossener Gasraum erzeugt, in dem sich das Gleichgewicht Flüssigkeit-Dampf einstellen kann. Ein definiertes Volumen der Gasphase wird dann mit dem Trägergas auf die Säule gebracht und analysiert.

1689 A

Ein schwer flüchtiges Arzneistoff-Hydrochlorid ist mit dem flüchtigen Acrylsäuremethylester ($H_2C{=}CH{-}COOCH_3$) verunreinigt, dessen Gehalt auf 250 ppm begrenzt ist. Zur Analyse wird das Hydrochlorid in Wasser gelöst, mit einer definierten Menge des flüchtigen Propan-1-ol versetzt und auf 90 °C erhitzt. Der Dampfraum über der Probenlösung wird mittels Headspace-GC analysiert unter Verwendung eines Flammenionisationsdetektor (FID).

- Es treten im Gaschromatogramm zwei Peaks auf, für **Propan-1-ol** und für **Acrylsäuremethylester**. Zu beachten ist, dass der FID *nicht* auf *Wasser* anspricht.

12.5 Flüssigchromatographie (LC)

1690 C

Die *Radialchromatographie* ist eine Form der *Papierchromatographie*, eine Technik zur Abtrennung gefärbter Substanzen aus Stoffgemischen.

1691 E

Die *micellare elektrokinetische Chromatographie* (MEKC) ist eine Form der *Elektrophorese*. Die MEKC ist zur Trennung von Stoffen in einem elektrischen Feld geeignet unter gleichzeitiger Verteilung ungeladener Moleküle zwischen *Micellen* und wässriger Phase.

1692 B 1693 D

An die **Elutionsmittel** in der HPLC werden hohe Anforderungen gestellt, damit sie kein Störsignal im Detektor verursachen:
- Schwebstoffe oder feste, unlösliche Verunreinigungen können zu Verstopfungen der Vorsäule führen; sie werden durch Filtration über eine engporige Glas-Fritte entfernt.
- Gase wie Luft (N_2, O_2) im Elutionsmittel können bei Druckentlastung in der Pumpe oder in der Detektorzelle zu *Gasblasen* und damit zu Störsignalen führen. Daher werden Elutionsmittel mithilfe von Ultraschall in Verbindung mit vermindertem Druck (Vakuum) entgast oder es wird eine kontinuierliche Inertgasspülung mit Helium in den Vorratsgefäßen durchgeführt.

1694 B 1695 A

Bei der **isokratischen Arbeitsweise** bleibt in der HPLC die Zusammensetzung der mobilen Phase während der Elution konstant.

1696 C

Bei der **Gradientenelution** in der HPLC erfolgt eine kontinuierliche Zudosierung eines Lösungsmittels mit höherer Elutionskraft zur mobilen Phase.

1697 E

Hartparaffin ist ein gereinigtes Gemisch fester, gesättigter Kohlenwasserstoffe, das *nicht* in der Flüssigchromatographie als stationäre Phase verwendet wird.

1698 D

Über die **stationäre Phase** in HPLC-Säulen lassen sich folgende Aussagen machen:
- Die Teilchen können kugelförmig (*sphärisch*) oder unregelmäßig (*gebrochen*) geformt sein.
- Der Teilchendurchmesser beträgt im Allgemeinen weniger als 25 µm. Dabei ist die Trenneffizienz der Säule in der Regel umso höher, je kleiner der Teilchendurchmesser ist.
- „**RP-8**"-Reversed Phase-Teilchen bestehen aus Kieselgel, das mit einem C8-Rest alkyliert ist (Octylsilyl-derivatisiertes Kieselgel).

1699 C

Bei der HPLC führt die Verkleinerung der Partikelgröße der stationären Phase unter Beibehaltung der anderen Parameter in der Regel zur:
- Erhöhung des Säulenrückdrucks (Druckabfalls innerhalb der Säule),
- Erhöhung der Bodenzahl, was gleichbedeutend ist mit einer Verringerung der Halbwertsbreite des Peaks,
- Erniedrigung der Fließgeschwindigkeit der mobilen Phase,
- Erhöhung der Auflösung.

1700 A

In einer HPLC-Säule von hoher Porosität und geringem Druckwiderstand verwendet man als Füllmaterial (stationäre Phase) einen monolithischen Stab, der durch Polymerisation in der Säule erzeugt und anschließend chemisch modifiziert wurde (monolithisches Octadecylsilyl-Kieselgel).

1701 C

Die **Vorsäule** in einer HPLC-Anlage soll dazu beitragen, in der Analysenprobe enthaltene Verunreinigungen zurückzuhalten und dadurch die eigentliche Trennsäule zu schonen.

1702 E

Bei der Reaktion von *L*-Valin mit *o*-Phthaldialdehyd (OPA) und *N*-Isobutyryl-*D*-cystein entsteht ein Isoindol-Derivat mit zwei Chiralitätszentren (durch einen Stern markiert), das UV-spektroskopisch bei 254 nm detektierbar ist.

- Setzt man als Edukt das Racemat *D,L*-Valin ein oder eine *L*-Valin-Charge, die mit *D*-Valin verunreinigt ist, so entsteht ein zweites, diastereomeres Isoindol-Derivat, das sich nur in der Konfiguration eines Chiralitätszentrums unterscheidet. Enantiomere haben in allen Chiralitätszentren die entgegengesetzte Konfiguration.

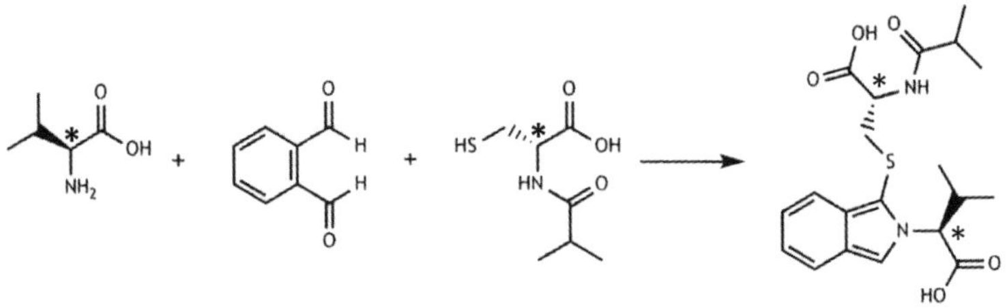

1703 D

Bei unter vergleichbaren isothermen Bedingungen erhaltenem HPLC-Chromatogrammen

- erhält man durch die *Retentionszeit* ähnliche Informationen wie durch den R_F-Wert in der Dünnschichtchromatographie.
- nimmt die *Peakbreite* mit zunehmender Retentionszeit zu und die *Peakhöhe* nimmt mit zunehmender Retentionszeit ab, jedoch ist die *Peakfläche* von der Retentionszeit weitgehend unabhängig.
- ist das Produkt aus Peakhöhe und Gesamtretentionszeit (bei ungenügend getrennten Peaks) proportional der den Peak hervorrufenden Stoffmenge.

1704 E

In der HPLC bewirkt eine Erhöhung der Säulentemperatur eine Verkürzung der Retentionszeiten der Analyte, eine Verringerung der Halbwertsbreiten sowie eine Zunahme der Peakhöhen der Substanzpeaks

1705 E

Bei Zugabe eines **internen Standards** muss dessen Anwesenheit in der Analysenmischung ausgeschlossen sein. Zudem darf der interne Standard keine chemischen Reaktionen mit Komponenten des Analysengemischs eingehen.

1706 E

In der HPLC kann das Phänomen der **Peakverbreiterung** verschiedene Ursachen haben:

- Die Probenmoleküle wandern nicht linear auf dem direkten Weg durch die Trennsäule, sondern legen einen längeren Weg durch eine sogenannte „Zick-Zack-Wanderung“ zurück [Streu-Diffusion oder Eddy-Diffusion].

- Die Probenmoleküle bewegen sich zwischen zwei Säulenpartikel schneller als in deren unmittelbarer Nähe, wodurch eine Strömungsverteilung entsteht.
- Die Probenmoleküle diffundieren in der mobilen Phase, was man als Längsdiffusion bezeichnet.
- Zwischen der mobilen Phase, der stationären Phase und der in den Poren eingeschlossenen, quasi ruhenden mobilen Phase findet ein Stoffaustausch statt.

Fiktive mesomere Grenzstrukturen haben keinen Einfluss auf das Phänomen der Peakverbreiterung.

1707 D

Die HPLC-MS-Kopplungstechnik mit einem ESI-Interface ist unter anderem geeignet zur quantitativen Bestimmung niedermolekularer Arzneistoffe und zum Nachweis von Pestiziden in Arzneidrogen.

- Auch thermisch labile Peptidantibiotika (Penicilline, Gramicidine, Polymyxine, u.a.) können mithilfe von HPLC-Verfahren untersucht werden.

1708 A

Eine der Kenngrößen in einem Chromatogramm zur Beurteilung der Trennung zweier Peaks ist das sogenannte **Peak-Tal-Verhältnis** (p/v). Es ist definiert als: $\mathbf{p/v = h_p/h_v}$.

- Darin bedeuten h_v = Höhe (über der extrapolierten Basislinie) des niedrigsten Punkts *zwischen* beiden Peaks und h_p = Höhe (über der extrapolierten Basislinie) des kleineren Peaks

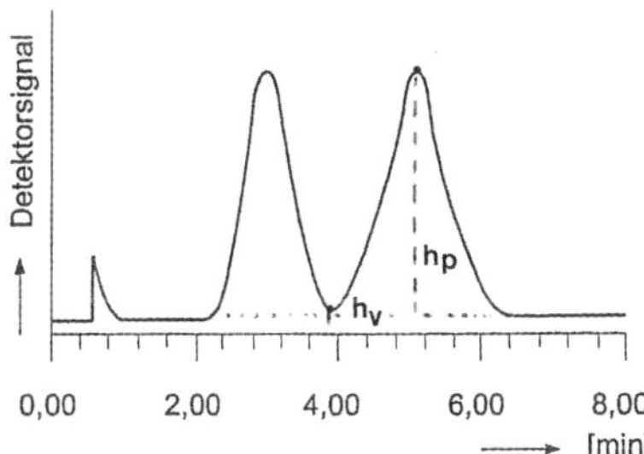

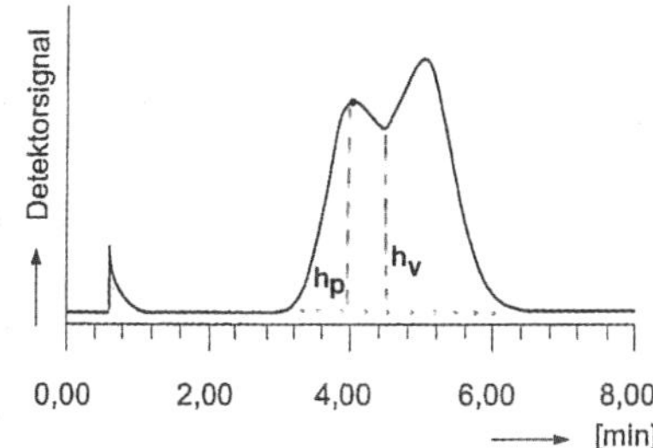

1709 A

Die Zahl (N) der Trennstufen kann berechnet werden mithilfe der Gleichung $\mathbf{N = 16 \cdot (z/y)^2}$, worin z = der Nettoretentionszeit und y = der Basisbreite des betreffenden Peaks entspricht.

- Betrachtet man den Peak bei $t_R \approx 1{,}3$ min als Luftpeak und $t_R \approx 3{,}3$ min, so besitzt der Peak eine Nettoretentionszeit (z) von 2 min und eine Basisbreite (y) von etwa 1 min. Mit diesen Daten ergibt sich eine Trennstufenzahl von: $N \approx 16 \cdot (2/1)^2 \approx 64$.
- Die Trennstufenzahl (N) hat somit den Wert < **500**.

1710 C

Der Verteilungskoeffizient eines Arzneistoffs hängt in der HPLC-Analytik ab von der *Polarität* der mobilen *und* der Polarität der stationären Phase.

Die Kristallstruktur des Arzneistoffs *vor* dem Auflösen und der Dampfdruck der mobilen Phase haben keinen Einfluss auf die Verteilung des Stoffes zwischen stationärer und mobiler Phase.

1711 A

Für eine *Basislinientrennung* zweier mittels HPLC getrennter Substanzen ist eine **Auflösung** R_S > 1,5 erforderlich.

Die Auflösung der Trennung von *Toluen* und 1,3-*Xylen* berechnet sich aus den Gesamtretentionszeiten für Toluen (t_{RT} = 8,0 min) und 1,3-Xylen (t_{RX} = 9,0 min) mit $t_{RT} < t_{RX}$ und den Halbwertsbreiten der Peaks von Toluen ($b_{0,5T}$ = 0,29 min) und 1,3-Xylen ($b_{0,5X}$ = 0,30 min) zu:

$\mathbf{R_S} = 1{,}18\ (t_{RX} - t_{RT}) / (b_{0,5X} + b_{0,5T}) = 1{,}18\ (9{,}0 - 8{,}0)/(0{,}30 + 0{,}29) = 1{,}18 \cdot (1{,}0/0{,}59) = \mathbf{2{,}0}$

– Somit wurde eine Basislinientrennung erreicht.

1712 E

Die theoretischen **Bodenzahl** (N) und die theoretische **Bodenhöhe** (H) können zur Beurteilung der Effizienz einer Trennsäule herangezogen werden.

Die Anzahl der theoretischen Trennstufen (N) berechnet sich nach: $N = 5{,}54 \cdot (t_R/W_h)^2$, worin t_R = Retentionszeit und W_h = Halbwertsbreite des Peaks bedeuten.

Die Trennstufenzahl für 1,3-Xylen wurde im Aufgabentext berechnet ($N_{1,3\text{-Xylen}} \approx 4986$). Für Toluen ergibt sich theoretische Bodenzahl aus den aufgelisteten Daten zu:

$N_{Toluen} = 5{,}54 \cdot (8{,}0\ \text{min}/0{,}20\ \text{min})^2 \approx 4217$. Somit gilt: $\mathbf{N_{1,3\text{-Xylen}} > N_{Toluen}}$

Die theoretisch Bodenhöhe (H) berechnet sich aus der Säulenlänge (L) und der theoretischen Bodenzahl (N) wie folgt: H = L/N

– Mit der Säulenlänge L = 125 mm beträgt die theoretischen Bodenhöhe für 1,3-Xylen:

$\mathbf{H_{1,3\text{-Xylen}}} = 125\ \text{mm}/\ 4986 \approx \mathbf{25\ \mu m}$

1713 C

Der **Trennfaktor** (α) ist definiert als Quotient der Retentionsfaktoren (k) der beiden betrachteten Stoffe (Toluen und 1,3-Xylen): $\boldsymbol{\alpha} = k_2/k_1 = k_{Xylen}/k_{Toluen} = 3{,}6/3{,}0 = \mathbf{1{,}2}$

1714 B **1715** C

Der **Kapazitätsfaktor** (k) ist definiert als Quotient der Nettoretentionszeit (t_r) der betreffenden Substanz und der Totzeit (t_d): $\mathbf{k = t_r/t_d}$

Die Totzeit des Systems beträgt t_d = 2,0 min. Die Gesamtretentionszeit für *Toluen* beträgt 8,0 min, wodurch Toluen in diesem System eine Nettoretentionszeit von t_r = 6 min hat.

– Daraus ergibt sich: $\mathbf{k_{Toluen}} = 6{,}0/2{,}0 = \mathbf{3{,}0}$

Die Gesamtretentionszeit für 1,3-*Xylen* in diesem System beträgt 9,2 min, so dass sich daraus eine Nettoretentionszeit von t_r = 7,2 min ergibt.

– Daraus berechnet sich ein Kapazitätsfaktor von: $\mathbf{k_{Xylen}} = 7{,}2/2{,}0 = \mathbf{3{,}6}$

1716 D

Der Peak mit der höchsten Retentionszeit hat eine Gesamtretentionszeit von etwa 7,3 min. Die Totzeit des Systems beträgt t_d = 0,6 min. Dieser Peak besitzt deshalb eine Nettoretentionszeit von $t_r \approx 6{,}7$ min. Daraus berechnet sich der Retentionsfaktor (k) [früher Kapazitätsfaktor] zu:

k = tr/td = 6,7/0,6 ≈ 11,1.

– Daher kommt der angegebene Zahlenwert von **12** (Antwort D) dem berechneten Wert am nächsten und ist die korrekte Lösung.

1717 D

Bei der HPLC-Analyse eines Arzneistoffs mit einem Absorptionsmaximum bei λ_{max} = 232 und einem UV-Detektor kann aufgrund der Grenzwellenlänge von λ = 290 nm für *Toluol* (Toluen) dieses als Komponente der mobilen Phase *nicht* verwendet werden.

1718 D

Bei der HPLC-Analyse eines Arzneistoffs unter Verwendung eines Festwellenlängendetektors bei einer Wellenlänge von $\lambda = 240$ nm kann aufgrund der Grenzwellenlänge $\lambda = 330$ nm *Aceton* als Komponente der mobilen Phase *nicht* verwendet werden.

1719 E

Photometrie, *Fluorimetrie*, *Refraktometrie* und *Amperometrie* sind Detektionsverfahren, die in HPLC-Geräten gebräuchlich sind.

1720 B

Ein *Flammenionisationsdetektor* wird in der Gaschromatographie verwendet und *nicht* in einem HPLC-Gerät.

1721 D

Ein *Differentialrefraktometer* kann als Detektor in der Hochdruckflüssigchromatographie (HPLC) eingesetzt werden.

1722 C

Zu einem **Photodiodenarray-Detektor** (PDA-Detektor) in der HPLC lassen sich folgende Aussagen machen:

- Die handelsüblichen PDA-Detektoren arbeiten mit mehreren hundert nebeneinander aufgereihten Photodioden, von denen jede einzelne einen bestimmten Spektralbereich zwischen 200-800 nm misst.
- Die Aufnahme eines UV-Vis-Spektrums dauert nur etwa 0,05 Sekunden und zur Verbesserung des Signal-Rausch-Verhältnisses (S/N) können viele Spektren in einem Rechner aufaddiert werden.
- Eine Photodiode absorbiert auftreffende Strahlung, die in einen Strom umgewandelt wird. Die Photodiode ist also *keine* Lichtquelle, die Strahlung emittiert.
- Vorteil der PDA-Detektoren ist, dass die Peaksignale in einem Chromatogramm nicht nur aufgrund ihrer Retentionszeiten sondern auch anhand ihres UV-Vis-Spektrums identifiziert werden. Daher kann das HPLC-Signal zur Reinheitskontrolle (Peak-Reinheit) aufgrund des registrierten UV-Vis-Spektrums herangezogen werden.

1723 C

Die Mikrodurchflusszelle (C) zeigt das günstigste *Verhältnis* von *Lichtweg* zu *Füllvolumen*. Hier ist der Lichtweg (Lichtquelle→Detektor) am längsten.

1724 D 1725 A

Die gezeigte Anordnung ist als amperometrische Dünnschicht-Durchflusszelle geeignet. Bei der Amperometrie misst man eine Stromänderung bei konstanter Spannung durch elektrochemisch oxidierbare bzw. reduzierbare Substanzen.

- Daher sind mit dieser Anordnung *ortho*-diphenolische Verbindungen wie Adrenalin (Brenzcatechin-Derivate) oxidativ detektierbar und Nitroaromaten können reduktiv detektiert werden. Die Oxidation der Brenzcatechin-Struktur führt zu einem *ortho*-Chinon-Derivat.

1726 B **1727** D

Bei einer HPLC-Analyse unter Verwendung eines UV-Detektors kann sich eine Änderung der Detektionswellenlänge auswirken auf

- das *Signal-Rausch-Verhältnis*, die *Bestimmungsgrenze,* die *Detektionsgrenze* und die *Empfindlichkeit* des Verfahrens.

Die Änderung der Detektionswellenlänge hat *keinen* Einfluss auf die Retentionszeit einer Substanz sowie auf den Kapazitätsfaktor, dessen Berechnung auf Retentionsdaten beruht.

1728 D

Bei der HPLC-Analyse des Arzneistoffs **Diclofenac-Natrium** unter Verwendung einer *Photodiodenarray-Detektion* wurden drei Signale bei einer Retentionszeit von 10,7 min erhalten. Das resultiert daraus, dass bei *drei verschiedenen Wellenlängen* (z.B. 220 nm, 254 nm und 272 nm) detektiert wurde und die Substanz bei diesen drei Wellenlängen unterschiedliche Absorptionskoeffizienten besitzt.

1729 C **1730** B

Ein Steroidgemisch aus **Estradiol** (λ_{max} = 280 nm) und **Testosteronpropionat** (λ_{max} = 241 nm) wird chromatographisch analysiert. Die unterschiedlichen Peakhöhen bei denselben Retentionszeiten für beide Steroide deuten darauf hin, dass die Vermessung ein und derselben Analysenprobe mit Detektion bei zwei unterschiedlichen Wellenlängen erfolgte.

- Chromatogramm 1 wurde bei 240 nm aufgenommen, der Wellenlänge, bei der das Absorptionsmaximum der En-on-Struktur im Ring A des Testosteronpropionats liegt.
- Chromatogramm 2 wurde bei 280 nm aufgenommen, der Wellenlänge, bei der das Absorptionsmaximum für die phenolische Ringstruktur des Estradiols liegt.

1731 E

Die **Kieselgel**-Oberfläche enthält bei pH = 6-7 isolierte Silanolgruppen (R_3**Si-OH**), bei pH = 4-5 geminale und bei pH = 2-3 durch Wasserstoffbrücken assoziierte vicinale Silanolgruppen. Bei pH-Werten oberhalb pH = 3 liegen auch zunehmend dissoziierte Si-O^--Gruppen vor. Genereller *Nachteil* aller Kieselgele ist ihre *geringe Alkalistabilität.*

1732 B **1733** B **1734** E **1735** E

Kieselgel ist eine wichtige, aber nicht die einzige stationäre Phase in der Normalphasenchromatographie.

Mit *Cyanopropyl-Gruppen* (R-$CH_2CH_2CH_2CN$) derivatisiertes Kieselgel kann sowohl in der Normalphasenchromatographie als auch in der Umkehrphasenchromatographie als stationäre Phase eingesetzt werden.

Octadecylsilyl-derivatisiertes Kieselgel (RP-18-Phase) ist ein typisches hydrophobes Reversed Phase-Material für die Umkehrphasenchromatographie.

In der Normalphasenchromatographie besitzt die *stationäre Phase* eine *höhere Polarität* als die mobile Phase. Dadurch werden unpolare Stoffe weniger stark zurückgehalten als polare Stoffe. Die lipophileren Bestandteile eines Stoffgemischs werden also zuerst eluiert.

In der Normalphasenchromatographie können organische Lösungsmittel wie *n*-Hexan und Methanol, Isopropanol (Propan-2-ol) oder Ethylacetat (Essigsäureethylester) als Komponenten in der mobilen Phase eingesetzt werden.

Im Allgemeinen verwendet man in der Normalphasenchromatographie häufig *Lösungsmittelgemische* geringer Polarität, während bei Umkehrphasen wässrige mobile Phasen mit oder ohne Zusatz organischer Lösungsmittel als lipophile Komponente eingesetzt werden.

Die Flüssigchromatographie an Normalphasen wie an Umkehrphasen kann mit *massenselektiven Detektoren* gekoppelt werden (HPLC-MS-Geräte).

1736 D

Bei der HPLC-Analyse eines Arzneistoffs unter Verwendung eines Festwellenlängendetektors bei einer Wellenlänge von $\lambda = 240$ nm kann aufgrund der Grenzwellenlänge $\lambda = 330$ nm *Aceton* als Komponente der mobilen Phase *nicht* verwendet werden.

1737 C

Die genannten Lösungsmittel können in folgende **eluotrope Reihe** nach *steigender Elutionskraft* an einer *Normalphase* geordnet werden: *n*-Hexan < Cyclohexan < Toluen < Dichlormethan < Acetonitril < Methanol

1738 A

Aus der Abbildung und der Beschreibung kann *nur* gefolgert werden, dass Substanz A eine größere Affinität zu Kieselgel hat als Substanz B, sodass Substanz A *erst* nach Substanz B eluiert wird.

Würde man im Elutionsmittelgemisch [Dichlormethan/Methanol (95:5)] den Methanol-Anteil erhöhen, würde die Polarität des Elutionsgemischs ansteigen und die Verweildauer der Substanzen A und B würde deutlich kürzer werden. Die Reihenfolge der Elution (B vor A) würde sich jedoch *nicht* ändern, da deren Polarität nicht verändert wird.

Um Trenneffekte zu verbessern, kann man während der Chromatographie den Anteil an polarer Komponente im Elutionsgemisch auch kontinuierlich steigern (*Gradientenelution*).

1739 A

Die folgenden Verbindungsklassen können an einer Normalphase nach steigender Retentionszeit (längerer Verweilzeit in der stationären Phase) geordnet werden: aromatische Kohlenwasserstoffe < Ether < Aldehyde < Sulfone < Carbonsäuren

1740 E

In der *Normalphasenchromatographie* an Kieselgel werden unpolare Stoffe früher eluiert als polare Stoffe. Aufgrund der Zunahme der Polarität mit zunehmender Zahl der Hydroxylgruppen ergibt sich für die genannten **Phenole** folgende Reihe steigender Retentionszeit (längerer Verweilzeit): *m*-Kresol (4) < Phenol (1) < Brenzcatechin (2) < Phloroglucin (3)

1741 A

Zum Einfluss von Strukturelementen eines Moleküls auf das Retentionsverhalten dieses Moleküls in SC- und DC-Verfahren kann abgeschätzt werden, dass eine polare Nitrogruppe an einem aromatischen Molekülgerüst zu einer stärkeren Retention (längeren Verweilzeit in der stationären Phase) führt als ein Fluorsubstituent.

1742 D

In der Flüssigchromatographie versteht man unter **Umkehrphasenchromatographie** die Trennung von Stoffen an stationären Phasen, die mit lipophilen, langkettigen Kohlenwasserstoffen chemisch modifiziert wurden.

1743 C

Auf die **Umkehrphasenchromatographie** treffen folgende Aussagen zu:

- Die mobile Phase ist stets polarer als die stationäre Phase.
- Cyanopropyl-derivatisiertes oder Octadecylsilyl-derivatisiertes Kieselgel können als stationäre Phasen eingesetzt werden.

- In der Umkehrphasenchromatographie werden meistens mit Wasser mischbare organische Elutionsmittel verwendet wie Wasser-Methanol- oder Wasser-Acetonitril-Gemische. Methanol und Acetonitril stellen hierbei den lipophilen Anteil dar, obwohl sie in einer eluotropen Reihe als polare Lösungsmittel einzustufen sind.
- Die Umkehrphasenchromatographie ist zur Kopplung mit der Massenspektrometrie in Form von massenselektiven Detektoren geeignet.

1744 C

Cyanopropyl-derivatisiertes Kieselgel kann sowohl in der Normalphasen- als auch in der Umkehrphasenchromatographie als stationäre Phase verwendet werden.

1745 B

Cyanopropyl-derivatisiertes oder Octadecylsilyl-derivatisiertes Kieselgel können als stationäre Phasen in der Umkehrphasenchromatographie eingesetzt werden.

Kieselgel wird als stationäre Phase in der Normalphasenchromatographie verwendet und Polysiloxane dienen als Trennflüssigkeiten in der Gaschromatographie.

1746 C

Bei der Herstellung von Reversed Phase-Materialien wird die ursprünglich polare Oberfläche, wie zum Beispiel die Silanolgruppen des Kieselgels, durch *Alkylchlorsilane* **[(Alkyl)$_2$SiCl$_2$]** hydrophobiert.

1747 C

Nach wiederholter Nutzung einer RP-18-HPLC-Trennsäule wird deren Güte mit *Toluen* als *Testsubstanz* überprüft. Ergibt sich in diesem Test mit identischen chromatatographischen Bedingungen eine *unveränderte Bodenzahl*, so ist dies ein Indiz für eine unverminderte Packungsqualität des RP-18-Säulenmaterials.

- Trotz dieses Testergebnis wurden anschließend bei der Trennung eines Amingemischs stärker *asymmetrische Peaks* registriert. Eine mögliche Ursache hierfür könnte eine *zunehmende Dichte* von polaren, freien Silanolgruppen sein.

1748 C

Die Beschriftung „**RP-18**" auf einer HPLC-Säule bedeutet *octadecylsilyliertes Kieselgel* als stationäre Phase.

1749 C

Bei Verwendung von octadecylsilyliertem Kieselgel als stationäre Phase in HPLC-Analysen kann man durch *Nachsilanisieren* verbliebener Silanolgruppen (R_3Si-OH) das *Tailing* von basischen Arzneistoffen minimieren.

1750 D

Tailing-Effekte, die häufig von freien Silanolgruppen (SiOH-Gruppen) herrühren, können durch *Nachsilanisieren* mit Trimethylchlorsilan [$(CH_3)_3$Si-Cl] blockiert werden. Dieses als **Endcapping** bezeichnete Verfahren führt zu einer stark lipophilen stationären Phase, die praktisch *keine polaren Eigenschaften* mehr hat.

1751 A

Folgende Aussagen zur **Umkehrphasenchromatographie** treffen zu:
- Bei der RP-Chromatographie nimmt die Elutionsstärke bei steigender Polarität ab. Somit hat Wasser eine niedrigere Elutionsstärke als Methanol.
- Bei der RP-Chromatographie beginnt man im Allgemeinen mit einem Elutionsmittel(gemisch) mit hohem Anteil an wässriger Phase (Puffer) und steigert während der Trennung allmählich den Anteil der lipophilen Komponente wie Methanol oder Acetonitril. Dadurch verkürzen sich die Retentionszeiten der Analyte.
- Cyclopropyl-derivatisiertes Kieselgel kann als stationäre Phase verwendet werden.

1752 D 1753 B

In der Umkehrphasenchromatographie dreht sich die Elutionsreihenfolge im Vergleich zur Chromatographie an einer polaren Phase um. D.h., die polarste Verbindung besitzt die kürzeste, die am wenigsten polare Verbindung die längste Retentionszeit. Daher lassen sich die genannten **Phenole** in folgende Reihe steigender Retentionszeit an einem RP-18-Material ordnen: Phloroglucin (3) < Brenzcatechin (2) < Phenol (1) < *m*-Kresol (4)
- Aus den genannten Gründen ergibt sich bei den aufgelisteten Anilin-Derivaten an einer RP-8-Phase folgende Elutionsreihenfolge: *p*-Aminophenol (4) < Paracetamol (1) < Acetanilid (3) < *p*-Chloracetanilid (2)

1754 E

Entsprechend ihrer Polarität ergibt sich an einer C-18-Umkehrphase mit einem polaren Elutionsmittel folgende Elutionsreihenfolge der genannten Arzneistoffe: Acetylsalicylsäure (3) < Paracetamol (2) < Coffein (1)

1755 A

Unter Verwendung einer **RP-18-Phase** und einem Methanol-Wasser-Gemisch als mobiler Phase werden die genannten Verbindungen in folgender Reihenfolge eluiert: Natriumbenzoat < Paracetamol < Coffein
- Zur Elution des salzartigen Natriumbenzoats von einer C-18-Umkehrphase ist kein Zusatz eines Ionenpaarbildners wie Natriumoctylsulfonat erforderlich.
- An einer unmodifizierten Kieselgelsäule (Normalphase) werden die genannten Substanzen in folgender Reihenfolge eluiert: Coffein < Paracetamol < Natriumbenzoat

1756 D

Der chirale Arzneistoff **Ethambutol** und sein möglicherweise als Verunreinigung vorliegendes Enantiomer werden durch Vorsäulenderivatisierung mit dem *chiralen* (*R*)-(+)-α-Methylbenzylisocyanat in *diastereomere Urethane* umgewandelt, die an einer achiralen stationären Phase getrennt werden können (*indirekte Enantiomerentrennung*).

1757 C

Zur Trennung der Steroide *Hydrocortison* und *Hydrocortisonacetat* ist am besten die Hochleistungsflüssigchromatographie (HPLC) unter Verwendung eines Gemischs Wasser/Methanol als Elutionsmittel geeignet.
- Ionenchromatographie (es liegen keine Salze vor), Größenausschlusschromatographie (nahezu gleiche Molmasse, kleine Moleküle), Gaschromatographie (schwer flüchtige Verbindungen) und Kapillarzonenelektrophorese sind nicht oder weniger gut zur Trennung dieses Substanzpaares geeignet.

1758 E

Der Analyt (2) [4-*Propyl*benzylamin] hat einen größeren hydrophoben Molekülteil als Analyt 1 [4-*Methyl*benzylamin]. Daher wird Analyt 2 stärker an einer RP-Phase zurückgehalten als Analytik 1.
- Im stark sauren Milieu würde beide Substanzen protoniert vorliegt, was dann das Verhalten beider Verbindungen dominiert und indirekt die Unterschiede in den hydrophoben Eigenschaften verringert.

1759 D

Zur *Enantiomerentrennung* kleiner organischer Moleküle sind geeignet: Hochleistungsflüssigchromatographie – Gaschromatographie – Dünnschichtchromatographie

Die Polarimetrie ist *keine* Methode zur Trennung von Enantiomeren.

1760 D

Die **chromatographische Enantiomerentrennung** kann beruhen auf der:
- Bildung diastereomerer Komplexe zwischen den Enantiomeren und einer chiralen stationären Phase,
- Bildung diastereomerer Komplexe zwischen den Enantiomeren und einer chiralen Komponente der mobilen Phase.

Enantiomere werden an einem unbehandelten Kieselgel *nicht* unterschiedlich stark adsorbiert.

1761 A

Bei der Enantiomerentrennung mittels HPLC können stationäre Phasen zum Einsatz kommen, die durch *kovalent verankerte* Proteine oder Peptide modifiziert sind, die als *chirale Selektoren* fungieren.

1762 D

Bei der **direkten Enantiomerentrennung** erfolgt die Trennung eines racemischen Gemischs durch Chromatographie an einer *chiralen Phase*.

Bei der **indirekten Enantiomerentrennung** wird das racemische Gemisch mit einem chiralen, enantiomerenreinen Derivatisierungsreagenz umgesetzt, wodurch Diastereomere als Reaktionsprodukte entstehen, die sich durch Chromatographie an achiralen stationären Phasen trennen lassen.
- Bei der Derivatisierung im Rahmen einer indirekten Enantiomerentrennung nutzt man die Reaktivität funktioneller Gruppen im zu bestimmenden Stoff aus.
- Zur Erhöhung der Nachweisselektivität kann das Derivatisierungsreagenz einen Fluorophor besitzen, der die Reaktionsprodukte zur Fluoreszenz befähigt.

1763 E

(*R*)-(-)-(1-Naphthyl)-ethylisocyanat kann als *Derivatisierungsreagenz* zur chromatographischen Enantiomerentrennung racemischer Alkohole (R-OH), Thiole (R-SH), primärer ($R\text{-}NH_2$) und sekundärer (R_2NH) Amine eingesetzt werden Hierbei läuft folgende Reaktion ab:

$$\text{Ar-N=C=O} + \text{R-X-H} \rightarrow \text{Ar-NH-CO-X-R}\ [\text{X} = \text{O, S, NH, NR}]$$

1764 D

Zur *Derivatisierung* racemischer Gemische von primären Aminen ($R^1R^2R^3C\text{-}NH_2$) können chirale, enantiomerenreine Säurechloride (R-COCl) [A], Chlorkohlensäureester (RO-COCl) [B], Isocyanate (R-N=C=O) [C] und Isothiocyanate (R-N=C=S) [E] eingesetzt werden. Als Reaktionsprodukte ergeben sich diastereomere Amide, Harnstoff- und Thioharnstoff-Derivate.

Ein chiraler Alkohol ($R^1R^2HC\text{-}OH$) [D] kann *nicht* zur direkten Derivatisierung primärer Amine verwendet werden.

1765 E

Die *Racemattrennung* des sauren Arzneistoffs **Ibuprofen** kann erfolgen durch:
- fraktionierte Kristallisation der diastereomeren Salze durch Salzbildung von Ibuprofen mit enantiomerenreinem (*R*)-1-Phenylethylamin *oder* (*S*)-1-Phenylethylamin.
- HPLC unter Verwendung chiraler Phasen von β-Cyclodextrin oder Cellulose-tris(4-methylbenzoat).

1766 E

Die Racemattrennung des *basischen* Arzneistoffs **Fluoxetin** kann prinzipiell erfolgen durch:
- Fraktionierte Kristallisation der mit *L*-(+)-Weinsäure oder mit *D*-(-)-Weinsäure gebildeten diastereomeren Salze.
- HPLC unter Verwendung chiraler Phasen von β-Cyclodextrin oder Cellulose-tris(4-methylbenzoat).

1767 C

Vancomycin, ein Glykopeptid-Antibiotikum, wird als Bestandteil stationärer Phasen in der HPLC verwendet und dient hierbei zu *chiralen Diskriminierung* racemischer Gemische, insbesondere von α-Aminocarbonsäuren.

1768 B

Die HPLC-Trennung von 2 mg eines Gemischs zweier Enantiomerer ergab als Analysenergebnis folgende Zusammensetzung: 1,6 mg Substanz (1) und 0,4 mg Substanz (2). Aus diesen Mengenangaben lassen sich folgende Schlussfolgerungen ziehen: Bei einem Enantiomerenverhältnis von **80:20** (Verhältnis 4:1) beträgt somit der Enantiomerenüberschuss **60%**.

1769 B

Das Gemisch aus den diastereomeren Isomeren von **Granisetronhydrochlorid** kann mittels HPLC an einer achiralen stationären Phase getrennt werden. Aufgrund des aromatischen Elektronensextetts in beiden Verbindungen ist zur Detektion ein UV-Detektor ausreichend.

1770 E

Die **Ausschlusschromatographie** ist als chromatographische Methode zur *Bestimmung* von *Molekülmassen* von Proteinen und Peptiden am besten geeignet.

1771 C 1772 D 1773 A 1774 C

Bei der **Größenausschlusschromatographie** (**s**ize **e**xclusion **c**hromatography) [SEC] handelt es sich um ein chromatographisches Verfahren, bei dem Moleküle aufgrund ihrer *Molekülgröße* (Molmasse) getrennt werden. Größere Moleküle werden zuerst eluiert, weil sie nicht in die Poren eindringen können (*inverser Siebeffekt*) und auf kürzerem Weg die Chromatographiesäule wieder verlassen. Kleinere Moleküle dringen in die Poren ein und werden aufgrund der größeren Laufstrecke verzögert (später) eluiert. Adsorptionsvorgänge an einer stationären Phase spielen bei der SEC nahezu keine Rolle. Das Verfahren eignet sich bevorzugt zur Trennung ungeladener Substanzen.

Aber auch Verbindungen mit identischer molarer Masse können prinzipiell mittels SEC getrennt werden, wenn sie sich in ihrer Größe (*Raumerfüllung*) hinreichend unterscheiden. Daher ist auch die *Hydratisierung* von Molekülen von Bedeutung, da hydratisierte Moleküle eine größere Raumerfüllung besitzen als unhydratisierte Substanzen.

Die sogenannte *Permeationsgrenze* charakterisiert diejenige Molekülgröße, ab der Verbindungen vollständig in die Poren der stationären Phase eindringen.

Bei der *Bestimmung* der *molaren Masse* mittels SEC ist eine *Kalibrierung* mit Standardsubstanzen bekannter Molmasse erforderlich.

Die Methode kann auch zur Bestimmung der relativen Molekülmasse *polymerer Substanzen* (Bestimmung der molekularen Größenverteilung von Polymeren) eingesetzt werden.

1775 B

Der (scheinbare) **Verteilungskoeffizient** (K_D), eine wichtige Kenngröße der Größenausschlusschromatographie, ist wie folgt definiert: $\mathbf{K_D = (V_e - V_o) / (V_t - V_o)}$

- Darin bedeuten: $\mathbf{V_o}$ = das Elutionsvolumen einer nicht permeierenden Substanz, d.h. einer Substanz, die nicht in die Poren eindringt – $\mathbf{V_t}$ = Elutionsvolumen einer total permeierenden Substanz, d.h. einer Substanz die komplett in die Gelporen diffundieren kann – $\mathbf{V_e}$ = Elutionsvolumen der zu prüfenden Substanz.

Somit gilt für das Elutionsvolumen der zu prüfenden Substanz: $\mathbf{V_o \leq V_e \leq V_t}$

Für nicht permeierende (retentierte) Substanzen ist $K_D = 0$, für permeierende Substanzen liegt K_D zwischen 0 und 1.

1776 B

Zur Trennung von *Polyethylenglycol 500* und *Polyethylenglycol 1000* (deutliche Unterschiede in den Molekülmassen) ist die Größenausschlusschromatographie unter Verwendung einer wässrigen Pufferlösung von pH = 5 am besten geeignet.

1777 E

Über die **Ionenpaarchromatographie** lassen sich folgende Aussagen machen:

- Sie kann bei *allen* ionischen (Salzen) bzw. ionisierbaren Verbindungen (Säuren, Basen) durchgeführt werden und beruht auf der Bildung von lipophilen Ionenpaaren, die sich vor allem an *Umkehrphasen* trennen lassen. Das lipophile Ionenpaar hat zur stationären Phase eine höhere Affinität als die Einzelionen. Das Ausmaß der Bildung von Ionenpaaren hängt von der Dielektrizitätszahl des Mediums und der Temperatur des Fließmittels ab. Das Gegenion wird meistens mit dem Elutionsmittel als Additiv zugesetzt.

  [*Probe*-Basenkation]$^+$ + [*Reagenz*-Gegenion]$^-$ → [lipophiles Ionenpaar]

  [*Probe*-Säureanion]$^-$ + [*Reagenz*-Gegenion]$^+$ → [lipophiles Ionenpaar]

- Das Verfahren wird bevorzugt zur Trennung basischer, protonierter Amine angewandt, in dem man zur Ionenpaarbildung dem Elutionsmittel *n*-Alkylsulfonate [Alkyl-$SO_3^-Na^+$] als anionische Gegenionen zusetzt. Bei Verwendung von *n*-Alkylsulfonaten als Ionenpaar-Reagenz für die Trennung protonierter Amine beeinflusst die Kettenlänge des Alkylrestes die Retentionszeit der Analyte. Das Ausmaß der Adsorption (und damit die Retentionszeit) an einer RP-18-Phase steigt mit der Kettenlänge des Alkylrestes. Auch die *n*-Alkylsulfonate werden an die RP-18-Umkehrphase adsorbiert.

1778 A

Zur Trennung des Salzgemischs *Natriumsulfat* (Na_2SO_4) und *Kaliumsulfat* (K_2SO_4) ist die Ionenchromatographie (IC) unter Verwendung einer wässrigen Pufferlösung als mobiler Phase am besten geeignet.

1779 E

Zur **überkritischen Fluidchromatographie** (SFC) [**s**upercritical **f**luid **c**hromatography] lassen sich folgende Aussagen machen:

- Die SFC ist sowohl zu analytischen als auch zu präparativen Zwecken einsetzbar, vor allem für Problemstellungen, für die GC und LC nicht mehr anwendbar sind.
- In der SFC werden Gase wie Kohlendioxid als mobile Phase eingesetzt, die durch einen bestimmten Druck und bei einer bestimmten Temperatur in den überkritischen Zustand versetzt werden und dann die Eigenschaften von Gasen und Flüssigkeiten besitzen.
- Überkritisches Kohlendioxid zeichnet sich durch eine geringe *Viskosität* und somit ein *gasähnliches Diffusionsvermögen* aus, in seinen Löslichkeitseigenschaften ähnelt es aber mehr einer Flüssigkeit.
- Durch seinen unpolaren Charakter ähnelt überkritisches CO_2 in seinen *Eigenschaften* als mobile Phase den unpolaren klassischen Lösungsmitteln der Normalphasenchromatographie wie *n*-Hexan oder *n*-Heptan.
- In Kombination mit geringen Mengen an organischen Lösungsmitteln wie Acetonitril oder Methanol als sogenannte *Modifier*, können in der SFC auch Gradientenelutionen durchgeführt werden.
- Durch Verwendung von CO_2 als Lösungsmittel, das nach der Trennung einfach evaporiert, werden Lösungsmittelabfälle verringert, Energie gespart und die Kosten für die Entsorgung organischer Abfälle minimiert.

13 Thermische Analysenverfahren (TA)

1780 E

Mit den verschiedenen Methoden der **Thermoanalyse** können u.a. folgende Fragestellungen geklärt werden:

- Bestimmung von Kristallwasser,
- Untersuchung von Reaktionsmechanismen nicht-isothermer Prozesse [$\Delta T \neq 0$],
- Aufstellung von Phasendiagrammen (Druck-Temperatur-Diagramme),
- Untersuchung zur Kristallinität von Polymeren,
- Beobachten von Phasenumwandlungen wie z.B. das Schmelzverhalten von Stoffen und insbesondere das Studium von Zersetzungsreaktionen,
- Beobachten von Modifikationsänderungen (Erkennen von Polymorphiephänomenen),
- Bestimmung thermodynamischer Daten wie z.B. die Ermittlung von Enthalpiewerten.

1781 E

Die **Differenzthermoanalyse** (DTA) misst die Temperaturdifferenz zwischen einer Probe und einer Referenzsubstanz, die im gleichen Heizofen einem äußeren Temperaturprogramm ausgesetzt sind. Die gemessene Temperaturdifferenz ist ein Maß für *Enthalpieänderungen* aufgrund exothermer und endothermer Vorgänge in einer Probe.

Mithilfe der DTA können u.a. folgende Sachverhalte und Vorgänge analysiert werden:

- Vorliegen polymorpher Modifikationen,
- Schmelzen von Kristallen bzw. die thermische Zersetzung von Stoffen,
- Beobachten intramolekularer Kondensationen (unter Abspaltung von Wasser),
- Reinheitsbestimmungen (Schmelzpunkterniedrigung durch Verunreinigungen).

1782 C 1783 A 1784 D 1785 D

In der **Thermogravimetrie** werden *Massenänderungen* (Δm) von Substanzen unter einem äußeren Temperaturprogramm untersucht. Graphisch dargestellt wird die Masse der Substanzprobe als Funktion der Temperatur. Einer *Thermogravimetrie-Kurve* (**TG-Kurve**) können nur Temperaturdaten entnommen werden, bei denen Änderungen der Masse erfolgen.

Aus einer **Thermogravimetrie-Kurve** lassen sich somit keine Temperaturangaben über den Schmelzpunkt (Schmelzbereich) einer Substanz ablesen, weil im Allgemeinen mit einem *zersetzungsfreien Schmelzen* keine Massenänderung verbunden ist. Auch die Umwandlung polymorpher Modifikationen oder thermisch induzierte *cis*/*trans*-Isomerisierungen lassen sich *nicht* mithilfe der Thermogravimetrie untersuchen, weil auch hierbei keine Massenänderungen erfolgen.

Beobachten kann man hingegen Prozesse, die mit einer Massenänderung verbunden sind, wie die Aufnahme von Wasser durch hygroskopische Substanzen oder die Abgabe von Wasser (physikalisch gebundenes Wasser oder Kristallwasser) oder bei Decarboxylierungen die Abgabe von Kohlendioxid. Auch Massenänderungen durch oxidative Prozesse mit Luftsauerstoff lassen sich mit der Thermogravimetrie verfolgen.

1786 E

Im Hinblick auf niedrige Bestimmungsgrenzen und eine gute Reproduzierbarkeit ist in der Thermogravimetrie ein Spülen des Ofens unerlässlich. Bezüglich der Spülung des Ofens treffen folgende Aussagen zu:
- Mit dem Spülvorgang werden Zersetzungsprodukte aus dem Ofenraum entfernt.
- Als inertes Spülgas kann Stickstoff eingesetzt werden.
- Zu oxidativen Zersetzungsreaktionen kann Luft oder reiner Sauerstoff eingesetzt werden.

1787 B

Das abgebildete Diagramm [**TG-Kurve** = Masse (m) wird gegen die Temperatur (T) aufgetragen] resultiert aus einer Messung mittels **Thermogravimetrie**.

1788 D

Da in einer thermogravimetrischen Bestimmung sich während des zersetzungsfreien Schmelzens einer Substanz die Masse nicht ändert, erhält man aus der TG-Kurve keine Informationen zum Schmelzverhalten eines Stoffes.

Kupfer(II)-sulfat-Pentahydrat [$CuSO_4 \cdot 5H_2O$] ist bei ca. 120 °C unter dem Masseverlust von zwei H_2O-Molekülen in das Trihydrat [$CuSO_4 \cdot 3H_2O$] übergegangen und liegt ab etwa 180 °C als Kupfer(II)-sulfat-Monohydrat [$CuSO_4 \cdot H_2O$] vor. Ab circa 280 °C liegt wasserfreies Kupfer(II)-sulfat [$CuSO_4$] vor.

Da aus der TG-Kurve ersichtlich ist, dass bis etwa 320 °C kein weiterer Masseverlust eingetreten ist, hat bis zu dieser Temperatur auch *keine* Zersetzung von wasserfreiem Kupfer(II)-sulfat zu Kupfer(II)-oxid [CuO] und Schwefeltrioxid [SO_3] stattgefunden.

1789 B

In 50 mg **Kupfer(II)-sulfat-Pentahydrat** [$CuSO_4 \cdot 5H_2O$] (M_r = 249,67) sind 18 mg Wasser enthalten. Somit entsprechen 3,6 mg Wasser einem H_2O-Molekül.

In der abgebildeten Thermogravimetrie-Kurve (**TG-Kurve**) tritt bei ca. 120 °C ein Masseverlust (Δm) von etwa 7,2 mg ein, was zwei Wassermolekülen entspricht. Das Pentahydrat ist also bei dieser Temperatur in das *Trihydrat* übergegangen.

14 Themenübergreifende Fragen

14.1 Anorganische Substanzen

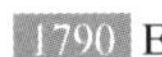 E 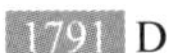 D 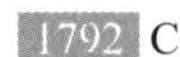 C

Blei(II)-Verbindungen können mit folgenden Methoden quantitativ bestimmt werden:
- *gravimetrisch* als *Blei*(II)-*oxinat* durch Fällung mit 8-Hydroxychinolin (Oxin).
- *chromatometrisch* durch Fällung als *Bleichromat* [$PbCrO_4$] mit einer Kaliumdichromat-Lösung und 2,6-Dichlorphenolindophenol als Indikator.
- *kolorimetrisch* (photometrisch) durch Bildung eines roten Chelatkomplexes mit Dithizon (**Di**phenyl**thio**carbaz**on**)
- *elektrolytisch* durch oxidative, anodische Abscheidung von *Blei*(IV)-*oxid* [PbO_2]
- durch *inverse Voltammetrie* (inverse Polarographie), bei der vor der eigentlichen Bestimmung das Metall elektrolytisch an einer Elektrode abgeschieden wird. Nach Beendigung der Elektrolyse wird zur Blei-Bestimmung durch inversen (umgekehrten) Spannungsvorschub der Auflösungsstrom gemessen.
- mittels Atomabsorptionsspektroskopie (AAS) durch Anregung mit UV-Licht der Wellenlänge λ = 283,3 nm.

Eine gravimetrische Bestimmung von Pb(II) nach Fällung mit überschüssiger Natriumhydroxid-Lösung gelingt *nicht*, weil Blei(II)-hydroxid [$Pb(OH)_2$] *amphoter* ist und als Plumbat [$Pb(OH)_4]^{2-}$ wieder in Lösung geht.

Blei ist flammenphotometrisch bestimmbar, jedoch liegt die charakteristische Emissionslinie bei λ = 368,4 nm im UV-Bereich und ist mit dem Auge nicht zu erkennen. Daher sind Pb(II)-Verbindungen *nicht* durch *Flammenfärbung* bestimmbar.

1793 C

Eisen(II)-Verbindungen lassen sich wie folgt quantitativ bestimmen:
- *oxidimetrisch* mit Kaliumdichromat- ($K_2Cr_2O_7$), Kaliumpermanganat- ($KMnO_4$) oder einer Cer(IV)-Salz-Maßlösung. Fe(II) wird durch die Maßlösungen zu Fe(III) oxidiert.

Eisen(II) kann *nicht* mit Arsen(III)-Salzen wie Natriumarsenit (Na_3AsO_3) zu Fe(III) oxidiert werden. Im Gegensatz zu Eisen(III) bildet Fe(II) keinen gefärbten Komplex mit Thiocyanat-Ionen.

1794 E

Die Bestimmung von **Arsen(III)-oxid** (As_4O_6) kann maßanalytisch erfolgen:
- *oxidimetrisch* mit einer Cer(IV)-Salz- oder einer Kaliumbromat-Maßlösung ($KBrO_3$) bzw. mit einer Iod-Maßlösung (I_2) in Gegenwart von Kaliumhydrogencarbonat ($KHCO_3$). Dabei laufen folgende Reaktionen ab:

$$As_4O_6 + 12\ HO^- \rightarrow 4\ AsO_3^{3-} + 6\ H_2O$$

$$AsO_3^{3-} + 2\ Ce^{4+} + 3\ H_2O \rightarrow AsO_4^{3-} + 2\ Ce^{3+} + 2\ H_3O^+$$

$$3\ AsO_3^{3-} + BrO_3^- \rightarrow 3\ AsO_4^{3-} + Br^-$$

$$AsO_3^{3-} + I_2 + 2\ HCO_3^- \rightarrow AsO_4^{3-} + 2\ I^- + 2\ CO_2\uparrow + H_2O$$

Die alkalimetrische oder acidimetrische Bestimmung von Arsen(III)-Salzen gelingt *nicht*.

1795 D

Eine quantitative Bestimmung von **Zink(II)-Verbindungen** kann erfolgen:
- *komplexometrisch* durch Titration mit Natriumedetat-Maßlösung
- *gravimetrisch* als *Zinksulfid* (ZnS) durch Fällung mit Schwefelwasserstoff (H_2S) aus acetatgepufferter Lösung
- *gravimetrisch* durch Fällung als wasserhaltiges *Zinkammoniumphosphat* [$NH_4ZnPO_4 \cdot 6\ H_2O$] und nach Glühen Auswiegen als *Zinkpyrophosphat* [$Zn_2P_2O_7$].

Die Bestimmung als Zinkhydroxid [$Zn(OH)_2$] aus ammoniakalischer Lösung ist *nicht* möglich, weil Zink(II) unter diesen Bedingungen als Amminkomplex $[Zn(NH_3)_4]^{2+}$ wieder in Lösung geht.

Eine Zink(II)-Salzlösung ergibt mit Quecksilber(II)-chlorid ($HgCl_2$) *keine* analytisch verwertbare Reaktion.

1796 C

Polyole werden in der Regel durch katalytische Hydrierung eines Zuckers in Gegenwart von *Raney-Nickel* hergestellt, dessen Grenzwert im Arzneibuch auf 1 ppm festgelegt ist. Die Reinheitsprüfung erfolgt mithilfe der *Atomabsorptionsspektrometrie* bei einer Wellenlänge von $\lambda = 232$ nm unter Verwendung einer Nickel-Hohlkathoden-Strahlungsquelle und einer Luft-Acetylen-Flamme.

1797 E **1798** C

Die Gehaltsbestimmung von **Ammoniumchlorid** (NH_4Cl) kann erfolgen
- *argentometrisch* nach der Volhard-Methode
- *alkalimetrisch* mit Natriumhydroxid-Maßlösung und Phenolphthalein als Indikator unter vorheriger Zugabe von überschüssigem Formaldehyd (*Formoltitration*). Der dabei freigesetzte Ammoniak (NH_3) wird als *Methenamin* (Urotropin, Hexamethylentetramin) gebunden.
- *acidimetrisch* in wasserfreier Essigsäure mit Perchlorsäure-Maßlösung unter Zusatz von Quecksilber(II)-acetat [$Hg(OOCCH_3)_2$]; erfasst wird das Chlorid-Ion (Cl^-).

Eine Direkttitration des Ammonium-Ions in wässriger Lösung mit einer basischen Maßlösung gegen einen Methylorange-Mischindikator gelingt *nicht*, weil das Ammonium-Ion (NH_4^+) eine zu schwache Säure ist.

1799 C

Borsäure ist in Wasser eine schwache einbasige *Lewis-Säure* ($pK_s = 9{,}14$), die gemäß folgender Gleichung dissoziiert.

$$B(OH)_3 + 2\ H_2O \rightleftharpoons H_3O^+ + [B(OH)_4]^-$$

Durch Umsetzung von Borsäure mit 1,2-Diolen oder mehrwertigen, vicinalen Alkoholen wie Mannitol oder Sorbitol entsteht eine komplexe einbasige Säure ($pK_s \approx$ 5-76,5), die mit NaOH-Maßlösung direkt titriert werden kann.

Bei der Umsetzung von Borsäure mit Methanol in schwefelsaurer Lösung entsteht der *Borsäuretrimethylester* [$B(OCH_3)_3$], der mit *grüner* Flamme brennt.

Orthoborsäure (H_3BO_3) dehydratisiert beim Erhitzen zu *Metaborsäure* (HBO_2).

1800 B

Die Halogenide **Chlorid** (Cl^-) und **Iodid** (I^-) sowie **Sulfid** (S^{2-}) lassen sich simultan bestimmen mittels

- argentometrischer Titration unter Verwendung einer silberselektiven Elektrode,
- Ionenchromatographie.

Die Titrationen mit einer Tetrabutylammoniumhydroxid-Maßlösung (TBAH) dient der Bestimmung schwacher Säuren und die Elektrogravimetrie dient der Bestimmung von Stoffen, die sich kathodisch abscheiden oder anodisch zu einem wägbaren Produkt oxidieren lassen.

1801 A

Die quantitative Bestimmung von **Fluorid-Ionen** (F^-) kann durch Hinzufügen einer überschüssigen Calciumchlorid-Maßlösung und Ausfällen von schwer löslichem Calciumfluorid (CaF_2) erfolgen. Anschließend wird der Überschuss an Ca^{2+}-Ionen komplexometrisch mit Natriumedetat-Maßlösung zurücktitriert.

1802 E

Iodid-Ionen (I^-) lassen sich quantitativ erfassen durch:

- *argentometrische* Titration und Indizierung des Äquivalenzpunktes mit Iod und *iodidfreier* Stärke, weil die Blaufärbung durch die Iod-Stärke-Reaktion die Anwesenheit von Iodid-Ionen erfordert.
- *argentometrische* Titration nach Fajans mit Eosin als Indikator.
- *argentometrische* Titration nach Volhard mit überschüssiger Silbernitrat-Maßlösung und Rücktitration des Ag^+-Überschusses mit Ammoniumthiocyanat-Maßlösung und Fe(III)-Ionen als Indikator.
- *oxidimetrische* Titration mit Kaliumiodat-Lösung und Rücktitration des ausgeschiedenen Iods mit Natriumthiosulfat-Maßlösung gegen Stärke als Indikator.

$$5\,I^- + IO_3^- + 6\,H_3O^+ \rightarrow 3\,I_2 + 9\,H_2O$$

Eine chromatometrische Direkttitration von Iodid-Ionen mit Kaliumdichromat-Maßlösung gegen Diphenylamin als Indikator ist *nicht* möglich, jedoch ist folgende Vorgehensweise durchführbar: Dichromat oxidiert Iodid in saurer Lösung zu elementarem Iod (I_2), das anschließend mit einer Natriumthiosulfat-Maßlösung gegen Stärke als Indikator zurücktitriert wird. Der Chromat-Überschuss wird zuvor durch Zugabe von Ethanol beseitigt.

$$Cr_2O_7^{2-} + 6\,I^- + 14\,H_3O^+ \rightarrow 2\,Cr^{3+} + 3\,I_2 + 21\,H_2O$$

14.2 Organische Substanzen

1803 E

Die UV-Vis- und die IR-Spektroskopie sowie die Massenspektrometrie und ^1H- oder ^{13}C-NMR-Spektroskopie sind geeignete Methoden zur Identifizierung (**Strukturaufklärung**) organischer Stoffe.

Die Biamperometrie ist *keine* geeignete Methode zur Strukturaufklärung organischer Moleküle.

1804 E

Die Formelabbildungen zeigen **(-)-Isomenthol** (linke Formel) und **(+)-Menthol** (rechte Formel). Beide Substanzen sind *diastereomer* zueinander, so dass sie mithilfe *aller* genannten Analysenmethoden unterschieden werden können.

1805 D

Die direkte oder indirekte **Enantiomerentrennung** kann chromatographisch (GC, HPLC) oder elektrophoretisch (CE) erfolgen.

1806 D

Für die Bestimmung **primärer Aminhydrochloride** [$RNH_3^+Cl^-$] sind geeignet:
- die wasserfreie Titration mit Tetrabutylammoniumhydroxid-Maßlösung in DMF als Lösungsmittel, mit der das Kation als schwache Säure erfasst wird. Die direkte Titration des schwach sauren Ammonium-Ions in wässriger Lösung mit NaOH-Maßlösung gelingt *nicht*.
- die Titration mit einer wässrigen Natriumhydroxid-Maßlösung in Ethanol als Lösungsmittel in Form einer *Verdrängungstitration*.
- die Titration mit Natriumhydroxid-Maßlösung nach vorherigem Zusatz von Formaldehyd in Form einer *Formoltitration*.

1807 C

Für die Bestimmung **tertiärer Aminhydrochloride** [$R_3NH^+Cl^-$] sind geeignet:
- die wasserfreie Titration mit Tetrabutylammoniumhydroxid-Maßlösung in DMF als Lösungsmittel, mit der das Kation als schwache Säure erfasst wird. Die direkte Titration des schwach sauren Ammonium-Ions in wässriger Lösung mit NaOH-Maßlösung gelingt *nicht*.
- die Titration mit einer wässrigen Natriumhydroxid-Maßlösung in Ethanol als Lösungsmittel in Form einer *Verdrängungstitration*.

Die Titration mit Natriumhydroxid-Maßlösung nach vorherigem Zusatz von Formaldehyd in Form einer Formoltitration gelingt *nicht* mit tertiären Aminen.

1808 A

Quartäre Ammoniumchloride ($R_4N^+Cl^-$) sind *keine* Brönsted-Säuren, so dass sie *nicht* mit Natriumhydroxid-Maßlösung titriert werden können.

Quartäre Ammoniumchloride lassen sich quantitativ erfassen:
- *argentometrisch* nach Volhard durch Bestimmung des Chlorid-Ions.
- *acidimetrisch* in wasserfreiem Milieu nach Zusatz von Quecksilber(II)-acetat mit Perchlorsäure-Maßlösung, wobei das Chlorid-Ion bestimmt wird.
- *acidimetrisch* nach vorherigem Austausch von Cl^--Ionen gegen HO^--Ionen an einem stark basischen Anionenaustauscher (HO^--Form) und Erfassen des quartären Ammoniumhydroxids ($R_4N^+HO^-$) im Eluat.
- mithilfe des Kjeldahl-Verfahrens aufgrund des Gehalts der Substanzen an Stickstoff.

1809 B 1810 D

4-Aminobenzoesäureethylester (*Benzocain*) kann von **4-Hydroxybenzoesäureethylester** nur mittels *Nitritometrie* unterschieden werden. Nur Anilin-Derivate wie das 4-Aminobenzoat lassen sich mit Natriumnitrit-Lösung diazotieren.

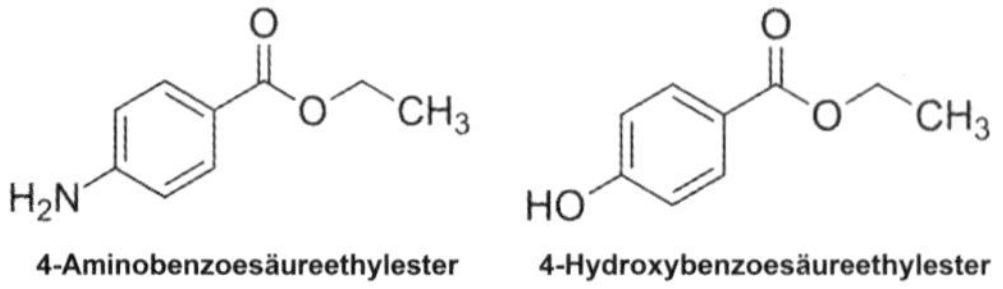

4-Aminobenzoesäureethylester 4-Hydroxybenzoesäureethylester

Die Bromierung des aktivierten Aromaten (Bromometrie nach Koppeschaar), die quantitative Acetylierung der HO-Gruppe oder H_2N-Gruppe (Bestimmung der Hydroxylzahl) bzw. die Hydrolyse der Ethylester-Funktion durch Verseifungstitration ist mit *beiden* Substanzen durchführbar.

Zur Trennung und zum Nachweis beider Ester ist die Dünnschichtchromatographie gut geeignet unter Verwendung eines RP-18-Kieselgels als stationärer Phase.

1811 E

Die Fettsäuren **Ölsäure** [(*Z*)-Octadec-9-ensäure] und **Elaidinsäure** [(*E*)-Octadec-9-ensäure] können – als ***E/Z*-Isomere** – eindeutig unterschieden werden durch die Signale der olefinischen Wasserstoffatome (R^1-C**H**=C**H**-R^2) in ihren ^{1}H-NMR-Spektren.

1812 E

Neutrale **α-Aminocarbonsäuren** (R-$CHNH_2$-COOH) können bestimmt werden:
- aufgrund ihres Ampholytcharakters in wasserfreiem Medium durch Titration mit einer Säure oder durch Titration mit einer Base.
- durch Titration mit Natriumhydroxid-Maßlösung nach vorherigem Zusatz von Formaldehyd (Methode nach Sörensen, Formoltitration).
- durch gasvolumetrische Bestimmung von freigesetztem Stickstoff (N_2) nach Behandeln mit einer Natriumnitrit-Lösung in saurem Medium (van Slyke-Methode)

$$\text{R-CHNH}_2\text{-COOH} + \text{HNO}_2 \rightarrow \text{R-CHOH-COOH} + \text{N}_2\uparrow + \text{H}_2\text{O}$$

Die Rücktitration mit Salzsäure-Maßlösung nach Lösen der Aminosäure in überschüssiger Natriumhydroxid-Maßlösung gelingt *nicht*.

1813 D

Die Proteine **Humaninsulin** [M_r = 5,8 kDa; IEP = 5,3] und **Trastuzumab** [M_r = 145,5 kDa; IEP = 8,45] können getrennt werden durch:
- Flüssigchromatographie (HPLC) an einem geeigneten RP-Träger,
- Größenausschlusschromatographie (SEC) aufgrund ihrer stark unterschiedlichen Molekülmassen [5,8 vs. 145,5 kDa],
- elektrophoretische Verfahren wie der isoelektrischen Fokussierung aufgrund ihrer unterschiedlichen isoelektrischen Punkte [5,3 vs. 8,45] oder durch micellare elektrokinetische Chromatographie [MEKC].

Aufgrund der Schwerflüchtigkeit beider Proteine ist die Gaschromatographie *nicht* geeignet, beide Arzneistoffe zu trennen.

1814 A

Acetylsalicylsäure und die abgebildeten Verunreinigungen können mittels HPLC-Analyse unter Einsatz einer Umkehrphasen-Trennsäule (RP-18-Kieselgel) getrennt und nachgewiesen werden.

Alle gezeigten Verbindungen sind achiral, sodass man sie mittels Polarimetrie ihrer wässrig-ethanolischen Lösungen *nicht* unterscheiden kann.

Alle genannten Verbindungen ergeben bei der Esterverseifung in schwefelsaurer Lösung *Salicylsäure* als Reaktionsprodukt.

1815 C

p-Aminobenzensulfonamid (*Sulfanilamid*) kann prinzipiell bestimmt werden:

- mittels *Diazotitration* (Nitritometrie) mit Natriumnitrit-Maßlösung in saurem Milieu aufgrund der primären aromatischen Aminogruppe (Ar-NH_2). Der Endpunkt wird mithilfe von Farbindikatoren oder biamperometrisch indiziert (siehe auch Frage Nr. **1863**).

$$Ar\text{-}NH_2 + HNO_2 + H_3O^+ \rightarrow Ar\text{-}N{\equiv}N^+ + 3\ H_2O$$

- *bromometrisch* mittels Koppeschaar-Titration als Anilin-Derivat unter Bildung des 3,5-Dibromsubstitutionsproduktes. Dazu wird die Analysenlösung mit Kaliumbromid versetzt und Kaliumbromat-Maßlösung hinzugegeben. Das durch Komproportionierung freigesetzte elementare Brom bromiert den aktivierten Aromaten. Das überschüssige Brom wird durch Zugabe von Kaliumiodid entfernt und das gebildete Iod mit Thiosulfat-Maßlösung gegen Stärke als Indikator zurücktitriert.

$$5\ Br^- + BrO_3^- + 6\ H_3O^+ \rightarrow 3\ Br_2 + 9\ H_2O$$

$$Br_2 + 2\ I^- \rightarrow 2\ Br^- + I_2$$

$$I_2 + 2\ S_2O_3^{2-} \rightarrow 2\ I^- + S_4O_6^{2-}$$

- in *wasserfreiem Milieu* aufgrund der Sulfamoylgruppe (Ar-SO_2-NH_2) als schwach NH-acide Verbindung (pK_s = 10,26) mit Lithiummethanolat-Lösung in Dimethylformamid (DMF).

$$Ar\text{-}SO_2\text{-}NH_2 + CH_3O^- \rightarrow Ar\text{-}SO_2\text{-}NH]^- + CH_3OH$$

- *spektralphotometrisch* aufgrund des disubstituierten Phenyl-Chromophors im UV-Bereich zwischen 250-350 nm.

Die Basizität der primären aromatischen Aminogruppe [Ar-NH_2] (pK_b = 11,70) ist zu gering, um direkt in wässriger Lösung mit einer Salzsäure-Maßlösung gegen Methylrot als Indikator titriert zu werden.

1816 C

Argininhydrochlorid lässt sich prinzipiell titrieren:

- in wasserfreiem Medium in einen Gemisch aus Ameisensäure und wasserfreier Essigsäure mit oder ohne Zusatz von Quecksilber(II)-acetat gegen Naphtholbenzein als Indikator. Es wird unter Erfassung des Chlorid-Ions ein Äquivalent Perchlorsäure-Maßlösung verbraucht.
- in Wasser mit Natriumhydroxid-Maßlösung unter Deprotonierung der Guanidiniumgruppe.

Arginin (*nicht* Argininhydrochlorid!) kann in wässriger Lösung mit Salzsäure-Maßlösung gegen einen Methylrot-Mischindikator titriert werden. Es wird 1 Äquivalent Säure verbraucht.

1817 D   **1818** B   **1819** E   **1820** C   **1821** B   **1822** D

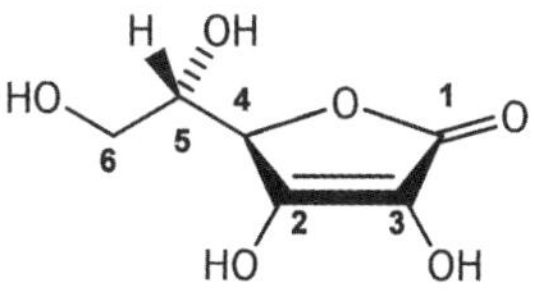

Ascorbinsäure hat folgende Eigenschaften, die zur ihrer Identifizierung und zu ihrer Gehaltsbestimmung herangezogen werden können:

- Ascorbinsäure zeigt in salzsaurer Lösung ein Absorptionsmaximum bei λ_{max} = 243 nm, das dem En-on-Strukturelement (C=C-C=O) zuzuordnen ist.
- Ascorbinsäure besitzt an C-4 und C-5 zwei *Chiralitätszentren*, so dass insgesamt 4 Stereoisomere möglich sind, von denen aber nur die L-(+)-Form voll wirksam ist. Die spezifische Drehung beträgt $[\alpha]_D^{20}$ = +20,5-21,5°.

Kommentare

- Die (C=O)-Valenzschwingung an C-1 findet sich im IR-Spektrum (KBr-Pressling) bei etwa 1680 cm^{-1}.
- Aufgrund der *Endiol-Struktur* (HO-C=C-OH) an C-2 und C-3 besitzt Ascorbinsäure reduzierende Eigenschaften und wird von milden Oxidationsmitteln zu *Dehydroascorbinsäure* dehydriert. Das Redoxpotential (E) ist stark pH-abhängig.
- Ascorbinsäure ist eine *zweibasige* Säure (H-O-acide Strukturen an C-2 und C-3) mit den pK_s-Werten (pK_{s1} = 4,17 und pK_{s2} = 11,57). Als *vinyloge Carbonsäure* ist die HO-Gruppe an C-3 wesentlich stärker sauer als die HO-Gruppe an C-2.
- Aufgrund der stark unterschiedlichen pK_s-Werte wird bei der alkalimetrischen Gehaltsbestimmung in wässriger Lösung mit Natriumhydroxid- oder Kaliumhydroxid-Maßlösung gegen Phenolphthalein unter Verbrauch von 1 Äquivalent Lauge nur die HO-Gruppe an C-3 deprotoniert. Der Lactonring bleibt erhalten. Der Endpunkt der alkalimetrischen Bestimmung kann auch potentiometrisch indiziert werden.
- Des Weiteren kann eine Tetrabutylammoniumhydroxid-Maßlösung (TBAH) als Titrator eingesetzt werden.
- Bei der oxidimetrischen Gehaltsbestimmung mit Iod wird die Endiol-Gruppierung (HO-C=C-OH) an C-2 und C-3 zum 1,2-Diketon (O=C-C=O) dehydriert. Ascorbinsäure wird zur Dehydroascorbinsäure oxidiert, die in der Hydrat-Form vorliegt. Der Endpunkt der iodometrischen Bestimmung wird durch die Blaufärbung des Iod-Stärke-Komplexes angezeigt. Die Endpunktsanzeige kann auch biamperometrisch erfolgen. Iodometrische und alkalimetrische Bestimmung haben die gleiche Empfindlichkeit.

■ Die *oxidimetrische* Bestimmung der Ascorbinsäure ist auch möglich durch Titration mit:

- Kaliumiodat-Maßlösung unter Zusatz von Stärkelösung; überschüssiges Iodat und Iodid komproportionieren zu Iod, das mit Stärkelösung eine Blaufärbung ergibt.
- Kaliumbromat-Maßlösung und potentiometrischer Endpunktsanzeige.
- Ammoniumcer(IV)-Maßlösung und Ferroin als Indikator.

■ Eine Natriumthiosulfat-Maßlösung und Iodid-Ionen besitzen reduzierende Eigenschaften und können daher *nicht* zur Bestimmung des Reduktionsmittels Ascorbinsäure verwendet werden.

1823 E

■ **Bromhexinhydrochlorid** kann quantitativ bestimmt werden durch Titration:

- in Ethanol mit NaOH-Maßlösung bei potentiometrischer Indizierung des Endpunktes (*Verdrängungstitration* der Kationsäure).
- in wasserfreiem Milieu nach Lösen und Erwärmen in Ameisensäure/Acetanhydrid mit $HClO_4$-Maßlösung und potentiometrischer Indizierung des Äquivalenzpunktes.
- in Eisessig nach Zusatz von Quecksilber(II)-acetat mit Perchlorsäure-Maßlösung gegen Kristallviolett.
- in salzsaurer Lösung mit Natriumnitrit-Maßlösung ($NaNO_2$) bei biamperometrischer Indizierung des Endpunktes (Diazotitration des primären aromatischen Amins)

■ Bromhexinhydrochlorid kann *nicht* mit einer Eisen(III)-Salz-Maßlösung oxidimetrisch bestimmt werden.

1824 A

■ Infolge der Hydroxamsäure-Struktur (R-CO-NHOH) zeigt **Bufexamac** im IR-Spektrum eine intensive Bande bei etwa 1640 cm^{-1} für die (C=O)-Valenzschwingung.

- Bufexamac ist eine farblose Verbindung mit einem UV-Maximum in salzsaurer Lösung bei λ = 275 nm. Verantwortlich dafür ist der disubstituierte Phenyl-Chromophor.
- Bufexamac ist in Wasser unlöslich und enthält kein Element, das mittels Schöniger-Methode bestimmt werden kann.

1825 B

Butylscopolaminiumbromid – ein quartäres Ammoniumsalz $[R_4N^+Br^-]$ – lässt sich prinzipiell bestimmen:

- *argentometrisch* nach Volhard; es wird das Bromid-Ion erfasst.
- *photometrisch* durch Bestimmung der Lichtabsorption zwischen $\lambda = 240\text{-}280$ nm. Verantwortlich für die Lichtabsorption ist der monosubstituierte Phenyl-Chromophor.
- *acidimetrisch* in wasserfreier Essigsäure/Acetanhydrid mit Perchlorsäure-Maßlösung und potentiometrischer Endpunktsanzeige; es wird das Bromid-Ion erfasst.

Die Ammoniumsalz-Struktur bedingt die leichte Wasserlöslichkeit der Verbindung auch im alkalischen pH-Bereich.

1826 E

Chinidinsulfat kann quantitativ bestimmt werden durch Titration in:

- Acetanhydrid mit Perchlorsäure-Maßlösung bei einem Verbrauch von **3** Äquivalenten Maßlösung. Ein Äquivalent dient zur Protonierung von Sulfat (SO_4^{2-}) zu Hydrogensulfat (HSO_4^-). Unter wasserfreien Bedingungen ist auch das Chinolin-N-Atom hinreichend basisch. Da im Salz zwei Kationen vorliegen, resultiert aus der Protonierung des Chinolin-Stickstoffs ein weiterer Verbrauch von zwei Äquivalenten Perchlorsäure-Maßlösung.
- Ethanol mit Natriumhydroxid-Maßlösung unter potentiometrischer Indizierung des Äquivalenzpunktes. In dieser *Verdrängungstitration* wird die Kationsäure deprotoniert.
- wässriger Lösung mit Blei(II)-nitrat-Maßlösung unter potentiometrischer Indizierung des Endpunktes. Bei dieser *Fällungstitration* wird das Sulfat-Ion erfasst.

1827 D

Cholinchlorid $[HOCH_2CH_2\text{-}N(CH_3)_3]^+Cl^-$ lässt sich prinzipiell bestimmen durch:

- Anionenaustausch an einem stark basischen Anionenaustauscher (HO^--Form) und anschließende acidimetrische Titration der eluierten Base.
- Kationenaustausch an einem stark sauren Kationenaustauscher (H^+-Form) und anschließende alkalimetrische Titration der eluierten Säure.
- wasserfreie Titration des Chlorid-Ions als Anionbase mit Perchlorsäure-Maßlösung gegebenenfalls nach Zusatz von Quecksilber(II)-acetat.
- argentometrische Bestimmung des Chlorid-Ions.

Quartäre Ammoniumsalze $[R_4N^+X^-]$ können *nicht* als Kationsäure titrimetrisch erfasst werden.

1828 D

Bei der wasserfreien Titration von **Cinnarizin** in Eisessig/Butan-2-on mit Perchlorsäure-Maßlösung gegen Naphtholbenzein als Indikator werden 2 Äquivalente Maßlösung verbraucht. Es werden die beiden Piperazin-N-Atome zum Dikation protoniert.

An die C=C-Doppelbindung der Seitenkette (Ph-**CH=CH**-CH_2-NR_2) kann Brom addiert und damit eine Bromlösung entfärbt werden.

Cinnarizin ist ein weißes Pulver mit einem UV-Maximum bei $\lambda = 254$ nm herrührend vom Phenyl-Chromophor.

1829 D   1830 D

Clonidinhydrochlorid, in dem das cyclische Imin-N-Atom [$=NH^+$-] protoniert vorliegt, kann quantitativ bestimmt werden durch Titration in:

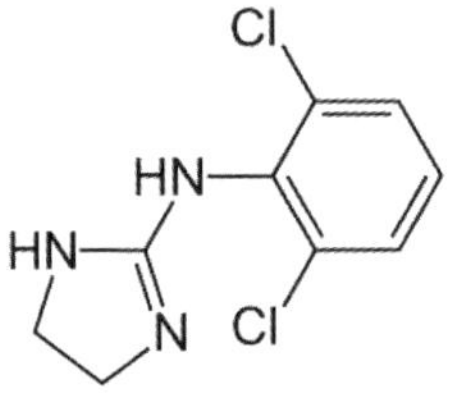

- Ethanol-96% mit ethanolischer NaOH-Maßlösung bei potentiometrischer Indizierung des Endpunktes (*Verdrängungstitration* der Kationsäure); es wird 1 Äquivalent Maßlösung verbraucht.
- Eisessig mit Perchlorsäure-Maßlösung nach Zusatz von Quecksilber(II)-acetat gegen Kristallviolett als Indikator *oder* in Acetanhydrid mit Perchlorsäure-Maßlösung bei potentiometrischer Indizierung des Äquivalenzpunktes; es wird das Chlorid-Ion als Anionbase erfasst.

Clonidinhydrochlorid kann *nicht* iodometrisch bestimmt werden.

Clonidinhydrochlorid kristallisiert in farblosen Nadeln; in salzsaurer Lösung zeigt es Absorptionsmaxima bei $\lambda = 271$ und bei $\lambda = 278$ nm.

1831 A

Coffein kann *direkt* in wasserfreiem Medium als einwertige schwache Base (pK_b = 14,15) mit Perchlorsäure-Maßlösung titriert werden. Es wird der Imidazol-Stickstoff in Position 9 zum Monokation protoniert.

Im Gegensatz zu Theophyllin und Theobromin besitzt Coffein keine NH-acide Eigenschaften, ist nicht löslich in Laugen und auch *nicht* mit Tetrabutylammoniumhydroxid-Maßlösung titrierbar.

1832 E

Cystein ($HS-CH_2-CHNH_2-COOH$) ist *iodometrisch* bestimmbar unter Oxidation zu *Cystin* ($HOOC-CHNH_2-CH_2-S-S-CH_2-CHNH_2-COOH$).

- Als Aminosäure kann der Gehalt auch durch *Formoltitration* oder durch Titration mit Perchlorsäure-Maßlösung in wasserfreiem Milieu ermittelt werden.

1833 C

Neostigminbromid (3-Dimethylcarbamoyl-oxyphenyl-*N,N,N*-trimethylammoniumbromid) kann prinzipiell bestimmt werden durch:

- *argentometrische* Titration des Bromid-Ions,
- *spektralphotometrische* Bestimmung aufgrund des Phenyl-Chromophors,
- Anionenaustausch an einem stark basischen Anionenaustauscher (HO^--Form) mit anschließender acidimetrischer Titration der eluierten Base,
- Hydrolyse mit Natriumhydroxid-Lösung und anschließende acidimetrische Bestimmung des überdestillierten Dimethylamins [$(CH_3)_2NH$].

Quartäre Ammoniumsalze [$R_4N^+X^-$] können *nicht* als Kationsäure mittels einer Verdrängungstitration bestimmt werden.

1834 C   1835 E

Ephedrinhydrochlorid (pK_s = 9,68) kann quantitativ bestimmt werden:

- *argentometrisch* mit Silbernitrat-Maßlösung ($AgNO_3$) unter Zusatz von Kaliumchromat-Lösung als Indikator (Argentometrie nach Mohr); es wird das Chlorid-Ion erfasst.

- im *wasserfreien Milieu* (Eisessig/Acetanhydrid im Verhältnis 5/95) mit Perchlorsäure-Maßlösung ($HClO_4$) und potentiometrischer Indizierung des Äquivalenzpunktes. Auch unter diesen Bedingungen wird – ohne Zusatz von Quecksilber(II)-acetat – das Chlorid-Ion bestimmt.
- *alkalimetrisch* mit NaOH-Maßlösung in Ethanol unter potentiometrischer Indizierung des Äquivalenzpunktes (*Verdrängungstitration* der Kationsäure). Für eine direkte alkalimetrische Bestimmung in wässriger Lösung gegen einen Farbindikator ist Ephedrinhydrochlorid als Kationsäure zu schwach sauer.

1836 C

Zur Analytik des Arzneistoffes **Fentanyl** lassen sich folgende Aussagen machen:
- Fentanyl ist eine farblose, achirale Substanz, die in Methanol, Ethanol-96% und Dichlormethan löslich und praktisch unlöslich in Wasser und Laugen ist.
- Die intensivste Bande im IR-Spektrum liegt bei etwa 1680 cm^{-1} für die (C=O)-Valenzschwingung.
- Bei der Gehaltsbestimmung in wasserfreiem Milieu mit Perchlorsäure-Maßlösung unter Verbrauch von 1 Äquivalent wird der basische Piperidin-Stickstoff protoniert.
- Im ^{1}H-NMR-Spektrum tritt das Signal für die Methylgruppe ($C\mathbf{H}_3$-CH_2-R) als Triplett auf.

1837 D

Zur Analytik von **D-Sorbitol** (**D-Glucitol**) lassen sich folgende Aussagen machen:
- Der Wassergehalt des stark hygroskopischen Polyols kann durch Karl-Fischer-Titration bestimmt werden.
- Verunreinigungen mit verwandten Polyolen können in der HPLC-Analyse mit refraktometrischer Detektion erkannt werden.
- Die Bestimmung von Blei und Nickel als Verunreinigung in Zuckeralkoholen erfolgt mithilfe der Atomabsorptionsspektrometrie.
- D-Sorbitol ist ein neutraler Stoff, so dass das Vorliegen saurer Verunreinigungen mittels einer Leitfähigkeitsmessung überprüft werden kann.
- Reduzierende Zucker als Verunreinigung lassen sich mit Fehlingscher Lösung als Reagenz nachweisen.

1838 A

Folgende Aussagen zu Analytik und Eigenschaften von **Hexamidindiisetionat** treffen zu:
- Die Gehaltsbestimmung erfolgt durch Titration der Kationsäure in DMF mit TBAH-Maßlösung bei potentiometrischer Indizierung. Es werden unter Verbrauch von 2 Äquivalenten beide Amidiniumgruppen deprotoniert.
- Im IR-Spektrum in KBr tritt keine Bande bei 2100 cm^{-1} auf.
- Eine wässrige Lösung der Substanz reagiert schwach sauer und besitzt einen pH-Wert um 6,3 bis 6,4.
- Die wässrige Lösung der Substanz zeigt aufgrund des Phenyl-Chromophors ein Absorptionsmaximum bei $\lambda = 262$ nm.

1839 D

Über die Analytik des Arzneistoffs **Ketoprofen** (M_r = 254,3) lassen sich folgende Aussagen machen:
- Das farblose Benzophenon-Derivat (Ph-CO-Ph) besitzt in alkoholischer Lösung aufgrund des Phenyl-Chromophors (Ph) ein Absorptionsmaximum bei $\lambda = 255$ nm.
- Das Propionsäure-Derivat (CH_3-CHR-COO**H**) ist in wässrigem Ethanol mit einer NaOH-Maßlösung (c = 0,1 mol/L) unter Verbrauch von 1 Äquivalent Lauge bei potentiometrischer Indizierung direkt titrierbar. 1 mL Maßlösung entsprechen daher 25,43 mg Ketoprofen.

Kommentare

- Das Keton-Derivat ($Ph_2C{=}O$) bildet bei der Reaktion mit Hydroxylaminhydrochlorid und Natriumacetat in ethanolischer Lösung ein *Oxim* ($Ph_2C{=}N\text{-}OH$).
- Unter den beschriebenen Reaktionsbedingungen bildet Ketoprofen mit Hydroxylaminhydrochlorid *keine* Hydroxamsäure (CH_3-CHR-CO-NHOH).

1840 E

Lysinhydrochlorid [$Cl^{-+}H_3N\text{-}(CH_2)_4\text{-}CHNH_2\text{-}COOH$] kann quantitativ bestimmt werden:
- nach Auflösen in wasserfreier Ameisensäure/Essigsäure durch Titration mit Perchlorsäure-Maßlösung unter potentiometrischer Indizierung des Endpunktes. Unter Verbrauch von 1 Äquivalent Maßlösung wird die Amino-Funktion (bzw. im Zwitterion die Carboxylatgruppe) protoniert.
- durch Titration mit ethanolischer Natriumhydroxid-Maßlösung in Ethanol mit potentiometrischer Erkennung des Endpunktes (*Verdrängungstitration* der Kationsäure).
- durch Titration mit NaOH-Maßlösung gegen Phenolphthalein nach Zusatz von Formaldehyd (*Formoltitration*).
- durch argentometrische Erfassung des Chlorid-Ions.

1841 C

Der Arzneistoff **Maprotilinhydrochlorid** kann titrimetrisch erfasst werden:
- in *N,N*-Dimethylformamid mit Tetrabutylammoniumhydroxid-Maßlösung bei potentiometrischer Indizierung. Erfasst wird die Kationsäure.
- in ethanolischer Lösung mit wässriger NaOH-Maßlösung bei potentiometrischer Indizierung (*Verdrängungstitration* der Kationsäure).

Die alkalimetrische Direkttitration der schwachen Kationsäure in Wasser gegen Methylorange ist *nicht* möglich

1842 B

Medazepam zeigt *keine* Diazotierungsreaktion, weil bei der Hydrolyse durch Erhitzen in salzsaurer Lösung kein primäres aromatisches Amin gebildet wird.

Medazepam reagiert schwach basisch und kann daher mit Perchlorsäure-Maßlösung in wasserfreiem Milieu titriert werden.

Aufgrund des Fehlens eines aciden Strukturelements ist Medazepam *nicht* mit Tetrabutylammoniumhydroxid-Maßlösung (TBAH) titrierbar.

1843 C

Menadion (2-Methyl-1,4-naphthochinon) kann *nach vorheriger Reduktion* in saurer Lösung mit Zink oxidimetrisch mit einer Cer(IV)-Salz-Maßlösung titriert werden. Die Reduktion zu 2-Methyl-1,4-naphthohydrochinon bildet auch die Grundlage der polarographischen Bestimmung von Menadion.
- Eine direkte oxidimetrische oder alkalimetrische Bestimmung der Substanz ist *nicht* möglich.

1844 B

Über die Analytik von **Metronidazolbenzoat** lassen sich folgende Aussagen machen:
- Im ^{1}H-NMR-Spektrum des achiralen Metronidazolbenzoat führt die Methylgruppe an C-2 des Imidazolringes zu einem Singulett (3H) bei etwa $\delta \approx 2{,}5$ ppm.
- Wie das ^{13}C-Vergleichspektrum der Benzoesäure belegt, führen die 6 C-Atome des Benzen-Gerüsts zu unterschiedlichen ^{13}C-Signalen.

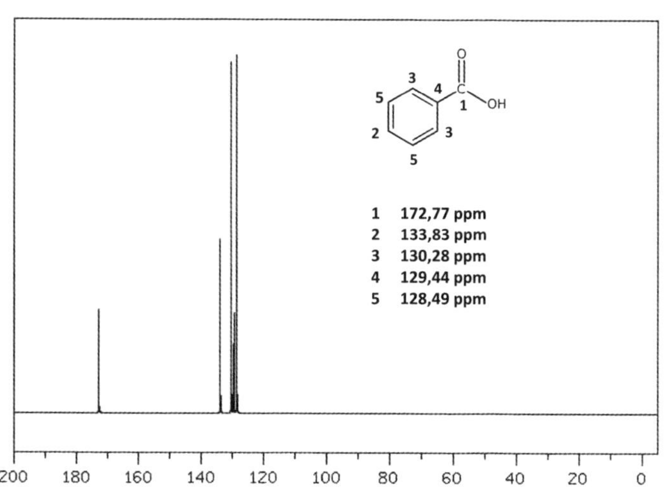

1845 D **1856** E **1847** D

Die Gehaltsbestimmung des *anionischen* Tensids **Natriumdodecylsulfat** (SDS) [CH_3-$(CH_2)_{10}$-CH_2-$SO_3^-Na^+$] kann mit einer kationaktiven, quartären *Benzethoniumchlorid-Maßlösung* in einem Zweiphasensystem Chloroform/Wasser erfolgen. Es handelt sich hierbei um eine *Tensidtitration*.

Natriumdodecylsulfat (**S**odium**d**odecyl**s**ulphate, Natriumlaurylsulfat) fungiert bei der Gelelektrophorese als Ionenpaarbildner. Durch Assoziationen zwischen SDS und einem Protein kommt es zur *Denaturierung* des Proteins.

- Die Denaturierung von Proteinen beruht darauf, dass nicht-kovalente Bindungen der Proteine unterbrochen und so deren Quartär- und Tertiärstruktur zerstört werden. Des Weiteren führt SDS den Proteinen negative Ladungen zu, so dass sie in der Elektrophorese zum positiven Pol wandern.

Das anionische Tensid wird auch bei der micellaren elektrokinetischen Chromatographie (MEKC) eingesetzt.

1848 E

Zur Analytik von **Nitrazepam** treffen folgende Aussagen zu:

- Durch saure Hydrolyse entsteht 2-Amino-5-nitrobenzophenon, das eine positive Nachweisreaktion auf primäre aromatische Amine zeigt. So kann es mit Natriumnitrit in ein Diazoniumsalz umgewandelt werden, das mit Naphthylethylendiamin zu einem rotvioletten Azofarbstoff kuppelt.
- Die Gehaltsbestimmung kann in wasserfreiem Acetanhydrid mit Perchlorsäure-Maßlösung vorgenommen werden, wobei der Imin-Stickstoff (=N-) protoniert wird.
- Die Gehaltsbestimmung kann auch in wasserfreiem Milieu durch Titration mit Tetrabutylammoniumhydroxid-Maßlösung bei potentiometrischer Indizierung erfolgen, wobei das saure Amid-Proton (-N**H**-CO-) erfasst wird.

1849 E

Das *chirale* **Ofloxacin** bildet mit mehrwertigen Kationen farbige Chelatkomplexe. Beispielsweise bildet sich mit Fe(III)-Ionen in Methanol eine intensive Orangefärbung aus.

- Der *Gehalt* von Ofloxacin kann in wasserfreier Essigsäure mit Perchlorsäure-Maßlösung bestimmt werden. Dabei wird der *N*-methylierte Piperazin-Stickstoff protoniert.

1850 C

Oxalsäure (HOOC-COOH) kann auf folgenden Wegen quantitativ erfasst werden:
- *oxidimetrisch* mit Kaliumpermanganat-Maßlösung, wobei die Säure zu Kohlendioxid oxidiert wird.

$$5\ HOOC\text{-}COOH + 2\ MnO_4^- + 6\ H_3O^+ \rightarrow 2\ Mn^{2+} + 10\ CO_2\uparrow + 14\ H_2O$$

- *alkalimetrisch* durch Titration mit Natriumhydroxid-Maßlösung gegen Phenolphthalein als Indikator unter Verbrauch von 2 Äquivalenten Lauge

$$\mathbf{H}OOC\text{-}COO\mathbf{H} + 2\ NaOH \rightarrow NaOOC\text{-}COONa + 2\ H_2O$$

- *gravimetrisch* durch Fällung als *Calciumoxalat* (CaC_2O_4) mit einer Calciumchlorid-Lösung ($CaCl_2$).

Eine Reaktion zwischen Oxalsäure und Oxin (8-Hydroxychinolin) zu einem photometrisch aktiven Produkt findet *nicht* statt.

1851 E

Papaverinhydrochlorid kann quantitativ bestimmt werden durch Titration in Ethanol-96% mit einer NaOH-Maßlösung und potentiometrischer Indizierung des Endpunktes (Erfassen der *Kationsäure* in Form einer *Verdrängungstitration*).
- Die schwache Säure kann *nicht* in Wasser mit einer NaOH-Maßlösung gegen Methylorange als Indikator titriert werden.

Bei der argentometrischen Titration nach Mohr mit Kaliumchromat als Indikator wird das Chlorid-Ion erfasst.

1852 C 1853 E

Paracetamol wird durch verdünnte Schwefelsäure zu 4-Aminophenol hydrolysiert. *p*-Aminophenol wird anschließend mit einer Cer(IV)-Salz-Maßlösung zu *p*-Chinonimin oxidiert und dabei Cer(IV) zu Cer(III) reduziert. Als Indikator fungiert Ferroin.

Ferroin ist ein Chelatkomplex mit Eisen(II)-Ionen als Zentralatom und 1,10-Phenanthrolin als zweizähnigen Liganden. Bei der Oxidation mit Cer(IV)-Salzen bleibt die Komplexstruktur erhalten und es bildet sich *Ferriin* mit Fe(III) als Zentralion.

1854 A

Die Gehaltsbestimmung von **Pentobarbital** kann als NH-acide Verbindung mit Natriummethanolat-Maßlösung in Dimethylformamid erfolgen.

Als NH-acide Verbindung kann Pentobarbital *nicht* mit Perchlorsäure-Maßlösung titriert werden.

Eine bromometrische Bestimmung von Pentobarbital ist *nicht* möglich, weil die Substanz keine C=C-Doppelbindung oder einen aktivierten Aromaten als Strukturelement enthält.

1855 D

Phenobarbital kann bestimmt werden durch:
- *argentometrische* Titration nach Budde in sodaalkalischem Milieu.
- *argentoalkalimetrische* Titration mit ethanolischer Natriumhydroxid-Maßlösung gegen Thymolphthalein nach Zusatz von Pyridin und Silbernitrat; ausgenutzt wird hier der NH-acide Charakter der Verbindung.
- *alkalimetrische* Titration mit Lithiummethanolat-Maßlösung in Dimethylformamid gegen Thymolphthalein als Indikator; ausgenutzt wird die NH-Acidität des Phenobarbitals.
- *komplexometrische* Titration eines Metallionen-Gehalts mit Natriumedetat im Niederschlag einer Barbiturat-Schwermetall-Fällung.

Als NH-acide Verbindung lässt sich Phenobarbital *nicht* mit Perchlorsäure-Maßlösung in wasserfreier Essigsäure gegen Kristallviolett titrieren.

1856 D

Phenol [Hydroxybenzen] (C_6H_5-OH) kann bestimmt werden:
- *photometrisch* durch Absorptionsmessung bei etwa $\lambda = 280$ nm.
- *bromometrisch* durch eine Koppeschaar-Titration mit Kaliumbromid und einer überschüssigen Kaliumbromat-Maßlösung. Der Bromüberschuss wird durch Zusatz von Kaliumiodid reduziert und das ausgeschiedene Iod mit Natriumthiosulfat-Maßlösung gegen Stärke zurücktitriert. Endprodukt der Titration ist das 2,4,6-Tribromphenol.

Phenol ($pK_s = 9,91$) ist nur eine schwache Säure und kann in wässriger Lösung *nicht* direkt mit einer NaOH-Maßlösung gegen Methylorange als Indikator titriert werden.

1857 D 1858 E

Procainhydrochlorid lässt sich prinzipiell titrieren:
- *nitritometrisch* mit Natriumnitrit-Maßlösung in saurem Milieu unter Diazotierung der primären aromatischen Aminogruppe (Diazotitration).
- *bromometrisch* nach Koppeschaar als Anilin-Derivat unter Bildung des 3,5-Dibromsubstitutionsproduktes.
- *argentometrisch* durch Bestimmung des Chlorid-Ions.
- in Form einer *Verseifungstitration* durch Erhitzen in überschüssiger Natriumhydroxid-Maßlösung und Rücktitration der überschüssigen Lauge mit einer Salzsäure-Maßlösung. Die Verseifung der Estergruppe (Ar-CO-OR) erfordert 1 Äquivalent Lauge.
- *acidimetrisch* in wasserfreiem Milieu mit Perchlorsäure-Maßlösung nach Zusatz von Quecksilber(II)-acetat; erfasst wird das Chlorid-Ion.
- in Form einer *Zweiphasentitration* in einem Ethanol-Chloroform-Gemisch mit wässriger Natriumhydroxid-Lösung (*Verdrängungstitration* und Bestimmung der Kationsäure).

Eine Direkttitration von Procainhydrochlorid mit Salzsäure-Maßlösung ist *nicht* möglich aufgrund des zu schwach basischen Charakters der primären aromatischen Aminogruppe.

Ein tertiäres aliphatisches Amin [R-O-CH_2CH_2-N(CH_2CH_3)$_2$] ist basischer als eine primäre aromatische Aminogruppe (Ar-NH_2) und wird daher bevorzugt protoniert.

Procain reagiert aufgrund seiner primären aromatischen Aminogruppe mit 4-Dimethylaminobenzaldehyd (*Ehrlichs Reagenz*) zu einem farbigen Azomethin.

1859 E

Auf **Pyridoxin** treffen folgende Aussagen zu:
- Pyridoxin ist ein Ampholyt mit basischem Pyridin-N-Atom und saurer phenolischer Hydroxylgruppe. Infolge seines amphoteren Charakters ist das UV-Spektrum pH-abhängig und das Absorptionsmaximum wird im Alkalischen bathochrom verschoben.
- Bei pH = 8,9 liegt Pyridoxin als farbloses Monoanion vor. Die Absorptionsmaxima in NaOH-Lösung (c = 0,1 mol/L) liegen bei $\lambda_{max} = 309$ nm und $\lambda_{max} = 244$ nm.
- Bei pH = 6,8 liegt Pyridoxin als Betain (Zwitterion) vor.
- Bei pH = 5,5 liegt das Monokation vor, das aufgrund der Phenol-Struktur (als Hydroxypyridin-Derivat) durch die Eisen(III)-chlorid-Reaktion nachgewiesen werden kann.
- In salzsaurer Lösung wird im Zwitterion die Phenolatgruppe protoniert und es liegt das Hydrochlorid mit protoniertem Pyridin-Stickstoff vor.

1860 E

Salicylsäure (2-Hydroxybenzoesäure) lässt sich quantitativ bestimmen:
- *bromometrisch* durch Titration nach Koppeschaar. Endprodukt der Titration ist das 2,4,6-Tribromphenol.

- *alkalimetrisch* durch Titration mit Natriumhydroxid-Maßlösung gegen Phenolrot als Indikator. Dabei wird nur das Carboxyl-Proton (pK_{s1} = 2,98) neutralisiert, das phenolische Proton (pK_{s2} = 13,4) wird *nicht* erfasst. Der pK_s-Wert der Carbonsäuregruppe ist kleiner als der von Benzoesäure (pK_s = 4,21) und der pK_s-Wert der phenolischen Hydroxylgruppe ist größer als der von Phenol (pK_s = 9,91).
- *kolorimetrisch* nach Umsetzung mit Eisen(III)-chlorid ($FeCl_3$) unter Bildung eines stabilen, *roten* Chelatkomplexes.

1861 E

Für die quantitative Bestimmung von **Sulfadimidin** sind folgende Verfahren geeignet:
- *nitrometrisch* als primäres aromatisches Amin (Ar-NH_2) mit einer Natriumnitrit-Maßlösung unter biamperometrische Indizierung des Titrationsendpunktes.
- *bromometrisch* nach Koppeschaar als Anilin-Derivat (Ar-NH_2) durch Versetzen mit einer Kaliumbromid/Kaliumbromat-Maßlösung und nach Zugabe von Kaliumiodid Rücktitration des ausgeschiedenen Iods mit einer Thiosulfat-Maßlösung.
- alkalimetrische Bestimmung der NH-aciden Sulfonamidgruppe (-SO_2-N**H**-) durch Titration mit Tetrabutylammoniumhydroxid-Maßlösung (TBAH).

1862 E

Sulfanilamid *(4-Aminobenzensulfonsäureamid)*) kann prinzipiell bestimmt werden:
- durch Versetzen der Analysenlösung mit überschüssiger Silbernitrat-Maßlösung. Abtrennung des schwer löslichen Präzipitats und argentometrische Titration der überschüssigen Silber-Ionen im Filtrat nach Volhard.
- mittels *Diazotitration* (Nitritometrie) mit Natriumnitrit-Maßlösung in saurem Milieu aufgrund der primären aromatischen Aminogruppe (Ar-NH_2). Der Endpunkt wird mithilfe von Farbindikatoren oder biamperometrisch indiziert (siehe auch Frage Nr. **1815**).

$$\text{Ar-NH}_2 + \text{HNO}_2 + \text{H}_3\text{O}^+ \rightarrow \text{Ar-N}{\equiv}\text{N}^+ + 3\ \text{H}_2\text{O}$$

- *bromometrisch* mittels Koppeschaar-Titration als Anilin-Derivat unter Bildung des 3,5-Dibromsubstitutionsproduktes. Dazu wird die Analysenlösung mit Kaliumbromid versetzt und Kaliumbromat-Maßlösung hinzugegeben. Das durch Komproportionierung freigesetzte elementare Brom bromiert den aktivierten Aromaten. Das überschüssige Brom wird durch Zugabe von Kaliumiodid entfernt und das gebildete Iod (I_2) mit Thiosulfat-Maßlösung gegen Stärke als Indikator zurücktitriert.

$$5\ \text{Br}^- + \text{BrO}_3^- + 6\ \text{H}_3\text{O}^+ \rightarrow 3\ \text{Br}_2 + 9\ \text{H}_2\text{O}$$

$$\text{Br}_2 + 2\ \text{I}^- \rightarrow 2\ \text{Br}^- + \text{I}_2$$

$$\text{I}_2 + 2\ \text{S}_2\text{O}_3^{2-} \rightarrow 2\ \text{I}^- + \text{S}_4\text{O}_6^{2-}$$

- in *wasserfreiem Milieu* aufgrund der Sulfamoylgruppe (Ar-SO_2-N**H_2**) als schwach NH-acide Verbindung (pK_s = 10,26) mit Lithiummethanolat-Lösung in Dimethylformamid (DMF)

$$\text{Ar-SO}_2\text{-NH}_2 + \text{CH}_3\text{O}^- \rightarrow \text{Ar-SO}_2\text{-NH]}^- + \text{CH}_3\text{OH}$$

1863 D

Zur Gehaltsbestimmung von **Theophyllin** können folgende Methoden angewandt werden:
- *argentoalkalimetrisch* durch Zugabe einer Silbernitrat-Lösung und Titration der freigesetzten Protonen in wässriger Lösung mit einer NaOH-Maßlösung gegen Bromthymolblau als Indikator.

$$\text{C}_7\text{H}_8\text{N}_4\text{O}_2 + \text{Ag}^+ \rightarrow \text{Ag[C}_7\text{H}_7\text{N}_4\text{O}_2] + \mathbf{H}^+$$

- Titration in wasserfreiem Milieu (Ameisensäure/Acetanhydrid) mit Perchlorsäure-Maßlösung; protoniert wird das Imidazol-N-Atom N-9.
- mittels HPLC unter Verwendung von Theobromin als internem Standard.

Theophyllin besitzt nur schwach NH-acide Eigenschaften, so dass es *nicht* in wässriger Lösung direkt mit einer NaOH-Maßlösung gegen Phenolphthalein titrierbar ist.

1864 C

Der Arzneistoff **Trihexyphenidylhydrochlorid** kann titrimetrisch als schwache *Kationsäure* bestimmt werden:
- in DMF mit Tetrabutylammoniumhydroxid-Maßlösung unter potentiometrischer Indizierung des Äquivalenzpunktes.
- in Ethanol mit wässriger NaOH-Maßlösung unter potentiometrischer Indizierung.

Die Kationsäure ist zu schwach sauer für die Direkttitration in wässriger Lösung mit einer NaOH-Maßlösung gegen einen Farbindikator wie Methylorange.

1865 C 1866 A

Trimethoprim, ein 2,4-Diaminopyrimidin-Derivat, verbraucht bei der wasserfreien Titration in Eisessig **1** Äquivalent Perchlorsäure-Maßlösung. Es wird vermutlich das Atom N-1 des Pyrimidin-Restes protoniert.

Trimethoprim besitzt keine NH-aciden Eigenschaften und ist auch nicht mit Kaliumbromat-Lösung bestimmbar.

1867 C

Valinhydrochlorid [$(CH_3)_2CH\text{-}CHNH_2\text{-}COOH \cdot HCl$] kann mithilfe folgender Methoden quantitativ bestimmt werden:
- nach Auflösen in wasserfreier Ameisensäure und Zusatz von Acetanhydrid durch Titration mit Perchlorsäure-Maßlösung unter potentiometrischer Indizierung des Titrationsendpunktes.
- durch Titration mit ethanolischer NaOH-Maßlösung unter potentiometrischer Indizierung.
- argentometrisch durch Erfassen des Chlorid-Ions.

1868 D

Über die Analytik von **Weinsäure** (2,3-Dihydroxybernsteinsäure) [HOOC-CHOH-CHOH-COOH] treffen folgende Aussagen zu:
- Weinsäure ($pK_{s1} = 2{,}95$, $pK_{s2} = 4{,}23$) ist in beiden Protolysestufen eine stärkere Säure als Essigsäure ($pK_s = 4{,}75$), so dass eine Weinsäure-Lösung stärker sauer reagiert als eine gleichkonzentrierte Essigsäure-Lösung.
- Weinsäure lässt sich in *wässriger* Lösung als *zweibasige* Säure direkt mit Natriumhydroxid-Lösung gegen Farbindikatoren titrieren.
- Weinsäure ist ein geeigneter Chelatbildner für Cu(II)-Ionen; Kupfer(II)-tartrat ist Bestandteil des *Fehling-Reagenzes*.

Anhang

Erklärung der Aufgabentypen

Aufgabentyp 1: Einfachauswahl

*Erläuterung: Auf eine Frage oder unvollständige Aussage folgen bei diesem Aufgabentyp fünf mit (A)–(E) gekennzeichnete Antworten oder Ergänzungen, von denen Sie eine **einzige** auswählen sollen und zwar*

*entweder die **einzig** richtige*

*oder die **beste** von mehreren möglichen.*

Lesen Sie immer alle Antwortmöglichkeiten durch, bevor Sie sich für eine Lösung entscheiden.

Aufgabentyp 2: Einfachauswahl

*Erläuterung: Diese Aufgaben sind so formuliert, dass Sie aus den angebotenen Antwortalternativen jeweils die einzig **nicht** zutreffende wählen sollen.*

Aufgabentyp 3: Aussagekombination

Erläuterung: Dieser Aufgabentyp besteht aus

a) einer Frage oder unvollständigen Aussage,

b) mehreren durch eingeklammerte Zahlen gekennzeichneten Aussagen sowie

c) mit den Buchstaben (A)–(E) gekennzeichneten Antworten (Aussagekombination).

Wählen Sie bitte die zutreffende Lösung unter den fünf vorgegebenen Aussagekombinationen (A)–(E) aus.

Grundsätzliche Hinweise

1. Der in einer Prüfungsaufgabe angesprochene Sachverhalt bezieht sich grundsätzlich auf den naturwissenschaftlich einfachsten Fall und auf Standard- bzw. Normalbedingungen, es sei denn, dass besondere Gegebenheiten ausdrücklich genannt werden.
2. Angaben im Aufgabenstamm (z. B. chemische Formeln, Befunde usw.) sind stets als richtig zu unterstellen. Nur die fünf Antwortmöglichkeiten sind von Ihnen zu beurteilen.

Lösungen der MC-Fragen

1	E	31	C	61	A	91	C
2	C	32	E	62	B	92	D
3	E	33	C	63	D	93	B
4	A	34	C	64	C	94	A
5	A	35	C	65	C	95	C
6	C	36	D	66	E	96	D
7	A	37	B	67	E	97	A
8	D	38	B	68	E	98	E
9	A	39	D	69	E	99	E
10	D	40	A	70	A	100	B
11	E	41	E	71	E	101	C
12	C	42	C	72	D	102	C
13	C	43	D	73	B	103	B
14	A	44	C	74	E	104	B
15	A	45	D	75	A	105	D
16	C	46	E	76	E	106	E
17	D	47	D	77	A	107	A
18	E	48	A	78	D	108	B
19	D	49	D	79	C	109	C
20	A	50	E	80	C	110	D
21	E	51	E	81	E	111	D
22	A	52	D	82	C	112	D
23	B	53	C	83	C	113	B
24	D	54	B	84	B	114	E
25	C	55	C	85	B	115	B
26	B	56	D	86	C	116	D
27	C	57	D	87	C	117	D
28	A	58	B	88	B	118	A
29	D	59	B	89	D	119	B
30	A	60	B	90	B	120	C

121 E
122 A
123 B
124 D
125 C
126 B
127 D
128 D
129 B
130 E

131 B
132 D
133 A
134 B
135 B
136 A
137 E
138 C
139 D
140 B

141 D
142 C
143 B
144 C
145 E
146 E
147 A
148 D
149 E
150 D

151 A
152 D
153 C
154 E
155 A
156 D
157 A
158 C
159 D
160 B

161 E
162 C
163 C
164 E
165 C
166 E
167 C
168 A
169 E
170 B

171 B
172 D
173 D
174 A
175 E
176 A
177 E
178 E
179 C
180 A

181 D
182 C
183 E
184 D
185 D
186 D
187 D
188 B
189 C
190 E

191 C
192 D
193 A
194 A
195 A
196 A
197 E
198 A
199 B
200 B

201 B
202 D
203 C
204 D
205 E
206 A
207 C
208 B
209 A
210 C

211 D
212 D
213 D
214 D
215 E
216 C
217 B
218 B
219 D
220 A

221 C
222 C
223 B
224 C
225 C
226 B
227 C
228 D
229 B
230 B

231 A
232 C
233 D
234 E
235 D
236 E
237 B
238 D
239 A
240 E

241 B
242 D
243 B
244 B
245 B
246 C
247 D
248 E
249 D
250 E

251 B
252 B
253 D
254 C
255 A
256 B
257 C
258 B
259 C
260 B

261 B
262 C
263 C
264 B
265 D
266 B
267 E
268 A
269 A
270 E

271 E
272 B
273 A
274 D
275 E
276 D
277 C
278 D
279 B
280 C

281	C
282	D
283	D
284	A
285	A
286	D
287	D
288	D
289	E
290	A
291	B
292	C
293	D
294	E
295	C
296	E
297	B
298	A
299	D
300	C
301	D
302	E
303	E
304	C
305	D
306	E
307	D
308	D
309	D
310	D
311	A
312	C
313	B
314	E
315	A
316	D
317	E
318	C
319	B
320	C
321	D
322	B
323	C
324	C
325	A
326	A
327	A
328	A
329	E
330	D
331	E
332	C
333	C
334	B
335	D
336	C
337	A
338	A
339	C
340	A
341	B
342	E
343	B
344	C
345	C
346	D
347	C
348	C
349	A
350	A
351	D
352	C
353	B
354	E
355	E
356	B
357	A
358	D
359	E
360	B
361	D
362	A
363	C
364	E
365	D
366	A
367	A
368	D
369	A
370	D
371	D
372	E
373	B
374	D
375	C
376	D
377	D
378	E
379	D
380	A
381	C
382	C
383	C
384	D
385	E
386	A
387	C
388	D
389	B
390	D
391	C
392	D
393	D
394	E
395	D
396	B
397	B
398	E
399	E
400	A
401	B
402	E
403	E
404	B
405	A
406	E
407	B
408	C
409	E
410	C
411	A
412	E
413	C
414	B
415	E
416	C
417	A
418	B
419	D
420	C
421	E
422	C
423	B
424	E
425	D
426	B
427	B
428	D
429	A
430	C
431	D
432	C
433	D
434	D
435	E
436	A
437	D
438	E
439	E
440	A

441 A
442 A
443 D
444 B
445 E
446 B
447 C
448 D
449 A
450 B

451 B
452 D
453 A
454 D
455 E
456 E
457 A
458 C
459 C
460 E

461 C
462 E
463 A
464 C
465 C
466 A
467 B
468 C
469 A
470 B

471 A
472 B
473 E
474 B
475 B
476 D
477 B
478 B
479 C
480 D

481 C
482 C
483 C
484 B
485 C
486 D
487 A
488 B
489 C
490 E

491 C
492 D
493 D
494 D
495 C
496 C
497 B
498 E
499 B
500 D

501 D
502 D
503 B
504 D
505 B
506 D
507 B
508 B
509 C
510 C

511 C
512 C
513 D
514 B
515 A
516 B
517 D
518 C
519 B
520 E

521 C
522 B
523 B
524 C
525 C
526 C
527 E
528 D
529 C
530 B

531 D
532 D
533 A
534 C
535 B
536 E
537 E
538 E
539 E
540 C

541 A
542 A
543 E
544 E
545 E
546 A
547 D
548 C
549 C
550 E

551 B
552 C
553 B
554 A
555 A
556 B
557 C
558 C
559 C
560 B

561 A
562 E
563 D
564 A
565 E
566 C
567 E
568 D
569 C
570 B

571 B
572 B
573 C
574 B
575 B
576 C
577 C
578 A
579 B
580 A

581 C
582 B
583 D
584 D
585 B
586 B
587 E
588 E
589 E
590 D

591 C
592 B
593 D
594 B
595 B
596 B
597 C
598 A
599 B
600 A

601 C
602 D
603 D
604 E
605 D
606 B
607 D
608 D
609 E
610 A

611 A
612 D
613 C
614 E
615 D
616 C
617 C
618 C
619 E
620 D

621 B
622 C
623 A
624 D
625 B
626 B
627 B
628 B
629 A
630 B

631 E
632 B
633 C
634 D
635 E
636 C
637 D
638 A
639 D
640 D

641 C
642 E
643 A
644 C
645 A
646 D
647 E
648 A
649 C
650 A

651 A
652 B
653 D
654 D
655 C
656 B
657 E
658 C
659 E
660 D

661 E
662 B
663 B
664 D
665 B
666 B
667 E
668 E
669 E
670 D

671 D
672 B
673 C
674 E
675 E
676 C
677 C
678 A
679 B
680 B

681 C
682 E
683 B
684 B
685 C
686 E
687 B
688 B
689 A
690 A

691 C
692 A
693 A
694 A
695 C
696 E
697 B
698 B
699 C
700 D

701 C
702 D
703 B
704 B
705 E
706 E
707 D
708 E
709 E
710 C

711 E
712 D
713 D
714 D
715 E
716 E
717 E
718 D
719 E
720 D

721 D
722 E
723 D
724 A
725 C
726 E
727 A
728 C
729 D
730 E

731 A
732 E
733 E
734 D
735 D
736 B
737 E
738 C
739 D
740 C

741 C
742 C
743 D
744 E
745 C
746 C
747 C
748 D
749 D
750 C

751 D
752 C
753 C
754 E
755 E
756 B
757 A
758 B
759 B
760 D

761	A	801	D	841	E	881	C
762	C	802	E	842	E	882	A
763	A	803	D	843	B	883	B
764	D	804	D	844	B	884	A
765	D	805	D	845	E	885	B
766	A	806	E	846	E	886	A
767	D	807	C	847	E	887	E
768	B	808	B	848	B	888	E
769	C	809	C	849	D	889	E
770	D	810	E	850	A	890	E
771	C	811	D	851	E	891	E
772	B	812	B	852	B	892	C
773	C	813	D	853	D	893	C
774	C	814	A	854	B	894	C
775	A	815	E	855	C	895	D
776	C	816	B	856	D	896	A
777	D	817	A	857	D	897	E
778	D	818	D	858	E	898	B
779	C	819	E	859	D	899	E
780	D	820	D	860	D	900	D
781	E	821	E	861	C	901	D
782	B	822	E	862	B	902	D
783	D	823	D	863	E	903	C
784	D	824	D	864	C	904	C
785	C	825	E	865	D	905	D
786	B	826	D	866	D	906	D
787	B	827	C	867	E	907	E
788	E	828	A	868	B	908	E
789	B	829	C	869	A	909	A
790	A	830	E	870	E	910	D
791	B	831	D	871	E	911	B
792	D	832	C	872	B	912	D
793	D	833	C	873	C	913	B
794	D	834	C	874	D	914	E
795	E	835	C	875	E	915	D
796	C	836	C	876	E	916	C
797	A	837	E	877	D	917	A
798	C	838	D	878	B	918	E
799	E	839	B	879	D	919	D
800	B	840	D	880	B	920	D

921	C	961	A	1001	D	1041	B
922	E	962	E	1002	E	1042	D
923	B	963	E	1003	B	1043	B
924	B	964	B	1004	A	1044	A
925	D	965	B	1005	C	1045	A
926	E	966	E	1006	D	1046	E
927	A	967	A	1007	B	1047	E
928	C	968	C	1008	E	1048	E
929	D	969	C	1009	D	1049	D
930	C	970	D	1010	C	1050	E
931	D	971	B	1011	E	1051	B
932	B	972	C	1012	C	1052	B
933	D	973	D	1013	D	1053	D
934	C	974	B	1014	B	1054	E
935	D	975	E	1015	D	1055	C
936	B	976	A	1016	C	1056	E
937	D	977	D	1017	D	1057	D
938	D	978	C	1018	B	1058	A
939	C	979	A	1019	C	1059	B
940	C	980	C	1020	A	1060	C
941	D	981	A	1021	C	1061	A
942	E	982	C	1022	B	1062	C
943	E	983	C	1023	D	1063	E
944	A	984	C	1024	C	1064	B
945	E	985	C	1025	C	1065	B
946	C	986	D	1026	E	1066	E
947	B	987	A	1027	A	1067	D
948	A	988	E	1028	A	1068	C
949	E	989	B	1029	C	1069	E
950	D	990	E	1030	D	1070	D
951	E	991	E	1031	C	1071	B
952	B	992	E	1032	E	1072	B
953	A	993	A	1033	A	1073	D
954	B	994	C	1034	C	1074	C
955	E	995	B	1035	C	1075	C
956	C	996	D	1036	B	1076	C
957	A	997	B	1037	C	1077	D
958	B	998	E	1038	D	1078	C
959	A	999	C	1039	E	1079	E
960	B	1000	A	1040	B	1080	E

1081 B
1082 D
1083 D
1084 C
1085 B
1086 B
1087 E
1088 E
1089 A
1090 A

1091 A
1092 A
1093 E
1094 B
1095 B
1096 B
1097 E
1098 A
1099 E
1100 E

1101 C
1102 E
1103 C
1104 E
1105 A
1106 B
1107 B
1108 A
1109 E
1110 E

1111 C
1112 C
1113 D
1114 C
1115 D
1116 C
1117 D
1118 A
1119 B
1120 B

1121 B
1122 C
1123 C
1124 E
1125 C
1126 E
1127 D
1128 E
1129 C
1130 E

1131 B
1132 D
1133 E
1134 C
1135 A
1136 D
1137 B
1138 C
1139 D
1140 D

1141 C
1142 D
1143 B
1144 A
1145 B
1146 A
1147 C
1148 A
1149 B
1150 A

1151 E
1152 B
1153 C
1154 B
1155 C
1156 C
1157 E
1158 A
1159 C
1160 D

1161 E
1162 E
1163 E
1164 B
1165 D
1166 E
1167 B
1168 C
1169 C
1170 A

1171 D
1172 C
1173 D
1174 C
1175 B
1176 D
1177 E
1178 A
1179 A
1180 C

1181 B
1182 D
1183 A
1184 B
1185 A
1186 C
1187 C
1188 C
1189 C
1190 B

1191 E
1192 D
1193 A
1194 B
1195 D
1196 A
1197 E
1198 C
1199 E
1200 C

1201 C
1202 B
1203 C
1204 D
1205 C
1206 A
1207 C
1208 C
1209 B
1210 B

1211 C
1212 B
1213 C
1214 E
1215 E
1216 E
1217 D
1218 E
1219 B
1220 B

1221 A
1222 E
1223 A
1224 E
1225 C
1226 B
1227 D
1228 D
1229 D
1230 B

1231 B
1232 B
1233 E
1234 D
1235 E
1236 D
1237 A
1238 D
1239 D
1240 C

1241 B
1242 E
1243 A
1244 D
1245 A
1246 E
1247 E
1248 E
1249 A
1250 B

1251 E
1252 B
1253 C
1254 E
1255 C
1256 A
1257 B
1258 C
1259 E
1260 D

1261 C
1262 E
1263 D
1264 D
1265 D
1266 B
1267 D
1268 E
1269 A
1270 B

1271 D
1272 E
1273 C
1274 E
1275 D
1276 B
1277 D
1278 D
1279 B
1280 D

1281 B
1282 D
1283 A
1284 D
1285 C
1286 A
1287 E
1288 D
1289 C
1290 E

1291 E
1292 B
1293 B
1294 E
1295 D
1296 E
1297 C
1298 D
1299 C
1300 C

1301 C
1302 E
1303 B
1304 A
1305 A
1306 B
1307 D
1308 A
1309 D
1310 D

1311 C
1312 C
1313 C
1314 B
1315 E
1316 E
1317 D
1318 D
1319 C
1320 D

1321 C
1322 B
1323 B
1324 A
1325 E
1326 B
1327 D
1328 E
1329 D
1330 C

1331 D
1332 B
1333 E
1334 A
1335 B
1336 B
1337 D
1338 A
1339 C
1340 E

1341 C
1342 B
1343 E
1344 D
1345 D
1346 B
1347 B
1348 C
1349 D
1350 E

1351 A
1352 E
1353 B
1354 B
1355 E
1356 E
1357 C
1358 E
1359 A
1360 A

1361 B
1362 C
1363 A
1364 B
1365 E
1366 A
1367 B
1368 A
1369 D
1370 D

1371 A
1372 B
1373 A
1374 E
1375 D
1376 E
1377 A
1378 D
1379 C
1380 D

1381 A
1382 D
1383 E
1384 B
1385 D
1386 C
1387 B
1388 D
1389 E
1390 A

1391 C
1392 E
1393 C
1394 E
1395 E
1396 B
1397 A
1398 A
1399 E
1400 D

1401	E	1441	A	1481	E	1521	D
1402	D	1442	D	1482	E	1522	C
1403	D	1443	C	1483	D	1523	E
1404	D	1444	B	1484	C	1524	D
1405	E	1445	B	1485	E	1525	E
1406	E	1446	D	1486	D	1526	A
1407	C	1447	B	1487	B	1527	B
1408	C	1448	C	1488	A	1528	D
1409	D	1449	E	1489	E	1529	A
1410	E	1450	D	1490	A	1530	A
1411	D	1451	A	1491	D	1531	E
1412	B	1452	B	1492	E	1532	D
1413	A	1453	D	1493	E	1533	A
1414	C	1454	E	1494	A	1534	A
1415	E	1455	C	1495	D	1535	E
1416	D	1456	B	1496	E	1536	B
1417	E	1457	E	1497	E	1537	C
1418	C	1458	C	1498	C	1538	C
1419	D	1459	B	1499	D	1539	C
1420	C	1460	E	1500	D	1540	A
1421	A	1461	D	1501	D	1541	A
1422	D	1462	D	1502	E	1542	D
1423	D	1463	E	1503	D	1543	E
1424	C	1464	A	1504	A	1544	E
1425	B	1465	E	1505	E	1545	B
1426	D	1466	E	1506	D	1546	C
1427	A	1467	A	1507	C	1547	B
1428	C	1468	B	1508	E	1548	C
1429	C	1469	A	1509	D	1549	A
1430	B	1470	B	1510	E	1550	E
1431	D	1471	B	1511	B	1551	C
1432	C	1472	A	1512	B	1552	C
1433	E	1473	B	1513	C	1553	D
1434	D	1474	E	1514	E	1554	B
1435	B	1475	E	1515	B	1555	C
1436	A	1476	D	1516	E	1556	D
1437	E	1477	E	1517	E	1557	C
1438	B	1478	C	1518	E	1558	E
1439	D	1479	A	1519	E	1559	C
1440	C	1480	D	1520	B	1560	A

1561	B	1601	C	1641	D	1681	C
1562	C	1602	E	1642	D	1682	E
1563	E	1603	C	1643	B	1683	B
1564	B	1604	B	1644	D	1684	D
1565	E	1605	D	1645	B	1685	A
1566	D	1606	B	1646	C	1686	A
1567	C	1607	C	1647	C	1687	D
1568	E	1608	D	1648	B	1688	C
1569	C	1609	B	1649	A	1689	A
1570	C	1610	A	1650	E	1690	C
1571	B	1611	C	1651	B	1691	E
1572	E	1612	E	1652	E	1692	B
1573	D	1613	D	1653	E	1693	D
1574	A	1614	C	1654	B	1694	B
1575	E	1615	D	1655	C	1695	A
1576	E	1616	C	1656	C	1696	C
1577	E	1617	C	1657	E	1697	E
1578	E	1618	C	1658	C	1698	D
1579	B	1619	D	1659	E	1699	C
1580	C	1620	E	1660	B	1700	A
1581	E	1621	D	1661	C	1701	C
1582	A	1622	B	1662	A	1702	E
1583	C	1623	D	1663	E	1703	D
1584	D	1624	D	1664	E	1704	E
1585	C	1625	E	1665	C	1705	E
1586	E	1626	E	1666	D	1706	E
1587	E	1627	C	1667	C	1707	D
1588	B	1628	C	1668	D	1708	A
1589	A	1629	B	1669	D	1709	A
1590	A	1630	D	1670	B	1710	C
1591	C	1631	E	1671	D	1711	A
1592	C	1632	C	1672	D	1712	E
1593	E	1633	E	1673	C	1713	C
1594	E	1634	D	1674	D	1714	B
1595	C	1635	C	1675	A	1715	C
1596	E	1636	B	1676	A	1716	D
1597	B	1637	E	1677	D	1717	D
1598	C	1638	E	1678	C	1718	D
1599	B	1639	C	1679	E	1719	E
1600	D	1640	A	1680	B	1720	B

1721 D
1722 C
1723 C
1724 D
1725 A
1726 B
1727 D
1728 D
1729 C
1730 B

1731 E
1732 B
1733 B
1734 E
1735 E
1736 D
1737 C
1738 A
1739 A
1740 E

1741 A
1742 D
1743 C
1744 C
1745 B
1746 C
1747 C
1748 C
1749 C
1750 D

1751 A
1752 D
1753 B
1754 E
1755 A
1756 D
1757 C
1758 E
1759 D
1760 D

1761 A
1762 D
1763 E
1764 D
1765 E
1766 E
1767 C
1768 B
1769 B
1770 E

1771 C
1772 D
1773 A
1774 C
1775 B
1776 B
1777 D
1778 A
1779 E
1780 E

1781 E
1782 C
1783 A
1784 D
1785 D
1786 E
1787 B
1788 D
1789 B
1790 E

1791 D
1792 C
1793 C
1794 E
1795 D
1796 C
1797 E
1798 C
1799 C
1800 B

1801 A
1802 E
1803 E
1804 E
1805 D
1806 D
1807 B
1808 A
1809 B
1810 D

1811 E
1812 E
1813 D
1814 A
1815 C
1816 C
1817 D
1818 B
1819 E
1820 C

1821 B
1822 D
1823 E
1824 A
1825 B
1826 E
1827 D
1828 D
1829 D
1830 D

1831 A
1832 E
1833 C
1834 C
1835 E
1836 C
1837 D
1838 A
1839 D
1840 E

1841 C
1842 B
1843 C
1844 B
1845 D
1846 E
1847 D
1848 E
1849 E
1850 C

1851 E
1852 C
1853 E
1854 A
1855 D
1856 C
1857 D
1858 E
1859 E
1860 E

1861 E
1862 E
1863 D
1864 C
1865 C
1866 A
1867 E
1868 D

Rechenhilfen

Erfahrungsgemäß bereiten infolge der Kürze der für die Lösungen der MC-Fragen zur Verfügung stehenden Zeit Berechnungen mithilfe der (des)

- **Henderson-Hasselbalch-Gleichung,**
- **Nernstschen Gleichung**
- **Lambert-Beer-Gesetzes**

dem Studenten einige Mühe. Aus diesem Grund wurde im **Kurzlehrbuch** versucht, diese Berechnungen schrittweise und so exakt wie möglich durchzuführen, so dass der Student die Möglichkeit besitzt, sie leicht und bequem nachzuvollziehen.

Hierzu sollen auch die u. a. trivialen Rechenhilfen der Potenzrechnung und des logarithmischen Rechnens dienen, die häufig Bestandteil der Anwendung der o.a. Gleichungen sind:

Potenzrechnung

$$(X)^{\frac{a}{b}} = \sqrt[b]{X^a} \qquad X = \frac{10^x}{10^y} = 10^{(x-y)}$$

$$X = \frac{10^x}{10^{-y}} = 10^{(x+y)} \qquad X = \frac{10^{-x}}{10^{-y}} = 10^{(y-x)}$$

Logarithmisches Rechnen

$$\ln X = 2{,}3 \cdot \log X; \qquad \log 1 = 0$$

$$\log \frac{a \cdot b}{c} = \log \frac{a}{c} + \log b = \log a + \log b - \log c$$

$$-\log \frac{a \cdot b}{c} = \log c - \log a - \log b$$

$$\log 10^{-x} = -x; \quad -\log 10^{-x} = x; \quad \log 10^{x} = x;$$

$$\log x^{a} = a \log x; \quad \log x^{-a} = -a \log x$$